全国高等职业院校临床医学专业第二轮教材

内科学

第2版

（供临床医学、预防医学、口腔医学、中医学、公共卫生管理等专业用）

主　编　杨元娟

副主编　昌大平　周　静　钱志勇

编　者　（以姓氏笔画为序）

王洲敏（红河卫生职业学院）

宁琳洪［重庆市沙坪坝区陈家桥医院（重庆医药高等专科学校附属医院）］

刘　亚（遵义医药高等专科学校）

刘永胜（齐鲁医药学院）

杨元娟（重庆医药高等专科学校）

沈娇娇（昆明卫生职业学院）

张珂铭（重庆医药高等专科学校）

昌大平（广东江门中医药职业学院）

周　卫（四川中医药高等专科学校）

周　静（重庆医药高等专科学校）

钱志勇（长沙卫生职业学院）

甄　臻（山东医学高等专科学校）

鲍　宇（山东医学高等专科学校）

内 容 提 要

《内科学》（第 2 版）是“全国高等职业院校临床医学专业第二轮教材”之一，系根据《高等职业学校临床医学专业教学标准》《临床执业助理医师考试大纲》的基本要求和高等职业院校内科学课程教学特点在第 1 版的基础上编写修订而成。内容涵盖呼吸系统疾病、循环系统疾病、消化系统疾病、泌尿系统疾病、血液系统疾病、内分泌和代谢性疾病、风湿性疾病等常见疾病，同时也包含神经系统常见疾病和精神疾病。本教材具有以下特点：①注重教材科学性、系统性、实用性；②坚持以基础理论、基本知识、基本技能为重心的“三基”原则；③确保教材与时俱进；④注重培养人文关怀素养。本教材为书网融合教材，即纸质教材有机融合电子教材、教学配套资源（PPT、微课、视频、图片等）、题库系统，使教学资源更加多样化、立体化。

本教材主要供高等职业院校临床医学、预防医学、口腔医学、中医学、公共卫生管理等专业使用，也可作为自学备考及从事相关工作人员的参考用书。

图书在版编目（CIP）数据

内科学/杨元娟主编．—2 版．—北京：中国医药科技出版社，2023. 1

全国高等职业院校临床医学专业第二轮教材

ISBN 978 – 7 – 5214 – 3533 – 7

Ⅰ. ①内…　Ⅱ. ①杨…　Ⅲ. ①内科学 – 高等职业教育 – 教材　Ⅳ. ①R5

中国版本图书馆 CIP 数据核字（2022）第 241895 号

美术编辑　陈君杞

版式设计　友全图文

出版　**中国健康传媒集团**｜中国医药科技出版社

地址　北京市海淀区文慧园北路甲 22 号

邮编　100082

电话　发行：010 – 62227427　邮购：010 – 62236938

网址　www. cmstp. com

规格　889 × 1194mm $^{1}/_{16}$

印张　26 $^{1}/_{2}$

字数　778 千字

初版　2018 年 8 月第 1 版

版次　2023 年 1 月第 2 版

印次　2023 年 1 月第 1 次印刷

印刷　三河市万龙印装有限公司

经销　全国各地新华书店

书号　ISBN 978 – 7 – 5214 – 3533 – 7

定价　89. 00 元

获取新书信息、投稿、为图书纠错，请扫码联系我们。

出版说明

为贯彻落实《国家职业教育改革实施方案》《职业教育提质培优行动计划（2020—2023年）》《关于推动现代职业教育高质量发展的意见》等有关文件精神，不断推动职业教育教学改革，对标国家健康战略、对接医药市场需求、服务健康产业转型升级，支撑高质量现代职业教育体系发展的需要，中国医药科技出版社在教育部、国家药品监督管理局的领导下，在本套教材建设指导委员会主任委员厦门医学院王斌教授，以及长春医学高等专科学校、江苏医药职业学院、江苏护理职业学院、益阳医学高等专科学校、山东医学高等专科学校、遵义医学高等专科学校、长沙卫生职业学院、重庆医药高等专科学校、重庆三峡医药高等专科学校、漯河医学高等专科学校、辽宁医药职业学院、承德护理职业学院、楚雄医药高等专科学校等副主任委员单位的指导和顶层设计下，通过走访主要院校对2018年出版的“全国高职高专院校临床医学专业‘十三五’规划教材”进行了广泛征求意见，有针对性地制定了第二版教材的出版方案，旨在赋予再版教材以下特点。

1. 强化课程思政，体现立德树人

坚决把立德树人贯穿、落实到教材建设全过程的各方面、各环节。教材编写应将价值塑造、知识传授和能力培养三者融为一体，在教材专业内容中渗透我国医疗卫生事业人才培养需要的有温度、有情怀的职业素养要求，着重体现加强救死扶伤的道术、心中有爱的仁术、知识扎实的学术、本领过硬的技术、方法科学的艺术的教育，为人民培养医德高尚、医术精湛的健康守护者。

2. 体现职教精神，突出必需够用

教材编写坚持现代职教改革方向，体现高职教育特点，根据《高等职业学校专业教学标准》《职业教育专业目录（2021）》要求，以人才培养目标为依据，以岗位需求为导向，进一步优化精简内容，落实必需够用原则，以培养满足岗位需求、教学需求和社会需求的高素质技能型人才准确定位教材。

3. 坚持工学结合，注重德技并修

本套教材融入行业人员参与编写，强化以岗位需求为导向的理实教学，注重理论知识与岗位需求相结合，对接职业标准和岗位要求。在教材正文适当插入临床案例，起到边读边想、边读边悟、边读边练，做到理论与临床相关岗位相结合，强化培养学生临床思维能力和操作能力。

4. 体现行业发展，更新教材内容

教材建设要根据行业发展要求调整结构、更新内容。构建教材内容应紧密结合当前临床实际要求，注重吸收临床新技术、新方法、新材料，体现教材的先进性。体现临床程序贯穿于教学的全过程，培养学生的整体临床意识；体现国家相关执业资格考试的有关新精神、新动向和新要求；满足以学生为中心而开展的各种教学方法的需要，充分发挥学生的主观能动性。

5. 建设立体教材，丰富教学资源

依托“医药大学堂”在线学习平台搭建与教材配套的数字化资源（数字教材、教学课件、图片、视频、动画及练习题等），丰富多样化、立体化教学资源，并提升教学手段，促进师生互动，满足教学管理需要，为提高教育教学水平和质量提供支撑。

本套教材凝聚了全国高等职业院校教育工作者的集体智慧，体现了凝心聚力、精益求精的工作作风，谨此向有关单位和个人致以衷心的感谢！

尽管所有参与者尽心竭力、字斟句酌，教材仍然有进一步提升的空间，敬请广大师生提出宝贵意见，以便不断修订完善！

数字化教材编委会

主　编　杨元娟
副主编　昌大平　周　静　钱志勇
编　者　（以姓氏笔画为序）
王洲敏（红河卫生职业学院）
宁琳洪［重庆市沙坪坝区陈家桥医院（重庆医药高等专科学校附属医院）］
刘　亚（遵义医药高等专科学校）
刘永胜（齐鲁医药学院）
杨元娟（重庆医药高等专科学校）
沈娇娇（昆明卫生职业学院）
张珂铭（重庆医药高等专科学校）
昌大平（广东江门中医药职业学院）
周　卫（四川中医药高等专科学校）
周　静（重庆医药高等专科学校）
钱志勇（长沙卫生职业学院）
甄　臻（山东医学高等专科学校）
鲍　宇（山东医学高等专科学校）

前言 PREFACE

随着医学科学和临床诊疗水平的迅猛发展，为加快推动健康中国战略实施，促进医学教育教学改革创新发展，对标国家健康战略、服务健康产业转型升级，支撑高质量现代职业教育体系发展的需要，教材作为体现教学改革的重要组成部分，适时给予更新和修订很有必要。《内科学》（第 2 版）是“全国高等职业院校临床医学专业第二轮教材”之一，根据《高等职业学校临床医学专业教学标准》《临床执业助理医师考试大纲》的基本要求和高职高专院校内科学课程教学特点在第 1 版的基础上编写修订而成。

本教材在《内科学》（第 1 版）基础上做了以下修改：①对各章节的内容特别是常见疾病的诊疗指南等，根据国际、国内最新循证医学资料作了相应的更新；②本着教材实用常用原则，删减了目前临床上已不常见的疾病；③与《外科学》编写团队商榷，合理分配常见疾病内容编写任务，尽量做到不重复、不遗漏。突出本教材以下特点：①融入课程思政；②内容选取与时俱进；③提升学生数字化能力；④教材编写力求体现。本教材为书网融合教材，即纸质教材有机融合电子教材、教学配套资源（PPT、微课、视频、图片等）、题库系统，使教学资源更加多样化、立体化。

本教材参编人员 13 人，来自国内 10 家单位，均是工作在临床和教学一线的专家。在教材的编写过程中，贯彻了主编负责制。编委们秉承了严谨求实的精神和对教学高度负责的态度，高质量地完成了第 2 版的编写任务。具体编写分工如下：第一章（杨元娟），第二章（昌大平、王洲敏），第三章（钱志勇、甄臻），第四章（周静、宁琳洪），第五章（杨元娟、张珂铭），第六章（沈娇娇），第七章（刘亚），第八章（周卫），第九章（张珂铭、鲍宇），第十章（刘永胜）。

本教材主要供高等职业院校临床医学、预防医学、口腔医学、中医学、公共卫生管理等专业使用，也可作为自学及从事相关工作人员的参考。

限于编写时间和水平，本书可能存在缺点和不足，敬请读者不吝指教，以便日后完善。

编　者

2022 年 10 月

CONTENTS 目录

第一章　绪　论

内科学是一门探讨疾病的发生和发展规律，研究其预防和治疗对策的学科，它的内容包含了疾病的定义、病因、发病机制、流行病学、症状、体征、实验检查、影像学检查、诊断、鉴别诊断、治疗、预后等。内科学在临床医学中占有极其重要的位置，几乎是所有其他临床医学学科的基础，被誉为“医学之母”。它涉及面广，整体性强，所阐述的内容在临床医学的理论和实践中有普遍意义，是学习和掌握其他临床学科的重要基础。内科学已经形成了包括呼吸病学、心血管病学、消化病学、血液病学、内分泌病和营养代谢病学、风湿病学、神经病学、传染病学、精神病学、老年医学等分支学科的庞大体系。

一、内科学的发展

1. 医学模式的发展对内科学的促进　医学模式是观察与处理医学领域问题的基本思想和基本方法，是人们处理医学问题时所遵循的总原则，反映人们认识疾病的哲学观点，影响医疗活动的思维和行为方式。随着科技文化的发展、疾病谱的演变，以及人们对医学科学认识的深入，医学模式不断变化。历史上，经历了神灵主义的医学模式、自然哲学的医学模式、机械论的医学模式以及生物医学模式。

现代医学诞生以来，生物医学模式把治疗对象作为生物自然人个体对待，对疾病的机制和医治方法的认识不断深入，对疾病的预防和治疗更加有效，但现代医学模式本身也有缺陷，尤其是“心身二元论”的观点使人们忽视了人的生理、心理以及社会因素之间的关系，致使诸多疾病仅从生物学角度难以解释，单纯依靠生物学手段以达到理想疗效。1977 年，美国 George L. Engel 教授在 Science 杂志撰文，评价了传统生物医学模式的局限性，提出应该用“生物 - 心理 - 社会医学模式”取代生物医学模式。该模式在一定程度上与中国传统医学（人体 - 自然 - 社会心理的天人一体观））有相似之处，从整体看待健康与疾病问题，既关心患者自身的生物学特性，也关心心理因素及社会环境的影响。由此，医疗工作从以疾病为主导转变为以健康为主导，从以医疗机构为基础转变为以社会为基础，从主要依靠医护人员和医学科技转变为需要全社会、多学科共同参与。新的医学模式的提出和建立，使医疗工作发生了从局部到全身、从个体到群体、从医病到医人、从生物医学到生物 - 心理 - 社会整体医学的跨越，这对包括内科学在内的整个医学领域的发展都具有重要的理论和现实意义。

目前，医学科学正在发生三个重要的战略转移，即目标上移、重心下移、关口前移。目标上移是从单纯的疾病诊治上移到维护与促进健康的更高目标。重心下移是从以医院为基地的医疗服务模式下移到社区、家庭及人群的健康服务与健康管理模式。关口前移是从疾病的诊断与治疗前移到疾病预防、健康教育与健康促进。由此也引发了医学模式的又一次变更，走向“4P”医学模式，即预防性（preventive）、预测性（predictive）、个体化（personalized）和参与性（participatory）。“4P”医学模式更加强调人的主动性，强调日常生活行为对疾病发生发展的重要性，从而强化对个体生活行为的干预以达到预防疾病、控制发展的目标，这些对内科学的发展都具有重要指导意义。

2. 现代医学方法和技术的创新对内科学的促进

（1）循证医学　又称实证医学，指医疗决策（即关于疾病的处理、治疗指南和相关医疗政策的制定等）应基于现有最好的临床研究证据，同时也重视结合个人的临床经验的医学方法。循证医学的核心思想是任何医疗干预都应建立在新近最佳科学研究结果的基础上，使临床医疗决策科学化，在医疗决策中将临床证据、个人经验与患者的实际状况和意愿三者相结合。循证医学出现以前，医学实践者对证据的利用是不充分、不系统、不科学的，证据的产生也是不严谨的。从以个人经验及直觉为基础的传统治疗模式转变为以基础与临床研究数据为依据的循证医学，是20世纪临床医学的最大进步。

（2）转化医学　转化医学是生物医学，特别是基因组学和蛋白质组学以及生物信息学发展的产物。转化医学将生物分子标志物用于疾病诊断与分型、治疗反应和预后的评估，以及治疗方法和新药物的开发。转化医学的中心环节是生物标志物的研究，通过开发各种组学方法，利用分子生物学数据库，筛选各种生物分子，用于疾病诊断和预测、药物疗效判断和患者预后评估，着眼患者的遗传、分子生物学以及疾病基本的特征的分子分型，以此为基础实施个体化的治疗，对疾病预防和诊断及治疗有重要作用。

（3）整合医学　整合医学指从人的整体出发，将医学各领域最先进的理论知识和临床各专科最有效的实践经验分别加以有机整合，并根据社会、环境、心理现实情况进行调整，以适合人体健康和疾病诊疗的新的医学体系。整合医学是一种不仅看“病”，更要看“患者”的方法论。其理论基础是从整体观、整合观和医学观出发，将人视为一个整体，并将人放在更大的整体中（包括自然、社会、心理等）考察，将医学研究发现的数据和证据还原成事实，将临床实践中获得的知识和共识转化成经验，将临床探索中发现的技术和艺术聚合成医术，在事实、经验和医术层面反复实践，从而形成整体整合医学。

（4）大数据人工智能＋医疗　大数据人工智能＋医疗是指将大数据与人工智能技术全面融入医疗健康全环节，借助医疗机器人、虚拟现实、增强现实、5G网络、人工智能等技术，通过人工智能辅助诊断、远程手术等业务模式，实现医疗健康全流程智能化。随着大数据、云计算等技术的发展，医学开始从线下走到“云上”，医学模式也和人工智能、AI等前沿技术产生了融合。人工智能＋医疗可用于就医流程各阶段，可针对患者、医生、医院、药企等多种角色，有增效、减成本等多种业务类型。目前，人工智能＋医疗的具体业务模式主要有虚拟助手、疾病筛查和预测、医学影像、病历/文献分析、医院管理、智能化器械、药物发现、健康管理和基因测试等。

二、如何学好内科学

内科学是整个临床医学的基础，临床医师要高度重视内科学基础知识和技能的学习，学习过程中要善于抓住要点，总结归纳，并与临床实践紧密结合，按照“理论－实践－再理论－再实践”的认识论，不断深化对知识体系的整体把握。临床医师要掌握基于循证医学的诊断和治疗技术，从多元化信息资源途径获取循证医学的证据，不断更新疾病相关诊疗指南，从海量的数据资源中深度挖掘需要的信息。

1. 树立高尚的医德医风　医学是一门神圣的学科，是以人为研究对象的学科，是患者生命和家庭幸福的保障。只有树立崇高的医德，以救死扶伤为己任，才能有源源不断的学习动力，才能不畏艰难地攀登高峰，才能不被社会不良风气所影响。新时代的优秀医生，应永记医学生誓言，始终不忘医者初心，牢记医者使命，一切为了人民的健康幸福，一切以患者利益为最高，对患者高度负责，在未来的从医路上，全心全意为人民的健康服务。向优秀医务工作者学习，努力把医学的新理念、新技术运用到自己的医疗实践，注意培养自己从事医疗工作的基本素质。

2. 练好扎实的基本功　内科学是一门临床学科，需要综合运用解剖学、生理学、诊断学等诸多学科的基础知识。在学习过程中，不仅要回顾联系生理学、生物化学、药理学等基础知识，还要系统复习病原微生物学、病理形态和病理生理等知识。不仅要注重单一疾病的诊断、治疗与预防，还要善于学习同一系统疾病的发病特点和治疗原则。不仅要熟练运用已学会的基本技能，如病史的采集、体格检查和理化检查等；还要熟练运用必要的诊疗手段，如胸腔穿刺、腹腔穿刺等。

3. 培养临床思维，掌握医学科学思维方法　临床思维是科学与经验相结合的实践性智慧，指临床医生在诊治疾病的过程中，对病例进行信息获取、分析推理、判断决策、处理治疗、分析疗效的思维活动方式与过程。科学的临床思维是诊断和治疗的理论基础，要学会运用医学基础知识和科学思维方法来指导自己。培养科学的临床思维需要将解剖、生理、病理等基础理论以及诊断学操作技能、内科学理论贯穿从见习、实习及未来从事的医疗工作。临床诊断是患者治疗的基础与关键，正确的临床诊断有赖于严谨、科学的临床思维，培养严谨的临床思维需要注意把握主要矛盾、善于动态分析、协调共性与个性，做出最恰当的诊断。

4. 拓宽视野，掌握医学的科学与艺术　随着人类科学的进步，生命科学取得了细胞学、基因组学等重大突破。从基因图谱到多脏器联合移植，甚至人工心脏，医学似乎无所不能。借助新仪器、新药物，临床医生增加了对抗疾病的利器，但医生不能成为高科技的附属品，医学的最终目标是呵护健康、解除病痛。医生面对患者的时候，不仅需要通过语言交流全面采集病史信息，更需要细致的问诊传达对患者的关怀。综合运用医学科学知识、社会知识、临床经验等进行综合判断与决策，这不仅需要逻辑推理判断，甚至需要直觉与顿悟判断，最终达到人们赞誉的“医学的科学与艺术”境界。

5. 重视临床实践　医学是一门实践性极强的学科，其知识体系是对临床实践经验的总结和升华，并在临床实践中验证和不断修正。临床思维是一种认识行为，只有与实践紧密结合，才能不断提高诊疗水平。在学习中，既要扎实掌握内科学的基础理论、基本知识及基本技能，也要重视临床实习实践。临床毕业实习是将医学理论用于临床实践的一个重要环节，也是从医学生到临床医生的必经阶段。经过实践、认识、再实践、再认识，不断总结经验教训，从而更进一步提高理论知识水平，增强发现问题、分析问题、解决问题的能力。

6. 不断学习和更新知识　当今时代是一个飞速变化、信息爆炸、人们需要终身学习的时代。作为医生要站在时代的前面，必须不断学习，需要经过独立思考，深入理解，将新理论、新技术、新指南运用到临床工作实际。随着医学科学和相关基础学科的迅速发展，内科学所探讨的内容也不断扩展，对各种内科疾病的基本观念、发病机制、病理生理、治疗方法等方面的认识都在不断变化、丰富和更新。在学习中，要学会不断收集、积累和整理资料，总结出带有规律性的结论，应用于临床科研工作。

总之，内科学涉及面广，内容丰富，是临床核心学科及其他临床学科的基础。学习内科学，必须认真学习，把握重点与难点，坚持理论与实践相结合，才能为成为一名医技高超、医德高尚的好医生奠定坚实基础。

（杨元娟）

第二章　呼吸系统疾病

学习目标

1. 通过本章学习，重点把握急性上呼吸道感染、急性气管支气管炎、支气管哮喘、支气管扩张症、肺炎、慢性支气管炎、慢性阻塞性肺疾病、慢性肺源性心脏病、肺癌、胸腔积液、气胸的临床表现、诊断和治疗；熟悉呼吸系统常见疾病的诊疗原则。

2. 学会呼吸系统常见疾病的诊断与治疗，具有指导进行呼吸系统常见疾病的预防保健、治疗的能力。

情境导入

情境描述　患者，女，52 岁。发热、咳嗽 5 天。患者于 5 天前无明显原因出现咳嗽，呈阵发性干咳，无痰，伴畏寒、发热，体温最高达 38.5℃，无寒战，以夜间发热为主，用药后体温可下降，伴乏力、头痛，偶有恶心、呕吐，无咽痛、鼻塞、流涕，无大量脓臭痰，无铁锈色痰，无咯血。

查体：T 37.5℃，P 92 次/分，R 20 次/分，BP 132/85mmHg。胸廓无畸形，双肺呼吸音粗，未闻及干湿啰音，心率 92 次/分，律齐，各瓣膜听诊区未闻及杂音。腹软，无压痛，无反跳痛及肌紧张。

血常规：白细胞计数 14.23×10^9/L，中性粒细胞百分比 87.2%，超敏 C－反应蛋白 100.25mg/L。胸部 X 线片示：右肺上叶、下叶炎性病变。

讨论　1. 该患者最可能诊断是什么？诊断依据是什么？

2. 还应完善哪些检查？需要与哪些疾病相鉴别？

第一节　急性上呼吸道感染

PPT

急性上呼吸道感染简称上感，指鼻腔、咽、喉部的急性炎症。主要病原体是病毒，少数是细菌。发病无年龄、性别、职业和地区差异，免疫功能低下者易感。

多发于冬春季节，一年四季都可发病，多为散发，可在气候突变时小规模流行。通常病情较轻、病程短、可自愈，预后良好。主要通过空气传播，或经污染的手和用具接触传播。人体感染后产生的免疫力较弱、短暂，病毒间也无交叉免疫，故一年内可多次发病，发病率高，影响工作和生活。有时可出现严重并发症，特别是有基础疾病患者、婴幼儿、孕妇和老年人等特殊人群，并具有一定的传染性，应积极防治。

一、病因和发病机制

本病 70% ~80% 由病毒引起，主要是鼻病毒、流感和副流感病毒、呼吸道合胞病毒、冠状病毒、腺病毒、埃可病毒和柯萨奇病毒等。20% ~30% 由细菌引起，细菌感染可直接或继发于病毒感染之后发生，以口腔定植菌溶血性链球菌多见，其次为流感嗜血杆菌、肺炎链球菌和葡萄球菌等，偶见革兰阴性杆菌。

接触病原体后是否发病，取决于传播途径和人群易感性。淋雨、受凉、气候突变、疲劳、老幼体弱或免疫功能低下者，呼吸道局部防御功能低下，原上呼吸道的定植菌或新侵入的病毒或细菌可迅速繁殖，引起发病。

二、病理

上呼吸道黏膜充血、水肿，分泌物增多，单核细胞浸润，浆液性及黏液性炎性渗出。继发细菌感染可有中性粒细胞浸润和脓性分泌物。

三、临床表现

根据病变部位与病因不同，临床表现有以下类型。

1. 普通感冒　又称“伤风”，或急性鼻炎或上呼吸道卡他。由病毒感染引起。起病较急，以鼻咽部症状为主要表现，如鼻塞、喷嚏、流清水样鼻涕，2～3 天后鼻涕变稠，咳嗽，可伴头痛、咽痛、味觉迟钝、流泪、呼吸不畅、声嘶等，有时发生咽鼓管炎致听力减退。严重者有发热、轻度畏寒和头痛等。查体可见鼻腔黏膜充血、水肿，有分泌物，咽部可轻度充血。无并发症者 5～7 天痊愈，有并发症者病程迁延。

2. 急性病毒性咽炎和喉炎　急性病毒性咽炎多由鼻病毒、呼吸道合胞病毒、流感和副流感病毒、腺病毒、肠病毒等引起。以咽痒、咽部灼热感为主要表现，咽痛不明显。咳嗽很少见。急性喉炎多为流感或副流感病毒、腺病毒等引起，表现为声嘶、讲话困难，有时发热、咽痛或咳嗽，且咳嗽时咽喉疼痛加重。查体可见咽部、喉部充血、水肿，咽部有时有灰白色点状渗出物，局部淋巴结轻度肿大、触痛，有时喉部有喘息声。

3. 急性疱疹性咽峡炎　由柯萨奇病毒 A 引起，以咽痛、发热为主，查体可见咽部充血，软腭、腭垂、咽及扁桃体表面有灰白色疱疹及浅表溃疡，周围有红晕。夏季多发，儿童多发，偶见于成人。病程约为 7 天。

4. 急性咽结膜炎　多由腺病毒或柯萨奇病毒等引起。临床以发热、咽痛、畏光、流泪等为主要表现，查体见咽及结膜明显充血。多发于夏季，经游泳传播，儿童多见。病程 4～6 天。

5. 急性咽扁桃体炎　多为溶血性链球菌、肺炎链球菌、葡萄球菌、流感嗜血杆菌等引起。急性起病，咽痛明显，多有畏寒、发热，体温可达 39℃ 以上。查体可见咽部明显充血，扁桃体充血、肿大，表面有黄或白色脓性分泌物。常伴颌下淋巴结肿大、压痛，肺部无异常体征。

四、并发症

少数患者可并发急性鼻窦炎、中耳炎、气管－支气管炎、病毒性心肌炎。部分患者继发溶血性链球菌感染可引起风湿热、急性肾小球肾炎等，应予高度重视。

五、实验室检查

1. 病原学检查　病毒类型很多，而明确病毒类型对治疗意义不大，故一般无需明确病原学检查。病情需要时可用免疫荧光法、酶联免疫吸附法、血清学诊断或病毒分离鉴定等确定病毒的类型。对于有细菌感染的，可取呼吸道分泌物行细菌培养以判断细菌类型，同时做药物敏感试验以指导临床用药。

2. 血液检查　病毒感染者，白细胞计数正常或偏低，淋巴细胞比例升高。细菌感染者有白细胞与中性粒细胞计数升高和核左移现象。

六、诊断与鉴别诊断

根据病史，结合鼻咽部的症状和体征，血常规和胸部 X 线检查可做出临床诊断。多数无需病因诊断，少数特殊情况可进行细菌培养和病毒分离，或行病毒血清学检查等确定病原体。同时需与下列疾病鉴别。

1. 流行性感冒 由流感病毒引起，传染性强，可大范围流行，起病急，鼻咽部症状较轻，全身症状较重，高热、全身酸痛、眼结膜炎症状明显。取患者鼻腔洗液中黏膜上皮细胞涂片，用免疫荧光标记的流感病毒免疫血清染色，置荧光显微镜下检查，有助于诊断。病毒分离、血清 PCR 检查病毒，可供鉴别。

2. 过敏性鼻炎 急骤起病，常有突发的鼻痒、连续喷嚏、鼻塞、大量清涕，无发热，咳嗽较少。多由过敏因素引起，也与环境或低温刺激有关。如脱离过敏原，数分钟至 1 ~ 2 小时内症状即消失。检查可见鼻黏膜充血或苍白、水肿，鼻分泌物增多，分泌物涂片可见嗜酸性粒细胞增多，过敏原检测可明确过敏原。

3. 急性气管 – 支气管炎 由病毒或细菌感染、理化因素刺激所致，多由上感向下漫延发病；临床以咳嗽、咳痰为主要表现，鼻部症状较轻，血白细胞计数升高，胸部 X 线检查见肺纹理增多、增粗。

4. 急性传染病前驱症状 一些病毒感染性疾病如麻疹、脊髓灰质炎、脑炎、肝炎、百日咳、心肌炎等患者在患病初期常有鼻塞、咽痛、头痛等类似症状，应予警惕。如果 1 周内呼吸道症状减轻但又出现新的症状，且在这些病的流行季节，需进行必要的实验室检查，以鉴别确诊。

七、治疗

目前没有特效抗病毒药物，治疗以对症处理为主，注意休息、多饮水、戒烟酒，保持室内空气流通和防止继发细菌感染。

1. 对症治疗 对于有鼻后滴漏的患者可予伪麻黄碱；头痛、发热者予以对乙酰氨基酚或布洛芬。小儿感冒忌用阿司匹林，以防 Reye 综合征；哮喘患者禁用阿司匹林，会引起哮喘发作或加重。

2. 抗病毒药物治疗 有一定效果，利巴韦林和奥司他韦的抗病毒谱较广，对流感病毒、副流感病毒和呼吸道合胞病毒等有较强的抑制作用，早期使用（48 小时内），能缩短病程。

3. 抗菌药物治疗 普通感冒无需使用抗菌药物。如有白细胞升高、咽部脓苔、咯黄痰和流鼻涕等细菌感染证据，可经验选用抗菌药物，也可根据病原菌选用敏感的抗菌药物。常用的抗菌药物有青霉素、第一代头孢菌素、大环内酯类或喹诺酮类。孕妇、哺乳期妇女、16 岁以下患者禁用喹诺酮类药物。

4. 中药治疗 可以选用清热解毒和抗病毒的中药，或根据辨证按风寒、风热给予藿香正气水、银翘解毒片、板蓝根冲剂、小柴胡颗粒中成药等，有助于改善症状，缩短病程。

八、预防

急性上呼吸道感染重在预防，隔离传染源能避免相互传染。保持良好的生活习惯，增强体质，避免受凉和过度劳累，是预防上呼吸道感染最好的方法。

附：流行性感冒

流行性感冒（influenza）简称流感，是由流感病毒引起的急性呼吸道传染病。起病急，高热、头痛、乏力、眼结膜炎和全身肌肉酸痛等中毒症状明显，而呼吸道卡他症状轻微。主要通过接触及空气飞沫传播。发病有季节性，北方常在冬春季，而南方全年可以流行，由于变异率高，人群普遍易感。发病率高，在全世界已引起多次暴发流行，严重危害人类生命安全。

一、病原体

流感病毒属正黏病毒科，为 RNA 病毒。病毒表面有一层脂质包膜，膜上有糖蛋白突起，由血凝素和神经氨酸酶构成。根据内部抗原核蛋白抗原性不同，可将流感病毒分为甲、乙、丙三型，再根据外部抗原血凝素和神经氨酸酶抗原性的差异将甲型流感病毒分为不同亚型。抗原变异是流感病毒独特的最显著的特征。甲型流感病毒极易发生变异，主要是血凝素 H 和神经氨酸酶 N 的变异。甲型流感病毒 H 有 15 种。流感病毒可以出现抗原漂移和抗原转变，前者编码表面抗原（HA、NA）基因点突变累积导致抗原位点的改变，属量变，变异幅度小；后者由于基因组重排导致新的亚型出现，属质变，变异幅度大。甲型流感可以出现大型变异（H、N 均变异），亚型变异（H 大变异，N 不变或小变异）和变种变异（H、N 均小变异）。根据抗原变异的大小，人体的免疫力对变异的新病毒可完全无效或部分无效，从而引起流感流行。乙型流感病毒也易发生变种变异，丙型流感病毒一般不发生变异。

甲型流感病毒常引起大流行，病情较重；乙型和丙型流感病引起流行和散发，病情相对较轻。由于流感病毒抗原性变化较快，人无法获得持久的免疫力。流感大流行时无明显季节性，散发流行以冬、春季较多。患者以小儿与老年较多见。近年来出现的流感疫情，H5N1 主要见于老年患者，H1N1 主要见于儿童，H7N9 主要见于老年人尤其是合并糖尿病和慢阻肺的老年人。

二、发病机制和病理

流感病毒主要通过空气中的病毒颗粒人 - 人传播。流感病毒侵入呼吸道的纤毛柱状上皮细胞内进行复制，借神经氨酸酶的作用从细胞释放，再侵入其他柱状上皮细胞引起变性、坏死与脱落。并发肺炎时肺充血、水肿，肺泡内含有纤维蛋白和渗出液，呈现支气管肺炎改变。部分流感患者出现重症肺炎表现，甚至快速进展为急性呼吸窘迫综合征（acute respiratory distress syndrome，ARDS）。

三、临床表现

分为单纯型、胃肠型、肺炎型和中毒型。潜伏期为 1 ~ 3 天。有明显的流行和暴发。急性起病，出现畏寒、高热、头痛、头晕、全身酸痛、乏力等中毒症状。鼻咽部症状较轻，可有食欲减退。胃肠型者伴有腹痛、腹胀、呕吐和腹泻等消化道症状，儿童多于成人。肺炎型者表现为肺炎，甚至呼吸衰竭。中毒型者有全身毒血症表现，严重者可致休克、弥散性血管内凝血、循环衰竭，直至死亡。

四、实验室检查

外周血象：白细胞总数不高或减低，淋巴细胞相对增加。病毒分离：鼻咽分泌物，下呼吸道分泌物或口腔含漱液可用于分离流感病毒。血清学检查：疾病初期和恢复期双份血清抗流感病毒抗体滴度有 4 倍或以上升高，有助于回顾性诊断。患者呼吸道上皮细胞查流感病毒抗原阳性。标本经敏感细胞过夜增殖 1 代后查流感病毒抗原阳性。快速咽拭子或血清病毒 PCR 检查有助于其早期诊断。流感诊断需要结合疾病流行情况进行判断，并考虑到病毒抗原检测的假阳性和假阴性。

五、治疗

1. 隔离　应对疑似和确诊患者进行隔离。

2. 对症治疗　可应用解热药、缓解鼻黏膜充血药、止咳祛痰药等。

3. 抗病毒治疗　应在发病 48 小时内使用。神经氨酸酶抑制剂类药物能抑制流感病毒复制，降低致病性，减轻症状，缩短病程，减少并发症。此类药毒性低，较少耐药且耐受性好，为目前治疗流感最好的药物。

奥司他韦对流感病毒和禽流感病毒 H5N1、H7N9 和 H9N2 有抑制作用。帕拉米韦可用于成年患者和 12 岁以上青少年患者。局部应用后药物在上呼吸道积聚，可抑制病毒复制与释放，无全身不良反应。

4. 支持治疗和预防并发症 注意休息、多饮水、增加营养，给易于消化的饮食。纠正水、电解质紊乱。密切观察、监测并预防并发症。呼吸衰竭时给予呼吸支持治疗，病情危重机械通气不能维持氧合时可采用体外膜肺（ECMO）。在有继发细菌感染时及时使用抗生素。

六、预后

与病毒毒力，自身免疫状况有关。年老体弱者易患肺炎性流感且病死率较高。单纯型流感预后较好。积极进行流感疫苗接种，尤其是年幼和老年患者在一定程度上可以减轻继发流感症状。

（王洲敏）

PPT

第二节 急性气管支气管炎

急性气管支气管炎（acute tracheobronchitis）是由生物、理化刺激或过敏等因素引起的急性气管支气管黏膜炎症。多散发，无流行倾向，年老体弱者易感。症状主要为咳嗽和咳痰，常发生于寒冷季节或气候突变时，也可由急性上呼吸道感染迁延不愈所致。

一、病因和发病机制

1. 微生物 病原体与上呼吸道感染类似。病毒常为腺病毒、流感病毒（甲型、乙型）、冠状病毒、鼻病毒、单纯疱疹病毒、呼吸道合胞病毒和副流感病毒。细菌常为流感嗜血杆菌、肺炎链球菌、卡他莫拉菌等。近年来衣原体和支原体感染明显增加，在病毒感染的基础上继细菌感染亦较多见。

2. 理化因素 冷空气、粉尘、刺激性气体或烟雾（如二氧化硫、二氧化氮、氨气、氯气等）吸入，可刺激气管支气管黏膜引起急性损伤和炎症反应。

3. 过敏反应 机体对吸入性致敏原如花粉、有机粉尘、真菌孢子、动物毛皮及排泄物等过敏，或对细菌蛋白质过敏。钩虫、蛔虫的幼虫在肺内移行也可引起气管－支气管急性炎症反应。

二、病理

气管－支气管黏膜充血水肿，淋巴细胞和中性粒细胞浸润，同时可伴纤毛上皮细胞损伤、脱落和黏液腺体肥大增生。合并细菌感染时，分泌物呈脓性。

三、临床表现

1. 症状 通常起病较急，全身症状较轻，可有发热。初为干咳或少量黏液痰，随后痰量增多，咳嗽加剧，偶伴痰中带血。咳嗽、咳痰可延续 2～3 周，如迁延不愈，可演变成慢性支气管炎。伴支气管痉挛时，可出现程度不等的胸闷气促。

2. 体征 可无明显阳性表现，或在两肺闻及散在干、湿性啰音，部位不固定，咳嗽后可减少或消失。

四、实验室和其他辅助查

周围血白细胞计数可正常，但由细菌感染引起者，可伴白细胞总数和中性粒细胞百分比升高，血沉加快，痰培养可见致病菌。X 线胸片大多为肺纹理增强（图 2-1），少数无异常发现。

五、诊断

根据病史、咳嗽和咳痰等症状，两肺散在干、湿性啰音等体征，结合血象和 X 线胸片可作出临床诊断。病毒和细菌检查有助于病因诊断。

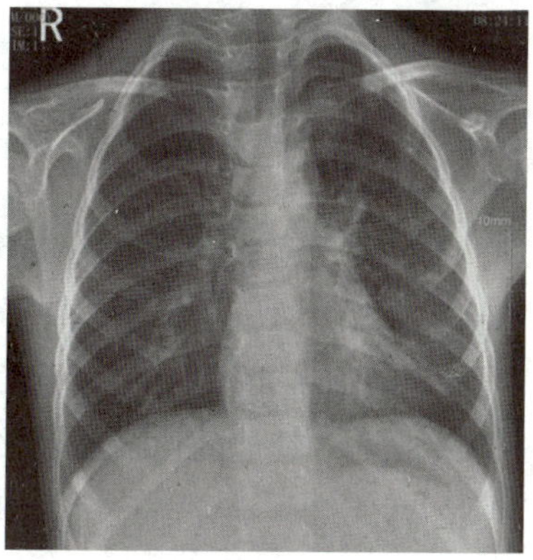

图 2-1 肺纹理增强

六、鉴别诊断

1. 流行性感冒 起病急骤，发热较高，全身中毒症状（如全身酸痛、头痛、乏力等）明显，呼吸道局部症状较轻。流行病史、分泌物病毒分离和血清学检查有助于鉴别。

2. 急性上呼吸道感染 鼻咽部症状明显，咳嗽轻微，一般无痰。肺部无异常体征。胸部 X 线正常。

3. 其他 其他肺部疾病如支气管肺炎、肺结核、肺癌、肺脓肿、麻疹、百日咳等多种疾病可有类似的咳嗽、咳痰表现，应详细检查，以资鉴别。

七、治疗

1. 一般治疗 多休息，多饮水，避免劳累。

2. 对症治疗 咳嗽、无痰或少痰，可用右美沙芬、喷托维林镇咳。咳嗽、有痰而不易咳出者，可选用盐酸氨溴索、溴己新、桃金娘油化痰，也可雾化祛痰。较常用的为兼顾止咳和化痰的复方甘草合剂，也可选用其他中成药止咳祛痰。发生支气管痉挛时可用平喘药如茶碱、β_2受体激动剂、胆碱能阻滞剂等。发热可用解热镇痛药对症处理。

3. 抗生素治疗 仅在有细菌感染证据时使用。一般咳嗽 10 天以上，细菌、支原体、肺炎衣原体、鲍特菌等感染的概率较大。可首选新大环内酯类或青霉素类药物，亦可选用头孢菌素类或喹诺酮类等药物。美国疾病控制与预防中心推荐服用阿奇霉素 5 天，克拉霉素 7 天或红霉素 14 天。多数患者口服抗生素即可，症状较重者可肌内注射或静脉滴注给药，少数患者需根据病原体培养结果指导用药。

八、预后

多数患者预后良好，少数体质弱者可迁延不愈，应引起足够重视。

（王洲敏）

第三节 支气管哮喘

PPT

支气管哮喘（bronchial asthma）简称哮喘，是引起气道反应性增高且合并可逆性气流受限的慢性炎症，是由多种细胞（包括嗜酸性粒细胞、肥大细胞、T 淋巴细胞、中性粒细胞）和细胞组分参与引起的。临床表现为反复发作的喘息、气促和呼吸困难伴（或不伴）咳嗽，常在夜间或凌晨发生或加重，可自行或通过治疗后缓解。

支气管哮喘是最常见的慢性呼吸系统疾病之一，全世界约有 3 亿患者，发病率在世界范围呈增高趋势。我国约有 3000 万患者，以儿童及少年多见，青壮年患病率下降，老年人患病率有增高趋势。

一、病因和发病机制

（一）病因

哮喘的病因还不十分清楚，但普遍认为哮喘是一种具有多基因遗传倾向的疾病，发病有家族聚集现象。许多流行病学研究表明，哮喘患者亲属患病率高于群体患病率。目前已鉴定了多种哮喘易感基因位点，但哮喘易感基因只有相对重要性，该类人群是否发病同变应原密切相关。变应原中以尘螨、真菌、花粉等最常见，其他的包括职业接触、药物（阿司匹林、普萘洛尔等）及食物（鱼虾、奶蛋制品、坚果类）等。另外气候变化、运动、妊娠等非变应原因素也可能是哮喘的促发因素。

（二）发病机制

哮喘发病机制复杂，是免疫—炎症反应和神经调节机制相互作用的过程（图2－2）。

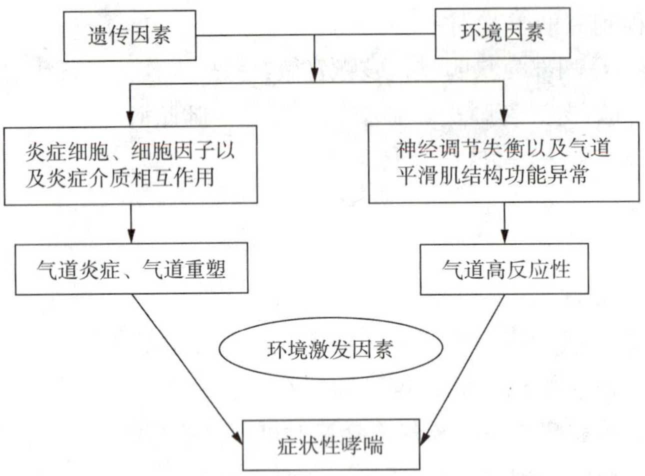

图2－2　支气管哮喘发病机制示意图

1. 免疫－炎症机制　在功能上分为抗体介导的和细胞介导的免疫过程，免疫反应的关键步骤是T细胞被抗原激活。

（1）气道炎症形成机制　当变应原初次进入体内，可激活T细胞，使辅助性T细胞（Th）转化为Th_2细胞，产生多种细胞因子，包括白介素－4、白介素－5、白介素－13等，可以进一步激活B淋巴细胞产生特异性IgE，并结合于肥大细胞和嗜碱性粒细胞等细胞表面的IgE受体。当变应原再次进入体内时，与结合在细胞表面的IgE交联，使该细胞合成并释放炎症介质，导致气道平滑肌收缩、黏液分泌增加、血管通透性增高和炎症细胞浸润等。炎症细胞又可分泌多种介质，使气道病变加重，炎症浸润增加，产生哮喘的临床症状。根据变应原吸入后哮喘发生的时间，可分为速发型哮喘反应（IAR）、迟发型哮喘反应（LAR）和双相型哮喘反应（OAR）。

（2）气道高反应性　是指气道对正常不引起或仅引起轻度应答反应的刺激物出现过度的气道收缩反应，常有家族倾向，受遗传因素的影响。气道高反应性是哮喘患者的重要特征之一，气道炎症是导致气道高反应性最重要的机制。

（3）气道重塑　哮喘时气道上皮细胞正常修复机制受损，继而导致气道重塑，是难治性哮喘的重要发病机制。

2. 神经调节机制　神经因素是哮喘发病的重要环节。支气管受自主神经支配，包括胆碱能神经、肾上腺素能神经和非肾上腺素非胆碱能（NANC）肺内感觉神经系统。支气管哮喘与β肾上腺素受体功能低下和迷走神经张力亢进有关，并可能存在有α肾上腺素能神经的反应性增加。NANC能释放舒张支气管平滑肌的神经介质如血管活性肠肽（VIP）、一氧化氮（NO）及收缩支气管平滑肌的介质如 P 物质、神经激肽，两者平衡失调，则可引起支气管平滑肌收缩。

二、病理

气道炎症和重塑是哮喘基本病理改变。起病早期可无或很少发生器质性改变。随着疾病发展，可出现支气管黏膜肿胀、充血，分泌物增多，气道内炎症细胞浸润，气道平滑肌痉挛等。若反复发作，支气管可出现慢性炎症改变，表现为柱状上皮细胞纤毛倒伏、脱落，上皮细胞坏死，黏膜上皮层杯状细胞增多，黏液蛋白增多等病理改变，此时大量炎症细胞浸润支气管黏膜层，导致支气管平滑肌肌层肥厚，气道上皮细胞纤维化、基底膜增厚等，造成气道重塑。

三、临床表现

1. 症状 典型的哮喘发作为反复发作性的呼气性呼吸困难，伴（或不伴）有哮鸣音。往往同接触变应原或接触刺激性气体、感染、运动等有关。起病急骤，可以有鼻塞、打喷嚏、流涕等前驱症状，开始表现为喘息、气急或咳嗽，严重时可出现呼吸困难，多伴有气道哮鸣音，严重时可迅速出现呼吸困难，经治疗或可自行缓解。部分患者症状不典型，可以表现为反复胸闷或者咳嗽。以咳嗽作为唯一或主要症状者称为咳嗽变异型哮喘，以胸闷作为唯一或主要症状者称为胸闷变异型哮喘。

2. 体征 疾病缓解期可无任何症状，随病情进展可出现肺部过度充气，表现为胸廓饱满、叩诊过清音、听诊呼吸音减弱。急性发作时有散在或广泛的哮鸣音，呼气相为主，伴有呼气相延长，病情加重时哮鸣音响度增强；部分危重症患者由于气流严重受限，反而出现呼吸音低下，哮鸣音消失，临床上称为“沉默肺”，预示病情危重，猝死风险高。心率增快、奇脉、胸腹矛盾运动和发绀也常出现在严重哮喘患者中。

四、实验室及其他检查

1. 血液检查 可有嗜酸性粒细胞增高，白细胞、红细胞、血小板可无异常变化。

2. 痰液检查 可见较多嗜酸性粒细胞，可发现 Curschman 螺旋体（黏液管型）。

3. 变应原监测 皮肤点刺试验和体外特异性 IgE 监测，有助于测定异质性过敏原。

4. 影像学检查 早期缓解期可无异常表现，随病情加重可见明显肺过度充气表现，包括肺透亮度增高，膈肌低平等（图 2－3）。急性发作期应注意有无感染、肺不张、气胸等并发症。

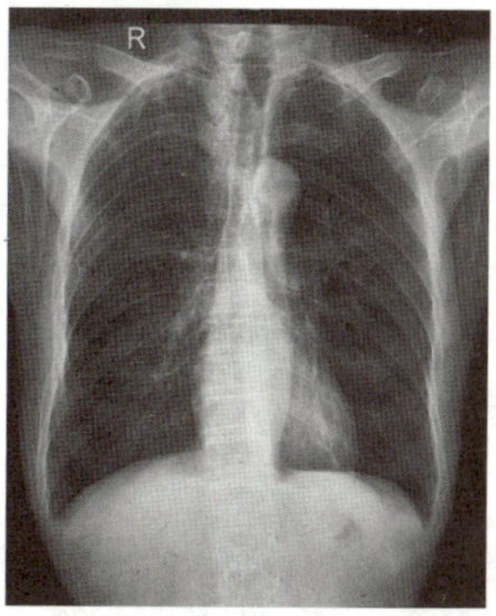

图 2－3 支气管哮喘影像学表现

5. 呼吸功能检查

（1）肺通气及容量监测 哮喘是可逆的气流受限性疾病，缓解期可无明显异常，急性发作时呈阻塞性通气功能改变，1 秒钟用力呼气容积（FEV_1）、1 秒用力呼气量/用力肺活量比值（FEV_1/FVC）以及最大呼气流速（PEF）均下降，下降幅度越大，表明气道阻塞的程度越严重。

（2）支气管激发试验 哮喘患者气道高反应性，对于肺功能正常患者，可行支气管激发试验。常用吸入激发剂为乙酰甲胆碱、组胺或高渗盐水等。吸入激发剂后其通气功能下降、气道阻力增加，如 FEV_1 下降≥20%，可诊断为激发试验阳性。该试验容易诱发哮喘，具有一定风险性。

（3）支气管舒张试验 哮喘患者气流受限可逆。吸入支气管舒张剂后患者气道阻塞得到改善，肺功能指标相应好转。常用吸入型的支气管舒张剂如沙丁胺醇、特布他林及异丙托溴铵等。当用药后 FEV_1 较用药前增加 12% 或以上，其绝对值增加 200ml 或以上，PEF 较治疗前增加 60L/min 或增加≥20% 时，支气管舒张试验阳性。

（4）最大呼气流速（PEF）及其变异率测定　哮喘患者常有通气功能昼夜变化，于夜间或凌晨通气功能下降。如 24 小时内 PEF 或昼夜 PEF 波动率≥20%，可诊断为哮喘。

6. 动脉血气分析　哮喘发作时由于气道阻塞，严重发作时可有缺氧，PaO_2降低，机体呼吸加深、加快，导致过度通气可使 $PaCO_2$下降，pH 上升。如病情进一步发展，气道阻塞严重，肺通气量不足，可缺氧伴有 CO_2滞留，$PaCO_2$上升，表现为呼吸性酸中毒。若缺氧明显，可合并代谢性酸中毒。

五、诊断

1. 诊断标准

（1）反复发作喘息、气急、胸闷或咳嗽，多与接触变应原、冷空气、物理或化学性刺激以及病毒性上呼吸道感染、运动等有关。

（2）发作时在双肺可闻及散在或弥漫性，以呼气相为主的哮鸣音，呼气相延长。

（3）上述症状可经治疗缓解或自行缓解。

（4）除外其他疾病所引起的喘息、气急、胸闷和咳嗽。

（5）临床表现不典型者（如无明显喘息或体征）应有下列三项中至少一项阳性：①支气管激发试验或运动试验阳性；②支气管舒张试验阳性；③昼夜 PEF 变异率≥20%。

符合（1）~（4）条或（4）、（5）条者，可以诊断为支气管哮喘。

2. 严重程度分期和分级　按照病情分为急性发作期和非急性发作期。

（1）急性发作期　指当接触变异原后，患者有喘息、气促、呼吸困难等症状突然发生或症状加重。按照病情严重程度，可分为轻度、中度、重度和危重 4 级，见表 2－1。

表 2－1　哮喘急性发作时病情严重程度的分级

临床特点	轻度	中度	重度	危重
气短	步行、上楼时	稍事活动	休息时	—
体位	可平卧	喜坐位	端坐呼吸	—
讲话方式	连续成句	单词	单字	不能讲话
精神状态	可有焦虑，尚安静	时有焦虑或烦躁	常有焦虑、烦躁	嗜睡或意识模糊
出汗	无	有	大汗淋漓	—
呼吸频率	轻度增加	增加	常＞30 次/分	—
辅助呼吸肌活动及三凹征	常无	可有	常有	胸腹矛盾运动
哮鸣音	散在，呼气相末期	响亮、弥漫	响亮、弥漫	减弱乃至无
脉率（次/分）	＜100	100～120	＞120	脉率变慢或不规则
奇脉	无，＜10mmHg	可有，10～25mmHg	常有，＞25mmHg（成人）	无，提示呼吸肌疲劳
使用 β_2 激动剂后 PEF 预计值或个人最佳值%	＞80%	60%～80%	＜60% 或＜100L/min 或作用时间＜2 小时	—
PaO_2（吸空气，mmHg）	正常	≥60	＜60	＜60
$PaCO_2$（mmHg）	＜45	≤45	＞45	＞45
SaO_2（吸空气，%）	＞95	91～95	≤90	≤90
pH	—	—	—	降低

（2）非急性发作期（亦称慢性持续期）　对于没有急性发作的患者，也可有不同频度和（或）不同程度地出现症状（喘息、咳嗽、胸闷等），肺通气功能下降。临床可采用治疗级别进行分级，见表2－2，也可根据临床控制评估和未来风险评估进行分级，见表2－3。

表2－2　哮喘病情严重程度的分级

分级	临床特点
间歇状态（第1级）	症状＜每周1次 短暂出现 夜间哮喘症状＜每月2次 FEV_1 占预计值%≥80%或PEF≥80%个人最佳值，PEF或 FEV_1 变异率＜20%
轻度持续（第2级）	症状＞每周1次，但＜每天1次 可能影响活动和睡眠 夜间哮喘症状＞每月2次，但＜每周1次 FEV_1 占预计值%≥80%或PEF≥80%个人最佳值，PEF或FEV变异率为20%～30%
中度持续（第3级）	每天有症状 影响活动和睡眠 夜间哮喘症状≥每周1次 FEV_1 占预计值%为60%～79%或PEF 60%～79%个人最佳值，PEF或 FEV_1 变异率＞30%
重度持续（第4级）	每天有症状 频繁出现 经常出现夜间哮喘症状 体力活动受限 FEV_1 占预计值%＜60%或PEF＜60%个人最佳值，PEF或 FEV_1 变异率＞30%

表2－3　哮喘控制水平分级

A. 目前临床控制评估（建议4周以上）			
临床特征	控制（满足所有条件）	部分控制（出现任1项临床特点）	未控制
白天症状	无（或≤2/周）	＞2次/周	出现≥3项哮喘部分控制的表现（注1、注2）
活动受限	无	有	
夜间症状/憋醒	无	有	
要使用缓解药物或急救药物	无（或≤2/周）	＞2次/周	
肺功能（PEF或 FEV_1）（注3）	正常或≥正常预计值/本人最佳值的80%	＜正常预计值或个人最佳值的80%	
B. 未来风险评估			
与未来不良时间风险增加的相关因素包括：①临床控制不佳；②过去1年频繁急性发作；③曾因严重哮喘而住院治疗；④ FEV_1 低；⑤烟草暴露；⑥高剂量药物治疗			

注：1. 患者出现急性发作后必须对维持治疗方案进行分析回顾，以确保治疗方案合理性。
2. 按照定义，任何1周出现1次哮喘急性发作，表明这周的哮喘没有得到控制。
3. 肺功能结果对于5岁以下儿童的可靠性差。

六、鉴别诊断

1. 慢性阻塞性肺疾病　多见于中老年人，有长期吸烟或接触有害气体的病史，该类患者气流受限不完全可逆。对于平喘药物治疗有效但不能完全缓解者，若病情允许，急性发作期可行支气管舒张试验进一步明确。

2. 急性左心衰　发作时的症状与哮喘相似，可表现为突发憋喘、呼吸困难、咳泡沫样痰，查体可闻及广泛干湿啰音。但此类患者多有高血压、冠状动脉粥样硬化性心脏病、风湿性心脏病等病史，若病情允许，做胸部X线检查时，可见心脏增大，肺淤血征。若难以鉴别，可雾化吸入β_2肾上腺素受体激动剂或静脉注射氨茶碱试验性治疗。

3. 上气道阻塞 大气道肿物、异物、炎症及先天性发育异常等均可阻塞大气道，引起喘息或呼吸困难，查体可闻及局限性喘鸣音，以吸气相为主，胸部X线片、CT或MRI检查或支气管镜检查等，可明确诊断。

4. 变态反应性肺浸润 如嗜酸性粒细胞性肺炎、肺嗜酸性粒细胞增多性浸润、多源性变态反应性肺泡炎等。此类患者多有致病原接触史，常有发热，且胸部X线检查可见游走性肺浸润影。肺组织活检也有助于鉴别。

七、并发症

重症患者发作时可并发气胸、纵隔气肿、肺不张；长期反复发作并发慢性感染、肺气肿、慢性阻塞性肺疾病和肺源性心脏病。

八、治疗

哮喘是慢性呼吸系统疾病，所以哮喘治疗应长期、规范，积极预防哮喘急性发作、减少并发症发生，维持正常活动水平，达到哮喘症状的良好控制。

（一）药物治疗

哮喘治疗药物分为控制性药物和缓解性药物，前者指需要长期使用的药物，主要用于治疗气道慢性炎症而使哮喘维持临床控制，亦称抗炎药。后者指按需使用的药物，通过迅速解除支气管痉挛从而缓解哮喘症状，亦称解痉平喘药。

1. 糖皮质激素 是最有效的控制哮喘药物，可口服、静脉和吸入用药，长期治疗首选吸入糖皮质激素。

（1）吸入剂 吸入型糖皮质激素（inhaled corti costeroid，ICS）药物直接作用于呼吸道，用量少，起效迅速，不良反应少。少数患者可引起口咽念珠菌感染、声音嘶哑或呼吸道不适，长期高剂量吸入型糖皮质激素可能出现肾上腺皮质功能抑制、骨质疏松等全身不良反应，因此糖皮质激素可以同其他控制药物联合使用，减少使用剂量以避免或减少不良反应发生。常用药物有倍氯米松（beclomethasone，BDP）、布地奈德（budesonide，BUP）、氟替卡松（fluticasone）、莫米松（mometasone）等。

（2）口服剂 对于大剂量吸入型糖皮质激素不能控制的哮喘和激素依赖性哮喘，一般使用半衰期较短的激素，常用泼尼松、泼尼松龙、甲泼尼龙等，推荐每日或隔日顿服。起始剂量20~60mg/d，症状缓解后逐渐减量至≤10mg/d。对于伴有结核病、糖尿病、真菌感染、骨质疏松、消化性溃疡等疾病的患者应慎用。

（3）静脉给药 急性重症发作时可短期给药，首选甲泼尼龙、氢化可的松，症状缓解后短期内停药，改口服和吸入剂维持。

2. β_2受体激动剂 主要通过激动气道的β_2受体，舒张支气管、缓解哮喘症状。可分为短效（作用时间4~6小时）和长效（作用时间10~12小时）β_2受体激动剂。

短效β_2受体激动剂（SABA），常用药物为沙丁胺醇或特布他林，每天3~4次，每次吸入1~2喷。起效迅速，为治疗哮喘急性发作的首选药物，可维持4~6小时。SABA应按需间歇使用，不宜长期、单一使用。口服给药时骨骼肌震颤、心悸等副作用明显。

长效β_2受体激动剂（LABA），常用药物为福莫特罗和沙美特罗，舒张平滑肌作用可维持12小时以上，单独使用可增加哮喘死亡风险，不推荐长期单独使用，建议联合 ICS 和 LABA。

3. 抗胆碱药　为胆碱能受体阻断药，可通过降低迷走神经张力而舒张支气管，并减少痰液分泌，吸入剂型包括短效抗胆碱能（SAMA）药物和长效抗胆碱能（LAMA）药物，常用药物有异丙托溴铵、噻托溴铵。与 β_2受体激动剂联合吸入有协同作用，尤其适用于夜间哮喘及多痰的患者。

4. 茶碱类药物　具有舒张平滑肌、强心、利尿及兴奋呼吸中枢和呼吸肌等作用，低浓度茶碱有抗炎作用。茶碱与糖皮质激素合用具有协同作用，小剂量茶碱联合激素治疗同高剂量激素具有同等效果，可作为哮喘维持治疗。

5. 其他药物　第二代抗组胺药物（H_1受体拮抗剂）如阿司咪唑等，抗 IgE 单克隆抗体和抗变态反应药物如曲尼司特等，主要用于变应性鼻炎患者。

（二）慢性持续期治疗

对于已确诊的哮喘患者，应及早开始规范治疗，具体见表 2－4。由于哮喘的复发性以及多变性，需不断评估哮喘的控制水平，治疗方法则依据控制水平进行调整。如果目前的治疗方案不能够使哮喘得到控制，治疗方案应该升级直至达到哮喘控制为止。当哮喘控制维持至少 3 个月后，治疗方案可以降级。通常情况下，患者在初诊后 1～3 个月回访，以后每 3 个月随访一次。如出现哮喘发作时，应在 2 周～1 个月内进行回访。对大多数控制剂来说，最大的治疗效果可能要在 3～4 个月后才能显现，只有在这种治疗策略维持 3～4 个月后，仍未达到哮喘控制，才考虑增加剂量。对所有达到控制的患者，必须通过常规跟踪及阶段性地减少剂量来寻求最小控制剂量。大多数患者可以达到并维持哮喘控制，但一部分难治性哮喘患者可能无法达成同样水平的控制。

以上方案为基本原则，但必须个体化，联合应用，以最小量、最简单的联合，副作用最少，达到最佳控制症状为原则。

表 2－4　哮喘慢性持续期治疗方案

第 1 级	第 2 级	第 3 级	第 4 级	第 5 级
按需使用短效 β_2 受体激动剂				
控制性药物	选用 1 种	选用 1 种	在第 3 级基础上选择 1 种或 1 种以上	在第 4 级基础上加用 1 种或 2 种
	低剂量 ICS①	低剂量 ICS 加 LABA②	中剂量或高剂量 ICS 加 LABA	口服最小剂量糖皮质激素
	白三烯调节剂	中等剂量 ICS 或高剂量 ICS	白三烯调节剂	抗 IgE 单克隆抗体
	—	低剂量 ICS 加白三烯调节剂	缓释茶碱	—
	—	低剂量 ICS 加缓释茶碱	—	—

注：①低剂量 ICS 指每日吸入布地奈德或等效 ICS 200～400μg，中等剂量 ICS＞400～800μg，高剂量 ICS＞800～1600μg。

②对于大多数未经治疗的持续性哮喘患者，初始治疗从第 2 级方案开始；对于初始评估提示严重未控制患者，治疗应从第 3 级方案开始。

（三）急性发作期的治疗

急性发作是指患者症状短时间内迅速加重，肺功能恶化，需给予额外缓解药物治疗。急性期治疗目的在于尽快缓解症状，解除气道阻塞和改善并制定长期治疗方案，预防进一步恶化或再次发作。一般根据病情加重的严重程度和反应制定方案。

1. 轻度和部分中度急性发作　可家庭中自我处理，临时使用 SABA 缓解症状，同时增加控制药物如吸入 ICS 剂量，效果不佳时可加用口服 ICS，即使缓解也建议医院就诊评估哮喘控制情况。

2. 部分中度和重度急性发作 尽快急诊或医院处理，可重复使用 SABA，治疗效果不佳时可联合 SAMA，重度患者还可联合茶碱类药物滴注。及早使用全身激素，尤其是 SABA 初始治疗效果不佳时，首推口服，如口服效果不佳或重度发作时，可静脉给药。静脉和口服给药的序贯疗法可减少激素不良反应。

3. 危重哮喘的处理 如经上述药物治疗后病情不改善或恶化，应及时给予机械通气治疗，指征主要包括意识改变、呼吸肌疲劳、$PaCO_2 \geq 45mmHg$。

（四）免疫疗法

分为特异性和非特异性两种。常采用特异性变应原（如螨、花粉、猫毛等）作定期反复皮下注射，剂量由低至高，以产生免疫耐受性，使患者脱（减）敏。其他可注射卡介苗、转移因子、疫苗等生物制品抑制变应原反应的过程。

九、哮喘的教育与管理

哮喘患者的教育与管理是提高疗效，减少复发，提高患者生活质量的重要措施。在医生指导下患者要学会自我管理、学会控制病情。应为每个初诊哮喘患者制定防治计划，应使患者了解或掌握以下内容。①相信通过长期、适当、充分的治疗，完全可以有效地控制哮喘发作。②了解哮喘的激发因素，结合每个人具体情况，找出各自的促激发因素以及避免诱因的方法。③简单了解哮喘的本质和发病机制。④熟悉哮喘发作先兆表现及相应处理办法。⑤学会在家中自行监测病情变化，并进行评定，重点掌握呼气峰流速仪的使用方法，有条件地应记哮喘日记。⑥学会哮喘发作时进行简单的紧急自我处理方法。⑦了解常用平喘药物的作用、正确用量、用法、不良反应。⑧掌握正确的吸入技术。⑨知道什么情况下应去医院就诊。⑩与医生共同制定出防止复发，保持长期稳定的方案。

在此基础上采取一切必要措施对患者进行长期系统管理，包括鼓励哮喘患者与医护人员建立伙伴关系，通过规律的肺功能监测（包括 PEF）客观地评价哮喘发作的程度，避免和控制哮喘激发因素，减少复发，制定哮喘长期管理的用药计划，制定发作期处理方案和长期定期随访保健，改善患者的依从性，并根据患者病情变化及时修订防治计划。

十、预后

哮喘的转归和预后因人而异，与正确的治疗方案关系密切。儿童哮喘通过积极而规范的治疗，临床控制率可达 95%。轻症者容易恢复，病情重，气道反应性增高明显，或伴有其他过敏性疾病者不易控制。若长期发作而并发 COPD、肺源性心脏病者，预后不良。

（王洲敏）

第四节　支气管扩张症

PPT

支气管扩张症（bronchiectasis）是支气管壁肌肉和弹力支撑组织破坏所致的支气管不可逆性扩张，主要表现为慢性咳嗽、咳大量脓痰和（或）反复咯血。主要病因为感染、理化、免疫等因素对气道的慢性损伤，婴幼儿时期多有麻疹、迁延不愈的肺感染等。随着医疗条件改善和麻疹、百日咳等免疫接种的普及，支气管扩张症发病率明显下降。

一、病因和发病机制

支气管扩张症的病因复杂，主要病因是支气管－肺组织感染、支气管阻塞。两种病因相互影响，促使支气管扩张症的发生和发展。另外，支气管外部纤维的牵拉、先天发育缺陷及遗传因素也可以引起支气管扩张症。

1. 支气管－肺组织感染和支气管阻塞　婴幼儿时期，支气管－肺组织反复感染是支气管扩张症最常见的原因，其中感染的持续刺激和支气管阻塞导致气道损害进行性加重，出现支气管壁的各层组织破坏，尤其是平滑肌纤维和弹力纤维被损害，最终引起支气管的扩张变形。

2. 气道疾病　慢性阻塞性肺疾病、支气管哮喘等慢性气道炎症疾病可同时伴有支气管扩张。

3. 支气管先天性发育障碍和遗传因素　支气管先天发育障碍，如巨大气管－支气管症、Kartagener综合征、软骨缺陷（Williams－Campbell）等；与遗传、免疫有关的肺囊性纤维化、纤毛运动障碍和严重的 α_1－抗胰蛋白酶缺乏等。

二、病理

支气管扩张症多是位于段或亚段支气管管壁的破坏和炎性改变。扩张的支气管包括三种类型，即柱状扩张、囊状扩张和不规则扩张。①柱状扩张：支气管呈均一管形扩张且突然在一处变细，远处的小气道往往被分泌物阻塞。②囊状扩张：扩张支气管腔呈囊状改变，支气管末端的盲端也呈无法辨认的囊状结构。③不规则扩张：支气管腔呈不规则改变或串珠样改变，显微镜下可见支气管炎症和纤维化、支气管壁溃疡、鳞状上皮化生和蒙古液腺增生。病变支气管相邻肺实质也可有纤维化、肺气肿、支气管肺炎和肺萎陷。炎症可致支气管壁血管增多，并伴相应支气管动脉扩张及支气管动脉和肺动脉吻合。支气管扩张症是呼吸科常见疾病之一，由于各种致病因素导致慢性气道炎症，气道内分泌物增多，气道廓清障碍，出现痰液积聚，气道梗阻，进而出现病原微生物定植，增生及感染的概率增加，而反复的细菌感染会加重气道炎症反应及气道壁的破坏和增厚，反过来降低痰液廓清的能力。

三、临床表现

1. 症状　一般幼年有麻疹、百日咳或反复呼吸道感染的病史，此后有反复发作的呼吸道感染，随病情加重后出现典型症状，即慢性咳嗽、咳大量脓性痰和反复咯血。

（1）慢性咳嗽、咳大量脓痰　每日痰量可达100～400ml，排痰与体位改变有关。急性感染发作时可出现发热、胸痛、喘息等，脓痰量每日可达数百毫升，痰液呈黄绿色，有臭味。

（2）反复咯血　50%～70%的患者有程度不等的咯血，从痰中带血至大量咯血，咯血量与病情严重程度、病变范围有时不一致。部分患者以反复咯血为唯一症状，临床上称为干性支气管扩张症，其病变多位于引流良好的上叶支气管。

（3）反复肺部感染　特点是同一肺段反复发生肺炎并迁延不愈。这是由于扩张的支气管清除分泌物的功能丧失，引流差所致。

（4）慢性感染中毒症状　包括发热、乏力、食欲减退、消瘦、贫血等，儿童可影响发育。

2. 体征　早期或干性支气管扩张症可无异常肺部体征，随着病情加重或继发感染时常可闻及在患侧胸背部固定而持久的局限性湿啰音，气道狭窄时可闻及哮鸣音，慢性患者可伴有杵状指（趾）。出现肺纤维化、肺气肿、肺心病等并发症时有相应体征。

四、实验室及其他检查

1. 血液学检查　血常规中白细胞和中性粒细胞计数、血沉、C－反应蛋白可反映疾病活动性和感染的情况。当细菌感染时，上述指标可升高。

2. 痰液检查　留取深部痰标本进行常规检查，痰培养联合药敏试验，可指导抗生素使用。

3. 胸部影像学检查

（1）胸部X线检查时，早期可无明显异常或仅有肺纹理增多，随病情进展出现沿支气管分布的卷发状阴影，甚至有气液平面，提示支气管囊状扩张（图2-4）。这是由于扩张的气道内充满分泌物，管腔显像较透亮区致密，产生不透明的管道或分支的管状结构，但是这一检查对判断有无支气管扩张缺乏特异性，病变轻时影像学检查可正常。

（2）胸部高分辨CT（HRCT） 诊断支气管扩张敏感性高，可见柱状扩张的支气管管壁增厚，表现为分支状的“双轨征”或者同板型肺动脉形成“印戒征”；静脉曲张型扩张其管壁厚薄不均，呈“串珠状”；囊状扩张的支气管呈串状或簇囊状改变，可见气液平面（图2-5）。CT已成为支气管扩张的主要诊断方法。

（3）支气管碘油造影 可确诊支气管扩张，但因其为创伤性检查，现已被高分辨CT（HRCT）所取代。

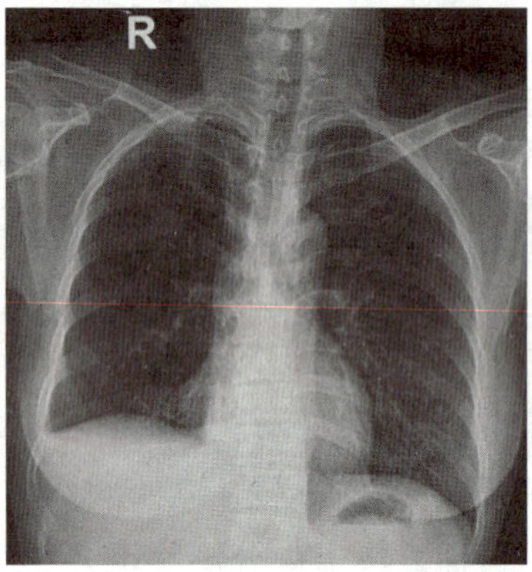

图2-4 支气管扩张症X线表现

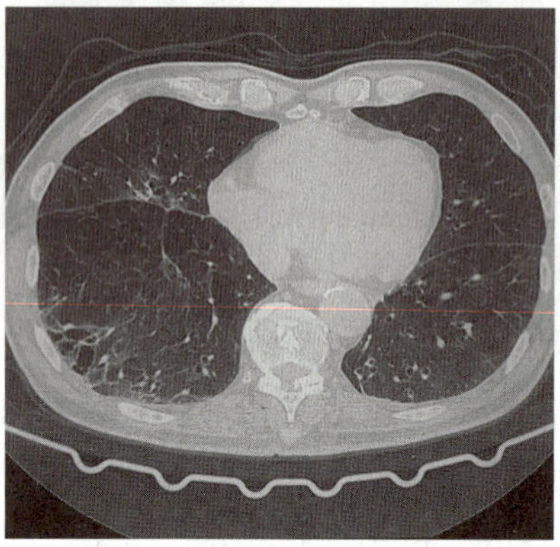

图2-5 支气管扩张症CT表现

4. 其他检查 支气管镜可明确支气管扩张部位并针对性治疗。痰液细菌学检查可指导抗生素治疗，炎症指标可明确急性加重及判断感染程度。肺功能测定可以评估病变严重程度及对肺通气功能损害，随病情加重可出现通气血流比例失调及弥散功能障碍。

五、诊断与鉴别诊断

1. 诊断 对于具有典型临床症状的患者（慢性咳嗽、咳大量脓痰、反复咯血），追问幼儿时期有无严重气道感染病史，查体听到肺部固定而持久的局限性湿啰音，胸部X线或者高分辨CT示支持支气管扩张症的影像学改变，即可做出诊断。

2. 鉴别诊断

（1）慢性支气管炎 多发生在中年以上的患者，有吸烟史，在气候多变的冬、春季节，咳嗽、咳痰明显，多为少量白色黏液痰。急性发作时可出现痰量增多及脓性痰，但无反复咯血史。听诊双肺可闻及散在干湿啰音。

（2）肺脓肿 起病急，有高热、咳嗽、大量脓臭痰。X线检查可见局部浓密炎症阴影，内有气液平面。急性肺脓肿经有效抗生素治疗后，炎症可完全吸收消退。若为慢性肺脓肿，则以往多有急性肺脓肿的病史。

（3）肺结核 常有低热、盗汗、乏力、消瘦等结核毒性症状，干湿啰音多位于上肺局部，胸部X线检查和痰结核菌检查可做出诊断。

（4）先天性肺囊肿 幼年起病，症状类似支气管扩张，X线检查可见多个边界纤细的圆形或椭圆形阴影，壁较薄，周围组织无炎症浸润。胸部CT检查和支气管造影有助于诊断。

（5）弥漫性泛细支气管炎 慢性咳嗽、咳痰，活动时有呼吸困难，常伴有慢性鼻窦炎，胸部X线片和胸部 CT 显示弥漫分布的小结节影，大环内酯类抗生素治疗有效。

六、治疗

充分引流痰液的基础上，积极抗感染治疗，如病灶局限可考虑手术治疗。

1. 一般治疗　注意休息，加强营养，预防呼吸道感染。

2. 控制感染　是治疗支气管扩张症的关键。当患者出现痰量及其脓性成分增加、发热等急性感染征象时需应用抗生素。开始依据经验使用抗生素，后可根据痰培养指导抗生素应用。针对铜绿假单胞菌感染者，可根据病情严重程度选择口服或静脉输注喹诺酮类（环丙沙星或左氧氟沙星）、氨基糖苷类或第三代头孢菌素（头孢曲松、头孢他啶）；对于怀疑厌氧菌感染者，可加用甲硝唑、替硝唑。对于慢性咯脓痰需长疗程治疗者，可间断并轮换使用抗生素。

3. 清除气道分泌物

（1）体位引流　根据病变部位采用不同体位，使病患位于高处，引流支气管开口朝下，利于痰液排出，可结合胸腔叩击及震荡、辅助性排痰等。如痰液引流困难，可用支气管镜吸痰。

（2）祛痰剂　氨溴索片每次 300mg，口服，一日 3 次，饭后服。溴己新，每次 8mg，口服，一日 3 次。

（3）支气管舒张剂　对伴有气道高反应及可逆性气流受限的患者常有明显疗效。常用沙丁胺醇 100 ~ 200mg 吸入，3 ~ 4 次/天；异丙托溴铵 40 ~ 80μg 吸入，4 次/天。

4. 咯血治疗　少量咯血可口服卡巴克络、云南白药等药物止血，并安慰患者消除紧张，卧床休息。大量咯血必须积极抢救，预防窒息，使患者采取患侧头低足高卧位，迅速排出口腔和气道内积血，必要时可行气管插管。大量咯血药物治疗首选垂体后叶素，高血压、冠状动脉粥样硬化性心脏病、心力衰竭患者和孕妇禁用。如内科治疗无效，可采用支气管动脉栓塞术或手术治疗。

七、预后

取决于支气管扩张症的范围和有无并发症。支气管扩张症范围局限者，积极治疗可很少影响生命质量和寿命。支气管扩张症范围广泛者易损害肺功能，甚至发展成呼吸衰竭，引起死亡。大咯血也可严重影响预后。

（王洲敏）

第五节　肺部感染性疾病

微课

PPT

一、概述

肺炎（pneumonia）是由多种病原微生物、理化因素、免疫损伤、过敏及药物所致的终末气道、肺泡和肺间质的炎症。以发热、咳嗽、咳痰和（或）呼吸困难为主要表现。细菌性肺炎是最常见的肺炎，也是最常见的感染性疾病之一。

（一）病因、发病机制和病理

引起肺炎的病因很多，感染性病因是最常见的，感染的微生物包括细菌、真菌、支原体、衣原体、病毒、寄生虫等。细菌性肺炎最常见。

正常人支气管内黏液-纤毛运载系统、肺泡巨噬细胞等细胞防御的完整性使气管隆突以下的呼吸道保持无菌。肺炎发生决定于两个因素，即病原体和宿主因素。如果病原体数量多、毒力强，宿主呼吸道局部或全身免疫防御系统损害，即可发生肺炎。

病原体可通过下列途径引起肺炎。①空气吸入；②上呼吸道定植菌的误吸；③邻近感染部位蔓延；④血行播散。肺炎还可通过误吸胃肠道的定植菌（胃食管反流）引起或通过人工气道吸入环境中的致病菌引起。病原体直接抵达下呼吸道后，滋生繁殖，引起肺泡毛细血管充血、水肿，肺泡内纤维蛋白渗出及细胞浸润。金黄色葡萄球菌、铜绿假单胞菌和肺炎克雷伯菌等可引起肺组织的坏死性病变，易形成空洞。其他肺炎治愈后多不遗留瘢痕，肺的结构与功能均可恢复。

（二）分类

肺炎可按病因、感染来源、解剖部位加以分类。

1. 按病因分类

（1）细菌性肺炎　最常见，病原体如肺炎链球菌、金黄色葡萄球菌、甲型溶血性链球菌、肺炎克雷伯菌、流感嗜血杆菌、铜绿假单胞菌等。

（2）病毒性肺炎　病原体如冠状病毒、腺病毒、呼吸道合胞病毒、流感病毒、麻疹病毒、巨细胞病毒、单纯疱疹病毒等。

（3）真菌性肺炎　病原体如白念珠菌、曲霉菌、隐球菌、肺孢子菌等。

（4）非典型病原体所致肺炎　病原体如军团菌、支原体和衣原体等。

（5）其他病原体所致肺炎　病原体如立克次体（如Q热立克次体）、弓形虫（如鼠弓形虫）、寄生虫（如肺吸虫、肺包虫、肺血吸虫）等。

（6）理化因素所致的肺炎　如放射性肺炎、化学性肺炎、类脂性肺炎、过敏性肺炎等。

2. 按感染来源分类　由于细菌学检查结果滞后，阳性率低，临床上按病因分类较为困难。目前多按肺炎的感染来源分成两类，有利于指导经验治疗。

（1）社区获得性肺炎（CAP）　亦称院外肺炎，指在医院外罹患的感染性肺实质炎症，包括具有明确潜伏期的病原体感染而在入院后平均潜伏期内发病的肺炎。常见病原体为肺炎链球菌、支原体、衣原体、流感嗜血杆菌和呼吸道病毒（甲型、乙型流感病毒，腺病毒、呼吸道合胞病毒和副流感病毒）等。

CAP临床诊断标准如下：

1）社区发病。

2）肺炎相关临床表现　①新近出现的咳嗽、咳痰或原有呼吸道疾病症状加重，并出现脓性痰，伴或不伴胸痛。②发热。③肺实变体征和（或）闻及湿性啰音。④WBC $>10\times10^9$/L或 $<4\times10^9$/L，伴或不伴中性粒细胞核左移。

3）胸部X线检查　显示新出现片状、斑片状浸润性阴影，叶或段实变影，磨玻璃影或间质性改变，伴或不伴胸腔积液。

符合1）、3）及2）中任何一项，除外肺结核、肺部肿瘤、非感染性肺间质疾病、肺水肿、肺不张、肺栓塞、肺嗜酸性粒细胞浸润症及肺血管炎等后可做出诊断。

（2）医院获得性肺炎（HAP）　又称医院内肺炎，是指患者入院时不存在，也不处于潜伏期，而于入院48小时后在医院（包括老年护理院、康复院等）内发生的肺炎。住院4天内发生的肺炎称早发HAP，多由肺炎链球菌、流感嗜血杆菌、大肠埃希菌等引起。晚发HAP是指在住院5天或5天以后发生的肺炎，由铜绿假单胞菌、不动杆菌、阴沟杆菌、产气杆菌、耐甲氧西林金黄色葡萄球菌等引起，死亡率高。HAP还包括呼吸机相关性肺炎（VAP）和卫生保健相关性肺炎（HCAP）。VAP是HAP中最常见

（80%）和最严重的类型，指气管插管或切开（人工气道）机械通气 48 ~ 72 小时后发生的肺炎。HAP 临床诊断依据是肺部出现新的或进展的浸润影，且同时有下列两个或以上症状可以诊断为肺炎：①发热超过 38℃。②血白细胞增多或减少。③脓性痰。临床表现、实验室检查和影像学检查对 HAP 的诊断特异性低。社区获得性肺炎和医院获得性肺炎比较见表 2 - 5。

表 2 - 5　社区获得性肺炎和医院获得性肺炎比较

项目	CAP	HAP
发病时间	入院前及入院 48 小时内	入院 48 小时之后
病原体	多为革兰阳性球菌	多为革兰阴性球菌
患者	一般是健康人感染	多为年老体弱或有基础病的人
感染方式	空气 - 飞沫	空气 - 飞沫、误吸、食管反流、自身感染
临床表现	新近出现咳嗽、咯痰、发热，多为肺实变体征、白细胞升高	肺部出现的或进展的浸润影，高热（ >38℃），脓性气道分泌物
病变	局限	散在，多为双肺，下肺最明显
治疗、疗效	相对容易，效果好	较困难，细菌多耐药，效果差
病程	较短	时间长，迁延
预后	好，常治愈	差，死亡率高

3. 按解剖部位分类

（1）大叶性（肺泡性）肺炎　肺炎病原体先在肺泡引起炎症，经肺泡间孔扩散，累及部分肺段或整个肺段、肺叶。典型者表现为肺实质炎症，一般不累及支气管。致病菌多为肺炎链球菌。

（2）小叶性（支气管性）肺炎　病原体经支气管入侵，引起细支气管、终末细支气管及肺泡的炎症，常继发于支气管炎、支气管扩张、上呼吸道病毒感染以及长期卧床的危重患者。X 线显示为沿肺纹理分布的不规则斑片状阴影，边缘密度浅而模糊，无实变征象，肺下叶常受累。

（3）间质性肺炎　以肺间质为主的炎症，累及支气管壁以及支气管周围组织等肺间质，有肺泡壁增生及间质水肿。

（三）临床表现

1. 常见症状　细菌性肺炎的症状变化较大，与感染的病原菌和患者自身状况有关，主要有发热、咳嗽、咳痰，可有脓性痰或血痰。肺炎链球菌肺炎痰可带血或呈铁锈色，有时可为黏液脓性痰；葡萄球菌肺炎痰为黄脓性，可带血丝或呈粉红色乳状；克雷伯菌肺炎多为血和黏液混合痰，部分患者典型为砖红色胶冻样痰；铜绿假单胞菌感染可为黄绿色脓性痰；厌氧菌感染为脓臭痰。肺炎病变范围大者可有呼吸困难、呼吸窘迫。不同肺炎的特点比较见表 2 - 6。

表 2 - 6　不同肺炎特点比较

临床特点	肺炎链球菌肺炎	葡萄球菌肺炎	肺炎克雷伯菌肺炎	肺炎支原体肺炎
起病缓急	急	急	急	缓
前驱症状	病前数日上感史	全身关节、肌肉酸痛	病前上感症状	咽痛、头痛、肌肉痛
寒战、发热	39 ~ 40℃（稽留热）	39 ~ 40℃	39℃左右	38℃左右，偶尔 39℃
咳嗽、咳痰	铁锈色痰	脓性痰，量多，带血丝	红棕色胶冻痰（砖红）	少量黏痰，阵发刺激性咳嗽
疾病特点	不易形成空洞	毒血症状明显	特征性砖红色胶冻痰	以咳嗽为突出症状

续表

临床特点	肺炎链球菌肺炎	葡萄球菌肺炎	肺炎克雷伯菌肺炎	肺炎支原体肺炎
X线	大片炎症浸润影或实变影，支气管充气征，假空洞征	肺段或肺叶实变空洞，液气囊腔，肺部阴影易变	多样性改变，肺大叶改变，多发性蜂窝状肺脓肿）	肺部多种形态浸润影，呈节段性分布，多见于肺下野
诊断依据	典型症状+体征+胸部X线检查	毒血症+咳嗽、脓血痰+WBC增高+胸部X线检查	老年急性肺炎患者中毒症状+砖红色痰液	临床症状+胸部X线检查+血清学检查
确诊依据	痰细胞学检查	痰细胞学检查	痰细胞学检查	检出肺炎支原体
首选药物	青霉素G	耐青霉素酶的半合成青霉素、头孢菌素	氨基糖苷类，第二、三代头孢菌素	红霉素、罗红霉素、阿奇霉素
次选药物	氟喹诺酮类、头孢菌素、万古霉素	耐甲氧西林金黄色葡萄球菌选用万古霉素、替考拉宁	第二、三代头孢菌素	氟喹诺酮类、四环素类

2. 体征 早期无明显异常。肺实变时有典型体征，如叩诊浊音、语颤增强、支气管呼吸音、湿性啰音等。并发胸腔积液者，患侧胸部叩诊浊音，语颤减弱，呼吸音减弱。重者呼吸频率增快，呼吸困难或发绀。

（四）诊断

肺炎的诊断包括临床诊断和病原学诊断，并应对肺炎的严重程度进行评估。

1. 肺炎临床诊断 仔细询问病史，根据临床表现、体格检查、实验室和影像学检查，一般可做出诊断。但需与肺结核、肺脓肿、肺栓塞、肺癌等鉴别。

2. 病原学诊断 明确病原体对治疗有重要意义。主要通过呼吸道分泌物来进行细菌培养。正常人上呼吸道黏膜表面及其分泌物含有许多微生物，称为正常菌群。常规经口咽部的下呼吸道分泌物或痰很容易受到污染，特别是有慢性支气管炎、支气管扩张、危重病、其他慢性病的患者及老年人，其呼吸道定植菌显著增加，影响痰液中致病菌的分离和判断。应用抗菌药物也可影响细菌培养结果。因此，细菌培养时尽可能在抗菌药物应用前采集，避免污染，采集后2小时内送检。

（1）痰　痰液标本采集方便，是最常用的下呼吸道病原学标本。因痰易受上呼吸道寄生菌污染，应尽力避免污染。合格痰标本为光镜下每低倍视野鳞状上皮细胞 <10个，白细胞 >25个，或鳞状上皮细胞：白细胞 <1：2.5。培养细菌浓度≥10^7cfu/ml，可认为是致病菌。多次检测，若连续两次以上检到同一病原菌，也可认为是致病菌。

（2）人工气道吸引　气管插管或气管切开的，可直接吸出下呼吸道的分泌物，受口咽部细菌污染的机会较咳痰少。培养细菌浓度≥10^5cfu/ml，可认为是致病菌。

（3）经纤维支气管镜采样　包括经支气管镜下直接吸取（培养细菌浓度≥10^5cfu/ml）、支气管镜防污染样本毛刷（培养细菌浓度≥10^3cfu/ml）、支气管肺泡灌洗（培养细菌浓度 ≥10^4cfu/ml）等。通过这些方法取得的标本可行细菌浓度检测，培养细菌浓度≥10^3cfu/ml，可认为是致病菌。

（4）经皮细针吸检（PFNA）和开胸肺活检　标本检测的敏感性和特异性很好，但此创伤性检查，容易引起气胸、出血等并发症，多用于对抗菌药物经验性治疗无效或其他检查不能确定者。

（5）血和胸腔积液培养　肺炎患者血和痰培养分离到相同细菌，可确定为肺炎的病原菌。胸腔积液培养到的细菌则基本可认为是肺炎的致病菌。只有血培养阳性，则要根据患者情况具体分析。

（6）尿抗原试验　包括军团菌尿抗原试验和肺炎链球菌尿抗原试验。

（7）血清学检查　主要对支原体、衣原体、嗜肺军团菌等病原体。随着医学检验技术的进步，病原学诊断方法不断增多。但仍有高达40%～50%的CAP不能确定相关病原体，诊断检查都有局限性，病原体检出率低，病原学诊断在时间上滞后使大多数肺部感染抗菌治疗仍以经验性为主。对HAP、免疫抑制宿主肺炎和对抗感染治疗无反应的重症肺炎，应积极采用各种手段确定病原体，以指导临床抗菌药物治疗。连续监测降钙素原（PCT）水平可作为评估CAP、HAP和VAP严重程度和预后的指标，可以指导临床抗菌治疗，减少不必要的抗菌药物使用和早期停药。

3. 严重程度评估　肺炎诊断成立后，应进行病情严重程度评估，以便决定治疗场所（在门诊、住院或入重症加强护理病房）。肺炎的严重性决定于局部炎症程度、肺部炎症的播散和全身炎症反应程度。

中华医学会呼吸病学分会在《中国成人社区获得性肺炎诊断和治疗指南》（2016年版）中，对重症社区获得性肺炎提出了明确的诊断标准。

（1）主要标准　①需要气管插管行机械通气治疗。②脓毒症休克经积极液体复苏后仍需要血管活性药物治疗。

（2）次要标准　①呼吸频率≥30次/分。②氧合指数≤250mmHg。③多肺叶浸润。④意识障碍和（或）定向障碍。⑤血尿素氮≥714mmol/L。⑥收缩压<90mmHg需要积极的液体复苏。

符合上述1项主要标准或≥3项次要标准者可诊断为重症社区获得性肺炎。需密切观察，积极救治，有条件时收住重症加强护理病房（ICU）治疗。

对于医院获得性肺炎（HAP）和呼吸机相关性肺炎（VAP）符合下列任一标准，可考虑存在高死亡风险，视为危重症患者：①需要气管插管机械通气治疗；②感染性休克经积极液体复苏后仍需要使用血管活性药物治疗。

（五）鉴别诊断

1. 肺结核　多有午后低热、盗汗、乏力等全身中毒症状，可伴体重减轻、失眠、心悸等。胸部X线检查见病变多在肺尖或锁骨上下，密度不匀，消散缓慢，且可形成空洞或在肺内播散。痰中可查及结核分枝杆菌。血沉可增快，一般抗菌药物治疗无效。

2. 急性肺脓肿　其为一种急性肺部化脓性炎症，多由金黄色葡萄球菌、肺炎克雷伯菌、部分革兰阴性菌、厌氧菌等引起。早期临床表现与肺炎链球菌肺炎相似。随病程进展，7～10天后咳出大量脓臭痰。胸部X线检查显示脓腔及气液平面，易与肺炎鉴别。

3. 肺癌　一般无急性感染中毒症状，有时痰中带血丝。若痰中发现癌细胞可以确诊。无合并感染时，血白细胞计数不高，肺癌可伴发阻塞性肺炎，经抗菌药物治疗后炎症消退，肿瘤阴影渐趋明显，或可见肺门淋巴结肿大，有时出现肺不张。若经过抗菌药物治疗后肺部炎症不消散者，或暂时消散后于同一部位再出现肺炎者，特别是吸烟、年龄较大的患者，要进一步作CT、MRI、支气管镜和痰脱落细胞等检查确诊。

4. 肺血栓栓塞症　在有血栓性静脉炎、心肺疾病、创伤、手术和肿瘤等深静脉血栓形成的危险因素的情况下容易发病，可出现咯血、胸痛、晕厥，呼吸困难，颈静脉充盈。胸部X线检查示区域性肺血管纹理减少，有时可见尖端指向肺门的楔形阴影。D－二聚体、CT肺动脉造影（CTPA）、放射性核素肺通气/灌注扫描和MRI等检查可确诊。

5. 非感染性肺部浸润　还需排除非感染性肺部疾病，如肺间质纤维化、肺水肿、肺不张、肺嗜酸性粒细胞增多症和肺血管炎等。

（六）治疗

抗感染治疗是肺炎治疗的最主要措施，选择合适的抗生素是治疗成功的关键。细菌性肺炎的治疗包括经验性治疗和针对病原体治疗。经验性治疗是在没有取得患者病原学诊断的情况下，根据本地区或本医院肺炎病原体的流行情况，选择能覆盖病原体的药物，见表2－7。针对病原体治疗是指根据细菌培养和药敏试验结果，结合患者身体状况，选择敏感的抗菌药物。

肺炎的抗菌药物治疗应尽早进行，一旦怀疑为肺炎，马上给予首剂抗菌药物。病情稳定后静脉用药改为口服治疗。肺炎抗菌药物疗程为7～10天或更长，如体温正常48～72小时，肺炎临床稳定可停用抗菌药物。肺炎临床稳定标准为：①T≤37.8℃；②心率≤100次/分；③呼吸频率≤24次/分；④收缩压≥90mmHg；⑤呼吸室内空气条件下动脉血氧饱和度≥90%或PaO_2≥60mmHg；⑥能够口服进食；⑦精神状态正常。

重症肺炎的治疗首选广谱的强力抗菌药物，并应足量、联合用药以降低死亡率。

表2-7　抗菌药物的经验治疗建议

患者状况	建议抗菌药物
青壮年CAP	青霉素类（青霉素、阿莫西林等）；大环内酯类；第一、二代头孢菌素；氟喹诺酮类（左氧氟沙星、莫西沙星、加替沙星等）；多西环素
老年人门诊CAP	氟喹诺酮类；第二代头孢菌素；第二代头孢菌素联合大环内酯类；β-内酰胺类/β-内酰胺酶抑制剂单用或联合大环内酯类；或厄他培南
一般住院的CAP患者	氟喹诺酮类；第二代头孢菌素、联合大环内酯类；β-内酰胺类/β-内酰胺酶抑制剂单用或联合大环内酯类
住ICU的CAP患者	β-内酰胺类联合阿奇霉素或氟喹诺酮类；青霉素过敏者，氨曲南联用氟喹诺酮类
铜绿假单胞菌可能的CAP	用对肺炎链球菌和铜绿假单胞菌都有活性的β-内酰胺类联合环丙沙星或左氧氟沙星；β-内酰胺类联合氨基糖苷类和阿奇霉素；β-内酰胺类同时联合氨基糖苷类和氟喹诺酮类；对青霉素过敏者，用氨曲南替代β-内酰胺类
一般HAP	第二代、三代头孢菌素；β-内酰胺类/β-内酰胺酶抑制剂；氟喹诺酮类；或大环内酯类联合克林霉素
重症HAP	氟喹诺酮类或氨基糖苷类联合抗铜绿假单胞菌β-内酰胺类；或β-内酰胺类/β-内酰胺酶抑制剂（哌拉西林/舒巴坦），或碳青霉烯类；MRSA感染加用万古霉素、替考拉宁或利奈唑胺

抗菌药物治疗后48～72小时应对病情进行评价，治疗有效表现为体温下降、症状改善、临床状态稳定、白细胞逐渐降低或恢复正常，而胸部X线检查病灶吸收较迟。如72小时后症状无改善，其原因可能有：①药物未能覆盖致病菌，或细菌耐药。②特殊病原体感染，如结核分枝杆菌、真菌、病毒等。③出现并发症或存在影响疗效的宿主因素（如免疫抑制）。④非感染性疾病误诊为肺炎。⑤药物热。需仔细评估分析，进行必要的检查和相应的处理。

（王洲敏）

二、肺炎链球菌肺炎

肺炎链球菌肺炎是由肺炎链球菌（又称肺炎球菌）所引起的肺炎，约占社区获得性肺炎的50%。以冬季与初春发病多见，青壮年多发，常与呼吸道病毒感染相伴行。通常急骤起病，以高热、寒战、咳嗽、血痰及胸痛为特征。胸部X线检查呈肺段或肺叶急性炎性实变。近年来因抗菌药物的广泛使用，使本病的发病方式、症状及X线表现变得不典型。随着肺炎链球菌耐药性的增加，治疗方案也发生一些变化。

（一）病因和发病机制

肺炎链球菌为革兰阳性球菌，多成对或短链排列。有荚膜，荚膜中的多糖结构及含量与肺炎链球菌的毒力大小有关。肺炎链球菌可分为86个血清型。成人致病菌多属1～9及12型，以第3型毒力最强，儿童则多为6、14、19及23型。肺炎链球菌可寄居在口腔及鼻咽部，其带菌率常随年龄、季节及免疫状态的变化而不同。机体免疫功能受损时，有毒力的肺炎链球菌入侵人体而致病。

肺炎链球菌不产生毒素，其致病力是由于有高分子多糖体的荚膜对组织的侵袭作用。其不引起原发性组织坏死或形成空洞，但可累及多个肺段或整个肺叶，表现为肺实质炎症，少数可发生菌血症或感染性休克，老年人及婴幼儿的病情尤为严重。易累及胸膜，引起渗出性胸膜炎。

（二）病理

病理改变分为充血期、红色肝样变期、灰色肝样变期及消散期。表现为肺组织充血水肿，肺泡内浆液渗出及红细胞、白细胞浸润，白细胞吞噬细菌，继而纤维蛋白渗出物溶解、吸收，肺泡重新充气。病变消散后肺组织结构多无损坏，不留纤维瘢痕。个别患者肺泡内纤维蛋白吸收不完全，或有成纤维细胞形成，形成机化性肺炎。

（三）临床表现

1. 症状　发病前多有受凉、淋雨、疲劳、醉酒或上呼吸道病毒感染史。急性起病，高热、寒战，全身肌肉酸痛，体温多在数小时内升至 39 ~ 40℃，高峰在下午或傍晚，有的呈稽留热，脉率随之增速。痰少，可带血或呈铁锈色，有时可为黏液脓性痰，胸膜受累时可出现胸痛，常为刺痛，可放射到肩部或腹部，咳嗽或深呼吸时加重；食欲下降，偶有恶心、呕吐、腹痛或腹泻，易被误诊为急腹症。

2. 体征　发热时呈急性热病容，面颊绯红，鼻翼扇动，皮肤灼热、干燥，口角及鼻周有单纯疱疹；病变广泛时可出现发绀。有败血症时，皮肤、黏膜有出血点，巩膜黄染。早期肺部无明显异常体征，仅有胸廓呼吸运动幅度减小，叩诊稍浊，听诊可有呼吸音减低及胸膜摩擦音。肺实变时叩诊浊音、触觉语颤增强并可闻及支气管呼吸音。消散期可闻及湿啰音。心率增快，有时心律不齐。较重者可出现肠胀气，炎症累及膈胸膜，出现上腹部压痛。重症感染时可伴休克、急性呼吸窘迫综合征，或出现神志模糊、烦躁、嗜睡、谵妄、昏迷等神经 - 精神症状。累及脑膜时有颈抵抗，出现病理性反射。

本病自然病程大致为 7 ~ 14 天。抗菌药物起效后体温在 1 ~ 3 天内恢复正常。患者的其他症状与体征亦随之逐渐消失。

（四）并发症

目前肺炎链球菌肺炎的并发症已很少见。严重败血症或毒血症患者易发生感染性休克，尤其是老年人，表现为血压降低、四肢厥冷、多汗、发绀、心动过速、心律失常等，而高热、胸痛、咳嗽等症状并不突出。另外，可出现胸膜炎、脓胸、心包炎、脑膜炎和关节炎等并发症。

（五）实验室及其他检查

1. 血常规　白细胞计数为（10 ~ 20）× 10^9/L，中性粒细胞多在 80% 以上，并有核左移现象，细胞内可见中毒颗粒。年老体弱、酗酒、免疫功能低下者的白细胞计数可不增高，但中性粒细胞的百分比增高。

2. 痰液检查　痰标本在用抗菌药物之前漱口后采集，取深部咳出的脓性或铁锈色痰。可直接涂片作革兰染色及荚膜染色镜检，如发现典型的革兰染色阳性、带荚膜的双球菌或链球菌，即可初步做出病原诊断。痰培养 24 ~ 48 小时可以确定病原体。聚合酶链反应（PCR）检测及荧光标记抗体检测可提高病原学诊断率。

3. 血或胸腔积液培养　10% ~ 20% 肺炎链球菌肺炎患者合并菌血症，故重症肺炎应做血培养。如合并胸腔积液，应积极抽取积液进行细菌培养。

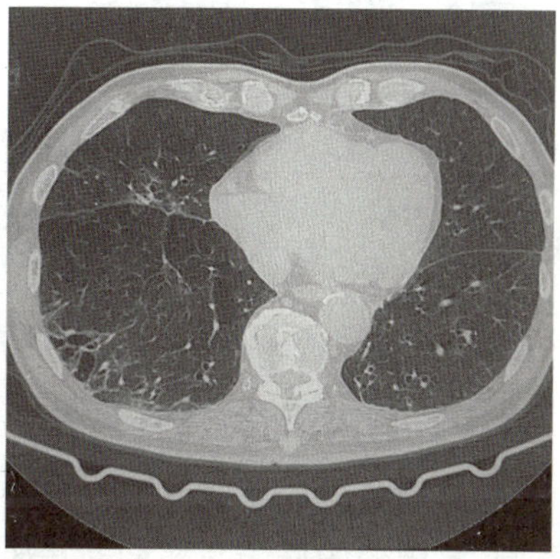

图 2 - 6　机化性肺炎 X 线表现

4. X 线检查　早期肺纹理增粗或受累的肺段、肺叶稍模糊。随着病情进展，表现为大片炎症浸润阴影或实变影，在实变阴影中可见支气管充气征，肋膈角可因有少量胸腔积液而变钝。消散期X线示炎性浸润逐渐吸收，可有片状区域因吸收较快，呈现“假空洞”征，多数病例在起病3～4周后才完全消散。老年患者肺炎病灶消散较慢，容易出现吸收不完全而导致机化性肺炎（图2－6）。

（六）诊断

根据患者发病前有受凉、淋雨、疲劳、醉酒或上呼吸道病毒感染史，典型症状、体征，结合血常规、胸部X线等检查，可做出临床诊断。年老体弱、继发于其他疾病或呈灶性肺炎改变者，临床表现常不典型，需认真加以鉴别。血、胸腔积液或痰培养找到肺炎链球菌是确诊本病的主要依据。

（七）治疗

1. 一般治疗 卧床休息，多饮温水，少食多餐，给予足够的蛋白质、维生素与热量。但有明显麻痹性肠梗阻或胃扩张者，应暂时禁食、禁饮和进行胃肠减压，直至肠蠕动恢复，此时以静脉补液为主。密切观察体温、呼吸、血压等变化，及早发现休克指征并处理。高热者以物理降温为主，不用阿司匹林或其他解热药，以防过度出汗、脱水干扰真实热型，导致临床判断错误。胸痛者适当用镇痛药。保持气道通畅。呼吸困难、发绀者吸氧。有神经－精神症状的，酌情用地西泮5mg或水合氯醛1～1.5g，禁用抑制呼吸的镇静药。痰多而黏稠者予化痰祛痰，如氨溴索口服或注射。咳嗽重者适度止咳，如可卡因15mg口服等治疗。

2. 抗菌药物治疗 诊断后应立即给予抗菌药物治疗，不必等待细菌培养结果。首选青霉素G，用药途径及剂量视病情轻重及有无并发症而定。对于成年轻症患者，可用每次80万U，肌内注射，一天3次，或用普鲁卡因青霉素每12小时肌内注射60万U；病情稍重者，宜用青霉素G（240万～480万）U/d，分次静脉滴注，每6～8小时1次；重症及并发脑膜炎者，可增至（1000万～3000万）U/d，分4静脉滴注；对青霉素过敏者及耐青霉素或多重耐药菌株感染者，可用氟喹诺酮类、头孢噻肟或头孢曲松等药物，多重耐药菌株感染者可用万古霉素、替考拉宁等。有细菌培养结果后，视药物敏感情况选用敏感抗菌药物。抗菌药物的标准疗程常为15天，或体温正常后治疗3天停药。

3. 并发症的处理 经抗菌药物治疗后，高热常在1～3天内逐渐下降。若体温降而复升或3天后仍不降者，应考虑为肺炎链球菌的肺外感染，如脓胸、心包炎或关节炎等。持续发热的其他原因，如耐青霉素的肺炎链球菌或混合细菌感染、药物热或有其他疾病。肿瘤或异物阻塞支气管时，经治疗后肺炎虽可消散，但阻塞因素未除，可再次出现阻塞性肺炎。10%～20%肺炎链球菌肺炎伴发胸腔积液，应酌情行胸腔积液检查、培养以确定其性质。若治疗不当，约5%并发脓胸，应积极引流排脓。

三、葡萄球菌肺炎

葡萄球菌肺炎（staphylococcal pneuminia）是由葡萄球菌引起的急性肺化脓性炎症。常发生在有糖尿病、血液病或人获得性免疫缺陷综合征（艾滋病）、肝病、支气管肺疾病等有基础疾病者或营养不良、免疫力低下者。儿童患流感或麻疹时也易患此病。急骤起病，高热、寒战、胸痛，脓性痰，早期可出现循环衰竭。X线表现为坏死性肺炎，如肺脓肿、肺气囊肿和脓胸。若治疗不及时或不当，死亡率高。

（一）病因和发病机制

葡萄球菌为革兰染色阳性球菌，分为凝固酶阳性的葡萄球菌（主要为金黄色葡萄球菌，简称金葡菌）及凝固酶阴性的葡萄球菌（如表皮葡萄球菌和腐生葡萄球菌等）。葡萄球菌致病物质主要是具有溶血、杀白细胞等作用的毒素与酶，致病力可用血浆凝固酶来测定，阳性者致病力较强。

（二）病理

1. 原发吸入性感染 当人体免疫防御机制受损时，经呼吸道吸入的或定植于鼻咽部、口咽部的葡萄球菌下行到支气管-肺部繁殖，引起呈大叶性分布或呈广泛的、融合性的支气管肺炎。支气管及肺泡破溃可使气体进入肺间质，并与支气管相通。当坏死组织或脓液阻塞细支气管，形成单向活瓣作用，产生张力性肺气囊肿。浅表的肺气囊肿若张力过高，可溃破形成气胸或脓气胸，并可形成支气管胸膜瘘。

2. 继发血行播散感染 疖、痈、毛囊炎、蜂窝织炎、伤口感染等皮肤感染灶中的葡萄球菌可经血循环抵达肺部，引起多处肺实变、化脓及组织破坏，形成单个或多发性肺脓肿。

（三）临床表现

1. 症状 起病多急骤，寒战、高热，体温多高达 39～40℃，可呈稽留热、弛张热或不规则热；胸痛，脓性痰，量多，带血丝或呈脓血状。毒血症状明显，全身肌肉、关节酸痛，体质衰弱，精神萎靡，病情严重者可早期出现周围循环衰竭。院内感染者通常起病较隐袭，体温逐渐上升。老年人症状可不典型。血源性葡萄球菌肺炎常有皮肤伤口、疖、痈和中心静脉导管置入或静脉吸毒史等，咳脓性痰较少见。

2. 体征 早期一般无体征，患者体征与严重的中毒症状和呼吸道症状常不平行，可出现两肺散在性湿啰音。病变范围大或融合时可有肺实变体征，出现气胸或脓气胸时有相应体征。血源性葡萄球菌肺炎应注意肺外病灶，静脉吸毒者多有皮肤针口和三尖瓣赘生物，可闻及心脏杂音。

（四）实验室及其他检查

1. 血常规 血白细胞计数明显升高，中性粒细胞比例增加，有核左移现象。

2. 细菌培养 痰或血培养可有葡萄球菌生长。

3. 胸部 X 线检查 胸部 X 线呈小叶状浸润，常累及双肺，有肺段或肺叶实变，其中有单个或多发的液气囊腔。X 线阴影的易变性是葡萄球菌肺炎的另一特征，即一处炎性浸润消失而在另一处出现新的病灶，或很小的单一病灶发展为大片阴影。血源性感染为双侧多发小片状或团状阴影，可迅速进展为伴有液气平面的空洞。靠近胸膜者可出现脓胸或脓气胸。

（五）诊断

根据全身毒血症状，咳嗽、咳脓血痰，白细胞计数升高、中性粒细胞比例增加、核左移并有中毒颗粒、X 线典型表现，可做出初步诊断。若痰、胸腔积液、血和肺穿刺物培养出葡萄球菌可确诊。

（六）治疗

金黄色葡萄球菌对青霉素 G 的耐药率高达 90%，对甲氧西林敏感的葡萄球菌（MSSA），可选用甲氧西林、苯唑西林、氯唑西林、第一代头孢菌素（头孢唑林、头孢拉定）等；甲氧西林耐药葡萄球菌（MRSA）感染，用万古霉素（1～2g/d，静滴）、替考拉宁（首日 0.8g，静滴，以后 0.4g/d）、利奈唑胺（每次 600mg，每 12 小时静注或口服）等，偶有药物热、皮疹、静脉炎等不良反应。临床选择抗菌药物时应尽可能参考细菌培养的药物敏感试验结果。有脓肿的，还应早期清除，引流原发病灶。

四、其他肺炎

（一）病毒性肺炎

病毒性肺炎（viral pneumonia）是由病毒侵犯肺实质引起的肺部炎症，多为上呼吸道病毒感染向下蔓延所致。多发生于冬春季节，呈暴发或散发流行。近些年来，新的变异病毒或其亚型不断出现，如冠状病毒、禽流感病毒（H5N1、H9N2、H7N7）等。密切接触的人群或有心肺疾病、免疫功能低下者容易罹患。婴幼儿、老人、原有慢性心肺疾病者或妊娠妇女病情较重，甚至导致死亡。

1. 病因和发病机制 引起肺炎的病毒多为甲型流感病毒、乙型流感病毒、腺病毒、副流感病毒、呼吸道合胞病毒和冠状病毒等。呼吸道病毒可通过飞沫与直接接触传播，传播迅速，传播面广。免疫抑制宿主为疱疹病毒和麻疹病毒的易感者；骨髓移植和器官移植受者易患巨细胞病毒和疱疹病毒性肺炎。患者可同时受一种以上病毒感染，病毒侵入细支气管上皮引起细支气管炎。感染可波及肺间质与肺泡而致肺炎。单纯病毒性肺炎多为间质性肺炎，常合并细菌感染，免疫抑制宿主还常继发真菌感染。

2. 临床表现 好发于冬春季节，症状各异。一般较轻，起病急，发热、头痛、全身酸痛、倦怠等较突出，常在急性流感症状尚未消退时，出现咳嗽、少痰或咳白色黏液痰、咽痛等呼吸道症状。小儿和老年人易发生重症病毒性肺炎，出现呼吸困难、发绀、嗜睡、精神萎靡，甚至出现休克、心力衰竭和呼吸衰竭等并发症，也可发生急性呼吸窘迫综合征。本病体征常不明显，病情严重者有呼吸浅速、心率增快、发绀、肺部干湿啰音。

3. 实验室及其他检查

（1）血常规 白细胞计数正常、稍高或偏低。继发细菌感染时，白细胞和中性粒细胞比例均可增高。

（2）血沉 一般在正常范围。

（3）痰液检查 痰涂片所见的白细胞以单核细胞居多，痰培养无致病细菌生长。

（4）胸部X线检查 可见肺纹理增多，小片状浸润或广泛浸润，病情严重者显示双肺弥漫性结节性浸润，但大叶实变及胸腔积液者均不多见。

（5）病原体相关检查 通过病毒分离、病毒血清学检查、病毒抗原检测，找到相应病毒或其对应的抗原或抗体。

4. 诊断 依据急性呼吸道感染症状及X线改变，排除由其他病原体引起的肺炎可作出临床诊断。确诊则有赖于病毒分离、血清学检查以及病毒抗原的检测等。血清学检查常用的方法是检测特异性IgE抗体的方法，如补体结合试验、血凝抑制试验、中和试验，但仅能作为回顾性诊断，并无早期诊断价值。

5. 治疗

（1）一般治疗 以对症为主，卧床休息，保持室内空气流通，注意隔离消毒，预防交叉感染。给予足量维生素及蛋白质，多饮水及少量多次进软食，酌情静脉输液及吸氧。保持呼吸道通畅，及时消除上呼吸道分泌物等。

（2）抗病毒治疗 目前已证实较有效的病毒抑制药物有：①利巴韦林有广谱抗病毒活性，用于呼吸道合胞病毒、腺病毒、副流感病毒和流感病毒感染。0.8～10g/d，分3～4次口服；静脉滴注或肌内注射每日10～15mg/kg，分2次。②阿昔洛韦（无环鸟苷）用于疱疹病毒、水痘病毒感染。对免疫缺陷或应用免疫抑制剂者应尽早应用。每次5mg/kg，静脉滴注，一日3次，连续7天给药。③更昔洛韦主要用于巨细胞病毒感染，每日7.5～15mg/kg，连用10～15天。④金刚烷胺为人工合成胺类药物，有阻止某些病毒进入人体细胞及退热作用，用于流感病毒等感染。成人量每次100mg，晨晚各1次，连用3～5天。⑤阿糖腺苷具有广泛的抗病毒作用。多用于治疗免疫缺陷患者的疱疹病毒与水痘病毒感染，5～15mg/(kg·d)，静脉滴注，每10～14天为1疗程。⑥奥司他韦对甲型、乙型流感病毒均有很好的作用，每次75mg，每天2次，连用5天。推荐奥司他韦为流感病毒性肺炎的首选用药。

（3）糖皮质激素 对病毒性肺炎的疗效存在争论，临床医生应根据患者的情况，全面评估利弊，酌情使用。

（4）其他 病毒性肺炎原则上不宜应用抗菌药物预防继发性细菌感染，但明确已合并细菌感染者，应及时选用敏感的抗菌药物。有其他并发症的，要及时对症处理。

（二）肺炎支原体肺炎

肺炎支原体肺炎（mycoplasmal pneumonia）是由肺炎支原体（MP）引起的呼吸道及肺的急性炎症改变，常同时有咽炎、支气管炎和肺炎。MP是社区获得性肺炎中非细菌性肺炎的常见病因，支原体肺炎约占非细菌性肺炎的1/3以上，发病季节差异不大，但秋冬季稍多，青年儿童最多见。

1. 病因和发病机制 肺炎支原体是介于细菌和病毒之间，能无细胞培养基独立生活的最小微生物，兼性厌氧。通过呼吸道传播，健康人吸入空气中患者咳嗽、打喷嚏时喷出的口、鼻分泌物而感染，感染后支原体吸附于宿主呼吸道上皮细胞表面，抑制纤毛活动与破坏上皮细胞，引起咽炎、支气管炎、肺炎。肺炎支原体的致病性可能与患者对病原体或其代谢产物的过敏反应有关。

2. 临床表现 潜伏期为2～3周，大多起病缓慢。一般先有鼻塞、流涕、咽痛等上呼吸道感染症状，有时伴乏力、咳嗽、发热、食欲不振、腹泻、头痛、肌痛、耳痛等。咳嗽多为阵发性刺激性呛咳，咳少量黏痰或黏液脓性痰，偶伴有胸骨后疼痛。发热多为中低热，可持续2～3周，体温恢复正常后可能仍有咳嗽。体格检查可见咽部充血，儿童偶可并发鼓膜炎或中耳炎，颈淋巴结肿大，有时见斑丘疹和多形红斑、口唇疱疹等。胸部体格检查与肺部病变程度不相称，可无明显体征，有时可闻干湿啰音。

3. 实验室及其他检查

（1）血常规 白细胞总数常正常，部分稍高，以中性粒细胞为主。

（2）血沉 增快。

（3）支原体相关检查 起病2周后，约2/3的患者冷凝集试验阳性，滴度大于1∶32，约半数患者对链球菌MG凝集试验阳性，如果滴度逐步升高，更有诊断价值。痰、鼻咽拭子培养分离出肺炎支原体对诊断有决定性意义，但其检出率较低。血清支原体检测IgM阳性可确诊，是目前应用较多的诊断方法。

（4）胸部X线检查 早期肺纹理增多增粗，或呈网状阴影。随病变进展，肺部呈多种形态的浸润影，呈节段性、斑片状模糊阴影，以肺下野为多见，有的从肺门附近向外伸展。病变常经3～4周后自行消散。部分患者出现少量胸腔积液。

4. 诊断 根据患者刺激性干咳、全身症状轻、有肺炎临床症状，胸部X线有明显病灶，而肺部体征少，应临床考虑诊断，血清学支原体检测IgM阳性或咽拭子试验培养分离出肺炎支原体可确诊。

肺炎支原体肺炎和病毒性肺炎都属于间质性肺炎，主要临床表现都是剧烈咳嗽，容易混淆。两者鉴别见表2－8。

表2－8 肺炎支原体肺炎与病毒性肺炎鉴别

临床特点	肺炎支原体肺炎	病毒性肺炎
好发季节	秋冬季，但季节差异性不大	冬春季，可暴发流行，也可散发
好发人群	儿童、青年人	儿童、成人
发病率	占所有肺炎的10%，非细菌性肺炎的1/3	约占住院社区获得性肺炎的8%
病原体	肺炎支原体	甲型流感病毒、乙型流感病毒、腺病毒、副流感病毒、冠状病毒
部位	病原体存在于纤毛上皮之间，不侵入实质	病毒侵入细支气管上皮引起细支气管炎
基本病变	表现为间质性肺炎	表现为间质性肺炎
前驱症状	较缓慢，发热、头痛、乏力、肌痛、耳痛等多为阵发性刺激性咳嗽	较急，发热、头痛、全身酸痛、倦怠等咳嗽、少痰或咳白色黏液痰
体征	不明显，严重症状与轻微体征不相称	常无显著体征，严重者肺部干湿啰音

5. 治疗 一般治疗与细菌性肺炎相同。本病有一定自限性，多数症状轻的病例不经治疗可自愈。早期使用抗菌药物可减轻症状及缩短病程。抗生素疗程一般 14～21 天。因肺炎支原体无细胞壁，青霉素或头孢菌素类等抗菌药物无效。抗生素首选大环内酯类，如阿奇霉素 0.5g/d，红霉素 10～15g/d，罗红霉素等；由于肺炎支原体对大环内酯类抗生素耐药越来越多，成人在用大环内酯类治疗 72 小时无明显效果时，考虑为大环内酯类抗生素耐药株感染。如无禁忌，可改用氟喹诺酮类如左氧氟沙星、加替沙星和莫西沙星或四环素类治疗。若继发细菌感染，应根据痰病原学检查，选用针对性的抗菌药物治疗。对剧烈呛咳者，应适当给予镇咳药。

（三）肺炎衣原体肺炎

肺炎衣原体肺炎（chlamydia pneumonia）是由肺炎衣原体（CP）引起的急性肺部炎症，常累及上下呼吸道，可引起咽炎、喉炎、扁桃体炎，鼻窦炎、中耳炎、支气管炎和肺炎。肺炎衣原体是引起肺炎的第 3 或 4 位最常见的致病原，成人肺炎衣原体抗体检出率约为 50%。

1. 病因和发病机制 肺炎衣原体是专性细胞内细菌样寄生物，属于衣原体科。肺炎衣原体细胞为圆形，革兰染色阴性，原体在细胞外较稳定，适合于细胞外生存，有高度传染性，属感染型。引起人类肺炎的还有鹦鹉热衣原体。肺炎衣原体是一种人类致病原，属于人－人传播，主要是通过呼吸道的飞沫传染，也可能通过污染物传染。年老体弱、营养不良、慢性阻塞性肺疾病（COPD）、免疫功能低下者易被感染。感染后免疫力很弱，易于反复。

2. 临床表现 临床表现轻重不一，早期表现为上呼吸道感染症状，与支原体肺炎类似。症状较轻，可有发热（37.5～39.1℃）、寒战、肌痛、咳嗽（干咳为主，可有黄绿色痰），非胸膜炎性胸痛、头痛、不适和乏力等症状，少有咯血。发生咽喉炎者表现为咽喉痛、声音嘶哑。有些患者可表现为双阶段病程，即开始无症状或表现为咽炎，经对症治疗好转，1～3 周后又发生肺炎或支气管炎，咳嗽加重。少数患者可无症状。有时伴肺外表现，如中耳炎、关节炎、甲状腺炎、脑炎、格林－巴利综合征等。体格检查肺部偶闻湿音，随肺炎病变加重湿啰音可变得明显。

3. 实验室及其他检查

（1）血常规 白细胞总数常正常或稍高。

（2）血沉 增快。

（3）衣原体相关检查 可从痰、鼻咽拭子、咽喉分泌物、支气管肺泡灌洗液中直接分离肺炎衣原体。也可用 PCR 方法对呼吸道标本进行 DNA 扩增。原发感染者，早期可检测血清 IgM，急性期血清标本 IgM 抗体滴度≥1∶16 或急性期和恢复期的双份血清 IgM 或 IgG 抗体有 4 倍以上的升高。再感染者 IgG 滴度≥1∶512 或有 4 倍增高，恢复期 IgM 有较大的升高。咽拭子分离出肺炎衣原体是诊断的金标准。

（4）胸部 X 线检查 表现以单侧、下叶肺泡渗出为主。可有少到中量的胸腔积液，多在疾病的早期出现。常可发展成双侧，表现为肺间质和肺泡渗出混合存在，病变可持续几周。原发感染的患者胸部 X 线检查表现多为肺泡渗出，再感染者则为肺泡渗出和间质病变混合型。

4. 诊断和鉴别诊断 肺炎衣原体感染一般症状较轻、缺乏特异的临床表现，确诊主要依据有关病因的特殊实验室检查，如病原体分离和血清学检测。同时结合呼吸道和全身症状、X 线检查作综合分析。

5. 治疗 肺炎衣原体肺炎首选红霉素，亦可选用四环素、多西环素或克拉霉素，疗程均为 14～21 天。阿奇霉素 0.5g/d，连用 5 天。氟喹诺酮类也可选用；多西环素、金霉素、土霉素等对衣原体感染也有效。对发热、干咳、头痛等可对症治疗。

（四）真菌性肺炎

真菌性肺炎是由真菌感染引起的支气管－肺部疾病，是最常见的深部真菌疾病。由于广谱抗生素、激素、免疫抑制剂的使用，人获得性免疫缺陷病毒（HIV）感染增加，真菌性肺炎有增多趋势。包括原发性和继发性肺部真菌感染。真菌孢子等被吸入人肺部引起肺部真菌感染，称为原发性肺部真菌感染。体内其他部位真菌感染经淋巴或血液到肺部引起发病，称继发性肺部真菌感染。

肺部真菌感染可由不同的病原体引起，病理过程可有过敏、化脓性炎症反应或慢性肉芽肿形成。下呼吸道真菌感染，感染的致病菌分致病性真菌与条件致病性真菌两种。临床常见的真菌病原体包括念珠菌、隐球菌、孢子菌等。

1. 肺念珠菌病 肺念珠菌病（pulmonary candidiasis）是由白念珠菌或其他念珠菌所引起的急性、亚急性或慢性肺炎。白念珠菌对组织的黏附力很强，其致病力较其他念珠菌更为严重。

肺念珠菌病有两种类型，亦是病程发展中的两个阶段。

（1）念珠菌支气管炎 表现为阵发性刺激性咳嗽，咳大量白泡沫塑料状稀痰，偶带血丝。随着病情进展，痰稠如干糨糊状，气喘、气短，尤以夜间为甚。乏力、盗汗，多不发热。X 线仅示双肺中下野纹理增粗。

（2）念珠菌肺炎 多见于免疫功能低下者，表现为畏寒、高热，咳白色泡沫黏痰，有发酵臭味，或呈胶冻状，有时咯血，与细菌性肺炎很相似。胸部 X 线显示双下肺纹理增多，纤维条索影伴散在的大小不等、形状不一的结节状阴影，呈支气管肺炎表现；或融合的均匀大片浸润性阴影，自肺门向周边扩展，可形成空洞。双肺或多肺叶病变，但肺尖较少受累。

诊断肺念珠菌病，要求连续 2 次或以上痰培养有念珠菌生长，涂片查见菌丝，或经动物接种证明有致病力。血清念珠菌特异 IgE 抗体测定有助于诊断，但确诊仍需组织病理学的依据。因为健康人痰中可查见念珠菌，为排除寄生于咽喉部念珠菌污染，留痰标本时必须先用 3% 过氧化氢溶液含漱数次，弃去前两口痰，取以后的痰标本，立即送培养。或经支气管镜或气管导管吸出液送检。

轻症患者在消除诱因后，病情可好转，病情严重者应及时使用抗真菌药物。氟康唑每日 200mg，首剂加倍，病情重者可用 400mg/d，甚或更高剂量，每日 6～12mg/kg。两性霉素 B 可用于重症病例，每日 0.6～0.7mg/kg，但毒副作用大，临床上应根据患者的状态和真菌药敏结果选用。

2. 肺曲霉病 肺曲霉病（pulmonary aspergillosis）指主要由烟曲霉引起的肺炎。该真菌常寄生在上呼吸道，慢性病患者免疫力极度低下时才出现侵袭性曲霉病。曲霉的内毒素使组织坏死，病灶可为浸润性、实变、空洞、支气管周围炎或粟粒状弥漫性病变。

根据 2015 年标准肺曲霉病临床上主要有五种类型。

（1）纯肺曲菌球 非免疫受损患者，有较少或没有症状，含真菌球单发空洞，具有曲霉菌血清学和微生物学依据（阳性结果），至少观察 3 个月没有放射影像学的进展。

（2）慢性空洞性肺曲霉病（CCPA） 最常见，单发或多发的肺空洞（薄壁或厚壁），空洞内可包含一个或多个曲菌球或不规则的腔内物质，具有曲霉菌血清学和微生物学依据，并有明显肺部和全身症状，至少观察 3 个多月有放射影像学进展（新发空洞，空洞外周浸润增加及纤维增生增加）。

（3）慢性纤维化性肺曲霉病（CFPA） 常因未经规范治疗的 CCPA 发展而来，至少有两个肺叶的严重纤维化破坏，伴肺功能丧失。

（4）曲霉结节 不常见，单发或多个结节（<3cm），有或没有空洞，常出现坏死，但不表现为组织侵袭。易与结核病、肺癌及其他疾病混淆，只能依靠组织学明确诊断。

（5）亚急性侵袭性肺曲霉病（SAIA） 轻度免疫缺陷的侵袭性肺曲霉病患者，发生在 1～3 个月内，具有可变的影像学特征，包括空洞、结节、有“脓肿形成的进展性实变”。最重要的特征为肺组织发现菌丝，血液 GM 试验呈强阳性。

3. 肺孢子菌肺炎 肺孢子菌又称卡氏肺囊虫（PC），归属于真菌。它引起的肺部感染称为卡氏肺囊虫肺炎（PCP），即肺孢子菌肺炎，是免疫功能低下患者最常见、最严重的机会感染性疾病。主要的感染途径为空气传播和体内潜伏状态 PC 的激活。潜伏期一般为 2 周。

PCP 患者临床表现差异很大，常表现出症状和体征分离现象，即症状重，体征常缺如。少数患者可有数次复发，尤其在艾滋病患者中更为常见。根据临床表现通常分为两型。

（1）流行型或经典型　主要见于早产儿、营养不良儿，年龄多在 2～6 个月。起病隐匿，进展缓慢。初期大多有拒睡或食欲下降、腹泻、低热，体重减轻等，逐渐出现干咳、气急，进行性加重，出现呼吸困难甚至鼻翼扇动和发绀。有时可发生脾大。病程一般持续 3～8 周，多因呼吸衰竭而死亡，病死率高达 20%～50%。

（2）散发型或现代型　多见于免疫缺陷者，偶见于健康者。器官移植或接受化疗患者并发 PCP 时进展迅速，而艾滋病患者并发 PCP 时进展较缓慢。初期表现有食欲不振、体重减轻，继而出现干咳、发热、发绀、呼吸困难，可很快出现呼吸窘迫，未及时发现和治疗，患者病死率高达 70%～100%。

实验室检查可见外周血白细胞升高，部分患者减少，分类正常或核左移，嗜酸性粒细胞增加，淋巴细胞绝对值减少。动脉血气分析示低氧血症和呼吸性碱中毒。乳酸脱氢酶明显升高。肺功能潮气量、肺总量和弥散量降低。

胸部 X 线检查早期典型改变为双侧肺门周围弥漫性渗出，呈网状和小结节状影，然后迅速进展成双侧肺门的蝶状影，呈肺实变，可见支气管充气征。诊断有赖于病原学检查。

治疗上除了对症治疗和基础病治疗之外，主要是病原治疗。可选择复方磺胺甲基异噁唑、羟乙基磺酸喷他脒及三甲曲沙等。

4. 肺隐球菌病　肺隐球菌病一般是由吸入环境中的新生隐球菌引起。多发于艾滋病等免疫功能低下者；约 20% 发生在免疫功能正常的健康人。肺隐球菌病在肺组织内形成单个或多个直径 1～8cm 肉芽肿结节或肿块，多数在胸膜下，边缘光滑，也可模糊或有小毛刺，常有空洞形成，常误诊为肺结核或肺癌。

患者症状轻重不一，有的毫无症状。轻者可有发热，干咳，偶有少量咯血，乏力，体重减轻。重者有气急和低氧血症。影像学表现为特征征象胸膜下结节，也可表现为肺炎、多发结节、空洞、肿块样损害。

诊断需要组织学和微生物学依据。合并脑膜炎者脑脊液墨汁染色涂片镜检发现隐球菌有助于诊断。

治疗上可选用氟康唑、伊曲康唑或两性霉素 B。免疫功能正常的肺隐球菌患者，根据症状轻重，一般无症状者疗程 3～6 个月，轻中症状者疗程 6～12 个月，重症者疗程 24 个月。对有免疫抑制患者，治疗巩固期后常需终生治疗。

（吕大平）

第六节　慢性支气管炎、慢性阻塞性肺疾病和慢性肺源性心脏病

PPT

一、慢性支气管炎

慢性支气管炎（chronic bronchitis）简称慢支，指气管、支气管黏膜及其周围组织的慢性非特异性炎症。临床以咳嗽、咳痰为主要症状，或伴喘息，每年发病持续 3 个月或更长时间，连续 2 年或以上，并排除具有慢性咳嗽、咳痰、喘息的其他疾病。反复发作引起支气管结构重塑，易进展为阻塞性肺气肿，进一步发展为慢性肺源性心脏病。

（一）病因和发病机制

慢支病因尚未完全清楚，可能是多种环境因素和机体自身因素长期相互作用的结果。

1. 吸烟　吸烟是最重要的环境发病因素，吸烟者慢性支气管炎的患病率比不吸烟者高 2 ~ 8 倍。烟草中的焦油、苯并芘、尼古丁、氢氰酸等化学物质直接损伤支气管上皮细胞和纤毛运动，使气道净化能力下降；促使支气管黏液腺和杯状细胞肥大增生、分泌旺盛，大量黏液潴留；刺激副交感神经兴奋，使支气管平滑肌收缩，气道阻力增加；氧自由基产生增多，诱导中性粒细胞释放蛋白酶，破坏肺弹力纤维，诱发肺气肿形成等。

2. 大气污染　空气中的大量二氧化硫、二氧化氮、氯气等有害气体可损伤气道黏膜，使纤毛净化功能下降，黏液分泌增多，为细菌感染增加条件。

3. 感染因素　呼吸道病毒、细菌、支原体等感染是慢支发生发展的重要原因之一。病毒感染以鼻病毒、流感病毒、呼吸道合胞病毒和腺病毒常见。细菌感染常继发于病毒感染，常见的病原体为肺炎链球菌、流感嗜血杆菌、卡他莫拉菌、葡萄球菌等。

4. 过敏因素　伴喘息症状的慢支患者常有过敏史。尘螨、花粉、细菌、真菌和化学气体等均可引起变态反应，导致支气管痉挛、慢性炎症损伤，最终发展为慢支。

5. 其他因素　免疫功能紊乱、自主神经功能失调、气道的高反应性、年龄增大、营养不良以及某些遗传性疾病等机体因素和气候等均与慢支发生发展密切相关。

（二）病理改变

支气管上皮细胞变性、坏死、脱落，后期出现鳞状上皮化生，纤毛变短、粘连、倒伏、脱失；各级支气管壁均有多种炎症细胞浸润，以中性粒细胞、淋巴细胞为主，急性发作期可见到大量中性粒细胞，严重者为化脓性炎症，黏膜充血、水肿；杯状细胞和黏液腺肥大和增生、分泌旺盛，大量黏液潴留；病情继续发展，炎症由支气管壁向其周围组织扩散，黏膜下层平滑肌束可断裂萎缩，黏膜下和支气管周围纤维组织增生；支气管壁的损伤－修复过程反复发生，进而引起支气管结构重塑，胶原含量增加，瘢痕形成；进一步发展成阻塞性肺气肿时，见肺泡腔扩大，肺泡弹性纤维断裂。

（三）临床表现、分型和分期

缓慢起病，病程长，反复急性发作而使病情加重。

1. 症状　其主要症状可概括为咳、痰、喘、炎。

（1）咳嗽　多在体位变动时出现，一般以晨起时咳嗽为主，睡眠时有阵发性咳嗽或排痰。

（2）咳痰　一般呈白色黏液或浆液泡沫状，清晨排痰较多，偶可带血。

（3）喘息或气促　喘息明显者可能伴发支气管哮喘，常有过敏史。若伴肺气肿时可表现为活动后气促。

（4）炎症反复　慢支的特点是慢性非特异性炎症、反复发作或迁延不愈。

2. 体征　早期多无阳性体征。急性发作期可在背部或双肺底闻及干湿啰音，咳嗽后可减轻或消失。如伴发哮喘可闻及广泛哮鸣音并呼气期延长。

3. 临床分型　根据有无喘息分为单纯型和喘息型。

（1）单纯型　仅有咳嗽、咳痰症状者。

（2）喘息型　同时伴有喘息者。

4. 临床分期

（1）急性发作期　发病 1 周内，咳嗽、咳痰、气喘症状中某一种或几种症状加重，如咳嗽加剧、咳痰增多或脓痰、发热、气促加重。

（2）慢性迁延期　咳嗽、咳痰、气促等症状持续1个月以上。

（3）临床缓解期　急性期经治疗后症状减轻或仅遗留部分症状，如仅有咳嗽、少量咳痰、轻度气喘，且病情维持在较稳定状态超过2个月。

（四）辅助检查

1. 血液检查　细菌感染时可出现白细胞计数和（或）中性粒细胞计数增高。喘息型慢支可有嗜酸性粒细胞增高。

2. 痰液检查　痰培养可见致病菌。痰涂片可发现革兰阳性或革兰阴性菌，大量破坏的中性粒细胞和杯状细胞。

3. X线检查　早期可无异常。反复发作者有肺纹理增粗、紊乱，呈条索状、网状或斑点状阴影，以双肺下野明显。

4. 肺功能检查　早期无异常。如有小气道阻塞时，最大呼气流速－容量曲线在75%和50%肺容量时明显降低。当使用支气管扩张剂后第一秒用力呼气容积（FEV_1）与用力肺活量（FVC）的比值（FEV_1/FVC）<0.70提示已发展为慢性阻塞性肺疾病。

（五）诊断与鉴别诊断

1. 诊断　依据咳嗽、咳痰或伴有喘息，每年发病至少持续3个月，连续2年或以上者，并排除其他引起类似症状的慢性疾病。

2. 鉴别诊断

（1）支气管哮喘　喘息型慢支易与支气管哮喘相混淆。哮喘多为儿童或青少年期起病，症状起伏大，常伴有过敏史、鼻炎和（或）湿疹等，部分患者有哮喘家族史。大多数哮喘患者的气流受限有显著的可逆性，合理吸入糖皮质激素等药物常能有效控制病情。发作时双肺可闻及哮鸣音，出现呼气性呼吸困难，缓解时呼吸音基本正常。而喘息型慢支多见于中老年人，以慢性咳嗽、咳痰伴有喘息为主要临床特征，多在秋冬季节、气候突变寒冷刺激或感冒时症状加重，背部或双肺底听到干、湿性啰音，咳嗽后可减轻或消失。

（2）嗜酸性粒细胞性支气管炎　临床症状类似，X线检查无明显改变或肺纹理增粗，支气管激发试验多为阴性，临床容易误诊。诱导痰检查嗜酸性粒细胞比例增加（≥3%）可以诊断。

（3）肺结核　常有午后低热、盗汗、乏力及消瘦等症状。痰液查找抗酸杆菌和胸部X线检查可鉴别。

（4）支气管肺癌　多数有数年吸烟史，顽固性刺激性咳嗽或既往有咳嗽史，近期咳嗽的性质发生改变，常有痰中带血。可出现反复同一部位的阻塞性肺部感染，经抗生素治疗未能完全消退。肺部CT、支气管镜、痰脱落细胞学检查可明确诊断。

（5）支气管扩张　典型表现为反复大量咯血或反复咯脓痰。胸部X线检查见肺野纹理紊乱或呈卷发状。高分辨率螺旋CT可明确诊断。

（六）并发症

最常见的并发症有阻塞性肺气肿、慢性阻塞性肺疾病、慢性肺源性心脏病。

（七）治疗

1. 急性发作期的治疗

（1）控制感染　多依据患者所在地常见病原菌经验性选用抗生素，一般口服，病情严重时静脉给药。临床上常首选β－内酰胺类、氟喹诺酮类、大环内酯类（见表2－9）。治疗疗程常为7～10天，有时需要联合用药。如果能培养出致病菌，可按药物敏感试验选用抗生素。

表 2－9　常用抗菌药物用法用量

药名	用量用法
阿莫西林	2～4g，2～4 次/日，口服或静滴
头孢呋辛	1～2g，2 次/日，静滴
左氧氟沙星	0.3～0.5g，1 次/日，口服或静滴
罗红霉素	0.3g，2 次/日，口服
复方磺胺甲噁唑	2 片，2 次/日，口服

（2）祛痰镇咳　合理使用祛痰镇咳药物是本病的重要治疗措施之一。原则上以祛痰为主，若咳嗽剧烈咳嗽时加用镇咳药物，如表 2－10。

表 2－10　常用祛痰镇咳药物用法用量

药名	用量用法
复方甘草合剂	10ml，3 次/日，口服
复方氯化铵合剂	10ml，3 次/日，口服
溴己新	8～16mg，3 次/日，口服
盐酸氨溴索	30mg，3 次/日，口服
喷托维林	25mg，3 次/日，口服
可待因	15～30mg，3 次/日，口服

（3）解痉平喘　喘息型慢支可加用氨茶碱类药物（氨茶碱、舒弗美）、β_2肾上腺受体激动剂（硫酸特布他林、沙丁胺醇），如表 2－11。

表 2－11　常用解痉平喘药物用法用量

药名	用量用法
氨茶碱	0.1mg，3 次/日，口服
舒弗美	0.1mg，2 次/日，口服
硫酸特布他林	1.25～2.5mg，3 次/日，口服
沙丁胺醇	2～4mg，3 次/日，口服

2. 缓解期治疗

（1）戒烟，避免吸入有害气体和其他有害颗粒。

（2）增强机体抵抗力，预防感冒。

（3）反复呼吸道感染者可试用免疫调节剂或中医中药，如流感疫苗、肺炎疫苗、卡介苗多糖核酸、胸腺肽等。

（八）预后

慢性支气管炎无并发症时，大部分患者病情可控制，预后良好，不影响正常的工作和学习；部分患者因反复发作可发展成慢性阻塞性肺疾病，甚至肺心病，预后不良。

二、慢性阻塞性肺疾病

慢性阻塞性肺疾病（chronic obstructive pulmonary disease，COPD）简称慢阻肺，是以持续性，多呈进行性发展，气流受限为特征的可预防和治疗的疾病，呼吸症状和气流受限与气道和肺组织对有毒颗粒或有害气体的异常慢性炎症反应有关。肺功能检查对确定气流受限有重要的意义。当使用支气管扩张剂后，第一秒用力呼气容积（FEV_1）与用力肺活量（FVC）的比值（FEV_1/FVC）<0.70，提示已存在持续性气流受限。

慢阻肺与慢性支气管炎和肺气肿密切相关。慢性支气管炎是指除外慢性咳嗽的其他原因后，患者每年咳嗽、咳痰3个月以上，且连续2年或以上者。肺气肿是指肺部终末细支气管远端出现异常持久的扩张，并伴有肺泡壁和细支气管的破坏，而无明显的肺纤维化。当慢性支气管炎、肺气肿患者肺功能检查出现持续的气流受限，则能诊断为慢阻肺。如患者只有慢性支气管炎和（或）肺气肿，而无持续的气流受限，则不能诊断慢阻肺。

支气管扩张症、肺结核纤维化、严重的间质性肺疾病、弥漫性泛细支气管炎和闭塞性细支气管炎等已知病因或具有特征病理表现的疾病也可导致持续气流受限，但均不属于慢阻肺。

慢阻肺是呼吸系统疾病中的常见病和多发病，患病率和死亡率均居高不下。因肺功能进行性减退，严重影响患者的劳动和生活质量，给社会造成巨大的经济负担，2020年已成为世界经济负担第五位。

（一）病因和发病机制

本病的病因与慢性支气管炎相似，可能是多种环境因素及机体自身因素长期相互作用的结果。

1. 炎症机制 气道、肺组织及肺血管的慢性炎症是慢阻肺的特征性改变，中性粒细胞、巨噬细胞、T淋巴细胞等炎症细胞均参与了COPD的发病过程。中性粒细胞的活化和聚集是COPD炎症过程的一个重要环节，通过释放中性粒细胞弹性蛋白酶等生物活性物质引起慢性黏液高分泌状态并破坏肺实质。

2. 蛋白酶-抗蛋白酶失衡机制 蛋白酶增多或α_1-抗胰蛋白酶缺乏可导致肺组织损伤、破坏，产生肺气肿。吸入有害颗粒或有害气体可导致蛋白酶产生增多或活性增强，而抗胰蛋白酶产生减少或灭活加快；氧化应激、吸烟等危险因素也可以降低抗胰蛋白酶活性。

3. 氧化应激机制 氧化物主要有超氧阴离子、羟根、次氯酸和一氧化氮等。氧化物可直接作用并破坏许多生化大分子，如蛋白质、脂质和核酸等，导致细胞功能障碍或细胞死亡；引起蛋白酶-抗蛋白酶失衡；促进炎症反应等。

4. 其他 如自主神经功能失调、营养不良、气温变化等都有可能参与COPD的发生、发展。

（二）病理改变和病理生理

慢阻肺的病理改变主要是慢性支气管炎和肺气肿的病理变化。肺气肿的病理改变可见肺泡壁变薄，肺泡腔过度膨胀、破裂或形成大疱，血液供应减少，弹性纤维网破坏。

1. 通气功能障碍 COPD的特征性病理生理变化是持续气流受限导致肺通气功能障碍。

2. 换气功能障碍 随着病情发展，肺组织弹性减退，残气量和残气量占肺总量的百分比增加，致肺毛细血管大量减少，肺泡间的血流量减少，出现通气/血流比例失调与弥散障碍，导致肺换气功能障碍。

3. 呼吸衰竭 通气和换气功能障碍可导致缺氧和CO_2潴留，发生不同程度的低氧血症和高碳酸血症，最终出现呼吸功能衰竭。

（三）临床表现

1. 症状

（1）慢性咳嗽 常晨间咳嗽明显，白天较轻，夜间有阵咳或排痰。随着病程发展可终身不愈。

（2）咳痰 一般呈白色黏液或浆液泡沫状，清晨排痰较多，偶可带血。急性发作期痰量增多，可呈脓性。

（3）气促或呼吸困难 早期在较剧烈活动时出现，后逐渐加重，导致日常生活也感到气促，严重时可出现喘息、呼吸困难，是慢阻肺标志性症状。

（4）其他 晚期患者有食欲减退、体重下降、焦虑和（或）抑郁等。

2. 体征　早期体征可无异常，随病程进展出现以下体征。

（1）视诊　桶状胸。部分患者呼吸变浅，频率增快，严重者可有缩唇呼吸等。

（2）触诊　双侧语颤减弱。

（3）叩诊　肺部过清音，心浊音界缩小，肺下界和肝浊音界下降。

（4）听诊　两肺呼吸音减弱，呼气期延长，部分患者可闻及干湿啰音。

（四）辅助检查

1. 肺功能检查　是判断持续气流受限的主要客观指标，是诊断 COPD 的“金标准”，对 COPD 的严重程度评估、疾病进展、预后及治疗效果等均有重要意义。使用支气管扩张剂后，一秒用力呼气容积/用力肺活量（FEV_1/FVC）< 0.7 可确定持续气流受限。肺总量（TLC）、功能残气量（FRC）/残气量（RV）增高，肺活量（VC）降低，表明肺过度充气。COPD 肺功能检查及意义，见表 2－12。

表 2－12　COPD 肺功能检查及意义

检查项目	临床意义
第一秒用力呼气容积占用力肺活量百分比（FEV_1/FVC）	评价气流受限的一项敏感指标
第一秒用力呼气容积占预计值百分比（FEV_1% 预计值）	评估 COPD 严重程度的良好指标，其变异性小，易于操作
吸入支气管舒张药后	FEV_1/FVC < 70% 及 FEV_1 < 80% 预计值者可确定为不能完全可逆的气流受限
肺总量（TLC）、功能残气量（FRC）和残气量（RV）增高，肺活量（VC）减低	表明肺过度充气，有参考价值 由于 TLC 增加不及 RV 增高程度明显，故 RV/TLC 增高
一氧化碳弥散量（DL_{co}）及 DL_{co} 与肺泡通气量（VA）比值（DL_{co}/VA）下降	对诊断有参考价值

2. 胸部 X 线　慢阻肺早期胸片可无异常变化。随着病程进展出现肺纹理增粗、紊乱等非特异性改变，也可出现肺气肿改变。虽然不具备特异性，但对于与其他肺疾病的鉴别具有非常重要的价值。

3. 胸部 CT　可见慢阻肺小气道病变、肺气肿和相关并发症的表现，其主要意义在于排除其他具有相似症状的呼吸系统疾病。

4. 血液和痰液检查　COPD 合并细菌感染时，外周血白细胞增高，可出现核左移。痰培养可以查找病原菌。

5. 血气分析　对确定低氧血症、高碳酸血症、酸碱平衡失调及判断呼吸衰竭类型有重要价值。

（五）诊断、临床分期及严重程度评估

主要根据吸烟等高危因素、临床症状体征及肺功能检查等，并排除可以引起类似症状和肺功能改变的其他疾病即可确诊。持续性气流受限是慢阻肺诊断的必备条件，吸入支气管扩张剂后 FEV_1/FVC < 70% 及 FEV_1 < 80% 预计值者可确定为不能完全可逆的气流受限。

肺功能检查评估慢阻肺患者气流受限的严重程度可使用 GOLD 分级，参考的主要指标为第一秒最大用力呼气量（FEV_1），是指在深吸气后用最大力气、最快速度所能呼出的最大气体量，依据其下降程度进行气流受限的严重程度分级，如表 2－13。

表 2－13　慢性阻塞性肺疾病肺功能 GOLD 分级

分级	严重程度	FEV_1 占预计值的百分比（FEV_1 pred）
GOLD 1 级	轻度	FEV_1 pred ≥ 80%
GOLD 2 级	中度	50% ≤ FEV_1 pred < 80%
GOLD 3 级	重度	30% ≤ FEV_1 pred < 50%
GOLD 4 级	极重度	FEV_1 pred < 30%

1. 急性加重期风险评估 急性加重期指疾病进展过程中，短期内咳嗽、咳痰、气短和（或）喘息加重，痰量增多，呈脓性或黏液脓性，可伴发热等症状。上一年2次及以上急性加重者或1次及1次以上需要住院治疗的急性加重，均提示今后急性加重的风险增加。

2. 稳定期风险评估 稳定期是指患者咳嗽、咳痰、气短等症状稳定或症状轻微。依据上述症状、肺功能改变和急性加重期风险等，可以对稳定期慢阻肺患者的病情严重程度做出综合性评估，并依据结果选择稳定期的主要药物治疗，见表2-14。

表2-14 稳定期慢阻肺患者病情严重程度的综合性评估及其主要治疗药物

患者综合评估分组	特征	肺功能分级	上一年急性加重次数	mMRC分级	首选治疗药物
A组	低分险，症状少	GLOD 1~2级	≤1次	0~1级	SAMA必要时；SABA必要时
B组	低风险，症状多	GLOD 1~2级	≤1次	≥2次	LAMA；LABA；LAMA+LABA
C组	高风险，症状少	GLOD 3~4级	≥2次	0~1级	LAMA+LABA；LAMA+ICS
D组	高风险，症状多	GLOD 3~4级	≥2次	≥2次	LAMA+LABA；LABA+ICS

注:SABA：短效β_2受体激动剂；SAMA：短效抗胆碱能药物；LABA：长效β_2受体激动剂；LAMA：长效抗胆碱能药物；ICS：吸入性糖皮质激素。

对慢阻肺患者进行病情严重程度的综合性评估时，还应注意慢阻肺的各种合并症，如心血管疾病、骨质疏松、抑郁和焦虑、代谢综合征和肺癌等治疗时需兼顾。

（六）鉴别诊断

1. 支气管哮喘 多在儿童或青少年起病，可有过敏史、鼻炎、湿疹和哮喘家族史。每日症状变化快，夜间和晨起时明显，以发作性喘息为特征。大部分哮喘患者的气流受限具有显著的可逆性，合理使用吸入性糖皮质激素等药物常能有效控制病情，是其与慢阻肺鉴别的关键。但是，部分哮喘患者随病程延长，可出现较明显的气道重构，导致气流受限，可逆性明显减小，此时很难与慢阻肺鉴别，慢阻肺和哮喘亦可同时存在于同一患者。

2. 支气管扩张症 主要表现为反复咳嗽、咳大量脓痰和（或）反复咯血，肺部固定而持久的局限性湿性啰音。部分胸片示肺纹理粗乱或呈卷发状。支气管X线碘油造影或高分辨CT可确诊。

3. 肺结核 可有午后低热、乏力、盗汗等结核中毒症状，胸部X线检查是诊断肺结核的常规首选方法，痰检发现结核分枝杆菌可鉴别。

4. 支气管肺癌 多见于中老年人，可反复咳嗽、咳痰，痰中带血，或出现刺激性咳嗽。胸部CT提示占位性病变，痰脱落细胞检查和支气管镜检查等可明确诊断。

5. 其他原因所致呼吸气腔扩大 呼吸气腔均匀规则扩大而不伴有肺泡壁的破坏时，虽不符合肺气肿严格定义，临床仍习惯称为肺气肿，如代偿性肺气肿、老年性肺气肿等。临床表现可以出现劳力性呼吸困难和肺气肿体征。

（七）并发症

1. 慢性呼吸衰竭 常在COPD急性加重时发生，其症状明显加重，表现为低氧血症和（或）高碳酸血症，出现缺氧和二氧化碳潴留的临床表现。

2. 自发性气胸 突然加重的呼吸困难，伴明显发绀，患侧肺部叩诊鼓音，听诊呼吸音减弱或消失，胸部X线检查可确诊。

3. 慢性肺源性心脏病 由于COPD引起肺血管床减少及缺氧致肺动脉痉挛、血管重塑，导致肺动脉高压、右心室肥厚扩大，最终发生右心功能不全。

（八）治疗

1. 稳定期治疗 积极治疗原发病，控制症状，延缓COPD病情进展，缓解或阻止肺功能下降，改善

COPD 患者的活动能力，从而提高生活质量，降低死亡率。

（1）避免诱发因素　教育和劝导患者戒烟是预防的核心，因职业或环境粉尘、刺激性气体所致者，应脱离污染环境。

（2）支气管舒张药　是现有控制症状的主要措施，依据症状、肺功能和急性加重风险等综合评估稳定期慢阻肺患者的病情严重程度，可依据评估结果选择主要治疗药物。

1）β_2 肾上腺素受体激动剂　短效制剂如沙丁胺醇气雾剂，定量吸入，疗效持续 4～5 小时，每 24 小时不超过 8～12 喷。特布他林气雾剂也有同样作用。长效 β_2 肾上腺素受体激动剂如沙美特罗、福莫特罗等，每日仅需吸入 2 次。

2）抗胆碱能药　短效制剂如异丙托溴铵气雾剂，定量吸入，起效较沙丁胺醇慢，持续 6～8 小时，每次 40～80μg，每天 3～4 次。长效抗胆碱药有噻托溴铵，选择性作用于 M_1、M_3 受体，每次吸入 18μg，每天 1 次。

3）茶碱类药　茶碱缓释或控释片 0.2g，每 12 小时 1 次；氨茶碱 0.1g，每日 3 次；多索茶碱 0.2～0.4g，每日 2 次。

（3）糖皮质激素　对高风险（C 组和 D 组）患者，长期吸入糖皮质激素与长效 β_2 肾上腺素受体激动剂联合制剂可增加运动耐量，减少急性加重发作频率，提高生活质量。常用剂型有沙美特罗＋氟替卡松、福莫特罗＋布地奈德。

（4）祛痰药　常用药物为如盐酸氨溴索 30mg，每日 3 次；乙酰半胱氨酸 0.2g，每日 3 次；羧甲司坦 0.5g，每日 3 次等。

（5）长期家庭氧疗（LTOT）　对 COPD 并发慢性呼吸衰竭者可提高生活质量和生存率。对血流动力学、运动能力和精神状态均会产生有益的影响。宜采用持续低流量给氧，其指征为：①$PaO_2 \leq$ 55mmHg 或 $SaO_2 \leq 88\%$，有或没有高碳酸血症；②PaO_2 55～60mmHg，或 $SaO_2 < 89\%$，并有肺动脉高压、心力衰竭水肿或红细胞增多症（血细胞比容 >0.55）。一般采用鼻导管吸氧，氧流量为 1～2L/min，吸氧时间为 10～15h/d。目的是使患者在静息状态下，达到 $PaO_2 \geq 60$mmHg 和（或）$SaO_2 \geq 90\%$ 以上。

（6）康复治疗　呼吸生理治疗、肌肉训练、营养支持、精神治疗与教育等多方措施使因进行性气流受限、严重困难而很少活动的患者改善活动能力、提高生活质量，是稳定期患者的重要治疗手段。

2. 急性加重期治疗

（1）确定急性加重病因　最多见的原因是细菌或病毒感染，根据病情的严重程度决定门诊或住院治疗。

（2）支气管扩张药　药物同稳定期。有严重喘息症状者可给予较大剂量雾化吸入，如沙丁胺醇 500μg，或异丙托溴铵 500μg，或沙丁胺醇 1000μg＋异丙托溴铵 250～500μg，通过小型雾化器吸入治疗缓解症状。

（3）祛痰排痰　用药同稳定期。保持机体合理的体液使痰液变稀薄，是最有效的排痰治疗。禁用中枢性强镇咳剂，以免加重呼吸道阻塞，导致病情恶化。体位引流排痰、体外振动排痰等辅助。对特殊患者可能要吸痰管吸痰或支气管镜下吸痰。

（4）低流量吸氧　给氧浓度（%）＝21＋4×氧流量（L/min），一般吸入氧浓度为 28%～30%，应避免吸入氧浓度过高引起二氧化碳潴留。

（5）抗生素　细菌感染是诱发慢性阻塞性肺疾病急性加重的主要原因。当患者呼吸困难加重、咳嗽伴痰量增加、有脓痰时，应根据患者严重程度，结合当地病原菌分布特点或病原菌药物敏感情况积极选用抗生素治疗。

（6）糖皮质激素　对需住院治疗的急性加重期患者可考虑口服泼尼松龙 30～40mg/d，或静脉给予甲泼尼龙40～80mg/d，每日1次，连续5～7天。

（7）机械通气　患者出现呼吸衰竭或有呼吸肌疲劳时，根据病情首选无创通气，但在积极治疗无效时，改用有创通气，病情好转后采用有创－无创通气序贯治疗。

（九）预防

1. 戒烟　是预防慢性阻塞性肺疾病最重要的措施，在疾病的任何阶段戒烟都有助于防止病情进展。

2. 控制环境污染　控制职业和环境污染，减少有害气体或有害颗粒的吸入。

3. 免疫接种　流感疫苗、肺炎链球菌疫苗、细菌溶解物、卡介苗、多糖核酸对防止慢性阻塞性疾病反复感染可能有益。

4. 防治感染　积极防治婴幼儿和儿童期呼吸系统感染。

5. 增强体质　加强体育锻炼，增强体质，提高机体免疫力，有针对性呼吸功能锻炼，可帮助改善机体一般状况。

6. 定期监测　对有慢阻肺高危因素的人群，应定期进行肺功能监测，尽早发现慢阻肺并及时干预。

三、慢性肺源性心脏病

肺源性心脏病（cor pulmonale）简称肺心病，是由支气管、肺组织、肺动脉血管或胸廓病变引起肺血管阻力增加，产生肺动脉高压，继而出现右心室结构和功能改变的疾病。根据起病急缓及病程长短，分为急性和慢性肺源性心脏病，急性肺心病常见于急性大面积非栓塞，而临床主要多见慢性肺源性心脏病。

慢性肺源性心脏病，简称慢性肺心病，是我国呼吸系统的常见疾病。我国在20世纪70年代的普查结果表明，>14岁人群本病的患病率为4.8%。1992年在北京、湖北、辽宁农村调查102230名居民，慢性肺心病的患病率为4.4‰，其中≥15岁人群的患病率为6.7%。慢性肺心病的患病率存在地区差异，北方地区高于南方地区，农村高于城市，并随年龄增高而增加。吸烟者比不吸烟者患病率明显增多，男女无明显差异。冬春季节和气候骤变时，易出现急性发作。

（一）病因

1. 支气管、肺疾病　以慢阻肺最为多见，占80%～90%，其次为支气管哮喘、支气管扩张症、肺结核、间质性肺炎等。

2. 胸廓运动障碍性疾病　较少见，严重胸廓或脊椎畸形以及神经肌肉疾患均可引起胸廓活动受限、肺受压、支气管扭曲或变形，导致肺功能受损。气道引流不畅，肺部反复感染，并发肺气肿或纤维化。

3. 肺血管疾病　特发性或慢性栓塞性肺动脉高压、肺小动脉炎均可起肺血管阻力增加、肺动脉压升高和右心室负荷加重，发展为慢性肺心病。

4. 其他　原发性肺泡通气不足及先天性口咽畸形、睡眠呼吸暂停低通气综合征等均可产生低氧血症，引起肺血管收缩，导致肺动脉高压，发展成慢性肺心病。

（二）发病机制

不同疾病所致肺动脉高压的机制不完全一样，本节主要讨论低氧性肺动脉高压，尤其慢阻肺所致肺动脉高压的机制。

1. 肺动脉高压的形成

（1）肺血管阻力增加的功能性因素　缺氧是形成肺动脉高压的最重要因素。缺氧时收缩血管物质增多，如白三烯、5－羟色胺、血管紧张素Ⅱ、血小板活化因子（PAT）等使肺血管收缩，血管阻力增加。内皮源性舒张因子和收缩因子的平衡失调，在缺氧性肺血管收缩中也起一定作用。缺氧可使肺血管

平滑肌细胞膜对 Ca^{2+} 的通透性增加，细胞内 Ca^{2+} 含量增高，肌肉兴奋－收缩偶联效应增强，直接使肺血管平滑肌收缩。

（2）肺血管阻力增加的解剖学因素 ①长期反复发作的慢阻肺及支气管周围炎，累及邻近肺小动脉，引起血管炎，管壁增厚、管腔狭窄或纤维化，甚至完全闭塞，使肺血管阻力增加，产生肺动脉高压。②肺气肿导致肺泡内压增高，压迫肺泡毛细血管，造成管腔狭窄或闭塞。肺泡壁破坏造成毛细血管网的毁损，当肺泡毛细血管床减损超过70%时肺循环阻力增大。③肺血管重塑：慢性缺氧使肺血管收缩，管壁张力增高。缺氧时肺内产生多种生长因子，可直接刺激管壁平滑肌细胞、内膜弹力纤维及胶原纤维增生。④血栓形成：部分慢性肺心病急性发作期存在多发性肺微小动脉原位血栓形成，引起血管阻力增加，加重肺动脉高压。

（3）血液黏稠度增加和血容量增多 慢性缺氧产生继发性红细胞增多，血液黏稠度增加。缺氧可使醛固酮分泌增加，导致钠水潴留；缺氧使肾小动脉收缩，肾血流量减少加重钠、水潴留，血容量增多。血液黏稠度增加和血容量增多，可使肺动脉压升高。

2. 心脏病变和心力衰竭 肺循环阻力增加导致肺动脉高压，右心发挥代偿作用以克服肺动脉压升高的阻力而发生右心室肥厚。随着病情进展，肺动脉压持续升高，右心失代偿而致右心衰竭。由于缺氧、高碳酸血症、酸中毒、相对血流量增多等因素，使左心负荷加重，如病情进展，甚至导致左心衰竭。

3. 其他重要器官的损害 缺氧和高碳酸血症可导致重要器官如脑、肝、肾、胃肠及内分泌系统、血液系统的病理改变，引起多器官的功能损害。

（三）临床表现

1. 肺心功能代偿期

（1）症状 慢性咳嗽、咳痰、气促，活动后心悸、呼吸困难、乏力和劳动耐力下降。感染可使上述症状加重。少有胸痛或咯血。

（2）体征 可有不同程度的发绀，原发肺疾病体征，如桶状胸，肺部干、湿性啰音，$P_2 > A_2$，三尖瓣区可闻及收缩期杂音和剑突下心脏搏动增强，提示右心室肥厚；部分患者因肺气肿使胸内压升高，阻碍腔静脉回流，可出现颈静脉充盈甚至怒张，或使横膈下降，导致肝界下移。

2. 肺、心功能失代偿期

（1）呼吸衰竭

1）症状 呼吸困难加重，夜间为甚，常有头痛、失眠、食欲下降，白天嗜睡，甚至出现表情淡漠、神志恍惚、谵妄等肺性脑病的表现。

2）体征 发绀明显，球结膜充血、水肿，严重时可有视网膜血管扩张、视盘水肿等颅内压升高表现。腱反射减弱或消失，出现病理反射。因高碳酸血症可出现周围血管扩张的表现，如皮肤潮红、多汗。

（2）右心衰竭

1）症状 如明显气促、心悸、食欲缺乏、腹胀、恶心等。

2）体征 发绀明显，颈静脉怒张，心率增快，可出现心律失常，剑突下可闻及收缩期杂音，甚至出现舒张期杂音。淤血性肝大且有压痛，肝颈静脉回流征阳性，双下肢水肿，重者可有腹腔积液。少数患者可出现肺水肿及全心衰竭的体征。

（四）辅助检查

1. X线检查 除肺、胸基础疾病及急性肺部感染的特征外，尚有肺动脉高压征象。

2. 心电图检查 对慢性肺心病的诊断阳性率为60.1%～88.2%。慢性肺心病的心电图诊断标准如下：①额面平均电轴≥+90°；②V_1 R/S≥1；③重度顺钟向转位（V_5R/S≤1）；④$R_{V1}+S_{V5}$≥1.05mV；⑤aVR R/S或R/Q≥1；⑥V_1～V_3呈QS、Qr或qr（酷似心肌梗死，应注意鉴别）；⑦肺型P波。具有一条即可诊断。

3. 超声心动图检查 诊断肺心病的阳性率为60.6%～87.0%。慢性肺心病的超声心动图诊断标准如下：①右心室流出道内径≥30mm；②右心室内径≥20mm；③右心室前壁厚度≥5mm或前壁搏动幅度增强；④左、右心室内径比值<2；⑤右肺动脉内径≥18mm或肺动脉干≥20mm；⑥右室流出道/左房内径>1.4；⑦肺动脉瓣曲线出现肺动脉高压征象者（a波低平或<2mm，或有收缩中期关闭征等）。

4. 血气分析 可出现低氧血症甚至呼吸衰竭或合并高碳酸血症。

5. 血液化验 红细胞及血红蛋白可升高。全血黏度及血浆黏度可增加，红细胞电泳时间常延长。心功能不全时可伴有肾功能或肝功能异常，以及电解质如钾、钠、氯、钙异常。

6. 其他痰病原学检查 可以指导抗生素的选用。早期或缓解期慢性肺心病可行肺功能检查评价。

（五）诊断

根据患者有慢阻肺或慢性支气管炎、肺气肿病史，或其他胸肺疾病病史，并出现肺动脉压增高、右心室增大或右心功能不全的征象，如颈静脉怒张、$P_2>A_2$、剑突下心脏搏动增强、淤血性肝大、肝颈静脉反流征阳性、双下肢水肿等，心电图、X线胸片、超声心动图有肺动脉增宽和右心增大、肥厚的征象，可以作出诊断。

（六）鉴别诊断

1. 冠状动脉粥样硬化性心脏病（冠心病） 多有典型的心绞痛、心肌梗死病史或心电图表现，若有左心衰竭的发作史、原发性高血压、高脂血症、糖尿病病史，则更有助于鉴别。体格检查、X线、心电图、超声心动图检查呈左心室肥厚为主的征象，冠状动脉造影提示冠状动脉狭窄可鉴别。慢性肺心病合并冠心病时鉴别有较多困难，应详细询问病史，并结合体格检查和心、肺功能检查加以鉴别。

2. 风湿性心脏病 风湿性心脏病引起三尖瓣病变，应与慢性肺心病的相对三尖瓣关闭不全鉴别。前者往往有风湿性关节炎和心肌炎病史，其他瓣膜如二尖瓣、主动脉瓣常有病变，X线、心电图、超声心动图有特殊表现。

3. 原发性心肌病 本病多为全心增大，无慢性支气管、肺疾病史，无肺动脉高压的X线表现等。

（七）治疗

1. 肺、心功能代偿期 可采用综合治疗，延缓基础支气管、肺疾病的进展，增强患者的免疫功能，预防感染，减少或避免急性加重，加强康复锻炼和营养，必要时长期家庭氧疗或家庭无创呼吸机治疗等，以改善患者的生活质量。

2. 肺、心功能失代偿期 治疗原则为积极控制感染，通畅呼吸道，改善呼吸功能，纠正缺氧和二氧化碳潴留，控制呼吸衰竭和心力衰竭，防治并发症。

（1）控制感染 呼吸系统感染是引起慢性肺心病肺、心功能失代偿的常见原因，需积极控制感染，抗生素选用参阅本章。

（2）控制呼吸衰竭 给予扩张支气管、祛痰等治疗，通畅呼吸道，改善通气功能。合理氧疗，纠正缺氧。需要时给予无创正压通气或气管插管有创正压通气治疗。

（3）控制心力衰竭 慢性肺心病患者一般在积极控制感染、改善呼吸功能、纠正缺氧和二氧化碳潴留后，心力衰竭便能得到改善，患者尿量增多，水肿消退，不需常规使用利尿药和正性肌力药。但对经上述治疗无效或严重心力衰竭患者，可适当选用利尿药、正性肌力药或扩血管药物。

1）利尿药 通过抑制肾脏钠、水重吸收而增加尿量，消除水肿，减少血容量，减轻右心前负荷的作用。但是利尿药易出现低钾、低氯性碱中毒，痰液黏稠不易排痰和血液浓缩，应注意预防。因此，原则上宜选用作用温和的利尿药，联合保钾利尿药，小剂量、短疗程使用。如氢氯噻嗪25mg，1～3次/日，联用螺内酯20～40mg，1～2次/日。

2）正性肌力药　慢性肺心病患者由于慢性缺氧及感染，对洋地黄类药物的耐受性低，易致中毒，出现心律失常。因此应用时持慎重态度，应用指征：①感染已控制，呼吸功能已改善，利尿治疗后右心功能无改善者；②以右心衰竭为主要表现而无明显感染的患者；③合并室上性快速心律失常，如室上性心动过速、心房颤动（心室率>100次/分）者；④合并急性左心衰竭的患者。原则上选用作用快、排泄快的洋地黄类药物常规剂量1/2或2/3静脉给药，常用毒毛花苷K 0.125～0.25mg或毛花苷丙0.2～0.4mg加入10%葡萄糖液内缓慢静脉注射。用药前应注意纠正缺氧，防治低钾血症，以免发生药物毒性反应。低氧血症、感染等均可使心率增快，故不宜以心率作为衡量洋地黄类药物的应用和疗效考核指征。

3）血管扩张药　血管扩张药在扩张肺动脉的的同时也扩张体动脉，往往造成体循环血压下降，反射性产生心率增快、氧分压下降、二氧化碳分压上升等不良反应，因而限制了血管扩张药在慢性肺心病的临床应用。

（4）防治并发症

1）肺性脑病　由于呼吸衰竭所致缺氧、二氧化碳潴留而引起的神经－精神障碍综合征，常继发于慢阻肺。诊断肺性脑病必须除外脑血管疾病、感染中毒性脑病、严重电解质紊乱等。

2）酸碱失衡及电解质紊乱　慢性肺心病失代偿期常合并各种类型的酸碱失衡及电解质紊乱。呼吸性酸中毒以通畅气道、纠正缺氧和解除二氧化碳潴留为主。呼吸性酸中毒合并代谢性酸中毒通常需要补碱治疗，尤其当pH<7.2时，先补充5%碳酸氢钠100ml，然后根据血气分析结果酌情处理。呼吸性酸中毒合并代谢性碱中毒常合并低钠、低钾、低氯等电解质紊乱，应根据具体情况进行补充。低钾、低氯引起的代谢性碱中毒多是医源性的，应注意预防。

3）心律失常　多表现为房性期前收缩及阵发性室上性心动过速，其中以紊乱性房性心动过速最具特征性。也可有心房扑动及心房颤动。一般的心律失常经过控制感染，纠正缺氧、酸碱失衡和电解质紊乱后，心律失常可自行消失。

4）休克　合并休克并不多见，一日发生则预后不良。发生原因有严重感染、失血（多由上消化道出血所致）和严重心力衰竭或心律失常。

5）消化道出血　慢性肺心病由于感染、呼吸衰竭、心力衰竭致胃肠道淤血，以及应用糖皮质激素等，常常并发消化道出血，需要预防，一旦发生需要积极处理。

6）弥散性血管内凝血（DIC）。

7）深静脉血栓形成　低剂量普通肝素或低分子量肝素可用于预防。

（八）预后

慢性肺心病常反复急性加重，随肺功能的损害病情逐渐加重，多数预后不良，病死率在10%～15%，但经积极治疗可以延长寿命，提高患者生活质量。

（吕大平）

第七节 呼吸衰竭

PPT

呼吸衰竭是指各种原因引起的肺通气和（或）换气功能严重障碍，以致在静息状态下亦不能维持足够的气体交换，导致低氧血症伴（或不伴）高碳酸血症，进而引起一系列病理生理改变和相应临床表现的综合征。其临床表现缺乏特异性，明确诊断有赖于动脉血气分析：在海平面、静息状态、呼吸空气条件下，动脉血氧分压（PaO_2）<60mmHg，伴或不伴二氧化碳分压（$PaCO_2$）>50mmHg，可诊断为呼吸衰竭。

一、概述

（一）病因

1. 气道阻塞性病变 气管支气管的炎症、痉挛、肿瘤、异物、纤维化瘢痕等均可引起气道阻塞。如慢阻肺、哮喘急性加重时可引起气道痉挛、炎性水肿、分泌物阻塞气道等，导致肺通气不足或通气/血流比例失调，发生缺氧和(或)CO_2潴留，甚至呼吸衰竭。

2. 肺组织病变 各种累及肺泡和（或）肺间质的病变，如肺炎、肺气肿、严重肺结核、弥漫性肺纤维化、肺水肿、硅沉着病等，均可使有效弥散面积减少、肺顺应性降低、通气/血流比例失调，导致缺氧或合并 CO_2潴留。

3. 肺血管疾病 肺栓塞、肺血管炎等可引起通气/血流比例失调，或部分静脉血未经氧合直接流入肺静脉，导致呼吸衰竭。

4. 心脏疾病 缺血性心脏疾病、严重心瓣膜疾病、心肌病、心包疾病、严重心律失常等均可导致通气和换气功能障碍，从而导致缺氧和（或）CO_2潴留。

5. 胸廓与胸膜病变 胸部外伤所致的连枷胸、严重的自发性或外伤性气胸、严重的脊柱畸形、大量胸腔积液、胸膜肥厚与粘连、强直性脊柱炎等，均可限制胸廓活动和肺扩张，导致通气不足及吸入气体分布不均，从而发生呼吸衰竭。

6. 神经肌肉疾病 脑血管疾病、颅脑外伤、脑炎以及镇静催眠剂中毒可直接或间接抑制呼吸中枢。脊髓颈段或高位胸段损伤（肿瘤或外伤）、脊髓灰质炎、多发性神经重症肌无力、有机磷中毒破伤风以及严重的钾代谢紊乱等均可累及呼吸肌，造成呼吸肌无力、麻痹，因呼吸动力下降而发生肺通气不足。

（二）分类

在临床实践中，通常按动脉血气、发病急缓及发病机制进行分类。

1. 按照动脉血气分类

（1）Ⅰ型呼吸衰竭 即低氧性呼吸衰竭，血气分析特点 PaO_2 <60mmHg，$PaCO_2$降低或正常。主要见于肺换气功能障碍（通气/血流比例失调、弥散功能损害、肺动－静脉分流等），如严重肺部感染性疾病、间质性肺疾病、急性肺栓塞等。

（2）Ⅱ型呼吸衰竭 即高碳酸血症性呼吸衰竭，血气分析特点是 PaO_2 <60mmHg，同时伴有 $PaCO_2$ >50mmHg。系肺泡通气不足所致。单纯通气不足时，低氧血症和高碳酸血症的程度是平行的，若伴有换气功能障碍，则低氧血症更为严重，如慢阻肺。

2. 按照发病急缓分类

（1）急性呼吸衰竭 某些突发的致病因素，如严重肺疾病、创伤、休克、电击、急性气道阻塞等，可使肺通气和（或）换气功能迅速出现严重障碍，短时间内即可发生呼吸衰竭。因机体不能很快代偿若不及时抢救，会危及患者生命。

（2）慢性呼吸衰竭　一些慢性疾病可使呼吸功能的损害逐渐加重，经过较长时间发展为呼吸衰竭。如慢阻肺、肺结核、间质性肺疾病、神经－肌肉病变等，其中以慢阻肺最常见。

临床较常见的情况是在慢性呼吸衰竭的基础上，因合并呼吸系统感染、气道痉挛或并发气胸等情况，病情急性加重，称为慢性呼吸衰竭急性加重，兼有慢性和急性呼吸衰竭的特点。

3. 按照发病机制分类　可分为通气性呼吸衰竭和换气性呼吸衰竭，也可分为泵衰竭（pump failure）和肺衰竭（lung failure）。驱动或调控呼吸运动的中枢神经系统、外周神经系统、神经－肌肉组织（包括神经－肌肉接头和呼吸肌）以及胸廓统称为呼吸泵，这些部位的功能障碍引起的呼吸衰竭称为泵衰竭。通常泵衰竭主要引起通气功能障碍，表现为Ⅱ型呼吸衰竭。气道阻塞、肺组织和肺血管病变造成的呼吸衰竭称为肺衰竭。肺实质和肺血管病变常引起换气功能障碍，表现为Ⅰ型呼吸衰竭。严重的气道阻塞性疾病（如慢阻肺）影响通气功能，造成Ⅱ型呼吸衰竭。

（三）发病机制和病理生理

1. 低氧血症和高碳酸血症的发生机制

（1）肺通气不足（hypoventilation）　正常成人在静息状态下有效肺泡通气量约为 4L/min 才能维持正常的肺泡氧分压（PO_2）和肺泡二氧化碳分压（$PaCO_2$）。肺泡通气量减少会引起 PO_2 下降和 $PaCO_2$ 上升，从而发生缺氧和 CO_2 潴留。呼吸空气条件下，$PaCO_2$ 与肺泡通气量（V）和 CO_2 产生量（VCO）的关系可用下列公式反映 $PaCO_2 = 0.863 \times VCO/V$。若 VCO 是常数，V 与 PCO 呈反比关系。V 和 PCO 与肺泡通气量的关系见图 2－7。

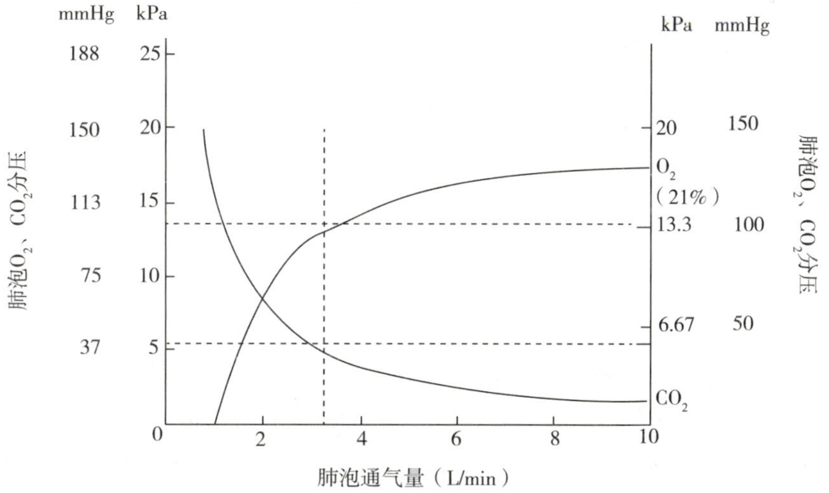

图 2－7　肺泡氧分压和二氧化碳分压与肺泡通气量的关系

（2）弥散障碍　系指 O_2、CO_2 等气体通过肺泡膜进行交换的物理弥散过程发生障碍。由于 CO_2 的弥散系数是 20，故在弥散障碍时，通常以低氧血症为主，此为Ⅰ型呼吸衰竭的主要发病机制。

（3）通气/血流比例失调　正常成人肺泡通气/血流比值约为 0.8，其比值无论增大还是减小，都会影响肺换气功能。比值增大常见于肺血管病变，如肺栓塞；比值减小常见于肺部病，如肺泡萎陷、肺炎、肺不张、肺水肿。通气/血流比例失调通常仅导致低氧血症，而无 CO_2 滞留，此为呼吸衰竭的发病机制之一。

（4）肺内动－静脉解剖分流增加　系指肺动脉内的静脉血未经氧合直接流入肺静脉，导致 PaO_2 降低，是通气/血流比例失调的特例。在这种情况下，提高吸氧浓度不能提高分流静脉血的氧分压，即吸氧不能缓解症状，常见于肺动－静脉瘘。此为Ⅰ型呼吸衰竭的发病机制之一。

（5）氧耗量增加　发热、寒战、严重哮喘、呼吸困难、抽搐均可增加氧耗量。氧耗量增加的患者，若同时伴有通气功能障碍，则会出现严重的低氧血症。

2. 低氧血症和高碳酸血症对机体的影响（表2-15）

表2-15　低氧血症和高碳酸血症对机体的影响

	缺氧对机体的影响	CO_2 潴留对机体的影响
CNS	脑细胞功能障碍，毛细血管通透性增高，脑水肿、损伤、脑细胞死亡	脑脊液H浓度增高，降低细胞兴奋性，抑制脑皮质，中枢神经系统麻醉（先兴奋后抑制）
心血管	心率↑，心排量↑，血压↑，冠脉血流量↑，肺动脉血管收缩，肺动脉高压	心率↑，心排量↑，脑血管、冠脉舒张，肾脾肌肉血管收缩
呼吸系统	①颈动脉体、主动脉体兴奋，肺通气量增加 ②缺氧对呼吸的影响远较 CO_2 潴留的影响为小	①CO_2 潴留是强有力的呼吸兴奋剂 ②肺通气增加
肝肾功能	肝肾功能受损	肾血管痉挛，尿量减少
造血系统	EPO产生增多，继发性红细胞增多	-
酸碱平衡	代谢性酸中毒、高钾血症	呼吸性酸中毒、代谢性碱中毒、低氯

3. 酸碱平衡失调和电解质紊乱　根据酸碱平衡公式，动脉血的pH 6.1+1g［HCO_3^-：H_2CO_3］，因此pH值取决于血浆 HCO_3^- 和 H_2CO_3 的比值。HCO_3^- 主要依靠肾脏调节，需1~3天；H_2CO_3 主要依靠肺调节，仅需数小时。

（1）急性呼吸衰竭　由于 CO_2 潴留，H_2CO_3 浓度增高，可导致pH迅速下降，出现呼吸性酸中毒随着病情进展，体内大量酸性代谢产物（乳酸、无机磷酸）堆积，导致代谢性酸中毒。此时患者表现为呼酸合并代酸。最后由于能量不足，钠泵功能障碍，造成细胞内酸中毒和高钾血症（此为血钾过高，而不是细胞内高钾）。

（2）慢性呼吸衰竭　慢性Ⅱ型呼吸衰竭时，CO_2 潴留发展缓慢，肾脏可通过增加 HCO_3^- 的回吸收来维pH恒定。当体内 CO_2 长期增高时，HCO_3^- 维持在较高水平，导致呼吸性酸中毒合并代谢性碱中毒，此pH可维持在正常范围。当呼吸衰竭恶化，CO_2 潴留进一步加重时，HCO_3^- 已不能代偿，呈现失代偿性呼酸合并代碱，pH低于正常范围。

二、急性呼吸衰竭

（一）病因

1. 呼吸系统疾病　严重呼吸道感染、急性呼吸道阻塞性病变、重度哮喘、急性肺水肿、肺血管疾病、胸廓外伤、自发性气胸、急剧增加的胸腔积液，导致肺通气和（或）换气障碍。

2. 中枢系统疾病　急性颅内感染、颅脑外伤、脑血管病变等直接或间接抑制呼吸中枢。

3. 神经-肌肉传导系统损伤　脊髓灰质炎、重症肌无力、有机磷中毒、颈椎外伤等。

（二）临床表现

应注意区分急性呼吸衰竭和慢性呼吸衰竭的临床表现（表2-16）。

表2-16　急性呼吸衰竭和慢性呼吸衰竭临床表现

	急性呼吸衰竭	慢性呼吸衰竭
呼吸困难	最早出现的主要症状（呼吸频率、节律和幅度改变）	COPD所致的呼吸衰竭表现为呼气延长、呼吸浅快，CO_2 潴留时可表现为 CO_2 麻醉
精神神经	缺氧引起精神错乱、躁狂、昏迷、抽搐等	CO_2 潴留引起先兴奋后抑制→肺性脑病
循环系统	心率↑、周围循环衰竭、血压心律失常	CO_2 潴留表现为皮肤充血、温暖多汗、血压↑、心率↑
发绀	缺氧的典型表现	—
消化泌尿	肝肾功能障碍、上消化道出血	—

（三）诊断

除原发疾病和低氧血症及 CO_2潴留导致的临床表现外，呼吸衰竭的诊断主要依靠动脉血气分析。

（四）治疗

1. 保持呼吸道通畅　保持呼吸道通畅是最基本、最重要的治疗措施。

2. 氧疗　确定吸氧浓度的原则是保证 PaO_2迅速提高到 60mmHg 或血氧饱和度（SpO_2）≥90% 的前提下尽量降低吸氧浓度。①缺氧不伴 CO_2潴留（Ⅰ型呼衰）：主要为氧合障碍引起而通气功能基本正常，高浓度给氧可迅速缓解低氧血症，而不至引起 CO_2潴留。②缺氧伴 CO_2潴留（Ⅱ型呼衰）：采用持续低流量给氧。

3. 呼吸兴奋剂　主要通过刺激外周或中枢化学感受器来调节呼吸，使呼吸频率和潮气量增加。常用药物为尼可刹米、洛贝林和多沙普仑。其使用原则是：①必须保持呼吸道通畅，否则会促发呼吸肌疲劳，加重 CO_2潴留。②主要适用于中枢抑制为主、通气量不足引起的呼衰。对于因呼吸肌疲劳引起的低通气，也有一定效果。③对于以肺换气功能障碍为主的呼衰，不宜使用。脑缺氧、脑水肿未纠正而出现频繁抽搐者慎用。

4. 机械通气

（1）气管插管指征　急性呼衰患者昏迷，呼吸不规则，呼吸道分泌物增多，咳嗽和吞咽反射明显减弱。

（2）机械通气优点　能维持必要的肺泡通气，降低 $PaCO_2$；改善肺的气体交换效能；使呼吸肌得以休息。

（3）机械通气并发症　通气过度造成呼吸性碱中毒，通气不足造成呼吸性酸中毒和低氧血症；气道压力过高导致气压伤，如气胸、纵隔气肿、间质性肺气肿；呼吸机相关肺炎（VAP）；血压下降、心输出量下降等。

5. 病因治疗　是治疗呼吸衰竭的根本所在。

6. 一般支持治疗　维持水、电解质平衡。

三、慢性呼吸衰竭

（一）病因

1. 支气管－肺疾病　为常见病因，如慢阻肺、严重肺结核、肺间质纤维化、肺尘埃沉着症等。

2. 胸廓病变　如胸部手术、外伤、广泛胸膜增厚、胸廓畸形等。

3. 神经肌肉病变　如脊髓侧索硬化症等。

（二）临床表现

1. 呼吸困难　慢阻肺所致的呼吸困难，病情较轻时表现为呼吸费力伴呼气延长；严重时发展成浅快呼吸。若伴 CO_2潴留，发生 CO_2麻醉时，患者可由呼吸过速转为浅慢呼吸或潮式呼吸。

2. 神经症状　慢性呼衰伴 CO_2潴留时，随 $PaCO_2$升高可表现为先兴奋后抑制。

3. 循环系统表现　CO_2潴留使外周体表静脉充盈、皮肤充血、温暖多汗、血压升高、心率加快，脑血管扩张产生搏动性头痛。

（三）诊断

慢性呼吸衰竭的血气分析诊断标准如前所述。

（四）治疗

1. 氧疗　COPD 导致的Ⅱ型呼衰多采用持续低流量给氧（给氧浓度＜35%，1～2L/min，每日 10 小时以上，维持 $PaO_2 \geq 60mmHg$，$SaO_2 \geq 90\%$），严禁采用高浓度给氧，因这种情况下多伴高碳酸血症，呼吸中枢对 CO_2 反应性差，呼吸主要依靠低氧血症对颈动脉体、主动脉体化学感受器的刺激来维持。若输入高浓度氧，使血氧迅速上升，解除了低氧对外周化学感受器的刺激，便会抑制患者呼吸，甚至导致 CO_2 麻醉。

2. 机械通气 根据病情选用无创机械通气或有创机械通气。慢阻肺急性加重早期及时应用无创机械通气可以防止呼吸功能不全加重，缓解呼吸肌疲劳，减少后期气管插管率，改善预后。

3. 抗感染 因为慢性呼衰急性加重的诱因就是感染。

4. 呼吸兴奋剂 阿米三嗪可通过刺激颈动脉体和主动脉体化学感受器兴奋呼吸中枢，增加通气。

5. 纠正酸碱失调 治疗呼衰时呼吸性酸中毒的根本原则在于改善肺泡通气，排出过多的 CO_2，一般不宜补碱。只有在 pH＜7.2，或合并代谢性酸中毒时才可少量补充碳酸氢钠，因碳酸氢钠在纠正酸中毒时，可加重 CO_2 潴留，故碳酸氢钠最好与呼吸兴奋剂和支气管舒张剂同时应用。

（五）酸碱失调和电解质紊乱

1. 判断酸碱平衡失调类型的常用指标（表 2－17）

表 2－17 判断酸碱失衡类型的常用指标

指标	正常值	定义	临床意义
pH	7.35～7.45	正常范围内属于代偿性	失代偿性酸中毒；＞7.45 失代偿性碱中毒
PaO_2	95～100mmHg	—	＜60mmHg 呼衰
$PaCO_2$	35～45mmHg	—	＞50mmHg 呼衰
CO_2CP	22～31mmol/L	血浆中呈结合状态的 CO_2	意义与 SB 相同
AB	22～27mmol/L	隔绝空气时测得的 HCO_3^-	AB＞SB 为呼酸；AB＜SB 为呼碱
SB	22～27mmol/L	标准状态下测得的 HCO_3^-	AB＝SB＜正常值为代酸；AB＝SB＞正常值为代碱
BE	0±2.3mmol/L	剩余碱	正值为代碱；负值为代酸
BB	45～55mmol/L	缓冲碱	血液中各种碱的总和

注：AB 为实际碳酸氢盐含量，SB 为标准碳酸氢盐含量。若 AB＞SB 说明体内 CO_2 潴留，为呼吸性酸中毒；若 AB＜SB，说明体内 CO_2 呼出过多，为呼吸性碱中毒。

2. 酸碱平衡失调对照表（表 2－18）

表 2－18 酸碱平衡失调对照表

	pH	$PaCO_2$	HCO_3^-	BE	CO_2CP	AG	K^+	Cl^-
呼酸	N/↓	↑	N/↑	N/正↑	N/↑		↑/N	N/↓
呼酸＋代酸	↓↓	↑	N/↓	N	N/↓	↑	↑	N/↑
呼酸＋代碱	N/↑/↓	↑	↑↑	正↑	↑↑		↓	↓
代酸	N/↓	N/↓	↓	负↑		N/↑	↑	↑
呼碱	↑	↓	N/↓	N/负↑	N/↓		↓	N/↑
代碱	N/↑	N/↑	↑	正↑			↓	↓

（六）呼吸支持技术

1. 人工气道的建立和管理

（1）建立人工气道的目的 ①解除气道梗阻；②及时清除呼吸道内分泌物；③防止误吸；④严重低氧血症和高碳酸血症时施行正压通气治疗。

（2）建立人工气道的方法 ①气道紧急处理：应首先保证患者有足够的通气及氧供。②人工气道的建立方式：喉上途径是经口、经鼻气管插管；喉下途径是指环甲膜穿刺，气管切开。③插管前的准备喉镜、简易呼吸器、气管导管、负压吸引器等。④插管操作。

（3）人工气道的管理　①固定插管。②详细记录插管日期、时间、型号、外露长度，气囊最佳充气量等。③严密监测患者的生命体征。④拔管前应清除气囊上滞留物，气囊放气，以防止误吸、呛咳和窒息。⑤每日定时口腔护理，以预防口腔病原菌所致的呼吸道感染。

2. 机械通气

（1）适应证　①以通气功能障碍为主的疾病；②以换气功能障碍为主的疾病。

（2）禁忌证　目前已无绝对禁忌证，相对禁忌证为气胸及纵隔气肿未行引流者。

（3）常用通气模式　包括控制通气（CMV）、辅助通气（AMV）、辅助控制通气（ACV）、同步间歇指令通气（SIMVS）、压力支持通气（PSV）、持续气道正压通气（CPAP）、呼吸末正压（PEEP）、双相气道正压（BIPAP）。

（4）并发症　①呼吸机相关肺损伤，如气压－容积伤、剪切伤等；②血流动力学影响，如胸腔内压力升高、心输出量减少、血压下降；③呼吸机相关肺炎（VAP）；④气囊压迫导致气管－食管瘘。

（5）无创机械通气　适用于阻塞性睡眠呼吸暂停低通气综合征、呼吸衰竭、慢阻肺急性加重早期、慢阻肺有创－无创序贯通气、急性心源性肺水肿、术后预防呼吸衰竭。

（昌大平）

第八节　肺　癌

PPT

肺癌（lung cancer）又名原发性支气管癌（primary bronchogenic carcinoma），或称原发性支气管肺癌（primary bronchogenic lung cancer），起源于支气管黏膜上皮或腺体的恶性肿瘤，是最常见的肺部原发性恶性肿瘤。根据组织病变，肺癌可分成小细胞癌和非小细胞癌。发病高峰在55～65岁，男性多于女性，男女比约为2.1∶1。临床症状隐匿，以咳嗽、咳痰、咯血和消瘦等为主要表现，X线影像学主要表现为肺部结节、肿块影等。由于约75%患者就诊时已是肺癌晚期，故其5年生存率低于20%。因此，要提高患者生存率必须重视早期诊断和规范化治疗。

一、流行病学

肺癌是全球癌症相关死亡最主要的原因。根据WHO公布的数据（GLOBOCAN 2012），2012年全球新发肺癌人数182.5万，占所有癌症（不包括非黑色素瘤皮肤癌）发患者数的13.0%，肺癌死亡人数159.0万，占所有癌症死亡人数的19.4%。2015年我国新发肺癌人数73.3万，其中男性50.9万，女性22.4万；肺癌死亡人数61.0万，其中男性43.2万，女性17.8万。男性发病率在所有癌症中列首位，女性发病率仅次于乳腺癌列第二位，与以往数据相比，发病率和死亡率均呈上升趋势。

二、病因和发病机制

肺癌的病因和发病机制迄今尚未明确，但有证据显示与下列因素相关。

1. 吸烟　肺癌最常见的原因，约85%肺癌患者有吸烟。与从不吸烟者相比，吸烟者发生肺癌的危险性平均高10倍，重度吸烟者可达10～25倍。已戒烟者罹患肺癌的危险性比持续吸烟者降低，但与从未吸烟者相比仍有9倍升高危险，随着戒烟时间的延长，发生肺癌的危险性逐步降低。

环境烟草烟雾（environmental tobaccosmoke，ETS）或称二手烟或被动吸烟也是肺癌的病因之一。来自 ETS 的危险低于主动吸烟，非吸烟者与吸烟者结婚共同生活多年后其肺癌风险增加 20% ~30%，且罹患肺癌的危险性随配偶吸烟量的增多而升高。

2. 职业接触 某些职业的工作环境中存在许多致癌物质。已被确认的致癌物质包括石棉、砷、双氯甲基乙醚、铬、芥子气、镍、多环芳香烃类，以及铀、镭等放射性物质衰变时产生的氡和氡气，电离辐射和微波辐射等。这些因素可使肺癌发生危险性增加 3 ~30 倍。由于肺癌的潜伏期可达 20 年或更久，故不少患者在停止接触致癌物质很长时间后才发生肺癌。

3. 空气污染 大气质量与人群肺癌的发病、死亡显著相关。大气污染的细颗粒物所附着的工业污染物（3,4 - 苯并芘、氧化亚砷、放射性物质、镍、铬化合物以及不燃的脂肪族碳氢化合物等致癌物质）与肺癌的发病率具有很强的相关性。此外，室内被动吸烟、燃料燃烧和烹调过程中可能产生的致癌物也是肺癌的危险因素，不容忽视。

4. 电离辐射 电离辐射可以是职业性或非职业性的，有来自体外或因吸入放射性粉尘和气体引起的体内照射。其种类繁多，如高速带电粒子有 α 粒子、β 粒子、质子，不带电粒子有中子以及 X 射线、γ 射线。

5. 饮食与营养 饱和脂肪酸的高摄入是肺癌高危因素之一。有研究显示，中、高强度的体力活动使发生肺癌的风险下降 13% ~30%。较多地食用含 β 胡萝卜素的绿色、黄色和橘黄色的蔬菜和水果及含维生素 A 的食物，可减少肺癌发生的危险性，对于正在吸烟者或既往吸烟者特别明显。

6. 遗传和基因改变 遗传因素可能对环境致癌物质易感人群和个体起重要作用。近年来研究者发现某些染色体区域突变与肺癌的发生密切相关，如 15q25、5p15、6p21、13q12 及 22q12 等。在非小细胞肺癌中发现 myc 改变，然而在小细胞肺癌中发现所有的 myc 家族成员都有改变。非小细胞肺癌有 ras 基因突变者提示预后不良，而小细胞肺癌出现 c - myc 扩增者预后差。

7. 其他因素 肺结核、慢性肺部疾病、病毒和真菌感染等患肺癌的危险性较正常人群明显升高。

（三）病理和分类

1. 按解剖学部位分类

（1）中央型肺癌　发生在段及以上的主支气管的肺癌称，约占 3/4，以鳞状上皮细胞癌和小细胞肺癌较多见。

（2）周围型肺癌　发生在段支气管以下的肺癌，约占 1/4，以腺癌多见。

2. 按组织病理学分类

（1）非小细胞肺癌　最为常见，约占肺癌总发病的 82%。

1）鳞状上皮细胞癌　简称鳞癌，鳞癌倾向支气管管腔内生长，早期常引起支气管狭窄，导致肺不张或阻塞性肺炎。癌组织易变性、坏死，形成空洞或癌性肺脓肿。常见于老年男性。一般生长较慢，转移晚，手术切除机会大，5 年生存率较高，但对化疗和放疗敏感性不如小细胞肺癌。

2）腺癌　肺癌中最常见类型，女性多见，包括腺泡状腺癌、乳头状腺癌、支气管肺泡癌、伴黏液生成的实性腺癌及腺癌混合亚型。腺癌倾向于管外生长，但也可循泡壁蔓延，常表现为周围型肺实质肿块。早期即可侵犯血管、淋巴管，常在原发瘤引起症状前已转移，易累及胸膜引起胸腔积液。

3）大细胞癌　是一种未分化细胞癌，占肺癌的 10% 以下，其生长迅速，常侵犯淋巴结和血管，易转移到局部淋巴结和远处器官，但转移较小细胞未分化癌晚，手术切除机会较大。

（2）小细胞肺癌（small cell lung cancer，SCLC）　肺神经内分泌肿瘤包括类癌、非典型类癌、小细胞癌和大细胞神经内分泌癌。SCLC 是一种低分化的神经内分泌肿瘤，包括小细胞癌和复合性小细胞癌。小细胞癌细胞小，呈圆形或卵圆形，胞质少，细胞边缘不清。核呈细颗粒状或深染，核仁缺乏或不明显，核分裂常见。小细胞肺癌细胞质内含有神经内分泌颗粒，具有内分泌和化学受体功能，能分泌 5 -

羟色胺、儿茶酚胺、组胺、激肽等物质，可引起类癌综合征（carcinoid syndrome）。SCLC 多为中央型，典型表现为肺门肿块和肿大的纵隔淋巴结引起的咳嗽和呼吸困难。SCLC 对化疗和放疗较敏感。

（四）临床表现

临床表现与肿瘤大小、类型、发展阶段、所在部位、有无并发症或转移有密切关系。5%～15% 的患者无症状，仅在常规体检、胸部影像学检查时发现。

1. 原发肿瘤引起的症状和体征

（1）咳嗽　最常见的早期症状，多为刺激性干咳，一些患者可出现高调金属音。吸烟或有慢性支气管炎病史者，当咳嗽程度加重或咳嗽性质改变时，应警惕肺癌。

（2）血痰或咯血　多见于中心型肺癌。由于肿瘤组织血供丰富，质地脆，咳嗽时血管破裂而致出血。肿瘤向管腔内生长者可有间歇或持续性痰中带血，如果表面糜烂严重侵蚀大血管，则可引起大咯血。

（3）气短或喘鸣　肿瘤向支气管内生长或肺门淋巴结转移压迫支气管引起局部气道阻塞，可有呼吸困难、气短、喘息，偶尔喘鸣，听诊时可发现局限或单侧哮鸣音。

（4）发热　多数因肿瘤引起阻塞性肺炎所致。肿瘤组织坏死也可引起发热，抗生素治疗效果不佳。

（5）体重下降　肿瘤发展到晚期，由于肿瘤毒素和消耗，并有感染、疼痛所致食欲减退，可表现为消瘦或恶病质。

2. 肺外胸内扩展引起的症状和体征

（1）胸痛　因肿瘤细胞侵犯和阻塞性炎症波及胸膜引起。

（2）声音嘶哑　直接压迫或转移至纵隔淋巴结压迫喉返神经而致一侧声带麻痹，可发生声音嘶哑。

（3）咽下困难　癌肿侵犯或压迫食管，可引起咽下困难，亦可引起气管－食管瘘

（4）胸腔积液　约 10% 的患者有不同程度的胸腔积液，通常提示肿瘤转移累及胸膜或肺淋巴回流受阻。

（5）上腔静脉阻塞综合征　肿瘤直接侵犯、纵隔淋巴结转移压迫上腔静脉，以及腔静脉内癌栓阻塞静脉回流均可引起。

（6）Horner 综合征　肺尖部肺癌又称肺上沟瘤（Pancoast 瘤），易压迫颈部交感神经，引起病侧眼睑下垂、瞳孔缩小、眼球内陷，同侧颜面部无汗。也常有肿瘤压迫臂丛神经造成以腋下为主、向上肢内侧放射的烧灼样疼痛，夜间尤甚。

3. 肿瘤转移引起的症状和体征

（1）中枢神经系统转移　脑转移可引起颅内压增高症状，也可表现眩晕、共济失调、复视、性格改变、癫痫发作，或一侧肢体无力甚至偏瘫等。脊髓束受压，出现背痛、感觉异常，膀胱或肠道功能失控。

（2）骨骼转移　表现为局部痛和压痛，也可出现病理性骨折。常见部位为肋骨、脊椎、骨盆和四肢长骨。多为溶骨性病变。

（3）腹部转移　可转移至肝脏、胰腺、胃肠道，表现为食欲减退、肝区疼痛或腹痛、黄疸、肝大、腹腔积液及胰腺炎症状。肾上腺转移亦常见。

（4）淋巴结转移　锁骨上窝淋巴结、腹膜后淋巴结是常见部位。

4. 肺癌的胸外表现　肺癌非转移性的胸外表现，可出现在肺癌发现的前、后，称之为副癌综合征（paraneoplastic syndrome）。副癌综合征以 SCLC 多见，可以表现为先发症状或复发的首发征象。某些情况下其病理生理学是清楚的，如激素分泌异常，而大多数是未知的，如厌食、恶病质、体重减轻、发热和免疫抑制。

（1）内分泌综合征（endocrine syndromes）　12%肺癌患者出现内分泌综合征。内分泌综合征系指肿瘤细胞分泌一些具有生物活性的多肽和胺类物质，如促肾上腺皮质激素（ACTH）、甲状旁腺激素（PTH）、抗利尿激素（ADH）和促性腺激素等，出现相应的临床表现。

1）抗利尿激素分泌异常综合征（SIADH）　表现为低钠血症和低渗透压，出现厌食、恶心、呕吐等水中毒症状，可伴逐渐加重的嗜睡、易激动、定向障碍、癫痫样发作或昏迷等神经系统症状。

2）异位 ACTH 综合征　表现为库欣综合征（Cushing syndrome），如色素沉着、水肿、肌萎缩、低钾血症、代谢性碱中毒等，但表现多不典型，向心性肥胖和紫纹罕见。由 SCLC 或类癌引起。

3）高钙血症　轻症者表现口渴和多尿；重症者可有恶心、呕吐、腹痛、便秘，甚或嗜睡、昏迷，是恶性肿瘤最常见的威胁生命的代谢并发症。切除肿瘤后血钙水平可恢复正常。常见于鳞癌患者。

4）其他　异位分泌促性腺激素主要表现为男性轻度乳房发育，常伴有肥大性肺性骨关节病，多见于大细胞癌。因 5 - 羟色胺等分泌过多引起的类癌综合征，表现为喘息、皮肤潮红、水样腹泻、阵发性心动过速等，多见于 SCLC 和腺癌。

（2）骨骼 - 结缔组织综合征

1）原发性肥大性骨关节病　30%患者有杵状指（趾），多为 NSCLC。受累骨骼可发生骨膜炎，表现疼痛、压痛、肿胀，多在上下肢长骨远端。X 线显示骨膜增厚、新骨形成，γ - 骨显像病变部位有核素浓聚。

2）神经 - 肌病综合征（neurologic - myopathic syndromes）　原因不明，可能与自身免疫反应或肿瘤产生的体液物质有关。

（3）血液学异常及其他　1% ~8%患者有凝血、血栓或其他血液学异常，包括游走性血栓性静脉炎、伴心房血栓的非细菌性血栓性心内膜炎、弥散性血管内凝血伴出血、贫血，粒细胞增多和红白血病。肺癌伴发血栓性疾病的预后较差。

（五）影像学及其他检查

1. 影像学检查　用于肺癌诊断、分期、疗效监测及预后评估等。可根据不同的检查目的，合理有效地选择检查方法。

（1）胸部 X 线　是发现肿瘤非常重要的筛查方法。

（2）胸部 CT　目前肺癌诊断、分期、疗效评价及治疗后随诊中最重要和最常用的影像学手段。中央型肺癌向管腔内生长可引起支气管阻塞征象，完全阻塞时，表现为段、叶不张。肺不张伴有肺门淋巴结肿大时，下缘可表现为倒 S 状影像（图 2 - 8）。周围型肺癌显示肿瘤的分叶、边缘的毛刺、胸膜凹陷征，支气管充气征和空泡征，甚至钙质分布类型。如肿瘤向肺门淋巴结蔓延，可见“其间”引流淋巴管增粗形成条索状阴影伴肺门淋巴结增大。癌组织坏死与支气管相通后，表现为厚壁、偏心、内缘凹凸不平的癌性空洞（图 2 - 9）。

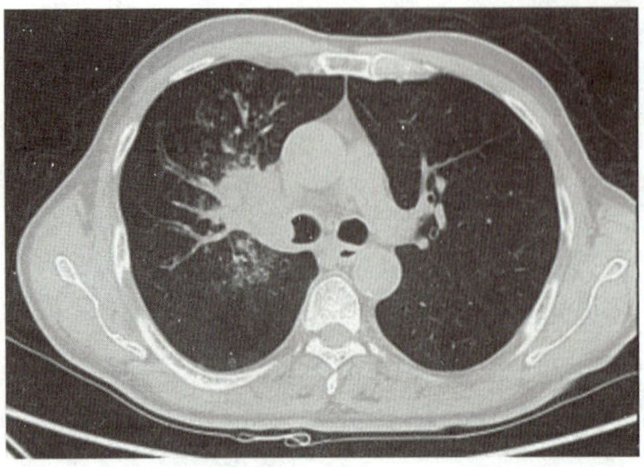

图 2 - 8　肺癌肺不张伴淋巴结肿大 CT 影像

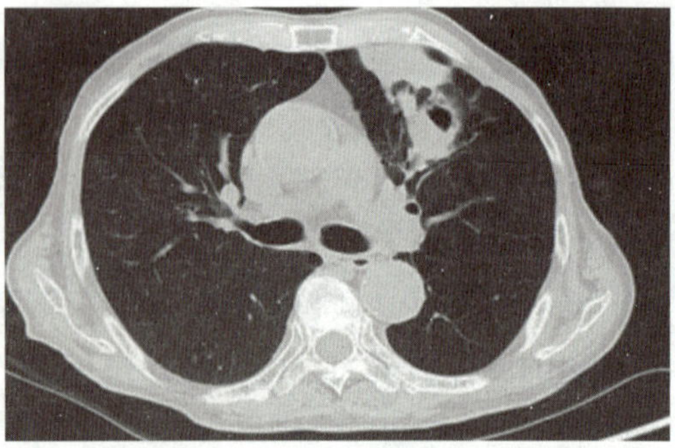

图 2 - 9　肺癌癌性空洞 CT 影像

（3）MRI　与CT相比，在明确肿瘤与大血管之间的关系上有优越性，而在发现小病灶（<5mm）方面则不如CT敏感。适用于判定脑、脊髓有无转移，头颅增强MRI应作为肺癌术前常规分期检查。

（4）核素骨显像　简称骨扫描，是用于判断肺癌骨转移的常规筛查项目。骨显像阳性者需要做阳性区域骨的X线、CT、MRI加以验证。因肿瘤细胞与正常细胞摄取放射性核素的情况有差异，临床多用单光子发射计算机断层显像（SPECT）/CT融合显像，可进行肿瘤定位、定性和骨转移诊断。

（5）PET-CT　与正常细胞相比，肺癌细胞的代谢及增殖加快，对葡萄糖的摄取增加，注入体内的18-氟-2-脱氧-D-葡萄糖（FDG）可相应地在肿瘤细胞内大量积聚，其相对摄入量可以反映肿瘤细胞的侵袭性及生长速度，故可用于肺癌及淋巴结转移的定性诊断。PET扫描对肺癌的敏感性可达95%，特异性可达90%，但对肺泡细胞癌的敏感性较差，评价时应予考虑。

（6）超声影像　主要用于发现腹部脏器以及腹腔、腹膜后淋巴结有无转移，也用于浅表淋巴结的检查。

2. 病理学诊断检查

（1）痰脱落细胞学检查　要提高痰检阳性率，必须获得气道深部的痰液，及时送检，至少送检3次以上。敏感性<70%，但特异性高。

（2）胸腔积液细胞学检查　可抽液找癌细胞，检出率为40%~90%。多次送检可提高阳性率。

（3）呼吸内镜检查

1）支气管镜　诊断肺癌的主要方法之一。对于中央型肺癌，直视下组织活检加细胞刷检的诊断阳性率可达90%左右。对于周围型肺癌经支气管镜肺活检（TBLB），直径>4cm病变的诊断率可达50%~80%；自荧光支气管镜可分辨出支气管黏膜的原位癌和癌前病变。支气管镜内超声（EBUS）引导下针吸活检术有助于明确大气道管壁浸润病变、气道外占位性病变和纵隔淋巴结的性质，同时有助于肺癌的TNM分期。

2）胸腔镜　用于经支气管镜等方法无法取得病理标本的胸膜下病变，并可观察胸膜有无转移。

3）纵隔镜　可作为确诊肺癌和手术前评估淋巴结分期的方法。

（4）针吸活检

1）经胸壁穿刺肺活检　在X线透视胸部CT或超声引导下可进行病灶针吸或切割活检。创伤小、操作简便，可迅速获得结果，适用于紧贴胸壁或离胸壁较近的肺内病灶。

2）浅表淋巴结活检　锁骨上或腋窝肿大的浅表淋巴结可做针吸活检，也可手术淋巴结活检或切除。操作简便，可在门诊进行。

3）闭式胸膜针刺活检　对胸膜结节或有胸腔积液的患者也可得到病理诊断。

（5）开胸肺活检　若经上述多项检查仍未能明确诊断，可考虑开胸肺活检。必须根据患者的年龄、肺功能等仔细权衡利弊后决定。

3. 肿瘤标志物检测　迄今尚无诊断敏感性和特异性高的肿瘤标志物。癌胚抗原（CEA）、神经特异性烯醇酶（NSE）、细胞角蛋白19片段（CYFRA21-1）和胃泌素释放肽前体（pro GRP）检测或联合检测时，对肺癌的诊断和病情的监测有一定参考价值。

4. 肺癌的基因诊断及其他　肺癌的发生认为是由于原癌基因的激活和抑癌基因的缺失所致，因此癌基因产物如c-myc基因扩增，ras基因突变，抑癌基因Rb、p53异常等有助于诊断早期肺癌。同时，基因检测可识别靶向药物最佳用药人群。目前主要检测NSCLC患者EGFR基因突变间变性淋巴瘤激酶（ALK）融合基因和ROS1融合基因重排等。还可检测耐药基因，如EGFR耐药突变的T790M、C797S等。当难以获取肿瘤组织标本时，可采用外周血游离肿瘤DNA（cell-free tumor DNA，ctDNA）作为补充标本评估基因突变状态，即所谓的“液体活检”。

（六）诊断

对于具有肺癌高危因素的患者，出现临床表现时，应考虑到肺癌的可能，如果影像学具有典型表现，及时进行细胞学及纤维支气管镜等检查，可使80% ~90%的肺癌患者确诊。

（七）鉴别诊断

肺癌常与某些肺部疾病共存，或其影像学的表现与某些疾病相类似，故常易误诊或漏诊，临床应与下列疾病鉴别。

1. 肺结核

（1）肺结核球　多见于年轻患者，多无症状。病灶多位于肺上叶尖后段和下叶背段，边界清楚，密度高，可有包膜，有时含钙化点，周围有纤维结节状病灶，多年不变。

（2）肺门淋巴结结核　易与中央型肺癌相混淆，多见于儿童、青年，有发热、盗汗等结核中毒症状。结核菌素试验常阳性，抗结核治疗有效。

（3）急性粟粒型肺结核　年龄较轻，有发热、盗汗等全身中毒症状。X线影像表现为细小、分布均、密度较淡的粟粒样结节病灶。腺癌两肺多有大小不等的结节状播散病灶，边界清楚，密度较高，进行性发展和增大。

2. 肺炎　有发热、咳嗽、咳痰等症状，抗生素治疗有效。若无中毒症状，抗生素治疗后肺部阴影吸收缓慢，或同一部位反复发生肺炎时，应考虑肺癌可能。肺部慢性炎症机化，形成团块状的炎性假瘤，也易与肺癌相混淆。但炎性假瘤往往形态不整，边缘不齐，核心密度较高，易伴有胸膜增厚，病灶长期无明显变化。

3. 肺脓肿　起病急，中毒症状严重，寒战、高热、咳嗽、咳大量脓臭痰等症状。影像学可见均匀的大片状阴影，空洞内常见液平。癌性空洞患者一般不发热，继发感染时，可有肺脓肿的临床表现，影像学癌肿空洞偏心、壁厚、内壁凹凸不平。支气管镜和痰脱落细胞学检查有助鉴别。

4. 结核性胸膜炎　应与癌性胸腔积液相鉴别。

5. 肺隐球菌病　可肺内单发或多发结节和肿块，大多位于胸膜下，单发病变易与周围型肺癌混淆。肺活检和血清隐球菌荚膜多糖抗原检测有助于鉴别。

6. 其他　如肺良性肿瘤、淋巴瘤等，需通过组织病理学鉴别。

（八）肺癌临床分期

国际肺癌研究会肺炎临床分期见表2－19、表2－20。

表2－19　国际肺癌研究学会（IASLC）2018版肺癌TNM分期标准

T分期
T_X：未发现原发肿瘤，或者通过痰细胞学或支气管灌洗发现癌细胞，但影像学及支气管镜无法发现
T_0：无原发肿瘤的证据
T_{is}：原位癌
T_1：肿瘤最大径≤3cm，周围包绕肺组织及脏层胸膜，支气管镜见肿瘤侵及叶支气管，未侵及主支气管
T_{1a}：肿瘤最大径≤1cm
T_{1b}：肿瘤最大径>1cm，≤2cm
T_{1c}：肿瘤最大径>2cm，≤3cm
T_2：肿瘤最大径>3cm，≤5cm；侵犯主支气管（不常见的表浅扩散型肿瘤，不论体积大小，侵犯限于支气管壁时，虽可能侵犯主支气管，仍为T_1），但未侵及隆突；侵及脏层胸膜；有阻塞性肺炎或者部分或全肺肺不张。符合以上任何一个条件即归为T_2
T_{2a}：肿瘤最大径>3cm，≤4cm
T_{2b}：肿瘤最大径>4cm，≤5cm
T_3：肿瘤最大径>5cm，≤7cm。直接侵犯以下任何一个器官，包括：胸壁（包含肺上沟瘤）、膈神经、心包；同一肺叶出现孤立性癌结节。符合以上任何一个条件即归为T_3
T_4：肿瘤最大径>7cm；无论大小，侵及以下任何一个器官，包括：纵隔、心脏、大血管、隆突、喉返神经、主气管、食管、椎体、膈肌；同侧不同肺叶内孤立癌结节

续表

N 分期
N_X：区域淋巴结无法评估
N_0：无区域淋巴结转移
N_1：同侧支气管周围及（或）同侧肺门淋巴结以及肺内淋巴结有转移，包括直接侵犯而累及的
N_2：同侧纵隔内及（或）隆突下淋巴结转移
N_3：对侧纵隔、对侧肺门、同侧或对侧前斜角肌及锁骨上淋巴结转移
M 分期
M_X：远处转移不能被判定
M_0：没有远处转移
M_1：远处转移
M_{1a}：局限于胸腔内，包括胸膜播散（恶性胸腔积液、心包积液或胸膜结节）以及对侧肺叶出现癌结节（许多肺癌胸腔积液是由肿瘤引起的，少数患者胸液多次细胞学检查阴性，既不是血性也不是渗液，如果各种因素和临床判断认为渗液和肿瘤无关，那么不应该把胸腔积液纳入分期因素）
M_{1b}：远处器官单发转移灶为 M_{1b}
M_{1c}：多个或单个器官多处转移为 M_{1c}

表 2-20　国际肺癌研究学会（IASLC）TNM 与临床分期的关系

M_0	亚组	N_0	N_1	N_2	N_3
T_1	$T_{ia(mis)}$	$Ⅰ_{a1}$			
	$T_{1a}≤1cm$	$Ⅰ_{a1}$	$Ⅱ_b$	$Ⅲ_a$	$Ⅲ_b$
	$1cm<T_{1b}≤2cm$	$Ⅰ_{a2}$	$Ⅱ_b$	$Ⅲ_a$	$Ⅲ_b$
	$2cm<T_{1c}≤3cm$	$Ⅰ_{a3}$	$Ⅱ_b$	$Ⅲ_a$	$Ⅲ_b$
T_2	$3cm<T_{2a}≤4cm$	$Ⅰ_b$	$Ⅱ_b$	$Ⅲ_a$	$Ⅲ_b$
	$4cm<T_{2b}≤5cm$	$Ⅱ_a$	$Ⅱ_b$	$Ⅲ_a$	$Ⅲ_b$
T_3	$5cm<T_3≤7cm$	$Ⅱ_b$	$Ⅲ_a$	$Ⅲ_b$	$Ⅲ_c$
T_4	$7cm<T_4$	$Ⅲ_a$	$Ⅲ_a$	$Ⅲ_b$	$Ⅲ_c$
M_1	M_{1a}	$Ⅳ_a$	$Ⅳ_a$	$Ⅳ_a$	$Ⅳ_a$
	M_{1b}	$Ⅳ_a$	$Ⅳ_a$	$Ⅳ_a$	$Ⅳ_a$
	M_{1c}	$Ⅳ_b$	$Ⅳ_b$	$Ⅳ_b$	$Ⅳ_b$

（九）治疗

肺癌的治疗应当根据患者的机体状况、病理学类型（包括分子病理诊断）侵及范围（临床分期），采取多学科综合治疗模式，强调个体化治疗。有计划、合理地应用手术、化疗、生物靶向和放射治疗等手段，以期达到根治或最大程度控制肿瘤，提高治愈率，改善患者的生活质量，延长生存期的目的。

1. 手术治疗　是早期肺癌的最佳治疗方法，分为根治性与姑息性手术，应当力争根治性切除，以期达到切除肿瘤，减少肿瘤转移和复发的目的，并可进行 TNM 分期，指导术后综合治疗。

（1）NSCLC　主要适于Ⅰ期及Ⅱ期患者，根治性手术切除是首选的治疗手段 TN 和 TN 的ⅢA 期患者需通过多学科讨论采取综合治疗的方法，包括手术治疗联合术后化疗或序贯放化疗，或同步放化疗等。除了Ⅰ期外，Ⅱ～Ⅲ期肺癌根治性手术后需辅助化疗。术前化疗（新辅助化疗）可使原先不能手术的患者降低 TNM 分期而可以手术。术后根据患者最终病理 TNM 分期及切缘情况，选择再次手术、术后辅助化疗或放疗。对不能耐受肺叶切除的患者也可考虑行楔形切除。

（2）SCLC　90% 以上就诊时已有胸内或远处转移，一般不推荐手术治疗。如经病理学纵隔分期方法如纵隔镜、纵隔切开术等检查阴性的患者，可考虑肺叶切除和淋巴结清扫，单纯手术无法根治 SCLC，因此所有术后的 SCLC 患者均需采用含铂的两药化疗方案治疗 4～6 个疗程。

2. 药物治疗　主要包括化疗和靶向治疗，用于肺癌晚期或复发患者的治疗。化疗还可用于手术后患者的辅助化疗、术前新辅助化疗及联合放疗的综合治疗等。

化疗应当严格掌握适应证，充分考虑患者的疾病分期、体力状况、自身意愿、药物不良反应、生活质量等，避免治疗过度或治疗不足。如患者体力状况评分≤2 分且重要脏器功能可耐受者可给予化疗。

靶向治疗是以肿瘤组织或细胞的驱动基因变异以及肿瘤相关信号通路的特异性分子为靶点，利用分子靶向药物特异性阻断该靶点的生物学功能，选择性地从分子水平逆转肿瘤细胞的恶性生物学行为，从而达到抑制肿瘤生长甚至使肿瘤消退的目的。目前靶向治疗主要应用于非小细胞肺癌中的腺癌患者。常用化疗药物包括顺铂、卡铂、依托泊苷、伊立替康，目前常用方案是顺铂或卡铂联合依托泊苷，21 天为 1 周期，共 4～6 周期。对于治疗后进展和无反应患者应该调整化疗方案。复发患者可应用紫杉醇、多西他赛、伊立替康、环磷酰胺、多柔比星等。

3. 放射治疗（放疗） 包括根治性放疗、姑息放疗和预防性放疗。放疗对小细胞肺癌效果好，其次是鳞癌和腺癌。对于病灶局限、因解剖原因不能手术或患者不接受手术者，可给予根治性放疗。对于晚期患者，可给予姑息性放疗抑制肿瘤发展和缓解症状。

4. 介入治疗

（1）支气管动脉灌注化疗 适用于失去手术指征，全身化疗无效的晚期患者。此方法毒副作用小，可缓解症状，减轻患者痛苦。

（2）经支气管镜介入治疗 ①血卟啉染料激光治疗和 YAG 激光切除治疗 切除气道腔内肿瘤解除气道阻塞和控制出血，可延长患者的生存期。②经支气管镜行腔内放疗 可缓解肿瘤引起的阻塞和咯血症。③超声引导下的介人治疗 可直接将抗癌药物等注入肿瘤组织内。

5. 中医药治疗 祖国医学有许多单方、验方，与西药协同治疗，可减少患者化疗、放疗时的不良反应，促进机体抵抗力恢复。

（十）预后

肺癌的预后取决于早发现、早诊断、早治疗。由于早期诊断不足致使肺癌的预后差，86% 患者在确诊后 5 年内死亡；只有 15% 的患者在确诊时病变局限，这些患者的 5 年生存率可达 50%。

（昌大平）

第九节 肺结核

PPT

自 20 世纪 80 年代以来在结核病疫情很低的发达国家或原结核病疫情较严重的发展中国家结核病疫情均出现明显回升并呈现全球性恶化的趋势。世界卫生组织（WHO）于 1993 年宣布结核病处于“全球紧急状态”，动员和要求各国政府大力加强结核病的控制工作以遏制这次结核病危机，同时将积极推行全程督导短程化学治疗策略（directly observed treatment short course，DOTS）作为国家结核病规划的核心内容。当前结核病疫情虽出现缓慢下降，但由于耐多药结核病（multidrug - resistant tuberculosis，MDR - TB）的增多，人类免疫缺陷病毒与结核分枝杆菌的双重感染（HIV/TB）和移民及流动人口中结核病难以控制，结核病仍然是危害人类健康的公共卫生问题。

（一）流行病学

1. 全球有 1/3 的人（约 20 亿）曾受到结核分枝杆菌的感染。结核病的流行状况与经济水平大致相关，结核病的高流行与国民生产总值（GDP）的低水平相对应。WHO 公布 2015 年全球新发结核病数量约为 1040 万例，其中 120 万新发结核病例为艾滋病病毒感染者（占 11%）。虽然从 2000 年到 2015 年结核病死亡数量下降了22%，但仍然是2015年全世界十大死因之一。印度、印度尼西亚、中国、尼日利亚、巴基斯坦和南非这六个国家占新发病例数的60%。要在全球取得进展，这些国家的结核病预防和诊疗就必须取得重大进展。值得关注的是，2015年据估计约新发48万例耐多药结核病，此外还有10万例新符合耐多药结核病治疗条件的耐利福平结核病患者。而印度、中国和俄罗斯三国就占了45%。

2. 据2010年我国第五次结核病流行病学抽样调查估计：我国结核病年发病例100万，发病率78/10万；全国现有活动性肺结核患者499万，患病率459/10万；涂阳肺结核患者72万，患病率66/10万；菌阳肺结核患者129万，患病率119/10万；结核病年死亡人数54万，死亡率4.1/10万；TB/HIV双重感染患者约2万；每年新发MDR－TB约10万人。通过加强结核病防治工作和落实现代结核病控制措施，近十余年来我国的结核病疫情呈下降趋势，与2000年比较，涂阳肺结核患病率和结核病死亡率下降幅度分别达60.9%和52.8%，年递降率分别达9%和8.3%。由于我国原结核病疫情比较严重，各地区差异大，西部地区肺结核患病率明显高于全国平均水平。结核病防控工作任重而道远，必须坚持不懈地加强结核病防控工作。

（二）结核分枝杆菌

结核病的病原菌为结核分枝杆菌复合群，包括结核分枝杆菌、牛分枝杆菌、非洲分枝杆菌和田鼠分枝杆菌。人肺结核的致病菌90%以上为结核分枝杆菌。典型的结核分枝杆菌是细长、稍弯曲、两端圆形的杆菌，痰标本中的结核分枝杆菌可呈现为T、V、Y字形以及丝状、球状、棒状等多种形态。结核分枝杆菌抗酸染色呈红色，可抵抗盐酸酒精的脱色作用，故称抗酸杆菌。结核分枝杆菌对干燥、冷、酸、碱等抵抗力强。在干燥的环境中可存活数个月或数年。在室内阴暗潮湿处能数个月不死。结核分枝杆菌对紫外线比较敏感，太阳光直射下痰中结核分枝杆菌经2～7小时可被杀死，实验室或病房常用紫外线灯消毒，10W紫外线灯距照射物0.5～1m，照射30分钟具有明显杀菌作用。

结核分枝杆菌的增代时间为14～20小时，培养时间一般为2～8周。结核分枝杆菌菌体成分复杂，主要是类脂质、蛋白质和多糖类。类脂质占总量的50%～60%，其中的蜡质约占50%，与结核病的组织坏死、干酪液化、空洞发生以及结核变态反应有关。菌体蛋白质以结合形式存在，是结核菌素的主要成分，诱发皮肤变态反应。多糖类与血清反应等免疫应答有关。

（三）结核病在人群中的传播

1. 传染源 继发性肺结核患者是结核病的主要传染源。痰涂片或培养阳性的患者才有传染性，传染性的大小取决于痰菌量的多少。

2. 传播途径 最重要的传播途径是呼吸道飞沫传播。极少数经消化道、泌尿生殖系统和皮肤等其他途径传播。

3. 易感人群 老年人、HIV感染者、免疫抑制剂使用者、慢性病患者、婴幼儿等免疫力低下者都是结核病的易感人群。营养不良、居住拥挤、生活贫困等也会影响机体对结核分枝杆菌的自然抵抗力。

4. 影响传染性的因素 传染性的大小取决于空间内含结核分枝杆菌微滴的密度及通风情况、接触的密切程度和时间长短、患者排出结核分枝杆菌量的多少以及个体免疫力的状况。治愈结核病患者是减少空间微滴数量最根本的方法。通风换气减少空间微滴的密度是减少肺结核传播的有效措施。经正规治疗后肺结核患者痰中的结核分枝杆菌呈对数减少，化学治疗2周后即减少至原有菌量的5%，4周减少至原有菌量的0.25%，且结核分枝杆菌活力减弱或丧失。

（四）发病机制

结核病免疫保护机制十分复杂，属于Ⅳ型变态反应。人体感染结核分枝杆菌后，首先是巨噬细胞做出反应，肺泡中的巨噬细胞大量分泌白介素－1、白介素－6和肿瘤坏死因子－α等细胞因子使淋巴细胞和单核细胞聚集到结核分枝杆菌入侵部位，逐渐形成结核肉芽肿，限制结核分枝杆菌扩散并杀灭结核分枝杆菌。T淋巴细胞有独特作用，其与巨噬细胞相互作用和协调。抗原信息传递给T淋巴细胞而致敏，当敏感的T淋巴细胞再次遇到结核分枝杆菌时，便释放出一系列的淋巴因子使巨噬细胞聚集在细菌周边，吞噬杀死细菌。最后形成结核结节。人体被结核分枝杆菌侵入后，也会通过细胞介导的免疫系统对结核分枝杆菌产生特异性免疫，使原发病灶、肺门淋巴结和播散到全身各器官的结核分枝杆菌停止繁殖，原发病灶炎症迅速吸收或留下少量钙化灶，肿大的肺门淋巴结逐渐缩小、纤维化或钙化，播散到全身各器官的结核分枝杆菌大部分被消灭，这就是原发感染最常见的良性过程。但仍然有少量结核分枝杆菌没有被消灭，长期处于休眠期，成为继发性结核病的潜在来源。

（五）病理

1. 基本病理变化 结核病的基本病理变化是炎性渗出、增生和干酪样坏死。结核病病理过程的特点是破坏与修复常同时进行，故上述三种病理变化多同时存在，也可以某一种为主，而且可相互转化。

（1）以渗出为主的病变　主要出现在结核性炎症初期阶段或病变恶化复发时，可为局部中性粒细胞浸润，继之由巨噬细胞及淋巴细胞取代。

（2）以增生为主的病变　表现为典型的结核结节，直径约为0.1mm。数个融合后肉眼可见，由淋巴细胞、上皮样细胞、朗格汉斯巨细胞以及成纤维组成。结核结节的中间可出现干酪样坏死。大量上皮样细胞互相聚集融合形成的多核巨细胞称为朗格汉斯巨细胞。增生为主的病变发生在机体抵抗力较强、病变恢复阶段。

（3）以干酪样坏死为主的病变　多发生在结核分枝杆菌毒力强、感染菌量多、机体超敏反应增强、抵抗力低下的情况。干酪坏死病变镜检为红染、无结构的颗粒状物，含脂质多，肉眼观察淡黄色，状似奶酪，故称干酪样坏死。

2. 病理变化转归 抗结核化学治疗问世前，结核病病理转归的特点为吸收愈合十分缓慢、多反复恶化和播散。采用化学治疗后，早期渗出性病变可完全吸收消失或仅留下少许纤维条索。一些增生病变或较小的干酪样病变在化学治疗下也可吸收缩小逐渐纤维化，或纤维组织增生将病变包围形成散在的小硬结灶。未经化学治疗的干酪样坏死病变常发生液化或形成空洞，含有大量结核分枝杆菌的液化物可经支气管播散到对侧肺或同侧肺其他部位引起新病灶。经化疗后，干酪样病变中的大量结核分枝杆菌被杀死，病变逐渐吸收缩小或形成钙化。

（六）临床表现

1. 症状

（1）呼吸系统症状　咳嗽、咳痰两周以上或痰中带血是肺结核的常见可疑症状。咳嗽较轻，干咳或少量黏液痰。有空洞形成时，痰量增多，若合并其他细菌感染，痰可呈脓性。若合并支气管结核，表现为刺激性咳嗽。结核病灶累及胸膜时可表现为胸膜性胸痛，随呼吸运动和咳嗽加重。呼吸困难多见于干酪样肺炎和大量胸腔积液患者。

（2）全身症状　发热为最常见症状，多为长期午后潮热，翌晨降至正常。部分患者有倦怠乏力、盗汗、食欲减退和体重减轻等。育龄期女性患者可有月经不调。

2. 体征 渗出性病变范围较大或干酪样坏死时可有肺实变体征，如触觉语颤增强、叩诊浊音、听诊闻及支气管呼吸音和细湿啰音；较大的空洞性病变听诊也可闻及支气管呼吸音；当有较大范围的纤维条索形成时，气管向患侧移位，患侧胸廓塌陷、叩诊浊音、听诊呼吸音减弱并可闻及湿啰音。

结核性胸膜炎时有胸腔积液体征：气管向健侧移位，患侧胸廓视诊饱满、触觉语颤减弱、叩诊实音、听诊呼吸音消失。支气管结核可有局限性哮鸣音。

少数患者可以有类似风湿热样表现，称为结核性风湿症。多见于青少年女性，常累及四肢大关节，在受累关节附近可见结节性红斑或环形红斑，间歇出现。

（七）肺结核诊断

1. 诊断方法

（1）病史和症状体征

1）症状体征情况　明确症状的发展过程对结核病的诊断有参考意义。体征对肺结核的诊断意义有限。

2）诊断治疗过程　记录首次诊断情况，特别是痰排菌、用药品种、用药量和时间、坚持规律用药等情况，这对将来确定治疗方案有重要价值。如果是复发患者，治疗史对判断耐药情况有参考意义。

3）肺结核接触史　主要是家庭内接触史；对邻居、同事、同宿舍者等有无肺结核患者也应了解，记录接触患者的病情、接触时间、接触密切程度、排菌情况、治疗方案和规律用药等情况。

（2）影像学诊断　胸部X线检查是诊断肺结核的常规首选方法。数字X线摄影（DR）等新技术可增加层次感和清晰度。胸部X线检查可以发现早期轻微的结核病变，确定病变范围、部位、形态、密度、与周围组织的关系、病变阴影的伴随影像；判断病变性质、有无活动性、有无空洞、空洞大小和洞壁特点等。肺结核病影像特点是病变多发生在上叶的尖后段、下叶的背段和后基底段，呈多态性，即浸润、增殖、干酪、纤维钙化病变可同时存在，密度不均匀、边缘较清楚和病变变化较慢，易形成空洞和播散病灶。正、侧位摄影常能将心影、肺门、血管、纵隔等遮掩的病变以及中叶和舌叶的病变显示清晰。

CT减少重叠影像，易发现隐匿的胸部和气管、支气管内病变，早期发现肺内粟粒状阴影和减少微小病变的漏诊；能清晰显示各型肺结核病变的特点和性质，与支气管关系，有无空洞以及进展恶化或吸收好转；能准确显示纵隔淋巴结有无肿大。

（3）痰结核分枝杆菌检查　确诊肺结核病的主要方法，也是制定化疗方案和考核治疗效果的主要依据。

1）痰标本的收集　肺结核患者的排菌具有间断性和不均匀性的特点，所以要多次查痰。通常初诊患者至少要送3份痰标本，包括清晨痰、夜间痰和即时痰，复诊患者每次送两份痰标本，无痰患者可采用痰诱导技术获取痰标本。

2）痰涂片检查　是简单、快速、易行和可靠的方法，但欠敏感。每毫升痰中至少含5000～10000个细菌时可呈阳性结果。除常采用的齐－尼（Ziehl－Neelsen）染色法外，目前WHO推荐使用LED荧光显微镜检测抗酸杆菌，具有省时、方便的优点，适用于痰检数量较大的实验室。痰涂片检查阳性只能说明痰中含有抗酸杆菌，不能区分是结核分枝杆菌还是非结核性分枝杆菌。由于非结核分枝杆菌致病的机会非常少，故痰中检出抗酸杆菌对诊断肺结核有极重要的意义。

3）培养法　结核分枝杆菌培养为痰结核分枝杆菌检查提供准确、可靠的结果，灵敏度高于涂片法，常作为结核病诊断的“金标准”，同时也为药物敏感性测定和菌种鉴定提供菌株。

4）药物敏感性测定　主要是初治失败、复发以及其他复治患者应进行药物敏感性测定，为临床耐药病例的诊断、制订合理的化疗方案，以及为流行病学监测提供依据。WHO把比例法作为药物敏感性测定的“金标准”。由于采用BACTEC－TB960法以及显微镜观察药物敏感法和噬菌体生物扩增法等新生物技术，使药物敏感性测定时间明显缩短，准确性得以提高。

5）其他检测技术　如PCR核酸探针检测特异性DNA片段、色谱技术检测结核硬脂酸和分枝菌酸等菌体特异成分，以及采用免疫学方法检测特异性抗原和抗体、基因芯片法等，使结核病快速诊断取得一些进展，但这些方法仍在研究阶段，尚需改进和完善。

（4）纤维支气管镜检查　常应用于支气管结核和淋巴结支气管瘘的诊断。支气管结核表现为黏膜充血、溃疡、糜烂、组织增生、形成瘢痕和支气管狭窄，可在病灶部位钳取活体组织进行病理学检查和结核分枝杆菌培养。对于肺内结核病灶，可以采集分泌物或冲洗液标本做病原体检查，也可以经支气管肺活检获取标本检查。

（5）结核菌素（PPD）试验　广泛应用于检出结核分枝杆菌的感染，而非检出结核病。结核菌素试验对儿童、少年和青年的结核病诊断有参考意义。由于许多国家和地区广泛推行卡介苗接种，结核菌素试验阳性不能区分是结核分枝杆菌的自然感染还是卡介苗接种的免疫反应。因此，在卡介苗普遍接种的地区，结核菌素试验使结核分枝杆菌感染的检出受到很大限制。目前 WHO 推荐使用的结核菌素为纯蛋白衍化物（purified protein derivative，PPD）和 PPD - BT23。

结核分枝杆菌感染后需 4 ~ 8 周才能建立充分的变态反应，在此之前结核菌素试验可是阴性。营养不良、HIV 感染、麻疹、水痘、癌症、严重的细菌感染包括重症结核病，如粟粒型结核和结核性脑膜炎等，结核菌素试验结果则多为阴性或弱阳性。

（6）干扰素释放试验（interferon release assays，GRAs）　通过特异性抗原 ES - AT - 6 和 GFP - 10 与全血细胞共同孵育，然后检测 γ - 干扰素水平或采用酶联免疫斑点试验测量计数分泌 γ - 干扰素的特异性 T 淋巴细胞，可以区分结核分枝杆菌自然感染与卡介苗接种和大部分非结核分枝杆菌感染，因此诊断结核感染的特异性明显高于 PPD 试验，但由于成本较高等原因，目前多用于研究评价工作，尚未广泛推行。

2. 肺结核的诊断程序

（1）可疑症状患者的筛选　可疑症状包括咳嗽持续 2 周以上、咯血、午后低热、乏力、盗汗、月经不调，有肺结核或肺外结核接触史。对于可疑患者要进行痰抗酸杆菌及胸部 X 线检查。

（2）是否肺结核　凡 X 线检查肺部发现异常阴影者，应进行系统检查以确定病变性质。

（3）有无活动性　如果诊断为肺结核，应进一步明确有无活动性，因为活动性病变必须给予治疗。

1）活动性病变胸片　表现为边缘模糊不清的斑片状阴影，可有中心溶解和空洞，或出现播散病灶。

2）非活动性病变胸片　表现为钙化、硬结、纤维化，痰检查不排菌，无任何症状。

（4）是否排菌　确定活性后还要明确是否排菌是确定传染源的唯一方法。

（5）是否耐药　通过药敏试验确定是否耐药，用于指导治疗。

（6）明确初诊、复治　病史询问明确初诊、复治，两者治疗方案迥然不同（图 2 - 10）。

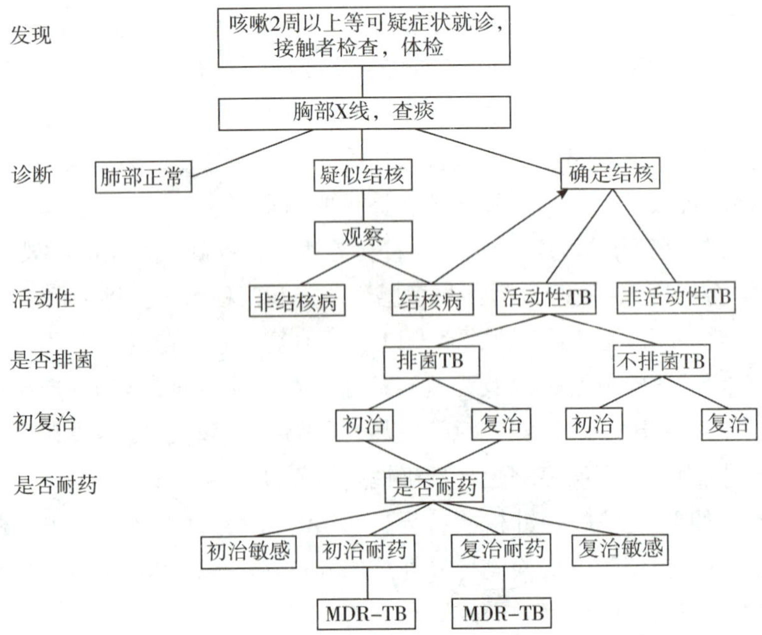

图 2 - 10　肺结核患者发现和诊断流程

3. 结核病分类标准及诊断要点　结核病分为 6 类（见表 2 - 21），即原发型肺结核、血行播散型肺结核、继发型肺结核（浸润性肺结核、空洞性肺结核、结核球、干酪样肺炎、纤维空洞性肺结核）、结核性胸膜炎、其他肺外结核、菌阴肺结核。

表 2－21 结核病分类及诊断要点

	原发型肺结核	血行播散型肺结核	浸润性肺结核	纤维空洞性肺结核
好发年龄	少年儿童	婴幼儿、青少年	成人	成人
发病	隐匿	急性、亚急性、慢性	缓慢	慢性迁延反复进展
好发部位	通气较大的部位	全肺或双上、中肺野	肺尖和锁骨下	不定
特点	最易自愈的类型	最严重的类型	最常见的类型	肺组织破坏严重
X 线胸片	原发综合征表现（哑铃型阴影）	急性、亚急性、慢性的表现不同（见下表）	小片状或斑点状阴影，可融合和形成空洞	纤维厚壁空洞形成，广泛纤维增生

	急性血行播散型肺结核（急性粟粒性肺结核）	亚急性、慢性血行播放型肺结核
好发年龄	婴幼儿、青少年（成人少见）	成人
发病	抵抗力低下，结核分枝杆菌经血行进入肺部	人体免疫力较高，少量结核分枝杆菌经血行入肺
发病情况	起病急，持续高热，全身中毒症状重	起病较缓，症状轻，全身中毒症状轻或无
X 线胸片	①病变分布一全肺（从肺尖至肺底） ②大小、密度分布三均匀的粟粒状结节阴影	①病变分布双上、中肺野 ②大小不等、密度不同、分布不均的粟粒状阴影

（1）空洞性肺结核　空洞形态不一。多由干酪渗出、病变溶解形成洞壁不明显的、多空腔的虫蚀样空洞；伴有周围浸润病变的新鲜薄壁空洞，也可出现张力性空洞、干酪溶解性空洞。

（2）结核球　直径 2～4cm，多由干酪样病变吸收和周边纤维包裹或干酪空洞阻塞性愈合而形成，中间可有钙化灶或液化坏死形成的空洞，同时 80% 以上结核球有卫星灶，可作为诊断及鉴别诊断的参考。

（3）干酪样肺炎　多发生于机体免疫力差、细菌数量多，或有淋巴结支气管瘘，淋巴结中的大量干酪样物质进入肺内。大叶性干酪样肺炎 X 线呈大叶性密度均匀磨玻璃状阴影，逐渐出现溶解区，呈虫蚀样空洞，痰菌阳性。小叶性干酪样肺炎症状体征较轻，X 线呈小叶斑片播散病灶，多发生在双肺中下部。

（4）纤维空洞性肺结核　病程长，反复进展，肺组织破坏重，肺功能严重受损，可出现纤维厚壁空洞和广泛纤维增生，造成肺门抬高和肺纹理呈垂柳样，患侧肺组织收缩，纵隔移向患侧。长期痰菌阳性且耐药。

（5）菌阴肺结核　为 3 次痰涂片及 1 次培养阴性的肺结核，诊断标准为：①典型肺结核临床症状和胸片表现；②抗结核治疗有效；③临床可排除其他非结核性肺部疾患；④PPD（5IU）强阳性，血清抗结核抗体阳性；⑤痰结核分枝杆菌 PCR 和探针检测呈阳性；⑥肺外组织病理证实结核病变；⑦支气管肺泡灌洗液检出抗酸分枝杆菌；⑧支气管或肺部组织病理证实结核病变。具备①～⑥中 3 项或⑦～⑧中任何 1 项可确诊。

（6）肺结核的记录

1）痰菌检查记录格式　以涂（＋），涂（－），培（＋），培（－）表示。当患者无痰或未查痰时，则注明（无痰）或（未查）。

2）治疗状况记录　①初治：有下列情况之一者，如尚未开始抗结核治疗的患者；正进行标准化疗方案用药而未满疗程的患者；不规则化疗未满 1 个月的患者。②复治：初治失败的患者；规则用药满疗程后痰菌又复阳的患者；不规律化疗超过 1 个月的患者；慢性排菌患者。

3）记录方式　按结核病分类、病变部位、范围、痰菌情况、化疗史程序书写。如原发型肺结核右中涂（-），初治。继发型肺结核双上涂（+），复治。血行播散型肺结核可注明（急性）或（慢性）。继发型肺结核可注明（浸润性）、（纤维空洞）等。并发症（如自发性气胸、肺不张等）、并存病（如硅沉着病、糖尿病等）、手术（如肺切除术后、胸廓成形术后等），可在化疗史后按并发症、并存病、手术等顺序书写。

（八）鉴别诊断

1. 肺炎　起病急，伴发热、咳嗽、咳痰。胸片为密度较淡且较均匀的片状或斑片状阴影，抗菌药物治疗有效。

2. 慢阻肺（COPD）　多表现为慢性咳嗽、咳痰，少有咯血。肺功能检查为阻塞性通气功能障碍。

3. 支气管扩张　慢性反复咳嗽、咳痰，多有大量脓痰、常反复咯血。胸片及高分辨CT可确诊。

4. 肺癌　多有长期吸烟史，表现为刺激性咳嗽，痰中带血、胸痛、消瘦等。胸片见肿块呈分叶状，有毛刺、切迹，可见偏心厚壁空洞。

5. 肺脓肿　多有高热、咳大量脓臭痰，胸片表现为带液平面的空洞伴周围浓密炎性阴影。

（九）并发症

有结核性脓（气）胸、自发性气胸、肺心病、支气管扩张、肺外结核等。

（十）治疗

1. 化学治疗原则　早期、规律、全程、适量、联合。整个治疗方案分强化和巩固两个阶段。

（1）早期　确诊患者均应立即化学治疗。早期化疗有利于迅速发挥杀菌作用，促使病变吸收，减少传染性。

（2）规律　严格遵照医嘱要求规律用药，不漏服，不停药，以避免产生耐药性。

（3）全程　保证完成规定的治疗期，是提高治愈率、减少复发的重要措施。

（4）适量　药物剂量过低达不到有效的血药浓度，影响疗效、易产生耐药性；剂量过大易发生药物毒副反应。

（5）联合　联合用药可提高疗效，同时通过交叉杀菌可减少或防止耐药性的产生。

2. 化学治疗的主要作用

（1）杀菌作用　化学治疗能迅速杀死病灶中大量繁殖的结核分枝杆菌，使患者由传染性转为非传染性，减轻组织破坏，缩短治疗时间，可早日恢复工作，临床上表现为痰菌迅速转阴。

（2）防止耐药菌产生　防止获得性耐药变异菌的出现是保证治疗成功的重要措施。

（3）灭菌　彻底杀灭结核病变中半静止或代谢缓慢的结核分枝杆菌是化学治疗的最终目的。

3. 常用抗结核药的作用机制及副作用（见表2-22）

表2-22　常用抗结核药的作用机制及副作用

	制菌机制	作用部位	特点	副作用
异烟肼（INHH）	抑制DNA合成	细胞内外	杀菌剂	周围神经炎，偶有肝功能损害
利福平（RFP，R）	抑制mRNA合成	细胞内外	杀菌剂	肝损害（出现黄疸应停药）过敏反应
链霉素（SMS）	抑制蛋白质合成	细胞外	杀菌剂	听力障碍、肾功能损害、眩晕
吡嗪酰胺（PZA. Z）	吡嗪酸抑菌	细胞内	杀菌剂	肝功能损害、高尿酸、关节痛
乙胺丁醇（EMB. E）	抑制RNA合成		抑菌剂	球后视神经炎
对氨基水杨酸（PASP）	干扰中间代谢		抑菌剂	胃肠不适、肝功能损害过敏反应

4. 结核分枝杆菌按生长速度的分类及对化疗药物的敏感性分类（见表 2－23）

表 2－23 结核分枝杆菌按生长速度的分类及对化疗药物的敏感性

	A 群 结核分枝杆菌	B 群 结核分枝杆菌	C 群 结核分枝杆菌	D 群 结核分枝杆菌
繁殖状态	快速繁殖	半静止状态	半静止状态	完全休眠状态
存在部位	巨噬细胞外，干酪液化处	巨噬细胞内，空洞壁	干酪灶中	病灶中
特性	①细菌数量大 ②易产生耐药变异菌	繁殖速度缓慢	可间歇性短暂繁殖	①无致病力 ②无传染性
敏感药物	异烟肼＞链霉素＞利福平	吡嗪酰胺＞利福平＞异烟肼	利福平＞异烟肼	无任何药物敏感

5. 统一标准化疗方案

（1）初治和复治肺结核化疗方案（表 2－24） 分每日和间歇用药 2 种方案，整个治疗方案分强化、巩固 2 个阶段。

表 2－24 初治和复治肺结核化疗方案

	每日用药方案	间歇用药方案
初治涂阳肺结核	2HRZE/4HR	$2H_3R_3Z_3E_34H_3R_3$
初治涂阴肺结核	2HRZE/4HR	$2H_3R_3Z_3E_34H_3R_3$
复治涂阳敏感肺结核	2HRZSE/6～10HRE	$2H_3R_3Z_3E_3/6\sim10H_3R_3E_3$

注：字母为药名，“/”前数字代表强化期时间月数，“/”后数字代表巩固期时间月数，每天 1 次。下标“3”代表隔日 1 次或每周 3 次。

上述间歇方案为我国所采用，但必须采用全程督导化疗管理，以保证患者不间断地规律服药。

（2）耐药肺结核 应依据药敏试验结果、既往用药，至少选择 2～3 种敏感或未使用的抗结核药物。强化期最好由 5 种药物组成，巩周期至少有 3 种药物，并实施全程督导化疗管理完成治疗，加强期应为 9～12 个月，总治疗期为 20 个月或更长，以治疗效果决定，最好以痰培养为准。

6. 咯血的治疗 少量咯血多以安慰患者消除紧张、卧床休息为主，可用氨基己酸、氨甲苯酸、酚磺乙胺、安络血等药物治疗。大量咯血是肺结核患者的重要威胁。如咯血过程突然中断，出现呼吸急促、发绀、烦躁不安、精神极度紧张、有濒死感或口中有血块，应诊断为大咯血，进行积极抢救。

（1）可给予垂体后叶素缓慢静脉注射和静脉滴注维持。垂体后叶素可收缩小动脉，使肺循环血量减少而达到较好的止血效果，但冠心病、高血压、心衰患者和孕妇禁用。支气管扩张所致的大咯血也可同法治疗。

（2）对支气管动脉破坏造成的大咯血可采用支气管动脉栓塞法止血。

（3）患者应置头低足高 45°俯卧位，拍击健侧背部，以保持充分体位引流，使积血和血块由气管排出。

（4）有条件时可行气管插管或气管切开。

7. 糖皮质激素的应用 仅用于结核毒性症状严重者，且需在有效抗结核药物治疗的情况下使用。

8. 肺结核的外科手术治疗 主要适应证是经合理化学治疗后无效、多重耐药的厚壁空洞、大块干酪灶、结核性脓胸、支气管胸膜瘘、大咯血保守治疗无效者。

9. 结核病控制策略与措施

（1）全程督导化学治疗 其实质是医务人员承担规律用药的责任，这是解决当前结核病由于不能坚持规律用药所导致的治愈率低、复发率高、耐药率高等严重后果的最佳途径。

（2）病例报告和转诊　肺结核属于乙类传染病，各级医疗预防机构要有专人负责，做到及时、准确、完整地报告肺结核疫情。同时做好转诊工作，转诊对象是肺结核、疑似肺结核者。

（3）病例登记和归口管理　由于肺结核病程较长、易复发、具有传染性，因此需长期随访，掌握患者从发病、治疗到治愈的全过程。

（4）卡介苗接种　预防成人肺结核效果很差；对预防血行播散引起的结核性脑膜炎、粟粒型结核，有一定作用；预防新生儿、小儿肺结核效果较好。

（5）预防性化学治疗　主要用于受结核分枝杆菌感染易发病的高危人群。

（昌大平）

第十节　胸腔积液

PPT

胸膜腔是位于肺和胸壁之间的一个潜在的腔隙。在正常情况下，脏层胸膜和壁层胸膜表面上有一层很薄的液体，5～15ml，在呼吸运动时起润滑作用。任何因素使胸膜腔内液体形成过快或吸收过缓产生的胸腔积液，简称胸水。依据胸腔积液液体的性状，分为浆液性、血性（血胸）、脂性（乳糜胸）、脓性（脓胸）。

（一）病因及发病机制

胸腔积液从胸壁体循环毛细血管滤过进入胸膜腔，大部分通过壁层胸膜的淋巴管引流，当胸膜滤过速度超过胸膜淋巴管最大引流量时产生胸腔积液。根据不同的病因，胸腔积液可分为两大类，即漏出液和渗出液，见表2－25。

表2－25　漏出液、渗出液常见病因

胸水性质	常见病因
漏出性胸水	充血性心力衰竭、缩窄性心包炎、上腔静脉阻塞、肝硬化、肾病综合征、急性肾炎、腹膜透析、黏液性水肿、药物过敏
渗出性胸水	胸膜炎、膈下感染、胸膜恶性肿瘤、肺梗死、系统性红斑狼疮、类风湿关节炎、气胸、胸部手术
脓胸（渗出性）	肺部感染、肺结核、胸穿后感染、胸外伤、气胸、食管瘘
血胸（渗出性）	肺结核、恶性肿瘤、肺梗死 胸外伤、气胸
乳糜胸（渗出性）	胸导管外伤、胸导管阻塞

（二）临床表现

1. 原有基础疾病的相应症状　结核性胸膜炎多见于青年人，常有结核中毒症状，包括发热、盗汗、干咳及胸痛等，随着胸腔积液量的增加胸痛可缓解。恶性胸腔积液多见于中年以上患者，一般无发热，可有胸部隐痛，伴消瘦和呼吸道或原发部位肿瘤的症状。心力衰竭者有心功能不全的其他表现。

2. 胸腔积液引起症状　呼吸困难是最常见的症状，多伴胸痛和咳嗽、呼吸困难，与胸廓顺应性下降、患侧膈肌受压、纵隔移位、肺容下降刺激神经反射，症状与胸腔积液性质和量相关。积液＜300～500ml可无明显症状或仅表现为胸痛，深呼吸或咳嗽后加重。当积液量＞500ml可表现为胸闷、呼吸困难。

3. 体征　常见病因的胸部体征如表2－26所示。少量积液可无明显体征，或触及胸膜摩擦感，闻及胸膜摩擦音；中至大量积液可有典型胸腔积液的体征，即患侧胸廓饱满，触觉语颤减弱，局部叩诊浊音，呼吸音减弱或消失。

表 2-26　常见病因的胸部体征

	胸腔积液	气胸	肺气肿	肺炎实变
胸廓	患侧饱满	患侧饱满	桶状	对称
呼吸运动	患侧减弱	患侧减弱	两侧减弱	患侧减弱
气管位置	向健侧移位	向健侧移位	居中	居中
语颤	减弱或消失	减弱或消失	两侧减弱	患侧增强
呼吸	减弱或消失	减弱或消失	减弱	支气管呼吸音
啰音	无	无	无	湿啰音

（三）辅助检查

1. 胸部 X 线　胸片上判断胸腔积液的标准：第 4 前肋间以下为少量胸腔积液，胸部 X 线检查不易发现；第 4 前肋与第 2 前肋之间，属于中等量胸腔积，300～500ml，可出现肋膈角变钝；积液位于第 2 前肋以上者，为大量胸腔积液，积液 >500ml，表现为凹面向下、外高内低的弧形致密积液影，纵隔和气管向健侧偏移。包裹性积液可发生于胸腔任何部位，以叶间积液多见，呈梭形，不随体位改变而变动，边缘光滑饱满。

2. 胸部 CT　可显示少量胸腔积液、肺内病变、肿瘤等，有助于病因诊断（定性诊断）。

3. B 超　是敏感性最高的检查，是胸腔积液无创性诊断方法，还可在超声引导下穿刺抽液。

4. 诊断性胸腔穿刺和胸水检查　对明确积液性质及病因诊断至关重要。疑为渗出性胸水，必须作胸腔穿刺。若为漏出液，则避免胸腔穿刺。不能确定胸水性质时，首先做胸腔穿刺，抽出的胸水做下列检查。

（1）外观和气味　漏出液常透明清亮，多为淡黄色，静置后不凝固，比重 1.016～1.018 。渗出液可因病因不同而性状不同，混浊，比重 >1.018，见表 2-27。

表 2-27　胸水类型与肉眼外观之间的关系

胸水类型	肉眼外观	胸水类型	肉眼外观
结核胸水	多呈草黄色，少数为淡红色	血性胸水	淡红血性、洗肉水样、肉眼全血
脓性胸水	黄脓性，厌氧菌感染有恶臭味	阿米巴肝脓肿破溃入胸腔	巧克力色
乳糜胸水	乳白色	曲霉菌感染	黑色

（2）细胞计数与分类　正常胸水中可有少量间皮细胞或淋巴细胞。漏出液有核细胞数较少，常 $<100\times10^6/L$，以淋巴细胞和间皮细胞为主。渗出液有核细胞数常 $>500\times10^6/L$ ，以白细胞为主，见表 2-27。

表 2-27　胸水细胞计数的临床意义

胸水特点	临床意义
肺炎并胸水、脓胸	细胞数 $>10\times10^9/L$，以中性粒细胞为主
肉眼血胸	RBC $>10\times10^{10}/L$，常见于外伤/肿瘤、肺栓塞、胸穿所致的血性胸水
以中性粒细胞为	细菌性肺炎等急性胸膜炎症
以淋巴细胞为主	结核性胸膜炎、肿瘤
以嗜酸性粒细胞为主	寄生虫感染、真菌感染、结缔组织病
以间皮细胞为主	恶性胸膜间皮瘤、恶性肿瘤侵犯胸膜
狼疮细胞	系统性红斑狼疮伴胸腔积液

（3）生化检查　见表2－28。

表2－28　胸水生化检查的临床意义

指标	临床意义
pH	pH＜7.30：结核性、肺炎性/风湿关节炎、血胸、脓胸 pH＞7.35：系统性红斑狼疮、恶性胸水
葡萄糖	正常：正常胸腔积液、漏出液（GLU＞3.35mmol）、多数恶性胸水 降低：结核性胸水、少数恶性胸水、脓胸和类风湿关节炎＜1.10mmol
蛋白质	①漏出液：＜30g/L，以白蛋白为主，胸水蛋白/血清蛋白＜0.5，黏蛋白（Rivalta）试验阴性 ②渗出液：＞30g/L，胸水蛋白/血清蛋白＞0.5，黏蛋白（Rivalta）试验阳性
类脂	①乳糜胸水：甘油三酯＞1.24mmol/L，胆固醇正常，见于肿瘤、外伤、寄生虫所致的胸导管损伤 ②假性乳糜胸：甘油三酯正常、胆固醇＞5.18mmol/L，见于陈旧性结核、类风湿关节炎、肿瘤、肝硬化
ADA	腺苷脱氨酶（ADA）＞100U，见于结核性；非结核性ADA多正常，ADA＞45U，见于肺炎、脓胸
LDH	①渗出液：胸水乳酸脱氢酶（LDH）＞200U/L、胸水（LDH）/血清（LDH）＞0.6；反之为漏出液 ②脓胸、恶性胸水：胸液LDH明显增高，可达正常血清的10～30倍
CEA	癌胚抗原（CEA）＞10～15μg，或胸水/血清CEA＞1为恶性胸水，见于胃肠道腺癌、肺癌、乳腺癌

5. 胸膜活检　可发现肿瘤、结核和其他胸膜肉芽肿性病变，具有简单、易行、损伤小等优点。

6. 胸腔镜或开胸活检　对恶性胸腔积液的病因诊断率最高，可达70%～100%。

7. 支气管镜检查　对咯血、疑有气道阻塞者可行此项检查。

（四）诊断和鉴别诊断

1. 确定有无胸腔积液　根据胸闷、气促等症状，患侧呼吸音减弱或消失，叩诊浊音等特征，结合胸片、B超等辅助检查，不难确定胸腔积液。

2. 区分漏出液和渗出液　目前以Light标准作为判断的“金标准”：胸水蛋白质/血清蛋白质＞0.5；胸水LDH大于血清LDH正常值上限的2/3；胸水LDH/血清LDH＞0.6，符合以上三条中任何一条即可诊断为渗出液，反之为漏出液，见表2－29。

表2－29　渗出性胸水和漏出性胸水的鉴别

	漏出性胸水	渗出性胸水
原因	液体漏出所致	炎症所致液体渗出
外观	透明清亮，静置后不凝固	草黄色，稍混浊，易有凝块
比重	＜1.016～1.018	＞1.018
Rivalta试验	阴性	阳性
蛋白定性（定量）	阴性（＜30g/L）	阳性（＞30g/L）
葡萄糖定量	与血糖相近	低于血糖水平
细胞计数	＜100×10^6/L（以淋巴细胞和间皮细胞为主）	＞500×10^6/L（以白细胞为主）
胸水蛋白/血清蛋白	＜0.5	＞0.5
胸水LDH/血清LDH	＜0.6	＞0.6

（1）漏出性胸腔积液　病因诊断较简单，结合病史不难作出诊断。

1）充血性心力衰竭　最常见病因，常因胸腔毛细血管静水压增高所致，积液常为双侧性，右侧较多。

2）肾病综合征　由于低蛋白血症，胶体渗透压降低和静水压增高所致，积液常为双侧。

3）肝硬化　由于低蛋白血症、腹水通过膈肌上小孔或淋巴管进入胸腔，积液常见于右侧。

4）其他　如急性肾炎、缩窄性心包炎、腹膜透析、散液性水肿、药物过敏、放射反应等。

（2）渗出性胸腔积液　我国以结核性胸膜炎最常见，其次为恶性肿瘤、细菌感染，肺栓塞少见。

1）结核性胸膜炎　常有发热、胸痛、干咳、夜间盗汗，胸水呈草黄色，以淋巴细胞为主，pH < 7.30，ADA >45U/L，CEA 正常，PPD 试验阳性。

2）类肺炎胸水　是指肺炎、肺脓肿、支气管扩张等所致的胸水，常有发热、咳嗽、咳痰、胸痛，积液量不多，胸水呈草黄色或脓性，血白细胞增高，胸水涂片革兰染色可找到细菌或胸水细菌培养阳性。恶性胸水多呈血性，增长迅速，量大，LDH >500U/L，肿瘤标记物水平增高。

（五）治疗原则

胸腔积液是胸部或全身疾病的一部分，其病因治疗尤为重要。漏出液在纠正病因后吸收，无须抽液。渗出性胸腔积液根据病因不同而处理有所差异，反复胸穿抽液是其重要治疗措施之一。

（吕大平）

目标检测

答案解析

一、选择题

1. 急性上呼吸道感染最主要的病原体是
   A. 革兰阴性菌　B. 革兰阳性菌　C. 葡萄球菌
   C. 流感嗜血杆菌　E. 病毒
2. 急性气管－支气管炎临床表现最主要的是
   A. 鼻塞、流鼻涕　B. 咽痛　C. 咳嗽、咳痰
   D. 全身肌肉酸痛　E. 乏力
3. 支气管哮喘最常见的体征是
   A. 桶状胸　B. 双肺湿啰音　C. 双肺哮鸣音
   D. 发绀　E. 呼吸音低
4. 支气管扩张症最常见的部位是
   A. 左肺上叶　B. 右肺中叶　C. 左肺下叶
   D. 右肺下叶　E. 右肺上叶
5. 肺炎球菌肺炎的典型症状是
   A. 寒战和高热　B. 咳黏液脓性痰　C. 咳铁锈色痰
   D. 患侧胸部疼痛　E. 气急和发绀
6. 患者，男，70 岁，反复咳嗽、咳痰 15 年，呼吸困难进行性加重半年。查体：桶状胸，双肺呼吸音减弱，胸部 X 线示双肺野透亮度增高，膈肌低平。该患者肺功能检查项目数值最可能增加的是
   A. FEV_1　B. FEV_1/FVC　C. FVC
   D. VC　E. FRC
7. 患者，男，26 岁。3 天前受凉后“感冒”症状已好转。1 小时前参加篮球比赛后出现气促。查

体：双肺散在哮鸣音，心率 86 次/分。该患者发病最可能的机制是

A. 肺血管阻力增加　B. 心力衰竭　C. 神经调节失衡
D. 气道高反应性　E. 气道重构

8. 患者，女，68 岁。反复咳嗽、喘息 18 年，2 个月前搬入新居后再发加重，口服“茶碱类”药物有所缓解。查体：双肺呼吸音低，呼气相延长。胸部 X 线片未见明显异常。肺功能检查示 FEV_1/FVC 56%，舒张试验示 FEV_1 改善率为 12%。该患者应首先考虑的诊断是

A. 慢性阻塞性肺疾病　B. 支气管哮喘　C. 慢性充血性心力衰竭
D. 过敏性肺炎　E. 嗜酸性粒细胞性肺炎

9. 支气管扩张的典型痰液表现为

A. 大量白色泡沫痰　B. 大量脓性痰，有分层　C. 大量粉红色泡沫痰
D. 大量乳状痰　E. 大量白色黏液状痰

10. 患者，女，35 岁。间断咳嗽、咳脓痰伴咯血 10 余年，再发 2 天入院。咯血总量约 600ml，经抗感染、静脉点滴垂体后叶素治疗后咯血停止。行胸部 X 线检查示多发囊状及柱状影，部分囊腔内可见液平，余肺未见异常。该患者进一步采取的最佳治疗措施是

A. 支气管动脉栓塞　B. 规律使用流感疫苗　C. 感染时联合使用抗生素
D. 手术切除病变肺叶　E. 抗生素预防感染

11. 患者，女，60 岁。反复咳痰、咳痰、气促 30 年，加重伴低热 1 周。既往高血压病史 10 年，血压控制满意。查体：T 38℃，P 110 次/分，R 24 次/分，BP 160/90mmHg，口唇发绀，颈静脉怒张，双肺可闻及哮鸣音和湿啰音。心率 110 次/分，律齐，$P_2 > A_2$，剑突下可闻及 3/6 级收缩期杂音。腹膨隆，肝肋下 4cm，压痛（+），肝颈静脉回流征阳性，双下肢水肿。患者最可能的诊断是

A. 冠状动脉硬化性心脏病　B. 心肌病
C. 肺血栓栓塞　D. 肺源性心脏病
E. 风湿性心脏瓣膜病

二、思考题

1. 患者，男，56 岁。因“发热、咳嗽伴右侧胸痛 3 天”入院。患者 3 天前受凉后出现寒战、发热（T 39℃），伴咳嗽，少许脓痰，右侧胸痛，疼痛为持续性，深呼吸及咳嗽时加重。患者自服“感冒药”无明显疗效，并出现痰中带血，量少。门诊胸片检查，以“右肺肺炎”收入院。既往有吸烟史 20 年，20~40 支/天；否认肺结核病史。查体：T 39℃，发育良好，神清，颈部淋巴结未触及。右上肺叩诊呈浊音，听诊可闻及管状呼吸音，双肺未闻及干啰音。心、腹及四肢未见异常。实验室检查：血常规 WBC 11.2×10^9/L，N 92%。胸片见右上肺大片实影，提示为右上肺炎性改变。

问题：（1）该患者的初步诊断及诊断依据是什么？
（2）该患者的鉴别诊断是什么？
（3）应该补充哪些检查？
（4）简述治疗原则。

2. 患者，男，35 岁。低热伴右侧胸痛 2 周。2 周前无明显诱因出现午后低热，体温 37.5℃，盗汗，伴右侧胸痛，深呼吸时明显，不向他处放射，与活动无关，未到医院检查，自服止痛药（具体药物及剂量不详），于 3 天前胸痛减轻，但胸闷加重伴气短，故来院检查。发病以来进食无变化，二便正常，睡眠稍差，体重无明显变化。既往体健，否认有结核病密切接触史，吸烟 10 年。查体：T 37.4℃，P 84

次/分，R 20 次/分，BP 120/80mmHg。一般情况可，无皮疹，全身浅表淋巴结未触及，巩膜无黄染，咽无充血，气管稍左偏，颈静脉无怒张，甲状腺无肿大，右侧胸廓稍膨隆，右下肺语颤减弱，右下肺叩诊呈浊音，呼吸音减弱至消失，心界向左移位，心右界叩诊不清，心率 84 次/分，律齐，无杂音，腹平软，无压痛，肝脾未及，双下肢水肿。

问题：（1）该患者的诊断及诊断依据是什么？

（2）鉴别诊断是什么？

（3）进一步需要哪些检查？

（4）治疗原则是什么？

3. 患者，男，80 岁。因反复咳嗽、咳痰 30 余年，伴呼吸困难、双下肢水肿 5 年，再发并加重 3 天入院。

30 余年来，常于受凉后及冬春季出现咳嗽、咳较多白色泡沫痰，偶为黄脓痰，偶有痰中带血块，近 5 年来发作时伴有呼吸困难，双下肢水肿，无夜间发作，曾多次以“慢性支气管炎、肺气肿”给予抗感染、平喘治疗，近 10 年间断吸入“信必可”。3 天前受凉后再发，喘息明显，自服“头孢菌素”无效来诊。

入院查体：T 38℃，R 20 次/分，P 110 次/分，BP 120/80mmHg，神志清楚，精神萎靡。球结膜水肿，口唇发绀，颈静脉充盈。双肺呼吸音弱，无啰音，心音弱，心率 110 次/分，P_2 亢进，剑突下心音增强。腹膨隆，脐内陷，肝脾未及。双下肢水肿。

血气分析：pH 7.2，PaO_2 55mmHg，$PaCO_2$ 60mmHg。

胸片示：双肺纹理稀疏，肺动脉段凸出，右下肺动脉增粗，右心室增大。

心电图：重度顺钟向转位，$R_{V1}+S_{V5} \geq 1.05mV$，$R/S<1$。

问题：（1）请根据现有资料，提出可能的诊断及每个诊断的相关依据。

（2）请提出下一步的诊断与治疗方案。

书网融合……

本章小结　　微课　　题库

第三章　循环系统疾病

学习目标

1. 通过本章学习，重点掌握心力衰竭、冠心病、原发性高血压的病因、临床表现、重要辅助检查、诊断与治疗，常见心律失常的病因、心电图特点和治疗原则，常见心脏瓣膜病、病毒性心肌炎、心肌病、急性心包炎的临床表现和治疗原则；熟悉上述各心血管疾病的鉴别诊断；了解各心血管疾病的发病机制。

2. 学会循环系统常见疾病的诊断与合理治疗，具有对患者及高危人群进行健康教育和随访的能力。

情境导入

情境描述　患者，男，50岁。活动后心悸、气短1年，加重3个月，伴双下肢水肿，不能平卧，上腹闷胀1个月。查体：血压正常，半卧位，颈静脉怒张，心界向两侧扩大，心率110次/分，律齐，心尖区 S_1 减低，可闻及舒张早期奔马律。

讨论　1. 本病的临床诊断及诊断依据是什么？

2. 进一步明确诊断需要做哪些检查？

第一节　心力衰竭

PPT

心力衰竭简称心衰，是各种心脏结构或功能性疾病导致心室充盈和（或）射血功能受损，使心输血量下降，不能满足机体代谢需要，以肺循环和（或）体循环淤血，器官、组织血液灌注不足为临床表现的一组临床综合征。

常见心力衰竭分类方法如下。

1. 按发生的急缓可以分为急性心衰和慢性心衰　急性心衰常因急性而严重的心肌损害、心律失常或突然加重的负荷，使功能正常或处于代偿期的心脏在短时间内发生衰竭或慢性心衰急剧恶化。临床常见的是急性左心衰，表现为急性肺水肿并可伴心源性休克。慢性心衰病程发展缓慢，一般有代偿期，心腔扩大或肥厚及其代偿机制参与其中；诱因作用下的代偿期和失代偿期可出现心衰表现。

2. 按发生部位可分为左心衰、右心衰和全心衰　左心衰由左心室功能不全导致，以肺循环淤血、体循环供血不足为特征，临床较常见。右心衰主要见于肺源性心脏病、某些先天性心脏病或右心室梗死，以体循环淤血为主要表现。左心衰竭后肺动脉压力不断升高，继而出现右心负荷增加，随病情进展出现右心衰竭，即为全心衰竭。广泛心肌改变如心肌炎时，患者左、右心同时受损亦可出现全心衰。

3. 按功能阶段可分为收缩性心衰和舒张性心衰　收缩性心衰表现为心脏收缩功能下降，心排血量减少不能满足机体代谢需要。舒张性心衰时心室主动舒张功能障碍或心室肌顺应性减退，导致心脏充盈障碍，静脉回流受阻，出现循环淤血。

一、慢性心力衰竭

慢性心力衰竭（chronic heart failure，CHF），简称慢性心衰，是大多数心血管疾病的最终归宿和最主要的死亡原因。其发病率高，预后差，死亡率高。目前慢性心衰最主要的病因是冠心病和高血压。

（一）病因

1. 基本病因

（1）心肌病变

1）原发性心肌损害　缺血性心肌病如冠心病心肌缺血或心肌梗死是引起心力衰竭最常见的病因之一。各种类型的心肌炎和心肌病等也可导致心力衰竭，以病毒性心肌炎和原发性扩张型心肌病最为常见。

2）继发性心肌损害　内分泌代谢性疾病如糖尿病所致的心肌病最常见，其次是甲状腺功能亢进或减低出现的心肌病，其他还有结缔组织病、心脏毒性药物等并发的心肌损害、酒精性和围生期心肌病等也是常见的继发性心肌损害。

（2）心脏负荷过重

1）压力负荷（后负荷）过重　左心室压力负荷过重常见于高血压、主动脉瓣狭窄等疾病；右心室压力负荷过重常见于肺动脉高压、肺动脉瓣狭窄、肺栓塞等疾病。

2）容量负荷（前负荷）过重　左心室容量负荷过重常见于心脏瓣膜关闭不全和先天性心脏病等，如主动脉瓣关闭不全、二尖瓣关闭不全、室间隔缺损。右心室容量负荷过重常见于肺动脉瓣、三尖瓣关闭不全，房间隔缺损等。慢性贫血、甲状腺功能亢进等疾病可导致全身血容量增加，出现双心室负荷过重。

2. 诱因　大部分心衰的发生都有明确的诱因，这些诱因使心脏负荷加重，导致心衰的发生或原有症状加重。

（1）感染　呼吸道感染是最常见、最重要的诱因。而慢性充血性心衰患者由于肺部淤血容易发生呼吸道感染，反过来又加重心衰；感染性心内膜炎也可成为心衰的诱因。

（2）心律失常　尤其是快速心律失常如伴快速心室率的心房颤动、心房扑动、室上性心动过速等。一些严重的缓慢性心律失常也可诱发心衰的发生。

（3）血容量增加　如摄入钠盐过多，静脉输血、输液速度过快、过量等。

（4）体力劳动及情绪激动　体力劳动过度、妊娠后期及分娩过程、暴怒等。

（5）治疗不当　不恰当停用利尿剂、洋地黄制剂或降压药等。

（6）原有心脏疾病加重或并发其他疾病　冠心病发生心肌梗死，风湿性心脏病出现风湿活动，合并电解质紊乱、甲状腺功能亢进或贫血等。

（二）病理生理

1. 代偿机制　当心肌受损或心室负荷过重时，机体通过多种机制进行代偿以维持泵血功能，但是这些机制的代偿能力都是有限的，长时间的改变将出现失代偿。

（1）Frank－Starling 机制　增加心脏的前负荷，使心室舒张末期容量增加，心室肌纤维适当延长，回心血量增加，从而提高心排血量。

（2）神经体液机制

1）交感－肾上腺素能系统（SAS）激活　心衰患者去甲肾上腺素水平升高，作用于心脏 β_1 肾上腺素能受体，增强心肌收缩力并提高心率，以提高心排血量。

2）肾素－血管紧张素－醛固酮系统（RAAS）激活　心衰时心排血量降低，肾血流量随之减少，

RAAS系统被激活。该系统一方面可以增强心肌收缩力，使周围血管收缩维持血压，调节血流再分配，保证心、脑等重要脏器的血液供应；另一方面可以促进醛固酮分泌，使水钠潴留，增加总体液量及心脏负荷，对心衰起代偿作用。

3）体液因子改变　在初始的心肌损伤后，多种内源性神经内分泌和细胞因子长期激活，如去甲肾上腺素（NE）、血管紧张素Ⅱ（AngⅡ）、醛固酮（ALD）、内皮素（ET）、精氨酸加压素（AVP）、心钠肽（ANP）、肿瘤坏死因子（TNF）等，这些因子不仅通过增加水钠潴留和周围血管收缩改善血流动力学，而且对心肌细胞有直接毒性作用并刺激心肌纤维化，促进心肌重塑，加重心肌损伤和心功能恶化，形成恶性循环。

（3）心室重构　心室重构是心力衰竭发生发展的基本病理机制，是一种慢性综合性的适应性反应。在心腔扩大、心肌肥厚的过程中，复杂的分子和细胞机制导致心肌结构、功能和表型发生变化，如心肌细胞凋亡或肥大、胞外基质的表达发生变化，导致心肌质量增加、心室容积增大及形态改变。心室重构初期是对血流动力学等因素改变的适应性反应，可维持心排血量，但这种心脏结构的长期改变最终会导致失代偿性心衰。因此，目前心衰的治疗除了要改善血流动力学外，还要阻断心脏重构过程，以利于改善患者的预后。

2. 舒张功能不全　心脏舒张功能不全的机制主要包括两个方面。一是主动舒张功能障碍，由于能量供应不足导致钙离子摄入和泵出受损，如冠心病明显心肌缺血，在出现收缩障碍前即有舒张功能障碍。二是心室肌顺应性下降及充盈障碍，主要见于心室肥厚，如高血压及肥厚型心肌病。

（三）临床表现

临床上左心衰竭最常见，单纯右心衰竭较少见。左心衰竭后继发出现右心衰竭而致全心衰竭，以及严重广泛的心肌疾病同时累及左、右心而发生全心衰临床上更多见。

1. 左心衰竭　主要表现为肺循环淤血和心排量下降。

（1）症状

1）呼吸困难　肺循环淤血导致不同程度的呼吸困难，是左心衰竭最基本的临床表现。①劳力性呼吸困难：是左心衰最早出现的症状，因体力活动使回心血量增加，左心房压力升高，加重肺淤血。②端坐呼吸：肺淤血达到一定严重程度的时候，患者因平卧时回心血量增多且横膈上抬，加重呼吸困难，被迫采取高枕卧位、半卧位甚至端坐位时方可使憋气好转。③夜间阵发性呼吸困难：患者多于夜间睡眠时突发憋气而惊醒，被迫采取坐位，可伴咳嗽。其发生机制及促发因素有睡眠时血液重新分布使肺血量增加、夜间迷走神经兴奋、小气道收缩、横膈抬高、肺活量减少等。④急性肺水肿：是左心衰呼吸困难最严重的形式，重者肺部有哮鸣音，类似哮喘发作，又称为心源性哮喘。

2）咳嗽、咳痰、咯血　主要由肺泡和支气管黏膜淤血所致，开始常于夜间发生，坐位或立位时咳嗽可减轻。多为白色浆液性泡沫状痰，偶可见痰中带血丝，急性左心衰发作时可出现粉红色泡沫痰。长期慢性淤血肺静脉压力升高，导致肺循环和支气管血液循环在支气管黏膜下形成扩张的侧支，一旦破裂可引起大咯血。

3）其他症状　心排血量不足，器官、组织灌注不足及代偿性心率加快，出现乏力、疲倦、头晕、心悸等，肾的血流量减少出现夜尿增多、少尿及肾功能损害症状。

（2）体征

1）肺部体征　肺淤血时肺毛细血管压增高，液体渗出到肺泡而出现湿啰音，常在双侧肺底可闻及。随着病情进展，肺部啰音可从局部至遍布全肺，侧卧位则低垂的一侧啰音较多。

2）心脏体征　除原有心脏病的体征外，大多数慢性收缩性心衰患者可见心脏扩大，常有心率增快、肺动脉瓣区第二心音亢进及舒张期奔马律，左心腔扩大可伴有相对二尖瓣关闭不全，产生心尖区收缩期杂音。

2. 右心衰竭 主要为体循环淤血表现。

（1）症状

1）消化道症状 胃肠道淤血引起的食欲不振、恶心、呕吐等是右心衰最常见的症状。肝淤血引起上腹饱胀甚至疼痛，长期肝淤血可引起心源性肝硬化。

2）劳力性呼吸困难 可见于继发于左心衰的右心衰。单纯性右心衰为分流性先天性心脏病或肺部疾病所致，也可有明显的呼吸困难。

（2）体征

1）心脏体征 除原有心脏病的体征外，右心室扩张导致三尖瓣相对关闭不全，可在三尖瓣区闻及收缩期杂音，剑突下或三尖瓣听诊区闻及右心室奔马律。

2）颈静脉征 是右心衰最早出现的体征。取半卧位或坐位时可见锁骨上方颈静脉充盈、怒张、搏动增强，表示静脉压力增高。压迫肝脏，可见颈静脉充盈加重，即肝－颈静脉回流征阳性。

3）肝大 肝脏因淤血肿大常伴压痛，持续慢性右心衰可致心源性肝硬化，晚期可出现黄疸、肝功能受损及大量腹水。

4）水肿 为右心衰重要体征，早期常不明显，多在颈静脉充盈和肝大后出现，由于体静脉压力升高使皮肤等软组织出现对称性凹陷性水肿，首先出现于身体最低垂的部位。起床活动后以脚、踝内侧和胫前较明显，仰卧者骶部比较明显，严重者全身水肿乃至胸、腹腔积液。胸腔积液更多见于全心衰，以双侧多见，单侧者以右侧多见。

5）其他 长期右心衰患者可出现发绀、营养不良、消瘦等。左、右心衰的临床表现并存即为全心衰。当右心衰出现之后，右心排血量减少，可使左心衰导致的肺淤血症状减轻。扩张型心肌病等表现为全心衰时，肺淤血症状往往不严重。

（四）实验室及其他检查

1. 实验室检查

（1）血浆 B 型尿钠肽（B－type natriuretic peptide，BNP） 与左心室心功能不全的程度呈正相关，是心衰诊断、严重程度判断、预后评估的重要指标。BNP＞100pg/ml 即可诊断为心功能不全。如 BNP 正常（＜100pg/ml）则可排除心衰，因而可用于心源性哮喘和肺源性呼吸困难的鉴别诊断。急性心衰时其敏感性和特异性均较高。不足之处在于不能鉴别收缩性或舒张性心功能不全。

（2）肌钙蛋白 严重心衰患者或失代偿期可监测到肌钙蛋白有轻微升高，有利于明确是否存在急性冠脉综合征，可以与尿钠肽一起监测心衰预后。

（3）常规检查 如血常规、尿常规、血清电解质、血糖、肝肾功能等检查可帮助发现引起或加重心衰的疾病或诱因。甲状腺功能检查可以帮助发现与心衰有关的甲状腺功能异常情况。

2. 心电图 一般无特异性表现。可提供既往心室肥厚、心肌梗死、广泛性心肌损害及心律失常等信息。

3. 影像学检查

（1）X 线检查 确诊左心衰肺水肿的主要依据，有助于心衰与肺部疾病的鉴别诊断。可获得以下信息。①心影形态和大小。②肺淤血：早期肺静脉压增高时，可见肺门血管影增强；随着压力进行性升高，肺野模糊；压力增加明显导致间质性肺水肿时，可导致肺小叶间隔内积液，显示 Kerley B 线；明显肺水肿时，可见肺门蝴蝶影。

（2）超声心动图 是心衰诊断中最有价值的检查，可以评价各心腔及瓣膜结构和功能。①收缩功能：判断收缩功能最有价值的指标是左室舒张末容积（LVEDV）和左室射血分数（LVEF），LVEF 正常大于50%，LVEF≤40%为收缩期心力衰竭的诊断标准。②舒张功能：心动周期中舒张早期心室充盈速度最大值为E峰，舒张晚期（心房收缩）心室充盈最大值为A峰，E/A为两者之比值。正常人E/A值不应小于1.2，中青年应更大。舒张功能不全时，E峰下降，A峰增高，E/A比值降低。

（3）放射性核素检查　放射性核素心血池显影能相对准确地判断心室腔大小、LVEF及室壁运动，还可诊断心肌缺血和心肌存活情况，对鉴别缺血性心肌病或扩张型心肌病有一定意义。

（4）心脏核磁共振　能评价左右心室容积、心功能、节段性室壁运动、心肌厚度、心脏肿瘤、瓣膜病、先天性畸形及心包疾病等。对复杂性先天性心脏病患者是首选检查方法，但费用昂贵、有一定局限性。

4. 有创性血流动力学检查　对慢性加重心力衰竭患者必要时采用漂浮导管在床边进行。经静脉插管直至肺小动脉，测定各部位的压力及血液含氧量，计算心脏指数（CI）及肺小动脉楔压（PCWP），直接反映左心功能。正常时CI>25L/(min·m^2)，PCWP<12mmHg。

5. 心-肺运动试验　本试验仅适用于慢性稳定型心衰患者。在运动状态下测定患者对运动的耐受量，更能说明心脏的功能状态。运动时肌肉的需氧量增高，需要心排血量相应增加。正常人每增加100ml/(min·m^2)的耗氧量，心排血量需增加600ml/(min·m^2)。当患者的心排血量不能满足运动时的需要，肌肉组织需要从流经它的单位容积的血液中提取更多的氧，结果使动-静脉血氧差值增大。①最大耗氧量（VO_2max）：单位为ml/(min·kg)。心功能正常时，此值应>20，轻至中度心功能受损时为16~20，中至重度损害时为10~15，极重损害时则<10。②无氧阈值：呼气中的CO_2增长超过了耗氧量的增长，标志着无氧代谢的出现，值愈低说明心功能愈差。

（五）诊断与鉴别诊断

1. 诊断　典型的心衰诊断并不困难，综合病因、病史、症状、体征及客观检查而做出诊断。首先应有明确的器质性心脏病诊断，临床表现是诊断心衰的重要依据。疲乏、无力等由于心排血量减少的症状无特异性，诊断价值不大。左心衰竭时肺淤血引起不同程度的呼吸困难，右心衰竭时体循环淤血引起的颈静脉怒张、肝大、水肿等是诊断心衰的重要依据。注意诊断时，需对心衰的程度和类型进行判断，目前通用的是美国纽约心脏协会（NYHA）分级方案，根据患者自觉的活动能力，划分为四级（表3-1）。

表3-1　NYHA心功能分级

分级	分级依据
Ⅰ级	患有心脏病但活动不受限，日常活动不引起明显的气促、疲乏或心悸
Ⅱ级	活动轻度受限。休息时无症状，日常活动可出现疲乏、心悸、呼吸困难或心绞痛
Ⅲ级	体力活动明显受限。休息时无症状，小于日常活动即引起上述的症状
Ⅳ级	休息状态下也出现心衰的症状，体力活动后加重

2. 鉴别诊断

（1）支气管哮喘　左心衰竭夜间阵发性呼吸困难，常称之为“心源性哮喘”，多见于有高血压或慢性心瓣膜病史的老年人。发作时必须坐起，重症者肺部有干湿啰音，甚至咳粉红色泡沫痰，BNP升高，对强心、利尿、扩血管等治疗有效。支气管哮喘的患者多见于青少年，有过敏史，发作时双肺可闻及典型哮鸣音，咳出白色黏痰后呼吸困难常可缓解，支气管扩张剂有效。鉴别困难时，可先给予氧及静脉使用氨茶碱等以缓解症状。

（2）心包积液、缩窄性心包炎、肝硬化、肾源性水肿　这些疾病均可引起水肿、腹腔积液和呼吸困难，应注意与右心衰竭相鉴别。仔细询问病史，结合超声心动图、肝肾功能检查及腹部超声等检查，有助于鉴别诊断。此外，肝硬化及肾源性水肿者无颈静脉充盈，且肝－颈静脉回流征阴性，是进行鉴别诊断的重要体征。

（六）治疗

1. 治疗的原则和目的　心衰的治疗目标包括防止和延缓心衰的发生发展、缓解临床症状、改善长期预后和降低死亡率。应采取综合治疗，强调针对神经体液因素长期激活所致的心室重构治疗。近年来评价疗效的指标不仅包括血流动力学和临床症状的改善，还增加对预后的影响，从而使心衰的治疗观念发生了根本性变化。

2. 一般治疗

（1）去除基本病因　通过药物、介入或外科手术改善心肌缺血，控制高血压，矫正先天性心脏病，可使心衰缓解或根治。

（2）避免诱因　最常见的诱因为呼吸道感染、心律失常、电解质紊乱、情绪激动或过度劳累。消除上述诱因可减少心衰的发作，减缓心衰的发展恶化。

（3）休息　适当控制体力活动，严重者绝对卧床休息。随着心功能改善，逐步下床活动。避免情绪刺激，必要时给予小剂量镇静剂。

（4）控制钠盐　适当控制钠盐摄入，每日摄入量2～5g。应用大剂量利尿剂时，应注意根据钠离子情况适当补充钠盐，以避免低钠血症的发生。

（5）恰当的水分摄入　在严格控制钠盐的情况下，一般不必严格控制水分。在重症心衰、水钠潴留严重、血清白蛋白降低或伴有稀释性低钠血症时，应限制水分的摄入。

（6）其他　注意监测体重和电解质，对患者进行健康教育。

3. 药物治疗　大多数心衰患者常规使用四类药物，即利尿剂、血管紧张素转换酶抑制剂（ACEI）或血管紧张素受体阻断药（ARB）、β受体阻断药和正性肌力药。这些药物的作用已在许多大规模的临床试验中得到证实。

（1）利尿剂　是心力衰竭治疗中改善症状的基石。通过排钠排水减轻心脏的容量负荷，可迅速有效地缓解症状。原则上在慢性心衰急性发作和明显体液潴留时应用。利尿剂的适量应用至关重要，剂量不足则体液潴留，将降低RAAS抑制剂的疗效并增加β受体阻断药的负性肌力作用；剂量过大则容量不足，将增加RAAS抑制剂及血管扩张剂的低血压及肾功能不全风险。作用机制是通过抑制肾小管特定部位Na^+和Cl^-的重吸收，减轻水钠潴留，静脉回流减少从而降低前负荷，减轻肺淤血和改善心脏功能。存在或出现过水钠潴留表现的心衰患者，均应给予利尿剂治疗。该药可迅速缓解症状，在数小时或数天内缓解肺淤血和周围水肿，但单独使用利尿剂不能保持心衰患者的长期稳定。

常用利尿剂有以下几类。

1）袢利尿剂　以呋塞米为代表，作用于Henle袢的升支，在排钠的同时也排钾，为强效利尿剂。一般小剂量（20mg每日一次口服）起始，逐渐加重，一般控制体重下降0.5～1.0kg/d直至干重。对重度慢性心力衰竭者用量可增至100mg，每日2次。效果仍不佳者可用静脉注射，每次用量100mg，每日2次。主要副作用是产生低钾血症，必须注意补钾。

2）噻嗪类利尿剂　以氢氯噻嗪（双氢克尿噻）为代表，作用于肾远曲小管和髓袢升支远端，抑制钠的再吸收。钠－钾交换机制也使钾的吸收降低。噻嗪类为中效利尿剂，轻度心力衰竭可首选此药，开始25mg，每日1次，逐渐加量。对较重的患者用量可增至每日75～100mg，分2～3次服用，同时补充钾盐，否则可因低钾血症导致各种心律失常。噻嗪类利尿剂可抑制尿酸的排泄，引起高尿酸血症。长期大剂量应用还可干扰糖及胆固醇代谢，应注意监测。

3）保钾利尿剂　常用的有以下几种。①螺内酯作用于肾远曲小管，干扰醛固酮的作用，使钾离子吸收增加，同时排钠利尿，但利尿效果不强。在与噻嗪类或袢利尿剂合用时能加强利尿并减少钾的丢失，一般用20mg，每日3次。②氨苯蝶啶直接作用于肾远曲小管，排钠保钾，利尿作用不强。常与排钾利尿剂合用，起到保钾作用，一般用50～100mg，每日2次。③阿米洛利作用机制与氨苯蝶啶相似，利尿作用较强而保钾作用较弱，可单独用于轻型心衰的患者，一般口服5～10mg，每日2次。保钾利尿剂，可能产生高钾血症。一般与排钾利尿剂联合应用时，不发生高血钾。

4）血管加压素V_2受体阻断药　通过结合V_2受体减少水的重吸收，为仅排水不利钠的新型利尿剂，代表药物是托伐普坦，可用于治疗顽固性水肿或伴低钠血症的心衰患者。

利尿剂使用注意事项是电解质紊乱是长期使用利尿剂最容易出现的副作用，应注意监测。血管紧张素转换酶抑制剂、血管紧张素受体阻断药等有较强的保钾作用，与不同类型利尿剂合用时应特别注意监测血钾变化。应从小剂量开始，建议长期但间断使用，对于顽固性水肿可联合使用多种利尿剂。

不良反应包括①电解质紊乱：应监测血中钾、钠、氯水平，对于血钠过低者应注意区别是由于血液稀释导致还是体内钠不足导致，两者治疗原则不同。前者又称难治性水肿，见于心衰进行性恶化患者，此时水钠潴留而水多于钠，患者尿少比重低，治疗应严格限制液体入量，并按利尿剂抵抗处理；后者发生于大量利尿后，患者可有直立性低血压，尿少比重高，治疗应予以补充钠盐。②神经内分泌激活：利尿剂的使用可以激活内源性神经内分泌系统，尤其是RAAS系统。短期激活会增加电解质丢失，长期会促进疾病的发展，因此利尿剂常联合其他药物，而不作为心衰的单一治疗。③低血压和氮质血症：如患者已无液体潴留，利尿过量可导致血容量减少，此时应减少利尿剂用量；如患者继续存在液体潴留，则可能由于心衰恶化，终末器官灌注不足，可继续使用利尿剂并短期内联合增加肾灌注的药物，如多巴胺和多巴酚丁胺等。④其他：长期服用噻嗪类利尿剂可能并发高尿酸血症、高脂血症和糖耐量异常；大剂量袢利尿剂可能引起耳聋，但大多数是可逆的，少数不能恢复；螺内酯长期服用可致男性乳房发育、性欲减退和女性月经失调等。

（2）RAAS抑制剂

1）血管紧张素转换酶抑制剂（ACEI）　在心衰治疗中的作用已得到广泛的研究，临床试验显示ACEI可以缓解心衰患者的症状、延缓心衰进展、抑制心脏重构及改善患者的长期预后。其作用机制除了发挥扩血管作用而改善心衰时的血流动力学、减轻淤血症状外，更重要的是降低神经体液因素的不利影响。包括：①抑制RAAS；②增加激肽水平及增加激肽介导的前列腺素，具有扩血管和抗增生作用；③改善心脏及血管的重塑，维护心肌功能，改善远期预后，降低死亡率。

ACEI是心衰治疗的基础用药，适用于各型和心功能各级的心衰患者，除非有禁忌证或不能耐受。部分血钾异常或血压偏低的患者，待病情稳定后可重新评估ACEI的使用。禁忌证包括①双侧肾动脉狭窄；②血肌酐水平升高（>265μmol/L）；③高钾血症（>5.5mmol/L）；④低血压（收缩压<90mmHg）。对本药曾有致命性不良反应的患者，如血管神经性水肿（发生率<1%）、无尿性肾衰竭或妊娠妇女，绝对禁用。

临床可用的ACEI种类很多，可根据半衰期的不同确定用药剂量及每天用药次数。应从小剂量开始，如能耐受则每隔3～7天剂量加倍，直至目标剂量再长期维持，具体见表3－2。ACEI的良好治疗反应通常需1～2个月或更长时间才能显示，即使症状改善不明显，长期应用ACEI仍有利于改善疾病进程，降低死亡率或再住院率。避免突然撤药，开始用药1～2周注意监测血压、血钾和肾功能，后期定期复查。

表 3－2　常用 ACEI 及参考剂量

药物	起始剂量	目标剂量
卡托普利	6.25mg，3 次/日	25～50mg，3 次/日
依那普利	2.5mg，1 次/日	10mg，2 次/日
贝那普利	2.5mg，1 次/日	5～10mg，2 次/日
培哚普利	2mg，1 次/日	4mg，1 次/日
赖诺普利	2.5mg，1 次/日	5～20mg，1 次/日
福辛普利	10mg，1 次/日	20～40mg，1 次/日
雷米普利	1.25～2.5mg，1 次/日	2.5～5mg，2 次/日

ACEI 不良反应如下。①刺激性干咳：是患者不能耐受的常见原因。停药后可自行消失，再服药后可再出现。②低血压：常见于递增剂量的最初几天，尤其是伴低血容量、近期大量服用利尿剂或严重低钠血症的患者。③肾功能恶化：心衰时肾脏灌注减少，肾小球滤过率的维持主要依赖于血管紧张素介导的出球小动脉收缩，因而使用 ACEI 可能造成肾功能不全。④由于 ACEI 阻止醛固酮合成而减少钾的丢失，故可发生高钾血症，尤其见于肾功能恶化、补钾或口服保钾利尿剂时。服用本药 1 周后查血清钾，如血钾≥5.5mmol/L 应停用 ACEI。

2）血管紧张素受体阻断药（ARB）　ARB 减少血管紧张素Ⅱ（AngⅡ）与 AngⅠ受体 1（AT_1）结合，抑制 RAAS 而不抑制激肽酶，可以产生与 ACEI 相似的作用，而减少干咳和血管性水肿等不良反应的发生。目前 ACEI 治疗心衰的地位已被确定，但尚未证实 ARB 是否相当于或优于 ACEI，故对于未使用或能耐受 ACEI 治疗的心衰患者，目前不宜以 ARB 替代治疗或两者联合应用。本药亦可引起低血压、高钾血症及肾功能恶化等不良反应。常用药物及剂量见表 3－3。

表 3－3　常用 ARB 及参考剂量

药物	起始剂量	目标剂量
氯沙坦	25mg，1 次/日	100～150mg，1 次/日
缬沙坦	20～40mg，1 次/日	80～160mg，2 次/日
厄贝沙坦	75mg，1 次/日	300mg，1 次/日
坎地沙坦	4mg，1 次/日	32mg，1 次/日
替米沙坦	40mg，1 次/日	80mg，1 次/日
奥美沙坦	10mg，1 次/日	20～40mg，1 次/日

3）醛固酮受体阻断药　心衰患者醛固酮生成和活化增加与心衰严重程度成正比，对心室重构起重要作用。长期应用 ACEI 或 ARB 不能保持醛固酮水平稳定下降，因此常联合应用醛固酮受体阻断药以改善患者的预后，降低死亡率。醛固酮受体阻断药适用于：①LVEF≤35%、NYHA 分级为Ⅱ～Ⅳ级的患者。②已使用 ACEI 或 ARB 和 β 受体阻断药，仍有持续症状者。③急性心肌梗死后 LVEF≤40%，有心衰症状或既往有糖尿病病史者。从小剂量起始，逐渐加量。常用剂量如下：螺内酯，起始剂量为 10～20mg，1 次/日，目标剂量为 20mg，1 次/日，不推荐用最大剂量；依普利酮，起始剂量为 12.5mg，1 次/日，目标剂量为 25～50mg，1 次/日。高钾血症及肾功能受损者不宜使用本药，注意定期监测血钾和肾功能，尤其老年患者。螺内酯可出现男性乳房增生，停药后可消失；依普利酮不良反应较少见。

4）肾素抑制剂　动脉粥样硬化、糖尿病和心力衰竭等患者可通过监测血浆肾素活性可预测发生心血管事件危险性及死亡率。代表药物阿利吉仑是新型口服非肽类肾素抑制剂，可直接抑制肾素，并可阻断噻嗪类利尿剂、ACEI 或 ARB 使用造成的肾素蓄积，有效降压，对心率无明显影响。目前不推荐用于替代 ACEI 或 ARB。

（3）β受体阻断药　作用机制是心衰开始时，肾上腺素能代偿作用有利于维持衰竭心脏的功能，交感神经系统激活对心室重构及心衰发生发展均有不利作用。因此，β受体阻断药可以改善慢性心衰患者的预后。

所有慢性收缩性心衰 NYHA 心功能Ⅱ、Ⅲ级，病情稳定，LVEF＜40%者，均须应用β受体阻断药，有禁忌证或不能耐受者除外。NYHA 心功能Ⅳ级的患者，如病情已稳定，无液体潴留，且不需要静脉用药者，在严密监护下由医生指导用药。应用β受体阻断药治疗心衰，症状改善常在治疗后2～3个月才出现，即使症状未能改善β受体阻断药仍能减慢疾病的进展。禁忌证包括①支气管痉挛性疾病；②严重心动过缓（＜55次/分）；③二度及以上房室传导阻滞（除非已安装心脏起搏器）；④有明显液体潴留，需大量利尿者，暂时不能应用；⑤急性心衰；⑥难治性心衰需静脉给药者。

β受体阻断药具有负性肌力作用，临床应用应十分慎重。在心衰稳定后使用利尿剂、ACEI 的基础上应用。需从小剂量开始，如患者能耐受，可每隔2～4周将剂量加倍；如前一较低剂量出现不良反应，可延迟加量至不良反应消失。目前临床常用药物及用法见表3－4：如美托洛尔12.5mg 口服，1次/日；比索洛尔1.25mg 口服，1次/日。

表3－4　常用β受体阻断药及参考剂量

药物	起始剂量	目标剂量
选择性 β_1 受体阻断药		
酒石酸美托洛尔	6.25mg，2～3次/日	50mg，2～3次/日
琥珀酸美托洛尔	11.875～23.75mg，1次/日	142.5～190.0mg，1次/日
比索洛尔	1.25mg，1次/日	10mg，1次/日
非选择性肾上腺素能受体阻断药		
卡维地洛	3.125～6.250mg，2次/日	25～50mg，2次/日

不良反应包括①心动过缓和传导阻滞：如清醒时静息心率＜55次/分或出现二、三度房室传导阻滞，可减少用量或停用，如小剂量使用仍能导致有症状的上述现象，可考虑安装心脏起搏器后再应用。②低血压：尤其同时具有α受体阻滞作用的制剂，多出现于首剂或加量的最初24～48小时，可将利尿剂减量或调整 ACEI 用量及β受体阻断药在一天中的不同时段使用。③开始使用β受体阻断药1～2个月时可导致液体潴留与心衰恶化，此时可首先调整利尿剂和 ACEI 的用量，以到达临床稳定。如病情恶化需静脉用药时，可将β受体阻断药减量或停用，待病情稳定后再加量或继续应用。

（4）正性肌力药　包括洋地黄类和非洋地黄类。洋地黄类为传统的正性肌力药，该药的使用可以显著减轻症状，改善生活质量，提高运动耐力，但对生存率无明显改善。作用机制是：通过抑制心肌细胞膜上的 Na^+,K^+－ATP 酶,使内流的钙离子增多，从而发挥正性肌力作用。此外，通过兴奋迷走神经间接降低窦房结自律性和传导性，具有负性频率和负性传导作用。

适应证包括①NYHA 心功能Ⅱ～Ⅳ级的收缩性心衰患者，在利尿剂、ACEI（或 ARB）和β受体阻断药治疗时仍有持续性心衰症状，同时合并快速心室率的心房颤动是其最好的适应证。②室上性快速心律失常，如室上性心动过速、心房扑动和心房颤动。禁忌证包括①洋地黄过量或中毒者；②肥厚型心肌病；③二度或三度房室传导阻滞而无永久性心脏起搏器保护者；④预激综合征伴心房颤动或心房扑动；⑤重度二尖瓣狭窄伴窦性心律并发肺水肿者。

最常用的洋地黄制剂为地高辛、毛花苷C（西地兰），洋地黄毒苷、毛花苷K等较少应用。①地高辛是一种有效、安全、使用方便、价格低廉的治疗心衰药物，目前临床应用最为广泛。多采用维持量疗法，0.125～0.25mg 口服，1次/日。高龄或肾功能受损者，剂量酌减。②毛花苷C为静脉注射剂，注射后10分钟起效，1～2小时达高峰，半衰期为3小时，90%经肾排出。每次用量为0.2～0.4mg，稀释后静脉注射，24小时总量为0.8～1.2mg。适用于急性心衰或慢性心衰加重时，特别适用于伴快速房室率房颤的心衰患者。

洋地黄中毒表现和处理如下：

1）影响洋地黄中毒的因素 洋地黄用药安全窗很小，轻度中毒剂量约为有效治疗量的两倍。下列情况易发生洋地黄中毒反应：①电解质紊乱特别是低钾血症、低镁血症；②心肌缺血、缺氧；③肾功能不全；④联合应用某些药物，如奎尼丁、普罗帕酮、维拉帕米、胺碘酮及阿司匹林等，这些药物同洋地黄均通过肝脏P450代谢而相互竞争，从而降低洋地黄经肾脏的排泄率，增加其血清浓度及中毒的可能性。

2）洋地黄中毒表现 ①心律失常是洋地黄中毒最重要的表现，以室性期前收缩最常见，多表现为二联律；快速房性心律失常又伴有传导阻滞是洋地黄中毒的特征性表现。洋地黄可引起心电图ST－T段出现特征性的鱼钩样改变，称为洋地黄效应而非中毒表现。②胃肠道反应，如厌食、恶心、呕吐等。③神经系统症状，即视物模糊、黄视、绿视、倦怠、眩晕、定向障碍和意识错乱等。

3）洋地黄中毒的处理 ①立即停药，单发性室性期前收缩、一度房室传导阻滞以及轻度的胃肠道神经系统表现等停药后常自行消失。②快速性心律失常者，如血钾浓度低则可用静脉补钾，如血钾不低可用利多卡因或苯妥英钠。电复律一般禁用，因易致心室颤动。③传导阻滞及缓慢性心律失常者可用阿托品0.5～1.0mg，皮下或静脉注射，一般不需安置临时心脏起搏器。④严重地高辛中毒时可应用地高辛抗体治疗，使心肌内地高辛迅速转移到地高辛抗体上，解毒效果迅速可靠，但应密切观察以防止心衰恶化。

非洋地黄类包括：①肾上腺素能受体兴奋剂如多巴胺，其作用随应用剂量的大小而表现不同，较小剂量2～5μg/(kg·min)表现为心肌收缩力增强，血管扩张，特别是肾小动脉扩张。大剂量5～10μg/(kg·min)则可出现不利于心衰治疗的负性作用。多巴酚丁胺是多巴胺的衍生物，但扩血管作用不如多巴胺明显。起始用药剂量与多巴胺相同。②磷酸二酯酶抑制剂：通过抑制磷酸二酯酶活性促进Ca^{2+}内流增加，心肌收缩力增强。目前临床应用的制剂为米力农、氨力农等。短期应用对改善心衰症状的效果是肯定的，但已有大量前瞻性研究证明长期应用米力农治疗重症心衰患者，其死亡率较不用者更高。因此，该类药物仅限于重症心衰患者，完善心衰的各项治疗措施后症状仍不能控制时短期应用。③左西孟旦：通过与心肌细胞上的肌钙蛋白C结合增强心肌收缩力，并介导三磷酸腺苷（ATP）敏感的钾通道，扩张冠状动脉和外周血管。适用于低心输血量的急性失代偿性心力衰竭的短期治疗，注意低血压和心律失常的发生。

（5）血管扩张剂 慢性心力衰竭的治疗并不推荐血管扩张剂的应用，仅在伴有心绞痛或高血压的患者可考虑联合治疗，对存在心脏流出道或瓣膜狭窄的患者应禁用。

（6）伊伐布雷定 首个窦房结起搏电流选择特异性抑制剂，可以降低窦房结发放冲动的频率，从而减慢心率。慢性心衰患者表现为窦性心律，LVEF下降，使用ACEI或ARB、β受体阻断药和醛固酮受体阻断剂达最大耐受剂量，心率仍超过70次/分，症状持续存在可加用伊伐布雷定。

4. 非药物治疗

（1）心脏再同步化治疗（CRT） 30%进展性心衰患者存在左、右心室之间的收缩不协调，导致心室充盈欠佳、二尖瓣反流，左室射血分数下降。通过心脏再同步化治疗（CRT）可改善房室、左右心室间以及心室内的收缩同步性，减少继发性二尖瓣反流，改善心脏功能。研究表明，CRT可改善生活质量和运动耐量，延缓心室重构和病情进展，降低死亡率。

（2）左室辅助装置（LVAD） 适用于严重心脏事件后或准备行心脏移植手术患者短期过渡期和急性心衰患者的辅助性治疗。但并发症如出血、血栓形成、感染等使其应用受限。

（3）植入式心脏转复除颤器（ICD） 半数以上中度心衰的患者死于严重的室性心律失常所致的心

源性猝死，ICD 可作为一级预防，有效降低由此引发的猝死率，也可作为二级预防，降低由于持续性室性心动过速及心室颤动导致的心脏骤停存活者的病死率。

（4）心脏移植　对于不可逆的心衰，病因无法纠正，如扩张型心肌病、晚期缺血性心肌病患者，药物治疗效果差，心肌状况已处终末期无法逆转，唯一的选择就是心脏移植。但因供体来源及排斥反应而难以广泛开展。

（5）细胞替代治疗　目前处于临床试验阶段，干细胞移植有益于修复受损心肌、改善心功能。但仍有一系列问题需要解决，如移植细胞来源、疗效稳定性等。

5. 舒张性心力衰竭治疗

（1）基本病因治疗　如有效地降压，改善心肌缺血等；药物如硝酸酯类药物、β 受体阻断药、钙离子通道阻滞剂、ACEI 等，有助于逆转左心室肥厚，改善舒张功能。

（2）缓解肺淤血　如限制钠盐摄入、使用利尿剂减少循环血量、使用硝酸酯类药物减少静脉回流，从而缓解肺淤血。但上述用药均需从小剂量开始，注意不使前负荷过度降低。对于单纯舒张性心衰，心室充盈压需高于正常才能维持心搏量。

（3）适宜的心室率和心律　心率增快可缩短心室充盈和冠状动脉灌注时间，对舒张性心衰不利，应尽可能使静息状态下心率维持在 60 次/分左右。β 受体阻断药和钙离子通道阻滞剂是最常用的药物，以降低心室率，延长舒张期。维持窦性心律有利于保证房室同步，增加心室充盈。如舒张性心衰并发心房颤动，应尽可能转复并维持窦性心律；如果安装永久性心脏起搏器，应考虑房室顺序起搏。

（4）改善左室舒张早期充盈　钙离子通道阻滞剂明显增加左室松弛率和舒张早期心室充盈，可作为舒张性心衰治疗的主要药物，但维拉帕米不宜与 β 受体阻断药合用。

（5）禁用正性肌力药物　单纯舒张性心衰不宜应用正性肌力药物，如同时合并收缩性心衰则以治疗后者为主。

6. 心力衰竭患者的长期管理　心力衰竭的治疗中，患者自我管理和定期随访至关重要，应包括以下内容。①患者教育：心衰患者及家属应得到准确的有关疾病知识和管理的指导，内容包括健康的生活方式、平稳的情绪、适当的诱因规避、规范的药物服用、合理的随访计划等。②体重管理：体重改变往往出现在临床液体潴留症状和体征之前，更为敏感，通常体重增加超过 2kg/3d，则提示需调整利尿剂剂量。③饮食管理：少钠盐摄入有利于减轻水钠潴留。④活动：适宜的活动能提高骨骼肌功能，改善活动耐量，改善疾病预后。应鼓励病情稳定的心衰患者主动运动，根据病情轻重不同，在不诱发症状的前提下从床边小坐开始逐步增加有氧运动。

二、急性心力衰竭

急性心力衰竭指急性心脏病变导致短时间内心肌收缩力明显减低，致使心排血量显著、急骤降低引起组织、器官灌注不足和急性肺淤血的综合征。可分为急性左心衰和急性右心衰，临床以急性左心衰较为常见，是内科急危重症，以肺水肿和心源性休克为主要表现，抢救是否及时、合理与预后密切相关。急性右心衰较少见，常见于急性右心室心肌梗死或大面积肺栓塞引起的急性肺源性心脏病。下面重点介绍临床常见的急性左心衰。

（一）病因

1. 心肌舒缩功能障碍　慢性心衰急性加重、急性广泛性心肌梗死、急性心肌炎、围生期心肌病等导致心脏收缩功能明显下降；急性大量心包积液或积血所致的急性心脏压塞造成心室舒张功能受限。

2. 心脏负荷过重　机械梗阻或压力负荷过重如高血压性心脏病者血压急剧升高、严重的二尖瓣或主动脉瓣狭窄、左室流出道梗阻、二尖瓣口黏液瘤或血栓的嵌顿等使心脏排血受阻；容量负荷过重如急性心肌梗死或急性感染性心内膜炎所致乳头肌或肌腱断裂、瓣膜穿孔，输血或输液过多、过快等，导致心脏内容量负荷增多。

3. 严重的心律失常　包括快速的室上性和室性心律失常以及严重的心动过缓，使心脏排血显著减少，尤其是原来有心脏病基础的患者更易发生。

4. 其他非心源性因素　如药物治疗依从性不佳、严重感染或大手术后，以及存在高输出综合征如甲状腺危象、重度贫血、分流综合征等。

（二）发病机制

心脏解剖或功能突发的异常，导致心脏收缩力突然严重减弱，或左室瓣膜急性反流，心排血量急剧减少，左室舒张末期压迅速升高，肺静脉压和肺毛细血管压迅速升高，肺毛细血管内液体渗入到肺间质和肺泡内形成急性肺水肿。

（三）临床表现

1. 症状　起病急骤，患者突然出现严重呼吸困难，呼吸频率可达 30～40 次/分，端正呼吸、发绀、大汗、烦躁不安，伴恐慌、濒死感、窒息感。同时伴频繁咳嗽，咳粉红色泡沫痰。肺水肿早期血压可升高，但随着病情持续进展，血压将逐步下降甚至休克，出现意识障碍、少尿、肾功能衰竭等表现。

2. 体征　听诊两肺满布湿性啰音和哮鸣音，心尖部第一心音减弱，频率快，同时舒张早期可闻及奔马律，肺动脉瓣第二心音亢进。休克时面色苍白、发绀、大汗、皮肤湿冷，心率增快，持续低血压。

（四）诊断与鉴别诊断

1. 根据典型的症状和体征，有引起急性左心衰竭的病因，一般不难做出诊断。既往心脏病史、咳粉红色泡沫痰及心尖区舒张期奔马律，结合 BNP 水平易与支气管哮喘相鉴别。心源性休克并发肺水肿可与其他原因所致的休克鉴别。

2. 急性心力衰竭的临床严重程度常用 Kilip 分级。

Ⅰ级：无急性心力衰竭。

Ⅱ级：有急性心力衰竭，肺部中下肺野湿性啰音，心脏奔马律，胸部 X 线检查见肺淤血。

Ⅲ级：严重急性心力衰竭，严重肺水肿，满肺湿性啰音。

Ⅳ级：心源性休克。

（五）治疗

治疗目标是改善心衰症状，纠正血流动力学异常；去除诱因，积极治疗病因；降低死亡率，改善患者长期预后。

1. 基本处理

（1）体位　患者取坐位，双腿下垂，以减少回心血量，减轻心脏前负荷。

（2）吸氧　立即给予高流量鼻导管吸氧，病情严重者可以给予持续气道正压通气或无创性正压机械通气给氧，使肺泡内压力在吸气时增加，加强气体交换，且可对抗组织液向肺泡内渗透。有时采用乙醇（浓度 20%～95%）湿化氧疗，以降低肺泡内泡沫表面张力，有利于改善通气。

（3）救治准备　开放静脉通道，留置导尿管、心电监护、血氧监测等。

2. 药物治疗

（1）吗啡　多用于急性心衰的早期，尤其患者烦躁不安时，不仅可以使患者镇静，减少躁动所带来的额外的心脏负担，而且具有小血管舒张的功能而减轻心脏的负荷。3～5mg 静脉注射，必要时每间隔 15 分钟重复 1 次，共 2～3 次。老年患者可酌减剂量或改为肌内注射。注意呼吸抑制情况的观察。

（2）利尿剂　首选强效袢利尿剂，降低心脏负荷，快速改善心衰症状。主要用于急性心衰伴肺循环或体循环淤血者，尤其是容量负荷过重者。常用呋塞米、托拉塞米、布美他尼等。如呋塞米 20～40mg 静脉注射，于 2 分钟内推完，10 分钟内起效，可持续 3～4 小时，4 小时后可重复 1 次。应注意低血容量和低钾血症的发生。

（3）血管扩张剂

1）硝酸甘油　扩张小静脉，降低回心血量。在不减少每搏量和增加心肌耗氧的情况下能减少肺淤血，尤其适用于急性冠脉综合征伴心衰的患者。本药的耐受量个体差异很大，起始剂量为 5～10μg/min，然后每 10 分钟调整 1 次，每次增加 5～10μg，维持剂量为 50～100μg/min，最大剂量为 200μg/min，以收缩压达到 90～100mmHg 为度。

2）硝普钠　为动静脉血管扩张剂，有效降低心脏前后负荷，作用迅速、短暂，静注后 2～5 分钟起效。起始剂量 0.3μg/(kg·min）滴入，根据血压逐步增加剂量，最大量可用至 5μg/(kg·min），维持量为 50～100μg/min。硝普钠含有氰化物，静脉滴注时需避光并临床配制，4～8 小时内滴完。

3）重组人脑利钠肽　扩张动静脉，包括冠状动脉，降低心脏前后负荷，还可抑制 RAAS 系统及交感系统活性，起一定程度的排钠利尿作用。先予以负荷剂量 15～25μg/kg 静脉推注，然后以 0.01μg/(kg·min）静脉滴注，也可直接静脉滴注，疗程一般为 3 天。

（4）正性肌力药

1）多巴胺　小剂量多巴胺［＜2μg/(kg·min）］静脉注射可降低外周阻力，扩张肾、冠脉和脑血管；较大剂量［＞2μg/(kg·min）］可增加心肌收缩力和心输出量，均有利于改善急性心衰的病情。但＞5μg/(kg·min）的大剂量静脉注射时，因可兴奋 α 受体而增加左室后负荷和肺动脉压而对患者有害。

2）多巴酚丁胺　可增加心输出量，起始剂量为 2～3μg/(kg·min），可根据尿量和血流动力学监测结果调整剂量，最高可用至 20μg/(kg·min）。多巴酚丁胺可使心律失常发生率增加，应特别注意。

3）磷酸二酯酶抑制剂（PDEI）　米力农兼有正性肌力及降低外周血管阻力的作用。在扩管利尿的基础上短时间应用米力农可取得较好的疗效。起始 25μg/kg 于 10～20 分钟推注，继以 0.375～0.75μg/(kg·min）速度静脉滴注。

4）洋地黄类制剂　适用于心房颤动伴快速心室率或原有心脏增大伴左心室收缩功能不全者，首剂可给 0.4～0.8mg，2 小时后可酌情再给 0.2～0.4mg。对急性心肌梗死，在急性期 24 小时内不宜用洋地黄类药物；二尖瓣狭窄所致肺水肿，洋地黄类药物也无效。后两种情况如伴有心房颤动的快速心室率则可应用洋地黄类药物减慢心室率，有利于缓解肺水肿。

（5）氨茶碱　可缓解支气管痉挛，并有一定的正性肌力及扩血管和利尿的作用，可辅助治疗，缓解症状。

3. 机械辅助治疗

（1）主动脉内球囊反搏（IABP）　能显著改善血流动力学，目前已成为心源性休克或严重左心衰治疗的一部分，可有效改善心肌灌注，降低心肌耗氧量和增加心输出量。适用于如下几种情形：①强心、扩血管等治疗短期效果不佳；②并发严重二尖瓣反流或室间隔破裂，为获得血流动力学稳定以利进一步诊治；③严重心肌缺血，准备行冠状动脉造影术和血运重建术。严重的周围血管疾病、难以纠正的心力衰竭和多脏器衰竭者不宜使用。

（2）心室辅助装置　包括心室辅助泵、体外膜肺氧合（ECMO）等。

近年来心室辅助装置多用作急性失代偿性心力衰竭的短期循环支持，以协助治疗急性心力衰竭或作为心脏移植前的一种过渡措施。研究表明 ECMO 可部分或全部替代心肺功能，明显改善预后。

素质提升

扎根基层，不忘初心

目前，农村越来越多的人发生了心血管疾病，数据显示农村心血管病死亡率从2009年起超过并持续高于城市水平。这可能与高盐饮食、运动不足、烟酒过量、健康意识缺乏等因素有关。一旦发生心血管疾病，会给农民造成较多负担，而且农村医疗条件欠缺、医护人员不足，农民得不到更好的医治。

农村缺医生，更缺会看病的好医生。农民需要长期的健康照顾，乡村医生更要以患者为中心，不仅关注疾病，还要关注饮食起居、情感情绪。越来越多的最美乡医愿意守护基层卫生事业，愿意以实际行动践行担当"群众健康守门人"的初心和使命。医学生是未来医疗服务的主力军，扎根基层、奉献基层同样可彰显青春的智慧和力量。不忘治病救人的初心，在平凡的岗位上干出不平凡的事业！

（钱志勇）

第二节 心律失常

PPT

心律失常是指心脏激动的起源部位、频率、节律、传导速度与激动次序等的异常，可单独发病，更可为其他心血管等疾病所伴发。其预后与心律失常的病因、诱因、是否导致严重血流动力障碍有关。临床上通过心脏听诊、常规心电图检查、运动心电图检查、动态心电图检查、电生理检查等可做出诊断。

一、窦性心律失常

心脏激动正常即起源于窦房结。窦性心律失常指由于窦房结冲动发放频率的异常或窦房结冲动向心房传导受阻所导致的心律失常。

（一）窦性心动过速

成人窦性心律，其频率超过100次/分即为窦性心动过速，简称窦速。

1. 病因 常见于某些生理情况，如运动、情绪激动、饮用咖啡、茶等。也可见于各种心脏病及其他全身疾病，如发热、贫血、甲状腺功能亢进、休克等。此外，可由某些药物所致，如β受体激动剂（异丙肾上腺素）、M受体阻断药（阿托品）等。

2. 临床表现 除原发病表现外，常伴有心悸，通常逐渐开始和终止，频率大多在100～150次/分。

3. 心电图特点 ①P波频率>100次/分；②具有正常窦性心律P波的其他特点（即P波在Ⅰ、Ⅱ、aVF、V_4～V_6导联直立，在aVR导联倒置；P－R间期为0.12～0.20秒；在同一导联P－P间距之差 <0.12秒）；③当窦性心动过速的频率过快，尤其超过>150次/分时，P波可与前一心搏的T波重叠，需与阵发性室上性心动过速相鉴别（图3－1）。

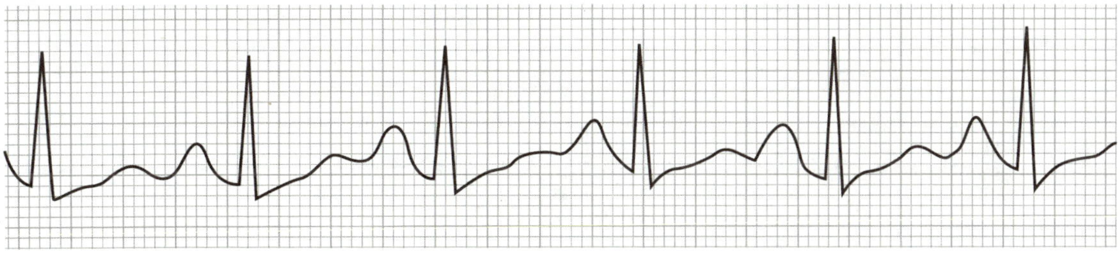

图3－1 窦性心动过速

4. 治疗 主要是治疗原发病及去除诱因，必要时可给予β受体阻断药或镇静剂治疗。

（二）窦性心动过缓

成人窦性心律频率低于60次/分即为窦性心动过缓，简称窦缓。

1. 病因 常见于某些生理状况，如健壮的青年人、运动员或睡眠时；也可见于某些心内外疾病，如各种原因引起的颅内压增高、低温、甲状腺功能减退、下壁心肌梗死、阻塞性黄疸等，还可因为服用导致心率减慢的药物，如β受体阻断药、胺碘酮、拟胆碱药物等。

2. 临床表现 生理性及轻度窦缓多无临床表现，疾病及药物所致可伴有心悸、头晕、乏力，严重患者可出现晕厥、休克等。

3. 心电图特点 ①P波频率<60次/分，通常为40～59次/分；②具有正常窦心律P波的其他特点；③可伴有窦性心律不齐，即在同一次心电图记录中，P－P间隔之差>0.12秒（图3－2）。

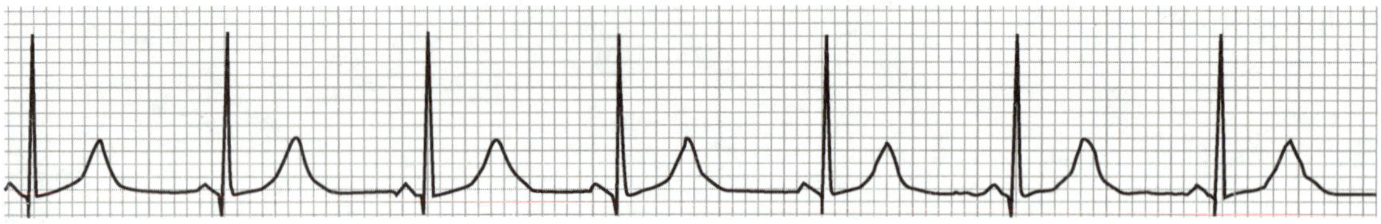

图3－2　窦性心动过缓

4. 治疗 无症状者无须治疗，有症状者应进行病因治疗和酌情给予阿托品或异丙肾上腺素等治疗，但长期应用效果不确定，易产生严重的副作用，可考虑安装心脏起搏器。

（三）病态窦房结综合征

病态窦房结综合征（sick sinus syndrome，SSS）简称病窦综合征，是由于窦房结病变导致其功能减退，引起一系列心律失常的综合表现。

1. 病因 窦房结退行性变，冠心病、心肌病、心肌炎、风湿性心脏病、外科手术损伤、高血压等均可导致。

2. 临床表现 起病隐匿，轻者头晕、心悸、乏力、记忆力减退等，重者出现发作性黑矇甚至晕厥，偶可发生心绞痛、心力衰竭或休克等。急性下壁心肌梗死和心肌炎，可引起暂时性窦房结功能不全，急性期过去后多消失。

3. 心电图特点 ①持续而显著的窦性心动过缓（<50次/分），排除药物所致。②窦性停搏，即在正常的窦性节律后，突然出现一个较长的无窦性P波的长间歇，这一显著延长的P－P间期与原窦性P－P间期不成倍数关系，但常超过基本窦性周期的1.5倍（图3－3）。③窦房传导阻滞分为三度：其二度Ⅰ型窦房传导阻滞为一系列连续出现的P波中，P－P间期依次逐渐缩短，直至发生一P波脱漏而出现长的P－P间期，如此周而复始，长的P－P间期短于基本P－P间期的2倍（图3－4）；其二度Ⅱ型窦房传导阻滞为一系列连续出现的P波中，多数P－P间期相等，但间歇性出现P波脱漏，长的P－P间期是短的P－P间期的2倍（图3－5），据此与窦性停搏鉴别；一度及三度窦房传导阻滞心电图无法明确诊断。④窦房传导阻滞与房室传导阻滞并存。⑤心动过缓－心动过速综合征，即心动过缓与房性快速性心律失常交替出现。

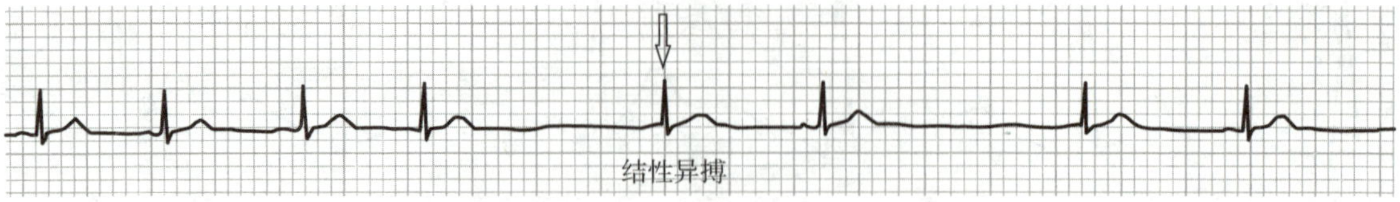

图3－3　窦性停搏

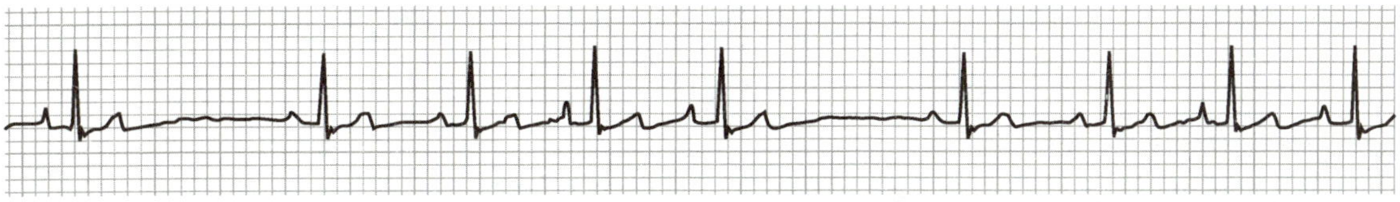

图 3－4　二度Ⅰ型窦房传导阻滞

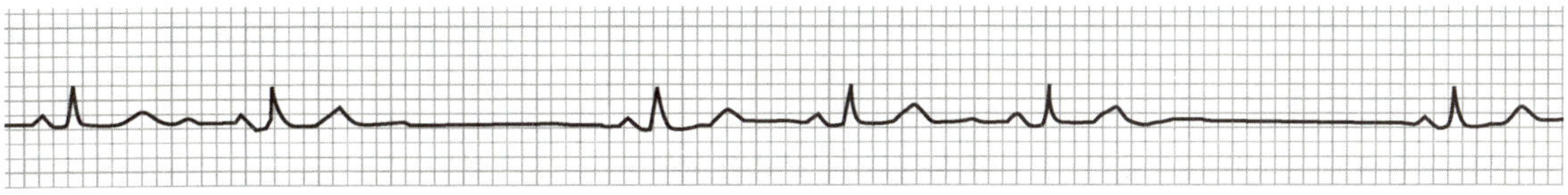

图 3－5　二度Ⅱ型窦房传导阻滞

4. 治疗　①病因治疗；②药物治疗：可选用 β 受体兴奋剂（如肾上腺素）、M 受体阻断药（如阿托品）等，但多效果欠佳；③安装起搏器：对反复出现严重症状，尤其慢快综合征型及心电图 >3 秒长间歇者宜首先安装起搏器。

二、房性心律失常

（一）房性期前收缩

房性期前收缩，亦称房性早搏或房早，指比基本心律（通常为窦性心律）提早出现的、起搏点位于心房的异位激动，较常见。

1. 病因　可见于某些生理情况，如剧烈运动、过量吸烟、过量饮酒与咖啡等；亦可见于心内外疾病，如冠心病、肺心病、高血压、心肌病等。

2. 临床表现　可无明显症状，部分患者感心悸、乏力，自觉心脏停跳感，尤其频发房早。

3. 心电图特点　①提早出现 P′波，P′形态与同一导联窦律 P 波不同；②P′－R 间期≥0.12 秒；③代偿间歇不完全，少数房早因发生较晚等原因，窦房结的节律未被干扰，其后出现完全性代偿间歇；④P′后 QRS 波群一般与窦性心律相似（图 3－6）；⑤如 P′后无 QRS 波时称房早未下传，可形成有较长间歇（图 3－7）；⑥有时出现相关宽大畸形的 QRS 波群，称房性期前收缩伴室内差异性传导（图 3－8）。

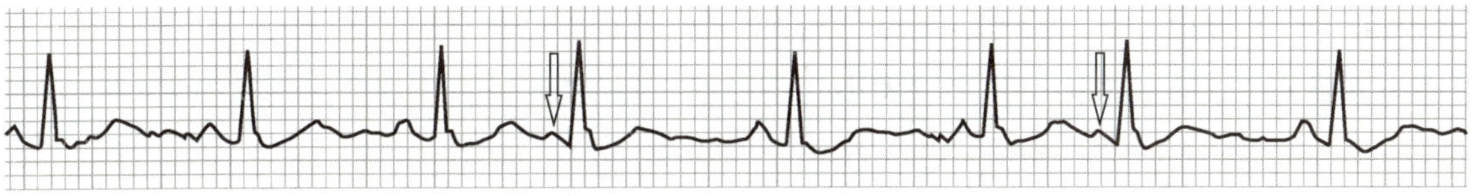

图 3－6　房性期前收缩

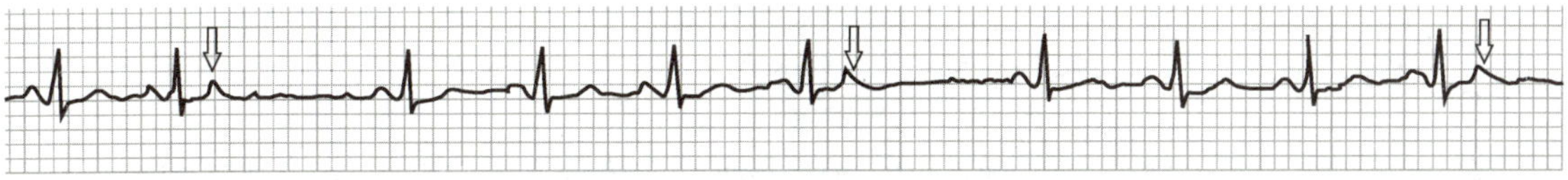

图 3－7　房性期前收缩未下传

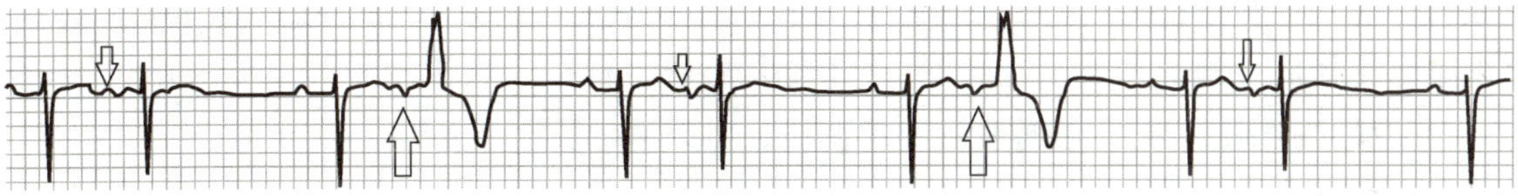

图 3－8　房性期前收缩伴室内差异性传导

4. 治疗 祛除诱因，开展病因治疗；有明显症状者可给予莫雷西嗪或普罗帕酮等β受体阻断药治疗。

（二）房性心动过速

房性心动过速简称房速。起源于心房，且无需窦房结参与的心动过速。

1. 病因 常见于心肌梗死、肺心病、心肌病、低钾血症、洋地黄中毒等。无明确病因者称特发性房速，多见于儿童、青少年，成人少见。

2. 临床表现 多表现为心悸、乏力、胸闷等，部分可无症状，合并器质性心脏病者，可出现头晕、晕厥、心绞痛、肺水肿等。

3. 心电图特点 ①心房P′波频率通常为130～150次/分，较为规则；②P′波形态与窦性者不同；③P′-R间期≥0.12秒；④P′波之间的等电位线仍存在（心房扑动时等电线消失不同），QRS形态与时限与窦性相同（图3-9）；⑤刺激迷走神经不能终止心动过速，仅加重房室传导阻滞；⑥发作开始时，心率逐渐加速。

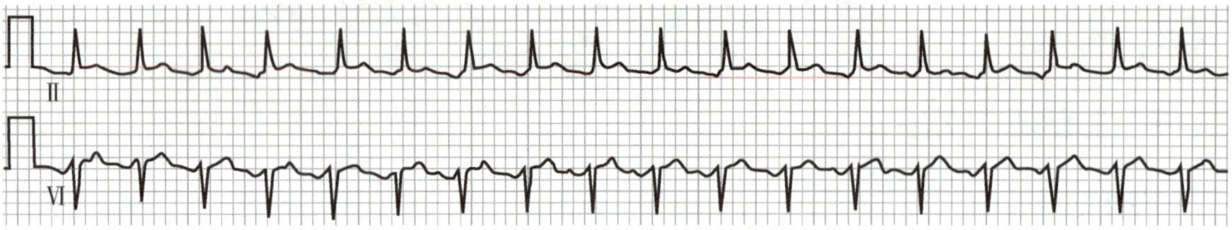

图3-9 房性心动过速

4. 治疗 在病因治疗的基础上可选用洋地黄、β受体阻断药、非二氢吡啶类钙离子通道阻滞剂以控制心室率；也可给予IA类、IC类或Ⅲ类抗心律失常药物以转复窦性心律或射频消融治疗。

（三）心房扑动

心房扑动（atrial flutter）简称房扑，是介于房速与心房颤动之间的快速性心律失常。

1. 病因 多见于器质性心脏病患者，包括风湿性心脏病、冠心病、高血压性心脏病、甲亢性心脏病等，也可因为心包炎、心肌病、肺心病、先天性心脏病及酒精中毒等。

2. 临床表现 主要与心室率的快慢有关。如心室率不快，可无明显症状，如心房扑动伴极快的心室率，则出现心悸、气促，甚至诱发心绞痛、心衰、休克等。

3. 心电图特点 ①P波消失，代之以大小间距形态一致的扑动波（F波），F波之间无等电位线，多呈锯齿状，Ⅱ、Ⅲ、aVF清晰；②扑动波多为250～350次/分；③大多不能1∶1下传，可按一定比例下传，如2∶1、3∶1、4∶1等；④QRS波群一般不增宽（图3-10）。

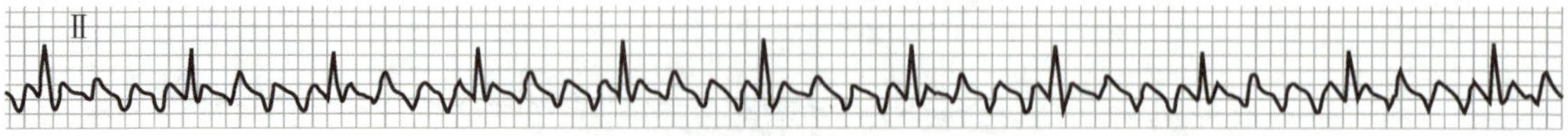

图3-10 心房扑动4∶1传导

4. 治疗 ①病因治疗；②控制心室率：常用β受体阻断药、钙离子通道阻滞剂（维拉帕米、地尔硫䓬）或洋地黄制剂（地高辛、毛花苷C）；③转复心律，根据发病机制不同，可采用包括药物治疗（奎尼丁、普罗帕酮、胺碘酮）、快速食道心房调拨、射频消融及电转复等。

（四）心房颤动

心房颤动（atrial fibrillation，AF）简称房颤，是一种以心房不协调活动而导致心房机械舒缩功能恶化为特征的室上性心动过速性心律失常。

1. 病因 临床上房颤发生的高风险因素包括高龄、高血压、糖尿病、心肌梗死、瓣膜性心脏病、心力衰竭、肥胖、阻塞性睡眠呼吸暂停、心胸外科手术、吸烟、运动、饮酒、甲状腺功能亢进、脉压增加、家族史、遗传变异等。

2. 临床表现 房颤的症状取决于有无器质性心脏病、心功能基础、心室率的快慢及发作形式。特发性房颤而心室率不快者，可无症状。其他常见的症状包括心悸、气促、乏力和心前区不适，尤其初发及阵发性者。严重者可出现头晕、急性肺水肿、心绞痛、心源性休克等。房颤时由于心房丧失机械收缩功能及血液淤滞，易形成左心房血栓，栓子脱落后导致动脉栓塞，尤其是脑部，其中又以二尖瓣狭窄伴房颤患者易发生，且有反复发作倾向。心脏听诊第一心音、心率、心律均绝对不规整。由于部分每搏心输血量减少，导致脉搏短绌、强弱不等和血压测量结果差异较大。房颤根据临床发作特点，分为以下几种类型，见表 3－5。

表 3－5 房颤临床分型

初发房颤	指首次发现的房颤
阵发性房颤	指持续时间 <7 天的房颤，一般 <48 小时，多为自限性
持续性房颤	房颤持续时间 >7 天或更长（ >1 年），经药物、电转复能恢复为窦性心律
永久性房颤	不能转为窦性心律的房颤（转复失败或不能转复）

3. 心电图特点 ①P 波消失，代之以大小不等，形态各异的颤动波（f 波），通常 V_1 导联明显；颤动波频率范围为 350～600 次/分；②R－R 间距绝对不规则，QRS 波一般不增宽（图 3－11）；③由于 R－R 间距长短不一，有时可伴室内差异传导使 QRS 波增宽，需与室性期前收缩进行鉴别（图 3－12）。

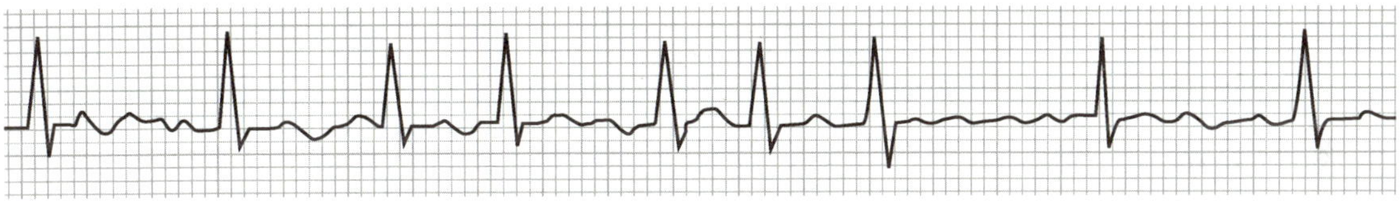

图 3－11 心房颤动

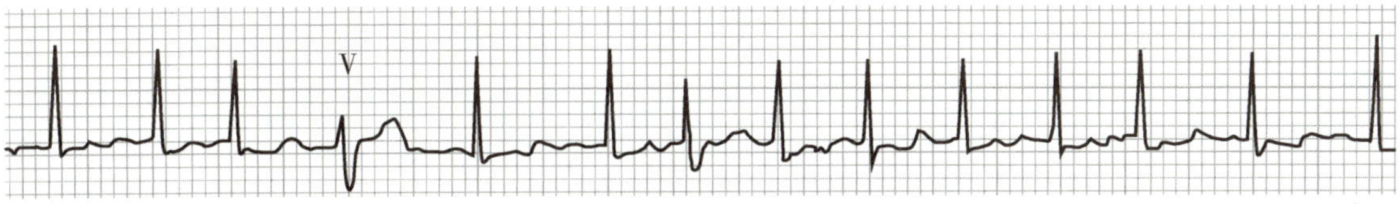

图 3－12 心房颤动伴室内差异传导

4. 治疗 ①治疗原发病，祛除诱发因素。②控制心室率，口服 β 受体阻断药或钙离子通道阻滞剂（伴低血压或急性心衰除外），使静息心率控制在 60～80 次/分，活动心率控制在 90～115 次/分；心衰患者可口服或静脉使用洋地黄类药物，或使用胺碘酮控制静息时心室率。③转复窦性心律，在住院条件下应用胺碘酮、多非利特、氟尼卡、普罗帕酮、伊布利特、普罗帕酮、奎尼丁等药物对心房颤动施行药物心律转复。快速房颤伴心肌缺血、低血压、心绞痛、心衰、预激综合征，血流动力学不稳定而药物疗效不佳时，应立即行直流电复律。④抗凝治疗，防治血栓栓塞。房颤患者发生栓塞的危险因素包括年龄 >75 岁、心衰、高血压、糖尿病。存在上述 1 个危险因素为栓塞低危，1 个以上为中危，有短暂脑缺血发作（TIA）或栓塞史者为高危人群。抗凝治疗原则为：年龄 <60 岁，临床及超声心动图提示无器质性心脏病者，不需要抗凝治疗；>60 岁房颤患者均需抗凝治疗。栓塞低危者服用阿司匹林或华法林，栓塞中高危者口服华法林，凝血酶原时间国际标准化比值 INR 维持在 2.0~3.0。

三、房室交界性心律失常

（一）房室交界性期前收缩

房室交界性期前收缩简称交界性期前收缩，指比基本心律（通常为窦性心律）提早出现的、起搏点位于房室交界区性的异位激动。心电图特点是：①提早出现 QRS-T 波群，形态多与窦性心律相同；②在 QRS 波群之前、之中、之后可见逆行 P′波，其中之前者 P′-R<0.12 秒，之后者 R-P′<0.20 秒；③代偿间歇常为完全（图 3-13）。其病因、临床表现及治疗同房性期前收缩。

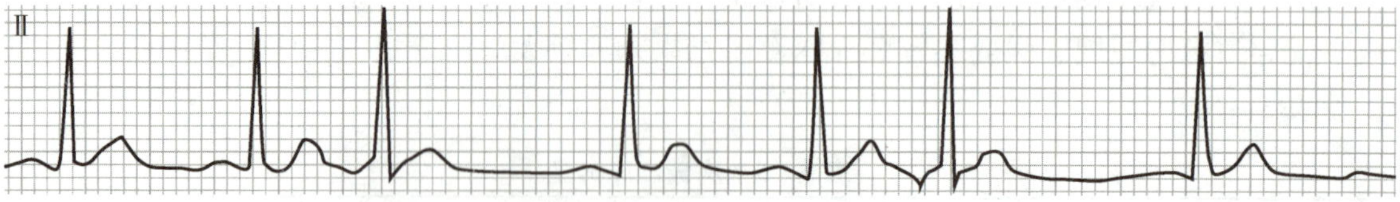

图 3-13　交界性期前收缩

（二）阵发性室上性心动过速

阵发性室上性心动过速（paroxysmal supraventricular tachycardia，PVST）简称阵发性室上速，指连续出现 3 次以上的房性期前收缩或房室交界性期前收缩，因心率过快，心电图上 P 波无法分辨，统称为阵发性室上速，其中 90% 为房室结折返性心动过速（AVNRT）和房室折返性心动过速（AVRT），其他 PVST 有窦性心动过速及房性阵发性心动过速等。

1. 病因　通常患者无器质性心脏病，不同性别及年龄均可发生。

2. 临床表现　AVNRT 及 AVRT 均为突然发作，突然终止，常由一个室上性期前收缩诱发。持续时间长短不一，从数秒钟到数小时，甚至数天。发作时出现心悸、紧张、焦虑、头晕，甚至诱发心绞痛、心衰、晕厥、休克等。AVNRT 有衬衫扑动或者被敲打颈部的感觉。症状轻重与心率快慢、持续时间和有无基础心脏病密切相关。

3. 心电图特点　①心室率一般在 160~260 次/分；②节律快而规则；③QRS 形态一般正常（伴有束支阻滞或室内差异性传导时，或预激综合征者，可呈宽 QRS 波心动过速，需与室性心动过速鉴别）（图 3-14）。

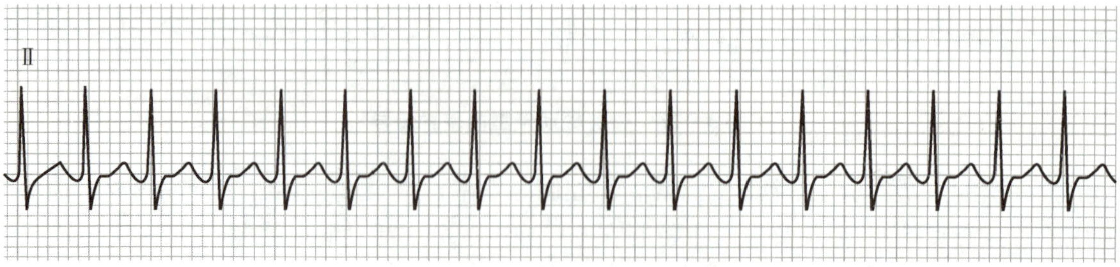

图 3-14　阵发性室上性心动过速

4. 治疗

（1）急性发作期　①如患者心功能及血压正常，可先尝试刺激迷走神经，包括按摩颈动脉窦（患者仰卧，先按摩右侧 5~10 秒，如无效再试左侧 5~10 秒，切勿两侧同时加压，以免引起大脑缺血）；做 Valsalva 动作（患者用力吸气后屏气，然后用力呼气）；刺激咽部引起恶心（用筷子或勺子）；将面部浸入冷水内等。②药物治疗：首选腺苷，半衰期很短，仅有 6 秒，故若无效，3~5 分钟后可重复静脉注射；伴有心功能不全者，可首选洋地黄。上述措施无效或无法实施时，如伴血流动力学不稳定，则应考虑行直流电复律。③其他药物：钙离子通道阻滞剂（地尔硫䓬、维拉帕米，但合并心力衰竭、低血压者禁用）以及β受体阻断药（避免用于心力衰竭及哮喘者）。如所有药物均无效或存在应用禁忌，即便此时血流动力学稳定，亦考虑行直流电复律，终止心动过速发作。

（2）预防复发 ①长期用抗心律失常药控制心律，随着射频消融治疗的广泛开展，需口服药物预防 PVST 者已日渐减少。②经导管射频消融术（RFCA）：发作频繁、症状明显、药物治疗无效或不愿意长期服药预防的 AVNRT 和 AVRT 患者，应选用 RFCA。

四、室性心律失常

（一）室性期前收缩

室性期前收缩又称室性早搏，简称室早，指比基本心律（通常为窦性心律）提早出现的、起搏点位于心室的异位激动。

1. 病因 可见于某些生理情况，如剧烈运动，精神紧张，过量饮酒、茶或咖啡，大量吸烟等。也可由心内外疾病所致，如冠心病、心肌炎、高血压、心脏瓣膜病、甲状腺功能亢进症、低钾血症、药物中毒等。

2. 临床表现 可无明显症状，部分患者可出现心悸、心跳停搏感、胸闷、恶心，严重者头晕、乏力、出汗、晕厥等，尤以频繁室早者明显，但症状的轻重常与病情的严重程度不呈正相关。

3. 心电图特点 ①提早出现的 QRS－T 波群增宽变形，QRS 时限常＞0.12 秒；②QRS 波群前后无相关 P 波，代偿间歇往往完全；③ST 段和 T 波方向与 QRS 主波相反（图 3－15）。

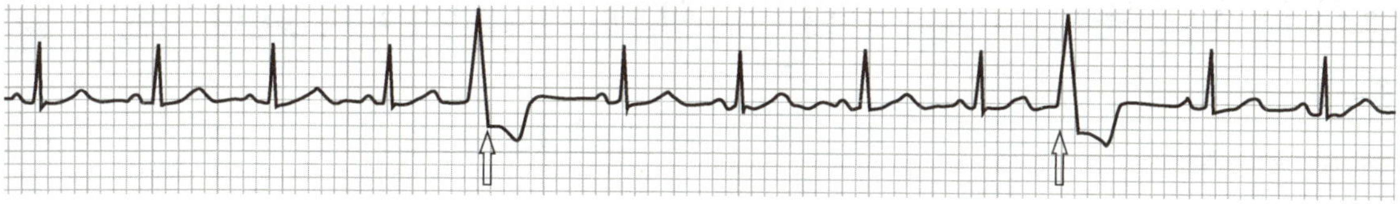

图 3－15 室性期前收缩

4. 治疗 ①对无器质性心脏病者，早搏不会增加心脏性猝死的危险性，因此不需治疗；症状明显者以消除症状为目的，纠正诱发因素。给予镇静类药物，如地西泮，必要时短期应用Ⅱ类抗心律失常药（β受体阻断药）及美西律等副作用较小的药物，以缓解症状。②有器质性心脏病者，首先治疗原发病，祛除其他诱发因素如吸烟、饮酒与咖啡。治疗药物包括镇静剂和β受体阻断药等，亦可选用Ⅰ类、Ⅲ类和Ⅳ类抗心律失常药物治疗，如普罗帕酮、胺碘酮等。③经导管射频消融治疗，少数症状明显或有不明原因左室功能障碍的频发室早及药物治疗效果不佳的高负荷流出道的室早可考虑。

（二）室性心动过速

室性心动过速（ventricular tachycardic，VT）简称室速，是起源于希氏束分叉以下的特殊传导系统，或心室肌的连续 3 个或 3 个以上的异位心搏，频率超过 100 次/分。

1. 病因 常发生于器质性心脏病患者，其中以冠心病、急性心肌梗死最常见，其次易见于心肌病、二尖瓣脱垂等心脏瓣膜病，其他也见于电解质紊乱、代谢障碍、长 Q－T 综合征等，偶尔出现特发性室速。

2. 临床表现 室速症状与心室率的快慢、持续时间的长短、有无基础心脏病及心功能状态密切相关，非持续性室速（发作时间短于 30 秒，可自行终止）症状轻微。持续性室速（发作时间超过 30 秒，需药物或电复律才能终止）常伴有明显血流动力学障碍与心肌缺血，可出现头晕、气促、心绞痛、低血压、晕厥等。心脏听诊由于房室分离可闻及第一心音强弱不等，偶尔可闻及大炮音，颈静脉可见巨大a波。

3. 心电图特点 ①3个或3个以上的室性期前收缩连续出现；②QRS波群宽大畸形，时限通常≥0.12秒；ST－T方向与主波方向相反；③频率多在100～250次/分，节律可稍不齐；④心房激动波独立活动，与QRS波无固定关系，形成房室分离，心房激动波（P/P′）多埋藏于QRS波中，偶尔心室激动逆传，夺获心房，同样偶尔心房激动可下传至心室，产生心室夺获（P波之后出现一个正常的QRS波群）或室性融合波（QRS形态介于窦性与室性之间），支持室性心动过速的诊断；⑤多突然发生（图3－16）；⑥尖端扭转型室速的心电图特点是发作时室性QRS波群振幅和方向每隔3～10个心搏转至相反方向，似围绕等电位线扭转，QRS频率为160～280次/分，Q－T间期常延长，或伴高大U波（图3－17）。

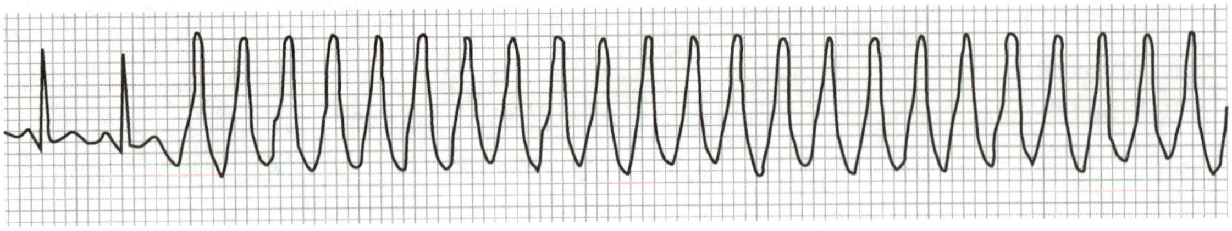

图3－16　室性心动过速

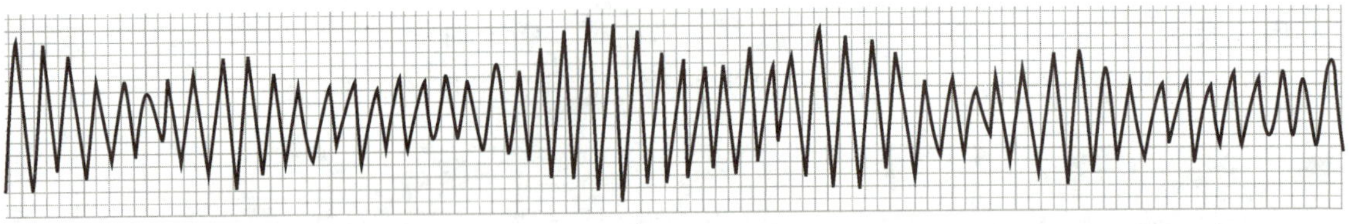

图3－17　尖端扭转型室速

4. 治疗 ①病因治疗和祛除诱因，针对短阵室速治疗同室早。②终止室速发作，针对血流动力学不稳定的、多形的、极快或持续增快的室速，上述患者常伴有气促、胸闷、胸痛、意识障碍等症状，立即电复律，成功后给予胺碘酮（Q－T延长者禁用）或利多卡因维持。血流动力学稳定者，应首先予抗心律失常药物治疗，包括β受体阻断药（如索他洛尔）、普罗帕酮、维拉帕米、胺碘酮等。药物治疗无效，可选用电复律（洋地黄中毒者禁用）。③预防复发主要是寻找和治疗诱发因素，如缺血、低血钾、低血压等；心肌梗死者可给予β受体阻断药，以降低心源性猝死的概率。对于反复发作，药物治疗无效者可给予导管射频消融或置入埋藏式自动转复除颤仪。

（三）心室扑动与颤动

心室扑动（ventricular flutter，简称室扑）与颤动（ventricular fibrillation，简称室颤），指心室肌丧失有效的整体收缩能力，被各部位心室肌快而不协调的扑动或颤动所代替，心室停止机械收缩，是最严重的致死性心律失常。

1. 病因 室扑和室颤常见于急性心肌梗死等严重器质性心脏病患者，也见于多数心脏骤停和心源性猝死患者，其他尚见于药物中毒（包括抗心律失常药物）、电解质紊乱、心脏手术、麻醉、电击伤等。各种疾病临终期亦可出现。

2. 临床表现 意识丧失、抽搐、呼吸不规整或停止，面色苍白或青紫，大动脉（颈动脉、股动脉）搏动消失，心音消失，血压测不到，瞳孔散大，对光反射消失，如不及时抢救，迅速死亡。

3. 心电图特点 ①室扑：P波消失，QRS－T波无法分辨，代之以连续快速而相对规则的大振幅波动，频率达150～300次/分（图3－18），持续时间较短，多很快转为室颤；②室颤：P波，QRS－T波完全消失，出现大小不等、极不匀齐的低小波，频率250～500次/分（图3－19）。

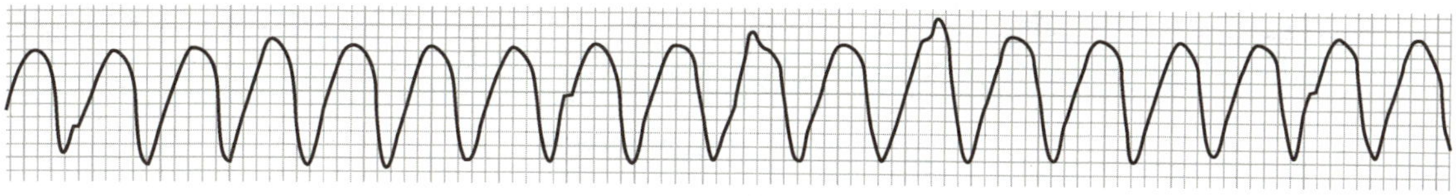

图3－18 室扑

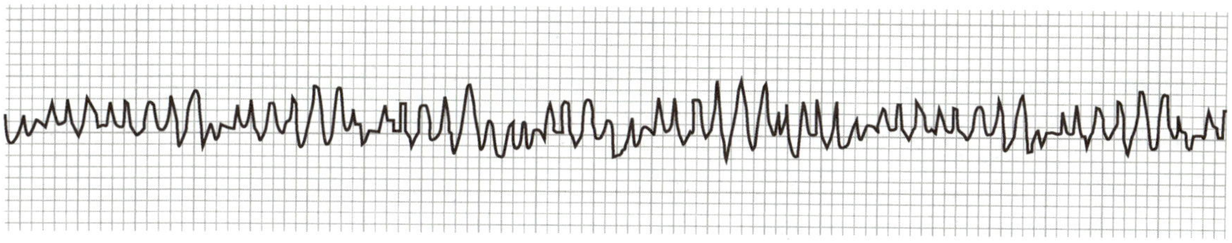

图3－19 室颤

4. 治疗 必须立即抢救，按心肺脑复苏原则进行。治疗原则包括胸外心脏按压和早期非同步心脏电除颤，操作步骤包括C胸外心脏按压（circulation support）、A开放气道（airway control）、B人工呼吸（breathing support）。药物治疗包括肾上腺素、利多卡因、胺碘酮、纳洛酮。

五、心脏传导阻滞

心脏传导阻滞指冲动在心脏传导系统任何部位传导的减慢或中断。如发生在窦房结与心房之间，称窦房传导阻滞。在心房与心室之间，称房室传导阻滞。位于心房内，称房内阻滞。位于心室内，称为室内阻滞。窦房传导阻滞已于本节病态窦房结综合征中叙述。

（一）房室传导阻滞

房室传导阻滞（atrial ventricular block，AVB）又称房室阻滞，指心房冲动，通过房室交界区传导延迟或不能传导到心室。按阻滞程度分为一度、二度（包括莫氏Ⅰ型、莫氏Ⅱ型）、三度房室传导阻滞。

1. 病因 大多见于病理情况，常见于冠心病、心肌炎、心肌病、风湿热、药物中毒、电解质紊乱、原发性传导束退行性硬化（即老化）等，亦可见于外伤、心脏外科手术或介入手术及导管消融时误伤等。偶尔一度及二度Ⅰ型AVB可见于健康人，与迷走神经张力增高有关。

2. 临床表现 一度房室传导阻滞者通常无症状。二度房室传导阻滞者可无症状，或有心悸。三度房室传导阻滞患者其症状与心室率的快慢和伴随疾病相关，患者常感到疲倦、乏力、头晕、心绞痛、心力衰竭，心脏听诊有时可闻及大炮音等。因心室率减慢导致脑缺血，患者可发生晕厥、抽搐，称阿－斯综合征（Adams－Stokes综合征），常发生于一度、二度房室传导阻滞突然进展为三度房室传导阻滞时，严重可致猝死。

3. 心电图特点

（1）一度房室传导阻滞 房室传导延期，P－R间期延长＞0.20秒或P－R间期较原先延长0.04秒，QRS波形态正常，无脱漏（图3－20）。

（2）二度房室传导阻滞 指部分室上性激动不能下传至心室，包括：①二度Ⅰ型房室传导阻滞，亦称莫氏Ⅰ型或文氏现象房室传导阻滞。其特点为一系列规则出现的窦性P波后，P－R间期逐渐延长，

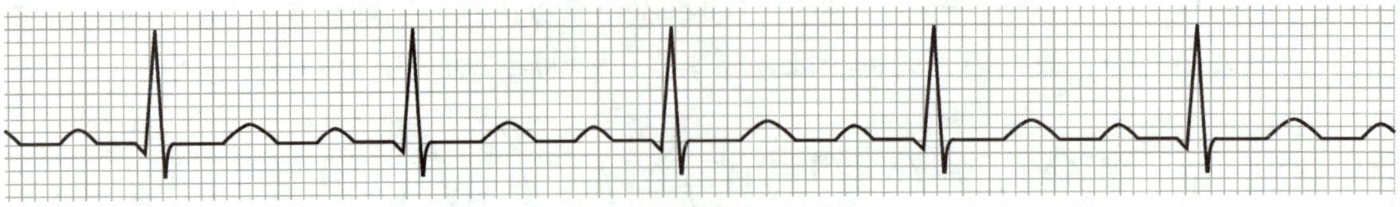

图 3－20　一度房室传导阻滞

直至 P 波不能下传，而 QRS 波群脱漏，从而出现明显变长的 R－R 间期，随后 P－R 间期又恢复初始的时限，然后再次逐渐延长，如此周而复始（称文氏现象）；长的 R－R 间期短于任何两个短 R－R 间期之和（图 3－21）。②二度Ⅱ型房室传导阻滞，亦称莫氏Ⅱ型，其特点是一系列规则出现的窦性 P 波后，P－R 间期恒定（正常或延长），但有周期性的 P 波不能下传，而出现 QRS 波脱漏，导致出现长的 R－R 间期，其长度为短的 R－R 间期的 2 倍或整数倍（图 3－22）。2∶1 房室传导可能是二度Ⅰ型或二度Ⅱ型房室传导阻滞。

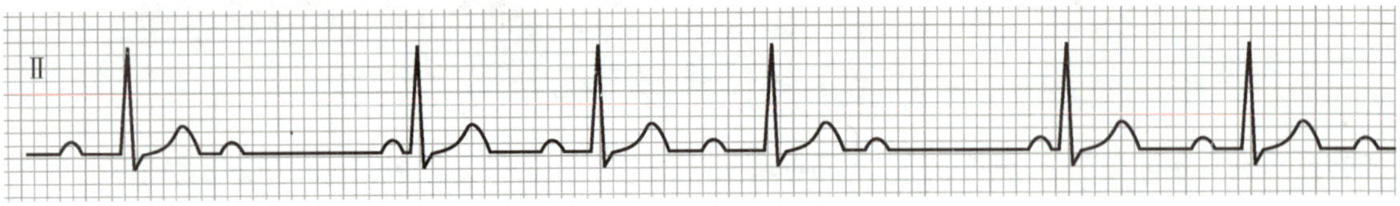

图 3－21　二度Ⅰ型房室传导阻滞

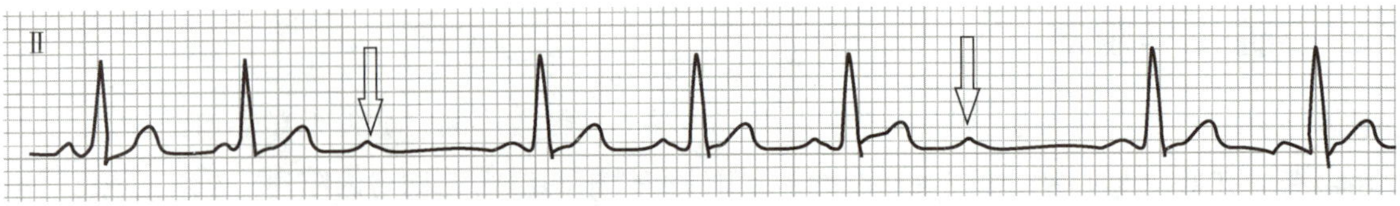

图 3－22　二度Ⅱ型房室传导阻滞

（3）三度（完全性）房室传导阻滞　心房激动完全不能传至心室，心房与心室活动各自独立，其心电图特点如下：①P 波与 QRS 波群无关；②P－P 与 R－R 间期各有其固定的频率；③心房率 > 心室率；④QRS 波的形态与起搏点的位置有关，心室节律点位于希氏束分叉以上，QRS 波群时间形态正常，心室率为 40～60 次/分（图 3－23a）；心室节律点位于希氏束之下，QRS 波群呈宽大畸形，心室率 20～40 次/分以下（图 3－23b）。

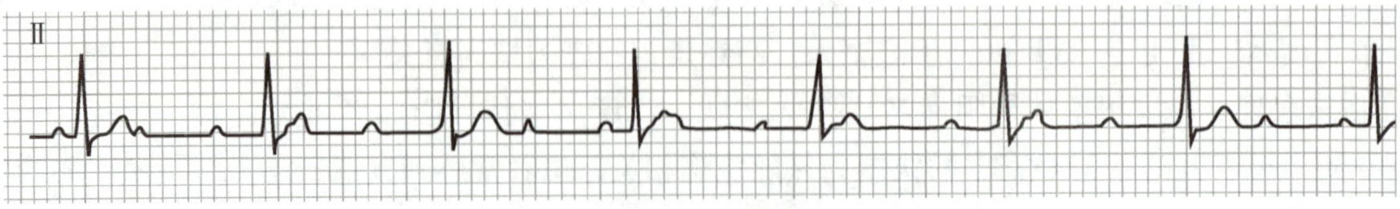

a. 三度房室传导阻滞（心室节律点位于希氏束之上）

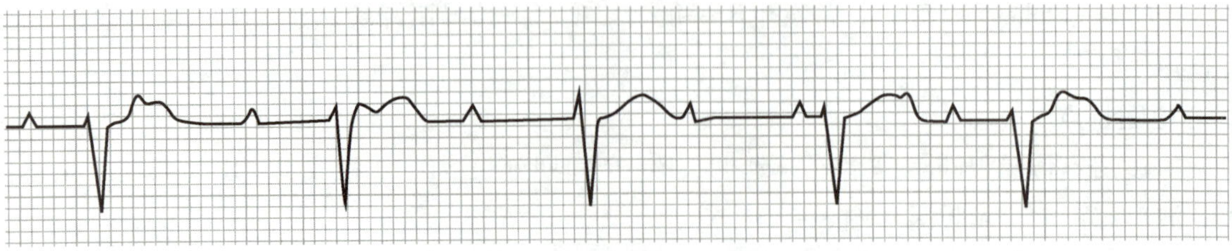

b. 三度房室传导阻滞（心室节律点位于希氏束之下）

图 3－23　三度房室传导阻滞

4. 治疗　①病因治疗。②抗缓慢心律失常药物：一度及二度Ⅰ型房室传导阻滞患者，无症状者，无须治疗；二度Ⅱ型以上房室传导阻滞可酌情选用β受体激动剂、M受体阻断药和非特异性兴奋传导促进剂。③人工起搏治疗：二度Ⅱ型以上房室传导阻滞，伴心室率缓慢、血流动力学甚至阿-斯综合征者，应及时安装临时或永久起搏器。

（二）室内传导阻滞

室内传导阻滞又称室内阻滞，指发生于希氏束分支以下部位的传导阻滞，一般分为左、右束支传导阻滞及左前分支、左后分支传导阻滞。

1. 病因　中老年患者常见于冠心病、高血压、肺心病等，青年人常见于心肌炎、心瓣膜病、心肌病等。右束支传导阻滞偶可见于健康人。

2. 临床表现　束支及分支阻滞无明显症状，但严重的三分支阻滞和双束支阻滞因可发生心室停搏而出现心悸、头晕甚至晕厥。

3. 心电图特点

（1）右束支传导阻滞（right bundle-branch block，RBBB）　简称右束支阻滞。完全性右束支传导阻滞的特点为：①QRS时间延长≥0.12秒。②QRS形态V_1呈rSR′型，R波宽大而有切迹或M形波（最具特征性），V_5、V_6、Ⅰ及aVL导联S波宽钝而不深，aVR导联常有终末粗钝的r波。③ST-T在V_1、V_2导联与QRS主波相反。④电轴常右偏（图3-24）。不完全性右束支传导阻滞指QRS时限<0.12秒，而其他表现与完全性右束支传导阻滞相同。

（2）左束支传导阻滞（left bundle-branch block，LBBB）　简称左束支阻滞。完全性左束支传导阻滞的特点为：①QRS时间延长≥0.12秒。②QRS形态V_1、V_2导联呈rS型，r波极小，S波宽钝或呈QS型，Ⅰ、aVL、V_5或V_6 R波增宽（成人>0.06秒，小儿>0.04秒），顶端粗钝或切迹。③电轴可左偏。④ST-T的方向与QRS波的主波方向相反（图3-25）。不完全性左束支传导阻滞指QRS时限<0.12秒，而其他表现与完全性传导阻滞相同。

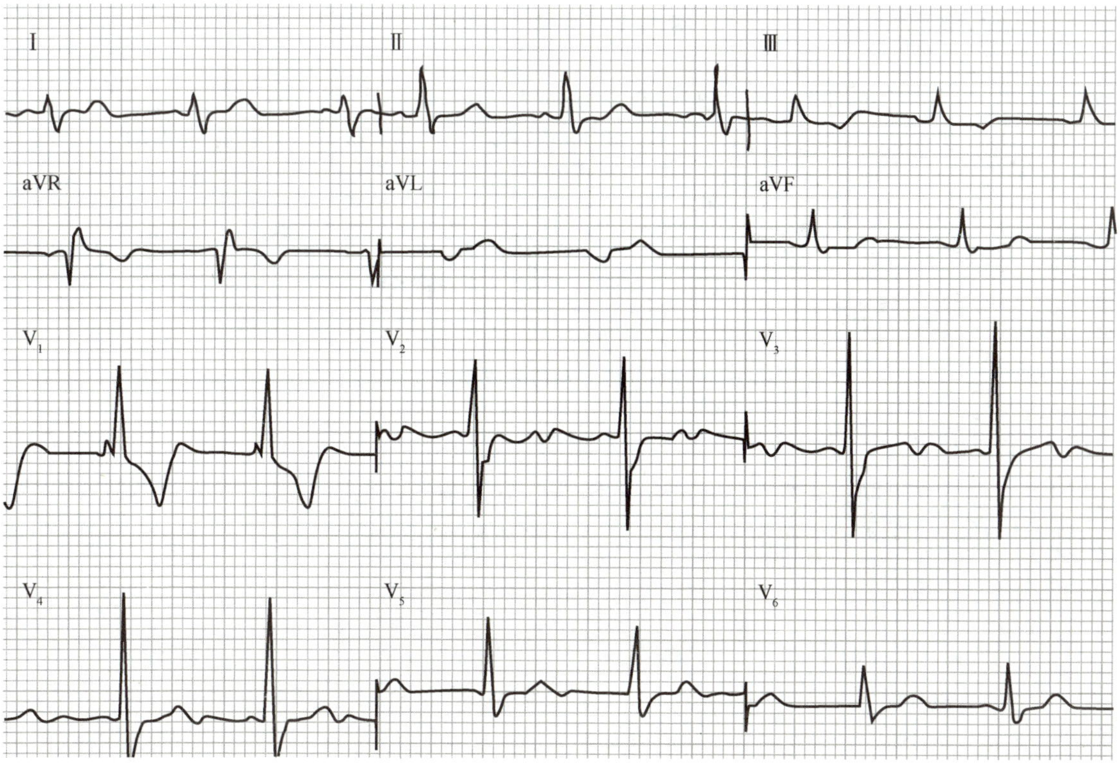

图3-24　完全性右束支传导阻滞

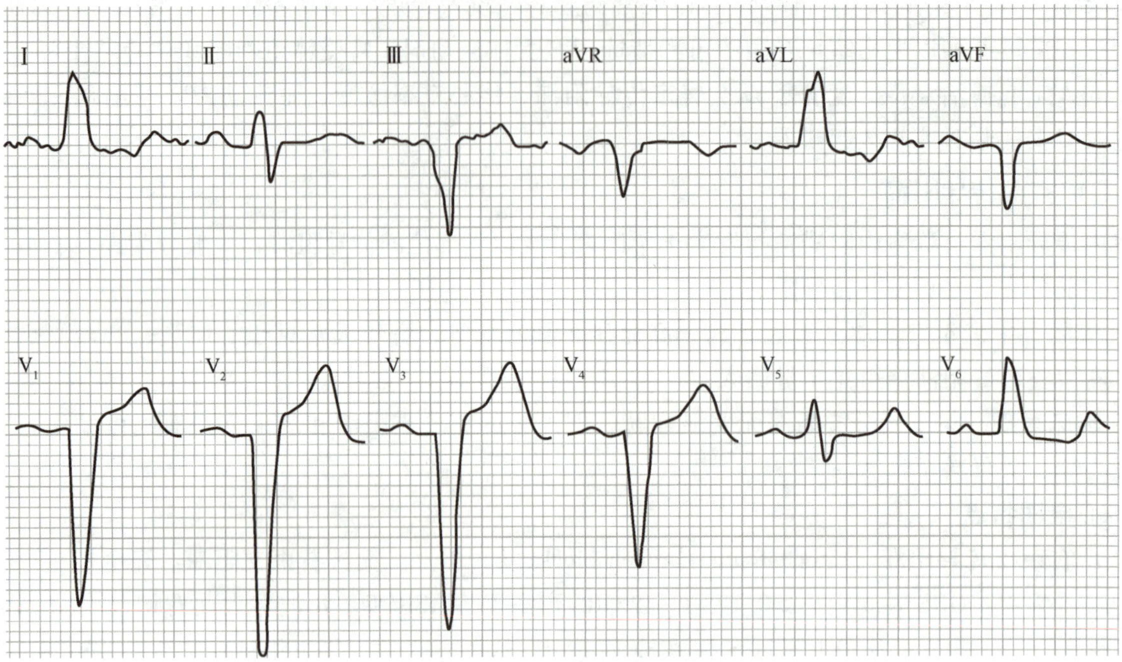

图 3-25　完全性左束支传导阻滞

（3）左前分支阻滞（left anterior fascicular block，LAH）　①电轴左偏 -45°～-90°。②Ⅰ、aVL 导联呈 qR 型，$R_{aVL}>R_{Ⅰ}$，Ⅱ、Ⅲ、aVF 导联呈 rS 型，$S_{Ⅲ}>S_{Ⅱ}$。③QRS 时间 <0.12 秒（图 3-26）。

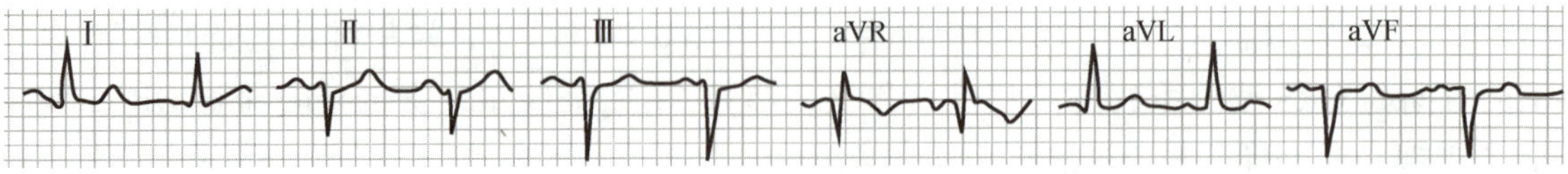

图 3-26　左前分支阻滞

（4）左后分支阻滞（left posterior fascicular block，LPFB）　①电轴右偏 +90°～+120°。②Ⅰ、aVL 导联呈 rS 型，Ⅱ、Ⅲ、aVF 导联呈 qR 型，$R_{Ⅲ}>R_{Ⅱ}$。③QRS 时间 <0.12 秒（图 3-27）。

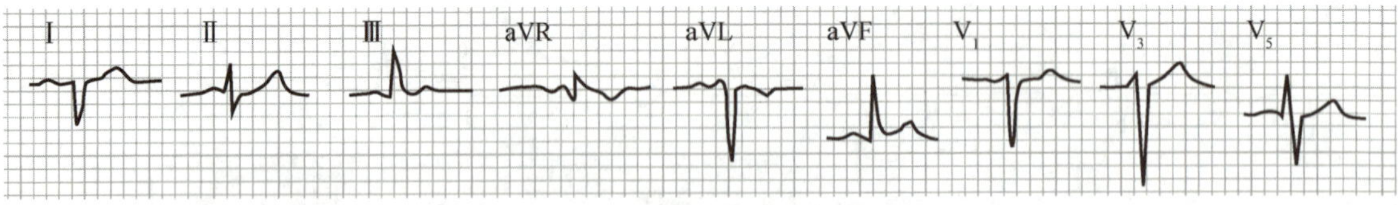

图 3-27　左后分支阻滞

4. 治疗　①病因治疗。②慢性单束支或分支阻滞，无须治疗。双支阻滞或三分支阻滞（上述阻滞可因累及的束支和分支不同，表现为许多不同的组合，有复杂的心电图表现）易发展为完全房室传导阻滞，当出现相应表现，如头晕、晕厥等症状时需及时安装起搏器。

（钱志勇）

第三节 冠状动脉粥样硬化性心脏病 微课1

PPT

一、概述

冠状动脉粥样硬化性心脏病（coronary atherosclerotic heart disease，CHD）指冠状动脉粥样硬化使血管腔狭窄或阻塞，导致心肌缺血、缺氧或坏死而引起的心脏病。其和冠状动脉功能性改变（痉挛）一起，统称冠状动脉性心脏病，简称冠心病，亦称缺血性心脏病。冠状动脉粥样硬化性心脏病是动脉粥样硬化导致器官病变的最常见类型，也是严重危害人类健康的常见病。本病多发生在40岁以后的中老年人，脑力劳动者较多。本病在欧美发达国家极为常见，在我国不如欧美多见，但近年来随着生活水平的提高，不健康生活方式的滋长，使本病相对和绝对发生率均呈增长趋势。

（一）病因

本病病因尚未完全确定，对冠状动脉粥样硬化进行广泛而深入的研究表明，本病是多病因引起的疾病，即多种因素作用于不同环节所致，这些因素称为危险因素。主要的危险因素如下。

1. 年龄 本病多见于40岁以上的中老年人，49岁以后进展较快。近年来，临床发病年龄有年轻化趋势。

2. 性别 本病男性多见，女性发病率较低，因为雌激素有抗动脉粥样硬化作用，男女发病比例约为2∶1，女性绝经期之后患病率增加。

3. 高脂血症 脂质代谢异常是动脉粥样硬化最重要的危险因素。主要表现为血清总胆固醇（TC）、三酰甘油（TG）、低密度脂蛋白胆固醇（LDL－C）或极低密度脂蛋白胆固醇（VLDL－C）、载脂蛋白B（apoB）增高；高密度脂蛋白胆固醇（HDL－C）、载脂蛋白A（apoA）降低。目前最肯定的是LDL－C的致动脉粥样硬化作用。在临床实践中，LDL－C是治疗的靶目标。

4. 高血压 血压增高与本病关系密切。60%～70%的冠状动脉粥样硬化患者有高血压，高血压患者患本病较血压正常者高3～4倍。收缩压和舒张压增高都与本病密切相关。

5. 吸烟 吸烟者与不吸烟者比较，本病的发病率和病死率增高2～6倍，且与每日吸烟的支数呈正比。被动吸烟也是危险因素。

6. 糖尿病 糖尿病患者中本病发病率较无糖尿病者高数倍，本病患者中糖耐量减低者也十分常见。

7. 家族史 一级亲属男性<55岁，女性<65岁发生疾病，考虑存在早发冠心病家族史。常染色体显性遗传所致的家族性血脂异常是这些家族成员易患本病的因素。此外，近年已克隆出与人类动脉粥样硬化危险因素相关的易感或突变基因200种以上。

8. 其他 其他危险因素尚有肥胖、脑力活动紧张、西方饮食习惯、A型性格者等。

（二）发病机制

对本病发病机制的阐述曾有多种学说，包括内皮损伤反应学说、脂质浸润学说、血栓形成学说、平滑肌细胞克隆学说等。近年多数学者支持“内皮损伤反应学说”，认为本病各种主要危险因素最终都损伤动脉内膜，而粥样斑块的形成是动脉对内膜损伤做出反应的结果。

动脉内膜受损可分为功能损伤和解剖损伤。在长期高脂血症的情况下，增高的氧化修饰的低密度脂蛋白（oxLDL）和胆固醇对动脉内膜造成功能性损伤，使内皮细胞和白细胞（单核细胞和淋巴细胞）表面特性发生变化，黏附因子表达增加。单核细胞黏附在内皮细胞上的数量增多，并从内皮细胞之间移入内膜下成为巨噬细胞，通过吞噬oxLDL，转变为泡沫细胞形成最早的粥样硬化病变脂质条纹。巨噬细胞能氧化 LDL，形成过氧化物和超氧化离子，还能合成和分泌至少多种细胞因子。在这些细胞因子的作用下，促使脂肪条纹演变为纤维脂肪病变，再发展为纤维斑块。在血流动力学发生变化的情况下，如血压增高、动脉分支形成特定角度、血管局部狭窄所产生的湍流和切应力，使动脉内膜发生解剖损伤，内皮细胞间的连续性中断，内皮细胞回缩，从而暴露内膜下的组织。此时血液中的血小板得以黏附、聚集于内膜，形成附壁血栓。血小板可释出许多细胞因子。这些因子进入动脉壁，对促发粥样硬化病变中平滑肌细胞增生起重要作用。

（三）分型

根据冠状动脉病变的部位、范围、血管阻塞程度和心肌供血不足的发展速度、范围和程度的不同，本病可分为五种临床类型。

1. 无症状型 亦称隐匿型。患者无症状，但静息时或负荷试验后有 ST 段压低，T 波减低、变平或倒置等心肌缺血的心电图改变。病理学检查心肌无明显组织形态改变。

2. 心绞痛型 有发作性胸骨后疼痛，为一过性心肌供血不足引起。病理学检查心肌无明显组织形态改变或有纤维化改变。

3. 心肌梗死型 病情严重，由冠状动脉闭塞致心肌急性缺血性坏死所致。

4. 缺血性心肌病型 表现为心脏增大、心力衰竭和心律失常，为长期心肌缺血导致心肌纤维化引起。临床表现与原发性扩张型心肌病类似。

5. 猝死型 因原发性心搏骤停而猝然死亡，多为缺血心肌局部发生电生理紊乱，引起严重的室性心律失常所致。

近年来学术界根据病情的轻重缓急将本病分为急性冠脉综合征（ACS）和慢性冠脉病（CAD）两大类。前者包括不稳定型心绞痛、急性心肌梗死，也有将冠心病猝死包括在内；后者包括稳定型心绞痛、冠脉正常的心绞痛（如 X 综合征）、无症状性心肌缺血和缺血性心肌病。本章将重点讨论“心绞痛”和“心肌梗死”。

知识链接

急性冠脉综合征

急性冠状动脉综合征（acute coronary syndrome，ACS）是一组由急性心肌缺血引起的临床综合征，主要包括不稳定型心绞痛（unstable angina，UA）、非 ST 段抬高型心肌梗死（non – ST – segment elevation myocardial infarction，NSTEMI）以及 ST 段抬高型心肌梗死（ST – segment elevation myocardial infarction，STEMI）。动脉粥样硬化不稳定斑块破裂或糜烂导致冠状动脉内急性血栓形成，被认为是大多数 ACS 发病的主要病理基础。血小板激活在其发病过程中起着非常重要的作用。

UA/NSTEMI 的急性期一般在 2 个月左右，在此期间发生心肌梗死或死亡的风险最高。尽管住院期间的死亡率低于 STEMI，但其长期的心血管事件发生率与 STEMI 接近，因此出院后要坚持长期药物治疗，控制缺血症状、降低心肌梗死和死亡的发生，包括服用双联抗血小板药物至少 12 个月。其他药物包括他汀类药物、β 受体拮抗剂和 ACEI/ARB，严格控制危险因素，进行有计划及适当的运动锻炼。根据住院期间的各种事件、治疗效果和耐受性，予以个体化治疗。ABCDE 方案对于指导二级预防有帮助。①A：抗血小板、抗心绞痛治疗和 ACEI；②B：β 受体拮抗剂预防心律失常、减轻心脏负荷等，控制血压；③C：控制血脂和戒烟；④D：控制饮食和糖尿病治疗；⑤E：健康教育和运动。

二、心绞痛

（一）稳定型心绞痛

稳定型心绞痛（stable angina pectoris）亦称劳力性心绞痛。其特点为阵发性的前胸压榨性疼痛或憋闷感，主要位于胸骨后部，可放射至心前区和左上肢，常发生于劳力负荷增加时，持续数分钟，休息或用硝酸酯制剂后疼痛消失。疼痛发作的程度、频度、持续时间、性质及诱发因素等在数月内无明显变化。本病多见于男性，多数患者年龄在40岁以上，劳累、情绪激动、饱食、受寒、急性循环衰竭等为常见的诱因。除冠状动脉粥样硬化外，本病还可由主动脉瓣狭窄或关闭不全、梅毒性主动脉炎、原发性肥厚型心肌病、先天性冠状动脉畸形、风湿性冠状动脉炎等引起。

1. 发病机制　当冠脉狭窄或部分闭塞时，其血流量减少，对心肌的供血量相对比较固定。在休息时尚能维持供需平衡可无症状。在劳力、情绪激动、饱食、受寒等情况下，心脏负荷突然增加，使心率增快、心肌张力和心肌收缩力增加等而致心肌氧耗量增加，而存在狭窄冠状动脉的供血却不能相应地增加以满足心肌对血液的需求，引起心肌急剧的、暂时的缺血缺氧时，即可发生心绞痛。产生疼痛感觉的直接因素可能是在缺血、缺氧的情况下，心肌内积聚过多的代谢产物，如乳酸、丙酮酸、磷酸等酸性物质，或类似激肽的多肽类物质，刺激心脏内自主神经的传入纤维末梢，经胸1～5交感神经节和相应的脊髓段，传至大脑产生疼痛感觉。这种痛觉反映在与自主神经进入水平相同脊髓段的脊神经所分布的区域，即胸骨后及两臂的前内侧与小指，尤其是在左侧，而多不在心脏部位。

2. 临床表现

（1）症状　心绞痛以发作性胸痛为主要临床表现，胸痛的主要特点如下。

1）部位　主要在胸骨体中段或上段之后可波及心前区，有手掌大小范围，甚至横贯前胸，界限不很清楚。常放射至左肩、左臂内侧达环指和小指，少数可放射至颈、咽或下颌部。

2）性质　胸痛常为压迫、发闷或紧缩性，也可有烧灼感，但不尖锐，不像针刺或刀扎样痛，偶伴濒死的恐惧感觉。有些患者仅觉胸闷不适。发作时，患者往往不自觉地停止原来的活动，直至症状缓解。

3）诱因　发作常由体力劳动或情绪激动（如愤怒、焦急、过度兴奋等）所诱发，饱食、寒冷、吸烟、心动过速、休克等亦可诱发。典型的心绞痛常在相似的条件下重复发生，但有时同样的劳力只在早晨而不在下午引起心绞痛，提示与晨间交感神经兴奋性增高等昼夜节律变化有关。

4）持续时间　大部分为3～5分钟，一般不超过15分钟，可数天或数星期发作一次，亦可一日内多次发作，但频率相对固定。

5）缓解方式　一般在诱因消除后或舌下含用硝酸甘油即可缓解。

（2）体征　未发作时多无异常体征。心绞痛发作时常见心率增快，血压升高，表情焦虑，皮肤湿冷，有时出现第四或第三心音奔马律。若乳头肌缺血致功能失调引起二尖瓣关闭不全，可有暂时性心尖部收缩期杂音。

3. 辅助检查　因心绞痛发作时间短暂，以下大多数检查均应在发作间期进行，可直接或间接反映心肌缺血。

（1）心电图检查　是发现心肌缺血、诊断心绞痛最常用的检查方法。

1）静息时心电图（图3-28a）　约半数患者心电图正常，也可

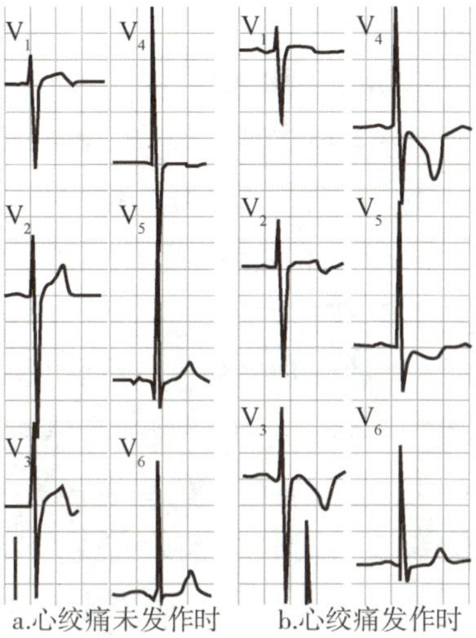

图3-28　心绞痛未发作（左）及发作时（右）心电图表现

能有陈旧性心肌梗死的改变或非特异性 ST 段和 T 波异常，有时出现室性、房性期前收缩等心律失常。

2）心绞痛发作时心电图（图 3－28b） 绝大多数患者可出现暂时性、缺血性 ST 段水平型或下斜型压低改变（≥0.1mV），发作缓解后恢复。有时出现 T 波倒置。但变异型心绞痛发作时心电图 ST 段抬高。

3）心电图负荷试验 以运动负荷试验最常用。通过运动增加心脏负荷，观察心电图有无缺血改变，借以了解冠脉循环状况。运动方式主要为分级活动平板或踏车，其运动强度可逐步分期升级，以前者较为常用。运动中出现典型心绞痛，心电图改变主要以 ST 段水平型或下斜型压低≥0.1mV，并持续 2 分钟为阳性标准。运动中出现心绞痛、步态不稳、室性心动过速或血压下降时，应立即停止运动。心肌梗死急性期、不稳定型心绞痛、心力衰竭、严重心律失常或急性疾病者禁做运动负荷试验。

4）心电图连续动态监测 通过心电图监测，连续记录并自动分析患者在正常活动状态下 24 小时心电图（又称 Holter 心电图），可发现 ST－T 改变和各种心律失常，出现时间可与患者的活动和症状相对照。胸痛发作时相应时间的缺血性 ST－T 改变有助于确定心绞痛的诊断。

（2）放射性核素心肌显像 采用 ^{201}Tl 或 ^{99}Tc 标记，缺血心肌在运动或药物（双嘧达莫或腺苷）等负荷下，可出现灌注缺损。

（3）冠状动脉造影 冠状动脉造影是冠心病的“金指标”，可明确病变部位和狭窄程度。一般认为，管腔直径减少 70%～75% 以上会严重影响血供，减少 50%～70% 者也有一定影响。造影的主要指征为胸痛似心绞痛不能确诊者；内科治疗无效的心绞痛，需明确冠状动脉病变情况而考虑冠脉介入治疗或搭桥手术者。

（4）其他检查 二维超声心动图可探测到缺血区心室壁的运动异常，心肌超声造影可了解心肌血流灌注。电子束或多层螺旋 X 线计算机断层显像冠状动脉造影二维或三维重建，磁共振显像冠状动脉造影等，已用于冠状动脉的显像。血管镜检查、冠状动脉内超声显像及多普勒检查有助于指导冠心病介入治疗时采取更恰当的治疗措施。

4. 诊断和鉴别诊断

（1）诊断 根据典型的心绞痛发作特点和体征，含用硝酸甘油后有效，结合已知的冠心病危险因素，排除其他原因所致的心绞痛，一般即可做出诊断。发作时心电图检查可见以 R 波为主的导联中，ST 段压低，T 波平坦或倒置，发作过后数分钟内逐渐恢复。心电图无变化者可考虑做心电图负荷试验。发作不典型者，诊断要依靠观察硝酸甘油的疗效和发作时心电图的改变，或做 24 小时动态心电图连续监测。诊断有困难者可行放射性核素心肌显像，如确有必要可考虑行选择性冠状动脉造影。

（2）鉴别诊断

1）不稳定型心绞痛 疼痛程度更重、持续时间更长，可在休息时发作。

2）急性心肌梗死 疼痛部位与心绞痛相仿，但性质更剧烈，持续时间多超过 30 分钟，可长达数小时，含用硝酸甘油多不能缓解。常伴有休克、心律失常及心力衰竭，并有发热。结合典型的心电图改变和心肌坏死标志物增高等检查结果，通常不难鉴别。

3）肋间神经痛 疼痛常累及 1～2 个肋间，不一定局限在前胸，为刺痛或灼痛，多为持续性而非发作性，咳嗽、用力呼吸和身体转动等可使疼痛加剧，沿神经行径处有压痛，故与心绞痛不同。

4）心脏神经症 患者多为中青年女性，胸痛部位多在左胸乳房下心尖部附近，或经常变动。一般为短暂（几秒钟）的刺痛或持久（几小时）的隐痛，与体力活动无关，含用硝酸甘油无效，常伴有心悸、疲乏、头晕、失眠及其他神经官能症的表现，心电图及其他检查无阳性发现。

5）其他疾病引起的心绞痛 包括严重的主动脉瓣狭窄或关闭不全、风湿性冠状动脉炎、梅毒性主动脉炎引起冠状动脉口狭窄或闭塞、肥厚型心肌病、X 综合征等均可引起心绞痛。依据各病特点，鉴别多不困难。

6）其他　不典型疼痛还需与反流性食管炎等食管疾病、消化性溃疡、肺炎链球菌肺炎、胆石症、颈椎病等相鉴别。

5. 治疗　治疗原则为增加冠状动脉的血供，降低心肌的耗氧量，同时治疗动脉粥样硬化。

（1）发作时的治疗　发作时立刻休息，停止活动后症状多可消除。发作严重者，可使用作用较快的硝酸酯制剂，扩张冠状动脉，降低阻力，增加冠状循环的血流量；扩张周围血管，减低心脏前后负荷和心肌的需氧，从而缓解心绞痛。常用制剂如下。

1）硝酸甘油：常用剂量为0.3～0.6mg，置于舌下含化，1～2分钟即开始起作用，约半小时后作用消失。对大多数患者有效，延迟见效或完全无效时提示患者并非患冠心病或为严重的冠心病，同时应注意药物是否失效或未溶解。长时间反复应用可产生耐受性，停用10小时以上可恢复有效。副作用有头晕、头胀痛、头部跳动感、面红、心悸等，偶有血压下降。因此第一次用药时患者宜平卧片刻，必要时吸氧。

2）硝酸异山梨酯：常用剂量为5～10mg，舌下含化，2～5分钟见效，作用维持2～3小时。在应用上述药物的同时，可酌情应用镇静药。

（2）缓解期的治疗　尽量避免各种诱发因素。调节饮食，勿暴饮暴食，戒烟禁酒。注意心情愉快，保持适当的体力活动，以不致发生疼痛症状为度。一般不需卧床休息。

A. 改善缺血、减轻症状可以使用作用持久的抗心绞痛药物，以防心绞痛发作，可单独选用、交替应用或联合应用下列药物。

1）硝酸酯制剂　常用制剂如下。①硝酸异山梨酯缓释制剂：药效可维持12小时，每次20mg，2次/日；②单硝酸异山梨酯：是长效硝酸酯类药物，生物利用度几乎100%。每次20～40mg，2次/日；③长效硝酸甘油制剂：每次25mg，每8小时服1次；2%硝酸甘油油膏或橡皮膏贴片（含5～10mg）涂或贴在胸前或上臂皮肤而缓慢吸收，适于预防夜间心绞痛发作。

2）β受体阻断药　阻断拟交感胺类对心率和心收缩力受体的刺激作用，减慢心率、降低血压及心肌收缩力，减少心肌氧耗量，从而减少心绞痛的发作。目前常用制剂有美托洛尔25～100mg，2次/日，美托洛尔缓释片47.5～190mg，1次/日；阿替洛尔12.5～25mg，1次/日；比索洛尔2.5～5mg，1次/日。有严重心动过缓和高度房室传导阻滞、窦房结功能紊乱、有明显的支气管痉挛或支气管哮喘的患者禁用β受体拮抗剂。外周血管疾病及严重抑郁是应用β受体拮抗剂的相对禁忌证。慢性肺心病的患者可小心使用高度选择性的β_1受体拮抗剂。

3）钙离子通道阻滞剂　本类药物抑制钙离子进入细胞内，也抑制心肌细胞兴奋收缩偶联中钙离子的作用，从而抑制心肌收缩，减少心肌氧耗；扩张冠脉，解除冠脉痉挛，改善心内膜下心肌的供血；扩张周围血管，降低动脉压，减轻心脏负荷；改善心肌的微循环。常用制剂有：非二氢吡啶类包括维拉帕米（普通片40～80mg，每日3次；缓释片240mg，每日1次）、地尔硫䓬（普通片30～60mg，每日3次；缓释片90mg，每日1次），不建议应用于左室功能不全的患者，与β受体阻滞剂联合使用也需要谨慎；二氢吡啶类包括常用的硝苯地平（控释片30mg，每日1次）、氨氯地平（5～10mg，每日1次）等，同时有高血压的患者更适合使用。外周水肿、便秘、心悸、面部潮红是所有钙通道阻滞剂常见的副作用。其他不良反应还包括头痛、头晕、虚弱无力等。地尔硫䓬和维拉帕米能减慢窦房结心率和房室传导，不能应用于已有严重心动过缓、高度房室传导阻滞和病态窦房结综合征的患者。

4）曲美他嗪　通过抑制脂肪酸氧化和增加葡萄糖代谢，改善心肌氧的供需平衡而治疗心肌缺血，剂量为20mg，3次/日，饭后服。

5）其他治疗　中医中药治疗以“活血化瘀”“芳香温通”和“祛痰通络”法最为常用。

B. 预防心肌梗死、改善预后的药物主要包括如下。

1）抗血小板药物　环氧化酶（cyclooxygenase，COX）抑制剂：通过抑制 COX 活性而阻断血栓素 A_2（thromboxane A_2，TXA_2）的合成，达到抗血小板聚集的作用，代表药物为阿司匹林。阿司匹林是抗血小板治疗的基石，所有患者只要无禁忌都应该使用，最佳剂量范围为 75～150mg/d，其主要不良反应为胃肠道出血或对阿司匹林过敏。

P_2Y_{12}受体拮抗剂：通过阻断血小板的 P_2Y_{12}受体抑制 ADP 诱导的血小板活化。目前，我国临床上常用的 P_2Y_{12}受体拮抗剂有氯吡格雷和替格瑞洛。稳定型冠心病患者主要应用氯吡格雷。氯吡格雷是第二代 P_2Y_{12}受体拮抗剂，为前体药物，需要在肝脏中通过细胞色素 P450（CYP450）酶代谢成为活性代谢物后，不可逆地抑制 P_2Y_{12}受体，从而抑制血小板的聚集反应。主要用于支架植入以后及对阿司匹林有禁忌证的患者，常用维持剂量为每日 75mg。

2）降低 LDL－C 的药物　他汀类药物：为首选降脂药物。他汀类药物能有效降低 TC 和 LDL－C，延缓斑块进展和稳定斑块。所有明确诊断冠心病患者，无论其血脂水平如何，均应给予他汀类药物，并将 LDL－C 降至 1.8mmol/L（70mg/dl）以下水平。临床常用的他汀类药物包括辛伐他汀（20～40mg，每晚 1 次）、阿托伐他汀（10～80mg，每日 1 次）、普伐他汀（20～40mg，每晚 1 次）、氟伐他汀（40～80mg，每晚 1 次）、瑞舒伐他汀（5～20mg，每晚 1 次）等。他汀类药物的总体安全性很高，但在应用时仍应注意监测转氨酶及肌酸激酶等生化指标，及时发现药物可能引起的肝脏损害和肌病，尤其是在采用大剂量他汀类药物进行强化调脂治疗时，更应注意监测药物的安全性。

3）ACEI 或 ARB　可以使冠心病患者的心血管死亡、非致死性心肌梗死等主要终点事件的相对危险性显著降低。稳定型心绞痛患者合并高血压、糖尿病、心力衰竭或左心室收缩功能不全的高危患者建议使用 ACEI。临床常用的 ACEI 类药物包括卡托普利（12.5～50mg，每日 3 次）、依那普利（5～10mg，每日 2 次）、培哚普利（4～8mg，每日 1 次）、雷米普利（5～10mg，每日 1 次）、贝那普利（10～20mg，每日 1 次）、赖诺普利（10～20mg，每日 1 次）等。不能耐受 ACEI 类药物者可使用 ARB 类药物。

4）β 受体拮抗剂　对于心肌梗死后的稳定型心绞痛患者，β 受体拮抗剂可能可以减少心血管事件的发生。

（3）介入治疗　介入治疗是心肌血流重建术中创伤性最小的一种治疗方法，又称经皮冠状动脉介入治疗（PCI），即用心导管技术疏通狭窄甚至闭塞的冠状动脉管腔，改善心肌的血流灌注，故属于血管再通术的范畴。经皮冠状动脉腔内成形术（PTCA）在临床中应用最早，其后又开发了冠状动脉内支架置入术。目前 PTCA 加上支架置入术已成为治疗本病的重要手段。

（4）外科手术治疗　主要是在体外循环下施行主动脉－冠状动脉旁路移植手术（CABG），又称冠状动脉搭桥术。术后心绞痛症状改善者可达 80%～90%，且 65%～85% 患者生活质量提高。这种手术创伤较大有一定的风险，围手术期死亡率为 1%～4%，因此应个体化权衡利弊，慎重选择手术适应证。本手术主要适用于：①左冠状动脉主干病变狭窄 >50%；②左前降支和回旋支近端狭窄 ≥70%；③冠状动脉 3 支病变伴左心室射血分数 <50%；④稳定型心绞痛对内科药物治疗反应不佳，影响工作和生活；⑤有严重室性心律失常伴左主干或 3 支病变；⑥介入治疗失败仍有心绞痛或血流动力学异常。

6. 预防　对冠心病稳定型心绞痛除用药物防止心绞痛再次发作外，还应从阻止或逆转动脉粥样硬化病情进展，预防心肌梗死等方面综合考虑，以改善预后。

（二）不稳定型心绞痛

冠心病中除上述典型的稳定型劳力性心绞痛之外，心肌缺血所引起的缺血性胸痛尚有各种不同的表现类型，有关心绞痛的分型命名不下 10 余种，但其中除变异性心绞痛仍为临床所保留外，其他如恶化性心绞痛、卧位性心绞痛、静息性心绞痛、梗死后心绞痛、混合性心绞痛等，目前已趋向于统称之为不稳定型心绞痛（unstable angina，UA）。UA 有进展至心肌梗死的高度危险性，必须予以足够的重视。

1. 发病机制 与稳定型劳力性心绞痛的差别主要在于冠脉内不稳定的粥样斑块继发病理改变，使局部心肌血流量明显下降，如斑块内出血、斑块纤维帽出现裂隙、表面上有血小板聚集及（或）刺激冠状动脉痉挛，导致缺血加重。虽然也可因劳力负荷诱发但劳力负荷中止后胸痛并不能缓解。

2. 临床表现 胸痛的部位、性质与稳定型心绞痛相似，但具有以下特点之一。①恶化型心绞痛：原为稳定型心绞痛，在 1 个月内疼痛发作的频率增加，程度加重、时限延长、诱发因素变化，硝酸类药物缓解作用减弱。②初发性心绞痛：1 个月之内因较轻的负荷所诱发的新心绞痛。③静息性心绞痛：在较轻微活动或休息状态下发作的心绞痛。④变异性心绞痛：发作时表现有 ST 段抬高，发作缓解后 ST 恢复等电位线。此外，由于贫血、感染、甲状腺功能亢进、心律失常等原因诱发的心绞痛称之为继发性不稳定型心绞痛。UA 与非 ST 段抬高型心肌梗死（NSTEMI）同属非 ST 段抬高型急性冠脉综合征（NSTE－ACS），血清坏死标志物是区分 UA 与 NSTEMI 的主要指标。

3. 治疗 不稳定型心绞痛病情发展常难以预料，有进展至心肌梗死的高度危险性，疼痛发作频繁或持续不缓解及高危组的患者应立即住院。

（1）一般处理 卧床休息 1～3 天，连续监测心电图和心肌坏死标志物。有呼吸困难者应给氧吸入，维持血氧饱和度达到 90% 以上。烦躁不安、剧烈疼痛者可予以吗啡 5～10mg，皮下注射。无论血脂是否增高均应及早使用他汀类药物。

（2）缓解疼痛

1）硝酸酯类制剂 立刻含化或喷雾吸入硝酸酯类制剂，如不能缓解症状，可每隔 5 分钟一次，共用 3 次，后再用硝酸甘油或硝酸异山梨酯持续静脉滴注或微泵输注，以 10μg/min 开始，每 3～5 分钟增加 10μg/min，直至症状缓解或出现血压下降。

2）β 受体阻断药 硝酸酯类制剂静脉滴注疗效不佳，且无低血压等禁忌证者，应及早开始用 β 受体阻断药，口服 β 受体阻断药的剂量应个体化，宜从小剂量开始。

3）钙离子通道阻滞剂 少数情况下，如伴血压明显升高，心率增快者可静脉滴注艾司洛尔 250μg/(kg·min)，停药后 20 分钟内作用消失。也可用非二氢吡啶类钙离子通道阻滞剂，如硫氮䓬酮 1～5μg/(kg·min) 持续静脉滴注，常可控制发作。治疗变异性心绞痛以钙离子通道阻滞剂的疗效最好。钙离子通道阻滞剂可与硝酸酯同服，其中硝苯地平尚可与 β 受体阻断药同服。停用这些药时宜逐渐减量然后停服，以免诱发冠状动脉痉挛。

（3）抗凝（抗栓） 阿司匹林、氯吡格雷和肝素（包括低分子量肝素）是 UA 中的重要治疗措施，其目的在于防止血栓形成，阻止病情向心肌梗死方向发展。溶栓药物有促发心肌梗死的危险，不推荐应用。

（4）其他 对于个别病情极严重者，保守治疗效果不佳，心绞痛发作时 ST 段压低＞1mm，持续时间＞20 分钟，或血肌钙蛋白升高者，在有条件的医院可行急诊冠脉造影，考虑 PCI 治疗。病情稳定后应继续强调抗凝和调脂治疗，特别是应用他汀类药物以促使斑块稳定。

三、急性心肌梗死

心肌梗死（MI）是心肌缺血性坏死，是指在冠状动脉粥样硬化的基础上，冠状动脉血供急剧减少或中断，使相应的心肌发生严重而持久的急性缺血性损伤和坏死。急性心肌梗死（AMI）临床表现为有持久的胸骨后剧烈疼痛、发热、白细胞计数和血清心肌坏死标志物增高以及心电图特征性动态改变。可发生心律失常、休克、心力衰竭等，属急性冠脉综合征的严重类型。

（一）病因和发病机制

本病的基本病因是冠状动脉粥样硬化（偶为冠状动脉栓塞、炎症、先天性畸形、痉挛和冠状动脉口阻塞所致），造成管腔严重狭窄和心肌血供不足，而侧支循环未充分建立。在此基础上，一旦血供进一步急剧减少或中断，使心肌严重而持久地急性缺血达 20～30 分钟以上，即可发生 AMI。研究证明，本病的直接病因多为不稳定的粥样斑块溃破出血和管腔内血栓形成而使管腔闭塞。少数情况下粥样斑块内或其下发生出血或血管持续痉挛，也可使冠状动脉完全闭塞。本病的常见诱因如下：①重体力活动、情绪过分激动、血压剧升或用力大便时，致左心室负荷明显加重。②晨起 6～12 时交感神经活动增加，机体应激反应性增强，心肌收缩力、心率、血压增高，冠状动脉张力增高。③在饱餐特别是进食大量脂肪后，血脂增高，血黏稠度增高。④休克、缺水、出血、外科手术或严重心律失常，致心排血量骤降，冠状动脉灌流量锐减。

（二）临床表现

与心肌梗死的部位、大小、侧支循环情况密切有关。

1. 先兆表现 大多数患者在发病前有先兆表现，如乏力、胸部不适、烦躁或不稳定型心绞痛发作。出现心绞痛发作与以往相比更频、更剧、持续时间更长、硝酸甘油疗效差、诱发因素不明显等。心电图示 ST 段一过性明显抬高（变异性心绞痛）或压低，T 波倒置或增高。

2. 症状

（1）疼痛 是最早出现的症状，多在清晨或安静时发生，疼痛部位和性质与心绞痛相似。但程度更重，持续时间更长，休息和含用硝酸甘油片多不能缓解，诱因多不明显。少数患者无疼痛，起病即表现为休克或急性心力衰竭。部分患者疼痛位于上腹部或放射至下颌、颈部、背部上方，易被误诊。

（2）全身症状 患者烦躁不安、面色苍白、大汗、恐惧或有濒死感。发热一般在疼痛发生后 24～48 小时出现，由心肌坏死物质被吸收所引起，体温一般在 38℃左右，持续约 1 周。

（3）胃肠道症状 常见恶心、呕吐、上腹胀气或胀痛，与迷走神经受坏死心肌刺激和心输血量降低、组织灌注不足等有关。重症者可发生呃逆。

（4）心律失常 绝大多数患者可发生心律失常，多发生在起病 1～2 天，以 24 小时内常见。室性心律失常最多见，尤其是室性期前收缩。若室性期前收缩频发（每分钟 5 次以上），成对出现或呈短阵室性心动过速，多源性或呈 R on T 现象，常为心室颤动的先兆。室颤是 AMI 早期，特别是入院前主要的死因。房室传导阻滞和束支传导阻滞也较多见，前壁 MI 如发生房室传导阻滞表明梗死范围广泛，情况严重。

（5）低血压和休克 疼痛期常见血压下降，未必是休克。若疼痛缓解而收缩压仍低于 80mmHg，并伴有组织器官血流灌注不足的表现，如面色苍白、皮肤湿冷、脉搏细数、大汗淋漓、尿量减少（<20ml/h）、神志改变（烦躁不安、迟钝、晕厥等），则为心源性休克。休克多在起病后数小时至数日内发生。

（6）心力衰竭 绝大多数为急性左心衰竭，为梗死后心脏舒缩力显著减弱或不协调所致，可在起病最初几天内发生，或见于疼痛、休克好转阶段。表现为左心衰竭常见症状，如呼吸困难、咳嗽、发绀等，重者可出现急性肺水肿，随后可继发右心衰竭。右心室 MI 者可一开始即出现右心衰竭表现，如颈静脉怒张、肝大、水肿等，伴血压下降。

3. 体征

（1）心脏体征 心脏浊音界可正常或轻至中度增大；心率多增快，少数患者可减慢；心尖区第一心音减弱（心肌收缩力减弱）；可出现舒张晚期或早期奔马律（心肌严重受损，左心室衰竭）；少数患者在起病第 2～3 天出现心包摩擦音（反应性纤维性心包炎）；心尖区可出现粗糙的收缩期杂音或伴收缩中晚期喀喇音（二尖瓣乳头肌功能失调或断裂）；可有各种心律失常。

（2）血压　除极早期血压可增高外，几乎所有患者都有血压降低。起病前有高血压者，血压可降至正常，且可能不再恢复到起病前的水平。

（3）其他　可出现与心律失常、休克或心力衰竭相关的其他体征。

（三）实验室及其他检查

1. 心电图检查　心电图常有特征性和进行性的改变。对 MI 的诊断、定位、定范围、估计病情演变和预后都有帮助。

（1）特征性改变　ST 段抬高型 MI 者心电图表现特点为：①ST 段弓背向上抬高。②病理性 Q 波（宽而深的 Q 波）。③T 波倒置（图 3－29）。

在背向 MI 区的导联则出现相反的改变，即 R 波增高、ST 段压低和 T 波直立并增高。

非 ST 段抬高型 MI 者心电图有两种类型。①无病理性 Q 波，有普遍性 ST 段压低≥0.1mV，但 aVR（有时还有 V_1）导联 ST 段抬高或出现对称性 T 波倒置，为心内膜下 MI 的特点。②无病理性 Q 波，也无 ST 段变化，仅有 T 波倒置改变。

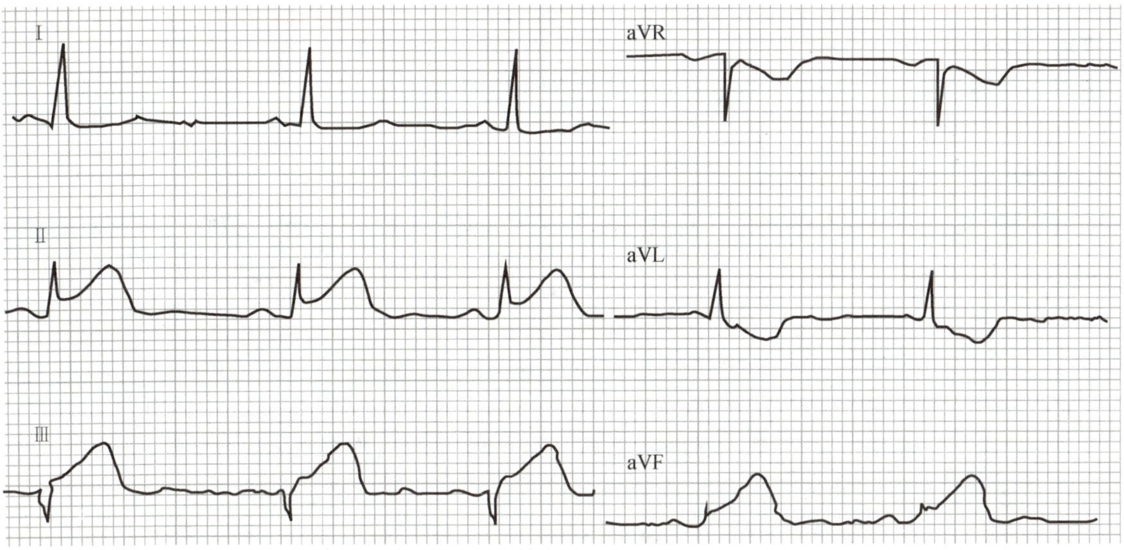

图 3－29　急性下壁心肌梗死心电图（发病后 3 小时）

（2）动态性改变　ST 段抬高型 MI 者动态性改变如下。①超急性期：起病数小时内，可尚无异常或出现异常高大两肢不对称的 T 波。②急性期：数小时后，ST 段明显抬高，弓背向上，与直立的 T 波连接，形成单相曲线。数小时至 2 天内出现病理性 Q 波，同时 R 波减低。Q 波在 3～4 天内稳定不变，以后大多数永久存在。③亚急性期：若早期不进行治疗干预，ST 段抬高持续数日至 2 周左右，逐渐回到基线水平，T 波则变为平坦或倒置。④慢性期：数周至数月后，T 波呈 V 形倒置，两肢对称，波谷尖锐。T 波倒置可永久存在，也可在数月至数年内逐渐恢复。非 ST 段抬高型 MI 者动态性改变如下。除外典型的 ST 段抬高性 MI，尚有两类特殊。①先是 ST 段普遍压低（除 aVR，有时 V_1 导联外），继而 T 波倒置加深呈对称型。ST 段和 T 波的改变持续数日或数周后恢复。②T 波改变在 1～6 个月内恢复。

（3）定位诊断　ST 段抬高型 MI 的定位可根据出现特征性改变的导联数来判断见表 3－6。

表 3－6　ST 段抬高型心肌梗死的心电图定位诊断

导联	前间壁	局限前壁	前侧壁	广泛前壁	下壁	下间壁	下侧壁	高侧壁	正后壁
V_1	+			+		+			
V_2	+			+		+			
V_3	+	+		+		+			
V_4		+		+					
V_5		+	+	+			+		
V_6			+				+		
V_7			+				+		+
V_8									+
aVR									
aVL			+	+/－				+	
aVF					+	+	+		
Ⅰ			+	+/－				+	
Ⅱ					+	+	+		
Ⅲ					+	+	+		

2. 放射性核素检查　可对梗死部位范围、程度等做出定量诊断。

3. 超声心动图检查　二维和 M 型超声心动图也有助于了解心室壁的运动和左心室功能，诊断室壁瘤和乳头肌功能失调等。

4. 实验室检查

（1）白细胞　起病 24～48 小时后白细胞可增至（10～20）$\times 10^9$/L，中性粒细胞增多，嗜酸性粒细胞减少或消失，可持续 1～3 周。

（2）血沉　起病后 4～5 天血沉增快，可持续 1～3 周。

（3）C－反应蛋白（CRP）增高　可持续 1～3 周。

（4）血心肌坏死标记物增高　增高水平与心肌梗死范围及预后明显相关。①肌红蛋白：在 AMI 后出现最早，起病后 2 小时内升高，12 小时内达高峰；24～48 小时内恢复正常。②肌钙蛋白 I（cTnI）或 T（cTnT）：是诊断心肌梗死的敏感指标和特异性指标。起病 3～4 小时后升高，cTnI 于 11～24 小时达高峰，7～10 天降至正常，cTnT 于 24～48 小时达高峰，10～14 天降至正常。③肌酸激酶同工酶（CK－MB）：其增高的程度能较准确地反映梗死的范围大小，其高峰时间是否提前有助于判断溶栓治疗是否有效。起病后 4 小时内增高，16～24 小时达高峰，3～4 天恢复正常。④其他 AMI 心肌酶测定：包括肌酸激酶（CK）、天门冬氨酸氨基转移酶（AST）以及乳酸脱氢酶（LDH），其特异性及敏感性均远不如上述心肌坏死标志物，但仍有参考价值。三者在 AMI 发病后 6～10 小时开始升高，分别于 12 小时、24 小时及 2～3 天内达高峰；又分别于 3～4 天、3～6 天及 1～2 周内回降至正常。

（四）诊断与鉴别诊断

1. 诊断　根据典型的临床表现、特征性的心电图改变以及实验室检查发现，诊断本病并不困难。对老年患者，突然发生严重心律失常、休克、心力衰竭而原因未明，或突然发生较重而持久的胸闷或胸痛者，都应考虑本病的可能。宜先按 AMI 来处理，并短期内进行心电图、血清心肌酶测定和肌钙蛋白测定并动态观察以确定诊断。对非 ST 段抬高型 MI，血清肌钙蛋白测定的诊断价值更大。

2. 鉴别诊断　急性心肌梗死应与心绞痛、主动脉夹层、急性肺动脉栓塞、急腹症、急性心包炎等疾病鉴别，根据病史、体格检查、心电图表现、血清心肌坏死标志物检测等可帮助鉴别。心绞痛与急性心肌梗死的鉴别要点见表 3－7。

表 3-7　心绞痛与急性心肌梗死的鉴别要点

鉴别点	心绞痛	急性心肌梗死
疼痛		
部位	胸骨上、中段之后	相同，但可在较低位置或上腹部
性质	压榨性或窒息性	相似，但程度更剧烈
诱因	劳力、情绪激动、受寒、饱餐等	不常有
时限	短，1～5 分钟或 15 分钟内	长，数小时或 1～2 天
频率	频繁发作	不频繁
硝酸甘油疗效	显著缓解	作用较差或无效
气喘或肺水肿	极少	可有
血压	升高或无显著变化	可降低，甚至发生休克
心包摩擦音	无	可有
坏死物质吸收表现		
发热	无	常有
血白细胞增加（嗜酸性粒细胞减少）	无	常有
血沉增快	无	常有
血清坏死标志物升高	无	有
心电图变化	无变化或暂时性 ST 段和 T 波改变	有特征性和动态性变化

（五）并发症

1. 乳头肌功能失调或断裂　总发生率可高达 50%。二尖瓣乳头肌因缺血、坏死等使收缩功能发生障碍，造成不同程度的二尖瓣脱垂并关闭不全，心尖区出现收缩中晚期喀喇音和吹风样收缩期杂音。轻者功能可以恢复，杂音可消失。乳头肌整体断裂极少见，见于下壁 MI，多发生在二尖瓣后乳头肌，临床上突然出现左心衰竭和（或）心源性休克，可迅速发生肺水肿在数日内死亡。

2. 心脏破裂　少见，常在起病 1 周内出现。多数因心室游离壁破裂导致心包积血，引起急性心脏压塞而猝死。极少数为心室间隔破裂造成穿孔，可导致心力衰竭和休克而在数日内死亡。亚急性心脏破裂患者能存活数月。

3. 栓塞　少见，常于起病后 1～2 周发生。多为左心室附壁血栓脱落致脑、肾、脾或四肢等动脉栓塞。下肢静脉血栓脱落则产生肺动脉栓塞。

4. 心室壁瘤　主要见于左心室，发生率为 5%～20%。体格检查可见心脏搏动弥散，叩诊左侧心界扩大，可听到收缩期杂音。心电图显示 ST 段持续抬高。X 线检查、超声心动图、放射性核素心脏血池显像以及左心室造影均可见心室壁瘤表现。

5. 心肌梗死后综合征　约 10% 患者发生。于 MI 后数周至数月内出现，表现为心包炎、胸膜炎或肺炎。可反复发生，出现发热、胸痛等症状。可能为机体对坏死物质的过敏反应，抗生素效果不佳而糖皮质激素疗效明显。

（六）治疗

治疗原则为及早发现，及早住院，加强住院前的就地处理。尽快恢复心肌的血液灌注（到达医院后 30 分钟内开始溶栓或 90 分钟内开始介入治疗）以挽救濒死的心肌、防止梗死扩大和缩小心肌缺血范围，及时处理严重心律失常、心力衰竭和各种并发症，防止猝死，使患者不但能渡过急性期，而且能保有尽可能多有功能的心肌。

1. 一般治疗

（1）休息　急性期卧床休息，保持环境安静。应减少或避免探视，防止不良刺激，解除焦虑。

（2）监测　密切观察心律、心率、血压和心功能的变化，持续进行心电图、血压、呼吸、血氧饱和度的监测，除颤仪应随时处于备用状态。对于严重心力衰竭者还应监测肺毛细血管压和静脉压。

（3）吸氧　对有呼吸困难和血氧饱和度降低者，可间断或持续通过鼻管或面罩吸氧数日。

（4）护理　急性期12小时内卧床休息；若无并发症，24小时内应鼓励患者在床上行肢体活动；如无低血压，第3日就可在病房内适当走动；梗死后第4～5日，逐步增加活动直至每日3次步行100～150米。注意饮食，保持大便通畅。

（5）建立静脉通道　保持给药途径畅通。

（6）阿司匹林　无禁忌证者应立即服用水溶性阿司匹林或嚼服肠溶性阿司匹林150～300mg，每日1次，3日后改为75～150mg，每日1次长期服用。

2. 解除疼痛　可选用吗啡5～10mg皮下注射或哌替啶50～100mg肌内注射，必要时1～2小时后再注射一次，以后每4～6小时可重复应用，注意防止对呼吸功能的抑制。疼痛较轻者可用可待因或罂粟碱0.03～0.06g肌内注射或口服，或使用硝酸甘油0.3mg或硝酸异山梨酯5～10mg舌下含化或静脉滴注，应注意心率增快和血压降低的副作用。心肌再灌注疗法可极有效地解除疼痛。

3. 再灌注治疗　此疗法应在起病3～6小时最多在12小时内进行，使闭塞的冠状动脉再通，心肌得到再灌注，濒临坏死的心肌可能得以存活或使坏死范围缩小，减轻梗死后心肌重塑，改善预后，是一种积极的治疗措施。

（1）溶栓疗法　无条件施行介入治疗或因患者就诊延误、转送患者到可施行介入治疗的单位将会错过再灌注时机，如无禁忌证应立即（接诊患者后30分钟内）行溶栓治疗。

1）适应证　①两个或两个以上相邻导联ST段抬高（胸导联≥0.2mV，肢导联≥0.1mV），或病史提示AMI伴左束支传导阻滞，起病时间 <12小时，患者年龄<75岁。②ST段显著抬高的MI患者年龄>75岁，经慎重权衡利弊仍可考虑。③ST段抬高型MI，发病时间已达12～24小时，但如仍有进行性缺血性胸痛，广泛ST段抬高者也可考虑。

2）禁忌证　①既往发生过出血性脑卒中，1年内发生过缺血性脑卒中或脑血管事件。②颅内肿瘤。③近期（2～4周）有活动性内脏出血。④未排除主动脉夹层。⑤入院时严重且未控制的高血压（>180/110mmHg）或慢性严重高血压病史。⑥目前正在使用治疗剂量的抗凝药或已知有出血倾向。⑦近期（2～4周）创伤史，包括头部外伤、创伤性心肺复苏或较长时间（>10分钟）的心肺复苏。⑧近期（<3周）外科大手术。⑨近期（<2周）曾在不能压迫部位的大血管行穿刺术。

3）溶栓药物的应用　以纤维蛋白溶酶原激活剂激活血栓中纤维蛋白溶酶原，使其转变为纤维蛋白溶酶而溶解冠状动脉内的血栓。国内常用药物如下。①尿激酶（UK）30分钟内静脉滴注150万U～200万U。②链激酶（SK）或重组链激酶（rSK）60分钟内静脉滴注150万U。用链激酶时，应注意寒战、发热等过敏反应。③重组组织型纤维蛋白溶酶原激活剂（rt－PA）100mg在90分钟内静脉给予（加速给药方案），先静脉注入15mg，继而30分钟内静脉滴注50mg，其后60分钟内再滴注35mg。用rt－PA前先用肝素5000U静脉注射，用药后继续以肝素每小时700～1000U持续静脉滴注共48小时，以后改为皮下注射7500U每12小时一次，连用3～5天（也可用低分子量肝素）。

4）冠脉再通指标　根据冠状动脉造影直接判断再通情况，或根据以下间接指标判断血栓是否溶解。①心电图抬高的ST段于2小时内回降>50%；②胸痛2小时内基本消失；③2小时内出现再灌注性心律失常；④血清CK－MB酶峰值提前出现（14小时内）。

（2）介入治疗（PCI）

1）直接PCI适应证　①ST段抬高和新出现左束支传导阻滞（影响ST段的分析）的MI。②ST段抬高型MI并发心源性休克。③适合再灌注治疗而有溶栓治疗禁忌证者。④非ST段抬高型MI，但梗死相关动脉严重狭窄，血流≤TIMI Ⅱ级。

注意事项：①发病12小时以上不宜施行PCI。②不宜对非梗死相关的动脉施行PCI。③有心源性休克者宜先行主动脉内球囊反搏术，待血压稳定后再施行。

2）补救性PCI　溶栓治疗后仍有明显胸痛，抬高的ST段无明显降低者，应尽快进行冠状动脉造影，如显示TIMI 0～Ⅱ级血流，说明相关动脉未再通，宜立即施行补救性PCI。

3）溶栓治疗再通者的PCI　溶栓治疗成功的患者，如无缺血复发表现，可在7～10天后行冠状动脉造影，如残留的狭窄病变适宜可行PCI治疗。

素质提升

自1973年4月23日我国成功施行国内首例经皮穿刺股动脉选择性冠状动脉造影术以来，经过近50年的发展，我国心脏介入治疗已达到世界领先水平。目前，中国年PCI开展例数已达到全球第二，我们已经多次受邀在国际会议上介绍来自中国的研究成果和经验，进行新技术、新器械介入手术传播，这无疑是值得骄傲的。回顾历史发现，从中国首例PTCA（经皮球囊导管冠状动脉腔内成形术）到有关BRS（完全生物可降解支架）的系列研究背后有一种贯穿始终而不变的因素，那就是中国心血管介入医生孜孜以求、不断探索的的“匠心”精神。

（3）紧急主动脉－冠状动脉旁路移植术　介入治疗失败或溶栓治疗无效有手术指征者，宜争取6～8小时内施行主动脉－冠状动脉旁路移植术。急性缺血心肌再灌注时，可出现再灌注损伤，常表现为再灌注性心律失常。各种快速、缓慢性心律失常均可出现，应作好相应的抢救准备。但出现严重心律失常的情况少见，最常见的为一过性非阵发性室性心动过速，对此不必行特殊处理。

4. 消除心律失常　心律失常必须及时消除，以避免演变为严重心律失常甚至猝死。

5. 控制休克

（1）补充血容量　估计有血容量不足或中心静脉压和肺动脉楔压低者，予以右旋糖酐或5%～10%葡萄糖液静脉滴注，输液后如中心静脉压上升>18cmH_2O，肺小动脉楔压>15～18mmHg，则应停止。右心室梗死时，中心静脉压的升高则未必是补充血容量的禁忌。

（2）升压药　补充血容量后血压仍不升，而肺小动脉楔压和心排血量正常时，提示周围血管张力不足，可用多巴胺［起始剂量为3～5μg/(kg·min)］，或去甲肾上腺素2～8μg/(kg·min)，亦可选用多巴酚丁胺［起始剂量为3～10μg/(kg·min)］静脉滴注。

（3）血管扩张剂　经上述处理血压仍不升，而肺动脉楔压（PCWP）增高，心排血量低或周围血管显著收缩以致四肢厥冷并有发绀时，选用硝普钠15μg/min开始静脉滴注，每5分钟逐渐增量至PCWP降至15～18mmHg；硝酸甘油10～20μg/min开始静脉滴注，每5～10分钟增加5～10μg/min直至左室充盈压下降。

（4）其他　有条件的医院可考虑用主动脉内球囊反搏术进行辅助循环，然后作选择性冠状动脉造影，随即施行介入治疗或主动脉－冠状动脉旁路移植手术，可降低病死率。另外，治疗休克的其他措施还包括纠正酸中毒、避免脑缺血、保护肾功能，必要时应用洋地黄制剂等。

6. 治疗心力衰竭　主要是治疗急性左心衰竭，应用吗啡（或哌替啶）、利尿剂、血管扩张剂减轻左心室的负荷。在梗死发生后24小时内宜尽量避免使用洋地黄制剂。

7. 其他治疗　下列疗法可能有助于心肌梗死的治疗，但有些尚未完全成熟或疗效尚有争议，可根据患者具体情况考虑选用。

(1) β受体阻断药　在起病的早期，无禁忌证可尽早使用，如美托洛尔、阿替洛尔或卡维地洛等β受体阻断药，尤其是前壁MI伴有交感神经功能亢进者，但应注意其对心脏收缩功能的抑制。

(2) 血管紧张素转换酶抑制剂和血管紧张素受体阻断药　在起病早期应用，从低剂量开始逐渐加量，如卡托普利、依那普利（25mg，2次/日）、雷米普利、福辛普利等。如不能耐受血管紧张素转换酶抑制剂者，可选用血管紧张素Ⅱ受体阻断药氯沙坦或缬沙坦等。

(3) 极化液疗法　氯化钾15g、胰岛素10U加入10%葡萄糖液500ml中，静脉滴注，1～2次/日，7～14日为一疗程。可在急性心肌梗死早期应用。

(4) 抗凝疗法　目前多用在溶解血栓疗法之后，单独应用者少。先用肝素或低分子量肝素。维持凝血时间在正常的两倍左右（试管法20～30分钟，APTT法60～80秒，ACT法300秒左右），继而口服氯吡格雷或阿司匹林。

8. 恢复期的处理　如病情稳定，体力增进，可考虑出院。近年主张出院前作症状限制性运动负荷心电图、放射性核素和（或）超声显像检查，必要时行冠状动脉造影。AMI恢复后，应逐步进行适当的体育锻炼，有利于体力和工作能力的增进。但应避免过重体力劳动或精神过度紧张。

9. 并发症的处理　并发栓塞时，用溶解血栓和（或）抗凝疗法。心脏破裂和乳头肌功能严重失调都可考虑手术治疗，但手术死亡率高。心室壁瘤如影响心功能或引起严重心律失常，宜手术切除。心肌梗死后综合征可用糖皮质激素或阿司匹林、吲哚美辛等治疗。

10. 右心室心肌梗死的处理　治疗措施与左心室梗死略有不同。右心室心肌梗死引起右心衰竭伴低血压，而无左心衰竭的表现时，可在血流动力学监测下静脉滴注输液补充血容量，直到低血压得到纠正或肺毛细血管压达15～18mmHg。如输液1～2L低血压未能纠正可用正性肌力药，以多巴酚丁胺为优。不宜用利尿剂。伴有房室传导阻滞者可予以临时起搏。

11. 非ST段抬高型心肌梗死的处理　非ST段抬高的MI患者其住院期病死率较低，但再梗死率、心绞痛再发生率和远期病死率则较高。治疗措施与ST段抬高型MI有所区别。

非ST段抬高型MI也多是非Q波性，此类患者不宜行溶栓治疗。其中低危险组（无并发症、血流动力学稳定、不伴反复胸痛者）以阿司匹林和肝素尤其是低分子量肝素治疗为主；中危险组（伴持续或反复胸痛，心电图无变化或ST段压低1mm上下者）和高危险组（并发心源性休克、肺水肿或持续低血压）则以介入治疗为首选。其余治疗原则同上。

（七）预后

预后与梗死前是否形成侧支循环、梗死发生时是否及时进行了再灌注治疗以及最终心肌梗死的面积大小有关。患者死亡多发生在心肌梗死1周以内，尤其是24小时以内，死亡原因多为恶性心律失常。

（八）预防

预防动脉粥样硬化和冠心病，属一级预防。已有冠心病和MI病史者还应预防再次梗死和其他心血管事件，称之为二级预防。二级预防应全面综合考虑，为便于记忆可归纳为以A、B、C、D、E为符号的五个方面。A即aspirin，抗血小板聚集；anti－anginal therapy，抗心绞痛治疗，硝酸酯类制剂。B即beta－blocker，预防心律失常，减轻心脏负荷等；blood pressure control，控制好血压。C即cholesterol lowing，控制血脂水平；cigarettes quitting，戒烟。D即diet control，控制饮食；diabetes treatment，治疗糖尿病。E即education，普及有关冠心病的教育，包括患者及其家属；exercise，鼓励有计划地、适当地运动锻炼。

（钱志勇）

第四节　原发性高血压 微课2

PPT

高血压（hypertension）是以体循环动脉压增高为主要表现的临床综合征，是最常见的心血管疾病。高血压是多种心、脑血管疾病的重要病因和危险因素，影响重要脏器，如心、脑、肾的结构与功能，最终导致这些器官的功能衰竭，迄今仍是心血管疾病死亡的主要原因之一。高血压可分为原发性和继发性两大类。在绝大多数患者中，高血压病因不明，称之为原发性高血压，又称高血压病，约占总高血压患者的95%；继发性高血压是指由某些确定的疾病或病因引起的血压升高，约占所有高血压患者的5%。

（一）流行病学特点

高血压患病率和发病率在不同国家、地区或种族之间有差别，工业化国家较发展中国家高，同一国家不同种族之间也有差异，如美国黑人的高血压患病率约为白人的2倍。高血压患病率、发病率及血压水平随年龄增加而升高。高血压在老年人较为常见，尤以单纯收缩期高血压为多。我国流行病学调查显示，高血压患病率城市高于农村，沿海高于内地，北方高于南方，高原少数民族地区患病率较高。男女高血压患病率差别不大，青年期男性略高于女性，中年后女性稍高于男性。据2002年卫生部组织的调查资料显示，我国成人高血压患病率已经达到18.8%，估计全国患患者群约16亿。与1991年资料相比较，患病率上升了31%。然而，我国人群高血压知晓率、治疗率、控制率仅为30.2%、24.7%、6.1%，依然很低。

（二）血压水平分类和定义

人群中血压水平呈连续性正态分布，正常血压和血压升高的划分并无明确界线。高血压的标准是根据临床及流行病学资料人为界定的。目前，我国采用国际上统一的标准，将高血压定义为收缩压≥140mmHg和（或）舒张压≥90mmHg。患者既往有高血压病史，目前正在使用降压药物，血压虽然正常，也应诊断为高血压。根据血压升高水平，又进一步将高血压分为1～3级，见表3－8。

表3－8　血压水平分类和定义

类别	收缩压（mmHg）		舒张压（mmHg）
正常血压	＜120	和	＜80
正常高值	120～139	和（或）	80～89
高血压			
1级（轻度）	140～159	和（或）	90～99
2级（轻度）	160～179	和（或）	100～109
3级（轻度）	≥180	和（或）	≥110
单纯收缩期高血压	≥140	和	＜90

注：以上标准适用于男、女性任何年龄的成人。当收缩压和舒张压属于不同分级时，以较高的级别作为标准。

上述高血压的诊断必须以未服用药物状态下非同日测量3次血压值为依据，偶然测得一次血压增高不能诊断为高血压，必须重复和进一步观察。

（三）病因

原发性高血压的病因尚未完全阐明，一般认为高血压是遗传易感性和环境因素相互作用的结果，遗传因素约占40%，环境因素约占60%。

1. 遗传因素　原发性高血压有群集于某些家族的倾向，提示其有遗传学基础或伴有遗传生化异常。父母均有高血压，子女的发病率高达46%，约60%高血压患者可询问到有高血压家族史。高血压的遗传可能存在主要基因显性遗传和多基因关联遗传两种方式。

2. 环境因素

（1）饮食　不同地区人群血压水平和高血压患病率与钠盐平均摄入量显著有关。摄盐越多，血压水平和患病率越高，但是同一地区人群中个体间血压水平与摄盐量并不相关。摄盐过多导致血压升高，主要见于对盐敏感的人群中。有人认为饮食低钾、低钙、高蛋白摄入、饱和脂肪酸或饱和脂肪酸与不饱和脂肪酸的比值较高也可能属于升压因素。饮酒量与血压水平呈线性相关。

（2）肥胖　是血压升高的重要危险因素。一般采用体重指数（BMI）来衡量肥胖程度（以20～24为正常范围）。高血压患者约1/3有不同程度肥胖。血压与BMI呈显著正相关。肥胖的类型与高血压发生关系密切，腹型肥胖者容易发生高血压。

（3）精神应激　人在长期精神紧张、压力、焦虑或环境噪音、视觉刺激下可引起高血压。高血压患者经休息后往往症状和血压可获得一定改善。

（四）发病机制

高血压的发病机制，即遗传与环境因素通过什么途径和环节使血压升高，至今还没有一个完整统一的认识。从血流动力学角度看，血压水平主要取决于心排血量和体循环外周血管阻力，目前高血压的发病机制研究集中在以下几个环节。

1. 交感神经系统活性亢进　城市脑力劳动者高血压患病率超过体力劳动者，从事精神紧张度高的职业者和长期生活在噪声环境中的个体发生高血压的可能性较大。各种病因因素使大脑皮层下神经中枢功能发生变化，各种神经递质浓度与活性异常，导致交感神经系统活性亢进，血浆儿茶酚胺浓度升高，阻力小动脉收缩增强。交感神经活动增强是高血压发病机制中的重要环节。

2. 肾素－血管紧张素－醛固酮系统（RAAS）激活　体内存在两种RAAS，即循环RAAS和局部RAAS。肾小球入球动脉的球旁细胞可分泌肾素，作用于肝合成的血管紧张素原而生成血管紧张素Ⅰ（AngⅠ），然后经肺循环的血管紧张素转换酶（ACE）的作用转变为血管紧张素Ⅱ（AngⅡ），AngⅡ是RAAS的主要效应物质，作用于血管紧张素Ⅱ受体，使小动脉平滑肌收缩，刺激肾上腺皮质球状带分泌醛固酮，通过交感神经末梢突触前膜的正反馈使去甲肾上腺素分泌增加。以上作用均可使血压升高，是参与高血压发病并使之持续的重要机制。近年来发现很多组织也有RAAS各种组成成分，组织RAAS对高血压的形成可能有更大作用。

3. 肾性水钠潴留　正常肾脏通过利钠作用维持血管内容量和调节血压。某些患者肾脏利钠作用被干扰，出现肾性水钠潴留，需要有较高的灌注压才能产生同等的利钠效应，再将潴留的水钠排泄出去，因此，使血压维持在高水平上。这个学说的理论意义在于将血压升高作为维持体内水钠平衡的一种代偿方式。

4. 内皮细胞功能受损　血管内皮通过代谢、生成、激活和释放各种血管活性物质而在血液循环、心血管功能的调节中起着极为重要的作用。内皮细胞生成血管舒张及收缩物质，高血压时血管舒张物质生成减少，而血管收缩物质生成增加。同时，血管平滑肌细胞对舒张因子的反应减弱而对收缩因子的反应增强。

5. 胰岛素抵抗（insulin resistance，IR）　约半数原发性高血压患者存在不同程度的胰岛素抵抗。胰岛素抵抗是指胰岛素维持正常血糖的能力下降，即一定浓度的胰岛素没有达到预期的生理效应，表示机体组织对胰岛素的反应性下降。临床表现为继发性高胰岛素血症。据观察，大多数高血压患者空腹胰岛素水平增高，而糖耐量有不同程度降低，提示有胰岛素抵抗现象。胰岛素的以下作用可能与血压升高有关。①使肾小管对钠的重吸收增加。②增强交感神经活动。③使细胞内钠、钙浓度增加。④刺激血管壁增生肥厚。

（五）病理

高血压早期并无明显病理学改变。高血压持续及进展即可引起全身小动脉病变，表现为小动脉玻璃样变、中层平滑肌细胞增殖、管壁增厚、管腔狭窄，导致重要靶器官如心、脑、肾缺血损伤。同时，长期高血压可促进动脉粥样硬化的形成及发展，该病变主要累及大、中动脉。

1. 心脏　长期压力负荷增高，使左心室肥厚扩大。高血压发病过程中的儿茶酚胺与血管紧张素Ⅱ等生长因子都可刺激心肌细胞肥大。长期高血压发生心脏肥厚或扩大时，称为高血压心脏病，最终可导致心力衰竭。高血压持续存在可促使脂质在大、中动脉内膜下沉积，引起动脉粥样硬化，如冠状动脉粥样硬化。

2. 脑　脑部小动脉硬化及血栓形成可致脑腔隙性梗死。脑血管结构薄弱，易形成微动脉瘤，当压力升高时可引起破裂、脑出血。长期高血压也可导致脑中型动脉的粥样硬化，可并发脑血栓。急性血压升高时可引起脑小动脉痉挛、缺血、渗出，致高血压脑病。

3. 肾脏　肾小球入球动脉硬化，肾实质缺血。持续高血压致肾小球囊内压升高，肾小球纤维化、萎缩，最终致肾衰竭。慢性肾衰竭是长期高血压的严重后果之一。恶性高血压时，入球小动脉及小叶间动脉发生增殖性内膜炎及纤维素样坏死，可在短期内出现肾衰竭。

4. 视网膜　视网膜小动脉早期发生痉挛，随着病程进展出现硬化改变，可引起视网膜出血和渗出。

（六）临床表现与并发症

1. 症状　原发性高血压通常起病缓慢，早期常无症状或不明显，仅于体格检查时发现血压升高。少数患者则在发生心、脑、肾等并发症后才被发现。高血压患者可有头痛、眩晕、颈项板紧、气急、疲劳、心悸、耳鸣等症状，但并不一定与血压水平相关。症状呈轻度持续性，多数症状可自行缓解，在紧张或劳累后加重。高血压后期的临床表现常与心、脑、肾功能不全或器官并发症有关。

2. 体征　体检时可听到主动脉瓣区第二心音亢进、收缩期杂音或收缩早期喀喇音。长期持续高血压可有左心室肥厚，出现抬举样心尖搏动，并可闻及第四心音。

3. 恶性或急进型高血压　少数患者病情急骤进展，可发展为恶性高血压，其发病机制尚不清楚，可能与不及时治疗或治疗不当有关。病理上以肾小动脉纤维样坏死为特征。临床特点如下。①发病较急骤，多见于中、青年。②血压显著升高，舒张压持续≥130mmHg。③头痛，视物模糊，眼底出血、渗出和视乳头水肿。④肾脏损害突出，持续蛋白尿、血尿及管型尿，并可伴肾功能不全。⑤病情进展迅速，如不及时有效降压治疗，预后很差，常死于肾衰竭、脑卒中或心力衰竭。

4. 并发症

（1）高血压危象　因紧张、疲劳、寒冷、嗜铬细胞瘤发作、突然停服降压药等诱因，致使交感神经活动亢进，血中儿茶酚胺升高，小动脉发生强烈痉挛，血压突然和显著升高（一般超过180/120mmHg），影响重要脏器血液供应而产生危急症状。出现头痛、烦躁、眩晕、恶心、呕吐、心悸、气急及视物模糊等严重症状，以及伴有痉挛动脉累及相应的靶器官缺血症状。发作一般历时短暂，控制血压后病情可迅速好转。

（2）高血压脑病　发生机制可能为过高的血压突破了脑血流自动调节范围，导致脑组织血流灌注过多引起脑水肿。临床表现以脑病的症状与体征为特点，表现为弥漫性严重头痛、恶心、呕吐、意识障碍、精神错乱、昏迷或惊厥。血压降低即可逆转。

（3）脑血管病　包括短暂性脑缺血发作、腔隙性脑梗死、脑血栓形成、脑出血。

（4）心力衰竭　高血压心脏病以及高血压合并冠状动脉粥样硬化均可导致心力衰竭。

（5）慢性肾功能不全　长期血压升高可致进行性肾小球硬化，可出现蛋白尿、肾功能损害，晚期出现肾衰竭。

（6）主动脉夹层　严重高血压可促使血液渗入主动脉壁中层形成夹层血肿，并沿着主动脉壁延伸剥离，是一种严重的心血管急症，也是猝死的病因之一。

（七）实验室及其他检查

为了原发性高血压的诊断、了解相关危险因素和靶器官的结构功能状态并正确选择治疗药物，必须进行相应实验室及辅助检查。

1. 动态血压监测（ABPM） 与通常血压测量不同，动态血压监测是由仪器自动定时测量血压，连续24小时或更长。可测定白昼与夜间各时间段血压的平均值和离散度，了解其血压变异性和血压昼夜节律。能较敏感、客观地反映实际血压水平，判断血压升高的严重程度，指导降压治疗以及评价降压药物疗效。

2. 发现相关危险因素和靶器官损害 尿常规、血糖、血胆固醇、血三酰甘油、肾功能、血尿酸和心电图等检查有助于发现相关的危险因素和靶器官损害。部分患者根据需要和条件可以进一步检查眼底、胸部X线片、超声心动图、血电解质、低密度脂蛋白胆固醇与高密度脂蛋白胆固醇等。早期患者上述检查可无特殊异常，后期高血压患者可出现尿蛋白增多及尿常规异常，肾功能减退。胸部X线可见主动脉弓迂曲延长、左室增大，心电图可见左心室肥大劳损。部分患者可伴有血清总胆固醇、三酰甘油、低密度脂蛋白胆固醇的增高和高密度脂蛋白胆固醇的降低，亦常有血糖或尿酸水平增高。眼底检查有助于对高血压严重程度的了解，其分级标准如下。Ⅰ级，视网膜动脉变细、反光增强。Ⅱ级，视网膜动脉狭窄、动静脉交叉压迫。Ⅲ级，上述血管病变基础上有眼底出血、棉絮状渗出。Ⅳ级，上述基础上出现视乳头水肿。

3. 鉴别诊断继发性高血压的检查 部分检查还可用于对继发性高血压的鉴别诊断。如肾动脉造影可明确诊断肾血管性高血压；血或尿儿茶酚胺显著升高提示嗜铬细胞瘤；血浆醛固酮/血浆肾素活性比值增大对原发性醛固酮增多症有较高诊断敏感性和特异性。

（八）诊断与鉴别诊断

1. 诊断 高血压诊断有赖于血压的正确测定。采用经核准的水银柱或电子血压计，测量安静休息坐位时上臂肱动脉部位血压。高血压的诊断必须以未服用药物状态下非同日测量3次血压值，收缩压均≥140mmHg和（或）舒张压均≥90mmHg为标准。必要时可行动态血压监测。

2. 鉴别诊断 一旦诊断有高血压，必须鉴别是原发性还是继发性。如为原发性高血压，除病史及体格检查外，需作有关实验室检查，评估危险因素和靶器官损害、相关的临床疾病等。如为继发性高血压则针对病因治疗。常见的继发性高血压及其特点如下。

（1）肾实质性高血压 包括急、慢性肾小球肾炎，糖尿病肾病、慢性肾盂肾炎，多囊肾等多种肾脏病变引起的高血压，是最常见的继发性高血压。这些疾病早期均有明显的肾脏病变的临床表现，在中后期因水钠潴留、肾脏RAAS激活与排钠激素减少等原因出现继发性血压增高。根据病史、尿常规和肾功能检查等不难与原发性高血压的肾脏损害相鉴别。如果条件允许，肾穿刺组织学检查有助于确立诊断。

（2）原发性醛固酮增多症 本症是由肾上腺皮质增生或肿瘤分泌过多醛固酮所致。临床上以长期高血压伴低血钾为特征。由于电解质代谢障碍，本症可有肌无力、周期性麻痹、烦渴、多尿等症状。血压大多为轻、中度升高，血浆醛固酮/血浆肾素活性比值增大对本病诊断有较高敏感性和特异性。

（3）嗜铬细胞瘤 嗜铬细胞瘤起源于肾上腺髓质、交感神经节和体内其他部位嗜铬组织，肿瘤间歇或持续释放过多肾上腺素、去甲肾上腺素与多巴胺，导致阵发性或持续性血压升高。对血压波动明显，阵发性血压增高伴心动过速、头痛、出汗、面色苍白，对一般降压药物无效者均应怀疑本病。在血压增高期测定血或尿中儿茶酚胺或其代谢产物浓度，如有显著增高，提示嗜铬细胞瘤。超声、放射性核素、CT或磁共振等可作定位诊断。

3. 高血压危险度分层 高血压的严重程度不仅与血压升高水平有关，还与有无其他心血管危险因素以及靶器官损害程度有关。现在主张对高血压作危险度分层，将高血压患者分为低危、中危、高危和极高危，治疗目标及预后判断也必须以此为基础。分层标准的根据是血压升高水平（1、2、3 级）、其他心血管危险因素、糖尿病、靶器官损害以及并发症情况，见表 3-9。

表 3-9 高血压患者的危险度分层

其他危险因素和病史	高血压		
	1 级	2 级	3 级
无	低危	中危	高危
1~2 个其他危险因素	中危	中危	很高危
≥3 个其他危险因素或靶器官损害	高危	高危	很高危
有并发症或合并糖尿病	很高危	很高危	很高危

（1）用于分层的其他心血管危险因素 ①男性 >55 岁，女性 >65 岁；②吸烟；③血脂异常：血胆固醇（TC）>5.72mmol/L（220mg/dl），或低密度脂蛋白胆固醇（LDL-C）>3.3 mmol/L（130mg/dl），或高密度脂蛋白胆固醇（HDL-C）<10mmol/L（40mg/dl）；④早发心血管疾病家族史（一级亲属发病年龄 <50 岁）；⑤腹型肥胖（男性腹围≥85cm，女性腹围≥80cm），或体重指数（BMI）>28kg/m^2；⑥血同型半胱氨酸≥10μmol/L；⑦糖耐量受损：餐后 2 小时血糖为 7.8~11.0 mmol/L 和（或）空腹血糖为 6.1~6.9mmol/L。

（2）用于分层的靶器官损害 ①左心室肥厚（心电图或超声心动图）；②颈动脉超声证实有动脉粥样斑块或内膜中层厚度（IMT）≥0.9mm；③血肌酐轻度升高，男性 115~133μmol/L（13~15mg/dl），女性 107~124μmol/L（12~14mg/dl）；④微量白蛋白尿 30~300mg/24h，或尿白蛋白/肌酐比值男性≥22mg/g，女性≥31mg/g。

（3）用于分层的并发症或糖尿病 ①心脏疾病：如心绞痛、心肌梗死、冠状动脉血运重建、心力衰竭；②脑血管疾病：如脑出血、缺血性脑卒中、短暂性脑缺血发作；③肾脏疾病：如糖尿病肾病血肌酐升高，男性超过 133μmol/L 或女性超过 124μmol/L，临床蛋白尿≥300mg/24h；④血管疾病：如主动脉夹层、外周血管病；⑤高血压性视网膜病变：如出血或渗出、视神经乳头水肿；⑥糖尿病：空腹血糖≥7.0mmol/L，餐后 2 小时血糖≥11.1mmol/L，糖化血红蛋白 HbA1c≥6.5%。

（九）治疗

原发性高血压的治疗目标是：降低血压，使血压降至正常范围；防止或减少心脑血管、肾脏等并发症，降低病残率和病死率。目前一般主张血压控制目标值应 <140/90mmHg；糖尿病、慢性肾脏病、心力衰竭或病情稳定的冠心病合并高血压患者，血压控制目标值 <130/80mmHg；老年收缩期性高血压，收缩压控制在 150mmHg 以下，如果能够耐受可降至 140mmHg 以下。年轻、病程较短的高血压患者，可较快达标。老年人、病程较长或已有靶器官损害或并发症的患者，降压速度宜适度缓慢。原发性高血压的治疗原则是在帮助患者保持平静、愉悦心情、纠正心血管危险因素的基础上，低危组首先改善生活方式，如 6 个月无效时再服药；中危组在改善生活方式的同时可服用药物；高危组在改善生活方式的同时必须服用药物；极高危组必须尽快给予强化治疗。

1. 改善生活方式 适用于所有高血压患者，包括使用降压药物治疗的患者。①限制钠盐摄入：应减少烹调用盐，每人每日食盐量以不超过 6g 为宜。②减少脂肪摄入，补充钙和钾盐：膳食中脂肪量应控制在总热量的 25% 以下，每人每日吃新鲜蔬菜 400~500g，喝牛奶 500ml，可以补充钾 1000mg 和钙 400mg。③戒烟、限制饮酒：酒精摄入量与血压水平及高血压患病率呈线性相关，饮酒量每日不可超过相当于50g乙醇的量。④减轻体重：尽量将体重指数（BMI）控制在<25。体重降低对改善胰岛素抵抗、糖尿病、高脂血症和左心室肥厚均有益。⑤运动：运动有利于减轻体重和改善胰岛素抵抗，提高心血管适应调节能力，稳定血压水平。可根据年龄及身体状况选择慢跑或步行，运动频率一般每周3~5次，每次20~60分钟。⑥心理调节：减少精神压力，保持心理平衡。

2. 降压药物治疗

（1）降压药物种类与作用特点　目前常用降压药物可归纳为五大类，见表3-10。即利尿剂、β受体阻断药、钙离子通道阻滞断剂（CCB）、血管紧张素转换酶抑制剂（ACEI）和血管紧张素Ⅱ受体阻断药（ARB）。

表3-10　常用降压药物的名称、剂量及用

药物分类	药物名称	剂量（mg）	用法（次/天）
利尿剂			
	氢氯噻嗪	12.5	1~2
	氯噻酮	25~50	1
	呋塞米	20~40	1~2
	螺内酯	20~40	1~2
	氨苯蝶啶	50	1~2
	阿米洛利	5~10	1
β受体阻断药			
	普萘洛尔	10~20	2~3
	美托洛尔	25~50	2
	阿替洛尔	50~100	1
	卡维地洛	12.5~25	1~2
钙离子通道阻滞剂			
	硝苯地平	5~10	3
	硝苯地平控释剂	30~60	1
	氨氯地平	5~10	1
	维拉帕米缓释剂	240	1
	地尔硫䓬缓释剂	90~180	1
血管紧张素转换酶抑制剂			
	卡托普利	12.5~50	2~3
	依那普利	10~20	2
	贝那普利	10~20	1
	培哚普利	4~8	1
血管紧张素Ⅱ受体拮抗剂			
	缬沙坦	80~160	1
	氯沙坦	50~100	1
	奥美沙坦	20~40	1

1）利尿剂（diuretic）　利尿剂主要通过排钠，减少细胞外液容量，降低外周血管阻力从而使血压降低。降压作用缓和持久，服药2~3周后作用达高峰。适用于轻、中度高血压，尤其适宜于老年人收缩期高血压及心力衰竭伴高血压的治疗。可单独用，也适宜与其他类降压药合用。有噻嗪类、袢利尿剂和保钾利尿剂三类。噻嗪类长期应用可引起低血钾症并影响血脂、血糖、血尿酸代谢，糖尿病及高脂血

症患者宜慎用，痛风患者禁用；保钾利尿剂可引起高血钾，不宜与 ACEI、ARB 合用，肾功能不全者禁用；袢利尿剂利尿迅速，主要用于肾功能不全时，但过度作用可致血钾低、血压低。

2）β 受体阻断药　β 受体阻断药后可使心排血量降低、抑制肾素释放并通过交感神经突触前膜阻滞使神经递质释放减少，从而使血压降低。β 受体阻断药降压作用缓慢，1 ~ 2 周内起作用，适用于轻、中度高血压，尤其是心率较快的中青年患者或合并心绞痛、心肌梗死后的高血压患者。对老年人高血压疗效相对较差。临床上治疗高血压宜使用选择性 β_1 受体阻断药或者兼有 α 受体阻滞作用的 β 受体阻断药。β 受体阻断药对心肌收缩力、房室传导及窦性心律均有抑制，可引起血脂升高、末梢循环障碍、乏力及增加气道阻力，因此急性心力衰竭、支气管哮喘、病态窦房结综合征、房室传导阻滞、外周血管疾病禁用。冠心病患者长期用药后不宜突然停用，因可诱发心绞痛；由于抑制心肌收缩力，也不宜与维拉帕米等合用。

3）钙离子通道阻滞剂（CCB）　又称钙离子拮抗剂，通过阻滞 L 型钙离子通道，抑制血管平滑肌及心肌的钙离子内流，从而使血管平滑肌松弛、心肌收缩力降低，使血压下降。钙离子拮抗剂降压迅速、稳定，降压疗效和降压幅度相对较强，对血脂、血糖等代谢无明显影响，与其他类型降压药物联合治疗能明显增强降压作用。可用于中、重度高血压的治疗，尤其适用于老年人收缩期高血压。钙离子拮抗剂分为二氢吡啶类和非二氢吡啶类，二氢吡啶类以硝苯地平为代表，非二氢吡啶类有维拉帕米和地尔硫䓬。二氢吡啶类作用以阻滞血管平滑肌钙通道为主，因此对心肌收缩性、自律性及传导性的抑制少，但其短效制剂由于血管扩张，易引起反射性交感活性增强，导致心率增快、面色潮红、头痛、下肢水肿等。近年来二氢吡啶类长效制剂不断问世，使上述副作用显著减少，可用于长期治疗。非二氢吡啶类除抑制血管平滑肌外，还抑制心肌收缩及自律性和传导性，不宜在心力衰竭、窦房结功能低下或心脏传导阻滞患者中应用。

4）血管紧张素转换酶抑制剂（ACEI）　ACEI 通过抑制 ACE 使血管紧张素Ⅱ生成减少，同时抑制激肽酶使缓激肽降解减少，两者均有利于血管扩张，使血压降低。降压起效缓慢，逐渐增强，在 3 ~ 4 周时达最大作用，ACEI 对各种程度高血压均有一定降压作用。ACEI 具有改善胰岛素抵抗和减少尿蛋白作用，并能逆转左心室肥厚，在肥胖、糖尿病以及心脏、肾脏靶器官受损的高血压患者具有相对较好的疗效，特别适用于伴有心力衰竭、左室肥大、心肌梗死后、糖耐量减退或糖尿病肾病的高血压患者。高钾血症、妊娠和双侧肾 动脉狭窄患者禁用。血肌酐超过 3mg 者使用时需谨慎。最常见的不良反应是干咳，发生率为 10% ~20%，可能与体内缓激肽增多有关，停用后可消失。

5）血管紧张素Ⅱ受体阻断药（ARB）　ARB 降压作用主要通过阻断血管紧张素Ⅱ受体，更充分有效地阻断血管紧张素Ⅱ的水钠潴留、血管收缩与重构作用。降压作用起效缓慢，但持久而平稳，一般在 6 ~ 8 周时才达最大作用，作用持续时间能达 24 小时以上，可与大多数降压药物合用。治疗对象和禁忌证与 ACEI 相同，但不良反应很少，不引起刺激性干咳。

6）其他　除了上述五大类主要的降压药物外，还有一些药物曾多年用于临床并有一定的降压疗效，包括中枢交感神经抑制剂如可乐定、甲基多巴；周围交感神经抑制剂如利血平；直接血管扩张剂如肼屈嗪；α_1 受体阻断药如哌唑嗪等。上述药物因其副作用较多，因此不适宜长期单独服用。

（2）降压药物应用方案　联合治疗可增强药物疗效，减少不良反应。联合治疗应采用不同降压机制的药物。目前比较合理的两种降压药物联合治疗方案是：①利尿剂与 β 受体阻断药。②利尿剂与 ACEI 或 ARB。③二氢吡啶类钙离子拮抗剂与 β 受体阻断药。④钙离子拮抗剂与 ACEI 或 ARB。三种降压药联合治疗方案除有禁忌证外必须包含利尿剂。治疗应从小剂量开始，逐步递增剂量。采用合理的治疗方案和良好的治疗依从，一般可使患者在治疗后 3 ~ 6 个月内达到血压控制目标值。

对于有并发症或并发症患者，降压药和治疗方案选择应该个体化。①高血压合并脑血管病：压力感受器敏感性减退，患者容易发生直立性低血压，因此降压过程应该缓慢、平稳，最好不减少脑血流量。可选择 ARB、长效钙离子拮抗剂、ACEI 或利尿剂。②高血压合并稳定型心绞痛：应选择 β 受体阻断药、ACEI 和长效钙离子拮抗剂。③心肌梗死后高血压：患者应选择 ACEI 和 β 受体阻断药，预防心室重构。④高血压合并心力衰竭：应选用利尿剂、ACEI 或 ARB 和 β 受体阻断断联合治疗。⑤高血压合并慢性肾功能不全（非肾血管性）：ACEI 或 ARB 在早、中期能延缓肾功能恶化，但在低血容量或病情晚期（肌酐清除率 <30ml/min 或血肌酐超 265μmol/L，即 30mg/dl）有可能反而使肾功能恶化。⑥高血压合并糖尿病：应选用 ARB 或 ACEI、长效钙离子通道阻滞剂和小剂量利尿剂。ACEI 或 ARB 能有效减轻和延缓糖尿病肾病的进展，改善血糖控制。原发性高血压诊断一旦确立，通常需要终身治疗（包括非药物治疗）。经过降压药物治疗后，血压得到满意控制，可以逐渐减少降压药的剂量，但仍需长期用药维持。推荐使用长效制剂，便于长期治疗且可减少血压的波动。中止治疗后高血压仍将复发。

3. 高血压急症的治疗 高血压急症是指短时期内（数小时或数天）血压重度升高，一般大于 180/120mmHg，伴有重要组织器官如心脏、脑、肾脏、眼底、大动脉的严重功能障碍或不可逆性损害。高血压急症可以发生在高血压患者，表现为高血压危象或高血压脑病；也可发生在其他许多疾病过程中，主要在心、脑血管病急性阶段，如脑出血、脑梗死、急性左心衰竭等情况时。及时正确处理高血压急症可在短时间内使病情缓解，预防进行性或不可逆性靶器官损害，降低死亡率。

（1）迅速降低血压 选择适宜有效的降压药物静脉滴注给药，为防止血压急骤下降致重要脏器血流灌注不足，应采取逐步控制性降压，即开始的 24 小时内将血压降低 20% ~25%，48 小时内血压不低于 160/100mmHg，之后再将血压逐步降至正常水平。常用的降压药物如下。①硝普钠：常为首选药物，能同时直接扩张动脉和静脉，降低前后负荷。可用于各种高血压急症。硝普钠降压作用迅速，停止滴注后作用在 3 ~5 分钟内即消失。使用硝普钠必须密切观察血压，根据血压水平调节滴速，稍有改变就可引起血压较大波动。该药溶液对光敏感，需新鲜配制，避光滴注。硝普钠在体内代谢后产生氰化物，长期或大剂量使用可能发生氰化物中毒，因此静脉滴注时间一般不超过 72 小时。②硝酸甘油：扩张静脉和选择性扩张冠状动脉与大动脉。主要用于急性心力衰竭或急性冠脉综合征时高血压急症。③尼卡地平：二氢吡啶类钙离子通道阻滞剂，作用迅速，持续时间较短，降压的同时改善脑血流量。

（2）高血压脑病 宜应用脱水剂如甘露醇，或选择快速利尿剂如呋塞米静脉注射。

（3）伴烦躁、抽搐 应用地西泮静脉注射、巴比妥类药物肌内注射。

（4）脑出血急性期 血压明显升高多数是由于应激反应和颅内压增高，原则上实施血压监控与管理，不实施降压治疗，因为降压治疗有可能进一步减少脑组织的血流灌注，加重脑缺血和脑水肿。只有在血压极度升高情况时，即 >200/130mmHg，才考虑严密血压监测下进行降压治疗。血压控制目标不能低于 160/100mmHg。

（十）预后

缓进型高血压发展慢，经正规治疗者，预后效果好，已有的心血管损害可终止发展或有所恢复。不治疗或未充分治疗者，易发生心、脑、肾并发症。死亡原因以脑血管并发症最多见，其次为心力衰竭和尿毒症。急进型高血压预后不良，不治疗者多在 1 ~2 年内死亡，若积极治疗，如未形成严重肾衰竭，则有存活的可能。

（十一）预防

原发性高血压是遗传易感性和环境因素相互作用的结果。因此，尽可能减少易感人群与不良环境因素之间的相互作用，是预防高血压的有效措施。具体预防措施包括：在社区人群中实施以健康教育和健康促进为主导的高血压防治宣传，提倡减轻体重、减少食盐摄入、控制饮酒及适量运动等健康生活方式；提高大众对高血压及其后果的认识，做到及早发现和有效治疗，提高对高血压的知晓率、治疗率与控制率。这些措施对高血压导致靶器官损害的二级预防也十分重要。

（钱志勇）

PPT

第五节　心脏瓣膜病

心脏瓣膜病是由多种病因引起的瓣膜损害，导致瓣口狭窄和（或）关闭不全所致的心脏结构和（或）功能异常性疾病。心脏瓣膜病是由于炎症、退行性变、先天发育畸形、缺血坏死、黏液样变性、创伤、结缔组织疾病等原因所致。我国心脏瓣膜病最常见的病因是急性风湿热。随着医疗、生活环境改善和人口老龄化加重，老年性瓣膜病以及冠心病、心肌梗死后引起的瓣膜病变也越来越常见。

一、二尖瓣狭窄

（一）病因

风湿热是指链球菌感染后引起的一种人体自身免疫反应性疾病，是我国二尖瓣狭窄（mitral stenosis，MS）最主要的病因。二尖瓣狭窄好发于40~50岁中青年，其中2/3为女性。急性风湿热后至少2年形成二尖瓣狭窄，多数患者无症状期为10年以上。风湿性心脏病中二尖瓣最常受累，约25%为单纯二尖瓣狭窄，40%为二尖瓣狭窄合并二尖瓣关闭不全。主动脉瓣可同时受累。

其他病因还包括老年退行性病变瓣膜钙化、先天性发育异常、结缔组织病（比如系统性红斑狼疮、类风湿性关节炎等）等。

（二）病理和病理生理

1. 二尖瓣狭窄根据病变程度和性质分为隔膜型和漏斗型两种病理类型。正常二尖瓣瓣口面积为4~6cm^2。按瓣口面积将二尖瓣狭窄分为三度：①1.5~2.0 cm^2是轻度狭窄；②1.0~1.5cm^2是中度狭窄；③<1.0 cm^2是重度狭窄。见表3-11。

表3-11　二尖瓣狭窄程度

	二尖瓣开口面积	左房室跨瓣压差	左房压
正常	4~6cm^2	无	正常
轻度狭窄	1.5~2.0cm^2	有	正常
中度狭窄	1.0~1.5cm^2	有	升高
重度狭窄	<1.0cm^2	>20mmHg	升高

2. 根据二尖瓣狭窄的程度及血流动力学改变，将其病理生理过程分为3个阶段。①左心房代偿期：当瓣口面积在1.5~2.0cm^2时，左心房射血阻力增大导致左心房压力增高，从而代偿性扩张和肥厚，可不出现临床症状。②左心房失代偿期：当瓣口面积在1.0~1.5cm^2时，左心房排血阻力进一步增大，左心房压力进一步升高，肺静脉回流受阻，导致肺静脉压和肺毛细血管压升高，继而出现肺毛细血管扩张和肺淤血。当压力超过一定限度，易渗出产生肺水肿。长期淤血，肺顺应性下降，反射性引起肺小动脉痉挛形成肺动脉高压。此时患者静息状态可无明显症状，体力活动、感染、房颤等因素下可出现呼吸困难、咳嗽、发绀等。③右心衰竭期：长期肺动脉高压导致肺小动脉硬化，肺动脉高压，右心室射血阻力增加，长此以往导致右心肥厚扩张，出现右心衰竭。右心衰竭后射血减少、肺循环血液减少，因此肺淤血在一定程度上有所缓解。

（三）临床表现

1. 症状 患者常有较长内无症状期，二尖瓣中度狭窄（1.0～1.5cm^2）时开始出现明显临床症状。

（1）呼吸困难 二尖瓣中度狭窄最常见、最早期的症状为呼吸困难，通常是劳力性呼吸困难。体力活动、情绪激动、快速型房颤、感染、发热、妊娠等可诱发。随着病情加重，患者可出现静息时呼吸困难、端坐呼吸、夜间阵发性呼吸困难等。

（2）咯血 中、重度二尖瓣狭窄患者可出现咯血。①大咯血：多见于严重二尖瓣狭窄早期，可为首发症状。二尖瓣严重狭窄时，肺静脉压升高引起支气管黏膜下静脉曲张、破裂，出血量常达数百毫升。后期由于右心衰竭等原因，咯血量减少。②血痰或痰中带血：由支气管内膜微血管或肺泡间毛细血管破裂所致。③粉红色泡沫痰：左心衰竭致急性肺水肿的典型表现，此时病情危重需及时抢救。④胶冻状暗红色痰：晚期伴心衰出现肺梗死患者可出现。

（3）咳嗽 是二尖瓣狭窄的常见症状，尤其在冬季明显，多为干咳，多于体力活动后或夜间睡眠时发生，合并感染时痰液呈黏液样或脓痰。咳嗽的原因为左心房压力增大，肺淤血加重导致支气管黏膜水肿，或增大的左心房压迫主支气管所致。

（4）其他 ①血栓栓塞：严重并发症。发生血栓栓塞的患者中多有房颤，因此二尖瓣狭窄合并房颤的患者需要应用抗凝药物。②声音嘶哑：由明显扩大的左心房及肺动脉压迫左喉返神经所致。③吞咽困难：巨大的左心房压迫食管可致。③心输血量下降表现：如疲乏、无力等。④消化道症状：右心衰时导致消化道淤血，出现食欲不振、腹胀、恶心等。

2. 体征

（1）心脏杂音 ①特有体征是局限于心尖区舒张中晚期低调的递增型隆隆样杂音，左侧卧位、运动及深呼气时增强，常伴舒张期震颤。房颤时杂音可不典型。②右心室扩大，导致三尖瓣相对关闭不全时，在胸骨左缘第4～5肋间有全收缩期吹风性杂音，吸气时明显。③Graham－Steell 杂音：二尖瓣明显狭窄导致肺动脉高压，肺动脉扩张引起瓣环扩张，导致肺动脉瓣相对关闭不全，可在胸骨左缘第2肋间有第二心音后立即开始的舒张早期叹气样高调递减型杂音。可向三尖瓣区传导，吸气时增强。

（2）心音改变 当狭窄的二尖瓣活动性和弹性较好时，心尖区可闻及第一心音亢进，胸骨左缘第3～4肋间可闻及二尖瓣开放拍击产生的开瓣音。当瓣叶钙化僵硬，开瓣音消失，第一心音减弱。肺动脉高压时肺动脉瓣区可闻及P_2亢进或伴分裂。

（3）其他 ①严重二尖瓣狭窄时，患者面容双颧部呈绀红色，称“二尖瓣面容”，因心输血量低和严重肺动脉高压所致。②右心衰竭时，可有三尖瓣听诊区收缩期吹风样杂音、右心室奔马律、颈静脉充盈、肝大、下肢水肿等表现。

（四）辅助检查

（1）心电图 二尖瓣狭窄患者左心房增大时，窦性心律者可有“二尖瓣型 P 波”：P 波增宽 >0.12 秒并伴切迹。QRS 波群可见右心室肥厚和电轴右偏的表现，部分患者可有右束支传导阻滞。二尖瓣狭窄晚期常有心房扩大伴心房颤动。

（2）超声心动图 是最敏感和特异的无创性诊断方法，可判断狭窄的严重程度、决定手术方法及评估手术疗效。①彩色多普勒超声可测定二尖瓣血流速度，用于评价跨瓣压差，从而评估瓣叶狭窄程度。平均压差 <5mmHg 是轻度二尖瓣狭窄，5～10mmHg 是中度狭二尖瓣窄，>10mmHg 是重度二尖瓣狭窄。②二维超声心动图可显示狭窄的瓣膜形态以及活动情况，并可测出瓣口的面积，测定房室大小、室壁厚度，评价心功能、肺动脉压，直接检查左心房有无血栓存在。③M 型超声心动图典型改变为二尖瓣前后叶同向运动，呈“城墙样”改变。④经食管超声心动图是将超声探头放于食管内，可显示出更清晰的图像，获取心脏解剖学信息，对瓣膜性心脏病诊断的敏感性和可靠性高，也便于进行心脏手术中的超声监测与评价。

（3）X线检查　①“双心房”影：后前位见左心房增大，左心缘圆钝，右心缘右心房影，主动脉弓较小，肺动脉增宽。②“梨形心”：又称“二尖瓣型心”，在二尖瓣、中重度狭窄时左心房显著扩大，肺动脉段凸出及心尖上翘，主动脉结节缩小或正常，心脏呈梨形。③其他征象：包括右心室增大、肺动脉干和次级肺动脉扩张、肺淤血、间质性肺水肿（如Kerley B线）和含铁血黄素沉着等。

（4）心导管检查　介入性导管检查技术可以了解心脏血流动力学的变化，有利于心脏瓣膜病的诊断、病情观察和疗效判断。如症状、体征与超声心动图测定和计算二尖瓣瓣口面积不一致，考虑介入或手术治疗时，应行心导管检查同步测定肺毛细血管压和左心室压以确定跨瓣压差和计算瓣口面积，正确判断狭窄程度。患者合并冠心病，可行冠状动脉造影明确冠脉情况。

（五）诊断和鉴别诊断

1. 诊断　依据患者既往存在风湿热等病史，结合呼吸困难、咳嗽、咯血等症状，听诊闻及心尖区舒张期隆隆样杂音，典型X线表现，心电图示“二尖瓣型P波”，可初步诊断为二尖瓣狭窄，超声心动图检查可以明确诊断。

2. 鉴别诊断　如闻及心尖区舒张期隆隆样杂音，需与如下疾病鉴别。

（1）左心房黏液瘤　左心房黏液瘤是常见的原发性心脏肿瘤，黏液瘤大多为单发病灶，极少数病例有两个或多个肿瘤。最常见的临床症状是由于房室瓣血流异常导致的心悸、气促等，与风湿性二尖瓣病变相类似。心电图表现也与二尖瓣狭窄相似，但黏液瘤较少出现心房颤动。左心房黏液瘤瘤体阻塞二尖瓣口，产生随体位改变的舒张期杂音，其前可闻及肿瘤扑落音，一般无开瓣音。超声心动图可见左心房团块状回声反射。

（2）相对性二尖瓣狭窄　严重二尖瓣反流、大量左向右分流的先天性心脏病、甲状腺功能亢进、重度贫血、重症心肌炎、扩张型心肌病等，左心室扩大，二尖瓣血流增加，导致相对性二尖瓣狭窄而出现相应的杂音。

（3）Austin－Flint杂音　中重度主动脉瓣关闭不全时，心脏舒张期血流由关闭不全的主动脉反流入左心室，使左心室充盈增加，二尖瓣瓣叶处于高位，造成相对性二尖瓣狭窄。

（六）并发症

1. 心房颤动　房颤为二尖瓣狭窄相对早期的最常见的心律失常，可能为患者就诊的首发症状。房颤时，患者可有心悸、胸闷、心慌甚至急性心力衰竭，如不抗凝预防可导致动脉栓塞，以脑栓塞最常见和严重。心电图可见心室率增快，节律绝对不整齐，第一心音强弱不等，脉搏短绌（脉率少于心率）。发生率随左心房增大和年龄增加而增加。

2. 急性肺水肿　重度二尖瓣狭窄的严重并发症。可见突然出现严重的呼吸困难、端坐呼吸、咳嗽、粉红色泡沫样痰、烦躁不安、口唇发绀，两肺满布湿啰音及哮鸣音，严重者可出现晕厥及心脏骤停。

3. 右心衰竭　主要并发症和晚期死亡原因。临床表现可见长期胃肠道淤血导致的食欲不振、腹胀、恶心、呕吐、肝区疼痛，肾脏淤血引起的肾功能减退。体征可见颈静脉怒张、肝颈静脉回流征阳性、下肢水肿等。当右心衰时，右心室射血量减少，肺淤血减轻，呼吸困难有所缓解。

4. 血栓栓塞　二尖瓣狭窄合并房颤的患者，左心房易形成血栓，血栓脱落发生体循环栓塞，偶为首发症状，最常见的为脑动脉栓塞，其余依次为外周动脉、脾动脉、肾动脉及肠系膜动脉栓塞。栓子常来源于左心耳或左心房，来源于右心房的栓子可导致肺栓塞。

5. 肺部感染　长期肺淤血，肺功能减退，易发生感染，可诱发和加重心衰。

6. 感染性心内膜炎　比较少见，二尖瓣瓣叶钙化明显或者合并房颤时较少发生。

（七）治疗

治疗目标为解除二尖瓣狭窄，降低跨瓣压力阶差。代偿期患者避免剧烈运动、保护心功能、定期复查，风湿性心脏病患者要预防链球菌感染与风湿活动。失代偿期患者，药物治疗缓解症状，控制房颤，预防血栓栓塞。

1. 药物治疗 预防风湿热长期应用苄星青霉素，120 万 U，每 4 周肌注 1 次。短期应用利尿剂可减轻呼吸困难，适用于右心衰和大咯血的患者。β 受体阻滞剂或非二氢吡啶类钙通道阻滞剂可通过减慢心率延长左室充盈时间，提升活动耐量。合并心房颤动、有栓塞史或者左房有血栓的患者，抗凝治疗的国际标准化比值（INR）目标值应在 2～3。急性肺水肿时避免使用以扩张小动脉为主、减轻心脏后负荷的血管扩张药物，应选用扩张静脉系统、减轻心脏前负荷为主的硝酸酯类药物。正性肌力药对二尖瓣狭窄的肺水肿无益，仅在合并房颤伴快速心室率时，使用洋地黄类正性肌力药物以减慢心室率。

2. 介入治疗 适用于临床症状明显的二尖瓣狭窄，无明显瓣膜钙化和瓣下结构增厚，心腔内无血栓，二尖瓣无明显关闭不全者。可缓解临床症状，延迟瓣膜置换时间。

3. 手术治疗

（1）外科二尖瓣分离术 有闭式和直视式两种。闭式对隔膜型疗效最好。直视式适用于中度或重度二尖瓣关闭不全、疑有心房内血栓形成、瓣膜重度钙化或腱索明显融合缩短的患者。

（2）人工瓣膜置换术 适用于严重瓣叶和瓣下结构钙化、畸形，不宜做分离术者；二尖瓣狭窄合并明显二尖瓣关闭不全者。有机械瓣和生物瓣两种。机械瓣耐用、不钙化或感染，但须终身抗凝治疗。生物瓣不用抗凝治疗，但可因感染性心内膜炎或数年后瓣膜钙化或机械性损伤而失效。

（3）经皮穿刺二尖瓣球囊分离术 适用于单纯二尖瓣狭窄。可明显降低二尖瓣跨瓣压力阶差和左心房压力，提高心脏指数，有效地改善临床症状。此方法较为安全，患者损伤小、康复快、疗效可。

（八）预后

二尖瓣狭窄出现症状和合并心房颤动、心力衰竭伴心脏扩大及有栓塞史者预后不良。常见死亡原因为心力衰竭、血栓栓塞和感染性心内膜炎。抗凝治疗后，栓塞发生率下降。手术治疗明显提高了患者的生活质量和存活率。预防风湿活动，减少并发症，及时外科治疗，可有效改善预后。

二、二尖瓣关闭不全

二尖瓣装置（瓣叶、瓣环、腱索、乳头肌）和左心室的结构和功能的完整性保障了收缩期的二尖瓣关闭，他们中任何部分异常均可导致二尖瓣关闭异常，成为二尖瓣关闭不全（mitral insufficiency，MI）。二尖瓣装置中任一结构异常均可引起原发性二尖瓣关闭不全。左室病变如左室扩大使乳头肌移位和瓣环扩大可导致继发性二尖瓣关闭不全。

（一）病因

1. 瓣叶

（1）风湿性损害 最为常见，占二尖瓣关闭不全的 1/3，女性较多。风湿性病变使瓣膜僵硬、变性、瓣缘卷缩、连接处融合以及腱索融合缩短，常合并二尖瓣狭窄。

（2）二尖瓣脱垂 多为二尖瓣原发性黏液性变使瓣叶宽松膨大或伴腱索过长，心脏收缩时影响二尖瓣关闭。某些结缔组织病（如 Marfan 综合征）也可表现为二尖瓣脱垂。

（3）感染性心内膜炎、创伤 可破坏瓣叶。

（4）肥厚型心肌病 心脏收缩期二尖瓣前叶向前运动，使二尖瓣关闭不全。

（5）先天性心脏病 心内膜垫缺损常合并二尖瓣前叶裂，使二尖瓣关闭不全。

2. 瓣环

（1）左室增大 左室增大时二尖瓣环扩大，使二尖瓣关闭不全。若心功能改善心脏缩小后，二尖瓣关闭不全亦可改善。

（2）退行性变 二尖瓣环退行性变和瓣环钙化，老年女性多见。严重二尖瓣环钙化者可合并主动脉瓣环钙化，部分二尖瓣环钙化累及心脏传导系统，导致房室传导阻滞或室内传导阻滞。

3. 腱索 先天性或获得性的腱索病变，如腱索过长、断裂缩短和融合。

4. 乳头肌 乳头肌短暂缺血，可出现短暂的二尖瓣关闭不全；如急性心肌梗死发生乳头肌坏死，则产生永久性二尖瓣关闭不全。其他少见的原因为先天性乳头肌畸形、肉芽肿、乳头肌脓肿、淀粉样变和结节病等。

（二）病理生理

1. 急性二尖瓣关闭不全 急性二尖瓣关闭不全时，收缩期左心室射出的血液部分经关闭不全的二尖瓣口反流至左心房，导致左心房容量负荷骤增，左心室舒张末压急剧上升。左心房压急剧升高导致肺淤血，甚至急性肺水肿。继而导致肺动脉高压和右心衰竭。

2. 慢性二尖瓣关闭不全 慢性二尖瓣关闭不全时，左心室容量负荷增加，根据 Frank - Starling 机制和心室离心性肥大，由于心脏泵血的代偿，射血分数正常，此时左心房压和左心室舒张末压不致明显上升，不出现肺淤血。但如果二尖瓣关闭不全持续存在并继续加重，可导致左室功能恶化心排出量降低，此时左心房压和心室舒张末压明显上升，出现肺淤血、肺动脉高压和右心衰竭。

（三）临床表现

1. 症状

（1）急性二尖瓣关闭不全 轻度二尖瓣反流患者有轻微劳力性呼吸困难。病情严重的患者可迅速发生急性左心衰竭，甚至出现急性肺水肿或心源性休克。

（2）慢性二尖瓣关闭不全 二尖瓣反流的严重程度、病情进展速度、是否伴随其他瓣膜及冠状动脉病变等均可影响症状的轻重。轻度二尖瓣关闭不全者可无明显症状或症状较轻。病情严重的患者可伴发左心衰，此时心输出量减少，表现为疲乏无力、活动耐力下降，肺淤血时出现不同程度呼吸困难等。急性肺水肿和咯血较二尖瓣狭窄少见。二尖瓣脱垂患者多无明显症状。晚期右心衰竭时出现体循环淤血导致相应的症状，合并冠心病患者可出现心绞痛的临床症状。

2. 体征

（1）急性二尖瓣关闭不全 主要体征是心尖区可闻及 3/6 级以上收缩期粗糙的吹风样杂音。心尖搏动明显，可触及局限性收缩期抬举样搏动，心尖区第一心音减弱，肺动脉瓣区第二心音分裂，左房收缩强可致心尖区出现第四心音。累及腱索和乳头肌，瓣叶呈连伽样，杂音可似海鸥鸣或呈乐鸣音。急性肺水肿时两肺可闻及干湿啰音。

（2）慢性二尖瓣关闭不全

1）心音 二尖瓣关闭不全时，收缩期血液流入左心房，进而导致左心室舒张期过度充盈，二尖瓣漂浮，导致第一心音减弱；心室射血期缩短，主动脉瓣提前关闭，出现第二心音分裂；严重反流时心尖区可闻及第三心音；肺动脉高压时，肺动脉瓣听诊区可闻及第二心音亢进、分裂。

2）心脏杂音 二尖瓣关闭不全的典型体征是心尖区可闻及≥3/6 级的全收缩期吹风样杂音，可伴收缩期震颤。二尖瓣前叶损害时，杂音可向左腋下或左肩胛下传导；后叶损害时，杂音向心底部传导。典型二尖瓣脱垂时，喀喇音之后可有收缩中、晚期杂音。严重反流时，心尖区可闻及短促的舒张期隆隆样杂音。腱索断裂时，杂音可似海鸥鸣或呈乐鸣音。

（四）辅助检查

1. X 线检查　急性二尖瓣关闭不全，心影正常或左房轻度增大不明显。慢性二尖瓣关闭不全，可见左房、左室扩大，肺淤血，间质肺水肿征。可见二尖瓣环和瓣膜钙化。肺动脉高压或右心衰竭时可见右心室增大。

2. 心电图　轻度二尖瓣关闭不全时，心电图可正常。急性者心电图多为窦性心动过速。慢性中、重度关闭不全者，可见左心房扩大和左心室肥大伴劳损，P 波增宽且有切迹（二尖瓣 P 波）。肺动脉高压和右心室负荷过重可表现为双心室肥大劳损。心房颤动常见，可有传导阻滞或室性期前收缩。

3. 超声心动图　心脏超声检查是心脏瓣膜病变最重要检查，可以对瓣膜形状、活动情况、瓣膜功能、瓣膜口血流情况进行可靠的评估。二维超声心动图可见二尖瓣结构的形态特征，有助于明确病因。M 型超声心动图主要用于测量左心室超容量负荷改变，可见左心房增大、二尖瓣前叶舒张期 EF 斜率增大、瓣叶活动幅度增大、左心室扩大及室间隔搏动增强。彩色多普勒超声对于确诊二尖瓣反流具有决定性意义，并根据所探测的最大射流面积可估测反流程度：$<4cm^2$ 为轻度，$4\sim8cm^2$ 为中度，$>8cm^2$ 为重度。

4. 放射性核素心室造影　可测定左心室收缩、舒张末容量和静息、运动时的射血分数，以判断左心室收缩功能。通过左心室与右心室心搏量之比值评估反流程度，该比值 >2.5 提示严重反流。

（五）诊断与鉴别诊断

1. 诊断　突然发生呼吸困难，心尖区闻及 3/6 级以上收缩期粗糙的吹风样杂音，X 线显示心影不大而肺淤血明显，有急性心肌梗死、二尖瓣脱垂、感染性心内膜炎、创伤和人工瓣膜置换术后等病因，提示急性二尖瓣关闭不全。心尖区有典型杂音伴左心房、左心室增大，典型超声心动图表现，提示慢性二尖瓣关闭不全。

2. 鉴别诊断

（1）三尖瓣关闭不全　是全收缩期杂音，在胸骨左缘第 4～5 肋间最清楚，右心室显著扩大时可传导至心尖区，但不向左腋下传导。杂音在吸气时增强，常伴颈静脉收缩期搏动和肝收缩期搏动。

（2）室间隔缺损　是全收缩期杂音，在胸骨左缘第 3～4 肋间最清楚，不向腋下传导，常伴胸骨旁收缩期震颤。

（3）相对性二尖瓣关闭不全　高血压性心脏病、扩张型心肌病等可导致左心室扩大，有原发病的临床表现。左心室或二尖瓣环明显扩大导致二尖瓣相对关闭不全，出现心尖区收缩期杂音。

（4）主动脉瓣狭窄　可触及心尖区收缩期抬举样搏动。叩诊发现心界正常或轻度向左扩大。听诊在胸骨右缘 1～2 肋间闻及粗糙而响亮的喷射性杂音。

（六）并发症

1. 心房颤动　可见于 3/4 的慢性重度二尖瓣关闭不全患者。

2. 感染性心内膜炎　在二尖瓣关闭不全者中发病率比在二尖瓣狭窄高。

3. 体循环栓塞　见于左心房扩大、慢性心房颤动的患者，在二尖瓣关闭不全者中的发病率比二尖瓣狭窄低。

4. 心力衰竭　急性者早期出现，慢性者晚期发生。

5. 二尖瓣脱垂的并发症　感染性心内膜炎、脑栓塞、心律失常、猝死、腱索断裂、严重二尖瓣关闭不全和心力衰竭。

（七）治疗

1. 内科治疗

（1）急性二尖瓣关闭不全　内科治疗一般为术前过渡措施，可减少反流量，增加心输出量，降低肺静脉压和纠正病因。利尿剂可以降低心脏前负荷；硝普钠可以通过扩张小动、静脉，降低心脏前、后负荷，减轻肺淤血，增加心排出量，低血压时不宜使用动脉扩张剂，可行主动脉球囊反搏，增加心输出量。应在药物控制症状的基础上，采取紧急或择期手术治疗。

（2）慢性二尖瓣关闭不全　①无症状、心功能正常者无需特殊治疗，但应定期随访。②风心病伴风温活动者需抗风湿治疗并预防风湿热复发。③预防感染性心内膜炎。④心房颤动的处理同二尖瓣狭窄。慢性心房颤动、有体循环栓塞史、超声检查见左心房血栓者，应长期抗凝治疗。⑤心力衰竭者，应限制钠盐摄入，使用利尿剂、血管紧张素转换酶抑制剂（ACEI）等。

2. 外科治疗

（1）瓣膜修补术　适用于瓣膜损害较轻，瓣叶无钙化，瓣环有扩大，但瓣下腱索无明显增厚者。术后发生感染性心内膜炎和血栓栓塞少，能最大限度保存天然瓣膜，左心室功能恢复较好，不需长期抗凝，死亡率低，作用持久。

（2）人工瓣膜置换术　适用于瓣叶钙化，瓣下结构病变严重，感染性心内膜炎或合并二尖瓣狭窄者。感染性心内膜炎感染控制不满意或反复栓塞或合并心衰药物治疗不满意者提倡早做换瓣手术，真菌性心内膜炎应在心衰或栓塞发生之前行换瓣手术。但当二尖瓣关闭不全致重度心衰，左室射血分数 < 30%、左室舒张末内径 > 80mm 时，患者已丧失手术时机，不宜再行手术治疗。置换瓣膜有机械瓣和生物瓣两种。

（八）预后

急性严重反流伴血流动力学不稳定者，如不及时手术干预，死亡率极高。慢性患者可在长时间内无症状，一旦出现症状则预后较差。慢性重度二尖瓣关闭不全确诊后内科治疗 5 年存活率 60%。单纯二尖瓣脱垂无明显反流，无收缩期杂音者大多预后良好；年龄 > 50 岁、有明显收缩期杂音和二尖瓣反流、瓣叶冗长增厚、左心增大者预后较差。外科手术后，大多数患者症状得到明显改善，生活质量大大提高，存活率也明显提高。

三、主动脉瓣狭窄

（一）病因和病理

风湿性炎症、先天性畸形、退行性变是主动脉瓣狭窄的三种原因。

1. 风湿性心脏病　风湿性炎症导致瓣膜交界处粘连融合，瓣叶纤维化、僵硬、钙化和挛缩畸形，导致主动脉瓣口狭窄。大多伴有关闭不全和二尖瓣损害。

2. 先天性畸形

（1）先天性二叶瓣畸形　先天性二叶瓣畸形见于 1% ~2% 的人群，男多于女。出生时多无交界处融合和狭窄。约 1/3 发生狭窄，1/3 发生关闭不全。主动脉瓣二叶瓣畸形易并发感染性心内膜炎。

（2）其他先天性主动脉瓣畸形　①先天性单叶瓣少见，可引起严重的先天性主动脉瓣狭窄。②先天性三个瓣叶狭窄多为三个瓣叶不等大，可能在出生时就有狭窄，也可能在中年以后瓣叶逐渐纤维化和钙化导致瓣膜狭窄。

3. 老年性主动脉瓣狭窄　为 65 岁以上老年人单纯性主动脉狭窄的常见原因。

（二）病理生理

正常成人主动脉瓣口面积为 3.0 ~4.0cm^2。瓣口面积 1.5 ~3.0cm^{2}属于轻度狭窄；1.0 ~1.5cm^{2}属于中度狭窄；<1.0cm^{2}属于重度狭窄。

慢性主动脉瓣狭窄时，心脏后负荷增加，左心室通过代偿性肥厚来维持正常收缩期室壁应力和左心室心排出量。左心室肥厚使其顺应性降低，左心室舒张末压升高，左心房的后负荷增加，左心房代偿性肥厚，肺静脉和肺毛细血管升高，出现左心衰的临床症状。

当主动脉瓣重度狭窄时左心室收缩压升高，引起心室肥厚、射血时间延长，增加心肌工作和氧耗；舒张期心腔内压力增高，主动脉根部舒张压减低压迫心内膜下血管使冠状动脉血流减少，导致心肌缺血和心绞痛发作，使心排量进一步下降，脑供血不足出现头晕、黑矇、晕厥等。

（三）临床表现

1. 症状 患者可多年无症状。当主动脉瓣严重狭窄，左心室失代偿，才出现临床症状。主动脉狭窄的典型三联征为呼吸困难、心绞痛和晕厥。

（1）呼吸困难 劳力性呼吸困难为晚期肺淤血引起的常见首发症状，进而可发生阵发性夜间呼吸困难、端坐呼吸和急性肺水肿。

（2）心绞痛 主动脉瓣严重狭窄的患者可最早出现心绞痛。典型的劳力性心绞痛，常由运动诱发，休息或含服硝酸甘油后缓解。主要由心肌缺血所致，极少数可由瓣膜的钙质栓塞冠状动脉引起。

（3）晕厥 可为首发症状，多于直立、运动中或运动后即刻发生，少数在休息时发生。其机制为：①运动时周围血管扩张，而狭窄的主动脉瓣口限制，心排出量不能相应增加；②运动停止后，心肌缺血加重，左心室收缩功能降低，心排出量减少；③休息时晕厥可由于心律失常（心房颤动、房室阻滞或心室颤动）导致心排出量骤减所致。以上均引起体循环动脉压下降，脑循环灌注压降低，发生脑缺血。

2. 体征

（1）心音 第一心音正常。如主动脉瓣狭窄钙化，左心室射血时间明显延长，第二心音主动脉瓣成分延迟，第二心音逆分裂。中、重度狭窄患者，肥厚的左心房强有力收缩产生明显的第四心音。先天性主动脉瓣狭窄或瓣叶活动度尚属正常者，可在胸骨右、左缘和心尖区听到主动脉瓣喷射音，如瓣叶钙化僵硬，喷射音消失。

（2）心脏杂音 主动脉瓣区可闻及粗糙而响亮的收缩期喷射性杂音，≥3/6 级，呈递增 - 递减型，主要向颈部传导。主动脉瓣狭窄越重，杂音持续时间越长，音量越响亮。左心室衰竭或心排出量减少时，杂音减弱或消失。

（3）其他 心界正常或轻度向左扩大，心尖搏动相对局限、持续有力，可向左下移位。收缩压降低、脉压减小、脉搏细弱。严重的主动脉瓣狭窄患者，同时触诊心尖部和颈动脉可发现颈动脉搏动明显延迟。

（四）辅助检查

1. X 线检查 心影正常或左心室轻度增大，左心房可能轻度增大，升主动脉根部常见狭窄后扩张。在侧位透视下可见主动脉瓣钙化。晚期合并心力衰竭时左心室明显扩大，还可见左心房增大、肺淤血等征象。

2. 心电图检查 轻度主动脉瓣狭窄者心电图可正常。中度狭窄者可有 QRS 波群电压增高伴 ST - T 改变。重度狭窄者有左心室肥厚伴 ST - T 继发性改变和左心房增大。可有房室阻滞、室内阻滞（左束支阻滞或左前分支阻滞）、心房颤动或室性心律失常。

3. 超声心动图 是确定主动脉瓣狭窄的重要方法。二维超声心动图有助于显示瓣叶数目、大小、增厚、钙化，可见瓣叶收缩期开放幅度减少，瓣环增大等；左心室及室间隔对称性肥厚，左心房可增大，主动脉根部狭窄后扩张；并可发现有无先天性瓣叶畸形。二维超声心动图有助于确定狭窄的病因，但不能准确定量狭窄程度。彩色多普勒超声心动图上可见血流于瓣口下方形成五彩镶嵌的射流。通过主动脉瓣的最大血流速度，可判断主动脉瓣狭窄程度。超声心动图还可提供心腔大小、左室肥厚及功能等多种信息。

4. 心导管检查　当超声心动固不能确定狭窄程度并考虑人工瓣膜置换时，应行心导管检查。最常用的方法是通过左心双腔导管同步测定左心室和主动脉压。计算左心室－主动脉收缩期峰值压差，根据所得压差可计算出瓣口面积。

（五）诊断与鉴别诊断

1. 诊断　典型的症状（劳力性呼吸困难、心绞痛、晕厥）和心脏杂音（主动脉瓣区粗糙而响亮的收缩期喷射性杂音），结合超声心动图表现，较易诊断。如合并关闭不全和二尖瓣损害，多为风湿性心脏病。单纯主动脉瓣狭窄儿童或年轻患者以先天性瓣叶畸形多见，老年患者以退行性钙化性病变多见。

2. 鉴别诊断

（1）梗阻性肥厚型心肌病　胸骨左缘第 4 肋间可闻及收缩期杂音，位置较低，不向颈部和锁骨下区传导，多不伴震颤和喷射性杂音。超声心动图示左心室不对称性肥厚，室间隔肥厚明显。

（2）先天性主动脉瓣上狭窄　杂音在右锁骨下明显，杂音和震颤明显传导至胸骨右上缘和右颈动脉，喷射音少见。

（3）先天性主动脉瓣下狭窄　常合并轻度主动脉瓣关闭不全，无喷射音。超声心动图可明确诊断。

（六）并发症

1. 心律失常　10% 可发生心房颤动；主动脉瓣钙化侵及传导系统可致房室传导阻滞；心肌缺血可致室性心律失常。

2. 心脏性猝死　一般发生于先前有症状者。无症状者发生猝死少见，仅见于 1% ～3% 的患者。

3. 感染性心内膜炎　不常见。

4. 心力衰竭　常发生左心衰，一般发生左心衰竭后，自然病程明显缩短。

5. 体循环栓塞　栓子可来自钙化性狭窄瓣膜的钙质或增厚的二叶瓣的微血栓。

6. 胃肠道出血　多见于老年患者，出血多为隐匿和慢性。

（七）治疗

1. 内科治疗

（1）预防感染性心内膜炎　风心病应预防风湿热。

（2）定期复查　无症状的轻度狭窄患者，每 2 年复查一次，主要是超声心动图。中、重度狭窄的患者应避免剧烈体力活动，每 6～12 个月复查一次。

（3）控制心律失常　频发房性期前收缩者，应予抗心律失常药物。合并房颤等心律失常者，应及时转复窦律。

（4）心绞痛　可试用硝酸酯类药物。

（5）心力衰竭　应限制钠盐摄入，可慎用洋地黄类药物和利尿剂。过度利尿可因低血容量导致左心室舒张末压降低和心排血量减少，发生直立性低血压。

2. 外科治疗

（1）人工瓣膜置换术　为治疗成人主动脉狭窄的主要方法。无症状的轻、中度狭窄患者无需手术。手术指征为重度狭窄伴心绞痛、晕厥或心力衰竭症状。无症状的重度狭窄患者，如伴有进行性心脏增大和（或）明显左心室功能不全，也应考虑手术。严重左心室功能不全、高龄、合并主动脉瓣关闭不全或冠心病，增加手术和术后晚期死亡风险，但不是手术禁忌证。术后的远期预后优于二尖瓣疾病和主动脉关闭不全的换瓣患者。

（2）直视下行瓣膜交界处分离术　儿童和青少年的非钙化性先天性主动脉瓣严重狭窄，甚至包括无症状者，可在直视下行瓣膜交界处分离术，属于姑息性治疗手段。

（3）经导管主动脉瓣置换手术（TAVR 手术） 导管通过股动脉送入人体，将人工心脏瓣膜输送至主动脉瓣区打开，从而完成人工瓣膜置入，恢复瓣膜功能。创伤小、术后恢复快。

（八）预后

先天性单叶瓣出生时即有狭窄，预后不良。成年人可多年无症状，但大部分患者的狭窄进行性加重，一旦出现心绞痛、晕厥、心力衰竭等症状，预后较差，出现症状后的平均寿命仅 3 年左右。人工瓣膜置换术后预后明显改善，手术存活者的生活质量和远期存活率较高。

四、主动脉瓣关闭不全

（一）病因和病理

由于主动脉瓣及（或）主动脉根部疾病可导致主动脉瓣关闭不全（aortic insufficiency，AI）。

1. 急性主动脉瓣关闭不全 常由如下几种情况引起。

（1）感染性心内膜炎 感染性赘生物致瓣叶破损、穿孔或介于瓣叶间妨碍瓣膜闭合。

（2）创伤 导致升主动脉根部、瓣叶损坏。

（3）主动脉夹层 导致主动脉瓣环扩大，瓣环、瓣叶撕裂。

（4）瓣膜置换术后

2. 慢性主动脉瓣关闭不全

（1）主动脉瓣疾病 风湿性心脏病、感染性心内膜炎、先天性畸形、主动脉瓣脱垂、强直性脊柱炎、退行性主动脉瓣病变等。

（2）主动脉根部扩张 瓣环扩大，使瓣叶舒张期不能对合所致，可见于梅毒性主动脉炎、马方综合征、严重高血压和（或）动脉粥样硬化等。

（二）病理生理

1. 急性主动脉瓣关闭不全 舒张期血液自主动脉反流到左心室，左心室突然接收大量反流的血液，左心室难以适应容量负荷急剧增加，舒张末压迅速升高，左心房压力增高，引起肺淤血、肺水肿。心率增快可代偿左心室排血量减少，但在急性主动脉瓣关闭不全患者，血压常下降显著甚至发生心源性休克。

2. 慢性主动脉瓣关闭不全 由于血液反流，左心室的舒张末容量，根据 Frank－Starling 机制，心肌收缩力增强，左心室代偿性肥厚，维持左心室正常的泵血功能。随着病情进展反流量增多，左心室进一步扩张，最终导致心脏失代偿，心肌收缩力减弱，出现左心衰竭。严重主动脉瓣关闭不全时，舒张压降低，脉压增大，可出现周围血管征。

（三）临床表现

1. 症状

（1）急性主动脉瓣关闭不全 轻者可无症状，重者可出现端坐呼吸、咳嗽，咳白色或者粉红色泡沫状痰，可见急性左心衰竭和低血压等表现。

（2）慢性主动脉瓣关闭不全 轻者可多年无症状，一旦发生心力衰竭，则预后较差。常见症状如下。

1）心悸 可能是最早的症状，由左心室扩大、心尖搏动增强所致，以左侧卧位、仰卧位明显。

2）呼吸困难 最早出现的是劳力性呼吸困难，病情严重后可以出现夜间阵发性呼吸困难、端坐呼吸等。

3）心前区疼痛 可因左室射血量大、流速快，升主动脉被过度牵张所致，也可由心肌缺血致心绞痛引起。其中心绞痛的发生较主动脉瓣狭窄者少见，持续时间较长，对硝酸甘油反应差。

4）头部搏动感 由于脉压显著增大，身体各部位有强烈的动脉搏动感，其中头颈部最明显。

5）其他 猝死可能与突发致命性心律失常有关，晚期可出现右心衰竭的症状。

2. 体征

（1）急性主动脉瓣关闭不全 二尖瓣提前关闭，第一心音减弱或消失。收缩压、舒张压和脉压正常或舒张压稍低，脉压稍增大，周围血管征不明显，心尖搏动多正常。肺部可闻及干湿啰音，重症出现面色晦暗、发绀、血压下降等休克表现。

（2）慢性主动脉瓣关闭不全

1）心音 舒张期左心室快速、过度充盈，二尖瓣位置高可致第一心音减弱。主动脉瓣区第二心音减弱或消失。心尖区常可闻及第三心音奔马律。左心房代偿性收缩增强可闻及第四心音。

2）心脏杂音 ①主动脉瓣听诊区可闻及舒张期高调递减型叹气样杂音，坐位前倾和深呼气时明显，向心尖区传导。轻度关闭不全时，杂音柔和、低调，患者前倾、呼气末明显；重度关闭不全时，为全舒张期且粗糙杂音。瓣叶脱垂、撕裂或穿孔时常呈乐音性。②Austin－Flint 杂音：为心尖区柔和低调的舒张期隆隆样杂音，严重的主动脉瓣反流使左心室舒张压快速升高，引起二尖瓣相对狭窄所致；同时主动脉瓣反流产生涡流引起杂音。③主动脉扩张或瓣环扩大者，多于心底部主动脉瓣听诊区闻及收缩中期喷射性杂音，常伴震颤，可向颈部及胸骨上窝传导。

3）周围血管征 由于收缩压升高，舒张压降低，脉压增大引起。包括①De Musset 征（点头征）：随心脏波动的点头征。②水冲脉：颈动脉和桡动脉处扪及脉搏骤起骤落，犹如潮水涨落。③Traube 征（股动脉枪击音）：听诊器置于股动脉上听及一种短促的如同开枪时的声音。④Duroziez 征：听诊器轻压股动脉，可闻及双期杂音。⑤毛细血管搏动征：用手指轻压患者指甲末端或以玻片轻压患者口唇黏膜，可使局部发白，当心脏收缩时则局部又发红，随心动周期局部发生有规律的红白交替。

4）其他 心尖搏动向左下移位，呈抬举样，搏动范围较大，心界向左下扩大。颈动脉搏动明显。

（四）辅助检查

1. X 线检查

（1）急性主动脉瓣关闭不全 心脏大小正常或者左房轻微增大。除原有主动脉根部扩大或主动脉夹层外，无主动脉扩大。常有肺淤血或肺水肿征。

（2）慢性主动脉瓣关闭不全 左心室明显增大，可有左心房增大。升主动脉继发性扩张，可呈靴形心。

2. 心电图检查

（1）急性主动脉瓣关闭不全 窦性心动过速和非特异性 ST－T 改变。

（2）慢性主动脉瓣关闭不全 常见左心室肥厚劳损，若心肌损害可有传导阻滞、房性心律失常、室性心律失常。

3. 超声心动图 二维超声可显示瓣膜和主动脉根部的形态改变，如瓣叶增厚、钙化、变形、关闭不全等，有助于确定病因。M 型显示舒张期二尖瓣前叶震颤，为主动脉瓣关闭不全的可靠诊断征象。多普勒超声显示主动脉瓣的心室侧探及全舒张期反流信号，为诊断主动脉瓣反流高敏感和准确的方法，并可定量判断其严重程度。经食管超声有利于主动脉夹层和感染性心内膜炎的诊断。

4. 心导管检查 常应用于心脏超声无法确定反流程度、考虑外科手术治疗的患者，以及需评价冠状动脉情况时。

5. 放射性核素心室造影 可测定左心室收缩、舒张末容量和静息、运动时的射血分数，判断左心室功能。根据左、右心室心搏量比值估测反流程度。

6. 磁共振显像 诊断主动脉疾病如主动脉夹层极准确。可目测主动脉瓣反流射流，可半定量反流程度，并能定量反流量和反流分数。

（五）诊断与鉴别诊断

1. 诊断 根据典型的心悸、呼吸困难、胸痛等症状，主动脉瓣区高调递减型哈气样杂音及周围血管征，可诊断主动脉瓣关闭不全。慢性主动脉瓣关闭不全如合并主动脉瓣或二尖瓣狭窄时，支持风湿性心脏瓣膜病的诊断。超声心动图检查可帮助诊断该病。

2. 鉴别诊断 主动脉瓣舒张早期杂音于胸骨左缘明显时，应与 Graham Steell 杂音鉴别。Graham Steell 杂音由于二尖瓣狭窄导致左心房压力增大，导致肺淤血、肺动脉扩张，肺动脉扩张引起相对性肺动脉瓣关闭不全，在右心室舒张时肺动脉的血液会通过相对关闭不全的肺动脉瓣反流至右心室，产生吹风样的杂音，在肺动脉瓣听诊区（胸骨左缘第二肋间）听诊明显。当闻及 Austin – Flint 杂音，应与二尖瓣狭窄的心尖区舒张期隆隆样杂音相鉴别。另外，还需与肺动脉瓣关闭不全、慢性主动脉瓣关闭不全合并二尖瓣狭窄、主动脉窦瘤破裂、冠状动 – 静脉瘘等疾病相鉴别。

（六）并发症

1. 室性心律失常 常见，但心脏猝死少见。

2. 心力衰竭 在急性者出现早，慢性者于晚期始出现。

3. 感染性心内膜炎 常见且危险的并发症，会加速心衰的发生。

（七）治疗

1. 急性主动脉瓣关闭不全 急性主动脉瓣关闭不全危险性较大，因此外科治疗为根本治疗措施。内科治疗一般仅为过渡性措施，目的在于降低肺静脉压，增加心排出量，改善肺淤血。静滴硝普钠可降低心脏前后负荷、改善肺淤血、减少反流量和增加排血量，也可酌情经静脉使用利尿剂和正性肌力药物。血流动力学不稳定者，如严重肺水肿，或并发动脉夹层者应立即手术。感染性心内膜炎患者，应积极进行抗生素治疗，控制感染或视病情行外科瓣膜置换术。对急性主动脉瓣关闭不全患者应尽量在 Swan – Ganz 导管床旁血流动力学监测下降的肺静脉压，增加心排出量，稳定血流动力学的内科支持治疗。

2. 慢性主动脉瓣关闭不全

（1）内科治疗 ①预防感染性心内膜炎，预防风湿热。②梅毒性主动脉炎应予治疗。③高血压者应用降压药。④无症状的轻或中度反流者，应限制重体力活动，并每 1 ~2 年随访 1 次超声心动图检查；重度反流者，每半年随访一次。⑤心衰患者可使用利尿剂、血管扩张剂、血管紧张素转换酶抑制剂，必要时可使用洋地黄类药物。⑥心绞痛用硝酸酯类药物。⑦积极纠正心房颤动等心律失常，主动脉瓣关闭不全患者耐受这些心律失常的能力极差。⑧如有感染应及早积极控制。

（2）外科治疗 人工瓣膜置换术为严重主动脉瓣关闭不全的主要治疗方法。慢性无症状患者，左心室功能正常可不需手术，但要定期复查。对有明确手术适应证的患者，应尽早行主动脉瓣置换术，可以改善预后。部分病例如创伤、感染性心内膜炎所致瓣叶穿孔者，可行瓣膜修复术。主动脉根部扩大者，如马方综合征，需行主动脉根部带瓣人工血管移植术。

（八）预后

急性重度主动脉瓣关闭不全如不及时手术治疗，常死于左心室衰竭。慢性者无症状期长。重度者经确诊后内科治疗 5 年存活率为 75%，10 年存活率 50% 。症状出现后，病情迅速恶化，心绞痛者 5 年内死亡 50% ，严重左心室衰竭者 2 年内死亡 50% 。外科术后存活者大多为临床改善明显者，但恢复程度及远期存活率不如主动脉瓣狭窄者。

（甄　臻）

PPT

第六节　感染性心内膜炎

感染性心内膜炎（infective endocarditis，IE）指病原微生物感染心内膜、心脏瓣膜、临近大动脉内膜引起的炎症性疾病，由血小板和纤维蛋白素团块形成并富含大量病原微生物和少量炎症细胞的赘生物是其特征。以往感染性心内膜炎主要发生在患有风湿性心脏瓣膜病的患者。现今，患者主要为退行性瓣膜病和二尖瓣脱垂的老年人、静脉药瘾者或行植入性医疗器械者（如人工瓣膜、起搏器或除颤器等）。

一、病因和发病机制

依据病情和病程分为急性和亚急性感染性心内膜炎。急性感染性心内膜炎：病程进展迅速，中毒症状明显，感染迁移多见，病原体主要为金黄色葡萄球菌，少数由肺炎球菌、淋球菌、A族链球菌和流感嗜血杆菌等所致。亚急性感染性心内膜炎：病程数周至数月，中毒症状轻，感染迁移少见，病原体以草绿色链球菌多见，其次为肠球菌、D族链球菌（牛链球菌和肠球菌）、表皮葡萄球菌，其他细菌较少见。真菌、立克次体和衣原体为自体瓣膜心内膜炎的少见致病微生物。

二、病理

基本病理变化为在心瓣膜表面附着由血小板、纤维素、红细胞、白细胞和病原微生物沉着而组成的赘生物。赘生物可延伸至腱索、乳头肌和室壁内膜，其下的心内膜有炎症反应和灶性坏死。以后病原微生物被巨噬细胞吞噬，赘生物被纤维组织包绕，发生机化、玻璃样变或钙化，最后被内皮上皮化。感染性心内膜炎的赘生物大而脆，容易脱落成感染栓子，引起脑、脾、肾等脏器的梗死或脓肿。本病常有小血管炎，如皮肤黏膜淤点、指甲下出血、Osler结、Janeway损害等。

三、临床表现

1. 发热　最常见，热型可为间歇型或弛张型，伴有畏寒和出汗。低毒力致病菌的感染性心内膜炎患者体温大多在37.5～39℃之间。部分患者体温正常或降低。确诊前已应用过抗生素、退热药、激素者也可暂不发热。

2. 心脏杂音改变　由于瓣膜损害，可出现瓣膜关闭不全的反流性杂音。贫血、心动过速或其他血流动力学上的改变可导致杂音性质的改变。约有15%患者开始时没有心脏杂音，而在治疗期间出现杂音，少数患者直至治疗后2～3个月才出现杂音，偶见治愈后多年一直无杂音出现者。

3. 贫血　常见症状，有时可达严重程度。与感染抑制骨髓相关。

4. 疼痛　起病初期常见关节痛、低位背痛和肌痛，主要累及腓肠肌和股部肌肉，踝、腕等关节，也可呈多部位关节受累。病程长者可有全身疼痛。

5. 皮肤黏膜损害　近年来发生率均有较明显下降。

（1）瘀点　常见，成群也可个别出现。多见于眼睑结膜、口腔黏膜、胸前和手足背皮肤，持续数天，消失后再现，其中心可发白。全身性紫癜偶可发生。

（2）甲床下出血　线状，远端不到达甲床前边缘，可有压痛。

（3）Osler结节　呈紫或红色，稍高于皮面，多发生于手指或足趾末端的掌面，大小鱼际肌或足底可有压痛。系统性红斑性狼疮、伤寒、淋巴瘤也可见Osler结节。

（4）Janeway损害　在手掌和足底出现小的直径1～4mm无痛的出血性或红斑性损害，为化脓性栓塞引起。

（5）杵状指（趾） 很少见。

（6）Roth 斑 少数患者可有视网膜病变，可见椭圆形黄斑出血伴中央发白。

四、并发症

1. 心脏

（1）心力衰竭 常见，是本病的首要死因。病程晚期瓣膜被破坏、穿孔，乳头肌、腱索受损，发生瓣膜功能不全；原有心功能不全加重；感染导致的心肌炎等疾病；栓子进入冠状动脉引起心肌梗死等均可诱发心力衰竭。

（2）心律失常 多数为室性期前收缩，少数发生心房颤动，也可有房室传导阻滞和束支传导阻滞。

（3）心肌脓肿 常见于金黄色葡萄球菌和肠球菌感染。可为多发性或单个大脓肿。

（4）心包炎 脓肿破入心包可引起化脓性心包炎、心肌瘘管或心脏穿孔。免疫反应、充血性心力衰竭可引起非化脓性心包炎。

（5）心肌炎 细菌毒素损害或免疫复合物的作用可致心肌炎。

2. 栓塞 常见并发症。早期出现栓塞者大多起病急，病情凶险。栓塞最常见部位是脑、肾、脾和冠状动脉。心肌、肾和脾脏栓塞不易察觉，多于尸检中发现。

3. 细菌性动脉瘤 多见于亚急性患者。好发动脉为主动脉窦、脑动脉、已结扎的动脉导管、腹部血管、肺动脉、冠状动脉等。不压迫邻近组织的动脉瘤本身几乎无症状，破裂后表现出临床症状。

4. 神经精神系统 多见于金黄色葡萄球菌引起者。

（1）中毒症状 头痛、精神错乱、恶心、失眠、眩晕等。

（2）脑栓塞 脑部血管感染性栓塞。

（3）其他 脑神经和脊髓或周围神经损害，可引起偏瘫、截瘫、失语、定向障碍、共济失调等病变。

5. 肾脏 肾小球肾炎、肾动脉梗死、急性肾衰竭等。

五、实验室和其他辅助检查

1. 常规检验

（1）血液 红细胞和血红蛋白降低。白细胞计数在无并发症的患者可正常或轻度增高。红细胞沉降率可增快。

（2）尿液 多数患者有蛋白尿和镜下血尿。肉眼血尿、脓尿、血尿素氮和肌酐增高，常常提示合并急性肾小球肾炎、间质性肾炎或肾梗死。

2. 血培养 血培养阳性是确诊本病的最直接的证据。急性患者在使用抗生素前 1 ~2 小时内抽取 2 ~3 个血标本，亚急性者在应用抗生素前 24 小时采集 3 ~4 个血标本。之前用过抗生素的患者应至少每天抽取血培养共 3 天，以提高阳性率。取血时间以寒战或体温骤升时为佳。如血培养阴性，应加强对真菌的培养。少数患者血培养阴性但骨髓培养可阳性。血培养阴性的原因可能是血培养前应用过抗生素，或病原体为非典型病原体。

3. 心电图 并发栓塞性心肌梗死、心包炎时，有相应心电图表现。

4. 超声心动图 可见赘生物的部位、大小、数目和形态，了解原有心脏和瓣膜病变，发现并发症，测量左心室功能。血培养阴性的患者更应行超声心动图检测。经食管超声心动图（transesophageal echocardiography，TEE），检出率达 90%，能检出直径在 2mm 以上的赘生物。赘生物形成、脓肿、人工瓣膜裂开等超声心动图表现，可帮助诊断感染性心内膜炎。

5. 免疫学检查 由于免疫功能的应激和炎症反应，可有免疫学指标的改变。多数患者循环免疫复合物阳性。亚急性病例病程长达6周者，半数类风湿因子呈阳性。并发肾小球肾炎的患者，可出现球蛋白升高或补体下降。

6. 心导管检查和心血管造影 可诊断原有心脏病变、了解瓣膜病变、判断有无冠心病。但可能加重心力衰竭，须慎重考虑。

六、诊断和鉴别诊断

1. 诊断 感染性心内膜炎的诊断标准如下。

（1）主要标准

1）血培养阳性 2次独立血培养检测出IE典型致病微生物；持续血培养阳性检测出IE致病微生物：至少2次间隔12小时以上取样血培养阳性；首末次取样时间间隔至少1小时，至少4次独立培养大多数为阳性或全部3次均为阳性；单次血培养立克次体阳性或逆向IgG抗体滴度>1∶800。

2）心内膜感染证据 心脏超声表现有赘生物、脓肿或新出现的人工瓣膜开裂；新出现的瓣膜反流。

（2）次要标准 ①易发因素：易于患病的心脏状况、静脉药瘾者。②发热：体温>38℃。③血管表现：重要动脉栓塞、脓毒性非梗死、霉菌性动脉瘤、颅内出血、结膜出血或Janeway损害。④免疫学表现：肾小球肾炎、Osler结节、Roth斑或类风湿因子阳性。⑤微生物学证据：血培养阳性但不符合主要标准或缺乏IE病原体感染的血清学证据。

明确诊断需要满足下列3条之一：①符合2个主要标准；②符合1个主要和3个次要标准；③符合5个次要标准。疑似诊断需要下列2条之一：①符合1个主要和1个次要标准；②符合3个次要标准。

2. 鉴别诊断 发热为主要表现的患者，要与伤寒、结核、上呼吸道感染、肿瘤、胶原组织疾病等鉴别。神经或精神症状为主要的患者，要与脑血栓形成、脑出血及精神疾病相鉴别。既往风湿性心脏病基础的患者，使用抗生素后不退热，应考虑合并风湿活动。

七、治疗

1. 药物治疗 清除赘生物中的病原微生物是感染性心内膜炎治疗的关键。抗感染治疗的原则是：①应用杀菌剂；②联合用药；③大剂量用药；④静脉给药；⑤长疗程治疗。抗菌药物应根据药代动力学给药，大剂量应用青霉素等药物时，宜分次静脉滴注。数据显示，氨基糖苷类抗生素不但没有明显的临床获益，还可能会对患者造成损害。

（1）经验治疗 在血培养结果未出时，可经验性给药。适用患者包括：疑似感染性心内膜炎、病情较重且不稳定的患者。经验性治疗应覆盖最常见的病原体，并根据感染严重程度制定治疗方案。

（2）针对不同病原体的治疗

1）葡萄球菌心内膜炎 根据病原菌是否耐甲氧西林而确定给药方案。青霉素耐药葡萄球菌较多，所以首选耐酶青霉素类，如苯唑西林、氯唑西林等联合氨基糖苷类。

2）链球菌心内膜炎 治疗方案根据草绿色链球菌对青霉素的敏感程度而定。青霉素对草绿色链球菌最低抑菌浓度（MIC）≤0.125mg/L者为敏感株，0.125mg/L<MIC≤0.5mg/L者为相对耐药株，MIC>0.5mg/L为耐药株。耐药株所致感染性心内膜炎，按肠球菌心内膜炎治疗方案，予以万古霉素或替考拉宁联合庆大霉素。

3）肠球菌心内膜炎 联合用药以达到杀菌作用，减少疾病的复发。粪肠球菌可对氨苄西林和青霉素呈现敏感，但其敏感性较草绿色链球菌差。

4）需氧革兰阴性杆菌心内膜炎 应选用具抗假单胞菌活性的青霉素类或头孢菌素类联合抗假单胞

菌氨基糖苷类，如哌拉西林联合庆大霉素或妥布霉素，或头孢他啶联合氨基糖苷类。

5）真菌性心内膜炎　包括念珠菌属、曲霉属、组织胞浆菌等。如临床疑为感染性心内膜炎，但连续血培养阴性，应考虑真菌性心内膜炎可能。念珠菌心内膜炎可用棘白菌素类药物、两性霉素 B 或可联合氟胞嘧啶。曲霉菌心内膜炎可用伏立康唑、两性霉素 B 脂质体。

2. 手术治疗　手术目的是清除瓣周感染和腔体；去除感染组织和异物；根除可能的栓塞来源。外科手术治疗适用于一些特殊情况，例如进展性瓣膜或组织损伤、未控制感染及栓塞高危的患者。约半数患者会接受外科手术治疗。

（1）手术适应证　感染性心内膜炎患者初次住院期间的手术适应证包括：①瓣膜功能不全导致心力衰竭；②金葡菌、真菌或其他高度耐药微生物引起的左侧 IE；③心脏阻滞、瓣环或主动脉脓肿等使 IE 复杂化；④启动恰当抗生素治疗后 5～7 天仍有持续的败血症；⑤复发感染引起的人工瓣膜心内膜炎；⑥应用恰当抗生素治疗后，仍有复发性栓塞和持续性疣状赘生物。

（2）手术时机选择　一旦明确手术适应证，应在数天内手术；有较大、可移动赘生物的患者应紧急手术或 48 小时内手术；手术时患者应接受恰当的抗生素治疗。

八、预防

患者可能感染再发，分为复发和再感染。复发是指导致 IE 的病原体和上次 IE 相同；再感染是指 IE 的病原体和上次感染的病原体不同。

该病的预防措施包括①保持口腔、牙齿和皮肤的卫生，预防和减少菌血症发生。②对高危人群预防性应用抗生素。对于心脏瓣膜病、先心病、梗阻性肥厚型心肌病，以及自身免疫疾病并长期服用糖皮质激素的患者以及静脉应用毒品者，在行有创医疗操作时要预防性应用抗生素。

（甄　臻）

PPT

第七节　心肌疾病

一、扩张型心肌病

心肌病（cardiomyopathy）是一组异质性心肌疾病，包括心脏机械和电活动的异常，通常表现为心室不适当的肥厚或扩张，可由多种病因所致。心肌疾病分为两类。一类是原发性心肌病，病因不明，包括扩张型心肌病、肥厚型心肌病、限制型心肌病、致心律失常型右室心肌病、未分化型心肌病等。另一类是特异性心肌病，包括酒精性心肌病、药物性心肌病、地方性心肌病等。

扩张型心肌病（dilated cardiomyopathy，DCM），其特征为单侧或双侧心室扩大和收缩功能受损，伴或不伴充血性心力衰竭。本病病死率较高，且男性发病多于女性（2.5∶1）。

（一）病因

病因尚不明确，除特发性、家族遗传性外，近年来认为持续病毒感染是其重要原因，持续病毒感染对心肌组织的损伤，经自身免疫包括细胞、自身抗体或细胞因子介导的心肌损伤等可导致或诱发扩张型心肌病。此外，围生期、酒精中毒、抗癌药物、心肌能量代谢紊乱和神经激素受体异常等多因素也可引起本病。

（二）病理

以心腔扩张为主，肉眼可见心室扩张，室壁多变薄，纤维瘢痕形成且常伴有附壁血栓。瓣膜、冠状动脉多无改变。组织学为非特异性心肌细胞肥大、变性，特别是程度不同的纤维化等病变混合存在。

（三）病理生理

发病早期由于反射性调节或神经兴奋，心率增快来维持心输出量，晚期随左心室排空受限，心室舒张和收缩末期容量增多、射血分数减少，心脏逐渐增大，产生相对性二尖瓣与三尖瓣关闭不全，导致充血性心力衰竭。心肌纤维化以及由于心肌受损心室重构等影响心肌细胞内钙、钾等离子通道异常，可引起各种心律失常。

（四）临床表现

1. 症状　病程10年后可有心力衰竭的症状，其中以呼吸困难和水肿为最常见。最初为劳力性呼吸困难，后又有夜间阵发性呼吸困难。由于心输出量低，患者常感乏力。

2. 体征　患者可有心率加速，心尖搏动向左下移位，可有抬举性搏动，心浊音界扩大，常可听得第三心音或第四心音，心率快时呈奔马律。由于心腔扩大，可有相对性二尖瓣或三尖瓣关闭不全所致的收缩期吹风样杂音，此种杂音在心功能改善后减轻。心力衰竭时两肺基底部可有湿啰音。右心衰竭时，有肝脏淤血肿大、下肢水肿、胃肠道淤血等表现。

（五）辅助检查

（1）胸部X线检查　心影常明显增大呈普大型，心胸比>50%，常伴有肺淤血表现。

（2）心电图　可见心房颤动、传导阻滞等心律失常。其他还有ST-T改变，QRS波群低电压，R波减低，少数可见病理性Q波。

（3）超声心动图　本病早期即可有心腔轻度扩大，后期各心腔均扩大，以左心室扩大为主。室壁运动普遍减弱，提示心肌收缩力下降，以致二尖瓣、三尖瓣本身虽无病变，但在收缩期不能退至瓣环水平而致关闭不全，彩色血流多普勒显示二、三尖瓣反流。

（4）心内膜心肌活检　可见心肌细胞肥大、变性、间质纤维化等。活检标本除发现组织学改变外，尚可进行病毒学检查。

（六）诊断与鉴别诊断

本病缺乏特异性诊断指标，临床上看到心脏增大、心律失常和充血性心力衰竭的患者时，结合超声心动图证实有心腔扩大与心脏弥漫性搏动减弱，即应考虑有本病的可能。但应除外各种病因明确的器质性心脏病，如急性病毒性心肌炎、风湿性心脏病、冠心病、先天性心血管病及各种继发性心肌病后可确立诊断。

（七）治疗

目前治疗原则主要是针对充血性心力衰竭和各种心律失常。

1. 一般治疗　限制体力活动，低盐、易消化饮食，预防感染。

2. 控制心力衰竭　应用洋地黄制剂和利尿剂。但本病较易发生洋地黄中毒，故应慎用。此外常用血管扩张药物、血管紧张素转换酶抑制剂等长期口服。β受体阻断药有助于控制心力衰竭并改善预后。近年来发现在心力衰竭时能使肾上腺素能神经过度兴奋，β受体密度下降，选用β受体阻断药从小剂量开始，视症状、体征调整用量。这样不但能控制心力衰竭而且还能延长存活时间。

3. 抗心律失常治疗　在改善心功能的基础上，可给予抗心律失常治疗。预期临床状态预后尚好的患者可置入心脏电复律除颤器，预防猝死的发生。

4. 抗凝治疗　对有心房颤动或深静脉血栓形成等发生栓塞性疾病风险且没有禁忌证的患者宜口服阿司匹林预防附壁血栓形成。对于已经有附壁血栓形成和发生血栓栓塞的患者必须长期采取抗凝治疗。根据情况可用阿司匹林、华法林、氯吡格雷、低分子肝素等。

5. 中药治疗 黄芪、生脉散和牛磺酸等有抗病毒、调节免疫、改善心功能等作用，长期使用对改善症状及预后有一定辅助作用。

6. 心脏移植及左心室成形术 对长期严重心力衰竭，内科治疗无效的病例，可考虑进行心脏移植。在等待期如有条件尚可行左心机械辅助循环，以改善患者心脏功能。也有试行左心室成形术，通过切除部分扩大的左心室同时置换二尖瓣，以减轻反流，改善心功能，但疗效尚待肯定。

（八）预后和预防

本病的病程长短不等，充血性心力衰竭的出现频度较高，预后不良。死亡原因多为心力衰竭和严重心律失常，不少患者猝死。

由于病因未明，预防较困难。部分病例由病毒性心肌炎演变而来，因而要预防病毒感染。本病常伴有心力衰竭，所以要积极预防和治疗呼吸道感染等诱发因素。

二、肥厚型心肌病

肥厚型心肌病（hypertrophic cardiomyopathy，HCM）是指并非完全因心脏压力负荷异常引起的心肌肥厚，以左心室（或）右心室肥厚为特征，常为不对称性肥厚并累及室间隔。根据有无流出道梗阻可分为梗阻性肥厚型心肌病和非梗阻性肥厚型心肌病。

（一）病因及病理

病因不完全清楚，但本病常有明显家族史，目前被认为是常染色体显性遗传疾病。肌节收缩蛋白基因如心脏肌球蛋白重链及心脏肌钙蛋白T基因突变是主要的致病因素。儿茶酚胺代谢异常、细胞内钙调节异常、高血压、高强度运动等均可作为本病发病的促进因子。

病变以心肌肥厚为主，心脏重量增加。左心室形态学改变的特征为不均等的心室间隔增厚，不成比例的心肌肥厚常使室间隔的厚度与左心室后壁厚度之比 >1.3，少数可达到3。也有心肌均匀肥厚（或）心尖部肥厚的类型。本病的组织学特征为心肌细胞肥大，形态特异，排列紊乱，尤以左心室间隔部改变明显。

（二）临床表现

1. 症状 部分患者可无自觉症状，因猝死或在体检中被发现。许多患者有心悸、胸痛、劳力性呼吸困难，伴有流出道梗阻的患者由于左心室收缩期阻力增大，心排血量减低可在起立或运动时出现眩晕，甚至神志丧失等。

2. 体征 可有心脏轻度增大，能听到第四心音。流出道有梗阻的患者可在胸骨左缘第3~4肋间听到较粗糙的喷射性收缩期杂音。心尖部也常可听到收缩期杂音。凡能影响心肌收缩力，改变左心室容量及射血速度的因素均可使杂音的响度有明显变化。

（三）辅助检查

1. X线检查 心影增大多不明显，如有心力衰竭则呈现心影明显增大并伴肺淤血。

2. 心电图 最常见的表现为左心室肥大、ST-T改变，常在胸前导联出现巨大倒置T波。在Ⅰ、aVL或Ⅱ、Ⅲ、aVF上可出现深而不宽的病理性Q波，有时在 V_1 可见R波增高，R/S增大。此外，室内传导阻滞和期前收缩亦常见。

3. 超声心动图 有诊断意义。左心室肥厚，一般呈现为非对称性室间隔肥厚，舒张期室间隔厚度与心肌后壁之比≥1.3，肥厚也可限于心尖部。二尖瓣前叶或腱索在收缩期前移，造成左室流出道进一步狭窄和二尖瓣关闭不全。还可见心室舒张功能障碍。

4. 心导管检查和心血管造影 左心室舒张末期压上升。有梗阻者在左心室腔与左心室流出道间有收缩期压力阶差。心室造影显示左心室腔变形，呈香蕉状、犬舌状、纺锤状（心尖部肥厚时）。冠状动脉造影多无异常。

5. 心内膜心肌活检 心肌细胞畸形肥大，排列紊乱有助于诊断。

（四）诊断与鉴别诊断

肥厚型心肌病临床表现多样，有心绞痛、心电图 ST 段改变、异常 Q 波，易与冠心病相混淆。当患者较年轻，诊断冠心病依据不充分又不能用其他心脏病来解释，则应想到本病的可能。结合心电图、超声心动图及心导管检查、阳性家族史做出诊断。本病还需要与高血压心脏病、先天性心血管病、主动脉瓣狭窄等相鉴别。

（五）治疗

本病的治疗原则为弛缓肥厚的心肌，控制心律失常，减轻流出道狭窄和缓解心力衰竭。

1. 一般治疗 避免劳累、激动、剧烈运动、持重或屏气等。

2. 药物治疗 是治疗肥厚型心肌病的主要手段。目前主张应用 β 受体阻断药及钙离子通道阻滞剂治疗。避免使用增强心肌收缩力和减少心脏容量负荷的药物，如洋地黄制剂、硝酸酯类制剂等。

3. 介入或手术治疗 对重症梗阻性患者可植入双腔 DDD 型起搏器、消融或切除肥厚的室间隔心肌。

（六）预防

本病的发病机制不清楚且病程长，多数患者出现症状时已经处于疾病的中晚期，因此本病的早期预防非常有意义。对于疑似患者年龄小于 60 岁者，应每年进行临床检查，包括询问详细的家属病史，超声心动图检查、动态心电图检查等，进行风险评估。

三、病毒性心肌炎

心肌炎是由各种病原菌感染引发心肌细胞、心内膜、心外膜的炎症反应。病毒性心肌炎（viral myocarditis，VMC）系由病毒感染所致的局限性或弥散性心肌炎性病变，大多数可以自愈。

（一）病原学和发病机制

很多病毒都可能引起心肌炎，其中以肠道病毒包括柯萨奇 A、B 组病毒，埃可病毒，脊髓灰质炎病毒，流感病毒等为常见。此外，腺病毒、流感病毒、单纯疱疹病毒、麻疹病毒、肝炎病毒及人类免疫缺陷病毒（HIV）等都能引起心肌炎。病毒损伤和病毒感染后自身免疫应答是病毒性心肌炎发生发展的主要机制，这些作用均可导致心脏结构和功能改变。

（二）临床表现

1. 症状 多数患者在发病前有发热、咽痛、全身酸痛等前驱症状。然后出现胸闷、心前区隐痛、心悸、乏力、恶心、头晕等。患者可有心律失常，少数可由此而发生晕厥或阿－斯综合征。极少数患者病情危重，出现心力衰竭或心源性休克。

2. 体征

（1）心脏增大 病情重者可见心脏显著增大。

（2）心率 心率增速常与体温不相称

（3）心音 心尖区第一心音可减低或分裂。心包炎时可有心包摩擦音。

（4）杂音 心尖区可能有收缩期吹风样杂音或舒张期杂音，病情好转后消失。

（5）心力衰竭 颈静脉怒张、肺部啰音、肝大、水肿等。

（三）辅助检查

1. 胸部 X 线 可见心影扩大或正常。

2. 心电图 常见ST－T改变和各型心律失常，特别是房性和室性期前收缩以及房室传导阻滞等。严重心肌损害时可出现病理性Q波，需与心肌梗死鉴别。

3. 超声心动图 可见正常，重者可有左心室增大，室壁运动减弱，左心室收缩功能减退，附壁血栓等。

4. 血液检查 心肌损害标志物如血清肌钙蛋白、肌酸激酶（CK－MB）增高。血沉加快，高敏C－反应蛋白增加等有助于诊断。

5. 病毒学检查 咽拭子或粪便或心肌组织中分离出病毒，血清中检测特异性病毒抗体滴度，心肌活检标本中找到特异抗原或在电镜下发现病毒颗粒等可辅助诊断。

6. 心内膜心肌活检 确诊有赖于心内膜、心肌或心包组织内检出病毒、病毒抗原、病毒基因片段或病毒蛋白。因其有创，故本检查主要用于病情急重、治疗效果差、原因不明的患者，对于轻症患者不作为常规检查。

7. 磁共振成像 心脏磁共振T_1加权像局部心肌组织早期强化提示充血及毛细血管渗出，T_2加权像局部或整体心肌信号强度增加提示心肌组织水肿，而非缺血区域心肌组织钆剂延迟增强提示坏死或瘢痕形成及心肌纤维化。

（四）诊断与鉴别诊断

1. 诊断依据 典型的前驱感染史；相应的临床表现及体征；心电图、超声心动图、心肌损害标志物等检查有明确心肌损害的证据。确诊有赖于心内膜心肌活检。

2. 鉴别诊断 与冠心病、β受体功能亢进、甲状腺功能亢进、原发性心肌病、风湿性心肌炎、中毒性心肌炎等相鉴别。

（五）治疗

一般治疗包括注意休息，重症者应卧床，进易消化和富含维生素和蛋白质的食物。

药物治疗包括：①α干扰素（IFN－a）具有广谱抗病毒能力，可抑制病毒的繁殖；②心力衰竭：洋地黄类药宜从小剂量开始，谨慎应用。也可用血管紧张素转换酶抑制剂（ACEI）、血管紧张素受体阻断药（ARB）、扩血管药和利尿药等；③频繁期前收缩，或有快速心律失常者用抗心律失常药。高度房室传导阻滞或窦房结功能损害而出现晕厥或明显低血压时，可考虑使用临时性心脏起搏器；④目前不主张早期使用糖皮质激素，但对有房室传导阻滞、难治性心力衰竭、重症患者或考虑有自身免疫的情况下可慎用；⑤中西医结合治疗，包括黄芪、板蓝根、牛磺酸、辅酶α_{10}等。

（六）病程和预后

大多数患者可以自愈，少数可发生高度或三度房室传导阻滞。少数患者可急性暴发以致心力衰竭或猝死，部分患者急性期后有持续心腔扩大和（或）心力衰竭，部分患者遗留有各种心律失常。

（甄　臻）

第八节　心包疾病

PPT

心包由脏层和壁层组成，二者之间为封闭的囊袋状心包腔，内含滑液。心包可以固定心脏，防止心脏随体位改变而过度摆动；也可以减少心脏与周围组织摩擦，保护心脏。

心包炎指心包脏层和壁层的炎症。由多种致病因素引起，常是全身疾病的一部分，少部分是由邻近组织病变蔓延而来。心包炎常分为急性和慢性两种。本节重点讨论急性心包炎和缩窄性心包炎。

一、急性心包炎

（一）病因及病理

急性心包炎最常见的病因为病毒感染，其他包括细菌、自身免疫病、肿瘤侵犯心包、尿毒症、急性心肌梗死后综合征等。部分患者无法明确病因，称为特发性急性心包炎或急性非特异性心包炎。

根据病理变化，急性心包炎可以分为纤维蛋白性和渗出性两种。在急性期，心包壁层和脏层上有纤维蛋白、白细胞及少许内皮细胞的渗出。此时尚无明显液体积聚，为纤维蛋白性心包炎。随后液体增加，则转变为渗出性心包炎，常为浆液纤维蛋白性，液体量可由100ml至2～3L不等，多为黄而清的液体，偶可浑浊不清、呈脓性或血性。积液一般在数周至数月内吸收，但也可伴随发生壁层与脏层的粘连、增厚及缩窄。液体也可在较短时间内大量积聚引起心脏压塞。急性心包炎时，心外膜下心肌有不同程度的炎性变化，如范围较广可称为心肌心包炎。此外，炎症也可累及纵隔、横膈和胸膜。

（二）临床表现

1. 症状

（1）胸骨后、心前区疼痛　主要见于纤维蛋白渗出期。体位改变、深呼吸、咳嗽、吞咽、卧位时疼痛加剧，坐位或前倾位时疼痛可减轻。疼痛可放射到左肩、背部、颈部或上腹等部位。

（2）心脏压塞　表现为呼吸困难、面色苍白、烦躁不安甚至休克。

（3）压迫症状　心包积液对压迫器官出现相应的症状。压迫肺引起肺淤血、呼吸困难；压迫气管引起咳嗽和声音嘶哑；压迫食管引起吞咽困难。

（4）全身症状　可伴畏寒、发热、心悸、出汗、乏力、食欲不振等。

2. 体征

（1）心包摩擦音　是急性纤维蛋白性心包炎最具有诊断意义的体征。炎症导致壁层与脏层心包相互摩擦所产生，呈抓刮样粗糙的高调声音。在胸骨左缘第3～4肋间、胸骨下部和剑突附近最清楚。深吸气、身体前倾、俯卧位并将听诊器加压时摩擦音增强。

（2）心包积液体征

1）心脏体征　心尖搏动减弱或消失。心浊音界向两侧扩大、相对浊音区消失。

2）左肺受压迫体征　呼吸困难严重时，患者呈端坐呼吸，身躯前倾、呼吸浅速、面色苍白，可有发绀。Ewart征：左肩胛角下常有浊音区、语颤增强，并可听到支气管呼吸音。

3）心脏压塞体征　快速心包积液，可引起急性心脏压塞，表现为心动过速、血压下降和静脉压上升，甚至休克。心脏压塞的临床特征为Beck三联征，即低血压、心音低弱、颈静脉怒张。Kussmaul征：体循环淤血时，可产生颈静脉怒张，吸气时更明显。

（三）实验室和其他辅助检查

1. 实验室检查　取决于原发病。细菌感染性者常有白细胞及中性粒细胞计数增加、血沉增快等炎症反应。

2. X线检查　对纤维蛋白性心包炎诊断价值不大，对渗出性心包炎有一定诊断价值。可见心影向两侧增大，并随体位变化而改变，卧位时心影呈球形，立位时呈烧瓶形。心脏搏动减弱或消失。尤其心影显著增大而肺部无明显充血现象是心包积液的有力证据，可与心力衰竭相区别。

3. 心电图　急性心包炎时心电图异常来自心包下的心肌，主要表现如下。①除aVR导联，ST段弓背向下型抬高。②一至数日后，待ST段回到基线，出现T波低平及倒置，持续数周至数月后T波逐渐恢复正常。③心包积液时有QRS低电压，大量积液时可见电交替。④常有窦性心动过速。

4. 超声心动图　对诊断心包积液简单易行，迅速可靠。M型或二维超声心动图中均可见液性暗区以确定诊断。

5. 心包穿刺 可证实心包积液的存在并对抽取的液体作生物学（细菌、真菌等）、生化、细胞分类的检查，包括寻找肿瘤细胞等。心包穿刺除帮助诊断外，还可解除心脏压塞症状和心包腔内注入药物治疗等。心包穿刺的主要指征是心脏压塞和未能明确病因的渗出性心包炎。

（四）诊断和鉴别诊断

急性胸痛、心包摩擦音、心电图 ST 段弓背向下型抬高、心脏超声显示有心包积液或心脏压塞可提示急性心包炎。炎症标志物增高、心脏 CT 或 MRI 表现可帮助确诊。

该病需要与扩张型心肌病、右心衰竭、急性心肌梗死相鉴别。

（五）治疗

急性心包炎的治疗与预后取决于病因，也与是否早期诊断及正确治疗有关。

1. 一般治疗 卧床休息，呼吸困难者予以坐位并吸氧。胸痛者用镇痛剂，加强营养支持。

2. 病因治疗

（1）急性非特异性心包炎 给予大剂量非甾体抗炎药物治疗，症状控制后缓慢减量直至停药。若无效，则可给予糖皮质激素治疗，症状严重者可静脉给予甲泼尼龙。多数患者的症状在几天内可有减轻，但当激素减量时，症状往往会再现。

（2）结核性心包炎 应予以抗结核治疗。对中毒症状重，积液量多者，在抗结核的同时可给予糖皮质激素治疗。

（3）化脓性心包炎 针对病原菌选择敏感的抗生素，并配合反复心包穿刺或引流脓液。

3. 解除心脏压塞 包括心包穿刺、心包切开引流、心包切除术等。

4. 其他治疗 近年认为秋水仙碱对预防复发性心包炎似乎有效且副作用较小。但终止治疗后仍有一部分患者呈复发倾向。

二、缩窄性心包炎

缩窄性心包炎是指心脏被致密厚实的纤维化或钙化心包所包围，使心室舒张期充盈受限而产生一系列循环障碍的疾病，多为慢性。

（一）病因及病理

缩窄性心包炎在我国最常见是由结核性心包炎演变而来，其次为急性非特异性心包炎、化脓性或创伤性心包炎的后遗症。近年来，放射性心包炎和心脏直视手术后引起者逐渐增多。少数与心包肿瘤等有关，也有部分患者其病因不明。

急性心包炎后，随着渗液逐渐吸收，可有纤维组织增生、心包增厚粘连、壁层与脏层融合钙化，使心脏及大血管根部活动受限。心包增厚可为全面的，也可仅限于心包的局部。心脏大小仍正常，偶可较小；长期缩窄，心肌可萎缩。非特异性心包炎心包病理检查显示为透明样变性组织；如有结核性肉芽组织或干酪样病变，提示为结核性心包炎。

心包缩窄使心室舒张期充盈减少，静脉回流受限，心搏量下降，心率增快，出现静脉压升高、颈静脉怒张、肝大、腹水、下肢水肿等。吸气时周围静脉回流增多，而已缩窄的心包使心室失去适应性扩张的能力，致吸气时静脉压进一步增高，颈静脉充盈更明显。

（二）临床表现

1. 症状

（1）呼吸困难 早期表现为劳力性呼吸困难，后期病情加重休息时也发生呼吸困难，甚至出现端坐呼吸。

（2）水肿　体循环升高，导致肝脏淤血、大量腹水和下肢水肿。水肿严重时，液体积聚在浆膜腔内产生胸腔积液。

（3）全身症状　乏力、食欲不振、眩晕、心悸、上腹部不适、胸痛等症状。

2. 体征　心浊音界正常或稍增大。心尖搏动减弱或消失。心率可增快，可出现期前收缩、房颤等心律失常。静脉淤血导致颈静脉怒张、肝大、腹水、下肢水肿。有时出现奇脉，脉压变小。

（三）辅助检查

X 线检查可示心影偏小、正常或轻度增大，上腔静脉常扩张，有时可见心包钙化。心电图 QRS 波群低电压，T 波低平或倒置。超声心动图可见心包增厚、室壁活动减弱、室间隔矛盾运动等，但均非特异而恒定的征象。

（四）诊断与鉴别诊断

典型缩窄性心包炎根据临床表现及实验室检查诊断并不困难。临床上常需与肝硬化、充血性心力衰竭及结核性腹膜炎相鉴别。限制型心肌病的临床表现和血流动力学改变与本病很相似，两者鉴别可能十分困难，必要时需通过心内膜心肌活检来诊断。

（五）治疗与预后

早期施行心包切除术，以避免发展到心源性恶病质、严重肝功能不全、心肌萎缩等。通常在心包感染被控制、结核活动已静止时即应手术，并在术后继续用药 1 年。

缩窄性心包炎是一种进行性加重的慢性疾病，如能及早进行彻底的心包剥离手术，大部分患者可取得满意的效果。少数患者因病程较久，有明显心肌萎缩和心源性肝硬化而预后不佳。

（甄　臻）

目标检测

答案解析

一、选择题

1. 慢性心力衰竭最常见的诱发因素是
   A. 过劳与情绪激动　　B. 感染
   C. 环境、气候的急剧变化　　D. 妊娠与分娩
   E. 输液过多，过快
2. 下列可以造成左室压力负荷过重的是
   A. 甲状腺功能亢进　　B. 主动脉瓣关闭不全
   C. 二尖瓣关闭不全　　D. 高血压
   E. 贫血
3. 患者，男，50 岁。突发呼吸困难，伴咯粉红色泡沫痰。查体：血压 190/100mmHg，听诊双肺布满干湿啰音。该患者的最佳治疗药物是
   A. 硝普钠　　B. 毛花苷 C　　C. 氨茶碱
   D. 硝酸甘油　　E. 多巴酚丁胺
4. 患者，男，50 岁。近 6 个月来反复发生活动时胸骨后闷痛，于快步行走或负重时发生，每月约发作 1 次，每次持续 3～5 分钟，休息后可自行缓解。患者的心绞痛类型是

A. 初发劳力性心绞痛　B. 变异性心绞痛　C. 混合性心绞痛
D. 恶化劳力性心绞痛　E. 稳定劳力性心绞痛

5. 患者，男，45 岁。1 年前发现血压 170/110mmHg，长期空腹氨氯地平等药物治疗。2 个月前诊断为糖尿病，口服降糖药治疗，目前血压、血糖均在正常范围。该患者高血压诊断正确的是

A. 高血压 3 级，高危　B. 高血压 1 级
C. 高血压 3 级，很高危　D. 高血压 2 级，很高危
E. 高血压 2 级，高危

6. 成人心脏正常二尖瓣瓣口面积是

A. 0.5 ~ 1.0cm^2　B. 2.0 ~ 3.0cm^2　C. 4.0 ~ 6.0cm^2
D. 6.5 ~ 7.5cm^2　E. 8.0 ~ 9.0cm^2

7. 诊断感染性心内膜炎的最重要方法是

A. 免疫学检查　B. 心电图检查　C. X 线检查
D. 血培养　E. 白细胞分类计数

8. 患者，男，46 岁。劳累时心悸、气短 1 年，腹胀、尿少 3 天。心电图示心房颤动，心室率 110 次/分。胸部 X 线示心影常明显增大，肺淤血。有助于该患者诊断的辅助检查是

A. 心电向量图　B. 超声心动图　C. 心导管检查
D. 心电图运动负荷试验　E. 心脏放射性核素检查

二、思考题

1. 简述美国纽约心脏病协会（NYHA）对心衰患者的心功能分级。

2. 患者，男，62 岁。发作性胸痛 1 个月，每周 1 次，均在早晨快步行走中发作，持续 3 ~ 4 分钟，休息后缓解。既往有高血压病史数十年，最高血压 180/100mmHg，间断服药治疗，血压未监测，有吸烟史 40 余年。入院查静息心电图正常。作为接诊医生，请问：

（1）该患者的初步诊断及诊断依据？

（2）引起发病的原因和诱因是什么？

（3）下一步首先应做何种检查？确诊需要做何检查？

（4）患者曾在当地诊所就诊，医生建议在发作时应快速跑步到达医院做有关检查，你认为如何？为什么？

书网融合……

本章小结　微课 1　微课 2　题库

第四章　消化系统疾病

学习目标

1. 通过本章学习，重点把握胃炎、消化性溃疡、肝硬化的临床表现、诊断与治疗，熟悉胃食管反流病、消化系统常见肿瘤的诊疗原则。

2. 学会消化系统常见疾病的诊断与合理治疗，具有对患者及高危人群进行健康教育和随访的能力。

情境导入

情境描述　患者，男，52 岁。因“发现乙肝 12 年，肤黄、尿黄半个月”入院。12 年前体检发现 HBsAg（+），未治疗，定期随访相关指标。半个月前患者无明显诱因出现肤黄、尿黄，伴纳差、厌油腻、食欲下降。查体：T 37.8℃，P 95 次/分，R 20 次/分，BP 120/70mmHg，神清，慢性肝病病容，皮肤、巩膜轻度黄染，颈部可见两枚蜘蛛痣。心肺未及明显异常。腹膨隆，压痛及反跳痛（+），肝脏肋下未及，脾肋下可及 3cm，移动性浊音（+）。双下肢水肿。血常规：WBC 5.5×10^9/L，N 85%，Hb 80g/L，PLT 52×10^9/L。肝功能 ALT 70U/L，AST 85U/L，A/G 0.8，HBV-DNA 5.12×10^9/ml。腹水检查：外观呈黄色略浑，比重 1.016，WBC 660×10^6/L，李凡他试验（+），抗酸染色（-），未见肿瘤细胞。

讨论　1. 本病的临床诊断及诊断依据是什么？

2. 请针对该患者制定治疗方案。

第一节　胃食管反流病

PPT

胃食管反流病（gastroesophageal reflux disease，GERD）是指胃、十二指肠内容物反流入食管引起胃灼热、反酸等症状，以及引起咽喉、气道等食管邻近的组织损害。部分胃食管反流病患者内镜下可见食管黏膜炎性改变，称为反流性食管炎（reflux esophagitis，RE）；而有相当部分胃食管反流病患者内镜下无食管炎的改变，称为非糜烂性反流病（non-erosive reflux disease，NERD）。

一、病因和发病机制

1. 多种因素造成胃食管动力障碍　胃食管动力障碍以食管下括约肌（lower esophageal sphincter，LES）功能障碍为主，正常人静息时 LES 压力为 10~30mmHg，为高压带，可防止食物反流入食管。引起功能障碍的多种因素如下：①某些药物，如钙离子拮抗药、激素、缩胆囊素、胰高血糖素、血管活性肠肽等。②食物，如高脂肪、巧克力等。③腹内压增高，如妊娠、腹水、呕吐、负重劳动等。④胃内压增高，如胃扩张、胃排空延迟等。凡可导致 LES 压力降低或一过性 LES 松弛，均可造成胃、十二指肠内容物反流入食管。

2. 反流物对食管黏膜的损害　反流物对食管黏膜的直接损伤因素为胃酸、胃蛋白酶及胆汁（非结合胆盐和胰酶）。

3. 反流物对食管邻近的组织损害 反流物除引起食管黏膜损害外，还可刺激咽喉部黏膜引起咽喉炎。反流物吸入气管和肺，可出现肺炎和哮喘。

二、临床表现

1. 食管症状

（1）典型症状 胃灼热和反酸是胃食管反流病最常见和典型的症状。胃灼热由酸性反流物刺激食管上皮感觉神经末梢引起，多在餐后 1 小时出现，平卧、弯腰或腹压增高时易发生；反流入口腔的胃内容物常呈酸性，称为反酸。

（2）非典型症状 胸痛、上腹痛、上腹部烧灼感、嗳气等为 GERD 的不典型症状。胸痛由反流物刺激食管所致，主要发生在胸骨后或剑突下，严重时可为剧烈刺痛，向颈、肩、腰、背部放射，酷似心绞痛。吞咽困难可能是由于食管痉挛或功能紊乱所致，故呈间歇性。当发生食管狭窄时，吞咽困难持续性或进行性加重。

2. 食管外症状 由反流物刺激或损伤食管以外的组织或器官引起，包括哮喘、慢性咳嗽、特发性肺纤维化、声嘶、咽喉症状和牙蚀症等。对病因不明、久病不愈的上述疾病患者，要注意是否存在 GERD，伴有烧心和反流症状有提示作用。

三、并发症

1. 上消化道出血 反流性食管炎患者由于食管黏膜炎症、糜烂及溃疡，可以出现上消化道出血，表现为呕血、黑便及不同程度的贫血。

2. 食管狭窄 反复发作的食管炎，可导致纤维组织增生，造成瘢痕狭窄。

3. Barrett 食管 食管黏膜修复过程中，正常的食管鳞状上皮被化生的柱状上皮替代，称为 Barrett 食管，是食管腺癌的主要癌前病变。其腺癌发生率比正常人高 30 ~ 50 倍。

四、实验室及其他检查

1. 内镜检查 是诊断反流性食管炎最准确的方法。既可直接观察食管黏膜病变的部位、范围、严重程度及有无并发症，也可行活组织检查了解病变的性质。

2. 24 小时食管 pH 测定 用便携式 pH 记录仪对患者 24 小时食管下段 pH 连续检测，可明确是否有胃酸反流，了解反流的程度及反流与疼痛、进餐、体位的关系，是诊断胃食管反流病的重要方法。pH <4 提示有胃食管反流，但对胃酸分泌过低和碱性胃食管反流物无诊断价值。

3. 食管测压 LES 基础压 $\leq$6mmHg 提示有食管反流，可作为辅助性诊断。

五、诊断与鉴别诊断

胃食管反流病诊断依据是：①有明显的反流症状，即典型的胃灼热和反酸等。②内镜下可能有反流性食管炎的表现。③食管过度酸反流的客观证据。④对有典型症状而内镜检查阴性者，行 24 小时食管 pH 监测，如有反流也可诊断；无法进行 24 小时食管 pH 监测者，可用质子泵抑制剂试验性治疗（如艾司奥美拉唑 20mg，2 次/天，连用 7 天），如有明显效果，本病诊断可成立。

胃食管反流病应与其他食管疾病、消化性溃疡相鉴别。以胸痛为主者需与心血管疾病相鉴别。

六、治疗

本病治疗目标是缓解症状，治愈食管炎，提高生命质量，预防复发和并发症。

1. 一般治疗　改变饮食习惯和生活方式。避免进食高脂肪、巧克力、咖啡、辛辣刺激性食品；避免餐后平卧和睡前2小时内进食；睡时抬高床头15°~20°，睡前3小时不再进食；忌烟酒，减轻体重，尽量控制BMI $<25kg/m^2$；避免应用降低LES压和影响胃排空的药物如抗胆碱能药、钙离子通道阻滞剂、多巴胺受体激动剂等；不要穿紧身内衣和束紧腰带以免增加腹内压。

2. 药物治疗

（1）促胃动力药　可增加LES压，改善食管蠕动功能，促进胃排空，减少反流。多用西沙比利5~10mg，每日3次，疗程8~12周。

（2）抑酸药　抑制胃酸，降低胃蛋白酶活性，减少酸性反流物对食管黏膜的损害。可选用H_2受体拮抗剂（H_2RA）如雷尼替丁150mg，每日2次；质子泵抑制剂如奥美拉唑20mg，每日1次，一般用8~12周。对个别疗效不佳者可与促胃肠动力药合用。

（3）抗酸药　仅用于症状较轻、间歇发作的患者。可用氢氧化铝、氢氧化镁等药。

3. 抗反流手术　一般采用胃折叠术。如同时合并食管裂孔疝，可进行裂孔修补及抗反流术。近年来内镜下抗反流术已在临床应用，手术创伤小。

4. 并发症的治疗　①食管狭窄：内镜直视下食管扩张治疗，术后仍需PPI药物维持治疗，防止再狭窄。少数严重狭窄患者可手术治疗。②Barrett食管：早期识别不典型增生，发现重度不典型增生或早期食管癌时，应及时手术切除。

七、预后

病程的长短和食管病变的严重程度是决定预后的关键因素，80%~90%的患者预后良好，少数患者出现并发症。

八、预防

纠正LES结构受损或功能异常患者不良生活习惯，减少引起腹压增高的因素。

（周　静）

第二节　食管癌

PPT

食管癌（esophageal carcinoma）是原发于食管黏膜上皮的恶性肿瘤，以鳞癌多见。临床上最典型的症状是进行性吞咽困难。食管癌是世界范围内常见的恶性肿瘤，在我国恶性肿瘤中发病率居第六位，死亡率居第四位。其流行病学有以下特点：①地区性分布，亚洲国家发病率高于欧美国家，我国主要以太行山、闽粤交界及川北等地区发病率高；②男性发病率高于女性，男女比例为（13~3）∶1；③中老年易患，发病年龄多在50岁以上。

一、病因

食管癌的发生主要与以下因素相关。

1. 致癌物质

（1）亚硝胺　在食管癌高发区，粮食和饮水中的亚硝胺含量显著高于其他地区，且与当地食管癌和食管上皮重度增生的患病率呈正相关。

（2）真菌毒素霉变　食物中的黄曲霉菌、镰刀菌等真菌不仅能将硝酸盐还原为亚硝酸盐，而且能促进亚硝胺等致癌物质的合成，并常与亚硝胺协同致癌。

2. 饮食习惯 长期吸烟和饮酒、喜食过烫或粗糙食物等对食管黏膜的慢性理化刺激与食管癌的发生有一定关系。

3. 慢性炎症 胃食管反流病、腐蚀性食管灼伤和狭窄、贲门失弛缓症、Barrett食管、食管憩室等慢性食管疾病引起的炎症，均可导致食管癌发生率增高。

4. 营养因素 维生素（A、B、C、E、叶酸等），锌，硒，钼等微量营养素缺乏是食管癌的危险因素。

5. 遗传因素 食管癌的发病常表现家族倾向。高发区有阳性家族史者达25%～50%，其中父系最高，母系次之，旁系最低。此外，在遗传与环境双重因素作用下，一些抑癌基因失活、原癌基因激活等，均与食管癌的发生有关。

二、病理

食管癌的病变部位以中段居多，下段次之，上段最少。胃贲门癌延伸至食管下段时，在临床上与食管下段癌不易区分，又称食管贲门癌。

1. 大体病理

（1）早期食管癌　病灶局限于黏膜层和黏膜下浅层，不伴淋巴结转移。胃镜下呈充血、斑块、糜烂和乳头状。充血型多为原位癌，是食管癌的早期表现；斑块型最多见，癌细胞分化较好；糜烂型次之，癌细胞分化较差；乳头型主要为早期浸润癌，癌细胞分化一般较好。

（2）中晚期食管癌　癌组织逐渐累及食管全周、突入腔内或穿透管壁侵犯邻近器官。根据形态特点可分为髓质型、蕈伞型、溃疡型和缩窄型。

2. 组织病理 我国90%的食管癌为鳞状细胞癌，少数为腺癌，后者多与Barrett食管恶变有关。

3. 食管癌的扩散和转移方式

（1）直接蔓延　癌组织首先向黏膜下层和肌层浸润，穿透食管壁后向周围组织及器官蔓延。

（2）淋巴转移　是食管癌的主要转移方式。

（3）血行转移　晚期常转移至肝、肺、骨等处。

三、临床表现

（一）症状

1. 早期症状 早期食管癌的症状多不典型，主要表现为胸骨后烧灼感或针刺或轻微疼痛，可有食物通过缓慢、滞留或轻度哽噎感。早期症状时轻时重，持续时间长短不一，甚至可无症状。

2. 中晚期症状

（1）进行性吞咽困难　是中晚期食管癌的典型症状，也是大多数患者就诊的主要原因，常由固体食物咽下困难发展至液体食物也不能咽下。

（2）食物反流　因食管梗阻的近段有扩张与潴留，可发生食物反流，反流物含黏液、宿食，可呈血性或见溃烂组织。

（3）咽下疼痛　由食管糜烂、溃疡或近段食管炎所致，以进热食或酸性食物后明显，可涉及颈、肩胛及后背等部位。

（4）其他症状　肿瘤压迫喉返神经可出现声嘶、呛咳；侵犯膈神经可导致呃逆；出现肝转移可引起黄疸；发生骨转移可引起疼痛；侵入气管、支气管可引起食管－支气管瘘、纵隔脓肿、肺炎、肺脓肿等；侵犯主动脉可造成致死性大出血。晚期患者呈恶病质状态。

（二）体征

早期体征不明显，晚期可出现消瘦、贫血、营养不良、脱水或恶病质等。出现转移后，常可触及肿大面质硬的浅表淋巴结或肿大而有结节的肝脏，少数患者可出现腹腔或胸腔积液。

四、辅助检查

1. 胃镜检查　胃镜结合病理活检是诊断食管癌的最好方法，胃镜检查可直接观察病灶形态，敏感性及特异性均优于上消化道造影，诊断的准确率达95%以上。但对于早期食管癌色素内镜、电子染色内镜、放大内镜及共聚焦激光显微内镜等相结合，可提高早期食管癌的检出率和诊断准确率。

2. 食管剂造影　当患者不宜行胃镜检查时，可选用此方法。钡剂造影主要表现为：①黏膜皱襞破坏，代之以杂乱不规则影像；②管腔局限性狭窄，病变处食管僵硬，近段食管扩张；③不规则充盈缺损或龛影。上消化道气钡双重造影对早期食管癌的诊断准确率不超过70%，特异性很低。

3. 食管、纵膈CT　可清晰显示食管与邻近纵隔器官的解剖关系、肿瘤外侵程度及转移病灶，有助于制订外科手术方式及放疗计划，但难以发现早期食管癌。

4. 超声内镜检查（EUS）　有助于判断食管癌的壁内浸润深度、肿瘤对周围器官的侵犯情况以及异常肿大的淋巴结，对肿瘤分期、治疗方案选择及预后判断有重要意义。

5. PET－CT　可发现病灶，并有助于判断远处转移。

五、诊断与鉴别诊断

对于有食物通过缓慢、轻度哽噎感或咽下困难者，应及时做相关检查确诊。食管癌需与下列疾病相鉴别。

1. 胃食管反流病　胃十二指肠内容物异常反流至食管而引起了慢性症状和（或）组织损伤。临床症状主要表现为反酸、胸骨后烧灼感、吞咽疼痛或吞咽困难。内镜检查可以有黏膜炎症、糜烂或溃疡，有并发症时可以出现食管狭窄，但没有肿瘤证据。

2. 食管良性狭窄　有腐蚀性或反流性食管炎、长期留置胃管或食管相关手术病史。食管钡剂造影见食管狭窄、黏膜消失、管壁僵硬，无钡影残缺征。胃镜检查可确诊。

3. 贲门失弛缓症　因食管神经肌间神经丛病变引起LES松弛障碍所致，临床常见症状为吞咽困难、食物反流以及下段胸骨后不适或疼痛。病程较长，一般无进行性消瘦，食管钡剂造影可见远端食管光滑变细如鸟嘴状。狭窄部边缘是对称的、光滑的，食管壁柔软绝无僵硬感。吸入亚硝酸异戊酯或口服、舌下含服硝酸异山梨酯5～10mg可使贲门弛缓，钡剂随即通过。

4. 癔球症　患者多为女性，有咽部球样异物感，进食时消失，常由精神因素诱发，无器质性食管疾病。

5. 其他　尚需与肺纵膈淋巴结转移、纵膈肿瘤、纵膈淋巴结炎、食管裂孔疝、左心房明显增大、主动脉瘤外压等食管外压改变，以及食管平滑肌瘤、食管静脉曲张等疾病相鉴别。

六、治疗

食管癌的治疗有手术治疗、放疗治疗、化学治疗、内镜治疗和综合治疗。使用哪种方法应根据病史、病变部位、肿瘤扩展的范围以及患者的全身情况来决定，而本病的根治关键在于对食管癌的早期诊断。早期食管癌在内镜下切除常可达到根治效果。中晚期食管癌可采取手术治疗、放疗、化疗及内镜治疗或多种方式联合应用。

1. 内镜治疗

（1）早期　食管癌内镜治疗是有效的治疗方式，包括以下几类。①内镜黏膜切除术：在内镜下将病灶整块或分块切除；②多环套扎黏膜切除术：使用改良食管曲张静脉套扎器进行多块黏膜切除；③内镜黏膜下剥离术：在进行黏膜下注射后分离黏膜下层与固有肌层，将病变黏膜及黏膜下层完整剥离；④内镜下非切除治疗：如射频消融术、光动力疗法、氩离子凝固术及激光疗法等也有一定疗效。

（2）中晚期　食管癌有梗阻症状者，可通过内镜解除梗阻。①单纯扩张：可缓解症状但持续时间短且需反复扩张，不适用于病变范围广泛者；②食管内支架置放术：内镜下放置支架主要适用于中下段食管癌伴管腔明显狭窄患者，可较长时间缓解梗阻，以提高患者生活质量，部分患者术后不能耐受需要拔除；③内镜下癌肿消融术：可用于中晚期食管癌的姑息治疗。如果梗阻程度较重或患者一般情况差不能耐受胃镜，可选择 CT 引导下胃造瘘缓解症状，改善生活质量，延长生命。

2. 手术　我国食管外科手术切除率已达 80% ~90%，早期切除常可达到根治效果。但大部分患者诊断时已处于中晚期，即使提高手术切除率，远期疗效仍不理想。

3. 放疗　食管鳞癌和未分化癌对放疗有效，而腺癌相对不敏感。放疗主要适用于手术难度大的上段食管癌和不能切除的中、下段食管癌。

4. 化疗　食管癌的化疗敏感性较低，常用于不能手术或放疗的晚期患者，也可用于术前或术后化疗。多采用联合化疗方案。

5. 靶向治疗　分子靶向治疗是肿瘤治疗的新方向。分子靶向药物的进步，为食管癌内科治疗提供了新的治疗途径，临床研究提示同期放化疗配合分子靶向治疗可以提高食管癌缓解率，有效提高患者生存率。

6. 综合治疗　通常是放疗加化疗或靶向治疗，可以同时进行或序贯应用，能提高食管癌的局部控制率，减少远处转移，延长生存期。化疗可加强放疗的作用，但严重不良反应发生率较高。

七、预后

早期食管癌及时根治预后良好，内镜或手术切除 5 年生存率大于 90%。已出现症状且未经治疗的食管癌患者一般在 1 年内死亡。病灶位于食管上段、病变长度超过 5cm 已侵犯食管肌层、癌细胞分化差或伴有转移者，预后不良。

八、预防

我国在不少地区特别是食管癌高发区已建立了防治基地，进行食管癌的一级预防，包括改良水质、防霉去毒和改变不良生活习惯等。二级预防是在食管癌高发地区进行普查，对高危人群进行早发现、治疗。三级预防是对食管癌患者采取积极有效的治疗措施，延长生存期，提高生活质量。

（周　静）

第三节　胃　炎

PPT

胃炎（gastritis）是指各种原因引起的胃黏膜炎症。按临床发病的缓急，可分为急性胃炎和慢性胃炎两大类。

一、急性胃炎

急性胃炎（acute gastritis）是由于多种病因引起的急性胃黏膜炎症。临床上急性发病，常有明显的上腹部症状。多数患者有明确的病因。急性胃炎有多种分类方法，按胃黏膜病理改变程度分为急性单纯性胃炎和急性糜烂出血性胃炎；按发病部位分为胃窦胃炎、胃体胃炎及全胃炎。

（一）病因和发病机制

1. 理化损伤　物理因素如过冷、过热或粗糙食物损伤胃黏膜。化学因素中最常见的是非甾体抗炎药如阿司匹林、吲哚美辛；铁剂、氯化钾、氨茶碱、抗肿瘤药物及某些抗生素等均可造成胃黏膜损害。烈酒、咖啡、浓茶、辣椒等刺激性食物亦可损伤胃黏膜。误服强酸、强碱可发生急性腐蚀性胃炎。胆汁反流可引起胆汁反流性胃炎。

2. 急性应激　由于严重创伤、大面积烧伤、大手术、脑血管意外、休克、脏器功能衰竭等引起，可使胃黏膜糜烂、出血，故急性应激所致的急性胃炎多属于急性糜烂出血性胃炎。

3. 生物因素　进食被细菌或其毒素污染的食物，可引起急性胃肠炎。致病细菌以沙门菌属及副溶血弧菌（嗜盐菌）、致病性大肠埃希菌及金黄色葡萄球菌最多见；幽门螺杆菌（*Helicobacter pylori*，Hp）感染引起的急性胃炎，称为急性 Hp 性胃炎。

（二）临床表现

1. 急性单纯性胃炎　细菌或毒素引起者，一般在数小时至24小时发作，可出现恶心、呕吐，上中腹痛或不适，食欲减退。伴肠炎者出现脐周绞痛及腹泻。严重时伴发热、失水、酸中毒甚至休克。查体上腹部可有压痛。伴有肠炎时脐周可有压痛，肠鸣音亢进。一般经1～2天痊愈。理化因素及进食某些药物引起者，依据胃黏膜损伤程度不同而病情不一。

2. 急性糜烂出血性胃炎　有严重创伤、大面积烧伤等应激病史，主要表现为上消化道出血，以呕血或（和）黑便为首发症状，严重者可出现休克。查体可见面色苍白、上中腹轻压痛、心率加快、血压下降及原发病的体征。

（三）实验室及其他检查

1. 胃镜检查　确诊有赖于急诊胃镜检查。急性糜烂出血性胃炎一般应在大出血24～48小时内进行，可见到以多发糜烂、出血、黏膜水肿和浅表溃疡为特征的急性胃黏膜病损。急性腐蚀性胃炎禁做胃镜检查。

2. 血象　有细菌感染者白细胞轻度增加。急性糜烂性胃炎出血量大者，红细胞和血红蛋白下降。

3. 粪便检查　由细菌感染引起胃肠炎者粪便可有少量脓细胞或红细胞。急性糜烂性胃炎出血后，便潜血试验阳性。

4. 细菌培养　由感染致病者呕吐物、粪便可发现致病菌。

（四）诊断与鉴别诊断

根据病史，急性起病，有上腹部疼痛、恶心、呕吐，食欲不振等消化不良症状，一般可做出急性胃炎诊断。如有酗酒、严重创伤等病史，突发上消化道出血，可在24～48小时内作胃镜检查，以明确出血病因，有利于急性糜烂出血性胃炎的诊断。应注意与消化性溃疡、急性胆囊炎、急性胰腺炎和急性心肌梗死等相鉴别。

（五）治疗

去除病因，积极治疗原发病。根据病情可短期内禁食或流质饮食。疑有胃黏膜病损可能者，给 H_2 受体拮抗剂或质子泵抑制剂，同时服用保护胃黏膜的药物如硫糖铝。对于以腹胀为主要表现者，可给予西沙必利等促胃肠动力药物。恶心、呕吐时给予甲氧氯普胺、多潘立酮或维生素 B_6 等。胃肠痉挛引起腹痛时可用阿托品等抗毒蕈碱类药物治疗，但合并青光眼或尿潴留时禁用。细菌感染者可选用抗生素治疗。脱水者给予及时补液和补充电解质。对于已发生上消化道大出血者，按上消化道出血治疗原则，采取综合救治的办法。

二、慢性胃炎

慢性胃炎（chronic gastritis）是由多种病因引起的胃黏膜慢性炎症或萎缩性病变。本质是胃黏膜上皮反复受到损害使黏膜发生改变，最终导致不可逆的胃固有腺体的萎缩，甚至消失。慢性胃炎的分类尚未统一。根据病因分为 Hp 胃炎和非 Hp 胃炎；基于内镜和病理诊断分为萎缩和非萎缩两大类；基于胃炎分布分为胃窦为主胃炎、胃体为主胃炎和全胃炎三大类；还包括化学性、放射性以及其他感染性疾病所致的特殊类型胃炎。

（一）病因和发病机制

1. 幽门螺杆菌感染 是慢性胃炎最主要的病因。其证据是：①绝大多数慢性活动性胃炎患者，胃黏膜可检查出 Hp。②Hp 在胃内的分布和胃内炎症分布相一致。③根除 Hp 后，胃黏膜炎症消退。④Hp 感染可以复制动物模型与人相似的疾病。

2. 自身免疫 为慢性胃体萎缩性胃炎（A 型胃炎）最主要的因素。

在以胃体萎缩为主的慢性胃炎患者血清和胃液中可检出壁细胞抗体（parietal cell antibody，PCA）和内因子抗体（intrinsic factor antibody，IFA）。PCA 使壁细胞减少，胃酸分泌减少或丧失。IFA 使内因子分泌减少，引起维生素 B_{12}吸收不良，导致恶性贫血。

素质提升

幽门螺杆菌的发现

早在 1906 年，就有报道称人胃内有螺旋体微生物定居，但并未引起注意。直到 1979 年，澳大利亚病理医生 J. Robin Warren（沃伦）观察到一种与胃黏膜炎症伴随存在的弯曲状细菌。后来，Barry J. Marshall（马歇尔）与沃伦合作，于 1982 年分离出了这种细菌。然而，该发现并不符合当时“正统”的医学理念：健康的胃是无菌的，因为胃酸会将细菌迅速杀灭。众人的质疑，并没有动摇沃伦和马歇尔的看法。为了证实这种细菌就是导致胃炎、消化性溃疡的罪魁祸首，马歇尔喝下含菌培养液，出现了饱胀、呕吐等症状，经胃镜和活检证实患上了胃炎，后应用抗生素治疗好转。该研究发表在《柳叶刀》上引起学术界的轰动。到 1989 年，该细菌正式命名为幽门螺杆菌，得到了国际医学界的广泛认可。以前难以治愈、反复发作的溃疡病，采用抗生素和抑酸剂就可治愈。由此，这两位科学家获得了 2005 年诺贝尔生理学或医学奖。

这段历史告诉我们，成功总是留给坚持不懈的人。科学的路上没有坦途，科学发展需要不畏阻力的探寻。

（二）病理

慢性胃炎主要组织病理学特征是黏膜炎症、萎缩和肠化生。炎症表现为黏膜层以淋巴细胞和浆细胞为主的慢性炎症细胞浸润，幽门螺杆菌引起者常见淋巴滤泡形成。萎缩多表现为腺体破坏、萎缩、消失，黏膜变薄。肠化生表现为固有腺体被肠腺样腺体所代替，化生上皮可形成异常增生，称不典型增生。中度以上不典型增生是胃癌的癌前病变。

（三）临床表现

大多数患者无明显症状。可表现为进食后无规律的上腹隐痛、早饱、嗳气、反酸、胃灼热、食欲不振、恶心或呕吐等。上腹部疼痛与病变程度不一致。B 型胃炎（慢性胃窦萎缩性胃炎）患者上腹胀痛等消化道症状明显，A 型胃炎患者消化道症状不明显，部分 A 型胃炎患者可出现舌炎、消瘦、厌食、恶性贫血等。体检时有不同程度的上腹部压痛。

（四）实验室及其他检查

1. 胃镜及活组织检查　是诊断慢性胃炎最可靠的方法。慢性浅表性胃炎镜下可见黏膜充血、水肿，呈花斑状改变，黏液分泌增多，病理检查可见炎症细胞浸润，胃腺体正常。慢性萎缩性胃炎镜下可见黏膜皱襞变细、平坦甚至消失，黏膜变薄，其下血管可见，病变呈灰白色或苍白色，病理检查无炎症细胞浸润，主要改变为黏膜固有腺体数量减少甚至消失，可见肠上皮化生。微课

2. 幽门螺杆菌检查　（见“消化性溃疡”一节）。

3. 血清学检查　A 型胃炎血清促胃液素升高、PCA、IFA 阳性；B 型胃炎血清促胃液素水平低。

4. 胃液分析　A 型胃炎胃酸降低，B 型胃炎无明显胃酸变化。

（五）诊断

确诊主要依据是胃镜检查和胃黏膜活检。Hp 检查可确定病因。对于 A 型萎缩性胃炎，血清促胃液素水平增高和相关的自身抗体阳性有助于诊断。

（六）治疗

1. 消除和避免引起胃炎的有害因素　戒除烟酒、避免服用对胃有刺激性的食物及药物等。

2. 根除幽门螺杆菌　我国推荐的标准方案是推荐铋剂四联方案作为主要根除 Hp 方案（常用方案见表 4－1）。

表 4－1　幽门螺杆菌根除四联方案中抗菌药物组合剂量、用法

方案	抗菌药物 1	抗菌药物 2
1	阿莫西林 1000mg 2 次/天	克拉霉素 500mg 2 次/天
2	阿莫西林 1000mg 2 次/天	左氧氟沙星 500mg 1 次/天或 200mg 2 次/天
3	阿莫西林 1000mg 2 次/天	呋喃唑酮 100mg 2 次/天
4	四环素 500mg 3～4 次/天	甲硝唑 400mg 3～4 次/天
5	四环素 500mg 3～4 次/天	呋喃唑酮 100mg 2 次/天
6	阿莫西林 1000mg 2 次/天	甲硝唑 400mg 3～4 次/天
7	阿莫西林 1000mg 2 次/天	四环素 500mg 3～4 次/天

注：标准剂量质子泵抑制剂＋标准剂量铋剂（2 次/天，餐前半小时口服）＋2 种抗菌药物（餐后口服）。标准剂量质子泵抑制剂为埃索美拉唑 20mg、雷贝拉唑 10mg（或 20mg）、奥美拉唑 20mg、兰索拉唑 30mg、泮托拉唑 40mg、艾普拉唑 5mg，以上选一；标准剂量铋剂为枸橼酸铋钾颗粒 220mg（果胶铋标准剂量待确定）。

3. 对症治疗　抑制或中和胃酸，缓解症状，保护胃黏膜。恶性贫血者需终生注射维生素 B_{12} 治疗。

（周　静）

第四节　消化性溃疡

PPT

消化性溃疡（peptic ulcer，PU）指胃肠道黏膜被自身消化而形成的溃疡，因与胃酸、胃蛋白酶的消化作用有关，故称 PU。PU 可发生于食管、胃、十二指肠和胃－空肠吻合口附近，以胃溃疡（gastric ulcer，GU）和十二指肠溃疡（duodenal ulcer，DU）最常见。

PU 是全球常见病、多发病，全球约 10% 的人患过此病。本病可发生于任何年龄段，男性患病较女性为多。DU 好发于青壮年，GU 的发病年龄较迟。我国南方高于北方，城市高于农村。临床上 DU 与 GU 发病率之比约为 3∶1。PU 的发作有季节性，秋冬和冬春之交为好发季节。

一、病因和发病机制

PU 的发病机制较为复杂，主要是由于胃、十二指肠黏膜的保护性因素与损伤性因素之间失去平衡，胃酸、胃蛋白酶对黏膜产生自我消化作用。目前认为 PU 的发生是多因素相互作用的结果，主要与以下因素有关，见表 4－2。人们提出了“漏屋顶假说”，假说将胃黏膜屏障比作“屋顶”，胃酸比作“酸雨”，部分引起 PU 发生的病因既增加了“酸雨”，又损坏了“屋顶”。

表 4－2　与消化性溃疡相关的病因与疾病

病因	常见疾病
感染	Hp、单纯疱疹病毒、结核分枝杆菌、巨细胞病毒、海尔曼螺杆菌等感染
药物	NSAIDs、糖皮质激素、氯吡格雷、化疗药物、双磷酸盐等所致疾病
遗传	高胃酸
胃排空障碍	十二指肠－胃反流
激素	胃窦 G 细胞功能亢进、促胃液素瘤
血供不足或血流淤积	休克、肝硬化
浸润性疾病	克罗恩病、结节性疾病
手术后状态	胃窦切除术后
放射治疗	各种肿瘤放疗中

1. Hp 感染　是 PU 的主要病因。Hp 感染者发生消化性溃疡的危险性增加，DU 患者 Hp 感染率为 90%～10%，GU 为 80%～90%。临床上根除 Hp 可促进溃疡愈合和显著降低溃疡病的复发率，Hp 造成了胃黏膜的炎症，因此 Hp 感染与 PU 密切相关。

2. 药物　长期服用非甾体抗炎药（NSAIDs）、化疗药物、糖皮质激素等的患者可发生 PU，药物对胃、十二指肠黏膜的损伤作用以 NSAIDs 药最为显著。

3. 遗传易感性　部分 PU 患者有家族史。

4. 胃排空障碍　十二指肠－胃反流能致使胃黏膜损伤，胃排空延迟和食糜停留过久，能刺激胃窦 G 细胞不断分泌促胃液素。

5. 其他因素　急性应激可引起应激性溃疡已成为共识，应激和心理因素通过迷走神经机制影响胃和十二指肠的分泌、运动及其黏膜血流的调控。吸烟、饮食、病毒感染等都与溃疡的发生有关。

总之，PU 是一种多因素疾病，其中 Hp 感染和服用 NSAIDs 药是主要病因。溃疡发生是黏膜侵袭因素和防御因素失去平衡的结果，胃酸在溃疡形成中起关键作用。

二、病理

GU 好发于胃角和胃小弯，DU 好发于球部。活动期溃疡一般为单个，2 个以上称为多发性溃疡。大多数溃疡边缘光整，多呈圆形或卵圆形，DU 直径多小于 10mm。溃疡可深至肌层甚至达浆膜层。溃疡底部由肉芽组织构成，其上覆盖有灰白或灰黄色渗出物。活动性溃疡周围黏膜常有炎症水肿，愈合期周围黏膜炎症、水肿消退，边缘上皮细胞增生覆盖溃疡面，可见瘢痕。十二指肠球部可因反复发生溃疡、瘢痕收缩而形成假性憩室。

三、临床表现

典型消化性溃疡临床表现特点为：①慢性病程，反复发作；②周期性发作；③饮食节律性疼痛。

（一）症状

1. 上腹部疼痛 是消化性溃疡的主要症状。疼痛与胃酸直接刺激溃疡面、溃疡神经末梢对胃酸刺激的痛阈值降低、局部肌张力增高或痉挛等因素有关。DU、GU 腹痛的比较见表 4－3。

表 4－3 DU、GU 腹痛的比较

特点	胃溃疡	十二指肠球部溃疡
疼痛性质	烧灼或痉挛感	钝痛、灼痛、胀痛或剧痛，也可仅有饥饿样不适感
疼痛部位	剑突下正中或偏左	上腹正中或稍偏右
疼痛发作时间	进食后 30～60 分钟，疼痛较少发生于夜晚	进食后 1～3 小时，午夜至凌晨 3 点常被痛醒
疼痛持续时间	1～2 小时	饭后 2～4 小时，到下次进餐后为止
一般规律	进食→疼痛→缓解	疼痛→进食→缓解

（1）慢性过程 病史少则几年，多则几十年。

（2）部位和性质 常位于上腹部剑突下，偏左或偏右。表现为钝痛、隐痛、灼痛、胀痛，也可表现为饥饿样不适感，疼痛范围较局限。

（3）饮食节律性 为消化性溃疡疼痛的最主要特征，节律性疼痛与进食有关。十二指肠球部溃疡常发生空腹痛，即餐后 2～3 小时出现疼痛，进食后可减轻；如疼痛出现在睡前或午夜，可被痛醒，称夜间痛。胃溃疡疼痛多出现于进餐后 0.5～1 小时，称餐后痛，至下次餐前自动缓解，夜间痛少见。

（4）周期性发作 发作期与缓解期交替出现，十二指肠球部溃疡更为明显，发作期可谓数周或数月，缓解期长短不一。常于秋冬或冬春之交发病，或在精神紧张、过度疲劳、饮食不节、服用 NSAIDs 药物等时诱发。

2. 其他 部分病例无上述典型疼痛，仅表现为嗳气、反酸、食欲缺乏、腹胀等消化不良症状。大约 10% 的患者可以没有腹痛，甚至完全没有症状，称无症状性溃疡。

（二）体征

缓解期无明显体征，活动期剑突下有压痛。

（三）特殊类型消化性溃疡

1. 球后溃疡 指发生于十二指肠降段、水平段的溃疡，多位于十二指肠降段的起始部位和乳头附近，可穿入胰腺。多具有 DU 的临床特点，但夜间痛及背部放射痛多见，对药物治疗效果差，易并发大出血。临床上容易漏诊，X 线和胃镜检查应仔细。注意球后溃疡不是十二指肠球后壁溃疡。

2. 幽门管溃疡 发生在幽门管的溃疡，较少见。缺乏典型的周期性和节律性疼痛，表现为餐后很快出现上腹疼痛，易发生幽门梗阻、出血和穿孔，常需外科手术治疗。

3. 复合性溃疡 指胃和十二指肠同时具有活动性溃疡，幽门梗阻发生率高。

4. 无症状性溃疡 15% ～35% 消化性溃疡患者可无任何症状，可见于任何年龄，以老年人多见。常以上消化道出血、穿孔等并发症为首发症状。

5. 老年人消化性溃疡 临床表现多不典型，常无症状或症状不明显，疼痛无规律，食欲差、恶心、呕吐、体重减轻、贫血等症状较突出。

6. 巨大溃疡 指直径 >2cm 的溃疡，常发生在后壁，常见于有 NSAIDs 用药史者及老年患者，易发展为穿透性，疼痛剧烈而顽固，多放射至背部。巨大胃溃疡并不一定都是恶性溃疡。

四、并发症

1. 出血 消化性溃疡是上消化道出血最常见的原因，占全部上消化道出血的 50% 左右，其中以十二指肠球部溃疡出血占多数。出血前上腹部疼痛往往加重，大出血后减轻。临床表现为呕血和黑便，如出血量大，往往伴失血性休克表现。胃镜下溃疡出血病灶的内镜特点分析有助于评估病灶再出血的概率，见表4－4。

表4－4 消化性溃疡出血（Forrest分级）的内镜特点

Forrest分级	溃疡病变	估计再出血率（%）
Ⅰa	喷射样出血	55
Ⅰb	活动性渗血	55
Ⅱa	血管裸露	43
Ⅱb	附着血凝块	22
Ⅱc	黑色基底	10
Ⅲ	基底洁净	5

2. 穿孔 溃疡穿透胃及十二指肠壁可引起穿孔，是消化性溃疡的严重并发症。穿孔分三种。①穿孔位于胃及十二指肠的游离面，胃内容物进入腹腔产生急性弥漫性腹膜炎，腹膜刺激征阳性；腹部X线检查可发现膈下游离气体，应及时手术治疗。②穿孔小，临床表现轻，上腹部可有局限性腹膜炎体征。③溃疡穿孔并与邻近器官粘连，缓慢穿入肝、胰、脾等，又称穿透性溃疡，溃疡疼痛的节律性消失，可有后背疼痛。

3. 幽门梗阻 多见于十二指肠球部溃疡或幽门管溃疡。溃疡急性发作时，幽门附近黏膜水肿或幽门平滑肌痉挛引起暂时性梗阻，随溃疡好转而缓解。如由瘢痕挛缩引起的则为慢性持续性梗阻。幽门梗阻表现为上腹胀满，惧食，餐后加重，可有胃型、蠕动波，常伴恶心、呕吐，呕吐物含发酵宿食，严重时出现脱水，低氯、低钾性碱中毒，X线或胃镜检查可确诊。

4. 癌变 十二指肠溃疡极少发生癌变。胃溃疡可能癌变的概率在1%以下，临床上对年龄在45岁以上、有长期GU病史、溃疡顽固不愈、便潜血试验持续阳性者要提高警惕，胃镜检查可帮助确诊，胃镜检查要取多点活检作病理检查，必要时定期复查。

五、实验室及其他检查

1. 胃镜和黏膜活检 胃镜检查是诊断PU的首选方法。内镜下溃疡多为圆形或椭圆形，底平整、清洁，有灰白色或黄色苔覆盖，周围黏膜红肿，可见皱襞向溃疡集中。

2. Hp检测 是诊断消化性溃疡的常规检测项目，无论活动性溃疡还是瘢痕期溃疡均应检测。

3. X线钡餐检查 是诊断消化性溃疡的方法之一。X线征象有直接和间接两种。龛影是直接征象，对溃疡诊断有确诊价值；局部压痛、胃大弯侧痉挛性切迹，十二指肠球部激惹和球部畸形均为间接征象，提示有溃疡可能，不作确诊依据。

4. 便潜血试验 活动性消化性溃疡潜血试验呈阳性，一般经治疗后1～2周内可转阴，如持续阳性，应考虑癌变。

六、诊断与鉴别诊断

1. 诊断 根据慢性病程、周期性发作、节律性疼痛，可做出初步诊断。胃镜检查确诊，不能接受胃镜检查者行X线钡餐，如发现龛影者即可诊断。

2. 鉴别诊断

（1）胃癌 恶性溃疡内镜下形状不规则，底凹凸不平，污秽苔，出血，边缘不平，呈结节性隆起，僵硬，蠕动消失，活检可找到癌细胞。对于怀疑恶性溃疡而一次活检阴性者，应短期复查胃镜并多次活检。

（2）慢性胃炎、十二指肠炎　多为慢性无节律性上腹痛。内镜检查是主要的鉴别诊断方法。

（3）慢性胆囊炎、胆石症　右上腹疼痛，进油腻食物易诱发，胆囊区压痛。B 超检查或 ERCP 检查可帮助诊断。

（4）胃神经症　上腹疼痛缺乏溃疡的节律性，多伴有失眠、多梦、心悸、焦虑、忧郁等。X 线钡餐或胃镜检查无阳性发现。

七、治疗

治疗目的是去除病因，控制症状，促进溃疡愈合，预防复发和避免并发症。

（一）一般治疗

生活规律，睡眠充足，规律进食。避免精神过于紧张，必要时给予镇静药。戒除烟酒，避免应用 NSAIDs 药物，如必须服用，可加用抑酸剂或胃黏膜保护剂。

（二）药物治疗

1. 抑酸治疗　临床常用的抑酸治疗包括 H_2受体拮抗剂（H_2RA）和质子泵抑制剂（PPI）两大类。

（1）常用 H_2 受体拮抗剂（H_2RA）　如西咪替丁、雷尼替丁、法莫替丁、尼扎替丁等，见表 4－5，抑酸作用依次增强，治疗溃疡效果好，副作用相对较少，个别患者出现腹泻、头痛、男性乳房发育、粒细胞减少、血清转氨酶升高等副作用。

表 4－5　常用 H_2受体拮抗剂

通用药名	规格（mg）	治疗剂量（mg）	维持剂量（mg）
法莫替丁	20	20，2 次/日	20，1 次/每晚
尼扎替丁	150	150，2 次/日	150，1 次/每晚
雷尼替丁	150	150，2 次/日	150，1 次/每晚

（2）质子泵（H^+,K^+-ATP 酶）抑制剂（PPI）　PPI 通过抑制质子泵（H^+,K^+-ATP 酶），抑制胃酸产生的终末环节，包括奥美拉唑、兰索拉唑、泮托拉唑、雷贝拉唑、埃索美拉唑五种，根据个体情况选用，见表 4－6。

表 4－6　常用质子泵抑制剂

通用药名	规格（mg/片）	治疗剂量（mg）	维持剂量（mg）
埃索美拉唑	20，40	40，1 次/日	20，1 次/日
兰索拉唑	30	30，1 次/日	30，1 次/日
奥美拉唑	10，20	20，1 次/日	20，1 次/日
泮托拉唑	20	40，1 次/日	20，1 次/日
雷贝拉唑	10	20，1 次/日	10，1 次/日

2. 根除 Hp 治疗　Hp 是消化性溃疡的主要致病因素，也是溃疡反复发作的主要原因。不论溃疡是初发或复发，不论活动或静止，有无并发症，Hp 根治是治疗消化性溃疡重要手段。（见胃炎治疗）

3. 加强保护因素的药物　常用的胃黏膜保护剂有硫糖铝、枸橼酸铋钾和米索前列醇。硫糖铝在酸性环境下，可沉积于溃疡基底部，形成保护膜，促进溃疡愈合，还可促进内部前列腺素（PG）的合成和表皮生长因子（EGF）分泌，发挥胃黏膜保护作用。枸橼酸铋钾具有抗 Hp 作用，并促进 PG 合成，具有黏膜保护作用。对 NSAIDs 引起的溃疡，应尽可能减少或停用 NSAIDs，如必须服用，可同时用 PPI 或 H_2RA 防止溃疡的发生。

4. 维持治疗 消化性溃疡愈合后，大多数患者可以停药。但是对于反复溃疡复发、Hp 阴性患者，予以 H_2RA 和 PPI 维持治疗，疗程因人而异，短者 3～6 个月，长者 1～2 年，甚至更长。

（三）并发症的治疗

1. 大出血 消化性溃疡上消化道大出血是内科急症，除尽快补充血容量外，使用抑酸剂使胃内 pH 提升至 4～6 以上是治疗关键。患者应尽早使用大剂量 PPI（80mg 静脉滴注 +8mg/h 静脉维持）持续 72 小时，并根据内镜下分析和止血结果及时调整，患者初诊 24 小时内应完成急诊内镜检查。上消化道大出血经过积极的初步处理后，血压、脉率仍不稳定，应考虑早期行剖腹探查，以期找到病因，进行确定性治疗。

2. 幽门梗阻 禁食、胃肠减压、使用抑酸剂，如症状好转，说明幽门梗阻是水肿或痉挛所致，可继续观察治疗；若内科治疗无效，应手术治疗。

八、预后

PU 是一种具有反复发作倾向的慢性病，有效的药物治疗达到症状缓解，溃疡愈合率达到 95%。但高龄患者一旦并发大量出血和穿孔，病死率高，少数胃溃疡患者可发生癌变。

（周　静）

第五节　胃　癌

PPT

胃癌（gastric cancer）是起源于胃黏膜上皮的恶性肿瘤，以腺癌为主，早期无明显症状或出现上腹不适等非特异性症状。胃癌可发生于胃的任何部位，以胃窦居多。胃癌是全球发病率和死亡率高的恶性肿瘤之一，我国更是高发国家。胃癌有明显的地域性差别，我国的西北与东部沿海地区发病率明显比南方地区高。好发年龄在 50 岁以上，男女发病率之比约为 2∶1。

一、病因

1. 环境和饮食因素 某些环境因素，如火山岩地带、高泥炭土壤、水土含硝酸盐过多、微量元素比例失调或化学污染可直接或间接经饮食途径参与胃癌的发生。经常食用霉变食品、咸菜、腌制烟熏食品，以及过多摄入食盐，可增加危险性。长期食用含硝酸盐较高的食物后，硝酸盐在胃内被细菌还原成亚硝酸盐，再与胺结合生成致癌物亚硝胺。

2. 幽门螺杆菌感染 胃癌患者 Hp 感染率高，Hp 阳性人群胃癌发生率明显高于阴性人群。因此，WHO 将 Hp 列为Ⅰ类致癌原。

3. 癌前状态 胃癌的癌前状态分为癌前疾病和癌前病变，前者是指与胃癌相关的胃良性疾病，有发生胃癌的危险性；后者是指较易转变为癌组织的病理学变化。癌前疾病包括慢性萎缩性胃炎、胃息肉、胃溃疡和残胃炎。癌前病变包括肠型化生和异型增生。

4. 遗传因素 临床流行病学发现胃癌有明显的家族倾向。

二、病理

根据胃癌的进程可分为早期胃癌和进展期胃癌。早期胃癌是指病灶局限且深度不超过黏膜下层的胃癌，且不论有无局部淋巴结转移。进展期胃癌深度超过黏膜下层，已侵入肌层者称中期，侵及浆膜或浆膜外者称晚期胃癌。

三、临床表现

早期胃癌多无症状，或者仅有一些非特异性消化道症状。因此，仅凭临床症状，诊断早期胃癌十分困难。

进展期胃癌最早出现的症状是上腹痛，常同时伴有食欲缺乏，体重减轻。腹痛可急可缓，开始仅为上腹饱胀不适，餐后更甚，继之有隐痛不适，偶呈节律性溃疡样疼痛，但这种疼痛不能被进食或服用制酸剂缓解。患者常有早饱感及软弱无力感。早饱感是指患者虽感饥饿，但稍一进食即感饱胀不适。早饱感或呕吐是胃壁受累的表现，皮革胃或部分梗阻时这种症状尤为突出。

胃癌发生并发症或转移时可出现一些特殊症状，贲门癌累及食管下段时可出现吞咽困难。并发幽门梗阻时可有恶心呕吐，溃疡型胃癌出血时可引起呕血或黑粪，继之出现贫血。

胃癌转移至肝脏可引起右上腹痛，黄疸和（或）发热；转移至肺可引起咳嗽、呃逆、咯血，累及胸膜可产生胸腔积液而发生呼吸困难；肿瘤侵及胰腺时，可出现背部放射性疼痛。

早期胃癌无明显体征，进展期在上腹部可扪及肿块，有压痛。肿块多位于上腹偏右相当于胃窦处。如肿瘤转移至肝脏可致肝大及出现黄疸，甚至出现腹水。腹膜有转移时也可发生腹水，移动性浊音阳性。侵犯门静脉或脾静脉时有脾脏增大。有远处淋巴结转移时可扪及 Virchow 淋巴结，质硬不活动。肛门指检在直肠膀胱凹陷可扪及一板样肿块。

部分胃癌可出现副癌综合征（paraneoplastic syndromes），包括反复发作的表浅性血栓静脉炎（Trousseau 征）及过度色素沉着；黑棘皮症，即皮肤褶皱处有过度色素沉着，尤其是双腋下；皮肌炎、膜性肾病、累及感觉和运动通路的神经－肌肉病变等。

本病可能出现出血、梗阻或穿孔等并发症。

四、实验室及其他检查

1. 实验室检查　缺铁性贫血较常见，系长期失血所致。便潜血实验常呈持续阳性，有辅助诊断意义。

2. 内镜检查　内镜检查结合黏膜活检，是目前最可靠的诊断手段。对早期胃癌，内镜检查更是最佳的诊断方法。

（1）早期胃癌　癌灶直径小于 1cm 者称小胃癌，小于 0. 5cm 者称微小胃癌。早期胃癌按病灶形态分三型。

Ⅰ型（息肉型）：病灶隆起呈小息肉状，基底宽无蒂，常大于 2cm。

Ⅱ型（浅表型）：癌灶表浅。

Ⅱa 型（浅表隆起型）：病变稍高出黏膜面，高度不超过 0. 5cm，表面平整。

Ⅱb 型（浅表平坦型）：病变与黏膜等平，但表面粗糙呈细颗粒状。

Ⅱc 型（浅表凹陷型）：最常见，凹陷不超过 0. 5cm，病变底面粗糙不平，可见聚合黏膜皱襞的中断或融合。

Ⅲ型（溃疡型）：黏膜溃烂较Ⅱc 深，但不超过黏膜下层，周围聚合皱襞有中断、融合或变形成杵状。

（2）进展期胃癌　Borrmann 分型分为四型。

Ⅰ型：又称息肉型或蕈伞型，肿瘤呈结节状，向胃腔内隆起生长，边界清楚。

Ⅱ型：又称溃疡型，单个或多个溃疡，边缘隆起，形成堤坎状，边界较清楚。

Ⅲ型：又称溃疡浸润型，隆起而有结节状的边缘向周围浸润，与正常黏膜无清晰的分界，此型最常见。

Ⅳ型：又称弥漫浸润型，癌组织发生于黏膜表层之下，在胃壁内向四周弥漫浸润扩散，同时伴有纤维组织增生。病变如累及胃窦，可造成狭窄；如累及全胃，可使整个胃壁增厚变硬，称为皮革胃（linitis plastica）。

3. X线钡餐检查

（1）早期胃癌　可表现为小的充盈缺损（Ⅰ、Ⅱa），边界比较清楚，基底宽，表面粗糙不平。Ⅱc及Ⅲ型常表现为龛影，前者凹陷不超过5mm，后者深度常大于5mm，边缘不规则，呈锯齿状。集中的黏膜有中断、变形或融合现象。

（2）进展期胃癌　X线诊断率可达90%以上。蕈伞型胃癌凸向胃腔内生长，表现为较大而不规则的充盈缺损；溃疡型胃癌主要发生在肿块之上，龛影位于胃轮廓之内，形状不规则，侧位缘呈典型半月征（meniscus sign），外缘平直，内缘不整齐而有多个尖角。龛影周围绕以透明带，即环堤征，其宽窄不等，轮廓不规则而锐利。溃疡浸润型黏膜皱襞破坏、消失或中断，邻近胃黏膜僵直，蠕动消失。胃壁僵硬失去蠕动是浸润型胃癌的X线表现。胃窦癌表现为胃窦狭窄，呈管状或漏斗状。弥漫性胃癌受累范围广，胃容积变小，蠕动消失，呈革袋状。

五、诊断

胃癌的诊断主要依据内镜检查加活检以及X线钡餐。早期诊断是根治胃癌的前提。对下列情况应及早和定期行胃镜检查。高清染色内镜在诊断胃黏膜癌前病变和早期胃癌方面均优于普通白光内镜。胃癌高危人群：①40岁以上，特别是男性，近期出现消化不良、呕血或黑粪者；②慢性萎缩性胃炎伴胃酸缺乏，有肠化或不典型增生者；③良性溃疡但胃酸缺乏者；④胃溃疡经正规治疗2个月无效，X线钡餐示溃疡增大者；⑤X线发现大于2cm的胃息肉者；⑥胃切除术后10年以上者。

六、治疗

1. 手术治疗　外科手术切除加区域淋巴结清扫是目前治疗胃癌的手段，也是目前治愈胃癌的唯一方法。胃癌手术分为根治性手术和非根治性手术。根治性手术应当完整切除原发病灶，并且彻底清扫区域淋巴结，主要包括标准手术、改良手术和扩大手术；非根治性手术主要包括姑息手术和减瘤手术。

2. 化学治疗　早期胃癌且不伴有任何转移灶者，手术后一般不需要化疗。下列情况者应行辅助化疗：①病理组织分化差；②癌灶面积大于5cm^2；③进展期胃癌无论淋巴结有无转移者；④多发癌灶；⑤周围淋巴结有转移；⑥年龄低于40岁。

常用药物有5－氟尿嘧啶（5－FU）、替加氟（FT－207）、丝裂霉素（MMC）、阿霉素（ADM）、顺铂（DDP）、麦卡铂、亚硝脲类、足叶乙苷（VP－16）等。联合化疗指采用两种以上化学药物的方案，一般只采用2～3种联合，以免增加药物毒副作用。

七、预后

患者预后与胃癌病理类型、分期有关。由于胃癌早期诊断率低，大部分胃癌在确诊时已处于晚期，5年生存率为7%～34%。

八、预防

建立良好生活习惯，根除Hp感染，积极治疗癌前疾病。

（周　静）

第六节 肝硬化

PPT

肝硬化（hepatic cirrhosis）是由不同病因引起的肝细胞广泛变性、坏死，纤维组织弥漫性增生，并形成再生结节和假小叶的一种慢性肝病，是各种慢性肝病发展的晚期阶段。本病早期可无明显症状，失代偿后主要表现为肝功能减退、门脉高压和多种并发症，死亡率高。

一、病因和发病机制

1. 病因

（1）病毒性肝炎　在我国以病毒性肝炎所致肝硬化最常见，乙型、丙型和丁型肝炎病毒引起的肝炎可发展为肝硬化，而甲型和戊型不发展为肝硬化。乙型和丙型或丁型肝炎重叠感染可加速肝硬化的形成。

（2）慢性酒精中毒　在欧美国家，慢性酒精中毒为肝硬化常见病因。长期大量饮酒，乙醇及其中间的代谢产物乙醛，可引起脂肪肝、酒精性肝炎，最后发展为肝硬化。

（3）肝血液循环障碍　慢性充血性心力衰竭、缩窄性心包炎、肝静脉阻塞或下腔静脉阻塞等，引起肝内长期淤血、缺氧，肝小叶中心区细胞坏死、纤维化，形成肝硬化。

（4）工业毒物及药物　长期接触对肝脏有损害的化学物质，如四氯化碳、砷、磷。或服用双醋酚酊、甲基多巴等药物，可形成中毒性或药物性肝炎，演变为肝硬化。

（5）代谢性疾病　为代谢产物沉积于肝内所致，如铜代谢障碍，铜沉积于肝和脑组织形成肝豆状核变性。铁代谢障碍沉积于肝形成血色素沉着病。

（6）营养障碍　长期食物中缺乏蛋白质、维生素、抗脂肪肝物质，引起营养失调，肝细胞变性、坏死。

（7）血吸虫病　长期和反复感染时，血吸虫卵沉积在汇管区，其毒性产物可引起大量纤维组织增生，导致窦前门静脉高压，但由于再生结节不明显，故称为血吸虫性肝纤维化。

（8）胆汁淤积　由于肝内胆管和肝外胆管的梗阻，高浓度胆酸和胆红素对肝细胞的毒性作用，导致肝细胞变性、坏死、纤维组织增生造成肝硬化。

（9）其他　如免疫疾病等。

2. 发病机制　在上述因素的作用下，肝细胞反复发生变性、坏死，网状纤维支架受到破坏致塌陷；再生肝细胞不沿原支架排列，形成不规则、结节状肝细胞团；汇管区和肝包膜有大量纤维结缔组织增生，形成纤维束。包绕再生结节或将残留之肝小叶重新分割形成假小叶。由于上述变化，肝内循环发生紊乱，如血管床减少、闭塞、扭曲、受压，静脉和动脉发生短路，形成门脉高压。

二、临床表现

（一）代偿期

症状轻，无特异性症状，可有食欲减退、乏力、腹胀、上腹不适、腹泻、恶心、厌油腻等症状。肝脏轻度肿大、轻度压痛、肝功能检查结果多为正常或轻度改变；脾脏有轻度肿大。

（二）失代偿期

症状显著，主要表现为肝功能减退和门脉高压。

1. 肝功能减退的临床表现

（1）全身症状　一般情况较差、乏力明显、肝病面容、不规则发热、水肿等。

（2）消化道症状　食欲减退、恶心、呕吐、腹胀、腹泻等。

（3）出血倾向及贫血　可出现牙龈出血、鼻出血、皮肤紫癜、女性月经过多、胃肠出血等，多由于肝脏合成凝血因子减少、脾功能亢进、毛细血管脆性增加所致。患者常有同程度的贫血，与营养不良、肠道吸收障碍、消化道出血和脾功能亢进有关。

（4）内分泌紊乱　肝功能减退，肝脏对雌激素灭活作用减弱，雌激素水平增高，出现肝掌、蜘蛛痣。升高的雌激素反馈抑制垂体的功能，男性患者常有性欲减退、睾丸萎缩、乳房发育等，女性有月经失调、闭经、不孕等。肝功能减退时对醛固酮和抗利尿激素灭活作用减弱，致水钠潴留。

2. 门脉高压的表现

（1）腹水　是肝硬化失代偿期最常见和最突出的表现。腹水形成机制如下：①门静脉压力增高，腹腔内血管床静水压升高，液体漏入腹腔增多。②肝脏合成白蛋白减少，血浆胶体渗透压降低。③肝脏对醛固酮和抗利尿激素灭活作用减弱，使水钠在肾脏的重吸收增加，致水钠潴留。④肝窦压力增高，肝淋巴液生成过多，自肝包膜表面漏入腹腔。⑤有效循环血量不足，肾血流量降低，肾脏排钠排尿量减少。

（2）侧支循环的建立与开放　持续门静脉高压，门静脉与腔静脉之间的交通支开放（图4－1），出现血流方向的改变，此时门静脉血液可不经肝脏，通过侧支直接进入腔静脉，回流入心脏。主要的侧支循环有：①食管－胃底静脉曲张。门静脉系统的胃冠状静脉在食管下段和胃底处，与腔静脉系统的食管静脉、奇静脉相吻合，形成食管－胃底静脉曲张。其破裂出血是肝硬化门静脉高压最常见的并发症。②腹壁静脉曲张。出生后闭合的脐静脉与脐旁静脉重新开放，经腹壁静脉分别进入上、下腔静脉，位于脐周的腹壁浅表静脉可因此曲张，其血流方向呈放射状流向脐上及脐下。③痔静脉曲张。门静脉系统肠系膜下静脉的直肠上静脉在直肠下段与腔静脉系统髂内静脉的直肠中、下静脉相吻合，形成痔静脉曲张。

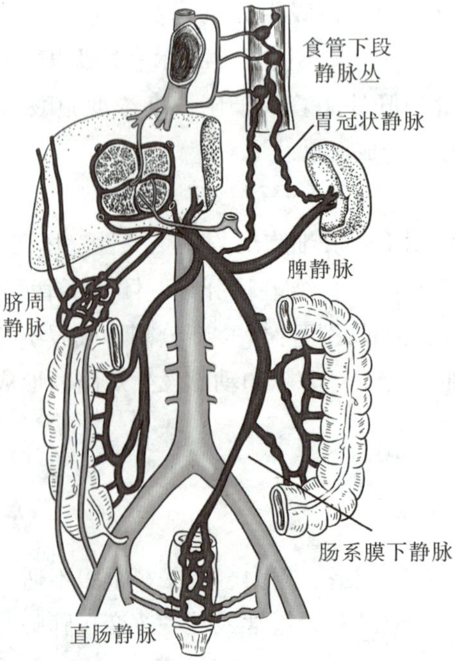

图4－1　门脉高压侧支循环开放

（3）脾大　脾脏因淤血而肿大，多为轻、中度肿大，少数为重度肿大。脾大常伴有脾功能亢进，表现为白细胞、红细胞和血小板减少。

三、并发症

1. 上消化道出血　为最常见的并发症。多为食管－胃底静脉曲张破裂出血。表现为突然出现呕血、黑便。大量出血可导致休克或诱发肝性脑病。

2. 肝性脑病　是本病最严重的并发症，也是最常见的死亡原因。

3. 感染　肝硬化患者抵抗力低下，常并发感染，如自发性腹膜炎、肺炎、胆道感染及败血症等。自发性腹膜炎的病原菌多为来自肠道的革兰阴性杆菌，主要临床表现为腹痛、腹胀、腹水迅速增长或持续不退，可有程度不等的腹膜刺激征。如血常规检查见白细胞升高，腹水中白细胞 $>50\times10^6/L$ 或多形核白细胞 $>250\times10^6/L$，结合临床表现可考虑为自发性腹膜炎。

4. 原发性肝癌　表现为肝脏进行性肿大、持续性肝区疼痛或血性腹水，需进一步检查明确诊断。

5. 肝肾综合征　在肝硬化失代偿期出现大量腹水，有效循环血容量不足及肾内血流量重新分布，可发生肝肾综合征，又称为功能性肾衰竭。表现为少尿或无尿、氮质血症、稀释性低钠血症。肾脏本身无重要的病理改变。

6. 电解质紊乱和酸碱失衡　①低钠血症：与长期钠摄入不足、长期利尿、放腹水、抗利尿激素增多等因素有关。②低钾低氯与代谢性碱中毒：由于摄入不足、呕吐、腹泻、长期应用利尿剂与注射高渗葡萄糖、继发性醛固酮增多等因素，造成低钾、低氯，导致碱中毒，容易诱发肝性脑病。

四、实验室及其他检查

1. 实验室检查

（1）血常规　代偿期多正常，失代偿期由于出血、脾功能亢进及营养不良，可出现不同程度贫血及白细胞和血小板减少。如有感染时白细胞可升高。

（2）尿常规　可出现尿胆红素阳性和尿胆原增加。

（3）肝功能检查　代偿期大多正常或轻度异常。失代偿期血清转氨酶轻、中度升高，并以 AST 增高为著；总胆红素升高；白蛋白降低，球蛋白增高，白蛋白/球蛋白（A/G）倒置。

（4）血清免疫学检查　在病毒性肝炎肝硬化者可检测到乙、丙、丁型肝炎病毒标志物。合并原发性肝癌者，甲胎蛋白（AFP）可明显升高。

（5）腹水检查　一般为漏出液。并发自发性腹膜炎时白细胞增多，分类以中性粒细胞为主，宜做腹水细菌培养。腹水呈血性时应怀疑有癌变，宜做腹水细胞学检查。

2. 影像学检查

（1）超声检查　可显示肝脾大小、外形。有门脉高压时见门静脉、脾静脉增宽；有腹水时可见到液性暗区。

（2）X 线钡餐检查　食管静脉曲张时，可表现为食管下段虫蚀样或蚯蚓状充盈缺损。胃底静脉曲张表现为菊花样充盈缺损。

（3）CT 检查　可见肝左右叶比例失调、肝门区扩大、密度高低不均、脾大、门静脉扩张和腹水等表现。

3. 内镜检查　可直视曲张的食管、胃底的静脉及其程度。并发上消化道出血时，急诊胃镜可发现出血的部位及病因，并可做止血治疗。

4. 肝穿刺活组织检查　对疑难病例在严格掌握指征情况下可行一秒钟快速肝穿刺活组织检查，若发现有假小叶形成，可确诊肝硬化。

5. 腹腔镜检查　可直接观察肝脏表面大小不等的结节和纤维间隔、脾脏以及感触其硬度。对病变处做活组织检查，对诊断及鉴别诊断有很大帮助。

五、诊断与鉴别诊断

1. 诊断

（1）明确是否有肝硬化。肝硬化诊断主要根据以下几方面。①有病毒性肝炎、长期饮酒史等相关病史。②有肝功能减退及门脉高压的表现。③肝功能检查的诸多阳性表现。④影像学检查有肝硬化的相关表现。⑤肝活组织检查是诊断肝硬化的金标准，即肝穿刺活检有假小叶的形成。

（2）明确导致肝硬化的原因。

（3）明确肝硬化的分期与并发症。

2. 鉴别诊断

（1）与血液病、原发性肝癌、代谢疾病、肝包虫等鉴别。

（2）与结核性腹膜炎、缩窄性心包炎、巨大的卵巢囊肿相鉴别。

（3）并发上消化道出血时应考虑食管－胃底静脉曲张破裂出血，应与消化性溃疡、急性胃黏膜病变、胃癌等鉴别。

六、治疗

1. 一般治疗 代偿期可参加轻工作，但避免疲劳。失代偿期以卧床休息为主。在没有并发症的患者，以高热量、高蛋白质及富含维生素易消化的食物为宜。有肝性脑病先兆时，应限制或禁食蛋白质（尤其是动物蛋白）。有腹水者应限盐或无盐饮食，严禁饮酒。食管－胃底静脉曲张者，应禁食坚硬及粗糙食物。禁用损害肝脏的药物。

2. 对因治疗 根据病因及发病机制酌情选用抗病毒药物、抗纤维化药物等。

3. 腹水的治疗 治疗目标主要是腹水消失或基本控制，改善临床症状，提高生活质量，延长生存时间。

（1）一线治疗　包括：①病因治疗；②合理限盐（4～6g/d）及应用利尿药物［螺内酯和（或）呋塞米］；③避免应用肾毒性药物。

（2）二线治疗　包括：①合理应用缩血管活性药物和其他利尿药物，如特利加压素、盐酸米多君及托伐普坦等；②大量放腹水及补充人血白蛋白；③经颈静脉肝内门体静脉分流术（TIPS）；④停用非甾体抗炎药（NSAIDs）及扩血管活性药物，如血管紧张素转换酶抑制剂（ACEI）、血管紧张素受体拮抗剂（ARB）等。

（3）三线治疗　包括：①肝移植；②腹水浓缩回输或肾脏替代治疗；③腹腔 α－引流泵或腹腔静脉 Denver 分流。

4. 并发症的治疗

（1）上消化道出血　禁食、静卧、加强监护、迅速补充血容量，酌情选择血管加压素、生长抑素、内镜治疗、手术治疗和气囊压迫止血法。目前内镜治疗已经成为治疗食管－胃底静脉曲张破裂出血的重要手段。

（2）肝肾综合征　积极防治上消化道出血、水电解质酸碱平衡紊乱，避免肾毒性药物及大剂量应用利尿剂等是预防肝肾综合征发生的重要措施。积极抗感染，早输注白蛋白可降低其发生率。

（3）自发性腹膜炎　应早期、足量、联合选用抗生素，一经诊断立即根据经验治疗，选用对革兰阴性菌并兼顾革兰阳性菌的抗菌药。以后根据治疗效果及培养结果调整用药。由于本并发症易复发，用药时间不得少于 2 周。腹水细菌培养率较低，一般在 20%～40%。为了提高阳性率，应以血培养瓶在床旁取得腹水立即注入 10～20ml。

（4）肝性脑病　见本章第七节肝性脑病。

5. 肝移植　肝移植是对终末期肝硬化治疗的最佳选择，也是目前唯一能使患者长期存活的治疗方法。

七、预后

与病因、肝功能代偿能力及并发症有关。病毒性肝炎后肝硬化预后较差，死亡原因多为肝性脑病、上消化道出血等并发症。

八、预防

加强病毒性肝炎的防治教育，普及乙肝疫苗接种，严格筛查献血员，加强对血制品应用的管理，打击和控制静脉吸毒，控制酗酒等可降低肝硬化的发病率。

（周　静）

第七节　肝性脑病

PPT

肝性脑病（hepatic encephalopathy，HE）是由严重肝病引起的、以代谢紊乱为基础的中枢神经系统功能失调的综合征，其主要临床表现是意识障碍、行为失常和昏迷，过去称为肝性昏迷（hepatic coma）。

一、病因和诱因

1. 病因　大部分肝性脑病是由各型肝硬化引起，以肝炎后肝硬化最多见，其次为门体分流手术引起。小部分肝性脑病见于重症病毒性肝炎、中毒性肝炎和药物性肝病引起的急性或暴发性肝功能衰竭。

2. 诱因

（1）摄入过多的含氮食物（高蛋白饮食）或药物或上消化道出血　使肠内产氨增多。

（2）低钾性碱中毒　NH_4^+容易变成 NH_3，导致氨中毒，常由于大量利尿或放腹水引起。

（3）低血容量与缺氧　可使血氨升高，降低脑细胞对氨的耐受性。

（4）便秘　增加氨吸收的机会。

（5）感染　增加组织分解代谢从而增加产氨。

（6）低血糖　使脑内去氨活动停滞，氨毒性增加。

（7）其他　镇静、催眠剂可直接抑制大脑和呼吸中枢。麻醉和手术可加重肝、脑、肾的负担。

二、发病机制

肝性脑病是一个临床综合征，病理生理基础是肝功能衰竭和门腔静脉之间侧支循环的形成，来自肠道的许多毒性代谢产物，不能被肝解毒和清除，经侧支进入体循环，透过血－脑屏障引起大脑功能紊乱。关于发病机制现有多种学说，尚无一种学说能解释所有肝性脑病，其中氨中毒学说研究最多证据也最多，为经典学说。

1. 氨中毒学说　血氨来自肠道、肾脏和骨骼肌，其中肠道是氨产生和进入血液循环的主要门户。氨以非离子型（NH_3）和离子型（NH_4^+）两种形式存在，两者的互相转化受 pH 梯度改变的影响。氨在肠道的吸收主要以 NH_3 弥散进入肠黏膜，其吸收率比 NH_4^+ 高得多。当结肠内 $pH > 6$ 时，NH_4^+ 转化为 NH_3 大量弥散入血；$pH < 6$ 时，则以 NH_4^+ 形式进入肠腔随粪便排出。健康的肝脏可将门静脉输入的氨转

变为尿素和谷氨酰胺，使之极少进入体循环。肝衰竭时，肝脏对氨的代谢能力明显减退；当有门－体分流存在时，肠道的氨不经肝脏代谢而直接进入体循环，血氨增高。前述的许多诱因均可致氨的生成和（或）吸收增加，改变脑组织对氨的敏感性。游离的 NH_3 有毒性，且易透过血－脑屏障，其对脑功能有多方面的影响。①干扰脑细胞三羧酸循环，使大脑细胞的能量供应不足。②增加脑对酪氨酸、苯丙氨酸、色氨酸等中性氨基酸的摄取，它们对脑功能具有抵制作用。③增加谷氨酰胺的合成。谷氨酰胺是很强的细胞内渗透剂，其增加导致星形胶质细胞、神经元细胞肿胀，是肝性脑病时脑水肿发生的重要原因。④干扰神经的电活动。

2. γ－氨基丁酸/苯二氮䓬（GABA/BZ）复合体学说 大脑神经元表面 GABA 受体与 BZ 受体及巴比妥受体紧密相连，组成 GABA/BZ 复合体，共同调节氯离子通道。复合体中任何一个受体被激活均可促使氯离子内流而使神经传导被抑制。弥散入大脑的氨可上调脑星形胶质细胞 BZ 受体表达，引发肝性脑病。

3. 假性神经递质学说 神经冲动的传导是通过递质来完成的。神经递质分兴奋和抑制两类，正常时两者保持生理平衡。人体内兴奋性神经递质有多巴胺、去甲肾上腺素、乙酰胆碱、谷氨酸等。食物中的芳香族氨基酸如苯丙氨酸、酪氨酸等经肠菌脱羧酶的作用分别转变为苯乙胺和酪胺，经吸收后在肝内清除。若肝对此两种胺的清除发生障碍，则可进入脑组织，在脑内经 β－羟化酶的作用分别形成苯乙醇胺和 β－多巴胺。后两者的化学结构与正常的神经递质去甲肾上腺素相似，但不能传递神经冲动或作用很弱，因此称假性神经递质。当假性神经递质被脑细胞摄取并取代了突触中的正常递质，则神经传导发生障碍。

4. 氨基酸代谢失衡学说 研究发现，肝性脑病患者血中，支链氨基酸减少，而芳香族氨基酸增多，两者比值减小。支链氨基酸减少是因肝功能障碍，肝对胰岛素的灭活减弱，使血浆胰岛素含量升高，促进肌肉和脂肪摄取、利用支链氨基酸。芳香族氨基酸增多主要因肝功能衰竭对其清除障碍。此两种氨基酸在通过血－脑屏障时竞争同一载体，浓度较高的芳香族氨基酸过多地进入脑组织，形成假神经递质而取代正常递质。可以说，氨基酸代谢学说是假性神经递质学说的补充和发展。

三、临床表现

根据意识障碍程度、神经系统表现和脑电图改变，将肝性脑病分为四期。

一期（前驱期）：轻度性格改变和行为失常，如欣快、易激动或淡漠少言、神志恍惚、衣冠不整或随地便溺。应答尚准确，但吐词不清且较缓慢。可肝性脑病前驱期的主要表现是轻度性格改变和行为失常。有扑翼样震颤，亦称肝震颤，即嘱患者两臂平伸，肘关节固定，手掌向背侧伸展，手指分开时，可见到手向外侧偏斜，掌指关节、腕关节甚至肘与肩关节不规则地扑翼样抖动。嘱患者手紧握医生手 1 分钟，医生能感到患者抖动。脑电图多数正常。

二期（昏迷前期）：以意识错乱、睡眠障碍、行为失常为主。较一期症状加重，定向力和理解力均减退，对时、地、人的概念混乱，不能完成简单的计算和智力测验，言语不清、书写障碍、举止反常，昼睡夜醒，甚至有幻觉、恐惧、狂躁，而被看成精神病。此期患者有明显神经体征，如腱反射亢进、肌张力增高、踝阵挛及 Babinski 征阳性等。扑翼样震颤存在，脑电图有特征性波形（θ 波）。

三期（昏睡期）：以昏睡、神志不清和精神错乱为主，各种神经体征持续或加重，大部分时间患者呈昏睡状态，可以唤醒并能应答问话，但常有神志不清和幻觉。扑翼样震颤仍可引出，锥体束征常呈阳性，肌张力增加，脑电图有异常波形（θ 波）。

四期（昏迷期）：神志完全丧失，不能唤醒。浅昏迷时，对痛刺激和不适体位尚有反应，腱反射和肌张力仍亢进。由于患者不能合作，扑翼样震颤无法引出。深昏迷时，各种反射消失，肌张力降低，脑电图明显异常（δ 波）。

四、实验室及其他检查

1. 血氨　慢性肝性脑病特别是门体分流性脑病患者多有血氨升高。急性肝性脑病患者血氨多正常。

2. 脑电图　典型改变为节律变慢。二期和三期表现为 θ 波，每秒 4 ~7 次；昏迷时出现对称的高波幅 δ 波，每秒少于 4 次。

3. 简易智力测验　可作为轻微肝性脑病的筛选检查，但受年龄、文化程度等的影响。测验内容包括简单计算、书写、构词、画图、搭积木、用火柴杆搭五角星等。而作为常规使用的是数字连接试验（NCT）和数字符号试验（DST），其结果容易计量，便于随访。NCT 是让患者将随机印在纸上的 25 个阿拉伯数按照从小到大的顺序尽快地连接起来，医生记录连接数字所需的时间，包括连错后纠正错误的时间，超过 30 秒即为异常。DST 是将 1 ~9 个阿拉伯数字与一串不同的符号相对应，让患者在 90 秒钟之内尽快写出与数字相应的符号。

4. 诱发电位　是大脑皮质或皮质下层接收到由各种感觉器官受刺激的信息后所产生的电位，其有别于脑电图所记录的大脑自发性电活动，可用于轻微肝性脑病的诊断和研究。

5. 其他　头部 CT 或 MRI 检查可发现脑水肿或脑萎缩；肝功能检查可了解肝脏损害程度及储备功能，判断预后。

五、诊断与鉴别诊断

1. 诊断　肝性脑病的主要诊断依据为：①严重肝病和（或）广泛门体侧支循环建立。②有肝性脑病的诱因。③精神紊乱、昏睡或昏迷，可引出扑翼样震颤。④明显肝功能损害和（或）血氨增高。⑤典型的脑电图改变。

轻微肝性脑病的诊断依据为：①有严重肝病和（或）广泛门体侧支循环形成的基础。②简易智力测验、诱发电位检查等异常。

2. 鉴别诊断　以精神症状为突出表现的肝性脑病易被误诊为精神病，因此遇精神错乱患者，应警惕肝性脑病的可能性。肝性昏迷还应与可引起昏迷的其他疾病，如糖尿病、低血糖、尿毒症、脑血管意外、脑肿瘤、脑部感染、酒精中毒、药物及各类毒物中毒等相鉴别。

六、治疗

1. 去除诱因　慎用镇静药及损伤肝功能的药物。及时控制感染和上消化道出血。避免快速、大量排钾利尿和放腹水，纠正水、电解质紊乱和酸碱平衡失调。

2. 纠正氨中毒

（1）减少肠道氨的生成和吸收　①饮食：限制蛋白质的摄入，但必须保证热能供给。对于一期、二期患者，疾病开始数日应限制蛋白质在 20g/d 之内，三期、四期患者应禁止从胃肠道补充蛋白质。神志清楚后，可逐步增加蛋白质的摄入量至 1g/(kg · d)，并应首选植物蛋白。②口服乳果糖：到达结肠后被乳酸杆菌、粪肠球菌等分解成为乳酸、乙酸，从而降低肠腔内 pH，减少氨的生成和吸收，并能促进血液中的氨渗入肠道而有利于氨的排出。③口服抗生素：常用的有新霉素、甲硝唑等，可抑制肠道产尿素酶的细菌，从而减少氨的生成。④灌肠或导泻：可清除肠内积食、积血或其他含氮物质。常用口服或鼻饲 25% 硫酸镁 30 ~60ml 导泻。弱酸性溶液灌肠保持肠道呈酸性环境。禁用碱性肥皂水灌肠。

（2）促进体内氨的代谢清除　①L－鸟氨酸－门冬氨酸盐：在体内经鸟氨酸循环与氨结合，合成谷氨酰胺而降低血氨。10 ~20g/d 静脉滴注或口服，不良反应为恶心、呕吐。②谷氨酸盐：在体内与氨结合后经肾排出，有谷氨酸钾和谷氨酸钠两种，可根据血钾和血钠浓度来选择用药。尿少时少用钾剂，腹水和水肿明显时慎用钠剂。谷氨酸盐为碱性，合并代谢性酸中毒者较宜。③苯甲酸钠：可与肠内残余氮质结合形成马尿酸，经肾排出而降低血氨。治疗急性门体分流性脑病的效果与乳果糖相当。剂量为10g/d，分次口服。④精氨酸：通过促进尿素循环而降低血氨，10～20g/d，加入葡萄糖液中静滴。该药呈酸性，适用于碱中毒者。

3. 减少假性神经递质形成 静脉输注支链氨基酸（BCAA）可竞争性抑制芳香族氨基酸进入大脑，减少假性神经递质的形成。

4. GABA/BZ 复合受体拮抗药 氟马西尼可以拮抗内源性苯二氮䓬所致的神经抑制，对肝性脑病的昏睡、昏迷有促醒作用。其用量为0.5～1mg 静脉注射或1mg/h 持续静脉滴注。

5. 人工肝和肝移植 人工肝是用血液灌流、血液透析、血浆置换等方法清除体内氨和其他毒物，对于急慢性肝性脑病均有一定疗效。肝移植是治疗终末期肝病的有效手段。

6. 重症监护 对重度肝性脑病特别是暴发性肝功能衰竭者，应进行重症监护，并采取以下措施：①保护脑细胞功能：用冰帽降低颅内温度，以减少能量消耗。②保持呼吸道通畅：深昏迷者应作气管切开，以促进排痰和方便给氧。③防治脑水肿：静脉滴注高渗葡萄糖、甘露醇等可防治脑水肿。

七、预后

肝性脑病诱因明确且容易消除者预后较好。肝功能较好，门腔静脉分流术后进食高蛋白饮食而引起的门体分流性脑病，经治疗大多预后较好。有腹水、黄疸、出血倾向的患者预后差。

八、预防

积极防治各种肝病、肝硬化的发生，去除诱因，及早发现和处理亚临床患者对预防肝性脑病均有一定的作用。

（宁琳洪）

第八节　原发性肝癌

PPT

原发性肝癌（primary carcinoma of the liver）是指自肝细胞或肝内胆管细胞发生的恶性肿瘤。在我国，其死亡率在消化系统恶性肿瘤中居第三位，仅次于胃癌和食管癌，在部分地区的农村中则占第二位，仅次于胃癌。本病可发生于任何年龄，以40～49岁为多，男女之比为（2～5）：1，发病率越高的地区，男性患者所占比例越高。

一、病因

迄今尚未完全肯定，可能与多种因素的综合作用有关。

1. 病毒性肝炎 原发性肝癌患者中约1/3有慢性肝炎史，主要是乙型病毒性肝炎。流行病学调查发现肝癌高发区人群的 HBsAg 阳性率高于低发区，而肝癌患者血清 HBV 标志的阳性率可达90%以上。丙型病毒性肝炎亦与肝癌的发病密切相关，在西班牙、日本等国家尤为明显。

2. 肝硬化 原发性肝癌合并肝硬化者占50%～90%，肝硬化合并肝癌可达49.9%，其中乙型、丙型肝炎后的大结节性肝硬化占73.3%。在欧美国家，以酒精性肝硬化引起的肝癌常见。

3. 黄曲霉毒素 流行病学调查发现，我国东南沿海粮油、食品受黄曲霉毒素 B_1（AFB_1）污染严重的地区，肝癌发病率也较高，提示 AFB_1 与肝癌发生密切相关，且与 HBV 感染有协同致癌作用。

4. 水污染　调查发现肝癌高发地区启东，饮池塘水的居民肝癌发病率为（60～101）/10 万，饮井水的居民肝癌发病率不超过 20/10 万。池塘水常被有机物六氯苯、苯并芘等污染或其内生长的蓝绿藻产生毒素污染，是促发肝癌的因素。

5. 遗传因素　肝癌家庭聚集现象见于慢性乙肝患者，可能与乙型肝炎病毒的垂直及水平传播有关。

二、病理

1. 大体病理形态分型　①块状型：最多见，癌块直径在 5cm 以上，＞10cm 者称巨块型，可呈单个、多个或融合成块，多为圆形、质硬，呈膨胀性生长。肿块边缘可有小的卫星灶。此型癌组织容易发生坏死，引起肝破裂。②结节型：也较常见，有大小和数目不等的癌结节，一般直径不超过 5cm，与四周组织的分界不如块状型清楚，常伴有肝硬化。孤立的直径＜3cm 的癌结节或相邻两个癌结节直径之和小于 3cm 者称为小肝癌。③弥漫型：少见，呈米粒至黄豆大小的癌结节弥漫分布于整个肝脏，不易与肝硬化区分，患者常因肝功能衰竭而死亡。

2. 组织病理分类　①肝细胞型：最为多见，约占原发性肝癌的 90%。癌细胞由肝细胞发展而来。②胆管细胞型：较少见。癌细胞由胆管细胞发展而来。③混合型：最少见。具有肝细胞肝癌和胆管细胞癌两种结构，或呈过渡形态。

3. 转移途径

（1）肝内转移　发生最早、最常见，易侵犯门静脉分支、肝静脉和胆管形成癌栓，脱落后在肝内引起多发性转移灶，门静脉主干栓塞可引起门脉高压和顽固性腹水。

（2）肝外转移　①血行转移。肺转移率最高，可达半数，其次为肾、肾上腺、骨、脑等器官和软组织。②淋巴转移：最易转移至肝门淋巴结，也可转移到胰、脾、锁骨上、主动脉旁等处淋巴结。③种植转移：偶见，如种植于腹腔、胸腔、膈等处可形成肿块或胸、腹水，女性可有卵巢转移。

三、临床表现

起病隐匿，早期缺乏典型症状，多由甲胎蛋白及 B 超普查发现。临床症状明显者，病情大多已进入中晚期。中晚期临床表现如下。

1. 肝区疼痛　是肝癌最常见的症状，多为持续性胀痛或钝痛，是由于肿瘤增长迅速，肝包膜被牵拉所致。如病变侵犯膈，疼痛可放射至右肩或右背，向右后生长的肿瘤可引起右腰痛。肿瘤生长缓慢者可无明显疼痛。突然发生的剧烈腹痛和腹膜刺激征常提示肝表面的癌结节破裂，坏死的癌组织及血液流入包膜下或腹腔引起急性腹膜炎；出现晕厥和休克者表明出血量大。

2. 肝大　为中晚期肝癌最常见的主要体征。肝大呈进行性，质地坚硬，表面凹凸不平，有大小不等的结节，边缘不整，常有压痛。肝癌突出于右肋弓下或剑突下时，上腹可呈现局部隆起或饱满，如癌位于膈面，则主要表现为膈抬高。在肝区肿瘤部位可闻及吹风样血管杂音，这也是肝癌的一个特征性体征。

3. 黄疸　多出现在晚期，多为阻塞性黄疸，少数为肝细胞性黄疸，可因肝细胞损害引起，或由于癌块压迫或侵犯肝内胆管，或癌组织和血块脱落引起胆道梗阻所致。

4. 肝硬化征象　肝癌伴有肝硬化的患者同时有肝功能减退和门静脉高压的表现。腹水增多较快，开始可为漏出液，晚期多为血性腹水，因癌侵犯肝包膜或向腹腔内破溃或出现腹膜转移癌所致。

5. 全身性表现　食欲不振、进行性消瘦、乏力、营养不良和恶病质等，可有低热。

6. 转移灶症状　如发生肺、骨、脑等转移，可出现相应症状。

7. 伴癌综合征 系指原发性肝癌患者由于癌肿本身代谢异常或癌组织对机体影响而引起内分泌或代谢异常的一组症候群。主要表现为自发性低血糖症、红细胞增多症等。

四、实验室及其他检查

1. 肿瘤标志物

（1）甲胎蛋白 AFP是诊断肝细胞癌最特异的标志物，阳性率为70%～90%，在症状出现前6～12个月已上升，现已广泛用于肝细胞癌的普查、诊断、疗效判断及预测复发。在排除妊娠、肝炎、生殖腺胚胎瘤的基础上，AFP诊断肝细胞癌的标准为：①AFP＞500μg/L，持续4周以上；②AFP＞200μg/L持续8周以上；③AFP由低浓度逐渐升高不降。

（2）其他肝癌标志物 γ-谷氨酰转肽酶同工酶Ⅱ（GGT_2）、异常凝血酶原（APT）、α-L-岩藻糖苷酶（AFU）等有助于AFP阴性肝癌的诊断和鉴别诊断。

2. 影像学检查

（1）超声显像 B超结合AFP检测，已广泛用于肝癌普查，有利于早期诊断。超声检查可显示直径为2cm以上的肿瘤，对定位诊断有较大价值，并有助于引导肝穿刺活检。彩色多普勒血流成像可分析测量进出肿瘤的血流量，进而判断病灶的血供情况，有助于鉴别病变的良恶性质。还可以了解肝癌的播散与浸润，了解肝内静脉有无癌栓及其范围。

（2）增强CT/MRI CT平扫多为低密度占位，部分有晕圈征，大肝癌常有中央坏死。增强时动脉期病灶的密度高于周围肝组织，但随即快速下降，低于周围正常肝组织，并持续数分钟，呈“快进快出”表现。MRI为非放射性检查，并可显示更清晰的软组织对比。

（3）选择性肝动脉造影 当增强CT/MRI对疑为肝癌的小病灶难以确诊时，选择性肝动脉造影是肝癌诊断的重要补充手段。对直径1～2cm的小肝癌，肝动脉造影可以更精确地做出诊断，准确率＞90%。

3. 经皮肝穿刺活检 在超声或CT引导下用特制活检针穿刺癌结节，吸取癌组织检查可获病理诊断。但接近肝边缘的癌结节易破裂，并有针道转移的危险。

五、诊断与鉴别诊断

1. 诊断 有典型临床表现的患者，往往已经晚期，为争取对肝癌的早诊早治，应对高危人群（各种原因所致的慢性肝炎、肝硬化以及35岁以上的HBV或HCV感染者）每6～12个月行B超和AFP检测，如有阳性改变，应进一步检查。

国际上广泛使用的肝癌诊断标准如下。

（1）具有两种典型影像学（B超、增强CT或MRI及选择性肝动脉造影）表现，病灶＞2cm。

（2）一项典型的影像学表现，病灶＞2cm，AFP＞400μg/L。

（3）肝脏活检阳性。

满足以上三项中的任一项，即可诊断肝癌。

2. 鉴别诊断

（1）继发性肝癌 原发于胃肠道、呼吸道、泌尿生殖道、乳房等处的癌灶常转移至肝，大多为多发性结节，临床表现以原发癌为主，AFP检测一般为阴性。

（2）肝炎、肝硬化 部分肝炎、肝硬化患者也有血清AFP升高，但常为一过性且多伴有转氨酶同步升高，原发性肝癌的AFP呈持续上升且与转氨酶升高不成比例。原发性肝癌多发生在肝硬化的基础上，两者的鉴别常有困难。结合临床表现及影像学检查，再反复检测AFP等肿瘤标志物，可做出正确诊断。

（3）肝脓肿　临床表现为发热、肝区痛和明显压痛，白细胞计数增高。超声检查可探得肝内液性暗区。但当脓液稠厚，尚未形成液性暗区时，诊断颇为困难，在超声引导下作诊断性穿刺或药物试验性治疗有助于确诊。

六、治疗

肝癌对化疗和放疗不敏感，常用的治疗方法有手术切除、肝移植、血管介入、射频消融术、系统抗肿瘤治疗等。

1. 手术治疗　手术切除仍是目前根治原发性肝癌的首选方法，凡有手术指征者均应不失时机争取手术切除。手术适应证为：①诊断明确，估计病变局限于一叶或半肝者。②肝功能代偿良好，凝血酶原时间不低于正常的50%者。③无明显黄疸、腹水或远处转移者。④心、肺和肾功能良好，能耐受手术者。肝切除量在肝功能正常患者不超过70%，中度肝硬化者不超过50%，或仅能作右半肝切除，严重肝硬化者不能作肝叶切除。肝癌根治术后5年复发率高，术后要加强综合治疗与随访。

2. 局部治疗

（1）肝动脉化疗栓塞治疗（TACE）　为原发性肝癌非手术治疗的首选方案，疗效好。TACE的主要步骤是经皮穿刺股动脉，在X线透视下将导管插至肝固有动脉或其分支，注射抗肿瘤药或栓塞剂。常用栓塞剂有吸收性明胶海绵碎片和碘化油。目前多采用碘化油混合化疗药，注入肝动脉，发挥持久的抗肿瘤作用。TACE应反复多次治疗，一般每4～6周重复1次，经2～5次治疗，许多肝癌明显缩小，可进行手术切除。但对播散卫星灶和门静脉癌栓的疗效有限，更难控制病灶的远处转移。

（2）射频消融术（RF）　在B超或开腹条件下，将电极插入肝癌组织内，应用电流热效应等多种物理方法毁损病变组织。

3. 肝移植　对于肝癌合并肝硬化患者，肝移植可将整个病肝切除，是治疗肝癌和肝硬化的有效手段。但若肝癌已有血管侵犯及远处转移（常见为肺、骨），则不宜行肝移植术。

七、预后

预后与病理类型、病期、肝功能状态、是否及时治疗及治疗方法有关。中晚期肝癌根治机会少，预后差。

八、预防

接种乙肝疫苗，注意饮食及饮水卫生，忌食霉变食物，戒酒是针对肝癌病因预防的有效措施。

（宁琳洪）

第九节　上消化道大出血

PPT

上消化道大出血（upper gastrointestinal hemorrhage）是指屈氏（Treitz）韧带以上的消化器官，包括食管、胃、十二指肠、胰腺、胆道病变及胃空肠吻合术的上段空肠病变引起的出血。根据出血量和速度分为急性和慢性。急性上消化道大出血是指在数小时内出血量超过1000ml或循环血量的20%以上，死亡率约为10%。临床表现为呕血和（或）黑便，因急性大出血引起周围循环衰竭，失血性休克而危及生命，是临床常见急症。

一、病因

上消化道疾病及全身性疾病均可引起上消化道大出血，临床上最常见的是消化性溃疡、食管－胃底静脉曲张破裂、急性糜烂出血性胃炎、胃癌引起的出血。这些病因占上消化道大出血的80%～90%。

1. 食管疾病 反流性食管炎、食管憩室炎、食管癌、食管溃疡、食管贲门黏膜撕裂综合征（又称Mallory－Weiss综合征）、器械检查或异物引起损伤、放射性损伤、强酸和强碱引起化学性损伤等。出血量一般较小，极少引起大出血。

2. 胃、十二指肠疾病 临床上约50%以上的上消化道大出血由消化性溃疡引起。其他也可见于急性糜烂出血性胃炎、胃癌、胃泌素瘤、胃血管异常及其他肿瘤（平滑肌瘤、平滑肌肉瘤、息肉、淋巴瘤）、胃黏膜脱垂、急性胃扩张、十二指肠憩室炎、急性糜烂性十二指肠炎等。

3. 胃空肠吻合术后的上段空肠溃疡和吻合口溃疡

4. 门静脉高压引起的食管胃底静脉曲张破裂出血和门脉高压性胃病 引起门脉高压的疾病有肝硬化、门静脉炎或血栓形成的门静脉阻塞、肝静脉阻塞（Budd－Chiari综合征）等。

5. 上消化道邻近器官或组织的疾病 ①胆道出血：胆管或胆囊结石、胆道蛔虫病、胆囊或胆管癌、肝癌、肝脓肿或肝血管病变破裂。②胰腺疾病：胰腺脓肿、胰腺炎、胰腺癌等。③胸或腹主动脉瘤破入消化道。④纵膈肿瘤或脓肿破入食管。

6. 全身性疾病 ①血液病：白血病、再生障碍性贫血、血友病、弥散性血管内凝血等。②血管性疾病：过敏性紫癜、遗传性出血性毛细血管扩张症、动脉粥样硬化等。③尿毒症。④结缔组织病：血管炎、系统性红斑狼疮。⑤应激性溃疡：严重感染、手术、创伤、休克、肾上腺糖皮质激素治疗及某些疾病引起的应激状态，如重症心力衰竭、脑血管意外等。⑥急性感染性疾病：流行性出血热、钩端螺旋体病等。

二、临床表现

上消化道大出血的临床表现主要取决于出血量及出血速度。同时与患者的年龄、心肾功能状况等全身情况有关。

1. 呕血与黑便 是上消化道大出血的特征性表现。若出血量较少、速度慢亦可无呕血。上消化道大量出血之后，均有黑便。出血部位在幽门以上者常伴有呕血；幽门以下部位出血，如出血量大，速度快，血反流入胃腔也可引起呕血。

如果出血量大且速度快，血液在胃内滞留时间短，呕吐物则呈暗红色甚至鲜红色或有血块；如果血液在胃中停留时间长，经胃酸作用变成酸化正铁血红蛋白而呈咖啡渣样棕褐色。黑便多呈柏油样，黏稠而发亮，是由于红细胞在肠道破坏后，血红蛋白中的铁与硫化物结合形成硫化铁所致。当出血量大，血液在肠内推进快，可出现暗红甚至鲜红色便，酷似下消化道出血，应注意鉴别。

2. 失血性周围循环衰竭 急性大量失血由于循环血容量迅速减少而导致周围循环衰竭。患者可出现疲乏无力、头昏、心悸、恶心、口渴、突然起立出现黑矇或晕厥、皮肤湿冷、心率加快。进一步发展可出现精神萎靡、烦躁不安、面色苍白、四肢湿冷、口唇发绀、呼吸急促、心率加快、血压下降、少尿或无尿而呈休克状态。

3. 氮质血症 可分为肠源性、肾前性和肾性三种。在上消化道大量出血后，多由于大量血液蛋白质的代谢产物在肠道被吸收，使血中尿素氮浓度增高（肠源性氮质血症）或由于失血性周围循环衰竭造成肾血流暂时性减少，肾小球滤过率和肾排泄功能降低，以致氮质潴留（肾前性氮质血症）。血尿素氮常在出血后数小时开始上升，24～48小时达高峰，一般不超过14.3mmol/L，如无继续出血且休克已纠正，3~4 天后降至正常。对血尿素氮持续升高超过 3~4 天或明显升高超过 17.9mmol/L 者，排除继续出血，且血容量已基本纠正而尿量仍少时，则应考虑由于休克时间过长或原有肾脏病变基础而发生肾功能衰竭（肾性氮质血症）。

4. 发热 上消化道大出血后，多数患者在 24 小时内出现低热，持续 3~5 天降至正常。引起发热的原因尚不清楚，可能与循环血容量减少、贫血或周围循环衰竭，导致体温调节中枢功能障碍有关。

5. 贫血与血象变化 急性大出血后均有失血性贫血，但在出血的早期，血红蛋白浓度、红细胞计数与红细胞压积可无明显变化。在出血 3~4 小时后，组织液渗入血管内，使血液稀释才出现贫血，24~72 小时血液稀释到最大限度。贫血程度除取决于失血量、出血前有无贫血、出血后液体平衡状况等因素。出血后多有网织红细胞明显增高。

上消化道大量出血 2~5 小时，白细胞数升高可达（10~20）$\times 10^9$/L，止血后 2~3 天才恢复正常。但肝硬化伴脾功能亢进的患者，白细胞数可不增高。

三、诊断

1. 上消化道大出血诊断的确立 根据呕血、黑便和失血性周围循环衰竭的临床表现，如呕吐物或便隐血试验呈强阳性，血红蛋白浓度、红细胞计数及红细胞压积下降的实验室改变，即可做出上消化出血的诊断。但必须注意排除：①下消化道出血：上消化道短时间内大量出血亦可表现为暗红色甚至鲜红色血便，此时如不伴呕血，常难与下消化道出血鉴别，应在病情稳定后即作急诊胃镜检查以明确诊断。高位小肠乃至右半结肠出血，如血在肠腔停留时间久亦可表现为黑便，应注意鉴别。②消化道以外的出血，如来自呼吸道的出血（咯血与呕血的鉴别）和口、鼻、咽喉部出血。③饮食因素或服药引起的便发黑。

2. 出血量的估计 正确估计出血量对治疗和判断预后有重要意义。便潜血试验阳性提示每日消化道出血 >5ml；若每日出血量 >50ml 可出现黑便。胃内积血量在 250~30ml 时可引起呕血。一次出血量不超过 40ml 时，因轻度血容量减少可由组织液及脾脏贮血所补充，一般不引起全身症状。出血量超过 400~500ml，可出现全身症状，如头昏、心慌、乏力等。短时间内出血量超过 1000ml，可出现周围循环衰竭表现。3 小时内输血 1500ml 才能纠正的休克称为严重出血。

估计急性大出血严重程度最有价值的指标是血容量减少所导致周围循环衰竭的临床表现。血压和心率是关键指标，需动态观察血压下降和心率加快幅度，结合临床表现加以判断。如收缩压 <90mmHg、心率 >120 次/分，伴有面色苍白、四肢湿冷、烦躁不安或神志不清则已进入休克状态，属严重大量出血，应边诊断边及时抢救。

3. 判断出血是否停止 临床上出现下列情况考虑继续出血或再出血。①反复呕血或血色转为鲜红，黑便次数增多、粪质稀薄，伴有肠鸣音亢进。②虽经输血、输液等治疗已补足血容量，周围循环衰竭的表现未见明显改善，或虽暂时好转而又恶化，中心静脉压仍有波动或下降。③血红蛋白浓度、红细胞计数与红细胞压积继续下降，网织红细胞计数持续增高。④补液与尿量足够的情况下，血尿素氮持续或再次增高。

4. 判断出血原因和部位 依据病史、症状与体征可为出血的病因提供重要线索，但确诊出血的原因与部位需行器械检查。

（1）病史与临床表现 患者有慢性、周期性、节律性上腹部疼痛史，出血前上腹部疼痛加剧，出血后疼痛减轻或缓解者，多为消化性溃疡并出血。呕出大量鲜红色血，有慢性肝炎、血吸虫病或长期酗酒等病史，伴有肝掌、蜘蛛痣、腹壁静脉曲张、脾大、腹水等体征时，以门脉高压食管－胃底静脉曲张破裂出血为最大可能。服用非甾体抗炎药等损伤胃黏膜的药物史者或应激状态者，可能为急性糜烂出血性胃炎。中年以上患者近期出现无规律上腹痛，伴有厌食、消瘦者，应警惕胃癌。在剧烈呕吐后出现呕血与黑便者，应考虑为食管贲门黏膜撕裂综合征。迅速出现黄疸、发热及腹痛，并伴消化道出血时，胆道源性出血不能除外，常见于胆管结石或胆道蛔虫症。

（2）实验室检查　急性上消化道大出血时，重点化验应包括血象、血型、出凝血时间、便潜血试验、肝功能及血肌酐、尿素氮等。肝功异常、白细胞及血小板减少有助于肝硬化的诊断。

（3）胃镜检查　是目前诊断上消化道大出血病因和部位的首选方法。为及时明确诊断，多主张在出血后24～48小时内进行急诊胃镜检查。90%以上的病因诊断靠胃镜检查。如若延误时间，一些急性浅表性黏膜损伤部分或全部修复，从而使诊断的阳性率大大下降。急诊胃镜检查还可根据病变的特征判断是否继续出血或估计再出血的危险性，并同时进行内镜止血治疗。对大出血患者胃镜检查前需先补充血容量、纠正休克、改善贫血。

（4）X线钡餐检查　仅适用于出血已停止和病情稳定的患者，且对出血病因诊断阳性率不高。目前已多被胃镜检查所代替，主要适用于胃镜检查禁忌证或不愿进行胃镜检查者。但当怀疑病变在十二指肠降段以下小肠段，则有特殊诊断价值。

（5）其他检查　放射性核素检查、选择性动脉造影一般用于胃镜检查无法安全进行或因积血影响视野而无法判断出血灶的患者。近年来用放射性核素显像的方法可发现0.05～0.12ml/min活动性出血的部位。选择性动脉造影在发现出血部位的同时能进行介入治疗，并对需急诊手术者有定位诊断价值。

四、鉴别诊断

需与口、鼻、咽喉部出血及下消化道出血、消化道以外的出血性疾病相鉴别。

五、治疗

上消化道大出血病情急、变化快，严重者可危及生命，应积极进行抢救，迅速补充血容量。

1. 一般治疗　患者应卧床休息，保持呼吸道通畅，避免呕血时血液吸入气管引起窒息，必要时吸氧。活动性出血期间禁食。严密监测患者生命体征、神志、尿量、呕血与黑便情况，定期复查血象与血尿素氮，必要时进行中心静脉压测定。

2. 积极补充血容量　根据血型立即配血，尽快建立静脉通道补充血容量，改善周围循环。宜先输平衡液或葡萄糖盐水，或者紧急时输液、输血同时进行。遇血源暂缺，可用500～1000ml右旋糖酐或其他血浆代用品代替输血。改善急性失血性周围循环衰竭的关键是要输足全血。下列情况为紧急输血指征：①患者改变体位出现晕厥、血压下降和心率加快；②失血性休克；③血红蛋白低于70g/L或血细胞比容低于25%。心率、血压、贫血改善程度、尿量和中心静脉压测定是确定输液、输血量的参考指标。对肝硬化患者尽量输新鲜血。防治代谢性酸中毒是抢救失血性休克的关键，酸中毒时应用碳酸氢钠静脉滴注。

3. 止血　针对不同病因，采取相应的止血措施。

（1）食管、胃底静脉曲张破裂大出血　①药物止血：血管加压素（vasopresin）及其衍生物，以垂体后叶素应用最普遍。该药可使内脏小血管收缩，从而降低门静脉血流和压力以达到止血的目的。剂量为0.2～0.4U/min，最大剂量可增至0.8U/min，止血后每12小时减0.1U/min。可降低门脉压力8.5%，止血成功率为50%～70%，但出血易复发。因本药物可能引起门静脉系统血栓形成，目前主张同时使用硝酸甘油，以减少血管加压素引起的不良反应，还有协同降低门静脉压的作用，用法为静脉滴注或舌下含服，剂量视血压情况而定。对有冠心病的患者禁用血管加压素。生长抑素（somatostatin）及其衍生物，可减少内脏血流量，降低门静脉压力，不良反应少，又可抑制胃酸分泌，减少应激性胃黏膜损伤的发生。常用的有天然十四肽生长抑素如思他宁（stilamin）和其八肽类似物如奥曲肽（octreotide）。用法为思他宁首剂250μg静脉注射，以后250μg/h持续静脉滴注；奥曲肽首剂100μg静脉注射，继以25～50μg/h持续静脉滴注。血管扩张剂，不主张用于大量出血时，与血管收缩剂合用或止血后预防再出血时用较好，常用的有硝苯地平和硝酸甘油。②内镜直视下止血：不但能达到止血目的，而且可预防或减少再出血，是目前治疗食管－胃底静脉曲张破裂出血的重要手段。常用方法如下。硬化剂注射：主要用于食管静脉曲张破裂出血，内镜下确认出血灶后，将硬化剂注入病灶周边及曲张静脉内，达到止血目的。组织黏合剂注射：与硬化剂治疗的原理相同，组织黏合剂与血液相遇后由液态迅速转化为固态而阻塞血管，尤其适用于食管、胃底均有明显静脉曲张的患者，应先处理胃底静脉曲张，与普通硬化剂注射相比，止血率高，再出血发生率低。皮圈套扎治疗：直接将食管的破裂曲张静脉套扎以止血。以上治疗方法一般适用于大出血基本控制，患者基本情况稳定时进行。③介入治疗：经股静脉胃冠状静脉栓塞术可用于其他止血措施失败的食管－胃底静脉曲张出血的患者。经皮经颈静脉做肝内门体分流术（TIPS）已较好开展，可以有效缓解门脉压力。④预防再出血的药物治疗：对于中、重度静脉曲张且出血风险较大患者（Child B/C或内镜下红色征阳性）可采用非选择性β－受体阻断药和硝酸酯类扩血管剂。可给普萘洛尔起始剂量10mg，每8小时一次，渐增至最大耐受剂量，治疗后患者心率较基线水平下降>20%时或心率降至55次/分左右，可有效预防食管－胃底静脉曲张破裂出血。出血停止后10～15天开始服用，可起到降低门静脉压的作用。其他有钙离子通道阻滞剂、利尿剂等。⑤建议在大出血时或操作治疗前后给予抗菌药物预防感染。

（2）非食管、胃底静脉曲张破裂出血 ①抑制胃酸分泌药：抑制胃酸分泌，提高胃内pH酸碱度，对消化性溃疡和急性胃黏膜损害所引起的出血有很好的止血效果。因为血小板聚集及凝血因子的功能需在pH>6.0时才能有效发挥，新形成的凝血块在pH<4.0的胃液中会迅速被胃蛋白酶消化。首选质子泵抑制剂。急性出血期宜静脉途径给药，病情稳定后改为口服。②局部止血药物：去甲肾上腺素8mg加入冷生理盐水100ml中，分次口服或经胃管灌注，使胃血管收缩而止血，每0.5～1小时一次，必要时可重复3～4次。凝血酶，用生理盐水溶解成50～500U/ml的溶液，口服或经胃管灌注，每1～6小时一次。作用机制是使纤维蛋白原转化为纤维蛋白，加速血液凝固。③内镜下止血：常用方法包括局部注射止血、电凝、止血夹、激光等。④手术治疗：经上述治疗仍大量出血不止危及生命者，须及时行手术治疗，因引起上消化道大出血的病因不同，具体手术指征和手术方式各有特点。⑤介入治疗：少数严重消化道大出血患者，既无法进行内镜治疗，又不能耐受手术，可考虑在选择性肠系膜动脉造影找到出血灶后行血管栓塞治疗。

六、预后

取决于病因是否根除与是否及时治疗。65岁以上，合并心、肺、肝、肾疾病，短期内反复出血者死亡率较高。

七、预防

普及健康教育知识，积极治疗原发病，消除或避免导致出血的诱因是预防再出血的关键。平时少饮酒，避免进食粗糙、坚硬、刺激性食物，劳逸结合。对食管－胃底静脉曲张破裂出血的患者治愈后进行健康指导，降低再度出血的风险。

（宁琳洪）

第十节　溃疡性结肠炎

PPT

溃疡性结肠炎（ulcerative colitis，UC）是一种原因不明的直肠和结肠慢性非特异性炎症性疾病。病变主要限于大肠黏膜与黏膜下层。主要临床表现为腹泻、黏液脓血便、腹痛，或伴有里急后重。病情轻重不等，多呈反复发作的慢性病程。

一、病因和发病机制

病因尚未完全明确，目前认为是由环境、遗传、感染、免疫等多种因素相互作用所致。具有遗传倾向的易感者，在环境、感染、精神因素的作用下，启动肠道免疫与非免疫系统，产生免疫反应和炎症过程，最终导致肠黏膜损伤。

二、病理

病变呈连续性弥漫性分布。范围多自肛端直肠开始，逆行向近段发展，甚至累及全结肠及末段回肠。黏膜呈弥漫性炎症反应，淋巴细胞、浆细胞、单核细胞浸润是溃疡性结肠炎的基本病变，尤以活动期为著。黏膜充血、水肿，表面呈细颗粒状，质脆，多发糜烂及浅小不规则溃疡，病变沿结肠纵轴发展，有的融合成大片溃疡。镜下可见肠腺隐窝炎、隐窝脓肿，黏膜弥漫性炎症细胞浸润。少数暴发型或重症患者病变累及结肠全层，可并发中毒性巨结肠、急性肠穿孔、瘘管或周围脓肿形成。

由于结肠炎症反复发作，正常黏膜结构在不断破坏和修复中发生改变。镜下见隐窝结构紊乱，腺体萎缩，伴杯状细胞减少和潘氏细胞化生。溃疡性结肠炎病变主要限于大肠黏膜与黏膜下层。由于肉芽组织增生，常出现炎性息肉。溃疡愈合时瘢痕形成，使结肠变形缩短或肠腔狭窄。少数患者发生癌变。

三、临床表现

多见于20~40岁患者，病程呈慢性经过，少数急性起病，偶见急性暴发。发作期与缓解期交替，少数症状持续并逐渐加重。精神刺激、感染、饮食失调或劳累是加重或复发的诱因。

1. 症状

（1）腹泻　是最主要的症状。程度轻重不一，轻者每日排便2~4次，重者每日10次以上，粪便多呈糊状或稀水样，混有黏液、脓血。黏液脓血便是本病活动期的重要表现。病变累及直肠者多伴有里急后重。部分患者出现腹泻与便秘交替。

（2）腹痛　多局限于左下腹或下腹部，呈轻、中度腹痛，性质为隐痛、胀痛或绞痛，常有腹痛－便意－便后缓解的规律。并发中毒性巨结肠或肠穿孔时，可有全腹持续性剧痛。

（3）其他症状　可有上腹部不适、腹胀，严重者有食欲不振、恶心、呕吐等；中、重度患者活动期常有发热、消瘦、贫血、低蛋白血症及营养障碍等表现；肠外表现发生率较低，如关节炎、结节性红斑、巩膜外层炎、口腔复发性溃疡等。

2. 体征　左下腹或下腹轻压痛，部分患者可触及痉挛的降结肠或乙状结肠。重度和暴发型患者有明显压痛和鼓肠。若并发中毒性巨结肠、肠穿孔可出现腹肌紧张、反跳痛、肠鸣音减弱或消失。

3. 临床分型　根据本病的病程、程度、范围与病期进行综合分型。

（1）临床类型　见表4－7。

表 4-7　溃疡性结肠炎的临床类型

类型	特点
初发型	无既往史的首次发作
慢性复发型	最多见，发作期与缓解期交替
慢性持续型	症状持续，间以症状加重的急性发作
急性型	病情严重，全身毒血症状明显，并发症多见

（2）病情严重程度　见表 4-8。

表 4-8　溃疡性结肠炎病情严重程度比较

程度	特点
轻度	腹泻 <4 次/日，便血轻或无，实验室检查指标多正常
中度	介于轻度与重度之间
重度	腹泻 >6 次/日，黏液脓血便明显，发热，血红蛋白 $<100g/L$，血沉 $>30mm/h$

（3）病变范围　蒙特利尔分型分为直肠型（局限于直肠、未达乙状结肠）、左半结肠型（累及左半结肠，脾区以远）、广泛结肠型（广泛病变累及脾区以近乃至全结肠）。

（4）病情分期　分为活动期和缓解期。

四、并发症

1. 中毒性巨结肠　多发生在重症或急性暴发型患者。由于结肠病变广泛而严重，累及肌层与肠肌神经丛，肠壁张力减退，结肠蠕动消失，肠内容物与气体大量积聚，引起急性结肠扩张，一般以横结肠最严重。常因低血钾、钡餐灌肠、使用抗胆碱能药物而诱发。临床表现为病情急剧恶化，毒血症明显，水、电解质紊乱，出现鼓肠、腹部压痛、肠鸣音消失。此并发症预后差，易引起急性肠穿孔。

2. 直肠、结肠癌变　多见于病变广泛、幼年起病而病程漫长者，癌变率可达 7% 以上。随病程延长，癌变率增高。

3. 其他并发症　少数并发肠出血、肠穿孔、肠梗阻、结肠炎性息肉等。

五、实验室及其他检查

1. 血液检查　红细胞与血红蛋白有不同程度下降；白细胞计数增高、血沉加快、C-反应蛋白增高是活动期的标志；重度病例可出现血清白蛋白下降、凝血酶原时间延长、电解质紊乱。

2. 粪便检查　黏液脓血便，镜检可见红细胞、脓细胞和巨噬细胞。反复多次检查（至少连续 3 次）无特异病原体。

3. 结肠镜检查　直接观察肠黏膜改变、并可取活组织检查，是本病诊断与鉴别诊断的最重要方法之一。但对急性重症患者应谨慎，以防穿孔。活动期内镜下见黏膜充血、水肿，血管纹理模糊，质脆易出血，表面覆有脓性或血性渗出物；黏膜有多发性浅溃疡；慢性病变可见黏膜粗糙、呈细颗粒状、炎性息肉、结肠袋变钝或消失、肠壁增厚僵硬或肠腔狭窄等。

4. X 线钡餐灌肠检查　适用于不宜进行结肠镜检查的患者。但重度或暴发型不宜作此项检查，以免加重病情或诱发中毒性巨结肠。气钡双重对比造影更易发现黏膜浅表病变。急性期可见结肠黏膜粗乱，或呈颗粒样改变；慢性病变结肠袋消失，肠壁变硬，肠管缩短，肠腔变窄呈铅管状。

六、诊断与鉴别诊断

1. 诊断　持续或反复发作性腹泻、黏液脓血便、腹痛、里急后重，伴有（或不伴）不同程度全身症状，病程在4～6周以上，辅以结肠镜或钡餐灌肠检查，并排除特异性结肠炎即可确诊本病。如有典型临床表现或典型既往史，但目前结肠镜或钡餐灌肠检查无典型改变者，应列为“疑诊”随防。溃疡性结肠炎完整的诊断内容包括临床类型、病变范围、病情分期、严重程度、肠外表现和并发症。诊断举例：溃疡性结肠炎（慢性复发型、左半结肠、活动期、中度）。

2. 鉴别诊断

（1）慢性细菌性痢疾　常有急性细菌性痢疾病史；粪便或结肠镜检查取黏液性分泌物培养出痢疾杆菌；抗菌药物治疗有效。

（2）慢性阿米巴肠炎　病变主要侵犯右侧结肠；镜下见结肠有散在性溃疡，溃疡较深，边缘潜行，溃疡间的黏膜多正常；便检查、结肠镜取溃疡渗出物或溃疡边缘处的活组织检查可找到阿米巴滋养体或包囊；抗阿米巴治疗有效。

（3）克罗恩（Crohn）病　其与溃疡性结肠炎的鉴别见表4－9。

表4－9　溃疡性结肠炎与克罗恩病的比较

鉴别要点	溃疡性结肠炎	克罗恩病
症状	脓血便多见	腹泻多见但脓血便较少
病变分布	连续性	节段性
直肠受累	绝大多数受累	少见
末段回肠受累	罕见	多见
肠腔狭窄	少见，呈中心性	多见，呈偏心性
瘘管形成	罕见	多见
内镜表现	浅溃疡，黏膜弥漫性充血水肿、颗粒状、质脆	纵形溃疡、鹅卵石样改变，病变间黏膜正常
活检特征	黏膜层弥漫性炎症、浅溃疡、隐窝脓肿、隐窝结构异常、杯状细胞减少	节段性全壁炎、裂隙状溃疡、黏膜下层淋巴细胞聚集

（4）大肠癌　多见于40岁以上患者，直肠指检常可触及肿块，结肠镜与活组织检查有助于鉴别。

（5）肠易激综合征　粪便有黏液但无脓血，结肠镜检查无器质性病变，患者常伴有神经精神症状。

（6）其他　注意与溃疡型肠结核、真菌性肠炎、缺血性肠炎、放射性肠炎、结肠息肉病、结肠憩室炎等鉴别。

七、治疗

根据病情采取个体化、综合化治疗。治疗目标是诱导并维持临床缓解以及黏膜愈合、防治并发症、改善患者生命质量，加强对患者的长期管理。

1. 一般治疗

（1）休息、饮食与营养　在急性发作期应卧床休息，密切观察病情变化。饮食以易消化、营养丰富、足够热量为原则，补充多种维生素。牛乳或乳制品慎用。重症或病情恶化者应住院治疗，禁食，给予全胃肠外营养，必要时可输血和血清白蛋白，并及时纠正水、电解质紊乱。注意生活规律，劳逸结合，避免精神紧张，保持乐观情绪，增强治病信心。

（2）对症治疗　腹痛者用抗胆碱能药可减轻症状。精神紧张者，可适当选用地西泮、苯巴比妥等。对有继发感染者，应静脉给予广谱抗生素，合用甲硝唑对厌氧菌感染有效。

2. 药物治疗　氨基水杨酸类药物和肾上腺皮质激素是目前控制本病炎症反应最有效的药物。

（1）氨基水杨酸制剂　①柳氮磺吡啶（SASP）是治疗本病的常用药物。适用于轻、中度患者或重度经糖皮质激素治疗已缓解者。用药方法为急性期4～6g/d，分3～4次口服，病情缓解后可逐渐减量至维持量 2g/d，维持用药 1～2 年。常见不良反应有食欲减退、恶心、呕吐、头痛、皮疹、粒细胞减少、溶血、可逆性男性不育等，餐后服药可减轻消化道反应，长期服药须定期复查血象。②缓释新剂型如美沙拉嗪、奥沙拉嗪、巴柳氮，疗效与 SASP 相仿，不良反应少。③应用肛栓或灌肠剂，对病变局限于直肠和乙状结肠者疗效显著。

（2）糖皮质激素　适用于急性发作期或重型患者，或氨基水杨酸制剂疗效不佳者。发挥非特异性抗炎和免疫抑制作用，缓解毒性症状，近期疗效较好。常用口服泼尼松（或泼尼松龙）40～60mg/d；重症患者先予以较大剂量静脉滴注，如氢化可的松 200～300mg/d 或地塞米松 10～15mg/d，7～10 天后改为口服泼尼松（或泼尼松龙），病情缓解后逐渐减量至停药。减量过程中加用氨基水杨酸制剂维持治疗。病变局限在直肠、乙状结肠患者，可用琥珀酸钠氢化可的松 100mg 或地塞米松 5mg 加生理盐水 100ml 保留灌肠，每晚 1 次，病情稳定后改为 2～3 次/周，疗程 1～3 个月。病变局限于直肠患者也可用布地奈德灌肠剂 2mg，每晚 1 次保留灌肠，全身不良反应少。

（3）免疫抑制剂　氨基水杨酸制剂或激素治疗效果不佳，或对激素依赖的慢性持续型病例，加用免疫抑制剂，可逐渐减少激素用量甚至停用。常用硫唑嘌呤 1.5～2.5mg/(kg·d) 或巯嘌呤 1.5mg/(kg·d)，分次口服，平均起效时间为 3 个月。其他的药物有环孢素、环磷酰胺、甲氨蝶呤、他克莫司、英夫利昔单克隆抗体（infliximab，IFX）等。

（4）中药治疗　给予中药口服或保留灌肠，可取得一定疗效。常用治法有益气健脾，清热解毒利湿，活血化瘀，理气镇痛。

3. 手术治疗　并发大出血、肠穿孔、肠梗阻、脓肿与瘘管形成、结肠癌变或中毒性巨结肠经内科治疗无效和（或）药物不良反应已严重影响生命质量者，可考虑外科手术治疗。

八、预后

病程呈慢性迁延过程。轻度及长期缓解者预后良好；急性暴发型、有并发症及年龄在 60 岁以上者预后差。病程漫长、病变广泛的活动性病例并发结肠癌的危险性增加，注意随访。

（宁琳洪）

第十一节　功能性胃肠病

PPT

功能性胃肠病（functional gastrointestinal disorder，FGID）是一组具有消化道症状而无器质性病变的慢性胃肠道功能紊乱综合征。以腹胀、腹痛、腹泻或便秘等消化系统症状为主，且多伴有焦虑、失眠、抑郁、头昏、头痛等其他功能性症状和精神因素。其病因尚不明确，但精神心理与社会因素起了重要作用。临床以功能性消化不良和肠易激综合征最常见。

一、功能性消化不良

功能性消化不良（functional dyspepsia，FD）是指有上腹痛、早饱、嗳气、食欲不振、恶心、呕吐、上腹不适等症状，经检查排除引起这些症状的器质性疾病的一组临床综合征。是临床上最常见的一种功能性胃肠病，症状可持续或反复发作。国内有统计显示 FD 在人群中患病率高达 20%～30%，占消化门诊的 50% 左右，20～49 岁之间最多。FD 不仅影响患者的生活质量，而且加重个人和社会的经济负担。

（一）病因和发病机制

病因和发病机制尚未明确，相关研究提示可能与下列诸多因素有关。

1. 胃肠道动力障碍 现认为胃肠道动力障碍是FD的主要病因，因为50%以上FD患者有胃排空延迟、胃容受性扩张受限、幽门十二指肠运动协调失常等胃肠动力障碍的表现。

2. 精神因素和应激 两者一直被认为与FD的发病有密切关系。调查表明，FD患者存在性格异常，较多出现焦虑、抑郁、疑病症及神经质等。

3. 内脏感觉过敏 研究发现FD患者常有胃和十二指肠对机械性扩张的敏感性增强和机械感受阈值降低，较小的胃内容量即引起胃内压力明显升高，表现为腹胀、腹痛等。

4. 其他 如神经和胃肠激素的共同影响、幽门螺杆菌（Hp）感染等。

（二）临床表现

无特异性症状，常以某一个或某一组症状为主，慢性病程，呈持续性或反复发作，不少患者有饮食、精神等诱发因素。

1. 症状

（1）上腹部疼痛 为常见症状，伴或不伴有早饱、腹胀、恶心、呕吐等其他上腹部症状，腹痛多无规律性，部分患者与进食有关，表现为饥饿痛、进食后缓解，或表现为餐后0.5～3小时腹痛持续存在。

（2）早饱和腹胀 亦为常见症状，可单独或以一组症状出现，伴或不伴有腹痛。早饱是指有饥饿感但进食后不久即有饱感，致进食明显减少。上腹胀多发生于餐后，或呈持续性进餐后加重。早饱和上腹胀常伴有嗳气。

（3）精神神经症状 部分患者同时伴有失眠、焦虑、抑郁、头痛、注意力不集中等症状。

2. 体征 除部分患者有中上腹轻压痛以外，余无特异性体征。

3. 分型 根据临床特点，本病分为上腹痛综合征和餐后不适综合征两种临床亚型。

（三）实验室及其他检查

实验室检查、上消化道内镜、Hp检测、腹部B超等有助于鉴别诊断。

（四）诊断

1. 诊断标准 ①有上腹痛、上腹胀、早饱、嗳气、恶心、呕吐等上腹不适症状，至少持续4周或在12个月中累计超过12周。②内镜检查未发现胃及十二指肠溃疡、糜烂、肿瘤等器质性病变，未发现食管炎，也无上述疾病病史。③实验室检查及B超、X线检查排除肝、胆、胰疾病。④无糖尿病、肾脏病、结缔组织病及精神病。⑤无腹部手术史。

2. 诊断程序 FD为一排除性诊断，既要求不漏诊器质性疾病，又不应无选择性地对每例患者进行全面的实验室及特殊检查。对有下列“报警症状和体征”者，须进行彻底检查找到病因：①45岁以上，近期出现消化不良症状。②有消瘦、贫血、呕血、黑便、吞咽困难、黄疸、腹部肿块等症状。③消化不良症状进行性加重。对无“报警症状和体征”者，经常规辅助检查后行经验性治疗2～4周观察疗效，对诊断可疑或治疗无效者选择胃镜、腹部B超、ERCP等进一步检查。

（五）鉴别诊断

与胃食管反流病、消化性溃疡、胃癌、各种肝胆胰腺疾病、肠易激综合征相鉴别。

（六）治疗

以综合治疗和个体化治疗为原则。

1. 一般治疗 根据患者不同心理特点进行心理指导，保持乐观的情绪，劳逸结合，生活规律；无须特殊食谱，有症状期间应避免进食辛辣、冷饮等刺激性强或高脂等诱发症状的食物；养成良好的生活习惯。

2. 药物治疗　主要是对症及经验性治疗。

（1）抑制胃酸分泌药　适用于以上腹痛为主要症状的患者，可选择 H_2 受体拮抗剂或质子泵抑制剂，以后者效果明显。

（2）抗酸药　此类药物对胃灼热、反酸者口服后见效快，常用的有小苏打片、氢氧化铝、氧化镁、铝碳酸镁等。因长时间服用不良反应明显，故应短时间或间断服用。

（3）促胃肠动力药　适用于以上腹胀、早饱、嗳气为主要症状的患者。常用多潘立酮 10mg，西沙必利 5～10mg 或莫沙必利 5mg，均为每日 3 次，餐前 15～30 分钟服用，疗程 2～8 周。据报道西沙必利或莫沙必利疗效优于多潘立酮，但因小部分患者有腹鸣、稀便或腹泻、腹痛等不良反应，另有并发严重心律失常的报道，应减少剂量或停用。

（4）根除 Hp 治疗　对部分有 Hp 感染的 FD 患者可能有效，对于症状严重者可试用，常用三联或四联疗法。

（5）抗抑郁药　上述治疗疗效欠佳而伴有明显失眠、焦虑、抑郁等精神症状者可试用三环类抗抑郁药如阿米替林、氯丙嗪等或选择性抑制 5-羟色胺再摄取的抗抑郁药如氟西汀、帕罗西汀、舍曲林等，宜从小剂量开始，注意药物的不良反应。

（七）预后

本病经积极药物治疗和心理疏导，预后较好。但症状反复发作或加重者，应警惕转变为器质性病变的可能。

二、肠易激综合征

肠易激综合征（irritable bowel syndrome，IBS）是最常见的一种功能紊乱性肠道疾病。主要表现为腹痛、腹胀、腹部不适伴排便习惯和粪便性状改变，经检查排除可引起这些症状的器质性疾病。近年已被公认为是一种具有特殊病理生理基础的心身疾病。发病年龄在 18～59 岁之间，女性多见，有家族聚集倾向，老年人（年龄≥60 岁）的 IBS 患病率有所下降。

（一）病因和发病机制

尚不清楚，目前研究认为与胃肠动力异常、内脏感觉异常、胃肠道激素、肠道感染与应用抗生素治疗、精神理障碍等多因素共同作用引起的脑-肠互动异常有关。内脏高敏感性是 IBS 的核心发病机制，胃肠道动力异常是 IBS 的重要发病机制，肠道微生态失衡在 IBS 发病中发挥重要作用。

（二）临床表现

症状无特异性，表现为腹痛、腹胀、排便习惯及粪便性状的改变。起病多隐匿，间歇性发作或慢性迁延，病程长，但全身健康状况不受影响。精神、饮食等因素可诱使症状复发或加重。

1. 症状

（1）腹痛　为主要症状，几乎所有 IBS 患者都有不同程度的腹痛。腹痛可发生于任何部位，呈局限性或弥漫性，最多见于下腹或左下腹。多于排便或排气后缓解。睡眠中痛醒者极少。

（2）腹泻或便秘　腹泻常出现于晨起或早餐后，夜间极少排便。一般每日 3～5 次，少数严重者可达 10 余次。大便多呈稀糊状或稀水样，可带有黏液，部分患者粪质少而黏液量多，但无脓血。便秘型患者常有排便困难、排便不尽感。亦有腹泻与便秘交替出现者。

（3）其他消化道症状　多伴腹胀，日重夜轻；部分患者同时有食欲不振、胃灼热、恶心、呕吐等上消化道症状。

（4）精神症状　部分患者可有失眠、焦虑、抑郁、多疑、头昏、头痛等精神症状。

2. 体征 无明显阳性体征，可在相应部位有轻压痛，部分患者可触及腊肠样肠管，直肠指检可感到肛门痉挛、张力较高，可有触痛。

（三）诊断

IBS 的诊断主要基于症状，其并非排除性诊断，必要时应有针对性地选择辅助检查。目前国际普遍采用罗马Ⅳ诊断标准：腹痛为必备条件，强调症状反复发作，近 3 个月发作频率 >1 天/周，腹痛与排便相关，表现为排便前、排便过程中或排便刚结束时发生腹痛。

1. 结合我国临床实际情况，中国的 IBS 诊断标准如下。

（1）反复发作腹痛、腹胀、腹部不适。

（2）具备以下任意 2 项或 2 项以上：①与排便相关；②伴有排便频率改变；③伴有粪便性状或外观改变。

（3）诊断前症状出现至少 6 个月，且近 3 个月连续发生上述症状即符合诊断。

2. 以下症状不是诊断所必备，但支持 IBS 的诊断：①排便频率异常（每天排便 >3 次或每周 <3 次）；②粪便性状异常（块状/硬便或稀水样便）；③排黏液便；④便排出过程异常（费力、急迫感、排便不尽感）；⑤腹部饱胀感。

3. 缺乏可解释症状的形态学改变和生化异常。

（四）鉴别诊断

应与能引起腹痛、腹泻或便秘、腹胀等为主要症状的疾病鉴别，如溃疡性结肠炎、慢性细菌性痢疾、内分泌疾病（如甲状腺功能亢进、糖尿病）、憩室炎、肠道吸收不良综合征等。

（五）治疗

采取对症治疗、个体化治疗和综合治疗相结合的原则。治疗目的是消除患者顾虑，缓解症状，提高生活质量。

1. 一般治疗 详细问诊力求发现并去除诱发因素。告知患者 IBS 的诊断并详细解释疾病的性质，以解除患者顾虑，提高对治疗的信心。提供膳食和生活方式调整的指导建议，尽量避免产气的食物如乳制品、大豆等，高纤维食物有助于改善症状。教育患者建立良好的生活习惯。对失眠、焦虑者可适当给予镇静药。建立良好的医患关系，取得患者信任是 IBS 治疗的基础。

2. 药物治疗 对症状明显者酌情使用药物控制症状。

（1）胃肠解痉药 腹痛可使用抗胆碱药如阿托品、普鲁苯辛、山莨菪碱等，但应注意不良反应。也可使用选择性作用于胃肠道平滑肌的钙离子通道阻滞剂如匹维溴铵，不良反应少，用法为 50mg，每日 3 次。

（2）止泻药 洛哌丁胺或地芬诺酯止泻效果好，适用于腹泻症状较重者，但注意便秘、腹胀的不良反应，不宜长期使用。轻症者可使用吸附止泻药如蒙脱石散、药用炭等。

（3）导泻药 对便秘型患者酌情使用泻药，但不宜长期使用。一般建议使用作用温和的轻泻剂以减少不良反应和药物依赖性。含有半纤维素或亲水胶体的容积性泻药，在肠内不被消化和吸收，但具强大亲水性，在肠腔内吸水膨胀，增加肠内水分和容积，起到促进肠蠕动、软化大便的作用，被认为是治疗 IBS 比较理想的药物，目前国内已有此类药物供应，如欧车前制剂和甲基纤维素等。常用的渗透性轻泻剂有乳果糖、山梨醇或聚乙二醇等。

（4）促肠道动力药 5-羟色胺受体激动剂对改善便秘、腹痛、腹胀有效，适用于便秘型 IBS，常用的有西沙必利、莫沙必利、替加色罗。

（5）抗抑郁药 对腹痛症状重，上述治疗无效且精神症状明显者可试用。临床研究表明这类药物甚至对不伴有明显精神症状者亦有一定疗效。

（6）中医治疗　通过辨证，以疏肝理气、健脾化湿、调理脾胃为常用治法，可用痛泻要方、柴胡疏肝饮、四逆散、参苓白术散和附子理中丸等。可配合针灸、推拿。

3. 调节肠道菌群　常用的有双歧杆菌、乳酸杆菌、酪酸菌等，纠正肠道菌群失调，据报道对腹泻、腹胀有效。上述药物多与其他药物合用，确切临床疗效尚待证实。

4. 心理和行为疗法　症状严重而顽固，以上治疗无效者应考虑予以心理行为治疗，包括心理治疗、认知疗法、催眠疗法和生物反馈疗法等。

（六）预后

IBS 呈良性经过，虽然症状反复发作，影响生活质量，但一般不会对全身情况造成严重影响，预后较好。

（宁琳洪）

第十二节　肠结核与结核性腹膜炎

PPT

一、肠结核

肠结核（intestinal tuberculosis）是结核分枝杆菌引起的慢性肠道特异性感染。临床以腹痛、腹泻或便秘、腹部肿块伴有全身结核中毒症状为主要表现。

（一）病因和发病机制

肠结核 90% 以上由人型结核分枝杆菌引起，经口侵犯肠道是主要的感染途径。排菌的肺结核患者吞咽含结核分枝杆菌的痰液亦可感染；也可经女性生殖器官结核病灶直接蔓延引起；血行播散或饮用未经消毒的带菌牛奶或乳制品感染，较少见。

肠结核主要见于回盲部，可能与下列因素有关。①含结核分枝杆菌的肠内容物在回盲部停留较久，增加了肠黏膜的感染机会；②结核分枝杆菌易侵犯淋巴组织，而回盲部淋巴组织非常丰富。

结核病的发生是人体和结核分枝杆菌相互作用的结果。感染结核分枝杆菌不一定引起发病。只有当侵入的结核分枝杆菌数量较多、毒力较强，而人体免疫功能低下、肠功能紊乱引起局部抵抗力下降时，才会发病。

（二）病理改变

肠结核的病理改变随着结核分枝杆菌数量、毒力及人体对结核分枝杆菌免疫反应的程度而定。根据肠结核的病理特点，分为以下三型。

1. 溃疡型肠结核　当感染菌量多、毒力大时，可有干酪样坏死，形成溃疡。早期可见肠壁淋巴组织充血、水肿及炎性渗出，进一步发展为干酪样坏死和溃疡，溃疡边缘不规则，深浅不一，可深达肌层或浆膜层，但溃疡基底部多有闭塞性动脉内膜炎，较少发生肠出血。若有慢性穿孔可形成腹腔内包裹性脓肿或肠瘘。病变修复过程中，大量纤维组织增生和瘢痕形成可导致肠管变形或狭窄。

2. 增生型肠结核　如果机体免疫力强，感染轻，则表现为局限于回盲部黏膜下层及浆膜层大量结核肉芽肿和纤维组织增生，局部肠壁增厚、僵硬，亦可见瘤样肿块突入肠腔，使肠腔变窄，引起肠梗阻。

3. 混合型肠结核 病理改变兼有上述两型特点。

(三) 临床表现

本病多见于20～40岁的青年及中年，女性略多于男性。起病缓慢，早期症状不明显。典型患者表现如下。

1. 症状

(1) 腹痛 80%～90%患者有慢性阵发性右下腹隐痛或钝痛，伴有脐周牵涉痛，进餐可诱发或加重，并多伴有便意，排便后缓解。并发肠梗阻时右下腹或脐周疼痛持续加重，呈绞痛，伴呕吐、腹胀。

(2) 腹泻与便秘 腹泻是溃疡型肠结核的主要临床表现之一。轻者排便每日2～4次，粪便呈糊状，不含黏液、脓血，不伴有里急后重；病变严重而广泛者，排便次数增加至每日10余次，量大且有恶臭味，可含有少量黏液、脓血。胃肠功能紊乱时表现为腹泻与便秘交替。增生型肠结核多以便秘为主。

(3) 全身中毒症状和肠外结核表现 溃疡型肠结核全身症状较明显，表现为长期低热、盗汗、消瘦、乏力、体重下降、贫血。可同时有肠外结核如活动性肺结核的临床表现。增生型肠结核全身情况一般较好，多无肠外结核表现。

2. 体征 与病变部位、范围及程度有关。查体可触及右下腹肿块，较固定，质地硬，表面不平，伴有轻、中度压痛。合并肠梗阻、肠穿孔、局限性腹膜炎时，可出现压痛与反跳痛、肠鸣音亢进等体征。

(四) 并发症

以晚期患者为主，并发肠梗阻多见，瘘管、腹腔脓肿、肠出血、肠穿孔均少见，还可合并结核性腹膜炎等。

(五) 实验室及其他检查

1. 实验室检查 血液一般检查可有轻、中度贫血，无并发症时白细胞计数多正常。血沉明显增快，可作为判断结核病活动程度的指标之一。便检出结核分枝杆菌或结核菌素试验呈强阳性者有助于本病诊断。

2. X线检查 钡餐造影或钡剂灌肠对肠结核的诊断具有重要意义。溃疡型肠结核表现X线钡影跳跃征象，钡剂于病变肠段呈现激惹征象，排空过快，充盈不佳，而在病变的上、下肠段则钡剂充盈良好；病变肠段如能充盈，则显示黏膜皱襞粗乱、肠壁边缘不规则，有时呈锯齿状；也可见肠腔变窄、肠段缩短变形、回肠与盲肠正常角度消失。增生型肠结核主要表现为盲肠及其邻近肠段钡剂充盈缺损，黏膜皱襞紊乱，肠壁增厚、僵硬，肠腔狭窄。

(六) 诊断

中青年患者有肺结核或肠外结核病史；有腹泻、腹痛、右下腹压痛、腹部包块或原因不明的肠梗阻伴有发热、盗汗等表现；X线和结肠镜检查有肠结核征象；活检如见干酪样坏死性肉芽肿或结核分枝杆菌可确诊。症状不典型但又高度可疑肠结核的病例，如抗结核治疗2～6周效果明显，亦可拟诊为肠结核。

(七) 鉴别诊断

1. 克罗恩(Crohn)病 见表4-10。

表 4－10　肠结核与克罗恩病的鉴别

鉴别要点	肠结核	克罗恩病
肠外结核	多见	无
病程	发作与缓解倾向不明显	发作与缓解交替
病变节段性分布	无	有
活检	发作与缓解倾向不明显 可见干酪样肉芽肿	抗酸杆菌染色阴性 无干酪样肉芽肿
抗结核治疗	症状明显改善	无效

2. 右侧结肠癌　多见于40岁以上患者，无发热、盗汗等结核毒血症表现，结肠镜检查及活检是主要的鉴别诊断方法。

3. 阿米巴病或血吸虫病性肉芽肿　既往有相应感染史，脓血便常见，便常规与孵化检查发现相关病原体，结肠镜检查有助于鉴别诊断。

（八）治疗

肠结核早期病变可逆，应重视早期诊断、早期治疗。治疗原则是抗结核化学药物治疗与全身支持疗法相结合，达到消除症状、改善全身情况、促使病灶愈合及防治并发症的目的。

1. 抗结核化学药物治疗　合理选用抗结核药物，全程、规范治疗是治愈的关键，一般总的疗程是1～1.5年。

2. 对症治疗　腹痛可给予阿托品或其他抗胆碱能药物。摄入不足或腹泻严重者应注意纠正水、电解质紊乱与酸碱失衡。对不完全性肠梗阻患者，需配合胃肠减压。

3. 手术治疗　并发完全性肠梗阻、急性肠穿孔、慢性肠穿孔、瘘管形成经内科治疗无效或肠道大出血经积极抢救不能止血、诊断困难需剖腹探查是手术治疗适应证。

（九）预后

本病的预后取决于早期诊断与及时治疗。当病变尚在渗出性阶段，经治疗后可以痊愈，预后良好。合理选用抗结核药物，保证充分剂量与足够疗程，也是决定预后的关键。

（十）预防

应注重肠外结核，特别是肺结核的早期诊断与治疗。对开放性肺结核应采取有效的抗结核药物使痰菌尽快转阴，以免吞入结核分枝杆菌。加强饮食卫生，牛奶经严格灭菌后方可饮用。

二、结核性腹膜炎

结核性腹膜炎（tuberculous peritonitis）是由结核分枝杆菌引起的慢性弥漫性腹膜炎症。多发于青壮年，男女比例约为1∶2。

（一）病因和发病机制

本病多继发于肺结核或体内其他部位结核病。由结核分枝杆菌感染腹膜引起，腹腔内结核病灶如肠系膜淋巴结结核、输卵管结核、肠结核，直接蔓延是主要传播途径。少数病例由粟粒型肺结核、睾丸结核、骨关节结核等血行播散引起。

（二）病理改变

分为渗出型、粘连型、干酪型三种类型，其中渗出型和粘连型较常见。在病变发展过程中，上述两种或三种类型的病变可并存，称为混合型。

1. 渗出型　腹膜充血、水肿，表面覆有纤维蛋白渗出物，可见较多黄白色或灰白色细小结节，或多个小结节融合。腹腔内有浆液纤维蛋白渗出物积聚，腹水呈草黄色，少数为淡血性，偶见乳糜性腹水。

2. 粘连型 常由渗出型腹水吸收之后缓慢发展所致，有大量纤维组织增生，腹膜、肠系膜明显增厚。相邻肠袢粘连易发生肠梗阻。

3. 干酪型 多由渗出型或粘连型演变而来，病变以干酪样坏死为主，并发症常见。肠系膜淋巴结的干酪样坏死及其他脓性积液，形成结核性脓肿，可向肠管、腹腔或阴道穿破形成窦道或瘘管。

（三）临床表现

因原发病灶、病理类型及机体反应性的不同，临床表现不同。大多起病缓慢，早期症状不明显，少数表现为急性腹痛或骤起高热。

1. 症状

（1）全身症状　发热、盗汗等结核毒血症常见。多为低、中度发热，约1/3患者为弛张热，少数呈稽留热。高热伴明显毒血症者，主要见于渗出型、干酪型，或伴有严重腹膜外结核病的患者。后期有消瘦、贫血、水肿、舌炎、口角炎等营养不良表现。

（2）消化系统症状　①腹痛：位于脐周、下腹或全腹，多呈持续性隐痛或钝痛。并发肠梗阻时呈阵发性绞痛。若急性肠穿孔或干酪样坏死病灶破溃，可引起急性腹膜炎。②排便异常：腹泻常见，一般每日3～4次，便呈糊状，有时腹泻与便秘交替出现，可能与腹膜炎引起肠功能紊乱有关。③腹胀：腹水达1000ml以上者多有腹胀，也可因结核毒血症或腹膜炎、肠胀气所致。

2. 体征

（1）腹部压痛、反跳痛　腹部局限或全腹压痛，病情重者有反跳痛，常见于干酪型。

（2）腹壁柔韧感　由慢性腹膜炎症刺激及腹膜增厚所致，是结核性腹膜炎的常见体征。

（3）腹水　多见于渗出型，中等量以上腹水者可有移动性浊音或液波震颤。

（4）腹部肿块　多见于粘连型或干酪型，常位于脐周。肿块多大小不一，边缘不整，表面不平，不易推动，有压痛。

（四）并发症

肠梗阻常见，多发生于粘连型。还可并发肠穿孔、肠瘘、腹腔脓肿等。

（五）实验室及其他检查

1. 血液检查 部分患者有轻度至中度贫血。合并感染、腹腔结核病灶急性扩散或干酪型患者，白细胞计数增高。病变活动时血沉增快。结核菌素（PPD）试验呈强阳性，有助于本病诊断。

2. 腹水检查 协助鉴别腹水的原因、性质。腹水为渗出液，呈草绿色，静置易凝固，少数为淡血色，偶见乳糜样，比重>1.018，蛋白质含量$>30g/L$，白细胞计数$>500\times10^6/L$，以淋巴细胞为主。若腹水中葡萄糖$<3.4mmol/L$、$pH<7.35$，提示有细菌感染；若同时有腺苷脱氨酶（ADA）活性明显增高，$>45U/L$，提示结核性腹膜炎可能性大。腹水浓缩涂片或细菌培养的阳性率很低。

3. 腹部影像学检查 腹部X线片检查可见腹部散在钙化影。胃肠X线钡餐检查可发现肠粘连、肠结核、肠瘘、肠腔外肿块等征象。腹部B超检查对腹水、腹部包块有一定的鉴别作用，为腹膜腔穿刺的准确定位提供依据。

4. 腹腔镜检查 适用于有游离腹水且诊断困难者。镜下可见腹膜、网膜、内脏表面有散在或集聚的灰白色结节，浆膜失去正常光泽，呈浑浊、粗糙。活组织病理检查有确诊意义。腹膜广泛粘连者禁用。

（六）诊断

主要诊断依据如下。①中青年患者，有结核病史，或伴有其他器官结核病证据。②有慢性发热、盗汗、消瘦等结核毒血症表现。③腹痛、腹胀、腹水、腹壁柔韧感或腹部肿块。④腹水呈渗出性。⑤结合X线、B超、腹腔镜等检查协助诊断。

（七）鉴别诊断

1. 与引起腹水的疾病鉴别　①肝硬化腹水：腹水性质呈漏出液，结合病史、伴有失代偿期肝硬化典型表现。②癌性腹水：多为血性腹水，腹水细胞学检查找到癌细胞，B超、CT、内镜等检查找到原发灶。③其他：缩窄性心包炎、肝静脉阻塞综合征均可引起腹水，腹部肿块多见于粘连型或干酪型，常位于脐周。但两者有相应的心包和肝脏病变体征，腹水顽固难消。

2. 与产生腹部包块的疾病鉴别　与结肠癌、卵巢癌、卵巢囊肿、克罗恩病等鉴别。

3. 与以腹痛为主要症状的疾病鉴别　结核性腹膜炎可因合并肠梗阻、肠穿孔或急性腹膜炎出现急性腹痛，应与常见外科急腹症鉴别；慢性腹痛应注意与克罗恩病、慢性阑尾炎、慢性盆腔炎、消化性溃疡等疾病鉴别。

4. 与以发热为主要表现的疾病鉴别　结核性腹膜炎有时以低热为主要症状而腹部症状、体征不明显，与引起长期低热的败血症、伤寒等鉴别。

（八）治疗

早期诊断、合理的抗结核化学药物治疗、加强休息与营养是实现彻底治愈、避免复发、防治并发症的关键。

1. 抗结核化学药物治疗　强调早期、联合、适量、规律、全程的原则。鉴于本病常继发于体内其他结核病，多数患者已接受过抗结核药物治疗，故对这类患者应加强抗结核药物的联合应用，并适当延长疗程。

2. 腹水的治疗　如有大量腹水，腹胀明显，可行腹膜腔穿刺适当放腹水后，在腹腔内给药以缓解症状。

3. 手术治疗　手术适应证包括：①并发完全性肠梗阻或有不完全性肠梗阻经内科治疗而未见好转者。②急性肠穿孔，或腹腔脓肿经抗生素治疗未见好转者。③肠瘘经抗结核治疗与加强营养而未能闭合者。④本病诊断有困难，与急腹症及腹内肿瘤鉴别确有困难时，可考虑剖腹探查。

（九）预后

预后取决于早期诊断与是否及时治疗。渗出型病变经治疗后预后较好。

（十）预防

对肺、肠、肠系膜淋巴结、输卵管等结核病的早期诊断与积极治疗，是预防本病的重要措施。

（宁琳洪）

第十三节　结直肠癌

PPT

结直肠癌（colorectal cancer）即大肠癌，包括结肠癌和直肠癌，是从回盲部至肛门齿状线之间肠黏膜发生的恶性肿瘤，通常指结直肠腺癌（colorectal adenocarcinoma），约占全部结直肠恶性肿瘤的95%。结直肠癌是全球常见的恶性肿瘤之一，据2020年全球癌症统计数据，我国结直肠癌新发病例数约为55.5万，居恶性肿瘤第三位。发病率和死亡率城市远高于农村，东部明显高于中部地区和西部地区。

一、病因和发病机制

1. 环境因素　过多摄入高脂肪或红肉、膳食纤维不足等是重要因素。近年发现肠道微生态（肠菌等微生物及其代谢产物）紊乱（包括具核梭杆菌等致病菌的肠黏膜聚集）参与结直肠癌的发生发展。

2. 遗传因素 从遗传学观点，可将结直肠癌分为遗传性（家族性）和非遗传性（散发性）。前者包括家族性腺瘤性息肉病（familial adenomatous polyposis，FAP）和遗传性非息肉病结直肠癌（hereditary nonpolyposis colorectal cancer，HNPCC），现国际上称为林奇综合征（Lynch syndrome）。后者主要是由环境因素引起基因突变，但即使是散发性结直肠癌，遗传因素在其发生中亦起重要作用。

3. 高危因素

（1）结直肠腺瘤 是结直肠癌最主要的癌前疾病。具备以下三项条件之一者即为高危腺瘤：①腺瘤直径≥10mm；②绒毛状腺瘤或混合性腺瘤而绒毛状结构超过25%；③伴有高级别上皮内瘤变。

（2）炎症性肠病 特别是溃疡性结肠炎可发生癌变，多见于幼年起病、病变范围广而病程长或伴有原发性硬化性胆管炎者。

（3）其他高危人群或高危因素 除前述情况外，还包括：①便隐血阳性；②有结直肠癌家族史；③本人有癌症史；④长期吸烟、过度摄入酒精、肥胖、少活动、年龄>50岁；⑤符合下列6项之任2项者：慢性腹泻、慢性便秘、黏液血便、慢性阑尾炎或阑尾切除史、慢性胆囊炎或胆囊切除史、长期精神压抑；⑥有盆腔放疗史者。

结直肠癌发生的途径有3条，即腺瘤－腺癌途径、从无到有途径和炎症－癌症途径，其中最主要的是腺瘤－腺癌途径。

二、病理

据有关资料分析，我国结直肠癌中直肠癌的比例较欧美为高，但近年国内右半结肠癌发病率有增高趋势，而直肠癌发病率下降。

1. 病理形态 早期结直肠癌是指局限于结直肠黏膜及黏膜下层，进展期结直肠癌则为肿瘤已侵入固有肌层。进展期结直肠癌病理大体分为肿块型、浸润型和溃疡型3型。

2. 组织学分类 常见的组织学类型有腺癌、腺鳞癌、梭形细胞癌、鳞状细胞癌和未分化癌等。腺癌最多见，其中包括筛状粉刺型腺癌、髓样癌、微乳头癌、黏液腺癌、锯齿状腺癌和印戒细胞癌等6个变型。

3. 临床病理分期 采用美国癌症联合委员会（AJCC）/国际抗癌联盟（UICC）提出结肠TNM分期系统，对结直肠癌进行病理学分期。改良的Dukes分期法将结直肠癌分为A、B、C、D四期，见表4－11。

表4－11 结肠癌改良的Dukes分期

改良的Dukes分期	侵犯深度
A期	病灶局限于黏膜或黏膜下层
B_1期	病变超过肌层，但未超过浆膜层，无淋巴结转移
B_2期	病变穿透肠壁全层，无淋巴结转移
C_1期	有区域淋巴结转移，但肠系膜血管旁淋巴结尚无转移
C_2期	肠系膜血管旁淋巴结有转移
D期	有远处转移

4. 转移途径 本病的转移途径包括直接蔓延、淋巴转移和血行播散。

三、临床表现

本病男性发病率高于女性。我国结直肠肿瘤（包括结直肠癌和腺瘤）发病率从50岁开始明显上升75～80岁达到高峰，然后缓慢下降。但30岁以下的青年结直肠癌并非罕见。

结直肠癌起病隐匿，早期常仅见便潜血阳性，随后可出现下列临床表现。

1. 排便习惯与便性状改变　常为本病最早出现的症状。多表现为血便或便潜血阳性，出血量多少与肿瘤大小、溃疡深度等因素相关。病变越接近肛门血色越鲜，且往往是血、便分离，病变越远离肛门，血色越暗，且血与便相混。有时表现为反复便秘或便块直径变细。排便次数增加、腹泻，或腹泻与便秘交替也常出现。

2. 腹痛　癌组织的糜烂、坏死与继发感染刺激肠道导致腹痛。常为定位不确切的持续隐痛，或仅为腹部不适或腹胀感。也可因病变使胃结肠反射加强，出现餐后腹痛。当肿瘤进展中晚期侵袭到肠管及周边组织时，往往疼痛的部位即病变的位置。结直肠癌并发肠梗阻时腹痛加重或为阵发性绞痛。

3. 直肠及腹部肿块　多数直肠癌患者经指检可发现距离肛门7～8cm直肠肿块，质地坚硬，表面呈结节状，局部肠腔狭窄，指检后的指套上可有血性黏液。肿块位置取决于癌的部位，肿块常为质硬，条索或结节状，一般可以推动，但至肿瘤中、晚期则固定，合并感染者可有压痛。

4. 全身情况　右侧结直肠癌以低热、贫血和腹部包块为主要表现；左侧结直肠癌则以便血、腹泻、便秘和肠梗阻等症状为主。晚期患者有进行性消瘦、恶病质、腹腔积液等。

四、实验室和其他检查

（一）实验室检查

1. 便潜血试验（focal occult blood test，FOBT）　操作方法简便、非侵入性、费用低，可用于大肠息肉和肿瘤普查的初筛手段，FOBT阳性应进一步做结肠镜检查。在测试期间避免摄入红色肉类，因其可导致假阳性。

2. 血清癌胚抗原（carcinoembryonic antigen，CEA）　CEA虽非结肠癌所特有，但定量动态观察，对大肠癌的预后估计及术后复发的监测均有价值。

（二）肛门指检查

直肠指检是一种简单、经济又安全的诊断方法，因手指可触及直肠内7～8cm，故约75%以上的直肠癌可在检查时发现。但此方法临床上常被忽视，应引起重视。

（三）内镜检查

结肠镜检查不仅能检视病变大小、形态、部位、活动度，还可以行息肉或早期微小癌灶切除，对可疑病灶取组织进行活检，因此是目前大肠息肉和肿瘤性病变诊断最有效的手段。近年来，内镜下黏膜染色技术和放大内镜等发展迅速，提高了早期大肠癌的检出率，有助于大肠微小病变的检出。采用染色放大结肠镜技术结合腺管开口分型有助于判断病变性质和浸润深度。超声内镜技术有助于判断结直肠癌的浸润深度，对结直肠癌的T分期准确性较高，有助于判定是否适合内镜下治疗。

（四）影像学检查

1. X线钡剂灌肠检查　采用气钡双重造影技术，可清楚显示全结肠黏膜像。它在大肠良性肿瘤的诊断中一直居于重要地位，对于因肠腔狭窄未能继续结肠镜检查或不易做结肠检查的患者，X线钡剂灌肠检查显得尤为重要。但其诊断价值不如结肠镜检查。目前仅用于不愿肠镜检查、肠镜检查有禁忌或肠腔狭窄肠镜难以通过但需窥视狭窄近段结肠者。钡剂灌肠可发现结肠充盈缺损、肠腔狭窄、黏膜皱襞破坏等征象，显示癌肿部位和范围。

2. CT、MRI检查

（1）CT　推荐胸部、腹部、盆腔增强CT检查，评估肿瘤分期、疗效，以及随访，内容包括：①原发肿瘤的位置、侵犯范围及浸润深度；②是否伴区域或远处淋巴结转移；③是否伴远处器官转移；④随访中筛查吻合口复发灶及远处转移灶；⑤判断治疗的疗效；⑥是否疑有肠梗阻、肠套叠、肠穿孔等并发症或其他可能影响治疗决策的伴随疾病。

（2）MRI 对临床诊断、超声或 CT 不能确诊的肝转移瘤或肝转移瘤数目影响治疗决策时，推荐 MRI 增强检查，有条件医院可行肝脏特异性对比剂增强扫描。

五、诊断与鉴别诊断

有高危因素的个体出现排便习惯与便性状改变、腹痛、贫血等症状时，应及早进行结肠镜检查。诊断主要依赖结肠镜检查和黏膜活检病理检查。早期结直肠癌病灶局限且深度不超过黏膜下层，不论有无局部淋巴结转移；病理呈高级别上皮内瘤变或腺癌。

右侧结直肠癌应注意和肠阿米巴病、肠结核、血吸虫病、阑尾病变、克罗恩病等鉴别。左侧结直肠癌需与功能性便秘、慢性细菌性痢疾、血吸虫病、溃疡性结肠炎、克罗恩病，及直肠结肠息肉、憩室炎等鉴别。对年龄较大者近期出现下消化道症状或症状发生改变，切勿未经肠镜检查就轻易作出功能性疾病的诊断，以免漏诊结直肠癌。

六、治疗

治疗关键在于早期发现与早期诊断，以利于根治。结直肠癌的治疗模式是以手术为主的整合治疗。多学科整合诊治团队定时、定点对患者的一般状况、疾病诊断、分期、发展及预后做出全面评估，制订并实施最适合、最优的整合诊治方案，可有效提升肿瘤诊疗水平。

1. 手术治疗 目前本病唯一根治方法是癌肿早期切除。对已有广泛癌转移者，如病变肠段已不能切除，可进行姑息手术缓解肠梗阻。对原发性肿瘤已行根治性切除、无肝外病变证据的肝转移患者，也可行肝叶切除术。鉴于部分结直肠癌患者术前未能完成全结肠检查，存在第二处原发结直肠癌的风险，对这些患者推荐术后 3～6 个月即行首次结肠镜检查。

2. 结肠镜治疗 结直肠腺瘤癌变和黏膜内的早期癌可经结肠镜用高频电凝切除、黏膜切除术（EMR）或内镜黏膜下剥离术（ESD），回收切除后的病变组织做病理检查，如癌未累及基底部则可认为治疗完成；如累及根部，则需追加手术，彻底切除有癌组织的部分。对左半结肠癌形成肠梗阻者，可在内镜下安置支架解除梗阻。一方面缓解症状，更重要的是有利于减少术中污染，增加期吻合的概率。

3. 化疗 结直肠癌对化疗一般不敏感，早期癌根治后一般不需化疗。中晚期癌术后常用化疗作为辅助治疗。新辅助化疗可降低肿瘤临床分期，有助于手术切除肿瘤。氟尿嘧啶、亚叶酸、奥沙利铂是常用的化疗药物。

4. 放射治疗 主要用于直肠癌，术前放疗可提高手术切除率和降低术后复发；术后放疗仅用于手术未能根治或术后局部复发者。术前与术后放疗相结合的“三明治疗法”，可降低Ⅱ期或Ⅲ期直肠癌和直肠乙状结肠癌患者局部复发风险，提高肿瘤过大、肿瘤已固定于盆腔器官患者的肿瘤切除率。

5. 免疫靶向治疗 抑制人类血管内皮生长因子（VEGF）的单克隆抗体（如贝伐单抗）、抑制表皮生长因子受体（EGFR）的单克隆抗体（如西妥昔单抗）可调控肿瘤生长的关键环节。该两种药物均已被批准用于晚期结直肠癌的治疗。

七、预后

预后取决于临床分期、病理组织学情况、早期诊断和手术能否根治等因素。外生性肿瘤和息肉样肿瘤患者的预后比溃疡性肿瘤和浸润性肿瘤要好；手术病理分期穿透肠壁的肿瘤侵袭的深度以及周围淋巴结扩散的程度是影响患者预后的重要因素；分化程度低的肿瘤比分化良好的肿瘤预后要差。

八、预防

结直肠癌的确切病因不清，可能与饮食、环境、遗传、精神 等因素相关。研究表明，保持健康生活方式，针对不同性别、年龄和不同遗传因素的人群进行健康体检、肿瘤筛查，处理癌前病变可有效降低结直肠癌的发病率和死亡率。

1. 推荐的一级预防措施

（1）保持健康的饮食习惯，合理和平衡膳食，减少红肉类及腌制品摄入，注重植物性饮食，增加粗粮、蔬菜、水果摄入，据排便状况调整饮食，限制酒精饮料。

（2）保持健康的生活方式，积极锻炼，保持健康体重；养成良好作息时间；戒烟。

（3）减少环境致癌因素接触，如化学、物理、生物等致癌因素。

（4）注重自体健康管理，了解遗传、免疫、内分泌因素的促瘤作用。

（5）保持健康乐观心态与良好的社会精神状态。

2. 推荐的二级预防措施　早期发现癌前病变、早期诊断、早期治疗，减少结直肠癌发病率、提升治愈率。首先一般人群建议 50 ~ 74 岁人群接受结肠癌的筛查。推荐每 5 ~ 10 年进行 1 次结肠镜检查，如筛查对象拒绝结肠镜检查，推荐进行高危因素问卷调查和免疫法粪便隐血试验（fecal immunochemical test，FIT）检测，任一项阳性者需进一步行结肠镜检查。如无法行肠镜检查，可考虑多靶点粪便 FIT - DNA 检测。高危人群是指有结直肠腺瘤病史、结直肠癌家族史和炎性肠病等的人群。对于高危人群，如筛查对象有 2 个以上亲属确诊结直肠癌或进展期腺瘤（直径≥1cm，或伴绒毛状结构，或伴高级别上皮内瘤变），建议从 40 岁开始或比家族中最早确诊结直肠癌的年龄提前 10 年开始，每 5 年进行 1 次结肠镜检查。对腺瘤性息肉综合征或致病突变基因携带者，建议每年行结肠镜检查。对于 Lynch 综合征家系中携带致病突变者，建议 20 ~ 25 岁开始结肠镜检查，每 2 年 1 次，直到 40 岁，然后每年 1 次结肠镜检查。

（宁琳洪）

目标检测

答案解析

一、选择题

1. 患者，女，36 岁。间断胸骨后疼痛、反酸、胃灼热 3 个月，无吞咽困难。胃镜检查示食管下段可见多条纵行黏膜破损，相互融合。首先考虑的诊断是

A. 消化性溃疡　　B. 功能性消化不良　　C. 胃食管反流病

D. 稳定型心绞痛　　E. 胸膜炎

2. 患者，女，72 岁。突发头痛 3 小时，昏迷 2 小时。头颅 CT 检查示右额叶椭圆形高密度影，边界清楚。1 小时来呕暗红色血 1 次，共约 200ml。无慢性肝病史。最可能的呕血原因是

A. 急性胃黏膜病变　　B. 胃癌　　C. 消化性溃疡

D. 胆道出血　　E. 食管 - 胃底静脉曲张破裂

3. 患者，男，42 岁。中上腹部不适，食欲缺乏 2 年，消瘦、乏力 6 个月。查体：贫血貌，上腹部压痛，Hb 80g/L，MCV 105fl。胃镜检查示胃体皱襞变细而平坦，黏液减少，黏膜变薄，可见黏膜血管纹。首先考虑的诊断是

A. 消化性溃疡　B. 慢性浅表性胃炎　C. 克罗恩病
D. 慢性萎缩性胃炎　E. 胃癌

4. 患者，男，31岁。3年来反复出现上腹痛，饥饿时加重，偶有夜间痛。今晨呕吐咖啡样胃内容物，黑便。既往无肝病史。查体：血压100/60mmHg，心率92次/分，面色苍白。最可能的病因是

A. 肝硬化出血　B. 十二指肠溃疡并发出血　C. 胃溃疡出血
D. 胃癌出血　E. 食管贲门撕裂综合征

5. 患者，女，65岁。食用坚果后突发呕血3小时，伴气促、心悸、胸闷，自述近期食欲差、腹胀。既往慢性乙型肝炎病史20年。查体或追问患者情况，最可能发现

A. 腹痛　B. 胸痛　C. 餐后痛
D. 饥饿痛　E. 蜘蛛痣

6. 患者，男，45岁。近3个月来肝区胀痛，消瘦纳差，乙肝病史15年。查体可见肝肋下3cm，触及质地坚硬，表面凹凸不平，腹部移动性浊音阳性，腹水为血性，比重1.020，蛋白32g/L，AFP（+），血白细胞6×10^9/L，血红蛋白100g/L。最可能诊断是

A. 肝硬化　B. 肝囊肿　C. 肝癌
D. 肝血管瘤　E. 肝脓肿

7. 患者，女，40岁。溃疡性结肠炎多年。患者因腹痛、腹泻明显，应用阿托品止痛，查体：腹膨隆，明显压痛和反跳痛，肠鸣音消失。X线腹部平片可见结肠扩张，结肠袋形消失。最可能出现的并发症是

A. 肠穿孔　B. 肠梗阻　C. 肠出血
D. 中毒性巨结肠　E. 腹膜炎

二、思考题

肝硬化失代偿期患者主要的临床表现是什么？

书网融合……

本章小结　微课　题库

第五章　泌尿系统疾病

学习目标

1. 通过本章学习，重点把握肾小球疾病、尿路感染、肾结核和慢性肾衰竭的临床表现、诊断与治疗，熟悉以上疾病的鉴别诊断、并发症及处理原则。

2. 学会泌尿系统常见疾病的诊断与合理治疗，具有对患者及高危人群进行健康教育和随访的能力。

情境导入

情境描述　患者，女，49 岁。发现肉眼血尿 20 余年，间断水肿 10 年，加重伴少尿 1 个月。患者于 20 余年前受凉感冒后出现肉眼血尿，于当地医院治疗后好转（具体诊疗情况不详）。10 年前，开始出现水肿，以颜面部为主，反复出现，未予以特殊治疗。1 个月前，上述情况加重，并逐渐出现少尿，每天尿量 150～200ml。发病以来，精神稍差，偶感乏力，无尿频、尿急、尿痛等不适。查体：T 36.8℃，P 84 次/分，BP 180/120mmHg。贫血貌，眼睑水肿，巩膜无黄染，咽充血，扁桃体不大。心肺无异常。腹软，肝脾不大，无移动性浊音，双肾区无叩击痛，双下肢水肿。血常规：Hb 90g/L，WBC 6.5×10^9/L，PLT 110×10^9/L。尿常规：尿蛋白（++），WBC 0～1 个/HP，RBC 10～20 个/HP，可见红细胞管型。肾功能：BUN 21.4mmol/L，Scr 640μmol/L。肾脏 B 超：双肾对称性缩小。

讨论　1. 本病的临床诊断及诊断依据是什么？

2. 请针对该患者制定治疗方案。

第一节　肾小球疾病

PPT

一、概述

肾小球疾病是指病变主要累及双肾肾小球，以血尿、蛋白尿、水肿、高血压等为主要临床表现，但病因、发病机制、病理改变、病程及预后不尽相同的一组疾病。临床上分为原发性、继发性和遗传性肾小球疾病。其中以原发性肾小球疾病为主，是引起我国慢性肾衰竭的主要病因。

（一）原发性肾小球疾病分型

1. 临床分型

（1）急性肾小球肾炎。

（2）急进性肾小球肾炎。

（3）慢性肾小球肾炎。

（4）无症状性血尿或（和）蛋白尿，过去曾称隐匿性肾小球肾炎。

（5）肾病综合征。

2. 病理分型 依据世界卫生组织（WHO）1995 年制定的肾小球疾病病理学分类标准，可以分为以下几类。

（1）轻微病变性肾小球肾炎 包括微小病变型肾病。

（2）局灶性节段性病变 包括局灶节段性肾小球硬化。

（3）弥漫性肾小球肾炎 包括：①膜性肾病。②增生性肾炎：系膜增生性肾小球肾炎、毛细血管内增生性肾小球肾炎、系膜毛细血管性肾小球肾炎、新月体性和坏死性肾小球肾炎。③硬化性肾小球肾炎。

（4）未分类的肾小球肾炎 肾小球疾病的临床分型与病理类型之间无确切的对应关系，一种临床表现可以由多种病理类型引起，而同一种病理类型又可能出现多种不同的临床表现。因此，要明确肾小球疾病的病理类型及病变严重程度，肾活检是必需的手段，但同时也要与临床密切结合，才能得到正确的病理诊断。

（二）发病机制

肾小球疾病是由免疫介导的炎性疾病，免疫机制多为始发机制，并在炎症因子作用下，最终导致肾小球结构损伤，进而产生一系列临床症状。在肾小球疾病慢性进展过程中，非免疫、非炎症机制也参与其中。此外，遗传因素在肾小球疾病的易感性、严重程度和疗效方面，也可能有一定影响。

1. 免疫反应

（1）体液免疫

1）原位免疫复合物形成 血液循环中的游离抗体（或抗原）与肾小球固有抗原或已种植于肾小球的外源性抗原（或抗体）相结合，在肾小球基底膜上皮细胞侧形成免疫复合物，并不断产生且持续存在，或机体产生肾小球内免疫复合物抗体，导致肾炎的持续和进展。

2）循环免疫复合物沉积 某些外源性抗原或内源性抗原可刺激机体产生相应抗体，在血液循环中形成免疫复合物。在一定条件下，循环免疫复合物在肾小球系膜区和（或）内皮下沉积，并激活炎症介质后导致肾小球肾炎产生。

3）自身抗体 如中性粒细胞胞质抗体（ANCA），可以通过与中性粒细胞、血管内皮细胞以及补体活化的相互作用引起肾小球的免疫炎症反应，导致免疫沉积性肾小球肾炎的产生。

（2）细胞免疫 近年来，动物肾炎模型和部分人肾小球肾炎提供了细胞免疫在肾小球疾病发生中的证据。在某些类型的肾小球肾炎的发病机制中，细胞免疫的重要作用得到认可，但细胞免疫是否可以直接导致肾小球肾炎还缺乏足够的证据。

2. 炎症反应

（1）炎症细胞 包括单核－巨噬细胞、中性粒细胞、嗜酸性粒细胞及血小板等，可以产生多种炎症介质和细胞外基质，造成肾小球炎症病变与临床症状。研究证实，肾小球固有细胞如脏层上皮细胞、系膜细胞及内皮细胞，在特定条件下具有炎症细胞作用，可主动参与肾小球肾炎的发生和慢性进展。

（2）炎症介质 始发的免疫反应激活炎症细胞释放炎症介质和细胞因子，如补体、活性氮、细胞黏附分子、酶类、前列腺素类和多种生长因子（如白细胞介素）等，分别作用于肾小球和间质小管等部位的不同细胞，影响细胞的增殖、分泌，影响细胞外基质的分泌、降解，进而介导炎症发生，导致肾小球损伤。

3. 非免疫机制 在肾小球疾病的发病机制中，免疫介导性炎症其起主要作用，但在疾病的慢性进展过程中，一些非免疫因素如高血压、高脂血症、大量蛋白尿等，对疾病的持续和恶化起到重要影响。

（1）高血压 尤其是肾内毛细血管高血压可能是加重肾脏损害最重要因素。在高血压的动物模型中，存在肾血管收缩、动脉硬化等病变，这可能是高血压引起肾缺血和肾小球硬化的主要原因。

（2）蛋白尿　大量蛋白尿可作为肾损害的独立致病因素，与慢性肾脏病预后有密切关系。尿蛋白在肾间质炎症细胞浸润以及细胞外基质的降解和重塑过程中发挥重要作用，促进肾小管－间质纤维化过程。

（3）高脂血症　脂质代谢异常是诱发和加重肾小球损伤的重要因素之一，与进行性肾损害密切相关。肾小球硬化与动脉硬化在发病机制及其和高脂血症之间的关系上有诸多相似之处。

（三）临床表现

1. 蛋白尿　正常人尿液中蛋白含量极低，尿常规蛋白定性为阴性。当尿蛋白定性为阳性或定量 > 0. 15g/24h，称为蛋白尿。根据蛋白尿形成机制不同，可以分为肾小球性蛋白尿、肾小管性蛋白尿、溢出性蛋白尿和组织性蛋白尿。

肾小球性蛋白尿的形成与肾小球滤过膜（由肾小球毛细血管内皮细胞、基底膜和脏层上皮细胞构成）的屏障作用有关。①分子屏障：肾小球滤过膜仅允许一定大小的蛋白分子通过。②电荷屏障：内皮及上皮细胞膜含涎蛋白，而基底膜含硫酸类肝素，这使得肾小球滤过膜带负性电荷，通过同性电荷相斥原理，阻止含负电荷的血浆蛋白（如白蛋白）滤过。当上述任一屏障损伤，均可引起以白蛋白为主的肾小球性蛋白尿。若分子屏障被破坏时，除白蛋白以外，尿中还可出现更大分子的血浆蛋白，如免疫球蛋白、C3 等，提示肾小球滤过膜有较严重的结构损伤。

2. 血尿　尿沉渣镜检每高倍视野红细胞 > 3 个，尿液外观无血色者，为镜下血尿；1L 尿液中含有超过 1ml 血即呈现肉眼血尿。肾小球疾病所致血尿，通常为无痛性、全程血尿，可呈镜下或肉眼血尿，持续性或间发性。血尿多为单纯性血尿，也可伴有蛋白尿或管型尿。若患者出现血尿，同时伴有较大量蛋白尿和（或）管型尿（特别是红细胞管型），则多提示为肾小球源性血尿。

区分血尿的来源，常可依靠以下两种检查。①新鲜尿沉渣相差显微镜检查：变形红细胞血尿为肾小球源性，均一性正常红细胞血尿为非肾小球源性。②尿红细胞容积分布曲线：肾小球源性血尿常呈非对称曲线，其峰值红细胞容积小于静脉峰值红细胞容积；非肾小球源性血尿常呈对称性曲线，其峰值红细胞容积大于静脉峰值红细胞容积。

3. 水肿　肾性水肿常由水钠潴留所致，肾小球疾病水肿可分为以下两大类。①肾病性水肿：由于长期、大量蛋白尿造成血浆蛋白过低，进而导致血浆胶体渗透压降低，液体从血管内渗入到组织间隙中，产生水肿；部分患者因有效血容量减少，刺激肾素－血管紧张素－醛固酮系统活性增高和抗利尿激素分泌增加，可进一步加重水钠潴留，引起水肿加重。肾病性水肿时，由于组织间隙蛋白含量低，水肿多从下肢部位开始。②肾炎性水肿：由于肾小球滤过率下降，而肾小管重吸收功能基本正常引起“球－管失衡”和肾小球滤过分数下降，导致水钠潴留。肾炎性水肿时，血容量增加，伴肾素－血管紧张素－醛固酮系统活性抑制、抗利尿激素分泌减少，因高血压、毛细血管通透性增加等因素而使水肿持续和加重。肾炎性水肿时，由于组织间隙蛋白含量高，水肿多从眼睑、颜面部开始。

4. 高血压　肾小球疾病常伴发高血压，约 90% 慢性肾衰竭患者出现高血压。持续存在的高血压会加速肾功能恶化。肾小球疾病所致的高血压发生可能与水钠潴留、肾素分泌增多及肾实质损害后肾内降压物质分泌减少等有关。肾小球疾病所致的高血压多数为容量依赖型，少数为肾素依赖型，但两型常混合存在，临床上难以区分。

5. 肾功能损害　部分急性肾小球肾炎患者可有一过性肾功能损害；急进性肾小球肾炎常可导致急性肾衰竭；慢性肾小球肾炎患者以及蛋白尿控制不佳的肾病综合征患者，随着病程进展至晚期，常可发展为慢性肾衰竭。

（四）治疗

1. 原发性肾小球疾病治疗原则

（1）以激素或激素联合细胞毒性药物为主，应在增强疗效的同时最大限度地减少副作用。

（2）若存在激素使用禁忌症的情况时，可以考虑单独使用细胞毒性药物。

（3）根据不同病理类型、病变程度、年龄和肾功能等，有区别地、个体化地制定治疗方案。

（4）保护肾功能，防止或延缓肾功恶化。

（5）进入终末期肾衰竭的患者，需要接受血液透析或肾移植治疗。

2. 继发性肾小球疾病治疗原则

（1）加强对原发疾病的治疗。

（2）针对原发病所致的肾损害进行治疗。

（3）针对原发病进行检查和治疗时，应注意避免造成肾脏损害。

二、急性肾小球肾炎

（一）定义

急性肾小球肾炎（acute glomerulonephritis）简称急性肾炎，是一组以急性肾炎综合征为主要临床表现的原发性肾小球疾病。其特点为起病急，以血尿、蛋白尿、水肿、高血压和一过性肾功能损害为主要特征。常见于链球菌感染后，其他细菌、病毒和寄生虫感染也可引起。现主要介绍链球菌感染所致急性肾小球肾炎。

（二）病因和发病机制

本病常因 A 组 β 溶血性链球菌的某些型（咽部感染多为 12 型，皮肤感染多为 49 型）感染所致，常见于上呼吸道感染、猩红热、皮肤感染等链球菌感染后。感染的严重程度与急性肾炎的发生及病变程度并不完全一致。本病主要由感染后诱发的免疫反应导致肾损伤。其发病机制包括循环免疫复合物沉积于肾小球；抗原原位种植于肾脏；肾脏正常抗原改变，诱导自身免疫。此外，补体的异常活化也可能参与致病机制。

（三）病理

病变类型为毛细血管内增生性肾小球肾炎。其病理特征是外观可增大，病变主要累及肾小球；光镜下可见内皮和系膜细胞弥漫性增生，大量中性粒细胞和单核细胞浸润；免疫病理检查可见以 IgG 和 C3 为主要成分的粗颗粒状免疫复合物沿毛细血管壁、系膜区沉积；电镜检查可见肾小球上皮细胞下有驼峰状大块电子致密物沉积。

（四）临床表现

本病好发于 2～6 岁儿童，男性略多。病前 1～3 周常有上呼吸道感染或皮肤感染等前驱感染病史，上呼吸道感染者较皮肤感染者潜伏期短。本病起病较急，病情轻重不一，典型患者呈急性肾炎综合征表现，重症患者可发生急性肾衰竭。本病大多预后良好，一般数月内临床自愈，偶有患者发展为慢性肾炎。典型患者有以下临床表现。

1. 血尿、蛋白尿 血尿常为首发症状，多数为肾小球源性血尿，近半数患者为肉眼血尿。肉眼血尿一般持续数天后转为镜下血尿，而镜下血尿可持续数月至半年。常可伴有轻、中度蛋白尿，少数患者可出现肾病综合征水平的大量蛋白尿。尿沉渣检查除红细胞外，早期亦可见白细胞和上皮细胞增多，并可有颗粒管型和红细胞管型。

2. 水肿 约 90% 的患者可发生水肿，常为发病初期的表现，典型表现为晨起眼睑或颜面部水肿，可伴有双下肢轻度凹陷性水肿，重者可波及全身。经利尿治疗后可好转，常于 1～2 周内消失。

3. 高血压 80% 以上患者可出现一过性轻、中度高血压，常与其水钠潴留有关，经利尿治疗后血压可很快恢复正常。少数患者可出现严重高血压，甚至高血压性脑病。

4. 肾功能异常 部分患者早期可因肾小球滤过率下降、水钠潴留而尿量减少，少数患者可出现少尿，但很少出现无尿。肾功能可一过性受损，表现为一过性氮质血症。多数患者经利尿治疗数日后肾功能可恢复正常，极少数发展为急性肾衰竭。

5. 心力衰竭 常在急性期，部分患者因少尿、水钠严重潴留和血压升高可出现充血性心力衰竭，表现为呼吸困难、颈静脉怒张、奔马律、下肢水肿或肺水肿等，需紧急处理。

（五）辅助检查

1. 尿液检查 包括尿常规检查和24小时尿蛋白定量检测。几乎全部患者都有镜下血尿，约半数患者有肉眼血尿，尿沉渣可见白细胞、肾小管上皮细胞以及红细胞管型和颗粒管型。多数患者有蛋白尿，尿蛋白多为（+～++）。血尿和蛋白尿会持续数月，常于1年内恢复，如果蛋白尿持续存在提示已发展为慢性增生性肾炎。

2. 血常规检查 白细胞计数可正常或轻度升高，红细胞沉降率加快，部分患者可出现轻度贫血。

3. 肾功能检查 肾小球滤过率可下降，表现为一过性氮质血症，一般1～2周后可恢复正常；肾小管功能一般为正常。

4. 免疫学检查

（1）抗链球菌溶血素“O”抗体（ASO） 90%的患者ASO滴度大于200U，ASO滴度的逐渐上升比单纯的滴度高更有诊断意义。ASO滴度上升两倍以上，高度提示近期曾有过有链球菌感染。

（2）血清补体C3 疾病早期，血清补体C3和总补体（CH50）下降，8周内逐渐恢复至正常水平，是诊断本病的重要依据。

（六）诊断

病前1～3周有链球菌感染病史；出现血尿、蛋白尿、水肿、高血压和一过性肾功能损害等急性肾炎综合征表现；发病早期一过性血清补体C3下降；病情在1～2个月内全面好转者，即可诊断本病。若肾小球滤过率进行性下降或病情在2个月内未见好转，应及时行肾活检以明确诊断。

（七）鉴别诊断

1. 以急性肾炎综合征起病的肾小球疾病

（1）其他病原体感染后急性肾炎 病毒、细菌和寄生虫感染均可引起急性肾炎，其中以病毒较为多见（如水痘－带状疱疹病毒、EB病毒、流感病毒等）。病毒感染所致肾小球肾炎，大多临床症状较轻，一般不伴有血清补体下降，较少出现水肿和高血压，肾功能一般为正常。

（2）系膜毛细血管性肾小球肾炎 临床上除表现出急性肾炎综合征外，常可伴有肾病综合征，病变多持续、无自愈倾向。超过半数患者血清补体下降在8周内不能恢复正常，出现持续性低补体血症。

（3）系膜增生性肾小球肾炎 部分患者有前驱感染可呈现急性肾炎综合征，但血清补体C3多正常，病情无自愈倾向。IgA肾病患者潜伏期短，可在感染后数小时至数日内出现肉眼血尿，部分患者血清IgA升高。

2. 急进型肾小球肾炎 发病与急性肾炎相似，但早期就可能出现少尿、无尿和肾功能急剧恶化等临床表现。重症急性肾炎呈现急性肾衰竭者与该病进行鉴别时，若诊断较困难，应及时做肾活检以明确诊断。

3. 全身性疾病肾脏受累 系统性红斑狼疮、过敏性紫癜、细菌性心内膜炎、血管炎等疾病引发肾炎时，均可出现急性肾炎综合征的表现，根据其他系统受累的典型临床表现和相关检查，鉴别多无困难。

（八）治疗

本病为自限性疾病，治疗以休息和对症治疗为主，不推荐使用糖皮质激素和细胞毒药物进行治疗。对于并发急性肾衰竭的患者，应及时予以透析治疗。

1. 一般治疗 急性期应卧床休息，待肉眼血尿消失、水肿消退及血压恢复正常后，逐步增加活动量。饮食应富含维生素，并应低盐饮食（每日3g以下）。肾功能正常者无需限制蛋白质摄入量，但出现氮质血症时应限制蛋白质摄入，并以优质动物蛋白为主。水肿明显或少尿时需限制液体的入量。

2. 抗感染治疗 存在链球菌感染者，可根据情况选用青霉素、头孢菌素等无肾毒性的抗生素治疗10～14天，青霉素过敏者可选用大环内酯类等抗生素。一般不主张长期预防性使用抗生素。

3. 对症治疗 利尿消肿、降低血压，积极预防心脑并发症。对水肿明显者，应适当使用利尿剂，但无尿或严重肾功能损害者慎用。对限制水、钠摄入并使用利尿剂后血压控制仍不满意者，可予以降压药，患者不能擅自用药或自行停药。

4. 透析治疗 少数患者发生急性肾衰竭并有透析指征时，应及时予以透析治疗。本病有自限性，一般经透析治疗度过急性期后，肾功能一般可逐渐恢复，不需长期维持透析。

（九）并发症

1. 高血压脑病 少数患者，因血压在短时间内急剧升高，超出脑血管的自主调节能力，导致脑血管舒张功能障碍、血－脑屏障被破坏，进而引发脑水肿、脑出血等严重并发症。患者可出现头痛、恶心、呕吐和不同程度意识障碍等全脑症状。若患者出现高血压脑病征象，应及时给予镇静、扩血管和降压等紧急处理。

2. 急性肾功能不全 患者早期可出现肾小球滤过率下降，多数为一过性，可自行恢复。有少数患者可进展为急性肾功能不全，可出现大量蛋白尿、少尿或无尿等临床表现。

3. 充血性心力衰竭 多见于老年患者，主要由严重的水、钠潴留和高血压所致。患者表现为气喘、呼吸困难、端坐呼吸等，需要进行紧急处理。

（十）预后

本病为自限性疾病，预后良好，尤其是儿童。绝大多数患者于2～4周内肉眼血尿消失、水肿消退、血压恢复至正常。少数患者镜下血尿和蛋白尿可迁延6～12个月才消失。极少数患者迁延不愈，进展为慢性肾小球肾炎。

（十一）预防

减少呼吸道和皮肤感染是预防急性肾小球肾炎的根本。对于扁桃体炎、猩红热、脓疱疮等患儿应及时、彻底地应用抗生素治疗，以预防肾小球肾炎的发生。

三、慢性肾小球肾炎

（一）定义

慢性肾小球肾炎（chronic glomerulonephritis）简称慢性肾炎，是指以血尿、蛋白尿、水肿和高血压为基本临床表现，起病方式各有不同，病情迁延，病变进展缓慢，可伴不同程度的肾功能减退，具有肾功能恶化倾向，并最终将发展为慢性肾衰竭的一组肾小球疾病。

（二）病因和发病机制

慢性肾炎多数病因不明，与链球菌感染并无明确关系，仅15%～20%由急性肾炎进展而来。其病因、发病机制和病理类型不尽相同，但大多数慢性肾炎与免疫介导性炎症有关。此外，非免疫、非炎症因素如高血压肾动脉硬化、大量蛋白尿和高脂血症等也在疾病的发展过程中起重要作用。

（三）病理

常见的慢性肾炎病理类型有系膜增生性肾小球肾炎、系膜毛细血管性肾小球肾炎、膜性肾病及局灶节段性肾小球硬化等。病变进展至后期，以上各种不同病理类型均可转化为程度不等的肾小球硬化，并伴有相应肾单位的肾小管萎缩、肾间质纤维化。疾病晚期可出现肾脏体积缩小、肾皮质变薄，各种病理类型均可转化为硬化性肾小球肾炎。

（四）临床表现

慢性肾炎可发生于任何年龄，以中青年男性多见。本病多数为隐匿性起病、进展缓慢。临床表现呈多样性，血尿、蛋白尿、水肿和高血压为其基本临床表现。早期患者肾功能可正常或轻度受损，病情时轻时重，持续数年甚至数十年后，肾功能损害渐进性发展为慢性肾衰竭。此外，患者早期还可伴有乏力、疲倦、腰部疼痛、食欲缺乏；水肿可有可无，一般不严重；部分患者早期可无明显临床症状。

（五）辅助检查

1. 尿液检查 轻、中度蛋白尿，同时伴有血尿，多为持续性镜下血尿，肉眼血尿者少见，还可见红细胞和颗粒管型。

2. 血常规检查 早期可正常，出现肾功能不全的患者可有不同程度贫血。

3. 肾功能检查 不同程度肾小球滤过率降低，早期表现为内生肌酐清除率下降，随着病情加重，血肌酐（Scr）和尿素氮（BUN）逐渐升高。

4. 肾脏超声检查 早期肾脏大小正常，后期双肾缩小、皮质变薄、肾内结构紊乱。

（六）诊断

凡出现蛋白尿、血尿、管型尿、水肿及高血压病史达1年以上，无论有无肾功能损害均应考虑此病，排除继发性肾小球肾炎和遗传性肾小球肾炎后，即可确立诊断。

（七）鉴别诊断

1. 继发性肾小球肾炎 如糖尿病肾病、狼疮性肾炎、过敏性紫癜肾炎等，根据原发疾病的临床表现及特异性实验室检查，一般不难鉴别。

2. 原发性高血压肾损害 本病多发生于40岁以上中老年人，先有较长期高血压，其后再出现肾损害。肾小管功能损伤较肾小球出现早且突出，尿液改变不明显，常有高血压的其他靶器官（心、脑）损害。

3. Alport综合征（遗传性肾炎） 多见于青少年，患有眼（球形晶状体等）、耳（神经性耳聋）、肾（血尿、蛋白尿、进行性肾功能损害）异常，并有阳性家族史（多为性连锁显性遗传）。

4. 慢性肾盂肾炎 常有尿路感染反复发作的病史，尿沉渣检查多有白细胞，尿蛋白少见，尿细菌检查阳性。后期肾小管功能损害较肾小球损害严重。静脉肾盂造影可见肾盂肾盏变形。

5. 其他原发性肾小球疾病

（1）隐匿型肾小球肾炎　主要表现为无症状性血尿和（或）蛋白尿，尿蛋白 $<1g/d$，无水肿、高血压和肾功能减退。

（2）急性肾炎　发病前1~3周有呼吸道或皮肤等前驱感染病史，早期可有一过性血清补体C3下降，呈自愈倾向。

（八）治疗

慢性肾炎的治疗应以防止或延缓肾功能进行性恶化、改善或缓解临床症状及防治心脑血管并发症为主要目的。

1. 一般治疗 肾功能不全氮质血症患者应限制蛋白及磷的入量，采用优质低蛋白饮食或加用必需氨基酸或α-酮酸。水肿明显的患者应给予低钠盐饮食，适当限制液体的摄入量。避免感染、劳累、妊娠及肾毒性药物（如氨基糖苷类抗生素、非甾体类抗炎药和造影剂等）等可能导致肾功能恶化的因素。

2. 积极控制高血压和减少尿蛋白 高血压和尿蛋白是促进肾小球硬化、加速肾功能恶化的重要因素，积极控制高血压和减少蛋白尿是治疗慢性肾炎的两个重要环节。

（1）治疗原则 高血压的治疗目标是：尿蛋白≥1g/d，血压应控制在125/75mmHg以下；尿蛋白<1g/d，血压控制可放宽到130/80mmHg以下；降压不宜过快过低，平稳降压；小剂量开始，必要时联合用药；尽量选用具有肾脏保护作用、能延缓肾功能恶化的药物。

（2）治疗方法 限制钠盐摄入，NaCl<6g/d；优先选用减少蛋白尿和延缓肾功能恶化的降压药，如血管紧张素转换酶抑制剂（ACEI）或血管紧张素Ⅱ受体拮抗剂（ARB）。肾功能不全患者应用ACEI或ARB要注意防止高血钾和血肌酐升高，血肌酐大于264μmol/L（3mg/dl）时，务必在严密监测血肌酐和血钾水平下谨慎使用。

3. 糖皮质激素和细胞毒药物 根据病因及病理类型确定是否使用此类药，但一般不主张积极应用。若患者肾功能正常或仅轻度受损，肾脏体积正常，病理类型较轻（如轻度系膜增生性肾炎、早期膜性肾病等），尿蛋白较多，若无禁忌者可试用，无效者应及时逐步撤去。

4. 对症治疗 应积极预防感染，纠正水电解质紊乱和酸碱失衡，抗血小板聚集、抗凝和降脂药也可以考虑使用，但应避免使用肾毒性药物。

（九）并发症

1. 肾功能衰竭 最直接且严重的并发症，会导致血肌酐进行性升高，患者会出现明显水肿、少尿或无尿等临床表现，必要时需予以血液透析甚至肾移植治疗。

2. 肾性贫血 疾病晚期因肾实质损害，引起促红细胞生成素分泌受到抑制，患者可出现不同程度贫血。

3. 感染 由于本病患者免疫力低下，容易并发全身各系统感染，常见泌尿系统和呼吸系统感染，需积极预防感染。

（十）预后

慢性肾炎病情迁延，进展缓慢。目前尚无法根治，最终将进展为慢性肾衰竭。病变进展速度个体差异很大，病理类型是影响其进展的重要因素，但也与是否重视保护肾脏、治疗是否及时恰当、是否避免加速恶化的诱因等因素有关。

（十一）预防

保持健康的生活方式，戒烟、戒酒，适当运动，增高自身免疫力。避免过度劳累，预防反复感染。此外，需谨慎使用非甾体抗炎药等对肾脏有毒性损害的药物。

四、肾病综合征

（一）定义

肾病综合征（nephrotic syndrome，NS）是由多种病因引起，具有类似临床表现（大量蛋白尿、低蛋白血症、高脂血症和高度水肿）的一组临床综合征。

（二）病因和发病机制

肾病综合征的病因目前尚不完全清楚，可能与免疫、遗传、感染和药物等因素有关。临床上，肾病综合征按病因可分为原发性和继发性两大类。原发性肾病综合征属于原发性肾小球疾病，由多种病理类型组成，包括微小病变肾病、局灶节段性肾小球硬化、系膜增生性肾小球肾炎、系膜毛细血管性肾小球肾炎和膜性肾病等。而继发性肾病综合征常继发于糖尿病、系统性红斑狼疮、过敏性紫癜以及药物等。目前，肾病综合征的发病机制尚不明确，考虑可能与免疫介导的炎症反应有关。

（三）病理生理

1. 大量蛋白尿 肾小球滤过膜中的分子屏障及电荷屏障被破坏，其屏障作用受损伤，致使原尿中蛋白含量增多，当其增多明显超过近曲小管回吸收量时，则形成大量蛋白尿。在此基础上，凡能引起肾小球内压力升高及导致高灌注、高滤过的因素（如高血压、大量输注血浆蛋白或高蛋白饮食），均可加重尿蛋白的排出。

2. 低蛋白血症 大量白蛋白从尿液中丢失，同时近端肾小管摄取滤过蛋白增多，也使肾小管分解蛋白增加。虽然肝脏可以代偿性合成白蛋白增加，但当肝脏白蛋白合成增加不足以代偿丢失和分解时，则出现低蛋白血症。此外，患者因胃肠道黏膜水肿可导致蛋白质摄入和吸收障碍，进一步加重低蛋白血症。

3. 水肿 由于低蛋白血症和血浆胶体渗透压下降，水分从血管腔内进入组织间隙，是造成 NS 水肿的基本原因。此外，患者肾灌注不足，导致肾素－血管紧张素－醛固酮系统激活，促使水钠潴留，进一步加重水肿。在渗透压降低，而静水压正常的末梢毛细血管，还可发生跨毛细血管性液体渗漏和水肿。

4. 高脂血症 肾病综合征患者血清中胆固醇、甘油三酯、低密度脂蛋白、极低密度脂蛋白水平均增高。其发生机制与肝脏合成脂蛋白增加、脂蛋白分解减少有关，目前认为后者可能是导致高脂血症更为重要的原因。

（四）病理类型及临床特征

1. 微小病变型肾病 光镜下肾小球基本正常，近曲小管上皮细胞可见脂肪变性。免疫病理检查阴性。电镜下以广泛的肾小球脏层上皮细胞足突融合为本病的特征性改变和主要诊断依据。

微小病变型肾病占儿童原发性 NS 的 80% ~90%，占成人原发性 NS 的 10% ~20%。本病儿童高发，多见于男性，成人发病率降低，但 60 岁以后又呈现高峰。典型的临床表现为肾病综合征，仅 15% ~20% 患者伴有镜下血尿。

本病 30% ~40% 的患者可自行缓解，但复发率高达 60%。若反复发作，或大量蛋白尿长期未得到有效控制，可转变为系膜增生性肾小球肾炎，并可进一步发展为局灶节段性肾小球硬化。

2. 系膜增生性肾小球肾炎 光镜下可见肾小球系膜细胞和系膜基质弥漫增生，可分为轻度、中度和重度增生。免疫病理检查可将本病分为 IgA 肾病及非 IgA 系膜增生性肾小球肾炎。前者以 IgA 沉积为主，后者以 IgG 或 IgM 沉积为主，两者均常伴有 C3 呈颗粒状沉积于肾小球系膜区及毛细血管壁。电镜下可见系膜增生，并在系膜区可见到电子致密物沉积。

本病在我国发病率较高，在原发性肾病综合征中约占 30%。本病青少年高发，多见于男性。约 50% 患者有前驱感染，常于上呼吸道感染后急性起病，甚至表现为急性肾炎综合征，部分患者为隐匿性起病。几乎全部 IgA 肾病患者有血尿，约 15% 可出现肾病综合征，约 70% 非 IgA 系膜增生性肾小球肾炎患者有血尿，约 50% 可出现肾病综合征。

3. 系膜毛细血管性肾小球肾炎 光镜下可见系膜细胞和系膜基质重度弥漫增生，可深入到肾小球基底膜和内皮细胞之间，毛细血管壁增厚，使毛细血管袢呈“双轨征”。免疫病理检查常见 IgG 和 C3 沿系膜区及毛细血管壁呈颗粒状沉积。电镜下在系膜区和内皮下可见电子致密物沉积。

该病理类型约占我国原发性肾病综合征的 10% ~20%。本病高发于青壮年，男性略多于女性。25% ~30% 左右患者常在上呼吸道感染后发病，表现为急性肾炎综合征；50% ~60% 患者表现为肾病综合征，几乎所有患者均伴有血尿，其中少数为发作性肉眼血尿；其余患者为无症状性血尿和蛋白尿。早期即可出现肾功能损害、高血压和贫血，病情多持续进展。血清补体 C3 持续降低，对提示本病有重要意义。

4. 膜性肾病 早期光镜下可见肾小球毛细血管袢出现僵硬和增厚，基底膜的上皮侧可见少量散在嗜复红蛋白沉积；后期钉突形成，基底膜逐渐增厚。免疫病理检查显示 IgG 和 C3 沿毛细血管壁或基底膜呈细颗粒状沉积。早期电镜下可见基底膜的上皮侧有排列整齐的电子致密物，常伴有广泛足突融合。

本病中老年高发，多见于男性，约占我国原发性肾病综合征的 20%。通常起病隐匿，约 80% 表现为肾病综合征，约 30% 可伴有镜下血尿，一般无肉眼血尿。多数患者，常在发病 5 ~ 10 年后逐渐出现肾功能损害。本病极易并发血栓栓塞，若膜性肾病患者突然出现腰腹部疼痛、肾功能恶化，应警惕肾静脉血栓形成；若患者突发胸痛，伴有呼吸困难，应高度怀疑肺栓塞可能。

5. 局灶节段性肾小球硬化 光镜下可见肾小球呈局灶、节段性硬化，表现为相应的肾小管萎缩、肾间质纤维化。免疫病理检查显示 IgM 和 C3 在肾小球受累节段呈团块状沉积。电镜下可见肾小球上皮细胞足突广泛融合、基底膜塌陷，系膜基质增多，并有电子致密物沉积。根据硬化部分和细胞增殖特点，可分为五种亚型：经典型、塌陷型、顶端型、细胞型和非特殊型。其中，非特殊型最为常见，约占所有类型的半数以上。

该病理类型约占我国原发性肾病综合征的 5% ~10%。本病青少年高发，多见于男性。多为隐匿性起病，部分病例可由微小病变型肾病进展而来。50% ~75% 患者表现为大量蛋白尿及肾病综合征，约 75% 患者伴有血尿，部分患者可见肉眼血尿。本病确诊时，30% ~50% 患者有高血压，约 30% 有肾功能损害，且随着病情的进展而加重。

（五）诊断

具备“三高一低”即大量蛋白尿、低蛋白血症、明显水肿及高脂血症者（其中前两项为必备条件），即可诊断为肾病综合征；在此基础上除外继发性和遗传性疾病，才能诊断为原发性肾病综合征。此外，有条件者应行肾活检明确病理类型。最后，需要判断有无并发症。

（六）鉴别诊断

1. 过敏性紫癜肾炎 青少年多见，有典型的皮肤紫癜，可伴有关节痛、腹痛及黑便，多在皮疹出现后 1 ~4 周出现血尿和（或）蛋白尿，典型皮疹有助于鉴别诊断。肾活检常见病理改变为弥漫性系膜增生，免疫病理检查以 IgA 及 C3 为主要沉积物。

2. 系统性红斑狼疮肾炎 本病好发于青少年和中年女性，典型临床表现为面部蝶形红斑，同时有关节、肌肉及多系统受损，体内出现多种自身抗体，肾活检免疫病理检查呈“满堂亮”。

3. 乙型肝炎病毒相关性肾炎 多见于儿童及青少年，以蛋白尿或肾病综合征为主要临床表现，常见的病理类型为膜性肾病，其次为系膜毛细血管性肾小球肾炎等。国内依据以下三点进行诊断。①血清乙型肝炎病毒抗原阳性；②患肾小球肾炎，并可除外狼疮性肾炎等继发性肾小球肾炎；③肾活检找到乙型肝炎病毒抗原。

4. 糖尿病肾病 本病好发于中老年人，常见于病程 10 年以上的糖尿病患者。早期可发现尿微量白蛋白排出增加，以后逐渐发展成肾病综合征。糖尿病病史及特征性眼底改变有助于鉴别诊断。肾活检提示肾小球基底膜增厚和系膜基质增生，典型损害为 K－W 结节形成。

5. 肾淀粉样变性 本病多见于中老年人，除肾脏受累外还累及心、肝、脾等其他脏器；肾损害早期仅有蛋白尿，数年后出现肾病综合征。肾活检组织刚果红染色淀粉样物质呈砖红色，偏光显微镜下呈绿色双折射光特征。

（七）治疗

1. 一般治疗 凡有严重水肿、低蛋白血症者需卧床休息。水肿消失、一般情况好转后，可起床活动。患者每日热量要保证每千克体重不应少于 126 ~ 147kJ，并给予正常量 0.8g ~ 1.0g/（kg·d）的优质蛋白（富含必需氨基酸的动物蛋白）饮食。若出现水肿时，应低盐（<3g/d）饮食。为减轻高脂血症，应少进食富含饱和脂肪酸（动物油脂）的食物。

2. 对症治疗

（1）利尿消肿

1）噻嗪类利尿剂 主要作用于髓袢升支厚壁段和远曲小管前段，通过抑制钠和氯的重吸收，增加钾的排泄而利尿。常用氢氯噻嗪 25mg，每日 3 次。长期服用应注意防止低钾、低钠血症。

2）保钾利尿剂 主要作用于远曲小管后段，抑制钠和氯的重吸收，但有保钾的作用，适用于低钾血症患者。与噻嗪类利尿剂合用可增加利尿的效果。常用氨苯蝶啶 50mg，每日 3 次；或醛固酮拮抗剂螺内酯 20mg，每日 3 次。长期服用需防止高钾血症，对肾功能不全者应慎用。

3）袢利尿剂 主要作用于髓袢升支，显著抑制钠、氯和钾的重吸收。常用呋塞米 20 ~ 120mg/d，或布美他尼 1 ~ 5mg/d，分次口服或静脉注射；在渗透性利尿药物应用后随即给药效果更好。应用袢利尿剂时需谨防低钠、低钾、低氯血症性碱中毒发生。

4）渗透性利尿剂 通过提高血浆胶体渗透压，使组织中水分重吸收入血，同时造成肾小管内液的高渗状态，减少水、钠的重吸收而利尿。常用低分子右旋糖酐或羟乙基淀粉。但对少尿（尿量 <400ml/d）患者应慎用此类药物，易诱发“渗透性肾病”，导致急性肾衰竭。

5）提高血浆胶体渗透压 静脉输注血浆或白蛋白等均可提高血浆胶体渗透压，促进组织中水分重吸收并利尿。但由于输入的白蛋白可引起肾小球高滤过及肾小管高代谢，造成肾小球脏层及肾小管上皮细胞损伤、促进肾间质纤维化，重者可损害肾功能，故应严格掌握适应证，非必要不宜多用。此外，心力衰竭患者应慎用。

（2）减少蛋白尿 大量蛋白尿可导致肾小球高滤过、加重肾小管－间质损伤、促进肾小球硬化，是影响治疗和预后的重要因素。因此，减少蛋白尿是肾病综合征治疗的关键。血管紧张素转换酶抑制剂（ACEI）或血管紧张素Ⅱ受体拮抗剂（ARB），除有降压作用外，还有减少蛋白尿和延缓肾功能损害的作用。使用 ACEI 或 ARB 降低尿蛋白时，应注意使用剂量需超过常规降压所用剂量。

3. 抑制免疫与炎症反应

（1）糖皮质激素 是通过抑制免疫炎症反应、减少醛固酮和抗利尿激素分泌，影响肾小球基底膜通透性等综合作用而发挥其利尿、消除尿蛋白的疗效。使用原则和方案如下：①起始足量：常用药物为泼尼松 1mg/(kg·d)，口服 8 周，必要时可延长至 12 周；②缓慢减药：足量治疗后每 2 ~ 3 周减原用量的 10%；③长期小剂量维持：最后减至最小有效剂量（10mg/d）后再维持半年或更长时间。水肿严重、有肝功能损害或泼尼松疗效不佳时，可更换为甲泼尼龙（等剂量）口服或静脉滴注。

（2）细胞毒药物 这类药物可用于“激素依赖型”（激素减药到一定程度即复发）或“激素抵抗型”（激素治疗无效）的患者，发挥协同激素治疗的作用。若无激素禁忌，一般不作为首选或单独治疗用药。

1）环磷酰胺 是国内外最常用的细胞毒药物，其代谢产物具有较强的免疫抑制作用。应用剂量为 2mg/(kg·d)，分 1 ~ 2 次口服；或 200mg，隔日静脉注射；累积量达 6 ~ 8g 后停药。主要副作用为骨髓抑制及中毒性肝损害，并可出现性腺抑制、脱发、胃肠道反应及出血性膀胱炎等。

2）盐酸氮芥 为最早用于治疗肾病综合征的药物，治疗效果较佳。因其可引起注射部位血管炎或局部组织坏死，以及严重的胃肠道反应和甚强的骨髓抑制，目前临床上已较少应用。

应用激素及细胞毒药物治疗肾病综合征可有多种方案，原则上应在增强疗效的同时，最大程度降低副作用。

（3）环孢素　属于钙调蛋白神经抑制剂，能选择性抑制T辅助细胞及T淋巴细胞毒效应细胞，目前已作为二线药物用于激素和细胞毒药物治疗无效的肾病综合征。常用剂量为3～5mg/(kg·d)，分两次空腹口服，用药期间需监测并维持其血药浓度谷值为100～200ng/ml。服药2～3个月后缓慢减量，总疗程不应少于1年，停药后极易复发。其副作用主要有肝肾毒性、高血压、高尿酸血症、神经毒性、多毛及牙龈增生等。

（4）麦考酚吗乙酯　其代谢产物为霉酚酸，后者为次黄嘌呤单核苷酸脱氢酶抑制剂，能抑制鸟嘌呤核苷酸的经典合成途径，故而选择性抑制T、B淋巴细胞增殖及抗体形成以达到治疗目的。常用剂量为1.5～2g/d，分2次口服，共用3～6个月，缓慢减量并维持半年。

（八）并发症

1. 感染　全身各系统感染为肾病综合征常见并发症，其发生与蛋白质营养不良、免疫功能紊乱及应用糖皮质激素治疗等有关。常见感染部位依次为呼吸道、泌尿道、皮肤。感染是导致肾病综合征复发和疗效不佳的主要原因之一，甚至可以造成患者死亡。

2. 血栓和栓塞　主要由于血液浓缩、抗凝物质丢失、高脂血症等导致血液黏稠度增高，并且由于利尿剂、激素的使用和血小板功能亢进等因素进一步加重高凝状态。其中以肾静脉血栓最为常见，发生率为10%～50%。此外，肺血管血栓、栓塞，下肢静脉、下腔静脉、冠状血管血栓和脑血管血栓也不少见。血栓、栓塞是直接影响肾病综合征治疗效果和预后的重要原因。

3. 急性肾衰竭　肾病综合征患者可因有效血容量不足而致肾血流量下降，诱发肾前性氮质血症，肾损害药物的使用也可引起急性肾衰竭。特发性急性肾衰竭常见于微小病变型肾病患者，其发生原因可能与肾间质高度水肿有关，临床表现为少尿或无尿，扩容及利尿治疗无效。

4. 蛋白质及脂肪代谢紊乱　长期低蛋白血症可导致患者营养不良、小儿生长发育迟缓，内分泌紊乱；免疫球蛋白减少可造成机体免疫力低下、易致感染、伤口不易愈合等；金属结合蛋白丢失可导致微量元素缺乏；内分泌激素结合蛋白不足可诱发内分泌紊乱。高脂血症可引起血液黏稠度增加，促进血栓、栓塞等并发症的发生，还将增加心血管系统并发症，可加速肾小球硬化和肾小管－间质病变的发生，导致肾脏病变的慢性进展。

（九）并发症的治疗

1. 感染　一旦发现感染应及时选用强效、对致病菌敏感、无肾毒性的抗生素进行治疗。尽快进行细菌培养检查以明确致病菌，并及时去除导致感染的病因和诱因。严重感染难以控制时应减少或停用激素。

2. 血栓和栓塞　当血浆白蛋白<20g/L时，可以预防性抗凝治疗。抗凝药物可选用肝素钠或低分子肝素，也可服用华法林，维持凝血酶原时间国际标准化比值（INR）在1.5～2.0之间。同时，可以辅以口服阿司匹林、双嘧达莫等抗血小板聚集药物。对于已发生血管栓塞或血栓形成者，应尽快予以溶栓治疗，并辅以抗凝治疗半年以上。

3. 急性肾衰竭

（1）积极控制原发病因，去除加重急性肾损伤的可逆因素　对于各种严重外伤、心力衰竭、急性失血等都应进行相应的治疗，包括扩容、纠正血容量不足、休克和控制感染等。停用影响肾灌注或肾毒性药物。注意调整药物剂量，如有可能检测血清药物浓度。

（2）利尿剂　应用袢利尿剂，以冲刷阻塞的肾小管管型。

（3）透析治疗　若利尿剂已经无效，且达到透析指征的患者，应及时予以透析治疗维持生命。近年来，由于连续性肾脏替代疗法（CRRT）的应用，其死亡率大大降低。

4. 蛋白质及脂质代谢紊乱　肾病综合征合并高脂血症的患者应使用降脂药物治疗。常用药物有：①羟甲基戊二酰单酰辅酶A还原酶抑制剂，如辛伐他汀、阿托伐他汀等；②纤维酸类药物，如非诺贝特、吉非罗齐等；③丙丁酚。

（十）预后

肾病综合征预后的个体差异很大。决定预后的主要因素有：①病理类型：微小病变型肾病和轻度系膜增生性肾小球肾炎的预后好；早期膜性肾病仍有较高的治疗缓解率，晚期虽难以达到治疗缓解，但病情多数进展缓慢，发生肾衰竭时间较晚；系膜毛细血管性肾小球肾炎及重度系膜增生性肾小球肾炎疗效不佳，预后差；局灶节段性肾小球硬化的预后取决于尿蛋白程度和对治疗的反应。②临床因素：大量蛋白尿、高血压和高脂血症及肾功能损害者预后较差。③存在反复感染、血栓栓塞等并发症者往往预后较差。④激素治疗敏感者预后较好，激素治疗抵抗者预后较差。

（十一）预防

日常保证充足的睡眠和休息，避免熬夜。养成健康的饮食习惯，低盐低脂饮食，多吃优质蛋白。加强体育锻炼，增强自身抵抗力。

（杨元娟）

第二节　尿路感染

微课

PPT

一、定义

尿路感染（urinary tract infection，UTI）简称尿感，是指各种病原微生物在尿路中生长、繁殖而引起的感染性疾病，可有或无临床症状，也称为泌尿系统感染。多见于育龄期妇女、老年人、免疫力低下及尿路畸形者。致病菌多来自肠道革兰阴性杆菌以及支原体、衣原体、滴虫等。本节主要叙述由细菌引起的尿路感染。

根据感染发生部位可分为上尿路感染和下尿路感染，前者主要指肾盂肾炎，后者主要指膀胱炎。肾盂肾炎、膀胱炎又有急性和慢性之分。根据有无尿路功能或结构的异常，又可分为复杂性和非复杂性尿路感染。复杂性尿路感染是指伴有结石或畸形等结构或功能异常，或在慢性肾实质性疾病基础上发生的尿感；不伴上述情况的单纯尿路感染者称为非复杂性尿路感染。

二、病因和发病机制

（一）病原微生物

尿路感染最常见的致病菌是革兰阴性杆菌，其中以大肠埃希菌最为常见，占80%～90%，其次为变形杆菌、克雷伯菌和柠檬酸杆菌属等。另外，5%～15%的尿路感染由革兰阳性菌引起。大肠埃希菌最常见于无症状性细菌尿、非复杂性尿路感染，或首次发生的尿路感染。此外，铜绿假单胞菌感染常发生于尿路器械检查后，厌氧菌感染偶可发生于复杂性尿路感染，金黄色葡萄球菌则多见于血源性尿路感染。腺病毒可在一些儿童和年轻人中引起急性出血性膀胱炎。近年来，抗生素及免疫抑制剂的广泛使用，革兰阳性菌或真菌性尿感增多，耐药甚至耐多药的现象呈增加趋势。

（二）发病机制

1. 感染途径

（1）上行感染　为最主要感染途径，约占尿路感染的95%。病原菌经由尿道上行至膀胱，甚至输尿管、肾盂引起的感染称为上行感染。正常情况下前尿道和尿道口周围定居着少量细菌，如链球菌、乳酸菌、葡萄球菌和类白喉杆菌等，一般不致病。某些因素如性生活、尿路梗阻、医源性操作、生殖器感染等的发生可导致上行感染。

（2）血行感染　是指病原菌经血运至泌尿系统引起的感染。多发生于患有慢性疾病或接受免疫抑制剂治疗的患者。此种感染途径较少见，发生率为2%～3%。常见的病原菌有金黄色葡萄球菌、沙门菌属、假单胞菌属和白色念珠菌属等。

（3）直接感染　泌尿系统周围器官、组织发生感染时，病原菌偶可直接侵入到泌尿系统导致感染。

（4）淋巴道感染　盆腔和下腹部的器官感染时，病原菌可从淋巴道感染泌尿系统，但极为罕见。

2. 机体防御功能　是否发生尿路感染除了与细菌的数量、毒力有关外，还取决于机体的防御功能。机体的防御机制包括：①排尿的冲刷作用；②尿道和膀胱黏膜的抗菌能力；③尿液中高浓度尿素、高渗透压和低pH等；④前列腺分泌物中含有的抗菌成分；⑤感染出现后，白细胞很快进入膀胱上皮组织和尿液中清除细菌；⑥输尿管－膀胱连接处的活瓣，具有防止尿液、细菌进入输尿管的功能。

3. 易感因素

（1）尿路梗阻　是诱发尿感并易于上行的最主要原因。任何妨碍尿液自由流出的因素，如结石、前列腺增生、狭窄、肿瘤等均可导致尿液积聚，细菌不易被冲洗清除，而在局部大量繁殖，加之梗阻以上部位的尿路组织受压增加，影响其血液供应，故容易导致感染。

（2）膀胱输尿管反流　输尿管内段及膀胱开口处的黏膜形成阻止尿液从膀胱输尿管口反流至输尿管的活瓣，当其功能和结构发生异常时，尿液可从膀胱逆流至输尿管甚至肾盂，导致细菌在局部定植，容易诱发感染。

（3）机体免疫功能低下　糖尿病、贫血、长期使用免疫抑制剂、长期卧床、艾滋病等患者的免疫力低下，导致尿路感染的概率增加，且易反复发病。

（4）医源性因素　留置导尿管、输尿管镜检查、膀胱镜检查和逆行性尿路造影等均可导致尿路黏膜损伤，并可能将细菌带入泌尿道，易引起尿路感染。

（5）解剖因素　女性尿道较短，且距肛门较近，容易发生上行感染。此外，性生活可将尿道口周围的细菌带入泌尿道，并挤压入膀胱，从而引起尿路感染。

（6）其他　如高龄、妊娠、不合理使用抗生素、不洁性行为等。

4. 细菌致病力　细菌是否引起尿感，与其致病力密切相关。如大肠埃希菌，可以通过其菌毛将细菌菌体附着于特殊的上皮细胞受体，然后导致黏膜上皮细胞分泌IL－6、IL－8，并诱导上皮细胞凋亡和脱落。致病性大肠埃希菌还可产生溶血素、铁载体等对人体杀菌作用具有抵抗能力的物质。

三、病理

1. 急性膀胱炎　主要表现为膀胱黏膜血管扩张、充血、上皮细胞肿胀，黏膜下组织充血、水肿及炎性细胞浸润。

2. 急性肾盂肾炎　主要表现为单侧或双侧局限性或广泛性肾盂、肾盏黏膜充血、水肿，表面有脓性分泌物，黏膜下可有细小脓肿，在一个或数个肾乳头内可见楔形炎症病灶。

3. 慢性肾盂肾炎　双侧病变常不一致，肾脏体积缩小，表面不光滑，有肾盂、肾盏粘连，肾乳头瘢痕形成，可伴有单核、淋巴细胞浸润等慢性炎症表现。

四、临床表现

1. 膀胱炎 占尿路感染60%以上，常见于女性，25%～30%患者的发病年龄在20～40岁。主要表现为尿频、尿急、尿痛、排尿不适等，部分患者会出现排尿困难。尿液常混浊，约30%的患者可出现血尿，一般无全身感染症状，少数患者出现低热（体温一般不超过38℃）。致病菌多为大肠埃希菌，占75%以上。

2. 急性肾盂肾炎 可发生于各年龄段，育龄女性最多见。通常起病急，临床症状与感染有关，常有以下表现。

（1）全身症状 常有发热、寒战、头痛、全身酸痛、恶心、呕吐等全身症状，体温多在38℃以上，甚至高达40℃，多为弛张热。

（2）膀胱刺激症状 有尿频、尿急、尿痛、排尿困难等典型膀胱刺激症状，可伴有下腹部疼痛，严重者可出现血尿。

（3）腰痛 程度不一，多为钝痛或酸痛。查体有一侧或两侧肋脊角或输尿管点压痛及肾区叩击痛。

3. 慢性肾盂肾炎 本病临床表现较为复杂，全身及泌尿系统局部表现均可不典型，有时仅表现为无症状性菌尿。半数以上患者先有急性肾盂肾炎病史，后出现程度不同的低热、腰部酸痛、间歇性尿频、排尿不适等症状。若病情持续，可发展为慢性肾衰竭。易感因素未去除时，易反复发作。

4. 无症状细菌尿 无症状细菌尿是指患者有真性细菌尿，而无尿路感染的临床症状。多见于60岁以上老年人，发病率为40%～50%，致病菌多为大肠埃希菌。患者可长期无症状，尿常规可无明显异常，但尿细菌培养阳性，部分患者也可在病程中出现急性尿路感染症状。

5. 复杂性尿路感染 伴有泌尿系统结构和（或）功能异常，或免疫功能低下的患者，容易发生复杂性尿路感染。留置导管或先前48小时内留置导管者，容易发生导管相关性尿路感染。膀胱冲洗、应用抗生素和局部使用消毒剂等均不能清除，最有效的方式是避免不必要的留置尿管，并尽早拔出留置尿管。

五、辅助检查

（一）尿液检查

1. 常规检查 可有白细胞尿、血尿、蛋白尿。尿沉渣镜检白细胞>5个/HP称为白细胞尿，有时可见白细胞管型，对尿路感染诊断意义较大。部分尿路感染患者有镜下血尿，尿沉渣镜检红细胞数多为3～10个/HP。蛋白尿多为阴性或微量。

2. 白细胞排泄率 准确留取3小时尿液，立即进行尿白细胞计数，所得尿白细胞数按每小时折算，正常人白细胞<20万/h，若>30万/h为阳性，介于20万～30万/h为可疑。

3. 细菌学检查

（1）尿涂片检查 清洁中段尿沉渣涂片，每个视野下可见1个或以上细菌，提示尿路感染。本法设备简单、操作方便，检出率达80%～90%，可初步区分是革兰阴性杆菌还是革兰阳性球菌，对抗生素的选择有一定的价值。

（2）尿培养 可采用清洁中段尿、导尿及膀胱穿刺尿做细菌培养，其中膀胱穿刺尿培养结果最可靠。清洁中段尿细菌定量培养≥10^5/ml，称为真性菌尿，可确诊尿路感染；若无临床症状，则需重复做两次中段尿培养，且为同一细菌，可以诊断。细菌定量培养10^4～10^5/ml为可疑阳性，需复查。若<10^4/ml，则可能为污染。耻骨上膀胱穿刺的尿标本细菌培养有细菌生长，即为真性菌尿。

4. 硝酸盐还原试验 此法诊断尿路感染的敏感性>70%，特异性>90%。一般无假阳性，但球菌感染可出现假阴性。该方法可作为尿路感染的过筛试验。

5. 其他辅助检查 尿N－乙酰－β－D－氨基葡萄糖苷酶（NAG）升高常提示有急性肾盂肾炎可能。慢性肾盂肾炎可出现尿比重和尿渗透压下降，甚至肾性糖尿、肾小管酸中毒等。

（二）血液检查

1. 血常规 急性肾盂肾炎时血白细胞常升高，中性粒细胞比例增高，核左移。血沉可增快，C－反应蛋白升高。

2. 肾功能检查 急性肾盂肾炎常伴有肾小管损伤，表现为尿液浓缩障碍。慢性肾盂肾炎肾功能受损时可出现肾小球滤过率下降、血肌酐升高等。

（三）影像学检查

影像学检查首选泌尿系统超声，还包括有腹部X线平片、静脉肾盂造影（intravenous pyelography，IVP）、排尿期膀胱输尿管反流造影、逆行性肾盂造影等。对于反复发作的尿路感染或急性尿路感染，治疗7～10天无效的女性应行IVP。男性患者无论初发还是复发，在排除前列腺炎和前列腺肥大之后均应行尿路X线检查以排除尿路解剖和功能上的异常。

六、诊断

1. 定性诊断 典型的尿路感染有尿路刺激征、感染中毒症状、腰部不适等，结合尿液改变和尿液细菌学检查，诊断不难。凡是有真性细菌尿者，均可诊断为尿路感染。无症状性细菌尿需要重复两次清洁中段尿细菌培养，且为同一种细菌的真性细菌尿。留置导尿管的患者，若出现无法解释的典型尿路感染症状和体征，尿培养细菌计数＞10^3/ml时，应考虑导管相关性尿路感染。

2. 定位诊断 明确尿路感染后尚需进行定位诊断，可从以下两方面考虑。

（1）根据临床表现定位 上尿路感染常有发热、寒战等全身症状，伴明显腰痛，输尿管点和（或）肋脊点压痛、肾区叩击痛等。而下尿路感染，常以膀胱刺激征为突出表现，一般少有发热、腰痛等症状。

（2）根据实验室检查定位 出现下列情况提示上尿路感染：①膀胱冲洗后尿培养阳性。②尿沉渣镜检有白细胞管型，并排除间质性肾炎、狼疮性肾炎等疾病。③尿NAG升高、尿β_2微球蛋白升高。④尿浓缩功能减退，渗透压降低。

3. 慢性肾炎的诊断 除有反复发作的尿路感染病史以外，尚需结合影像学及肾脏功能检查。①肾外形凹凸不平，且双肾大小不等。②静脉肾盂造影可见肾盂和肾盏变形、缩窄。③持续性肾小管功能损害。具备上述第①、②条的任何一项再加第③条即可诊断为慢性肾盂肾炎。

七、鉴别诊断

1. 尿道综合征 常见于女性患者，患者虽有尿频、尿急、尿痛等症状，但无真性细菌尿。尿道综合征可分为感染性和非感染性两类。其中感染性尿道综合征约占75%，患者有白细胞尿，是由非细菌感染引起，如支原体、衣原体等。而非感染性尿道综合征约占25%，可能与逼尿肌和膀胱扩约肌功能不协调、神经焦虑等因素有关。

2. 泌尿系统结核 患者尿频、尿急、尿痛等膀胱刺激症状更为突出，一般抗菌药物无效。尿培养结核分枝杆菌呈阳性，尿沉渣可找到抗酸杆菌，普通细菌培养为阴性。静脉肾盂造影可发现肾实质虫蚀样缺损等X线特征。

3. 慢性肾小球肾炎 慢性肾盂肾炎出现肾功能减退和高血压时应与慢性肾小球肾炎鉴别。后者多为双侧肾脏受累，肾小球功能受损较肾小管功能受损突出，常有蛋白尿、血尿和水肿等病史，可伴高血压和氮质血症，并有进行性加重的肾功能损害。

八、治疗

（一）一般治疗

急性期注意休息，多饮水、勤排尿。发热者应给予易消化、高热量、富含维生素的饮食。膀胱刺激征和血尿明显者，可口服碳酸氢钠片以碱化尿液、缓解症状、抑制细菌生长及避免形成血凝块。尿路感染反复发作者应积极寻找病因，及时去除诱发因素。

（二）抗感染治疗

用药原则：①选用致病菌敏感的抗生素。无病原学结果前，一般首选对革兰阴性杆菌有效的抗生素。②选用在尿和肾内浓度高的抗生素。③选用肾毒性小，副作用少的抗生素。④单一药物治疗失败、严重感染、混合感染或出现耐药菌株时，应考虑联合用药。⑤对不同类型的尿路感染应给予不同治疗周期。

1. 急性膀胱炎

（1）单剂量疗法　常用氧氟沙星 0.4g，一次顿服；阿莫西林 3.0g，一次顿服；磺胺甲基异噁唑 2.0g、甲氧苄啶 0.4g、碳酸氢钠 1.0g，一次顿服（简称 STS 单剂）。

（2）短疗程（3 天）疗法　可选用磺胺类、喹诺酮类、半合成青霉素或头孢类等抗菌药物，任选一种药物，连用 3 天，约 90% 的患者可治愈。目前更推荐此法，与单剂量疗法相比，短疗程疗法更有效；耐药性并无增高；可减少复发，增加治愈率。

（3）7 天疗法　对于妊娠妇女、老年患者、糖尿病患者、机体免疫力低下及男性患者，不宜使用单剂量及短程疗法，应持续应用抗生素 7 天。

2. 肾盂肾炎　首次发生的急性肾盂肾炎，致病菌 80% 为大肠埃希菌，原则上应根据致病菌和药敏试验结果选用抗生素，在留取尿检查标本后立即开始治疗，首选对革兰阴性杆菌有效的药物。

（1）病情较轻者　可在门诊口服药物治疗，疗程为 10～14 天。常用药物有喹诺酮类（如氧氟沙星 0.2g，每日 2 次；环丙沙星 0.25g，每日 2 次）、半合成青霉素类（如阿莫西林 0.5g，每日 3 次）、头孢类（如头孢呋辛 0.25g，每日 2 次）等。治疗 14 天后，通常 90% 患者可治愈。若尿菌仍为阳性，应参考药敏试验选用更加敏感的抗生素继续治疗 4～6 周。

（2）全身中毒症状明显的严重感染者　需住院治疗，应静脉给药。常用药物如氨苄西林 1.0～2.0g，每 4 小时 1 次；头孢噻肟钠 2.0g，每 8 小时 1 次；头孢曲松钠 1.0～2.0g，每 12 小时 1 次；左氧氟沙星 0.2g，每 12 小时 1 次；必要时联合用药。氨基糖苷类抗生素肾毒性大，应慎用。经过上述治疗若好转，可于退热后继续用药 3 天再改为口服抗生素，完成至少 2 周疗程。若治疗 72 小时无好转，应根据药敏结果更换抗生素，疗程不少于 2 周。经此治疗，仍有持续发热者，应注意肾盂肾炎并发症，如肾盂积脓、肾周脓肿、感染中毒症等。

（3）慢性肾盂肾炎治疗的关键　积极寻找并去除易感因素，注意保护肾功能，加强支持治疗，增强抵抗力，治疗并发症。抗菌药物的选择与急性肾盂肾炎基本相同，但疗程应延长。急性发作时治疗同急性肾盂肾炎。

3. 再发性尿路感染　再发性尿路感染包括复发感染和重新感染。

（1）复发感染　在尿路感染治愈后 6 周内再出现同一种细菌的感染，称为复发。复发且为肾盂肾炎者，特别是复杂性肾盂肾炎，在去除诱因的基础上，应按药敏结果选择强有力的杀菌性抗生素，疗程不少于 6 周。反复发作者，给予长疗程低剂量抑菌疗法。

（2）重新感染　治疗后症状消失，尿菌阴性，但在停药 6 周后再次出现真性细菌尿，菌株与上次尿路感染不同，称为重新感染。对半年内发生2次以上者，可采用长疗程低剂量抑菌疗法，即每晚临睡前排尿后服用小剂量抗生素1次，如复方磺胺甲噁唑1～2片或呋喃妥因50～100mg或氧氟沙星200mg，每7～10天更换药一次，连用半年。

4. 无症状性菌尿 是否治疗目前有争议，一般认为有下述情况者应予以治疗。①妊娠期无症状性菌尿；②学龄前儿童；③曾出现有症状感染者；④肾移植、尿路梗阻及其他尿路有复杂情况者。根据药敏结果选择有效抗生素，主张短疗程用药，如治疗后复发，可选长疗程，低剂量抑菌疗法。

5. 妊娠期尿路感染 选用毒性小的抗生素，如阿莫西林、头孢类等。急性膀胱炎治疗周期为3～7天；急性肾盂肾炎疗程为2周，应选用半合成广谱青霉素或三代头孢予以静脉滴注。反复发作者，可采用长疗程、低剂量抑菌疗法。

（三）疗效评定

1. 见效 治疗后复查细菌尿转阴。

2. 治愈 完成抗菌药物疗程后，症状消失，细菌尿转阴，停药后2周和6周复查没有细菌尿、或虽有细菌尿但为重新感染，则可认为原有的尿路感染已治愈。

3. 治疗失败 治疗后尿菌仍阳性，或者治疗后尿菌阴性，但停药后2周或6周复查转为阳性，且为同一菌株。

九、并发症

1. 肾乳头坏死 指肾乳头及其邻近肾髓质缺血性坏死。常发生于伴有糖尿病或尿路梗阻的肾盂肾炎，为本病严重并发症。肾乳头坏死的临床表现取决于坏死累及的部位、受累的乳头数及坏死发展的速度。主要表现为寒战、高热、剧烈腰痛或腹痛以及血尿等，严重者可伴发革兰阴性杆菌败血症和（或）急性肾衰竭。IVP检查可见肾乳头区有特征性“环形征”。

2. 肾周围脓肿 是指肾包膜与肾周围筋膜之间的脂肪组织发生感染未能及时控制而发展成的脓肿。患者多有糖尿病、尿路结石等易感因素，为严重肾盂肾炎直接扩展而致，致病菌常为大肠埃希菌。患者常出现明显的单侧腰痛，且向健侧弯腰时疼痛加剧，查体可有患侧肋脊角叩击痛，腰肌紧张，可伴有皮肤水肿，并可触及肿块。超声、腹部X线平片、CT等检查有助于诊断。

3. 革兰阴性杆菌败血症 严重但少见的并发症，主要见于留置导尿或膀胱镜检查后，尿道黏膜损伤，革兰阴性杆菌入侵血液，患者多表现为寒战、高热，严重者出现少尿、休克，病情凶险，死亡率可高达50%。

十、预后

非复杂性尿路感染若患者一般状况良好，经治疗后90%以上可以治愈，但易再发。复杂性尿路感染较难治愈，经常复发，并可转变为慢性肾盂肾炎。出现并发症的患者，预后较差。

十一、预防

加强卫生宣传教育，妇女要特别注意清洁外阴，多饮水、勤排尿。与性交有关的尿路感染，应积极寻找原因并及时去除，发作频繁者应预防性用药。尽量避免使用尿路器械，需留置导尿管者要定期更换，必要时应用抗生素。

（杨元娟）

第三节　肾结核

PPT

一、定义

肾结核（tuberculosis of kidney）是由结核分枝杆菌感染所导致的慢性、进行性、破坏性疾病，是泌尿系统结核中最常见、最早发生的。肾结核的临床表现由于病变侵犯的部位、组织损害的程度而有所不同，典型症状为尿频、尿急、尿痛，也可伴有血尿和腰痛等。

二、病因和发病机制

肾结核的病原菌通常来自体内其他部位的原发结核病灶，其中以肺结核最为常见，也可来自肠结核或骨关节结核等。原发结核病灶的结核菌主要通过以下四种途径传播至肾脏。

1. 血行播散　为最主要感染途径，结核杆菌从原发结核病灶侵入血液中，随着血流而播散到双肾皮质，进而形成肾脏结核病灶。

2. 尿路感染　多为一侧尿路发生结核病变后，结核杆菌由下尿路上行感染传至另一侧肾脏。此感染途径，本质上属于结核杆菌在泌尿系统内的蔓延扩散。

3. 淋巴感染　为体内其他部位的原发结核病灶或淋巴结核病灶中的结核杆菌，通过淋巴管道播散到肾脏，从而导致肾脏结核。

4. 直接蔓延　位于肾脏附近的器官如脊柱、肠等感染结核后，病灶中的结核杆菌可以直接扩散蔓延侵犯周围组织累及肾脏。

三、病理

与机体内其他部位结核的病理改变相似，肾结核也可以分为三型，即结节型、溃疡空洞型和纤维钙化型。根据病理变化过程，肾结核病理改变可以分为临床前期和临床期。

1. 临床前期　此期为结核分枝杆菌在肾小球内发生粟粒样变，形成灰白色结核结节，结节中央常可发生干酪样坏死，而周围形成结核性肉芽组织。这些肉芽组织是由成团的上皮样细胞夹杂着少数多核巨细胞（朗罕巨细胞）、淋巴细胞及纤维细胞等组成。如若病变未能愈合而扩张蔓延，则进一步发展成为临床期肾结核。

2. 临床期　此期为肾小球内的粟粒样结核结节逐渐侵犯肾乳头并出现溃破，进而累及肾盏粘膜，形成不规则溃疡，病变通过肾盏、肾盂直接向远处蔓延或者结核杆菌由肾脏的淋巴管道扩散累及全部肾脏。当肾乳头部结核结节中央的干酪样坏死物质发生液化以后，坏死物质排入肾盂形成结核性空洞，这种空洞可局限在肾脏的一部分或累及整个肾脏而成为“结核性脓肾”，为此期临床上最常见病理变化类型。若机体的抵抗力增强，干酪样坏死物质可不发生液化，而引起广泛的纤维组织增生和钙化，被称为“自截肾”或“灰泥肾”。在临床上，虽然病理变化进展到钙化阶段，但纤维化萎缩、干酪样空洞和钙化等往往是同时混合存在，且干酪样坏死物质中仍可存在结核分枝杆菌。

四、临床表现

1. 膀胱刺激征　肾结核早期并无明显症状，当病情进展后可出现典型的膀胱刺激症状。当结核分枝杆菌对膀胱黏膜造成破坏，引起结核性炎症时，患者最先开始出现尿频，可以由每天数次增加到数十次，严重者每小时要排尿数次，直至可出现类似尿失禁的现象。当病变进一步侵犯累及到膀胱壁时，则会出现尿急、尿痛。患者常于排尿终末时，在尿道或耻骨上膀胱区有灼痛感。

2. 血尿 70% ~80% 的患者会伴有血尿，可与膀胱刺激症状同时出现。血尿的程度不等，多数为镜下血尿或轻度的肉眼血尿，但也有 3% 左右的患者出现明显的肉眼血尿，且可能是其唯一的首发症状。

3. 脓尿 约 20% 的患者可能出现脓尿，是由于结核感染引起肾脏和膀胱的组织结构破坏所致。尿液中可出现大量脓细胞，同时在尿液内还可发现干酪样坏死物质，导致尿液混浊不清，严重者可呈米汤样脓尿。

4. 腰痛 腰痛的发生率约 10%，多见于严重肾脏结核病变引起结核性脓肾的患者。肾脏体积增大，在腰部可触及肿块，并出现腰痛。若有对侧肾盂积水，则在对侧也可出现腰部症状。少数患者，当血块、脓块通过输尿管时还可诱发肾脏部位的绞痛。

5. 全身症状 肾结核如同机体内其他部位结核感染一样，也可以引起全身中毒症状，如食欲减退、消瘦、乏力、盗汗、低热等，可在肾结核较严重时出现，或因其他器官结核而引起。

五、辅助检查

（一）尿液检查

1. 常规检查 尿液经常呈酸性反应，含少量蛋白，大多数患者可见少量或中等量的红细胞和白细胞。但是在发生混合性尿路感染时，尿液则可呈碱性反应，镜下可见大量的白细胞或脓细胞。

2. 尿细菌培养 普通尿细菌培养应为阴性，但当肾结核患者合并存在泌尿系统混合性感染时，普通尿细菌培养可为阳性。

3. 尿结核分枝杆菌检查

（1）24 小时尿液抗酸杆菌检查 收集 24 小时尿液进行浓缩后作直接涂片抗酸染色检查，此方法操作简单，结果迅速，阳性率可达 50% ~70%。但由于尿液中也存在其他抗酸杆菌，尿液中的抗酸杆菌并不等于结核杆菌。因此，此检查结果阳性并不能直接确诊。若重复多次检查，均能找到同样的抗酸杆菌，并且结合病史与临床表现，对肾结核的诊断有一定的参考意义。

（2）尿结核菌培养 尿液培养结核菌阳性，即可诊断肾结核，其阳性率可高达 90%。但培养时间较长，需 1 ~2 个月才能得到结果。

（二）结核菌素试验（OT 试验）

结核菌素试验是检查人体有无受到结核分枝杆菌感染的一种检查方法，最常应用于肺结核病，但对于肾结核也有同样的参考价值。结核菌素试验阳性表示曾有结核感染，并不能说明目前正处于发病期。若呈强阳性（红肿硬结直径 $>$20mm 或有局部水疱或坏死），常提示为活动性结核病。结核菌素试验阴性者不能完全除外诊断，还应考虑以下情况，如应用糖皮质激素、免疫抑制剂等，严重营养不良和严重结核感染，淋巴细胞免疫系统疾病等。

（三）肾功能检查

一侧严重肾结核，并累及对侧肾脏或引起肾积水，可造成肾功能损害。肾功能检查虽然不是对肾结核的直接诊断指标，但可以为肾结核患者治疗提供非常重要的参考价值，故必须常规进行。

（四）膀胱镜检查

膀胱镜检查是诊断肾结核的重要手段，可以直接看到膀胱内的典型结核变化而确立诊断，有条件应常规进行。

（五）影像学检查

X 线检查是肾结核的主要诊断方法，典型的 X 线结核表现即可确诊肾结核。常规进行的 X 线检查有以下几种。

1. 尿路平片　可见肾脏增大或呈分叶状；4.5% ~31% 可显示肾结核的片状、云絮状或斑块状钙化灶。其分布不规则、形状不定，常局限于一侧肾脏内。若钙化遍及全部肾脏，甚至输尿管时，即形成所谓的“自截肾”。

2. 静脉肾盂造影　又称排泄性或下行性尿路造影。将造影剂经静脉注入后，由肾脏分泌排泄，当造影剂充盈肾盏、肾盂时摄取 X 线片。由于造影剂是从肾脏分泌后显示尿路系统，因此这种造影方法除可以明确肾脏病变外，还可以同时了解肾脏功能。

3. 逆行肾盂造影　通过膀胱镜检查插入输尿管导管到肾盂后，从导管内逆行注入造影剂至肾盂后摄取 X 线片，称为逆行肾盂造影。由于注入的造影剂可根据需要调整注入的浓度和数量，使肾内病灶显示更为清楚，故可提高诊断率。对于不能进行静脉肾盂造影或显影不满意的患者，可以选用此方法，但不能像静脉肾盂造影那样可了解肾功能的变化。

4. 肾盂穿刺顺行造影　对不能进行静脉或逆行肾盂造影，难以明确的病变，又不能肯定病变性质，则可进行直接肾盂穿刺后注入造影剂，同样可显示肾脏结核或其他病变的典型 X 线表现，起到决定诊断的作用。在肾盂穿刺后，还可将穿刺所得肾脏内容物进行各种化验检查和结核菌检查。此方法为有创检查，不作为常规推荐。但随着超声检查技术的提高，可以对肾盂穿刺予以超声引导，使其更为安全和准确。

六、诊断

临床症状以典型的膀胱刺激征为主，伴有血尿、腰痛和反复低热、盗汗、全身乏力，在除外其他导致膀胱炎的病因后，应考虑肾结核可能。另外，若男性青壮年出现慢性膀胱炎症状，但经常规抗菌治疗后效果不佳，也应考虑肾结核可能。

七、鉴别诊断

1. 慢性肾盂肾炎　此病多表现为尿频、尿急、尿痛等膀胱刺激症状，可伴血尿和腰痛。但症状多呈间歇性反复发作，病程中多无持续性低热。尿液普通细菌培养可发现致病菌。红细胞沉降率（血沉）一般正常，OT 试验阴性。尿中无抗酸杆菌，尿结核菌培养阴性。

2. 急性膀胱炎　此病表现为典型的膀胱刺激症状，且常伴有下腹部及会阴部坠胀不适感，但无发热等全身中毒症状。通常经抗生素治疗后，临床症状可以明显缓解或消失。

3. 肾结石　肾结石继发感染时可表现为尿频、尿急、尿痛，伴发热、腰痛。但无持续性低热，有时可发生剧烈的肾绞痛。尿路 X 线平片检查可发现不透光结石影。红细胞沉降率（血沉）一般正常，OT 试验阴性。尿中无抗酸杆菌，尿结核菌培养阴性。

八、治疗

（一）一般治疗

注意休息，最好居住在通风良好、安静的环境中，避免过度劳累，保持适当的运动。加强营养，注意饮食均衡，多补充高蛋白食物，增强自身免疫力。

（二）药物治疗

1. 抗结核药适应征　①临床前期肾结核。②局限在一组大肾盏以内的单侧或双侧肾结核。③孤立肾发生的肾结核。④伴有身体其他部位的活动性结核，且暂时不宜手术者。⑤双侧重度肾结核而不宜手术者。⑥肾结核伴有其他部位的严重疾病，且暂时不宜手术者。⑦作为手术前用药，以配合手术治疗。⑧肾结核手术后的常规用药。

2. 常用抗结核药物 肾结核的常用抗结核药物如下。

（1）链霉素 对结核杆菌有杀菌作用，可同时服用碳酸氢钠碱化尿液以增强其疗效。成人普通剂量每日1.0g，分2次肌内注射；与其他抗结核药物联合应用时，每周注射2g，或每3日注射1g。经链霉素治疗后可使结核病灶纤维化，若病变位于泌尿道排泄系统，如输尿管等处，则易造成局部纤维化收缩，形成尿道梗阻，应予以注意。注射链霉素后可出现口周麻木，若不严重可继续治疗，常在使用过程中逐渐消失。链霉素主要的副作用是对第Ⅷ对脑神经前庭支的影响，少数病例还可出现过敏性休克。肾功能严重受损者不宜使用。

（2）异烟肼（INH，雷米封） 对结核分枝杆菌有抑制和杀灭作用。每日予以200～300mg即可达到满意的杀菌浓度。服用异烟肼后迅速吸收渗入组织，对纤维化及干酪化病变也容易渗入透过，对结核病灶有促进血管再生的作用，能促使抗结核药物更易进入病灶内。其主要副作用为精神兴奋和多发性末梢神经炎，目前认为与维生素B_6排出增加或干扰吡哆醇代谢有关。因此，在服用异烟肼期间，应注意补充维生素B_6，可有效防止副作用的发生。服药时血清转氨酶可升高，但不造成肝脏损害，无需停药，继续监测。

（3）对氨基水杨酸（PAS） 对结核分枝杆菌有抑菌作用。单独使用效果较差，但其可以加强链霉素及异烟肼抗结核杆菌的作用，并能使耐药性延迟发生。因此，在临床上常采用两种或三种抗结核药物联合应用，有利于发挥其治疗作用。其主要副作用有恶心、呕吐、腹泻等胃肠道反应，故目前有被利福平、乙胺丁醇取代的趋势。此外，本药不宜与利福平联合使用。

（4）利福平（rifampin，RFP） 为半合成的口服广谱抗生素，对细胞内外旺盛生长的结核分枝杆菌有强力杀灭作用，比链霉素、对氨基水杨酸和乙胺丁醇的作用更强，对耐药的结核杆菌亦有效。每日用量为600～900mg，分1～2次空腹服用。与其他抗结核药物无交叉抗药性，同异烟肼或乙胺丁醇合用可相互增强治疗作用。利福平副作用较少，偶可见消化道反应或皮疹。近年来发现少数病例有肝功能损害，表现为血清转氨酶升高、黄疸等。

（5）乙胺丁醇（ethambutol，EMB） 对各型结核分枝杆菌均有抑菌作用。一般用量为每日600mg，分3次或1次口服，在此范围内产生毒性反应者较少。该药吸收及组织渗透性较好，对干酪纤维病灶也能渗入透过。其毒性副作用主要是球后视神经炎，患者可出现视物模糊、不能辨别颜色（尤其对绿色）或视野缩小等，严重者可致失明。视神经炎是可逆性的，停药后多能恢复。

（6）吡嗪酰胺（pyrazinamide，PZA） 对人型结核分枝杆菌有效，可杀死深藏在细胞内的顽固结核菌。但耐药性出现较快，一般在用药后1～3个月即可发生。与利福平、异烟肼合用可缩短疗程。其副作用为对肝脏有毒性，严重时可引起急性黄色肝萎缩。

（7）卡那霉素 广谱抗生素，主要对结核分枝杆菌有抑菌作用。口服不为胃肠道所吸收，一般用量为每天0.75～1.0g肌内注射。对链霉素、异烟肼和对氨基水杨酸耐药的结核杆菌应用卡那霉素仍有效。单独使用易产生耐药性，且与链霉素之间有单向交叉耐药性，只能在链霉素有使用禁忌或结核杆菌已产生耐药时方可考虑应用。其毒性副作用主要是对第Ⅷ对脑神经的损害，可致永久性耳聋，也可使细胞神经纤维发生退行性变。对肾脏有轻度损害，尿中可出现管型蛋白等。

（8）环丝氨酸（cycloserine） 抗菌谱较广，对结核杆菌有抑菌作用。对异烟肼、链霉素、对氨基水杨酸耐药的结核杆菌使用环丝氨酸仍有效。其作用相当于对氨基水杨酸，但较链霉素为差。口服剂量每日不超过500mg，一般与异烟肼、链霉素合用。其副作用较严重，主要影响中枢神经系统，如头晕、抑郁、惊厥、癫痫样发作等。

（三）手术治疗

虽然抗结核药治疗在目前可以使大部分肾结核患者的病情得以控制甚至治愈，但是仍有一部分患者药物治疗不能达到满意效果，而仍需进行手术治疗。常用手术方式包括全肾切除、部分肾切除、肾病灶清除等几种方式，需根据病变的范围、破坏程度和药物治疗的效应而选定。

九、并发症

1. 膀胱挛缩　肾结核病灶中的结核分枝杆菌反复侵袭膀胱，造成严重的结核性膀胱炎，在膀胱粘膜和膀胱肌层产生充血水肿、结核结节、结核溃疡、结核性肉芽，同时伴有大量淋巴细胞浸润和纤维组织形成，最后造成膀胱挛缩。在膀胱挛缩后，膀胱壁失去正常弹性，容量显著缩小。一般认为挛缩膀胱的容量在50ml以下，严重者膀胱容量可缩到数毫升。膀胱挛缩引起膀胱的容量显著缩小，患者可出现尿频现象。由于挛缩的过程逐渐发生，因此尿频亦逐渐增加。

2. 对侧肾积水　对侧肾积水是肾结核的晚期并发症，通常由膀胱结核所引起。轻度肾积水可无临床症状和体征，积水明显而严重时可出现腹部饱满、胀痛，或腰部胀痛，以及腹部或腰部可触及肿块存在。

3. 结核性膀胱自发破裂　膀胱自发破裂极少见，但以结核性为主。患者在无外伤的情况下突然发生下腹疼痛，发作后无排尿或排出少量血尿，腹部查体出现腹膜刺激征。诊断性腹腔穿刺能抽出较多黄色液体。导尿检查常无尿液流出，或仅有少量血性尿液，若导尿管从破裂口进入腹腔则可有大量尿液导出。若在导管中行膀胱灌注试验，则注入的液体量与抽回的液体量相比可有显著差别，或明显减少（液体进入腹腔），或明显增多（腹腔内尿液被抽出）。在必要时可行X线膀胱造影明确诊断。

十、预后

肾结核患者若全身情况良好，机体内其他部位结核病情较轻且稳定，对肾结核治疗反应较好者，则预后较好。若全身情况不佳，又伴有其他器官严重结核感染，则预后较差。若肾结核患者并发严重的膀胱结核，则对预后有较大影响。

十一、预防

新生儿积极接种卡介苗，可以显著降低儿童发病率及病情严重性。做好肺结核患者的管理，避免经常出入环境密闭、人多拥挤的空间。加强自身体育锻炼，增强自身免疫力。

（张珂铭）

第四节　慢性肾衰竭

PPT

一、定义与分期

各种原因引起的慢性肾脏结构和功能障碍≥3个月，包括肾小球滤过率（GFR）正常和不正常的病理损伤、血液或尿液成分异常及影像学检查异常，或不明原因的GFR下降（GFR＜60ml/min）＞3个月，称为慢性肾脏病（chronic kidney disease，CKD）。目前，按照美国肾脏基金会指南的分期，将慢性肾脏病分为1～5期，见表5－1。

表5－1 慢性肾脏疾病分期及建议

分期	分期描述	GFR ml/(min·1.73m²)	治疗目标与措施
1	GFR正常或升高	≥90	CKD诊治；缓解症状；保护肾功能评估、
2	GFR轻度降低	60～89	延缓CKD进展；降低心血管风险
3a	GFR轻度到中度降低	45～59	
3b	GFR中度到重度降低	30～44	延缓CKD进展；评估、治疗并发症
4	GFR重度降低	15～59	综合治疗；肾脏替代治疗前准备
5	肾衰竭	＜15或透析	如出现尿毒症，需及时肾脏替代治疗

慢性肾衰竭（chronic renal failure，CRF），是指各种慢性肾脏病持续进展引起的肾小球滤过率下降，并以水、电解质和酸碱代谢失衡及全身各系统症状为表现的一组临床综合征。慢性肾衰竭主要指慢性肾脏病中GFR下降至失代偿期的人群，即为CKD分期的4、5期。我国慢性肾衰竭的年发病率约0.3‰，患病率约为1‰。好发于40～50岁中年人，男性略多于女性。

二、病因和发病机制

（一）病因

慢性肾衰竭的主要病因有原发性与继发性肾小球肾炎、高血压肾小动脉硬化、糖尿病肾病、肾小管间质病变（慢性间质性肾炎、慢性肾盂肾炎、尿酸性肾病、梗阻性肾病等）、遗传性肾脏疾病（多囊肾、遗传性肾炎等）、肾血管疾病以及长期服用解热镇痛剂或接触重金属等。在我国，慢性肾衰竭的主要病因为原发性肾小球肾炎，其次是糖尿病肾病和高血压肾小动脉硬化；但在老年人群中，后两者病因有明显增高的趋势。

（二）促进慢性肾衰竭的危险因素

1. 促进慢性肾衰竭渐进性发展的因素 主要为高血压、糖尿病、蛋白尿、低蛋白血症和吸烟等。除此之外，高脂血症、贫血、高同型半胱氨酸血症、营养不良等也有重要影响。

2. 促进慢性肾衰竭急性加重的因素 ①累及肾脏的疾病加重或复发，如肾小球肾炎、高血压、糖尿病、缺血性肾病等。②有效血容量不足，如脱水、低血压、休克或大出血等。③肾脏局部急性缺血，如肾动脉狭窄患者予以ACEI或ARB等药物。④严重高血压未得到有效控制。⑤应用肾毒性药物，损害肾功能。⑥泌尿系统梗阻，如结石、先天畸形或肿瘤等。⑦其他因素 严重感染、心脏衰竭、肝脏衰竭等。

（三）发病机制

1. 慢性肾衰竭进展机制

（1）肾单位高滤过 慢性肾衰竭时，残余肾单位肾小球出现高灌注和高滤过状态是导致肾小球硬化和残余肾单位进一步被破坏的重要原因之一。高灌注和高滤过可促进系膜细胞增殖和基质增加；导致微动脉瘤的形成；引起内皮细胞损伤和血小板集聚增强；诱导炎性细胞浸润和系膜细胞凋亡等，因而促使肾小球硬化不断发展。

（2）肾小管高代谢 慢性肾衰竭时，肾小管高代谢状态可导致肾小管萎缩、间质纤维化和肾单位进行性损害。高代谢可致肾小管氧消耗增加和氧自由基增多，小管内液Fe^{2+}的生成和代谢性酸中毒可引起补体旁路途径激活和膜攻击复合物（C5b－9）的形成，均可造成肾小管－间质损伤。

（3）肾组织上皮细胞表型转化的作用 近年研究表明，在某些生长因子（如 TGF - β_1）或炎症因子的诱导下，肾小管上皮细胞、肾小球上皮细胞、肾间质成纤维细胞均可转变为肌成纤维细胞，在肾间质纤维化、局灶节段性或球性肾小球硬化过程中起重要作用。

（4）细胞因子或生长因子的作用 另有研究表明，慢性肾衰竭动物肾组织内某些生长因子（如 TGF - β_1、白细胞介素 - 1、单个核细胞趋化蛋白 - 1、血管紧张素Ⅱ、内皮素 - 1 等），均参与肾小球和小管间质的损伤过程，并在促进细胞外基质增多中起重要作用。某些降解细胞外基质的蛋白酶如基质金属蛋白酶（MMP）表达的下调，金属蛋白酶组织抑制物（TIMP）、纤溶酶原激活抑制物（PAI - I）等表达上调，在肾小球硬化和肾间质纤维化过程中也发挥重要作用。

（5）其他 有研究发现，在多种慢性肾病动物模型中，均发现肾脏固有细胞凋亡增多与肾小球硬化、肾小管萎缩、肾间质纤维化有密切关系，提示细胞凋亡可能在慢性肾衰竭进展中起某种作用。此外，醛固酮增多对促进肾小球硬化和肾间质纤维化也有一定影响。

2. 尿毒症症状发生的机制 虽然血清肌酐水平和尿素氮常被用于评估肾小球滤过功能，但这两种物质与尿毒症症状的发生并没有直接关系。引起尿毒症症状发生的可能原因有以下几种。

（1）尿毒症毒素的作用 尿毒症患者体液内约有 200 余种物质的浓度高于正常，其中具有尿毒症毒性作用的物质约有 30 余种。这些毒素是由于功能肾单位减少，不能充分排泄体内所代谢的废物或降解某些激素、肽类等而在体内蓄积并引发各种症状和体征。

（2）体液因子的缺乏 肾脏是重要的内分泌器官之一。慢性肾衰竭时，主要由肾脏分泌的某些激素如红细胞生成素（EPO）、骨化三醇的缺乏，可分别引起肾性贫血和肾性骨病。

（3）营养素的缺乏 尿毒症时，某些营养素的缺乏或不能有效利用，如蛋白质和某些氨基酸、热量、水溶性维生素、微量元素（如铁、锌、硒等）缺乏，可引起营养不良、免疫功能降低等，可加速病情恶化。

（4）矫枉失衡学说 慢性肾衰竭引起机体代谢失衡，为了适应和矫正这种失衡，体内出现一些变化，但这种适应性变化又导致新的不平衡，造成机体的损害，称之为矫枉失衡。

（5）肾脏排泄和代谢功能下降 导致水、电解质紊乱和酸碱失衡。

三、临床表现

慢性肾脏病和慢性肾衰竭不同阶段的临床表现各异。CKD1 ~ 3 期患者可以无任何症状，或仅有乏力、腰酸、夜尿增多等轻度不适。进入 CKD4 期后，上述症状更加明显，部分患者还可能出现代谢性酸中毒和贫血等症状。随着病情进展到 CKD5 期，可出现多系统症状，包括急性左心衰竭、严重高钾血症、消化道出血、中枢神经系统障碍等，甚至危及生命。

（一）水、电解质代谢紊乱

慢性肾衰竭时，酸碱平衡失调和各种电解质代谢紊乱相当常见。在这类代谢紊乱中，以代谢性酸中毒和水、钠平衡紊乱最为常见。

1. 代谢性酸中毒 部分患者由于肾小管分泌 H^+ 障碍或肾小管 HCO_3^- 的重吸收能力下降，因而发生正常阴离子间隙的高氯血症性代谢性酸中毒，即肾小管性酸中毒。当 GFR < 25ml/min 或 Scr > 350μmol/L 时，肾衰代谢产物如磷酸、硫酸等酸性物质因肾脏排泄障碍而潴留，可诱发高氯血症性高阴离子间歇性代谢性酸中毒，即为“尿毒症性酸中毒”。当动脉血 HCO_3^- < 15μmol/L，则可有较明显症状，患者常出现食欲不振、恶心、呕吐、疲乏无力等，严重者可出现心力衰竭、血压下降甚至昏迷。

2. 水、钠代谢紊乱 肾功能不全时，肾脏对钠负荷过多或容量过多的适应能力逐渐下降，出现水、钠潴留，临床上常可表现为不同程度的皮下水肿、浆膜腔积液、高血压、左心功能不全和脑水肿。少数患者还可因大量出汗、呕吐、腹泻导致低血容量，主要表现为低血压、低钠血症和脱水。

3. 钾代谢紊乱 当 GFR < 20 ~ 25ml/min 或更低时，肾脏排钾能力逐渐下降，此时容易出现高钾血症。尤其当摄入过多钾、酸中毒、感染、创伤、消化道出血等情况发生时，更容易发生高钾血症。另外，对于肾功能不全的患者，需特别注意可能引起高钾血症的 ACEI、ARB 和保钾利尿剂等药物的应用。严重高钾血症（血清钾 > 6.5mmol/L）有一定危险，可导致肌无力或肌麻痹，严重者出现严重心律失常甚至心脏骤停，需及时治疗抢救。当然，有时由于钾摄入不足、胃肠道丢失过多、应用排钾利尿剂等，也可以出现低钾血症，临床上也需注意。

4. 钙、磷代谢紊乱 主要表现为钙减少和磷增多。低钙血症主要与摄入不足、活性维生素 D 缺乏、高磷血症、代谢性酸中毒等多种因素有关。低钙血症、高磷血症、活性维生素 D 缺乏等可诱发继发性甲状旁腺功能亢进（简称甲旁亢）和肾性骨营养不良。

5. 镁代谢紊乱 慢性肾衰竭时，由于肾排镁减少，可出现轻度高镁血症。患者常无任何症状，但不宜使用含镁的药物。部分患者偶可出现低镁血症，与镁摄入不足或过多应用利尿剂有关。

（二）蛋白质、糖类、脂肪代谢紊乱

慢性肾衰竭患者蛋白质代谢紊乱一般表现为蛋白质代谢产物蓄积，也可有血清蛋白水平下降、血浆和组织必需氨基酸水平下降等。主要与蛋白质分解增多和(或)合成减少、肾脏排出障碍等有关。

糖代谢异常主要表现为糖耐量减低和低血糖两种情况，前者更为多见。糖耐量减低主要与胰高血糖素升高、胰岛素受体障碍等因素有关，可表现为空腹血糖水平或餐后血糖水平升高。

慢性肾衰竭患者常见高脂血症，其中多数患者表现为轻到中度高甘油三酯血症，少数患者表现为轻度高胆固醇血症，或两者兼有。还有部分患者可出现极低密度脂蛋白增高，而高密度脂蛋白降低。

（三）慢性肾衰竭的各系统表现

1. 胃肠道表现 为最早出现和最突出的症状。主要表现为食欲不振、上腹饱胀感、恶心、呕吐、腹胀、腹泻及口中有氨味，严重者可有口腔及胃肠黏膜糜烂、溃疡，甚至可出现消化道出血。

2. 心血管系统表现 是慢性肾衰竭患者的常见并发症和死亡的重要原因之一。

（1）高血压和左心室肥厚　大部分患者有不同程度的高血压，多是由于水钠潴留、肾素 - 血管紧张素增高和（或）某些舒张血管的因子不足所致。高血压可引起动脉硬化、左心室肥厚和心力衰竭。

（2）心力衰竭　心力衰竭是尿毒症患者最常见的死亡原因。随着肾功能的不断恶化，心力衰竭的患病率明显增加，至尿毒症期可达到65% ~70%，其原因多与水钠潴留、高血压及尿毒症性心肌病变有关。

（3）尿毒症性心肌病　其病因可能与容量负荷过重、高血压、代谢废物的潴留和肾性贫血等因素有关，部分患者还可伴发冠心病，可出现各种心律失常、心肌损伤、缺氧、心源性休克等。

（4）心包炎　心包炎在慢性肾衰竭患者中相当常见，其原因多与尿毒症毒素蓄积、低蛋白血症、心力衰竭等因素有关，少数情况下也可能与感染、出血等因素有关。早期表现为胸痛，可闻及心包摩擦音。病情进展可出现心包积液甚至心包填塞。

（5）动脉粥样硬化　由于钙磷代谢异常和血管保护性蛋白缺乏而引起的血管钙化，加上高血压、血脂异常促进了动脉粥样硬化的进展，尿毒症患者普遍存在动脉粥样硬化。

3. 造血系统表现 慢性肾衰竭患者血液系统异常主要表现为肾性贫血和出血倾向。大多数患者一般均有轻、中度贫血，其原因主要是由于红细胞生成素缺乏，故称为肾性贫血。如同时伴有缺铁、营养不良、出血等因素，可加重贫血程度。晚期慢性肾衰竭患者有出血倾向，轻度者表现为皮肤瘀斑、月经过多，重者出现鼻出血、齿龈出血和消化道出血等，严重时甚至发生脑出血。其原因多与血小板功能降低有关，部分晚期慢性肾衰竭患者也有凝血因子Ⅷ缺乏。

4. 神经肌肉系统表现 由于尿毒症毒素堆积、水电解质紊乱、感染等原因，患者常出现尿毒症性脑病。早期症状可有疲乏、失眠、注意力不集中等。其后会出现性格改变、抑郁、记忆力减退、判断力降低。尿毒症时常有反应淡漠、谵妄、惊厥、幻觉、昏迷、精神异常等。周围神经病变也常见，感觉神经障碍更为显著，最常见的是肢端“袜套样”分布的感觉丧失，也可有肢体麻木、烧灼感或疼痛感、深反射迟钝或消失，并可有神经肌肉兴奋性增加，如肌肉震颤、痉挛、不宁腿综合征，以及肌萎缩、肌无力等。

5. 呼吸系统 慢性肾衰竭晚期患者即使没有容量负荷增加，也可能出现肺充血和水肿，称为“尿毒症肺水肿”，表现为咳嗽、咯痰、咯血、胸痛、气促、深长呼吸等，其原因可能与尿毒症毒素引起的肺泡毛细血管渗透性增加及肺充血有关。体液过多、心功能不全时，除肺水肿外还可能出现胸腔积液。胸部 X 线检查可见有以肺门为中心，向两侧扩散的“蝴蝶翼”征。

6. 内分泌系统表现 主要表现有：①肾脏本身内分泌功能紊乱，如 $1,25-(OH)_2D_3$、红细胞生成素不足和肾内肾素－血管紧张素Ⅱ生成过多。②下丘脑－垂体内分泌功能紊乱，如泌乳素、促黑色素激素（MSH）、促黄体生成素（FSH）、促卵泡激素（LH）、促肾上腺皮质激素（ACTH）等水平增高。③外周内分泌腺功能紊乱。大多数患者均有继发性甲状旁腺功能亢进，部分患者出现轻度甲状腺素水平降低、胰岛素受体障碍、性腺功能减退等。

7. 骨骼系统表现 慢性肾衰竭所引起的骨矿化和代谢异常称为肾性骨营养不良。包括肾性骨软化症、骨再生不良、骨质疏松症和肾性骨硬化症等。其发生的原因可能与骨化三醇缺乏、继发性甲状旁腺功能亢进、营养不良等有关。晚期患者发现骨异常的约占 1/3，只有少数表现为骨痛、行走障碍、自发性骨折等，早期诊断主要靠骨活检，其检出率约 90%。

8. 皮肤表现 患者有面色萎黄、色素沉着和轻度水肿，称为尿毒症面容。此外，还可有皮肤干燥、脱屑、瘙痒等常见症状，可能与钙盐在皮肤及神经末梢沉积和继发性甲状旁腺功能亢进有关。

四、辅助检查

1. 实验室检查

（1）常用检查 包括尿常规、肾功能、24 小时尿蛋白定量、血糖、血尿酸、血脂等以及血电解质（K，Na，Cl，Ca，P，Mg 等）、动脉血液气体分析等。

（2）肾小球滤过功能的检查 血清肌酐（Scr）、肌酐清除率（Ccr）、放射性核素法测 GFR 等。我国 Ccr 正常值为（90±10）ml/min。对不同人群来说，其 Scr、Ccr 值可能有显著差别，临床医师需正确判断。

2. 影像学检查

（1）一般情况下只需做 B 型超声检查，以除外结石、肾结核、肾囊性变等疾病。

（2）在某些特殊情况下，可能需做放射性核素肾图、静脉肾盂造影、肾脏 CT 和磁共振（MRI）检查等。放射性核素肾图检查对急、慢性肾衰竭的鉴别诊断有一定帮助。若肾图结果表现为双肾血管段、分泌段、排泄功能均很差，则一般提示有慢性肾衰竭存在；若肾图表现为双肾血管段较好，排泄功能很差，呈“梗阻型”（抛物线状），则一般提示可能有急性肾衰竭存在。

五、诊断

慢性肾衰竭的诊断主要依据患者的病史、临床表现及肾功能检查，可明确诊断。由于慢性肾衰竭临床表现比较复杂，且各系统的临床表现均可成为首发症状，因此诊断时不仅要明确是否存在慢性肾衰竭，还要注意寻找原发病、引起恶化的因素及并发症等。

六、鉴别诊断

1. 肾前性氮质血症 两者的鉴别并不困难，在有效血容量补足48～72小时后，肾前性氮质血症患者的肾功能多可恢复正常，而慢性肾衰竭患者的肾功能则难以恢复。

2. 急性肾衰竭 一般不难鉴别，往往根据患者的病史即可做出鉴别诊断，急性肾衰竭常因肾缺血、肾中毒、感染导致。在患者病史欠详细时，可借助于影像学检查（如B超，CT等）或肾图检查结果进行分析，如双肾明显缩小，肾图提示慢性病变，则支持慢性肾衰竭的诊断。

七、治疗

（一）营养治疗

慢性肾衰竭的营养疗法在提高患者生活质量、改善预后方面发挥重要作用。非糖尿病肾病患者，在CKD1～2期时蛋白摄入量一般为0.8g/(kg·d)；进展到CKD3期时，推荐蛋白摄入量一般为0.6g/(kg·d)。对于有糖尿病的患者，应从出现蛋白尿开始就限制蛋白摄入量为0.8g/(kg·d)；一旦GFR下降，则限制蛋白摄入量为0.6g/(kg·d)。患者饮食中动物蛋白与植物蛋白应保持合理比例，一般两者各占一半左右；对蛋白摄入量限制较严格0.4～0.6g/(kg·d)的患者，动物蛋白可占50%～60%，以增加必需氨基酸的摄入比例。患者磷摄入量一般应<800mg/d；对严重高磷血症患者，还应同时给予磷结合剂。无论应用何种饮食治疗方案，患者都必须摄入足量热量，一般为30～35kcal/(kg·d)，每日至少给予热量30kcal/kg，以使低蛋白饮食的氮得到充分的利用，减少蛋白质的分解和体内蛋白质的消耗，同时还需要注意补充维生素和叶酸等营养素。

（二）早期慢性肾衰竭的防治措施与对策

早期诊断、有效治疗原发病、尽早控制危险因素，是保护肾功能、延缓慢性肾脏病进展的关键，也是防治慢性肾衰竭的基础。首先要提高对慢性肾衰竭的警觉，重视询问病史、体格检查和肾功能的检查，努力做到早期诊断。同时，对已有的肾脏疾病或能引起肾损害的疾病（如糖尿病、高血压等）进行及时有效的治疗，防止慢性肾衰竭的发生。这是降低慢性肾衰竭发生率的基础工作，也称为初级预防。其基本对策是：①坚持病因治疗；②避免或消除促进肾功能恶化的危险因素；③保护肾单位，阻断或抑制促进肾单位渐进发展的途径。具体防治措施主要如下。

1. 有效控制高血压 24小时持续、有效地控制高血压，对保护靶器官具有重要作用，也是延缓、停止或逆转慢性肾衰竭进展的主要措施之一。透析前慢性肾衰竭（GFR≤10ml/min）患者的血压一般应当控制在120～130/75～80mmHg以下。

2. ACEI和ARB类药物的应用 血管紧张素转化酶抑制剂（ACEI）和血管紧张素Ⅱ受体拮抗剂（ARB）具有良好降压作用，还有具有降低肾小球高滤过和减轻蛋白尿的作用，主要通过扩张出球小动脉来实现，同时也有抗氧化、减轻肾小球基底膜损害和减少系膜基质沉积等作用。除此之外，ACEI和ARB对于减少心肌重构和降低心血管事件的发生也有重要作用。但需注意，在应用ACEI和ARB时应严密监测肾功能变化，用药2个月内血清肌酐水平上升或内生肌酐清除率下降<30%，可在监测下继续应用。如超过50%，应立即停药。

3. 严格控制血糖 研究表明，严格控制血糖，使糖尿病患者空腹血糖控制在5.0～7.2mmol/L（睡前6.1～8.3mmol/L），将糖化血红蛋白（HbA1c）控制在7%以下，可有效延缓慢性肾衰竭患者病情进展。

4. 控制蛋白尿 严格控制尿中蛋白，将患者蛋白尿控制在<0.5g/24h，或明显减轻微量白蛋白尿，均可改善疾病的长期预后，包括延缓慢性肾衰竭病程的进展和提高其生存率。

5. 其他 积极纠正贫血、减少尿毒症毒素蓄积、应用他汀类药物降脂、戒烟限酒等，均对肾脏功能有一定保护作用。

（三）慢性肾衰竭的药物治疗

1. 纠正酸中毒和水、电解质紊乱

（1）纠正代谢性酸中毒　轻度代谢性酸中毒可给予口服碳酸氢钠，1.5g～3.0g/d；中度或重度患者3～15g/d，必要时静脉给药。对伴有明显心力衰竭的患者，要防止碳酸氢钠输入过量，同时需注意避免输注速度过快，以免加重心脏负荷；也可根据患者情况同时口服或注射呋塞米，以增加尿量、防止水、钠潴留。

（2）水、钠潴留的防治　为防止出现水、钠潴留，应适当限制钠摄入量，一般将 NaCl 摄入量控制在6～8g/d。若伴有明显水肿或高血压者，应更加严格控制钠摄入量，一般为2～3g/d。也可根据需要应用袢利尿剂（如呋塞米等），但中、重度慢性肾衰竭的患者应慎用噻嗪类利尿剂及保钾利尿剂。对发生严重肺水肿的急性左心衰竭患者，需要及时给予血液透析或持续性血液滤过。

（3）高钾血症的防治　高钾血症可引起致命性心律失常，必须及时纠正。对于 CKD4 期及以上的患者，在严格限制钾摄入的同时，还应注意及时纠正酸中毒，并适当应用袢利尿剂，促进钾随尿液排出。对已发生高钾血症的患者，还应采取如下积极措施：①积极纠正酸中毒，除口服碳酸氢钠外，必要时（血清钾＞6mmol/L）可静脉给药；②给予袢利尿剂促使尿钾排出；③应用葡萄糖－胰岛素溶液输入或口服降钾药物以降低血钾。⑤对严重高钾血症（血钾＞6.5mmol/L），且伴有少尿、或利尿效果欠佳者，应及时给予血液透析治疗。

2. 高血压的治疗　积极地对高血压进行合理的治疗，不仅可以改善高血压本身引起的头昏等临床症状，更是为了积极主动地保护靶器官（心、肾、脑等）。对于慢性肾衰竭患者，应首选的降压药是 ACEI 或 ARB 类药物。其他降压药，如 Ca^{2+} 通道阻滞剂、袢利尿剂、β 受体阻断药、血管扩张剂等也可以根据情况选用。ACEI 和 ARB 均有促使血钾升高及一过性血清肌酐水平升高的作用，因此在应用过程中，应严密监测血清钾和肾脏功能。慢性肾衰竭患者的降压目标：①尿蛋白＜1.0g/d 时，血压应＜130/80mmHg；②尿蛋白＞1.0g/L 时，血压应＜125/75mmHg；③终末期肾病时，血压控制在 140/90mmHg 以下即可。

3. 贫血的治疗　已诊断为肾性贫血，且导致贫血的原因为红细胞生成素（EPO）缺乏的患者，应使用重组人红细胞生成素（rHu－EPO）。一般开始用量为每周 80～120U/kg，分 2～3 次皮下注射（或每次 2000～3000U，每周 2～3 次）。对透析前慢性肾衰竭患者而言，目前趋向于小剂量疗法（每次 2000～3000U，每周 1～2 次），疗效佳，副作用小。疗程中，不建议维持血红蛋白（Hb）＞130g/L，上升至 110～120g/L 即为达标。影响 rHu－EPO 疗效的主要原因是功能性缺铁。因此，在应用 rHu－EPO 的同时要重视补充铁剂。部分透析患者口服铁剂吸收率较差，需要静脉给药补充铁，推荐安全性和有效性均较好的氢氧化铁蔗糖复合物（蔗糖铁）。通过以上药物治疗，患者的贫血可以得到明显改善，一般情况下，绝大多数患者无需输血治疗。

4. 低钙血症、高磷血症和肾性骨病的治疗　当 GFR＜30ml/min 时，除限制磷摄入外，还可同时口服碳酸钙等磷结合剂。碳酸钙口服用量为每次 0.5～2.0g，每日 3 次。对血磷＞2.26mmol/L 或血清钙浓度升高的患者，则应及时停用钙剂，以防转移性钙化的加重。现已有一些不含钙的磷结合剂，如司维拉姆、碳酸镧，在有效降低血磷的同时，不升高血钙的水平。对明显低钙血症患者，可口服骨化三醇，0.25μg/d，连服 2～4 周。若疗效不佳者，可增加用量至 0.5μg/d。对于无低血钙的患者，则宜隔日口服 0.25μg。凡口服骨化三醇患者，疗程中均需要检测血钙、血磷和甲状旁腺激素浓度。对已有生成不良性骨病的患者，不宜应用骨化三醇或其类似物。

5. 防治感染　平时应注意预防各种病原体的感染。抗生素的选择和应用原则与一般感染相同，但剂量需根据 GFR 进行调整。在疗效相近的情况下，应尽量选用肾毒性最小的药物。

6. 高脂血症的治疗　透析前慢性肾衰患者与一般人群的高血脂治疗原则相同，应积极治疗。但对

维持透析患者，高脂血症的标准宜放宽，血清总胆固醇维持在6.5～7.8mmol/L、血清甘油三酯维持在1.7～2.3mmol/L。

7. 促进毒物排泄 对于透析前慢性肾衰患者，可以应用肠胃道途径的方法增加尿毒症毒素的排出，常用方法有口服氧化淀粉或活性炭制剂、口服大黄制剂或甘露醇（导泻疗法）等。这些疗法对减轻患者氮质血症起到一定辅助作用，但不能依赖这些疗法作为治疗的主要手段。

8. 其他 糖尿病肾衰患者随着肾小球滤过率不断下降，胰岛素灭活减少，必须相应调整胰岛素用量。高尿酸血症通常不需药物治疗，但如有痛风，则予以别嘌醇0.1g，每日口服1～2次，有助于延缓肾功能的恶化。皮肤瘙痒患者可以口服抗组胺药物，控制高磷血症及强化透析，对部分患者有效。

（四）肾脏替代治疗

当慢性肾衰患者GFR 6～10ml/min（Scr＞707μmol/L）并有明显尿毒症临床表现，经治疗不能缓解时，则应进行肾脏替代治疗。对糖尿病肾病的患者，可适当提前（GFR 10～15ml/min）安排替代治疗。

1. 血液透析（简称血透） 利用半透膜原理，通过溶质交换来清除血液中的代谢废物、维持电解质和酸碱平衡，并清除过多的水分。血透前3～4周，应预先给患者做动脉内瘘（位置一般在前臂），以形成血流通道，便于刺穿。血透治疗一般每周做3次，每次4～8小时，尿毒症症状可逐渐好转；若能长期坚持合理透析，不少患者能存活15～20年。

2. 腹膜透析（简称腹透） 腹膜透析是以腹膜为半透膜，腹膜毛细血管内血液与腹腔内透析液进行水和溶质交换。腹膜透析无须特殊设备，操作简单，无须抗凝，心血管稳定性好。腹膜透析适用于老人、心血管功能不稳定者、糖尿病患者、小儿患者或做动－静脉内瘘有困难者。

需要注意的是，无论哪种透析疗法，都仅能部分代替肾脏的排泄功能，对于小分子溶质的清楚能力较差，也无法替代肾脏的内分泌和代谢的功能。

3. 肾移植 成功的肾移植可恢复正常的肾功能，包括其内分泌和代谢的功能，可使患者几乎完全康复。移植肾可由尸体供肾或亲属供肾（由兄弟姐妹或父母供肾），以后者肾移植的效果更佳。要在A、B、O血型配型和HLA配型合适的基础上，选择供肾者。肾移植需长期使用免疫抑制剂，以防排斥反应。近年肾移植的疗效已明显改善，存活率有较大提高，其1年存活率约为90%，5年存活率约为70%。

八、并发症

慢性肾衰竭的主要并发症包括心血管疾病、水电解质代谢紊乱、贫血和骨代谢异常等。其中，对慢性肾衰竭的预后产生主要影响的是心血管疾病。目前，慢性肾衰竭最常见的心血管并发症主要有心肌疾病和动脉血管性疾病两大类，治疗措施主要按照心血管疾病二级预防的要求进行。

九、预后

慢性肾衰竭预后较差，其病情进展是不可逆的，同时极易导致严重的并发症，严重影响患者的生活质量。随着药物和肾脏替代治疗技术的发展，患者的死亡率明显降低，生存率显著提高，部分患者可长期生存。

十、预防

高血压患者应严格控制血压，注意低盐饮食，少吃或不吃腌制品。糖尿病患者应监测血糖情况，严格糖尿病饮食；一般人群也应注意限制糖的摄入，少食含糖量较高的饮料和水果等。戒烟戒酒，适当体育锻炼，养成良好的生活习惯。

（张珂铭）

目标检测

答案解析

单项选择题

1. 急性肾小球肾炎的发生与以下哪种病原体感染有关

A. β－溶血性链球菌　B. 金黄色葡萄球菌　C. 乙型肝炎病毒

D. 寄生虫与霉菌　E. 以上均是

2. 慢性肾小球肾炎患者，当蛋白尿大于1g/d时，血压控制的理想水平是

A. 125/80mmHg　B. 125/75mmHg　C. 130/80mmHg

D. 130/75mmHg　E. 140/90mmHg

3. 以下不属于诊断肾病综合征时的临床表现的是

A. 大量蛋白尿　B. 高脂血症　C. 高血压

D. 低蛋白血症　E. 高度水肿

4. 尿路感染最常见致病菌是

A. 大肠埃希菌　B. 铜绿假单胞菌　C. 变形杆菌

D. 葡萄球菌　E. 粪链球菌

5. 尿路感染最主要的感染途径是

A. 血行感染　B. 上行感染　C. 直接感染

D. 淋巴道感染　E. 下行感染

6. 以下属于肾结核临床表现的是

A. 血尿　B. 脓尿　C. 腰痛

D. 膀胱刺激征　E. 以上均是

7. 典型慢性肾功能不全时的水、电解质紊乱是

A. 代谢性酸中毒、低血钙、高血磷、高血钾

B. 代谢性酸中毒、低血钙、低血磷、高血钾

C. 代谢性酸中毒、低血钙、低血磷、高血钠

D. 代谢性酸中毒、低血钙、低血磷、低血钠

E. 代谢性碱中毒、低血钙、高血磷、高血钠

8. 肾性贫血最主要的原因是

A. 铁及叶酸摄入不足　B. 消化道失血　C. 蛋白质摄入量不足

D. 红细胞寿命缩短　E. 红细胞生成素合成不足

书网融合……

本章小结　微课　题库

第六章　血液系统疾病

学习目标

1. 通过本章学习，重点把握缺铁性贫血、再生障碍性贫血、白血病、过敏性紫癜的临床表现、诊断与治疗，熟悉原发免疫性血小板减少症、淋巴瘤、骨髓增生异常综合征、多发性骨髓瘤的诊疗原则。

2. 学会血液系统常见疾病的诊断与合理治疗，具有对患者及高危人群进行健康教育和随访的能力。

情境导入

情境描述　患者，女，49岁。头晕、乏力、活动后心悸2个月，加重1周。患者2个月前无明显诱因出现头晕、乏力、面色苍白，一直未予诊治。近1周来头晕、乏力加重。发病以来饮食和睡眠正常，无挑食，大、小便正常，既往体健，无遗传病家族史。查体：贫血貌，心率105次/分，律齐，腹软，上腹中部轻压痛，肝脾肋下未触及，双下肢无水肿。实验室检查：血常规为Hb 76g/L，RBC 3.1×10^{12}/L，MCV 72fl，MCH 24pg，MCHC 28%，WBC 7.8×10^{9}/L，N 0.70，L 0.25，M 0.05，Plt 325×10^{9}/L，网织红细胞0.013。便潜血（+）。血清铁蛋白5μg/L，血清铁6μmol/L，总铁结合力88μmol/L。

讨论　1. 本病的临床诊断及诊断依据是什么？

2. 请针对该患者制定治疗方案。

第一节　总　论

PPT

血液学是研究血液和造血组织的生理、病理和临床的医学科学分支学科。血液系统主要由血液和造血组织组成。其中血液由血浆和悬浮其中的血细胞组成，造血组织是指能够生成血细胞的组织。

贫血是指人体外周血红细胞容量减少，低于正常范围下限，不能运输足够的氧至组织而产生的临床综合征。由于红细胞容量测定较复杂，临床上常以血红蛋白（Hb）浓度来代替。我国学者认为在我国海平面地区，成年男性Hb＜120g/L，成年女性（非妊娠）Hb＜110g/L，孕妇Hb＜100g/L就可诊断为贫血。国外一般采用1972年WHO制订的诊断标准，在海平面地区，Hb低于下述水平诊断为贫血：6个月到小于6岁儿童110g/L，6～14岁儿童120g/L，成年男性130g/L，成年女性120g/L，孕妇110g/L。

一、血液系统解剖生理

（一）造血组织与造血功能

造血组织主要包括骨髓、胸腺、肝脏、脾脏、淋巴结等。人在胚胎期和出生后不同时期造血部位不同。

1. 胚胎期　中胚层发育的卵黄囊造血生成初级的幼稚红细胞，胎儿期主要在胎肝；同时胎儿期脾、胸腺和淋巴结也参与造血，制造淋巴细胞和单核细胞，至出生前逐渐退化；骨髓造血始于胚胎第4～5

个月，是产生红细胞、粒细胞和巨核细胞的主要场所，并成为出生后造血的主要器官。

2. 出生后

（1）骨髓　人体主要造血器官。婴幼儿全部骨髓均为具有造血能力的红骨髓，随年龄增长，成人四肢管状骨中的红骨髓逐渐成为黄骨髓，失去造血活性。当骨髓造血能力不足时，肝、脾等骨髓以外的器官也可以参与造血，即髓外造血。

（2）淋巴系统　包括中枢淋巴器官（胸腺和骨髓）和周围淋巴器官（淋巴结、脾及沿呼吸道和消化道分布的淋巴组织）。淋巴结是产生和储存淋巴细胞的场所，同时参与淋巴液循环，并可对外来抗原做出反应。脾脏具有造血、储血、滤血、免疫等功能。

（二）造血和造血调节

1. 血细胞的生成　主要来源于造血干细胞（HSC），HSC是一种多能干细胞，是各种血液细胞与免疫细胞的起始细胞，可以发育成红细胞、粒细胞、淋巴细胞、单核细胞和血小板等。造血干细胞进一步分化增殖为只有定向分化能力的前体干细胞，然后根据分化方向分为红系祖细胞、粒－单系祖细胞、巨核系祖细胞、嗜酸系祖细胞、T淋巴系祖细胞和B淋巴系祖细胞等。各系造血祖细胞进一步发育成各系统的前体细胞，经过原始阶段、幼稚阶段和成熟阶段，一直到生成各种成熟血细胞出现于外周血中。

2. 造血微环境　是指局限在造血器官或组织内除造血细胞以外的、具有特异性结构和生理功能的环境，包括骨髓基质细胞、细胞因子及细胞外基质，参与和调控造血细胞的生成，是造血细胞赖以生存的场所。

3. 造血因子调控　HSC生成血细胞的过程中，各种调控因子相互制约，维持体内造血功能稳定。根据作用不同，造血生长因子主要分为两类。①正调控因子：如促红细胞生成素、粒系集落刺激因子、粒－单系集落刺激因子、血小板生成素等。②负调控因子：如干扰素、前列腺素E、肿瘤坏死因子－α等。

二、血液系统疾病分类

血液系统疾病包括原发于造血系统的疾病和主要累及血液系统的疾病。

1. 造血干细胞疾病　如再生障碍性贫血、骨髓增生异常综合征、白血病、骨髓增殖性肿瘤等。

2. 红细胞疾病　各类贫血性疾病如缺铁性贫血、溶血性贫血、巨幼细胞贫血及红细胞增多症等。

3. 粒细胞疾病　白细胞减少、粒细胞缺乏症、类白血病反应等。

4. 淋巴细胞疾病　淋巴瘤、急慢性淋巴细胞性白血病等。

5. 出血及血栓性疾病　如血小板减少性紫癜、过敏性紫癜、凝血功能障碍性疾病、弥漫性血管内凝血及血栓性疾病等。

三、血液系统疾病诊断

血液病具有许多与其他疾病不同的特点，这是由血液和造血组织本身的特点所决定的。由于血液以液体形式存在，不停地在体内循环，灌注着每一个器官，因此血液病的表现多为全身性。同时由于血液是执行不同生理功能的血细胞和血浆成分的综合体，并且与造血组织共同构造一个完整的动态平衡系统，血液病的症状与体征多种多样，往往缺乏特异性；实验室检查在血液病诊断中占有突出地位；继发性血液学异常比原发性血液病更多见，几乎全身所有器官和组织的病变都可引起血象的改变，甚至有些还可引起严重或持久的血象异常，酷似原发性血液病。

1. 病史采集 血液病的常见症状有贫血，出血倾向，发热，肿块，肝、脾、淋巴结肿大，骨痛等。对每一位患者应了解这些症状的有无及特点。还应询问有无药物、毒物或放射性物质接触史，营养及饮食习惯，手术史，月经孕产史及家族史等。

2. 体格检查 皮肤黏膜颜色有无改变，有无黄疸、出血点及结节或斑块；舌乳头是否正常；胸骨有无压痛；浅表淋巴结、肝、脾有无肿大，腹部有无肿块等。

3. 实验室检查

（1）正确的血细胞计数、血红蛋白测定以及血涂片细胞形态学的详细观察是最基本的诊断方法，常可反映骨髓造血病理变化。

（2）网织红细胞计数可反映骨髓红细胞的生成功能。

（3）骨髓检查及细胞化学染色，包括骨髓穿刺液涂片及骨髓活检，对某些血液病有确诊价值（如白血病、骨髓瘤、骨髓纤维化等）及参考价值（如增生性贫血）。细胞化学染色对急性白血病的鉴别诊断是必不可少的，如过氧化物酶、碱性磷酸酶、非特异性酯酶染色等。

（4）出血性疾病检查出血时间、凝血时间、凝血酶原时间、凝血活酶时间纤维蛋白原定量为基本的检查。尚可做血块回缩试验、血小板聚集和黏附试验以了解血小板功能，亦有凝血因子检测以评估体内凝血因子活性。

（5）溶血性疾病检查常用的试验有游离血红蛋白测定、血浆结合珠蛋白测定、Rous 试验、尿潜血（血管内溶血）；酸溶血试验、蔗糖溶血试验（阵发性睡眠性血红蛋白尿症）；渗透脆性试验（遗传性球形红细胞增多症）；高铁血红蛋白还原试验（红细胞葡萄糖－6－磷酸脱氢酶缺乏）；抗人球蛋白试验（自身免疫性溶血性贫血）等以确定溶血原因。

（6）生化及免疫学检查如缺铁性贫血的铁代谢检查，自身免疫性血液疾病及淋巴系统疾病常伴有免疫球蛋白的异常、细胞免疫功能的异常及抗血细胞抗体异常。应用特异性单克隆抗体进行免疫学分型已成为急性白血病诊断标准之一。免疫组化是淋巴瘤诊断的必需检查。

（7）细胞遗传学及分子生物学检查如染色体检查及基因诊断。

（8）造血细胞的培养与测试技术。

（9）器械检查如超声波、电子计算机体层显像（CT）、磁共振显像（MRI）及正电子发射计算机体层显像（PET/CT）等对血液病的诊断有很大帮助。

（10）放射性核素应用于红细胞寿命或红细胞破坏部位测定、骨髓显像、淋巴瘤显像等。

（11）组织病理学检查如淋巴结或浸润包块的活检、脾活检以及体液细胞学病理检查。淋巴结活检对诊断淋巴瘤及其与淋巴结炎、转移癌的鉴别有意义；脾活检主要用于脾显著增大的疾病；体液细胞学检查包括胸腔积液、腹腔积液和脑脊液中的瘤细胞（或白血病细胞）的检查，对诊断、治疗和预后判断有价值。

血液病的实验室检查项目繁多，如何从中选择恰当的检查来达到确诊目的，应综合分析，全面考虑。

四、血液系统疾病防治进展

1. 一般治疗 包括饮食与营养及精神与心理治疗。

2. 去除病因 使患者脱离致病因素的作用。

3. 保持正常血液成分及其功能

（1）补充造血所需　营养巨幼细胞贫血时，补充叶酸和(或)维生素 B_{12}（Vit B_{12}）；缺铁性贫血时补充铁剂。

（2）刺激造血　如慢性再生障碍性贫血时应用雄激素刺激造血；粒细胞减少时应用粒细胞集落刺激因子刺激中性粒细胞释放等。

（3）脾切除　切脾去除体内最大的单核－巨噬细胞系统器官，减少血细胞的破坏与潴留，从而延长血细胞的寿命。切脾对遗传性球形红细胞增多症所致的溶血性贫血有确切疗效。

（4）过继免疫　治疗如给予干扰素或在异基因造血干细胞移植后的供者淋巴细胞输注（DLI）。

（5）成分输血及抗生素的使用　严重贫血或失血时输注红细胞，血小板减少、有出血危险时补充血小板。白细胞减少有感染时予以有效的抗感染药物治疗。

4. 去除异常血液成分和抑制异常功能

（1）化疗　联合使用作用于不同周期的化疗药物可杀灭病变细胞。

（2）放疗　γ线、X线等电离辐射杀灭白血病或淋巴瘤细胞。

（3）诱导分化　我国科学家发现全反式维A酸（ATRA）、三氧化二砷（ATO）通过诱导分化，可使异常早幼粒细胞加速凋亡或使其分化为正常成熟的粒细胞，是特异性去除白血病细胞的新途径。

（4）治疗性血液成分单采　通过血细胞分离器选择性地去除血液中某一成分，可用于治疗骨髓增殖性肿瘤（MPNs）、白血病等。血浆置换术可治疗巨球蛋白血症、某些自身免疫病、同种免疫性疾病及血栓性血小板减少性紫癜等。

（5）免疫抑制　使用糖皮质激素、环孢素及抗淋巴/胸腺细胞球蛋白等，减少淋巴细胞数量，抑制其异常功能以治疗自身免疫性溶血性贫血、再生障碍性贫血及异基因造血干细胞移植时发生的移植物抗宿主病等。

（6）抗凝及溶栓治疗　如弥散性血管内凝血时为防止凝血因子进一步消耗，采用肝素抗凝。血小板过多时为防止血小板异常聚集，可使用双嘧达莫等药物。一旦有血栓形成，可使用尿激酶等溶栓，以恢复血流通畅。

（7）靶向治疗　常用靶向制剂如酪氨酸激酶抑制剂、利妥昔单抗、蛋白酶体抑制剂等。

（8）造血干细胞移植　是目前有可能根治某些难治性或恶性血液病最有效的治疗方法。移植类型有异基因、同基因和自体造血干细胞移植。干细胞来源有骨髓、外周血和脐血等。通过植入正常造血干细胞，以恢复患者的造血和免疫功能。

（沈娇娇）

第二节　贫　血

PPT

一、概述

贫血是指人体外周血红细胞容量减少，低于正常范围下限，不能运输足够的氧至组织而产生的综合征。由于红细胞容量测定较复杂，临床上常以血红蛋白（Hb）浓度来代替。我国血液病学家认为在我国海平面地区，成年男性 $\text{Hb}<120\text{g/L}$，成年女性（非妊娠）$\text{Hb}<110\text{g/L}$，孕妇 $\text{Hb}<100\text{g/L}$ 即为贫血。

（一）分类

贫血有多种分类方法，各有优缺点，临床常综合使用，常用分类方法如下。

1. 根据贫血进展速度分类 分为急性贫血和慢性贫血。

2. 根据贫血的严重程度分类 分为：①轻度贫血：Hb 低于正常参考值但 >90g/L；②中度贫血：Hb 为 60～89g/L；③重度贫血：Hb 为 30～59g/L；④极重度贫血：Hb <30g/L。

3. 根据红细胞形态分类 主要根据患者红细胞平均体积（MCV）和红细胞平均血红蛋白浓度（MCHC）的数值，将贫血分为：①大细胞性贫血；②正常细胞性贫血；③小细胞低色素性贫血（表 6－1）。

表 6－1 根据红细胞形态的贫血分类

贫血类型	MCV（fl）	MCHC（%）	常见疾病
大细胞性贫血	>100	32～35	巨幼细胞贫血、骨髓增生异常综合征
正常细胞性贫血	80～100	32～35	再生障碍性贫血、急性失血性贫血、溶血性贫血
小细胞低色素性贫血	<100	<32	缺铁性贫血、铁粒幼细胞性贫血、珠蛋白生成障碍性贫血

4. 根据骨髓红细胞系统的增生程度分类 分为：①增生性贫血，如缺铁性贫血、巨幼细胞贫血、溶血性贫血等；②增生低下性贫血，如再生障碍性贫血。

（二）病因和发病机制

1. 红细胞生成减少

（1）造血原料缺乏或利用障碍 见于铁缺乏、叶酸或维生素 B_{12}缺乏的缺铁性贫血或巨幼细胞贫血。

（2）骨髓造血功能异常

1）造血干细胞疾病如再生障碍性贫血、先天性红细胞生成异常性贫血等。

2）骨髓被异常细胞浸润如白血病、骨髓瘤、转移癌等。

3）骨髓增生受抑制如放射治疗和化学治疗可直接损伤造血干细胞，导致造血功能抑制等。

（3）造血微环境异常 骨髓基质结构损伤，如骨髓转移癌、纤维化、慢性骨髓炎等可损伤造血细胞和骨髓微环境影响血液细胞生成；淋巴细胞功能亢进可通过负调控因子或产生抗骨髓造血细胞抗体而导致造血功能衰竭。

（4）造血调控异常 负调控因子增多可抑制骨髓造血引起贫血；肾功能不全、肝病等全身其他器官疾病可引起促红细胞生成素（EPO）生成减少而导致贫血；一些慢性病如结核、类风湿关节炎、某些恶性肿瘤性疾病等可通过诱生多种炎性因子，引起铁利用障碍，引起轻、中度小细胞低色素性贫血，此类贫血也称为慢性病贫血或炎症性贫血。

2. 红细胞破坏增多

（1）红细胞内在缺陷

1）红细胞膜异常 遗传性球形细胞增多症、阵发性睡眠性血红蛋白尿。

2）红细胞酶缺陷 葡萄糖－6－磷酸脱氢酶缺乏。

3）血红蛋白异常 血红蛋白病、珠蛋白生成障碍性贫血。

4）卟啉代谢异常 遗传性红细胞生成性卟啉病。

（2）红细胞外在因素

1）免疫因素 自身免疫性溶血性贫血、输血血型不合所致、药物性溶血。

2）机械性因素 人工心脏瓣膜导致的溶血性贫血、微血管病性溶血性贫血。

3）生物因素 疟疾、蛇毒咬伤。

4）理化因素 大面积烧伤、接触一些化学毒物。

5）脾功能亢进。

（3）红细胞丢失过多 各种出血性或非出血性疾病导致的急性或慢性失血后的贫血。

（三）临床表现

贫血的临床表现包括原发病的表现和贫血本身的表现。贫血症状的有无及轻重，取决于贫血的病因、发生的速度、血液携氧能力下降的程度，血容量下降的程度和血液、循环、呼吸等系统的代偿和耐受能力。

1. 一般贫血表现　各种贫血普遍出现：①皮肤黏膜苍白，以睑结膜、口唇、舌及甲床最明显；②疲乏、困倦、软弱无力；③皮肤干燥、毛发干枯。

2. 组织缺氧表现　对缺血、缺氧最敏感的如下。①中枢神经系统：头痛、头晕、耳鸣、嗜睡、记忆力减退、注意力不集中；②消化系统：食欲减退、消化不良、恶心、腹胀、舌炎、异食癖；③泌尿生殖系统：轻度蛋白尿、夜尿增多、性功能改变、月经失调。

3. 机体代偿表现　为满足全身组织对氧的需求，一些器官需要加紧工作，因而出现如下系统症状。①呼吸系统：稍事活动即有呼吸加快、气急；②循环系统：活动后心悸、气短、心率加快、心搏亢进、脉搏充实、脉压增加，心尖部或心底部出现轻柔的收缩期杂音，严重者可有心脏扩大、心力衰竭、心电图缺血性改变。此种贫血性心脏病在贫血纠正后大多可以恢复。

（四）诊断

贫血的诊断首先应确定贫血的类型和程度，更重要的是要查明贫血的病因，以进行合理有效的治疗。对于贫血的诊断应注意以下几个方面。

1. 问诊　应详细询问现病史和既往史、家族史、营养史、月经生育史及危险因素暴露史等。

2. 体格检查　进行全面体格检查，尤其注意皮肤黏膜有无苍白、出血及黄染；有无肝、脾、淋巴结肿大及骨髂压痛；注意营养不良改变，如皮肤粗糙、毛发干枯、匙状甲、舌乳头萎缩和神经系统深层感觉障碍等。

3. 实验室检查　血常规检查、血涂片、骨髓检查等是确定贫血的可靠指标，诊断贫血的病因还需进行贫血发病机制的一些检查，如尿、粪常规检查，血液生化、免疫、溶血等检查，影像学和内镜检查、骨髓造血细胞培养、染色体检查、基因检测等。综合分析贫血患者的病史、体格检查和实验室检查结果，即可明确贫血的病因或发病机制，从而做出贫血的诊断。

（五）治疗

1. 支持治疗　加强营养，给予富含蛋白质和维生素的饮食，注意休息，保持精神愉快。

2. 病因治疗　消除贫血的病因是治疗贫血性疾病的首要原则，积极治疗导致贫血的原发病，停止接触有害的药物和化学品等，才能使贫血得到彻底治愈。

3. 药物治疗　在贫血原因未明确之前，不要急于使用抗贫血药，以免影响诊断，延误治疗。常用治疗贫血的药物有铁剂、叶酸、维生素 B_{12}、维生素 B_6、雄激素、促红细胞生成素以及肾上腺糖皮质激素和免疫抑制剂等。

4. 成分输血　输血能迅速减轻或纠正贫血，但有可能引起各种不良反应和传播疾病的危险，因此必须严格掌握输血的适应证。急性大量失血时，输血可迅速恢复血容量；慢性贫血患者血红蛋白低于60g/L时可考虑输浓缩红细胞，但长期多次输血可引起铁的负荷过多而出现继发性血色病。在不影响病情的条件下，应尽量减少输血。

5. 脾切除　脾是破坏血细胞的场所，与抗体的产生也有关系。脾切除对脾功能亢进所致的贫血和遗传性球形红细胞增多症有肯定疗效，对糖皮质激素或免疫抑制剂治疗无效的某些溶血性贫血也可行脾切除。

6. 造血干细胞移植　包括骨髓移植、外周血干细胞移植和脐带血造血干细胞移植，是治疗难治性贫血的有效方法。由于移植要求技术条件高、患者自身条件高，且费用昂贵，目前尚难以普遍开展。

二、缺铁性贫血 微课

（一）铁的代谢

1. 铁的分布 铁是人体必需的微量元素，几乎存在于所有的细胞内，正常人体内铁的总量为3～5g，男性50～55mg/kg，女性35～40mg/kg。人体内铁以两种状态存在，其一为功能状态铁，包括血红蛋白铁（占体内铁的67%）、肌红蛋白铁（占体内铁的15%）、转铁蛋白铁（3～4mg）以及乳铁蛋白、酶和辅因子结合的铁；其二为贮存铁（男性1000mg，女性300～400mg），包括铁蛋白和含铁血黄素。

2. 铁的来源 正常人每天造血需20～25mg铁，包括内源性、外源性两种。①内源性：主要来自衰老破坏的红细胞，血红蛋白分解释放出的铁被重新利用合成血红蛋白。②外源性：正常人体为了维持铁的平衡，每天都需要从食物中摄取铁，每日需求量10～15mg，吸收率5%～10%。

3. 铁的吸收和转运 铁吸收部位主要在十二指肠及空肠上段，以二价状态被吸收。食物中的铁以三价状态为主，胃肠功能（酸碱度等）、体内铁贮量、骨髓造血状态及某些药物（如维生素C）均会影响铁吸收。另外，食物中动物性食品铁的吸收率高（可达20%），植物性食品铁吸收率低（1%～7%）。吸收入血的二价铁经铜蓝蛋白氧化成三价铁，与转铁蛋白结合后转运到组织或通过幼红细胞膜转铁蛋白受体胞饮入细胞内，再与转铁蛋白分离并还原成二价铁，参与形成血红蛋白。

4. 铁的贮存和排泄 形成血红蛋白后多余的铁以铁蛋白和含铁血黄素形式贮存于肝、脾、骨髓等器官的单核－巨噬细胞系统。骨髓中未被利用的铁以小颗粒形式贮存在骨髓幼红细胞的胞质中，可被亚铁氰化钾染成蓝黑色颗粒，称为铁粒幼细胞。人体每天排铁不超过1mg，主要通过肠黏膜脱落细胞随粪便排出，少量通过尿、汗液排泄，哺乳妇女还通过乳汁排泄。

（二）病因和发病机制

1. 病因 铁是合成血红蛋白的必需原料，各种原因引起的铁缺乏导致体内贮存铁耗尽，最终可引起缺铁性贫血。

（1）铁丢失过多 慢性失血是缺铁性贫血最常见的病因之一。尤其是各种原因引起消化道慢性失血和女性月经过多，常见慢性失血情况如下。①慢性消化道失血：如消化性溃疡、胃肠道肿瘤、痔疮等引发的失血。②月经过多：如子宫肌瘤、月经失调、宫内放置节育器等妇产科疾病所致。③咯血及肺泡出血：如肺结核、支气管扩张症、肺癌等呼吸道疾病所致。④尿中失血：如反复血尿、血红蛋白尿（阵发性睡眠性血红蛋白尿、冷抗体型自身免疫性溶血、人工心脏瓣膜）等所致。⑤其他：如多次献血、肾衰竭血液透析等所致。

（2）铁需求增加而摄入不足 多见于婴幼儿、青少年、妊娠及哺乳期妇女。这些人群铁需求量大，如果食物缺乏或长期摄入不足容易产生缺铁性贫血。

（3）铁吸收障碍 胃大部切除术后，胃酸分泌不足且食物快速进入空肠，绕过铁的主要吸收部位使铁吸收减少。多种原因造成的胃肠道功能紊乱，如长期不明原因腹泻、慢性肠炎、克罗恩病等均可引起铁吸收障碍。转运障碍如无转铁蛋白血症、肝病等也可引起缺铁性贫血的发生，但较少见。

2. 发病机制 缺铁性贫血是由于体内贮存铁消耗殆尽，红细胞生成受到影响而引起的小细胞低色素性贫血，是体内慢性、渐进性铁缺乏的发展结果。根据疾病进展的过程和实验室检查结果，分成3个阶段。①贮存铁缺乏期：又称隐性缺铁，此时仅有贮存铁减少：血清铁蛋白减低，骨髓铁染色显示细胞内铁即铁粒幼细胞减少，细胞外铁即含铁血黄素减少，而血红蛋白和血清铁含量尚在正常范围。②缺铁性红细胞生成期：随着缺铁加重，贮存铁进一步减少，血清铁开始下降，转铁蛋白饱和度降低，血红蛋白含量尚未减少，无贫血表现。③缺铁性贫血：除上述各项指标继续降低外，血红蛋白明显减少，呈小细胞低色素性贫血，临床出现典型贫血表现。

（三）临床表现

缺铁性贫血发病缓慢，早期无明显症状，待贫血发展到一定程度时才有一般贫血的表现和组织缺铁的表现。

1. 缺铁原发病表现 如消化性溃疡、肿瘤或痔疮导致的黑便、血便或腹部不适；肠道寄生虫感染导致的腹痛或大便性状改变；妇女月经过多；肿瘤性疾病的消瘦；血管内溶血的血红蛋白尿等。

2. 一般贫血表现 常见皮肤黏膜苍白、疲乏无力、易倦、头晕、头痛、耳鸣、心悸、气促、食欲缺乏等。同时伴贫血貌、心率增快等。

3. 组织缺铁表现 由于细胞内含铁酶的缺乏，进而影响患者的精神行为、生长发育和智力，临床上常引起一些特殊表现。

（1）精神行为异常，如烦躁、易怒、注意力不集中、体力、耐力下降等。

（2）儿童生长发育迟缓、智力低下。

（3）毛发干枯、脱落；皮肤干燥、皱缩；指（趾）甲缺乏光泽、脆薄易裂，重者指（趾）甲变平，甚至出现匙状甲。

（4）易感染，如出现口腔炎、舌炎、舌乳头萎缩、口角炎，缺铁性吞咽困难、异食癖等。

（四）实验室及其他检查

1. 血液检查 缺铁性贫血呈典型的小细胞低色素性贫血的特点。MCV 低于 80fl，MCH 小于 27pg，MCHC 小于 32%。外周血涂片中可见红细胞体积小、中央淡染区扩大。网织红细胞计数正常或轻度增高，白细胞和血小板计数多正常。

2. 骨髓检查

（1）骨髓象　缺铁性贫血呈增生性贫血骨髓象，骨髓增生活跃或明显活跃，以中、晚幼红细胞为主，其体积小、核染色质致密、胞质量少、染色偏蓝色、有边缘不整齐，血红蛋白形成不良的表现，即呈“核老浆幼”现象。粒细胞系统、巨核细胞系统无明显异常。

（2）骨髓铁染色　在骨髓小粒中无深蓝色的含铁血黄素颗粒；幼红细胞内铁小粒减少或消失，铁粒幼红细胞少于 15%。提示细胞内铁和细胞外铁减少或消失，是诊断缺铁性贫血的一种直接可靠的实验室检查。

3. 生化检查

（1）铁代谢检查

1）血清铁（SI）　是循环血中与转铁蛋白结合的铁，缺铁性贫血时血清铁 $<8.95\mu mol/L$。

2）总铁结合力（TIBC）　能够与铁结合的转铁蛋白总量称为总铁结合力，由肝细胞合成。缺铁性贫血时肝细胞合成转铁蛋白增多，总铁结合力增高，$>64.44\mu mol/L$。

3）转铁蛋白饱和度（TS）　为血清铁与总铁结合力的比值，其比单一测定 SI 和 TIBC 更能准确反映体内铁的代谢情况，正常生理情况下有 1/3 转铁蛋白与铁结合为血清铁，缺铁性贫血时常 $<15\%$。

4）血清铁蛋白（SF）与红细胞铁蛋白（RF）　SF 常 $<12\mu g/L$，RF $>65pg/L$ 能准确反映体内贮存铁情况。当体内铁缺乏时首先是贮存铁即 SF 先减少，继之 SI 减少，之后才发生贫血。因此 SF 是诊断缺铁性贫血最早期、最敏感的指标。SF 易受某些因素影响，如患者有慢性感染、恶性肿瘤、结缔组织病、甲状腺功能亢进和活动性肝病时 SF 可正常或升高。

（2）血清可溶性转铁蛋白受体（STFR）　一般 STFR $>265nmol/L$ 可诊断为缺铁，是反映缺铁性红细胞生成的最佳指标。

（3）红细胞内游离原卟啉（FEP） 缺铁时，由于血红蛋白合成障碍，造成红细胞内 FEP 增多，间接反映铁的缺乏，敏感性仅次于血清铁蛋白。还可根据原发病进行相应检查。

（五）诊断

根据病史、临床表现及相关检查，缺铁性贫血的诊断并不困难。诊断要点包括如下几方面。①有导致缺铁的病因和临床表现。②小细胞低色素性贫血：Hb、MCV、MCH、MCHC 均减低，成熟红细胞有明显低色素性表现。③铁代谢检查异常：SI、SF、TS 均减少，TIBC、FEP 增高；骨髓铁染色显示细胞内铁和细胞外铁减少或消失。④铁剂治疗有效。另外，还应明确缺铁性贫血的病因或原发病，有利于缺铁性贫血的根治。如慢性胃肠道失血应行胃肠道相关检查明确病变，有时原发病或病因比贫血更为严重。月经过多女性应检查是否有妇科相关疾病。

（六）鉴别诊断

主要与其他小细胞低色素性贫血相鉴别。

1. 慢性病性贫血 慢性感染、炎症或肿瘤等引起的小细胞性贫血，骨髓铁粒幼细胞减少，而巨噬细胞内铁增加；血清铁、血清铁饱和度、总铁结合力减低。

2. 铁粒幼细胞贫血 是由先天或后天获得的红细胞利用铁合成血红蛋白障碍而引起的贫血，多见于老年人。骨髓中铁粒幼细胞特别是环形铁粒幼细胞增多，骨髓小粒含铁血黄素颗粒增多，血清铁和血清铁蛋白均升高。

3. 珠蛋白生成障碍性贫血 珠蛋白合成障碍导致血红蛋白合成减少而出现小细胞低色素性贫血。如地中海贫血，属遗传性疾病，多有家族史。血涂片中可见多数靶形红细胞，血红蛋白电泳异常，血清铁、转铁蛋白饱和度及骨髓可染铁均增高。

4. 铁蛋白缺乏症 先天性者为常染色体隐性遗传性疾病，获得性者多继发于严重的肝病、肿瘤性疾病等。先天性者多自幼发病，伴发育不良或其他器官受累表现，获得性者常有原发病表现。血清铁、总铁结合力、血清铁蛋白、骨髓含铁血黄素均明显降低。

（七）治疗

治疗 IDA 的原则是根除病因；补足贮铁。

1. 病因治疗 应尽可能地去除导致缺铁的病因。如婴幼儿、青少年和妊娠妇女营养不足引起的 IDA，应改善饮食；月经过多引起的 IDA 应调理月经；寄生虫感染者应驱虫治疗；恶性肿瘤患者应手术或放化疗；消化性溃疡引起者应抑酸治疗等。

2. 补铁治疗 治疗性铁剂有无机铁和有机铁两类。无机铁以硫酸亚铁为代表，有机铁则包括右旋糖酐铁、葡萄糖酸亚铁、山梨醇铁、富马酸亚铁、琥珀酸亚铁和多糖铁复合物等。无机铁剂的不良反应较有机铁剂明显。首选口服铁剂，如硫酸亚铁 0.3g，每日 3 次；或右旋糖酐铁 50mg，每日 2～3 次。餐后服用胃肠道反应小且易耐受。应注意，进食谷类、乳类和茶等会抑制铁剂的吸收，鱼、肉类、维生素 C 可加强铁剂的吸收。口服铁剂有效的表现先是外周血网织红细胞增多，高峰在开始服药后 5～10 天，2 周后血红蛋白浓度上升，一般 2 个月左右恢复正常。铁剂治疗应在血红蛋白恢复正常后至少持续 4～6 个月，待铁蛋白正常后停药。若口服铁剂不能耐受或胃肠道正常解剖部位发生改变而影响铁的吸收，可用铁剂肌内注射。右旋糖酐铁是最常用的注射铁剂，首次给药须用 0.5ml 作为试验剂量，1 小时后无过敏反应可给足量治疗，注射用铁的总需量按公式计算：（需达到的血红蛋白浓度－患者的血红蛋白浓度）×0.33×患者体重（kg）。

（八）预防

重点放在婴幼儿、青少年和妇女的营养保健。对婴幼儿应及早添加富含铁的食品，如蛋类、动物肝脏等；对青少年应纠正偏食，定期查、治寄生虫感染；对孕妇、哺乳期妇女可补充铁剂；对月经期妇女应防治月经过多。做好肿瘤性疾病和慢性出血性疾病的人群防治。

（九）预后

单纯营养不足者，易恢复正常。继发于其他疾病者，取决于原发病能否根治。

三、再生障碍性贫血

再生障碍性贫血简称再障（AA），指由于多种病因引起的骨髓造血组织减少、造血干细胞损伤、造血微环境障碍而引起的贫血。临床表现为骨髓造血功能低下，外周全血细胞减少的贫血，出血和继发感染。免疫抑制治疗有效。再障可发生于各年龄段，老年人发病率较高；男、女发病率无明显差别。

（一）病因

再障分为先天性和后天性两类，后者常见；根据病因是否明确又可以分为原因明确的原发性再障和由于化学、物理、生物因素等引起的继发性再障；据患者的病情、血常规检查、骨髓检查及预后，可分为重型再障（SAA）和非重型再障（NSAA）。

1. 药物和化学毒物　药物是最常见的致病因素。能够引起再障的药物种类甚多，许多药物容易发生骨髓抑制。药物性再障有以下情况。①与剂量有关：只要进入人体内的药物剂量过大，任何人都能发生骨髓抑制，如各种抗癌药物。一般是可逆的，停药后可恢复，若长期过量使用可能成为不可逆的。②剂量无关：与个人敏感性有关，某些人在接受一般剂量或很小治疗量时，即可发生再障，如氯霉素、磺胺类抗菌药、抗甲状腺药、抗癫痫药等，其中以氯霉素危害性最大。苯砷、劣质染发剂等长期接触也可引起骨髓抑制，尤其是苯及其衍生物，由于劳动环境防护不够，经呼吸道或皮肤侵入人体常导致再障发生。

2. 物理因素　各种电离辐射如 X 线、放射性核素等可直接损害造血干细胞和造血微环境，影响造血干细胞分化、增殖。其损伤程度与接受电离辐射的剂量有关。

3. 生物因素　病毒感染如肝炎病毒、微小病毒 B_{19}，严重感染如伤寒、白喉、粟粒型肺结核均可引起再障。

（二）发病机制

AA 发病原因不明确，可能与病毒感染、接触化学因素及长期接触 X 射线、镭及放射性核素等有关。传统学说认为，在一定遗传背景下，AA 作为一组后天暴露于某些致病因子后获得的异质性“综合征”，可能通过三种机制发病：原发和继发性造血干祖细胞（“种子”）缺陷、造血微环境（土壤）及免疫（虫子）异常。近年来，多数学者认为 AA 的主要发病机制是免疫异常，造血微环境与造血干祖细胞量的改变是异常免疫损伤所致，造血干祖细胞质异常性 AA 实乃部分与 AA 相似的低增生性阵发性睡眠性血红蛋白尿（PNH）、骨髓增生异常综合征（MDS）、范可尼贫血（Fanconi anemia，FA）。AA 已由过去以临床和形态学特征为主要诊断依据的“综合征”发展到今天以细胞、免疫遗传、分子特征为依据的病理机制明晰的独立疾病体系。诊断 AA 既要有形态学上的骨髓衰竭证据，又要有 T 细胞免疫功能亢进的证据。

（三）临床表现

由于全血细胞减少，临床表现主要为贫血、出血和感染。临床表现的轻重取决于全血细胞减少的程度，也与临床表型有关。

1. 重型再障（SAA）　起病急，进展快，病情重，预后差，少数可由非重型再障进展而来。

（1）贫血进行性加重，可出现皮肤黏膜苍白、乏力、头晕、心悸和气短等症状。

（2）感染早期即可出现，多数患者有发热。以呼吸道感染最常见，其次有消化道、泌尿生殖道及皮肤、黏膜等感染。感染菌种以革兰阴性杆菌、金黄色葡萄球菌和真菌为主，常合并败血症。

（3）出血广泛且严重。除皮肤、黏膜出血外，常有内脏出血，如颅内出血，可危及患者生命。

2. 非重型再障（NSAA） 起病和进展较缓慢、症状轻、病程长。适当治疗，病情可缓解或长期生存甚至治愈。病情恶化或久治无效者，后续表现与重型再障相似。

（1）贫血常为首发表现。

（2）出血较轻，以皮肤、黏膜出血为主，内脏出血少见。

（3）感染较轻，以呼吸道感染常见，多为革兰阴性杆菌感染。

（四）实验室及其他检查

1. 血常规检查 重型再障呈全血细胞减少，白细胞分类主要为中性粒细胞减少，淋巴细胞比例相对增多，血小板计数多 $<20\times10^9/L$，网织红细胞计数降低，常 $<1\%$ 甚至为零，绝对值常 $<15\times10^9/L$。非重型再障也呈全血细胞减少，但达不到重型再障的程度。

2. 骨髓检查 骨髓穿刺呈增生减低，粒系、红系明显减少，巨核细胞不易找到，淋巴细胞、组织细胞、浆细胞、嗜碱性粒细胞等非造血细胞相对增多，骨髓小粒空虚，可见较多脂肪细胞。重型再障多部位骨髓增生减低。

3. 骨髓活检 特征性病理改变为造血组织减少，红髓脂肪变，呈向心性损害，无纤维增生表现。先累及髂骨，后波及脊椎和胸骨。与骨髓象改变结合，可提高再障的确诊率。

4. 其他检查 体外造血祖细胞培养可见集落明显减少或缺如，T细胞亚群 $CD4^+/CD8^+$ 比值减低，Th_1/Th_2 比值增高；血清负调控因子如 IL－2、IFN－γ、TNF 水平增高。骨髓染色体核型多正常，储存铁增多，中性粒细胞碱性磷酸酶染色强阳性，溶血检查呈阴性。

（五）诊断与鉴别诊断

1. 诊断

（1）AA 诊断标准

1）血常规检查　全血细胞减少，网织红细胞比例 $<1\%$，淋巴细胞比例增高。至少符合以下三项中两项：$Hb<100g/L$；$BPC<20\times10^9/L$；$ANC<0.5\times10^9/L$。

2）骨髓穿刺　多部位（不同平面）骨髓增生减低或重度减低；小粒空虚，非造血细胞、淋巴细胞、网状细胞、浆细胞、肥大细胞等比例增高；巨核细胞明显减少或缺如；红系、粒系细胞均明显减少。

3）骨髓活检（髂骨）　全切片增生减低，造血组织减少，脂肪组织和（或）非造血细胞增多，网硬蛋白不增加，无异常细胞。

4）除外检查　必须除外先天性和其他获得性、继发性骨髓衰竭（BMF）性疾病。

（2）AA 程度确定（分型）

1）SAA 诊断标准（Camitta 标准）　①骨髓细胞增生程度 $<$ 正常的 25%；如 $\geq$ 正常的 25% 但 $<50\%$，则残存的造血细胞应 $<30\%$。②血常规：需具备下列三项中的两项，如 $ANC<0.5\times10^9/L$；校正的网织红细胞 $<1\%$ 或绝对值 $<20\times10^9/L$；$BPC<20\times10^9/L$。③若 $ANC<0.2\times10^9/L$ 为 VSAA。

2）NSAA 诊断标准　未达到重型标准的 AA。

2. 鉴别诊断

（1）PNH 典型患者有血红蛋白尿发作，酸溶血试验（Ham）、尿含铁血黄素试验（Rous）、蛇毒溶血试验（COF）和红细胞补体敏感试验（RBC－mCLST）等阳性，易鉴别。不典型者无血红蛋白尿发作，全血细胞减少，骨髓可增生减低，易误诊为AA，PNH患者骨髓或外周血可发现CD55、CD59的各系血细胞（PNH克隆）。流式细胞术（FCM）仅能测及骨髓10%以上的PNH克隆，FCM检测气单胞菌溶素前体变异体（Flaer）对发现微小PNH克隆更敏感、特异，且不受输血和溶血的影响。

（2）MDS的难治性贫血（RA）有全血细胞减少，网织红细胞有时不高甚至降低，骨髓也可低增生，这些易与AA混淆。但RA有病态造血现象，早期髓系细胞相关抗原（CD34）表达增多可有染色体核型异常等。

（3）自身抗体介导的全血细胞减少包括Evans综合征和免疫相关性全血细胞减少。前者可测及外周成熟血细胞的自身抗体，后者可测及骨髓未成熟血细胞的自身抗体。这两类患者可有全血细胞减少并骨髓增生减低，但外周血网织红细胞或中性粒细胞比例往往不低甚或偏高，骨髓红系细胞比例不低且易见“红系造血岛”，Th_1/Th_2降低（Th2细胞比例增高）、$CD5^+$B细胞比例增高，血清IL－4和IL－10水平增高，对糖皮质激素、大剂量静脉滴注丙种球蛋白、CD20单克隆抗体或环磷酰胺的治疗反应较好。

（4）急性白血病（acuteleukemia，AL）特别是白细胞减少和低增生性AL，早期肝、脾、淋巴结不肿大，外周两系或三系血细胞减少，易与AA混淆。仔细观察血象及多部位骨髓，可发现原始粒、单或原（幼）淋巴细胞明显增多。部分急性早幼粒细胞白血病可全血细胞减少，但骨髓细胞形态学检查、染色体易位t（15；17）和PML－RARa基因存在可帮助鉴别。

（5）恶性组织细胞病常有非感染性高热，进行性衰竭，肝、脾、淋巴结肿大，黄疸、出血较重，全血细胞减少。多部位骨髓检查可找到异常组织细胞。

（六）治疗

1. 支持治疗

（1）一般治疗　预防感染，注意个人卫生，加强清洁护理；重症患者需要保护性隔离，加强营养；避免出血，防止外伤及剧烈活动；必要的心理护理。

（2）去除病因　寻找病因，避免接触各类危险因素，禁用对骨髓有损伤和抑制血小板的药物。

（3）对症治疗

1）纠正贫血　血红蛋白低于60g/L，且患者对贫血耐受较差时，可输注红细胞，但应防止输血过多。

2）控制出血　给予常规止血药物，如酚磺乙胺、氨甲苯酸等。血小板$<20\times10^9/L$或有明显出血倾向时，需输注血小板。当血小板输注无效时，可输HLA配型相符的血小板。肝脏疾病如有凝血因子缺乏时应予纠正。

3）控制感染　及时采用经验性广谱抗生素治疗，同时取感染部位的分泌物或尿、大便、血液等做细菌培养和药敏试验，药敏试验有结果后应换用敏感的抗生素。长期广谱抗生素治疗需注意真菌感染和肠道菌群失调。

4）护肝治疗　常合并肝功能损害，应酌情选用护肝药物。

2. 针对发病机制的治疗

（1）促造血治疗

1）雄激素为治疗NSAA的首选药物，可以刺激骨髓造血干细胞分化、增殖，并促进肾脏产生促红细胞生成素。疗程不少于6个月，应注意药物的作用效果和不良反应，如出现男性化、肝功能损害等需调整疗程及剂量。常用药物有：①司坦唑醇2mg，口服，每日3次；②十一酸睾酮40～80mg，口服，每日3次；③达那唑200mg，口服，每日3次；④丙酸睾酮50～100mg/d，肌内注射，每日1次。

2）造血生长因子适用于全部AA，尤其是SAA，一般在免疫抑制治疗SAA后使用，剂量可酌减，维持3个月以上为宜。常用制剂有：①重组人粒系集落刺激因子（G-CSF），剂量为5μg/(kg·d)，皮下注射，每日1次。②重组人促红细胞生成素（EPO），常用50~100U/(kg·d)，皮下注射，每周3次。

（2）免疫治疗

1）免疫抑制剂　主要用于SAA的治疗，通过抑制T淋巴细胞，使其产生的负调控因子减少，缓解对造血细胞的抑制和破坏，从而恢复造血。常用制剂如下。①抗淋巴细胞球蛋白/胸腺细胞球蛋白（ALG/ATG）：该制剂有马、兔、猪等不同来源，不同来源制剂的用量不同，用药前应作过敏试验，用药后注意是否出现血清病样反应，可与雄激素、环孢素、造血生长因子合用。②环孢素（CsA）：常与雄激素联合治疗再障，一般剂量为3~5mg/kg，口服，每日2~3次；③大剂量甲泼尼龙短程冲击治疗SAA，500~1000mg/d，静脉滴注，连用3天。

2）免疫调节剂　调节体液免疫、细胞免疫，提高非特异性免疫功能。①胸腺素：20~40mg，静脉滴注，每日1次，用前最好作过敏试验。②小剂量免疫球蛋白：2.5~5.0g，静脉滴注，每日1次，利用免疫球蛋白协助消灭或抑制病原微生物，控制感染，是再障合并感染时最常用的免疫支持治疗。③左旋咪唑：50mg，口服，每日3次，每周连用3天。

3. 造血干细胞移植　包括同基因或异基因骨髓移植、外周血干细胞移植和脐血移植。主要对SAA患者，40岁以下、无感染及其他并发症，可考虑造血干细胞移植。

4. 中医药　中医药对治疗慢性再障疗效较好，再障以肾虚为主，以补肾中药并用雄激素等药物可提高疗效。除辨证施治外，也可以应用一些中成药。

（八）预后

再障患者无论SAA或NSAA，联合治疗均比单一用药疗效好。SAA可用ALG或ATG加环孢素和雄激素或造血细胞因子治疗，有条件者应尽早进行造血干细胞移植。随着治疗手段的提高，预后已明显改善，但仍有半数以上的患者死于出血和感染。NSAA多采用雄激素并用免疫抑制剂，与补肾中医或造血生长因子等联合应用可提高疗效，经适当治疗，多数患者可缓解甚至治愈，仅少数进展为SAA。

附：巨幼红细胞贫血

巨幼红细胞贫血（MA）多为叶酸和（或）维生素B_{12}缺乏，造血细胞DNA合成障碍而导致的骨髓和外周血细胞巨幼样变的一种大细胞性贫血。叶酸和VitB_{12}均为DNA合成过程中的重要辅酶，缺乏时由于DNA合成障碍，细胞核发育滞后于细胞质，呈现为细胞生长与分裂失衡，细胞体积增大。造血系统红、粒、巨三系均可受累，骨髓形态学特征为三系各阶段细胞出现“巨幼变”。同时，未发育成熟的红细胞在骨髓内破坏，形成原位溶血。

一、病因

巨幼细胞贫血的病因最常见的是叶酸和（或）维生素B_{12}摄入量不足所致。

1. 摄入不足　叶酸性质极不稳定，易被不适当的加工破坏。如食物中缺乏新鲜蔬菜和水果，烹调不当、过度加热和腌制过久致叶酸大部分破坏，婴幼儿喂养不合理，偏食，长期酗酒者均易发生叶酸缺乏。长期素食，胃肠功能紊乱，萎缩性胃炎等，均可影响维生素B_{12}的摄取和吸收。由于体内维生素B_{12}。贮存量多可供数年消耗，每日需要量仅为2~5μg，因此维生素B_{12}缺乏较叶酸缺乏少见。

2. 需要量增加 生长发育期婴幼儿和儿童、妊娠和哺乳期妇女、甲状腺功能亢进、慢性感染、恶性肿瘤等消耗性疾病，叶酸的需要量增加而未及时补充，容易发生缺乏。

3. 吸收障碍 是维生素 B_{12}缺乏最常见的原因，胃切除术后、萎缩性或糜烂性胃炎、胃癌、胃酸和胃蛋白酶缺乏以及某些药物均可影响内因子的合成，使维生素 B_{12}吸收障碍。长期腹泻、小肠炎症、恶性肿瘤和手术以及某些药物，均可影响叶酸和维生素 B_{12}的吸收。

4. 利用障碍 一些先天性酶缺陷、抗核苷酸合成药物如甲氨蝶呤、氨苯蝶啶等，均可影响叶酸或维生素 B_{12}的利用。

二、临床表现

1. 血液系统表现 起病缓慢，常有面色苍白、乏力、耐力下降、头晕、心悸等贫血症状。重者全血细胞减少，反复感染和出血。少数患者可出现轻度黄疸。

2. 消化系统表现 口腔黏膜、舌乳头萎缩，舌面呈“牛肉样舌”，可伴舌痛。胃肠道黏膜萎缩可引起食欲缺乏、恶心、腹胀、腹泻或便秘。

3. 神经系统表现和精神症状 对称性远端肢体麻木、深感觉障碍；共济失调或步态不稳；味觉、嗅觉降低；锥体束征阳性、肌张力增加、腱反射亢进；视力下降、黑矇征；重者可有大、小便失禁。叶酸缺乏者有易怒、妄想等精神症状。维生素 B_{12}缺乏者有抑郁、失眠、记忆力下降、谵妄、幻觉、妄想甚至精神错乱、人格变态等。

三、诊断标准

1. 临床表现 ①贫血症状；②消化系统症状；③神经系统症状。

2. 实验室检查

（1）大细胞性贫血，MCV＞100fl，红细胞呈大卵圆形。

（2）白细胞和血小板异常减少。中性粒细胞核分叶过多（5 叶者＞5%或 6 叶者＞1%），网织红细胞可减低、正常或轻度增高。

（3）骨髓呈典型的巨幼红细胞生成，巨幼红细胞＞10%，粒细胞系统及巨核细胞系统有巨形变。

（4）生化检查 ①血清 VitB 测定（放射免疫法）＜74～103pmol/L（＜100～140ng/ml）；②血清叶酸测定（放射免疫法）＜6.91nmol/L(＜3ng/ml)。

四、治疗

1. 原发病的治疗 有原发病（如胃肠道疾病、自身免疫病等）的 MA，应积极治疗原发病；用药后继发的 MA，应酌情停药。

2. 补充缺乏的营养物质

（1）叶酸缺乏 口服叶酸，每次 5～10mg，每日 3 次。用至贫血表现完全消失；若无原发病，不需维持治疗；如同时有 $VitB_{12}$缺乏，则需同时注射 $VitB_{12}$，否则可加重神经系统损伤。

（2）$VitB_{12}$缺乏 肌注 $VitB_{12}$，每次 500μg，每周 2 次；无 $VitB_{12}$吸收障碍者可口服 $VitB_{12}$片剂 500μg，每日 1 次，直至血象恢复正常；若有神经系统表现，治疗维持半年到 1 年；恶性贫血患者，治疗维持终身。

（沈娇娇）

第三节 白血病

PPT

一、概述

急性髓细胞性白血病（acutemyeloid leukemia，AML）是一类造血干（祖）细胞来源的恶性克隆性疾病。发病时骨髓中异常的原始细胞及偏原始的幼稚细胞（白血病细胞）大量增殖并抑制正常造血，浸润肝、脾、淋巴结、皮肤黏膜等器官。表现为贫血、出血、感染和髓外组织器官浸润等征象，病情进展迅速，自然病程仅数周至数月。

AML 年发病率约 3.6/10 万，中位发病年龄为 66 岁。发病率随年龄增大而增加。10～25 岁的发病率约为 1/10 万。AML 约占急性白血病的 70%，男性稍多于女性。美国 AML 年死亡率约为 2.2/10 万；我国缺乏相关统计数据，估计高于西方发达国家。

（一）病因

1. 生物因素 主要是病毒和免疫功能异常。如成人 T 细胞白血病/淋巴瘤（ATL）可由人类 T 淋巴细胞病毒 I 型所致。部分免疫功能异常者，如某些自身免疫性疾病患者白血病危险度会增加。

2. 物理因素 包括 X 线、γ 线等电离辐射。大面积和大剂量照射可使骨髓抑制和机体免疫力下降，DNA 突变、断裂和重组，导致白血病的发生。

3. 化学因素 多种化学物质和药物可诱发白血病。苯以及含有苯的有机溶剂、氯霉素、保泰松、乙双吗啉、抗肿瘤药物中烷化剂和拓扑异构酶Ⅱ抑制剂均与白血病的发生密切相关，有些可以损伤造血细胞导致白血病发病率升高，有些已经明确具有致白血病的作用。

4. 遗传因素 家族性白血病约占白血病的千分之七。单卵孪生子，如果一个人发生白血病，另一个人的发病率为 1/5，比双卵孪生者高 12 倍。唐氏综合征有 21 号染色体三体改变，其白血病发病率达 50/10 万，比正常人群高 20 倍，表明白血病与遗传因素有关。

5. 其他血液病 某些血液病最终可能发展为白血病，如骨髓增生异常综合征、淋巴瘤、多发性骨髓瘤、阵发性睡眠性血红蛋白尿症等。

（二）发病机制

目前人类白血病的发病机制尚未完全清楚。各种原因导致原癌基因的激活或抑癌基因的失活，染色体易位、断裂等异常等都可能导致白血病的发生。其次，细胞凋亡的异常与白血病的发生有关，细胞凋亡受阻导致细胞恶性增殖。

（三）分类

1. 按病程分类

（1）急性白血病（AL） 细胞分化停滞在较早阶段，多为原始细胞或早期幼稚细胞存在于外周血或骨髓中，细胞比例高达 20% 以上，病情发展迅速，自然病程仅数月。

（2）慢性白血病（CL） 细胞分化停滞在较晚阶段，多为较成熟的幼稚细胞和成熟细胞，原始细胞比例一般 <10%，病情发展缓慢，自然病程常为数年。

2. 按白血病细胞系列分类

（1）急性白血病 包括急性淋巴细胞性白血病（ALL）、急性髓细胞白血病（AML）。

（2）慢性白血病　包括慢性淋巴细胞性白血病（CML）、慢性髓细胞白血病（CML）。

（3）其他　少见类型包括毛细胞白血病（HCL）、幼淋巴细胞白血病（PLL）、淋巴瘤细胞白血病等。

3. 按外周血白细胞数量分类

（1）白细胞增多性白血病　白细胞计数超过 $10 \times 10^9/L$。

（2）白细胞不增多性白血病　白细胞计数低于 $10 \times 10^9/L$。

4. MICM 分型　把形态学（M）、免疫学（I）、细胞遗传学（C）和分子生物学（M）结合起来对白血病进行分型，对病情预后判断、治疗选择及病情检测具有重要的价值。

二、急性白血病

（一）分型

对 AL，目前临床并行使用法美英（FAB）分型和世界卫生组织（WHO）分型。AL 的 FAB 分型如下。

1. AML 的 FAB 分型

（1）M_0（急性髓系白血病微分化型）　骨髓原始细胞 >30%，无嗜天青颗粒及 Auer 小体，核仁明显，光镜下髓过氧化物酶（MPO）及苏丹黑 B（SSB）阳性细胞 <3%；免疫表型 CD33 及 CD13 髓系标志可阳性，淋系抗原阴性，但可有电镜下 MPO 阳性。

（2）M_1（急性粒细胞白血病未分化型）　骨髓原始粒细胞（Ⅰ型 + Ⅱ型）≥90% 骨髓原始细胞非红系细胞计数（NEC），原始细胞过氧化物酶染色（POX）和 SBB 染色阳性率≥3%；早幼粒以下各阶段粒细胞或单核细胞 <10%。

（3）M_2（急性粒细胞白血病部分分化型）　原粒细胞占骨髓 NEC 的 30%～89%，其他粒细胞≥10%，单核细胞 <20%。

（4）M_3（急性早幼粒细胞白血病，APL）　骨髓中以颗粒增多的早幼粒细胞为主，此类细胞在 NEC 中≥30%。

（5）M_4（急性粒 - 单核细胞白血病，AMMoL）　骨髓中原始细胞占 NEC 的 30% 以上，各阶段粒细胞≥20%，各阶段单核细胞≥20%。

M_4Eo（急性粒单细胞白血病伴嗜酸性粒细胞增多）除具有上述 M_4 各型特点外，骨髓嗜酸性粒细胞分 >5%（NEC），其形态除有典型嗜酸性颗粒外，还有大而不成熟的嗜碱性颗粒，核常不分叶，粒细胞酯酶（CE）及糖原染色（PAS）明显阳性。

（6）M_5（急性单核细胞白血病，AMoL）　骨髓 NEC 中原单核、幼单核≥30%，且原单核、幼单核及单核细胞≥80%。如果原单核细胞≥80% 为 M_{5a}，<80% 为 M_{5b}。

（7）M_6（急性红白血病，EL）　骨髓中幼红细胞≥50%，NEC 中原始细胞（Ⅰ型 + Ⅱ型）≥30%。

（8）M_7（急性巨核细胞白血病，AMeL）　骨髓中原始巨核细胞≥30%。血小板抗原阳性，血小板过氧化酶阳性。

2. ALL 的 FAB 分型

（1）L_1　原始和幼淋巴细胞以小细胞（直径≤12μm）为主。

（2）L_2　原始和幼淋巴细胞以大细胞（直径 >12μm）为主。

（3）L_3（Burkitt 型）　原始和幼淋巴细胞以大细胞为主，大小较一致，细胞内有明显空泡，胞质嗜碱性，染色深。

（二）临床表现

AL起病急缓不一。患者可以是突然高热，类似“感冒”，也可以是严重的出血。缓慢者常为脸色苍白、皮肤紫癜，月经过多或拔牙后出血难止而就医时被发现。

1. 正常骨髓造血功能受抑制表现

（1）贫血　红细胞生成减少及红细胞无效生成是贫血的主要原因，以中、重度贫血多见。少数患者可因出血或并发的溶血而加重贫血，贫血的主要表现为面色苍白、头晕、乏力、心悸，严重者可发生晕厥或心力衰竭。以贫血为主要临床表现者，AML多于ALL，部分患者因病程短，可无贫血。

（2）感染、发热　骨髓正常粒系造血受抑，致中性粒细胞减少或缺乏是感染的主要原因。化疗后中性粒细胞进一步减少，加之同时存在的粒细胞功能异常，更易招致感染。此外，组织内白血病细胞广泛浸润及出血，也为细菌滋生提供了条件。

感染的主要部位依次是肺、口咽、外阴及肛周皮肤、尿道、鼻窦。AL并发感染有以下特点：①由于中性粒细胞缺乏，炎症反应往往不甚典型，缺乏相应的症状和体征，或程度较轻。如肺部感染时脓痰少、肺部啰音少、胸部X线片的炎症阴影浅淡，甚至缺如；皮肤、软组织感染时典型的红、肿、热、痛少见或程度轻；肛周感染时形成脓肿者少。②感染局限能力差，易扩散成败血症，一旦发生则来势凶猛，进展迅速，病死率高。③细菌感染以革兰阴性杆菌居多，其中铜绿假单胞菌占有重要地位。部分患者为革兰阳性球菌感染，其中最常见的为表皮葡萄球菌，尤其多见于长期静脉插管者；其次为耐甲氧西林的金黄色葡萄球菌感染。④由于不少患者长期使用广谱抗生素，易引起口咽及肠道菌群失调，合并真菌感染的机会增多，并发原虫及病毒感染者也较多，如白念珠菌、曲菌、卡氏肺囊虫、单纯疱疹病毒、带状疱疹病毒感染。⑤白血病细胞广泛浸润及化疗、糖皮质激素的应用，破坏了黏膜的屏障机制，原来存在于口咽、消化道、呼吸道的微生物及其毒素，易通过损伤的黏膜进入循环和组织，故内源性感染占相当比例。

此外，发热也可由白血病本身所致，即肿瘤性发热，但发生率远低于感染，故在发热原因未明确前应优先考虑感染，并尽快进行抗感染处理。

（3）出血　以出血为早期表现者近40%。出血可发生在全身各部位，以皮肤瘀点、瘀斑、鼻出血、牙龈出血、月经过多为多见。眼底出血可致视力障碍。APL易并发凝血异常而出现全身广泛性出血。颅内出血时会发生头痛、呕吐、瞳孔大小不对称，甚至昏迷、死亡。有资料表明AL死于出血者占62.24%，其中87%为颅内出血。大量白血病细胞在血管中淤滞及浸润、血小板减少、凝血异常以及感染是出血的主要原因。

2. 白血病细胞增殖浸润的表现

（1）淋巴结和肝脾肿大　以ALL较多见。纵隔淋巴结肿大常见于T-ALL。肝脾大多为轻至中度，除CML急性变外，巨脾罕见。

（2）骨骼和关节　常有胸骨下段局部压痛，此为白血病的信号，有较强的特异性，在其他疾病十分罕见，在查体时应予充分注意。少数ALL患者可诉骨、关节痛，以四肢长骨为主。骨内白血病细胞大量增生，致髓腔压力增高，或侵及皮质和骨膜，是疼痛的原因。

（3）眼部　部分AML可伴粒细胞肉瘤，或称绿色瘤（chloroma），常累及骨膜，以眼眶部位最常见，可引起眼球突出、复视或失明。

（4）口腔和皮肤　AL尤其是M_4和M_5，由于白血病细胞浸润可使牙龈增生、肿胀；皮肤可出现蓝灰色斑丘疹，局部皮肤隆起、变硬，呈紫蓝色结节。

（5）中枢神经系统　是白血病最常见的髓外浸润部位。多数化疗药物难以通过血脑屏障，不能有效杀灭隐藏在中枢神经系统的白血病细胞，因而引起中枢神经系统白血病（CNSL）。轻者表现头痛、头晕，重者有呕吐、颈项强直，甚至抽搐、昏迷。CNSL可发生在疾病各个时期，尤其是治疗后缓解期，以ALL最常见，儿童尤甚，其次为M_4、M_5和M_2。

（6）睾丸　多为一侧睾丸无痛性肿大，另一侧虽无肿大，但在活检时往往也发现有白血病细胞浸润。睾丸白血病多见于ALL化疗缓解后的幼儿和青年，是仅次于CNSL的白血病髓外复发的部位。

此外，白血病可浸润其他组织器官。肺、心、消化道、泌尿生殖系统等均可受累。

（三）实验室检查

1. 血象　大多数患者白细胞升高，$>10\times10^9/L$以上者称为白细胞增多性白血病。也有白细胞计数正常或减少，低者可$<1.0\times10^9/L$，称为白细胞不增多性白血病。血涂片分类检查可见数量不等的原始和幼稚细胞，但白细胞不增多型病例血片上很难找到原始细胞。患者常有不同程度的正常细胞性贫血，少数患者血片上红细胞大小不等，可找到幼红细胞。约50%的患者血小板低于$60\times10^9/L$，晚期血小板往往极度减少。

2. 骨髓象　是诊断AL的主要依据和必做检查。绝大多数患者呈增生明显活跃或极度活跃，AL骨髓象有核细胞显著增生，以原始细胞为主；少数AML患者的骨髓显示增生低下。相应系列的白血病细胞大于骨髓有核细胞总数的30%，多数患者在60%甚至70%以上。骨髓中正常的红系及巨核系细胞常明显受抑，但AML的M_6型时，异常形态的红细胞系可明显增生，甚至>50%。血小板常少见。

3. 细胞化学　主要用于协助形态鉴别各类白血病。常见白血病的细胞化学反应见表6-2。

表6-2　常见AL的细胞化学鉴别

	急淋白血病	急粒白血病	急单白血病
髓过氧酶（MPO）	（-）	分化差的原始细胞（-）~（+） 分化好的原始细胞（+）~（+++）	（-）~（+）
糖原染色（PAS）	（+）成块或粗颗粒状	（-）或（+）弥漫性淡红色或细颗粒状	（-）或 （+），弥漫性淡红色或细颗粒状
非特异脂酶（NSE）	（-）	（-）~（+） NaF抑制<50%	（+），NaF抑制≥50%

4. 免疫学　根据白血病细胞的免疫学标志，几乎可以对所有急性白血病进行分型，当形态学不能确切分型诊断、区分T细胞和B细胞白血病、确诊双表性白血病时，免疫学检查必不可少。各类白血病免疫学标志见表6-3。

表6-3　各类急性白血病细胞免疫学标志

白血病细胞类型	细胞相关抗原
造血干/祖细胞	CD34、HLA-DR、TdT、CD45
B系细胞	CyCD79a、CyCD22、CD10、CD19、CD20
T系细胞	CD2、CD3、CD5、CD7
髓系细胞	MPO、CD13、CD33、CD15、CD117
单核细胞	CD14
巨核细胞	CD41、CD42、CD61
红系细胞	抗血型糖蛋白A

5. 染色体和基因改变　AL存在广泛的非随机获得性克隆性染色体异常，见于半数以上的患者。可为单一染色体的增加或丢失，也可为两种或两种以上的染色体异常。部分染色体异常具亚型特异性，如t（8；21）见于AML的M_2型、t（15；17）见于AML的M_3型、inv（16）；del（16q）见于AML的

M_4Eo 型。具上述染色体异常者均有较好的预后，而其他染色体异常大多无亚型特异性，且常伴较差的预后。

由染色体易位致基因断裂，形成新的融合基因，目前已可用分子生物学技术测定，并应用于临床。29% ~40% 的 AML M_2 型有 t（8；21），生成融合基因 AML_1/ETo 大多数 AML 的 M_3 型有 t（15；17），形成融合基因 PML/RARα。少数 M_3 型为 t（5；17），形成融合基因 NPM/RARα。也可为 t（11；17），形成融合基因 PLZF/RARα；M_4EO 有 inv（16），形成 MYH_{11}/CBFβ 融合基因；M_5 型中部分患者有 t（11；9），形成 MLL/AF_9 融合基因，也有为 t（11；19），形成 ML/DNL 融合基因。

6. 血液生化改变 血清尿酸浓度增高，特别在化疗期间。尿酸排泄量增加，甚至出现尿酸结晶。患者发生弥散性血管内凝血（DIC）时可出现凝血象异常。血清乳酸脱氢酶（LDH）可增高。出现 CNSL 时，脑脊液压力升高，白细胞数增加，蛋白质增多，而糖定量减少。涂片中可找到白血病细胞。

（四）诊断与鉴别诊断

根据临床表现、血象和骨髓象特点，诊断白血病一般不难。但因白血病细胞类型、染色体改变、免疫表型和融合基因的不同，治疗方案及预后亦随之改变，故初诊患者应尽力获得全面 MICM 资料，以便评价预后，指导治疗，并应注意排除下述疾病。

1. 骨髓增生异常综合征 该病的 RAEB 型除病态造血外，外周血中有原始和幼稚细胞，全血细胞减少和染色体异常，易与白血病相混淆。但骨髓中原始细胞小于 20%。

2. 某些感染引起的白细胞异常 如传染性单核细胞增多症，血象中出现异形淋巴细胞，但形态与原始细胞不同，血清中嗜异性抗体效价逐步上升，病程短，可自愈。百日咳、传染性淋巴细胞增多症、风疹等病毒感染时，血象中淋巴细胞增多，但淋巴细胞形态正常，病程良性。骨髓原幼细胞不增多。

3. 巨幼细胞贫血 巨幼细胞贫血有时可与红白血病混淆。但前者骨髓中原始细胞不增多，幼红细胞 PAS 反应常为阴性，予以叶酸、$VitB_{12}$治疗有效。

4. 急性粒细胞缺乏症恢复期 在药物或某些感染引起的粒细胞缺乏症的恢复期，骨髓中原、幼粒细胞增多。但该病多有明确病因，血小板正常，原、幼粒细胞中无 Auer 小体及染色体异常。短期内骨髓粒细胞成熟恢复正常。

（五）治疗

AL 确诊后，根据患者年龄特点、疾病分型，进行疾病预后危险分层，结合患者、家属意愿选择并设计最佳、完整、系统的治疗方案。联合化疗是目前主要的治疗手段，造血干细胞移植可能是唯一治愈 AL 的方法，支持治疗是联合治疗和造血干细胞移植成功的关键措施。

1. 支持治疗

（1）紧急处理 高白细胞血症，当循环血液中白细胞数 $>200\times10^9$/L 时，应紧急使用血细胞分离机单采去除过高的白细胞（M_3 型不首选），并给予化疗前短期预处理：ALL 用地塞米松 10mg/(m^2·d)，静脉注射；AML 用羟基脲 15 ~25g/6h（总量 6 ~10g/d）约 36 小时，然后进行联合化疗。需预防白血病细胞溶解诱发的高尿酸血症、酸中毒、电解质紊乱、凝血异常等并发症。

（2）感染的防治 感染是 AL 最常见的并发症，也是导致死亡的最主要原因。白血病患者常伴有粒细胞减少，特别在化疗、放疗后粒细胞缺乏将持续相当长时间，是 AL 患者感染发生的主要原因。积极防治感染是治疗白血病的关键。化疗后出现粒细胞缺乏者，宜住层流病房或消毒隔离病房。一旦出现发热，应立即寻找感染灶，积极做细菌培养和药敏试验，并迅速进行经验性抗生素治疗，致病菌明确后选用敏感的抗生素。注意患者容易发生真菌和病毒感染。粒细胞集落刺激因子（G－CSF）可缩短粒缺期，用于 ALL 及老年、强化疗或伴感染的 AML。

（3）成分输血 严重贫血可吸氧、输浓缩红细胞维持 Hb >80g/L，白细胞淤滞时，不宜马上输红细胞，以免进一步增加血黏度。如果因血小板计数过低而引起出血，最好输注单采血小板悬液。在输血时为防止异体免疫反应所致无效输注和发热反应，可以采用白细胞滤器去除成分血中的白细胞。拟行异基因造血干细胞移植（HSCT）者为预防输血相关移植物抗宿主病（TA－GVHD），输注前应将含细胞成分血液辐照25～30Gy，以灭活其中的淋巴细胞。

（4）造血支持　化疗后可给予刺激正常造血的细胞因子，如促红细胞生成素（EPO）、G－CS、粒细胞单核细胞集落刺激因子（GM－CSF）、促血小板生成素（TPO）或白细胞介素－11（IL－11）等。

（5）尿酸性肾病的防治　白血病细胞大量破坏，特别在化疗时，血清和尿中尿酸浓度增高，可引起肾小管阻塞而发生高尿酸血症肾病。因此应鼓励患者多饮水。化疗前给予碳酸氢钠口服或静脉滴注碱化尿液，或给予别嘌醇（每次100mg，口服，每日3次），以抑制尿酸合成。如患者出现少尿和无尿时，应按急性肾衰竭处理。

（6）加强营养　白血病本身引起机体耗能及营养不良，加上化疗导致的消化道反应，患者需要注意补充营养，维持水、电解质平衡，给患者高蛋白、高热量、易消化食物，必要时经静脉补充营养。

2. 化学治疗　为恢复持久、正常的造血，运用联合化疗大量杀死白血病恶性克隆性细胞，恢复恶性克隆性细胞造成严重的骨髓抑制是目前必须的、最有效的治疗方法。化疗的目的是使白血病达到完全缓解（CR），并延长生存期。

（1）化疗的原则

1）联合用药　细胞周期特异性与非特异性药物联合使用可作用于细胞周期的不同阶段，起到协调作用，最大程度地杀灭白血病细胞，需注意各种药物不良反应的叠加。

2）早期、足量用药　白血病确诊后如无严重感染，应尽早化疗，剂量充足，争取尽快使白血病达到完全缓解。

3）间歇用药　每疗程持续7～10天，白血病细胞增殖周期约5天，间歇期使造血恢复，并使静止细胞进入增殖期，有利于下一疗程的起效。

4）个体化用药　根据患者年龄、性别、体质、分型、对化疗的耐受性和经济情况选用不同的化疗方案。

素质提升

“砒霜——毒药变良药”

砒霜其主要成分为三氧化二砷，砒霜的毒性很强，进入人体后能破坏某些细胞呼吸酶，使组织细胞因缺氧而死亡；对胃肠黏膜具有强烈刺激作用，可使黏膜溃烂、出血；亦可破坏血管，诱发出血，损坏肝脏，严重者会因呼吸和循环衰竭而死。As_2O_3 中毒量为0.005～0.05g，致死量为0.1～0.2g。由于毒性强烈，砒霜被人们看作是一种杀人的武器。虽然砒霜毒性很强，但利用好了却是良药。

1972年，哈尔滨医科大学率先从中医验方中发现了砒霜的主要成分亚砷酸对急性早幼粒细胞白血病（APL）的疗效。哈尔滨医科大学附属第一医院张亭栋教授是使用砒霜治疗白血病的奠基人。

（2）化疗药物分类

1）细胞周期非特异性药物　此类药物对处于细胞周期内、外细胞以及细胞周期内各时相肿瘤细胞均有杀灭作用，代表药物包括糖皮质激素及抗肿瘤抗生素类。

2）细胞周期特异性时相非特异性药物　药物对处于细胞周期内细胞更为有效且能杀灭所有时相细

胞。代表药物如烷化剂、顺铂及5-氟尿嘧啶。

3）细胞周期特异性时相特异性药物　此类药物仅对处于周期内特定时相细胞有杀灭作用。如作用于DNA合成期细胞的抗代谢类药物（阿糖胞苷）、作用于DNA合成后期（G_2）与细胞裂期（M期）细胞的抗微管药物（长春新碱）。

（3）ALL的治疗

1）诱导缓解治疗　基础方案为VP方案，由长春新碱（VCR）和泼尼松（P）组成。为了提高疗效，临床目前常用方案均在VP方案基础上加用其他药物，如加用柔红霉素组成VDP方案，可使CR率提高至70%以上。VDP再加上左旋门冬酰胺酶（L-ASP）组成VDLP方案，或再加上环磷酰胺组成VDCLP方案，是大多数ALL采用的诱导方案。VCR的主要副作用是便秘和末梢神经炎，L-ASP主要副作用为肝功能损害、胰腺炎、凝血因子及白蛋白合成减少和过敏反应。VDLP或VDCLP具体用法为长春新碱14mg/(m^2·d）第1、8、15、22天，柔红霉素30~45mg/(m^2·d)，第1~3/15~17天，环磷酰胺600~800mg/(m^2·d）第1、15天，L-ASP 6000U/m^2 第19~28天，泼尼松40~60mg/(m^2·d）第1~28天。

2）缓解后治疗　分巩固强化治疗和维持治疗两个阶段。取得完全缓解后应立即进行巩固强化治疗，可用原诱导方案间歇重复治疗，定期予以其他更强的化疗方案，如大剂量甲氨蝶呤（HD-MTX）、阿糖胞苷（Ara-C）、依托泊苷、6-巯基嘌呤和L-ASP等。HD-MTX主要副作用为黏膜炎、肝肾功能损害，因此在治疗时需要充分水化、碱化和及时的亚叶酸钙解救。

（4）AML的治疗

1）诱导缓解治疗　柔红霉素与阿糖胞苷联合的DA方案，是目前成人AML的国际通用标准诱导缓解治疗方案，完全缓解率在65%左右。具体用法为柔红霉素30~45mg/(m^2·d)，第1~7天，阿糖胞苷100~150mg/(m^2·d)，第1~7天。国内采用HA方案，具体为高三尖杉酯碱3~4mg/(m^2·d)，第1~7天，阿糖胞苷100~150mg/(m^2·d）第1~7天，疗效与DA方案相似。

2）缓解后治疗目的　是尽量消灭残存的白血病细胞，减少复发，延长生存，达到治愈。主张缓解后早期强化治疗，定期巩固治疗，化疗方案可以选择原始诱导缓解方案，也可以选择含有中剂量、大剂量阿糖胞苷的方案，或者应用原诱导缓解方案无交叉耐药的新方案，每1~2个月化疗1次，共6~8个疗程。

素质提升

让癌细胞“改邪归正”

在20世纪80年代，急性早幼粒细胞白血病（APL）还是临床表现最为凶险的一种白血病。王振义院士提出了让癌细胞“改邪归正”的诱导分化疗法，并证明采用全反式维甲酸可将恶性的早幼粒白血病细胞诱导分化为正常细胞，得到了国内国际同行的广泛证实。在此基础上，王振义院士带领的研究团队不断优化治疗方案，发现联合应用维甲酸和三氧化二砷治疗APL，可使患者五年生存率上升至95%，从而使APL成为第一个可治愈的成人白血病。

为了使更多患者得到救治，王振义院士选择放弃药物的专利申请，而是将其公开让全世界的患者受益。在我国，这盒10粒装的白血病“救命药”——维甲酸至今仅售290元，还纳入了医保。

（5）急性早幼粒细胞白血病（APL）治疗　APL是特殊类型的白血病，疾病早期容易发生DIC而导致患者死亡。使用诱导分化剂等治疗后，死亡率明显下降，长期生存率明显增加。PML-RARα基因是全反式维A酸（ATRA）和ATO治疗的分子基础。目前多采用ATRA加蒽环类药物的方案，具体用法是：ATRA 15～45mg/(m^2·d) 口服至白细胞≥10×10^9/L时加用蒽环类药物进行双诱导治疗。ATRA+化疗的完全缓解率在70%以上，同时降低“维A酸综合征”的发生率和死亡率。“维A酸综合征”多见于APL单用ARTA诱导过程中，临床表现为发热、呼吸窘迫、肺间质浸润、胸腔积液、心包积液、急性肾衰竭甚至死亡。ATRA其他不良反应为头痛、颅内压增高、骨痛、肝功能损害、皮肤与口唇干燥、阴囊皮炎溃疡等。

（6）中枢神经系统白血病（CNSL）的防治　AML发生CNSL的概率约3%，但应在缓解后把预防作为常规，整个治疗过程中至少有1次鞘内注射。ALL极易并发中枢神经系统白血病，预防CNSL极为重要。预防贯彻整个治疗过程中，常用鞘内注射化疗药物（Ara-C、MTX、地塞米松），大剂量MTX、Ara-C对预防CNSL有一定效果。一旦确诊为CNSL应立即鞘内注射Ara-C 50mg+MTX 10mg+地塞米松10mg，每周2～3次，脑脊液恢复正常后每周1次，共4～6次。

（7）特殊类型的治疗

1）难治、复发性AL　难治性AL是指有下列之一者：①初治患者对常规诱导两个疗程无效。②在首次缓解6个月内即早期复发的白血病。③虽然在首次缓解6个月后复发，但以原方案再诱导治疗失败者。④2次以上的复发患者。复发是指下列之一者：①CR后骨髓原始细胞再次>5%，但<20%。②骨髓原始细胞再次>20%。③出现髓外浸润者。治疗应选用无交叉耐药的新药组成联合方案如FLAG，中大剂量Ara-C组成的联合方案HSCT，临床试验如预激治疗方案CAG、HAG和CMG等方案。

2）老年白血病　随着人口老龄化的发展，老年AL发病率呈上升趋势，老年人对化疗耐受更差，更应注重个体化治疗。多数患者化疗需减量用药，以降低治疗相关死亡率，少数体质好、支持条件佳者可采用标准方案治疗，有HLA相合供体者可行非清髓性HSCT。

3. 造血干细胞移植　是目前彻底根治AL的唯一手段。50%～60%的患者获得长期生存。对有预后不良因素者是唯一可望获得根治的措施；对难治、复发白血病可能是唯一的挽救性措施。移植方式大多采用异基因造血干细胞移植。常用来源于外周血和（或）骨髓的造血干细胞，脐带血造血干细胞也可使用。需筛选HLA配型完全吻合的供者，造血干细胞移植应在第一次完全缓解期内进行，移植前未达完全缓解则复发率高，移植后5年内存活率为50%左右。

（六）预后

急性白血病若不经特殊治疗，平均生存期仅3个月左右，短者甚至在诊断数天后即死亡。经过现代治疗，已有不少患者获得病情缓解以至长期存活。ALL女性患者预后好于男性。

三、慢性髓细胞性白血病

慢性髓性细胞白血病（CML），又称慢粒，是一种发生在多能造血干细胞上的恶性骨髓增生性疾病，主要涉及髓系。临床表现为白细胞异常增多、脾大和Ph染色体阳性。病程由慢性期（CP）、加速期（AP）、最终急变期（BP/BC）组成。

（一）临床表现

起病缓慢，早期常无自觉症状。患者可因健康检查或因其他疾病就诊时发现血象异常或脾大而被确诊。在各年龄组均可发病，以中年最多见，男性多于女性。

1. 脾大　90%患者以脾大为最显著体征，部分患者可发展至巨脾。肝大较少见。发生脾梗死时可伴明显压痛，并有摩擦音。脾大程度与病情、WBC计数密切相关。

2. 胸骨压痛　部分患者出现，为重要特征。

3. 全身症状　患者有乏力、低热、多汗或盗汗、体重减轻等代谢亢进的症状，或由于脾大而自觉左上腹坠胀感。

（二）实验室及其他检查

1. 慢性期

（1）血象白细胞数明显增高　常超过 $20\times10^9/L$，可达 $100\times10^9/L$。血涂片中粒细胞显著增多，以中性中幼、晚幼和杆状核粒细胞居多；原始细胞 <10%；嗜酸性、嗜碱性粒细胞增多。血小板多在正常水平，部分患者增多；晚期血小板逐渐减少，并出现贫血。

（2）中性粒细胞碱性磷酸酶（NAP）　活性减低或呈阴性反应，治疗有效时活性可恢复。

（3）骨髓检查　骨髓象增生明显至极度活跃，以髓系细胞为主，粒红比例明显增高，其中中性中幼、晚幼及杆状核粒细胞明显增多，原始细胞 <10%。嗜酸性、嗜碱性粒细胞增多。红细胞相对减少。巨核细胞正常或增多，晚期减少。骨髓活检可见不同程度的纤维化。

（4）染色体及基因检测　多数有 Ph 染色体及 BCR－ABL 融合基因，是 CML 的特殊性标志。

（5）血液生化检查　血清及尿酸中尿酸浓度升高，血清乳酸脱氢酶增高。

2. 加速期　可维持几个月到数年，脾进行性增大，外周血或骨髓原始细胞≥10%，除 Ph 染色体外出现其他染色体异常，骨髓活检显示胶原纤维显著增生。

3. 急变期　与 AL 相似。多数转变为 AML，少数为急淋变或急单变，偶有巨核细胞及红细胞等类型的急性变。急性变预后极差，往往在数月内死亡。外周血中原粒＋早幼粒细胞 >30%，骨髓中原始细胞或原淋＋幼淋或原单＋幼单 >20%，原粒＋早幼粒细胞 >50%，出现髓外原始细胞浸润。

（三）诊断与鉴别诊断

根据典型的血象、骨髓象改变，脾大，Ph 染色体阳性，BCR－ABL 融合基因阳性即可做出诊断。需要鉴别诊断的疾病如下。

（1）其他原因引起的脾大　如血吸虫、肝硬化、脾功能亢进等。根据原发病的临床特点，血象及骨髓象无 CML 典型改变，Ph 染色体及 BCR－ABL 融合基因阴性。

（2）类白血病反应　常并发于严重感染、恶性肿瘤等基础疾病，并有相应原发病的临床表现，白细胞数可达 $50\times10^9/L$。粒细胞胞浆中常有中毒颗粒和空泡。嗜酸性粒细胞和嗜碱性粒细胞不增多。NAP 反应强阳性。Ph 染色体及 BCR－ABL 融合基因阴性。血小板和血红蛋白大多正常。原发病控制后，白细胞恢复正常。

（3）骨髓增殖性肿瘤　原发性骨髓纤维化脾大显著，血象中白细胞增多，并出现幼粒细胞等，易与 CML 混淆。但外周血白细胞数一般不超过 $30\times10^9/L$，且波动不大，NAP 阳性，外周血中红细胞形态异常，可见泪滴状红细胞。骨髓活检网状纤维染色阳性。原发性血小板增多症以血小板增多为主，中性粒细胞仅轻度升高。真红细胞增多症以红系显著增多为主。

（四）治疗

CML 治疗应着重于慢性期早期，控制白细胞增高，缓解症状，延缓疾病进展，延长生命。一旦进入加速期或急变期则预后很差。

1. 一般治疗　白细胞单采术去除过高的白细胞，巨脾有明显压迫症状可行局部放射治疗。

2. 分子靶向治疗　甲磺酸伊马替尼（IM）能特异性阻断 ATP 在 ABL 激酶上的结合位置，使酪氨酸残基不能磷酸化，从而抑制 BCR－ABL 阳性细胞的增殖。第二代酪氨酸激酶抑制剂（TKI）如尼洛替尼、达沙替尼和博舒替尼等，适用于 IM 耐药或不能耐受者，作用强于 IM。

3. 干扰素　干扰素－α 能使 50%～70% 患者获得完全血液学缓解，一般在慢性期应用。常用剂量为 300 万～500 万 $U/(m^2\cdot d)$ ＋阿糖胞苷 15～20$mg/(m^2\cdot d)$ 皮下或肌内注射，每周 3～7 次。常见副作用为流感样症状如发热、乏力、头痛、厌食、恶心、呕吐、骨骼和肌肉疼痛。

4. 化学治疗

（1）羟基脲（HU）为细胞周期特异性抑制 DNA 合成的药物，起效快，但持续时间短。常用剂量为 3g/d，分 2 次口服，待白细胞减至 $20\times10^9/L$ 左右时，剂量减半。降至 $10\times10^9/L$ 时，改为小剂量 0.5 ~1g/d 维持治疗。服药期间应同时口服别嘌醇和碳酸氢钠降尿酸，防止尿酸性肾病。

（2）白消安（BU，马利兰）是一种烷化剂，作用于早期祖细胞，起效慢且后作用长，剂量不易掌握。初始为 4 ~6mg/d，口服。白细胞降至 $20\times10^9/L$ 停药，待稳定后改为 0.5 ~2mg/d，甚至更低，保持白细胞在（7 ~10）$\times10^9/L$。长期用药可出现严重骨髓抑制、皮肤色素沉着，精液缺乏及停经，肺纤维化等，现已较少使用。

（3）其他药物，如阿糖胞苷、高三尖杉酯碱等均对 CML 有一定疗效。

5. 造血干细胞移植　异基因造血干细胞移植（Allo - HSCT）是目前认为根治 CML 的标准治疗。骨髓移植应在 CML 慢性期待血象及体征控制后尽早进行。

6. CML 急变期的治疗　急变期可采用单用 TKI、干扰素治疗或联合化疗，髓系急变可采用 AML 方案化疗；急淋变可按 ALL 方案治疗。

（五）预后

CML 自然病程一般为 3 ~5 年。化疗后中位生存期为 39 ~47 个月，5 年生存率为 25% ~35%。影响 CML 预后的主要因素有初诊时预后风险积分、治疗方式、病程演变等方面。近年来，Allo - HSCT 和 TKI 治疗使 CML 已经取得了良好的疗效，患者生存期显著延长。

（沈娇娇）

第四节　出血性疾病

PPT

一、概述

出血性疾病是指由于遗传性或获得性因素，导致患者止血机制（包括血管、血小板凝血、抗凝及纤维蛋白溶解因素）的缺陷或异常引起的自发性出血或创伤后出血不止。

（一）正常止血机制

1. 血管因素　血管收缩是人体对出血最早的生理性反应。当血管受损时，局部血管发生收缩，导致管腔变窄、破损伤口缩小或闭合。血管收缩通过神经反射及多种介质调控完成。血管内皮细胞受损后在止血过程中有下列作用：①表达并释放血管性血友病因子（vWF），导致血小板在损伤部位黏附和聚集；②表达并释放组织因子（TF），启动外源性凝血途径；③基底胶原暴露，激活因子 XI（FXI），启动内源性凝血途径；④表达并释放血栓调节蛋白（TM），调节抗凝系统。

2. 血小板因素　血管受损时，血小板通过黏附聚集及释放反应参与止血过程：①血小板膜糖蛋白 Ib（GPIb）作为受体，通过 vWF 的桥梁作用，使血小板黏附于受损内皮下的胶原纤维，形成血小板血栓，机械性修复受损血管；②血小板膜糖蛋白Ⅱb/Ⅱa 复合物（GPⅡb/Ⅱa），通过纤维蛋白原互相连接而致血小板聚集；③聚集后的血小板活化，分泌或释放一系列活性物质，如血栓烷 A_2（TXA_2）、5 - 羟色胺（5 - HT）等。

3. 凝血因素　上述血管内皮损伤，启动外源及内源性凝血途径，在磷脂等的参与下，经过一系列酶解反应形成纤维蛋白血栓。血栓填塞于血管损伤部位，使出血得以停止。同时，凝血过程中形成的凝血酶等还具有多种促进血液凝固及止血的重要作用。

（二）出血性疾病的分类

按病因及发病机制，可分为以下几种主要类型。

1. 血管壁异常

（1）先天性或遗传性　①遗传性出血性毛细血管扩张症；②家族性单纯性紫癜；③先天性结缔组织病（血管及其支持组织异常）。

（2）获得性　①感染：如败血症；②过敏：如过敏性紫癜；③化学物质及药物：如药物性紫癜；④营养不良：如维生素 C 及维生素 PP 缺乏症；⑤代谢及内分泌障碍：如糖尿病、Cushing 病；⑥其他：如结缔组织病、动脉硬化、机械性紫癜、体位性紫癜等。

2. 血小板异常

（1）血小板数量异常

1）血小板减少　①血小板生成减少：如再生障碍性贫血、白血病、放疗及化疗后的骨髓抑制；②血小板破坏过多：发病多与免疫反应等有关，如免疫性血小板减少症（ITP）；③血小板消耗过度：如弥散性血管内凝血（DIC）；④血小板分布异常：如脾功能亢进等。

2）血小板增多（伴血小板功能异常）　原发性血小板增多症。继发性如脾切除术后等。

（2）血小板质量异常

1）先天性或遗传性　血小板无力症，巨大血小板综合征，血小板颗粒性疾病。

2）获得性　由抗血小板药物、感染、尿毒症异常球蛋白血症等引起。获得性血小板质量异常较多见，但未引起临床上重视。

3. 凝血异常

（1）先天性或遗传性

1）血友病 A、B 及遗传性 FXI 缺乏症。

2）遗传性凝血酶原、FV 缺乏症、遗传性纤维蛋白原缺乏及减少症、遗传性 FXI 缺乏及减少症。

（2）获得性　①肝病性凝血障碍；②维生素 K 缺乏症；③抗因子Ⅶ、Ⅸ抗体形成；④尿毒症性凝血异常等。

4. 抗凝及纤维蛋白溶解异常　主要为获得性疾病：①肝素使用过量；②香豆素类药物过量及敌鼠钠中毒；③免疫相关性抗凝物增多；④蛇咬伤、水蛭咬伤；⑤溶栓药物过量。

5. 复合性止血机制异常

（1）先天性或遗传性血管性血友病（vWD）。

（2）获得性弥散性血管内凝血（DIC）。

（三）出血性疾病诊断

患者的病史和临床表现常可提示出血的原因和诊断。

1. 病史

（1）出血特征　包括出血发生的年龄、部位、持续时间、出血量，是否有出生时脐带出血及迟发性出血，是否有同一部位反复出血等。一般认为，皮肤、黏膜出血点紫癜等多为血管、血小板异常所致，而深部血肿、关节出血等则提示可能与凝血障碍等有关。

（2）出血诱因　是否为自发性，与手术、创伤及接触或使用药物的关系等。

（3）基础疾病　如肝病、肾病、消化系统疾病糖尿病、免疫性疾病及某些特殊感染等。

（4）家族史　父系、母系及近亲家族有否类似疾病或出血病史。

（5）其他　如饮食、营养状况、职业及环境等。

2. 体格检查

（1）出血体征　出血范围、部位，有无血肿等深部出血、伤口渗血，分布是否对称等。

（2）相关疾病体征　贫血，肝、脾、淋巴结肿大，黄疸，蜘蛛痣，腹水，水肿等。关节畸形、皮肤异常扩张的毛细血管团等。

（3）一般体征　如心率、呼吸、血压、末梢循环状况等。

（四）出血性疾病的实验室检查

1. 筛选试验

（1）血管或血小板异常　出血时间和血细胞计数（尤其是血小板计数）及血涂片检查。

（2）凝血异常筛查　凝血酶原时间（PT），检测外源性凝血途径（FVI）和共同途径（FV、FX 和凝血酶原）中凝血因子的缺乏。对外源性凝血途径和维生素 K 依赖的凝血因子缺乏极为敏感，是判断华法林疗效的最敏感的指标。活化的部分凝血活酶时间（APTT），对参与内源途径（PK、HMWK、FXI、FXI、FIX 和 FⅡ）和共同途径（FV、FX 和凝血酶原）的凝血因子缺乏十分敏感，用于肝素治疗的快速监测。PT 和 APTT 同时延长常提示共同途径异常。

表 6－4　出血性疾病过筛实验及其意义

实验项目	检查环节	异常的临床意义
血常规及涂片	血小板数量及形态	血小板减少/增多，巨血小板病
PT	外源及共同途径	因子（V、MI、X）缺乏/抑制物、VitK 缺乏/口服香豆素类；肝病；DIC
APTT	内源及共同途径	因子（XI、IX、M、V、XII、HMWK、PK）缺乏/抑制物、肝素治疗；DIC；狼疮抗凝物；血管性血友病
TT	纤维蛋白原	DIC；低纤维蛋白原血病；异常纤维蛋白原血症
BT	血小板功能	服用抗血小板药物；血小板减少；血管性血友病；贮存池病
纤维蛋白原	纤维蛋白及纤溶	异常纤维蛋白原血症，肝病、DIC、原发性纤溶亢进
FDP	纤溶	肝病、DIC、原发性纤溶亢进

凝血酶时间（TT）可通过筛选实验将出血性疾病大致分为以下类型：血小板减少或功能障碍；维生素 K 缺乏或肝病所致的多种凝血因子水平降低；遗传性或获得性单一凝血因子缺乏；消耗性凝血因子缺乏，如 DIC 等；血管异常等。

2. 确诊实验　筛选实验的敏感性及特异性较差，需要时可进一步选择较为特殊的或更精确的实验室检查以确定诊断。如怀疑血小板功能异常可进一步进行血小板黏附、聚集功能试验；怀疑凝血因子异常可进一步检测凝血因子的活性等。

（五）出血性疾病的防治

1. 一般处理　活动性出血可采用局部加压、冷敷等处理。

2. 病因治疗　主要适用于获得性出血性疾病。包括治疗基础疾病，如控制感染、积极治疗肝病、肾病等；避免应用能引起出血加重的药物。

3. 止血治疗

（1）替代补充治疗　补充凝血因子、血小板或维生素 K 等。

（2）止血药物　目前广泛应用的止血药主要有以下几种：

1）抗纤溶药物　如氨基己酸、氨甲苯酸等。

2）增加毛细血管抗性，改善通透性　维生素 C、糖皮质激素、芦丁、酚磺乙胺等。

3）收缩血管药物　垂体后叶激素、肾上腺素等。

4. 其他治疗

（1）免疫治疗　用于免疫因素所致的出血性疾病，如原发免疫性血小板减少症。

（2）血浆置换　用于血栓性血小板减少性紫癜。

（3）促血小板生成药物　血小板生成素、白介素 11 等。

（4）手术治疗　包括脾切除、关节手术等。

（5）重组活化 FⅦ（rhFVIa）。

二、过敏性紫癜

过敏性紫癜（alrgiepurpura）又称 Schonlein－Henoch 综合征，是一种常见的血管变态反应性疾病，因机体对某些致敏物质产生变态反应，导致毛细血管脆性及通透性增加，血液外渗，产生紫癜、黏膜及某些器官出血。可同时伴发血管神经性水肿、荨麻疹等其他过敏表现。本病多见于青少年，男性发病率多于女性，春秋季节发病较多。

（一）病因

致病因素甚多，与本病发生密切相关的主要因素如下。

1. 感染

（1）细菌　主要为 β－溶血性链球菌，以呼吸道感染最为常见。

（2）病毒　多见于发疹性病毒感染，如麻疹、水痘、风疹等。

（3）其他　寄生虫感染，以蛔虫感染多见。

2. 食物　主要是动物异体蛋白引起机体过敏所致，如鱼、虾、蟹、蛋、鸡肉、牛奶等。

3. 药物

（1）抗生素类　如青霉素及头孢菌素类抗生素等。

（2）解热镇痛药　如水杨酸类、保泰松、吲哚美辛及奎宁类等。

（3）其他药物　如磺胺类、阿托品、异烟肼及噻嗪类利尿药等。

（4）其他　如花粉、尘埃、疫苗接种、虫咬及寒冷刺激等。

（二）发病机制

发病机制不明，与免疫异常有关，各种刺激因子如感染源、过敏原等激活具有遗传易感性患者的 T 细胞，使其功能紊乱，致 B 细胞多克隆活化，分泌大量 IgA、IgE 和 TNF、IL－6 等炎症因子，形成 IgA 免疫复合物，引发异常免疫应答，导致系统性血管炎，造成组织和脏器损伤。病理改变主要为全身性小血管炎。皮肤小血管周围中性粒细胞嗜酸性粒细胞浸润，间质水肿，血管壁纤维素样坏死；肠道黏膜可因微血管血栓出血坏死；肾小球毛细血管内皮增生，局部纤维化和血栓形成，免疫荧光检查可见 IgA 为主的免疫复合物沉积。

（三）临床表现

多数患者发病前 1～3 周有全身不适、低热、乏力及上呼吸道感染等前驱症状，随之出现典型临床表现。

（1）单纯型过敏性紫癜（紫癜型）　最常见，主要表现为皮肤紫癜，局限于四肢，以下肢及臀部多见，躯干极少累及。紫癜常成批反复出现、对称分布，可同时伴发皮肤水肿、荨麻疹。紫癜大小不等，初呈深红色，按之不褪色，可融合成片，数日内渐变成紫色、黄褐色、浅黄色，经 7～14 天逐渐消退。

（2）腹型过敏性紫癜（Henoch purpura）　除皮肤紫癜外，因消化道黏膜及腹膜脏层毛细血管受累，患者出现腹痛、呕吐、腹泻及便血等症状。其中腹痛最为常见，常为阵发性绞痛，多位于脐周、下腹或全腹，可并发肠套叠、肠梗阻、肠穿孔及出血性小肠炎。腹部症状与紫癜多同时发生，偶可发生于紫癜之前。

（3）关节性过敏性紫癜（Schonlein purpura） 除皮肤紫癜外，因关节部位血管受累而出现关节肿胀、疼痛、压痛及功能障碍等表现。多发生于膝、踝、肘、腕等大关节，呈游走性、反复性发作，经数日而愈，不遗留关节畸形，多发生在紫癜之后。

（4）肾型过敏性紫癜 在皮肤紫癜的基础上，因肾小球毛细血管袢炎症反应而出现血尿、蛋白尿及管型尿，偶见水肿高血压及肾衰竭等表现。肾损害多发生于紫癜出现后2～4周，亦可延迟出现。多数患者能完全恢复，少数病例因反复发作而演变为慢性肾炎和肾功能不全。

（5）混合型过敏性紫癜 皮肤紫癜合并上述两种以上临床表现。

（6）其他 少数患者还可因病变累及眼部、脑及脑膜血管而出现视神经萎缩、虹膜炎、视网膜出血及水肿，以及中枢神经系统相关症状、体征。

（四）实验室检查

1. 血、尿、便常规检查

（1）血常规检查 白细胞正常或增多，中性粒细胞和嗜酸性粒细胞可增高；血小板计数正常。

（2）尿、便常规检查 肾型和混合型可有血尿、蛋白尿管型尿；合并腹型者大便潜血可阳性。

2. 血小板功能及凝血相关检查 除出血时间（BT）可能延长外，其他均正常。

3. 血清学检查 肾型及合并肾型表现的混合型患者，可有程度不等的肾功能受损，如血尿素氮升高、内生肌酐清除率下降等。血清IgA、IgE多增高。

（五）诊断与鉴别诊断

1. 诊断要点 ①发病前1～3周常有低热咽痛、全身乏力或上呼吸道感染史；②典型四肢皮肤紫癜，可伴腹痛关节肿痛及血尿；③血小板计数、功能及凝血相关检查正常；④排除其他原因所致的血管炎及紫癜。

2. 鉴别诊断 本病需与下列疾病鉴别。①遗传性毛细血管扩张症；②单纯性紫癜；③原发免疫性血小板减少症；④风湿性关节炎；⑤肾小球肾炎；⑥系统性红斑狼疮；⑦外科急腹症等。

（六）防治

1. 消除致病因素 防治感染，清除局部病灶（如扁桃体炎等），驱除肠道寄生虫，避免可能致敏的食物及药物等。

2. 一般治疗

（1）一般处理 急性期卧床休息，消化道出血时禁食。

（2）抗组胺药 如盐酸异丙嗪、氯苯那敏、阿司咪唑、氯雷他定、西咪替丁及静脉注射钙剂等。

（3）改善血管通透性的药物 如维生素C、曲克芦丁、卡巴克络等。

3. 糖皮质激素 主要用于关节肿痛、严重腹痛合并消化道出血及有急进性肾炎或肾病综合征等严重肾脏病变者。常用泼尼松1～2mg/(kg·d)，顿服或分次口服。重症者可用甲泼尼龙5～10mg/(kg·d)，或地塞米松10～15mg/d，静脉滴注，症状减轻后改口服，疗程一般不超过30天，肾型者可酌情延长。

4. 对症治疗 腹痛较重者可予阿托品或山莨菪碱（654－2）口服或皮下注射；关节痛可酌情用止痛药；呕吐严重者可用止吐药；伴发呕血、血便者可用质子泵抑制剂如奥美拉唑等治疗。

5. 其他 如上述治疗效果不佳或近期内反复发作者，可酌情使用：①免疫抑制剂：如硫唑嘌呤、环孢素、环磷酰胺等；②抗凝疗法：适用于肾型患者，初以肝素钠100～200U/(kg·d）静脉滴注或低分子量肝素皮下注射，4周后改为华法林4～15mg/d，2周后改为维持量2～5mg/d，疗程2～3个月；③

中医中药：以凉血、解毒、活血化瘀为主，适用于慢性反复发作和肾型患者。

（七）病程及预后

本病病程一般在 2 周左右，多数预后良好，少数肾型患者预后较差，可转为慢性肾炎或肾病综合征。

三、原发免疫性血小板减少症

原发免疫性血小板减少症（primary immune thrombocytopenic，ITP）既往也称为特发性血小板减少性紫癜，是一种复杂的多种机制共同参与的获得性自身免疫性疾病。该病的发生是由于患者对自身血小板抗原免疫失耐受，产生体液免疫和细胞免疫介导的血小板过度破坏与血小板生成受抑，导致血小板减少，伴或不伴皮肤黏膜出血。本节主要讲述成人 ITP。

ITP 的发病率为（5～10）/10 万人口，男女发病率相近，育龄期女性发病率高于男性，60 岁以上人群的发病率为 60 岁以下人群的 2 倍，且出血风险随年龄增长而增加。

（一）病因和发病机制

本病的病因和发病机制迄今尚未明确，免疫因素可能是 ITP 发病的重要因素。

1. 感染 细菌或病毒感染与 ITP 的发病密切相关。急性 ITP 患者在发病前多有上呼吸道感染史，慢性 ITP 患者常因感染病情加重。

2. 免疫因素

（1）体液免疫和细胞免疫介导的血小板破坏过多将 ITP 患者血浆输给健康受试者可造成后者一过性血小板减少。50%～70% 的 ITP 患者血浆和血小板表面可检测到血小板膜糖蛋白特异性自身抗体。目前认为自身抗体致敏的血小板被单核－吞噬细胞系统过度吞噬破坏是 ITP 发病的主要机制。

（2）体液免疫和细胞免疫介导的巨核细胞数量和质量异常，血小板生成不足自身抗体损伤巨核细胞或抑制巨核细胞释放血小板，造成血小板生成不足；$CD8^+$ 细胞毒细胞可通过抑制巨核细胞凋亡，使血小板生成障碍。

3. 脾脏 是自身抗体产生的主要部位，也是血小板破坏的重要场所。

4. 其他 ITP 在女性多见，且多发于 40 岁以前，推测本病发病可能与雌激素有关。现已发现，雌激素可能有抑制血小板生成和（或）增强单核－吞噬细胞系统对与抗体结合的血小板吞噬的作用。

（二）临床表现

1. 急性型 多见于儿童。

（1）起病方式　多数患者发病前 1～2 周有上呼吸道感染史，特别是病毒感染史。起病急骤，部分患者可有畏寒、寒战、发热。

（2）出血

1）皮肤、黏膜出血　全身皮肤可出现瘀点、瘀斑、紫癜，严重者可有血泡及血肿形成。常见鼻出血、牙龈出血、口腔黏膜及舌出血，损伤及注射部位可渗血不止或形成大小不等的瘀斑。

2）内脏出血　当血小板低于 $20\times10^9/L$ 时，可出现内脏出血，如呕血、黑便、咯血、尿血、阴道出血等，颅内出血（含蛛网膜下腔出血）可致剧烈头痛、意识障碍、瘫痪及抽搐。其是本病死亡的主要原因。

3）其他出血　量若过大，可出现不同程度的贫血、血压下降甚至失血性休克。

2. 慢性型 主要见于成人。

（1）起病方式　起病隐匿，多在常规查血时偶然发现。

（2）出血倾向　多数较轻而局限，但易反复发生。可表现为皮肤、黏膜出血，外伤后不易止血等，鼻出血、牙龈出血、女性月经过多也很常见，严重内脏出血较少见。患者病情可因感染等而骤然加重，出现广泛、严重的皮肤、黏膜及内脏出血。

（3）血栓形成倾向　ITP 不仅是一种出血性疾病，也是一种血栓前疾病。

（4）其他　长期失血可出现失血性贫血。病程半年以上者，部分可出现轻度脾大。

（三）实验室及其他检查

1. 血小板检查　血小板的异常包括：①血小板计数减少；②血小板形态异常，平均体积偏大；③出血时间延长；④血块收缩不良，血小板的功能一般正常。

2. 骨髓象检查　急性型骨髓巨核细胞数量轻度增加或正常，慢性型骨髓象中巨核细胞显著增加；巨核细胞发育成熟障碍，急性型者尤为明显，幼稚型巨核细胞和颗粒型巨核细胞增多，血小板生成减少。

3. 血小板相关抗体及相关补体检查　50%～70%的 ITP 患者 PAIg 或 PAC_3 阳性，主要抗体成分为 IgG，也可为 IgM、IgA。对诊断和疗效观察有一定价值。

4. 其他　检查出血时间延长、血块回缩不佳、束臂试验阳性等；血常规可有不同程度的正常细胞性或小细胞低色素性贫血。

（四）诊断

1. 诊断要点　①广泛出血累及皮肤、黏膜及内脏。②多次检验血小板计数减少。③脾不大或轻度增大。④骨髓巨核细胞增多或正常，有成熟障碍。⑤泼尼松或脾切除治疗有效。⑥排除其他继发性血小板减少症。

2. 分型

（1）新诊断的 ITP 指确诊后 3 个月以内的患者。

（2）持续性 ITP 指确诊后 3～12 个月血小板持续减少的 ITP 患者。

（3）慢性 ITP 指血小板减少持续超过 12 个月的 ITP 患者。

（4）重症 ITP 指血小板 $<10\times10^9/L$，且就诊时存在需要治疗的出血症状或常规治疗中发生了新的出血，需要用其他升高血小板药物治疗或增加现有药物剂量。

（5）难治性 ITP 指满足以下三个条件的患者：①脾切除后无效或复发；②仍需要治疗以降低出血的危险；③排除其他原因引起的血小板减少症，确诊为 ITP。

（五）鉴别诊断

许多疾病可以引起继发性血小板减少，在诊断时应予以鉴别。如再生障碍性贫血、脾功能亢进、骨髓增生异常综合征、白血病、系统性红斑狼疮、药物性免疫性血小板减少等，除有血小板减少外，还有各自原发病的临床特点，结合实验室检查如骨髓象改变和免疫学改变可鉴别。

（六）治疗

治疗目的是：使患者血小板计数提高到安全水平，降低病死率。

1. 一般治疗　应注意以下几个方面：①血小板明显减少，出血严重患者应绝对卧床休息，严密观察，防止外伤和颅内出血。②避免使用抑制血小板功能的药物，如阿司匹林等。③出血严重者可输注新鲜血浆、浓聚血小板等作为应急措施，但不作为常规治疗措施。④止血药可使用安络血、止血环酸等。⑤血小板 $>30\times10^9/L$，无手术、创伤，且不从事增加出血风险的工作和活动的患者，可嘱临床观察，暂不进行药物治疗。

2. 肾上腺糖皮质激素治疗　为 ITP 的首选治疗药物，能减少自身抗体生成及减轻抗原－抗体反应；

抑制单核－吞噬细胞系统对血小板的破坏；改善毛细血管通透性；刺激骨髓造血及血小板向外周血的释放。常用泼尼松1mg/（kg·d），分次或顿服，病情严重者用等效量地塞米松或甲泼尼龙静脉滴注，好转后改口服。待血小板升至正常或接近正常后，逐步减量（每周减5mg），最后以5～10mg/d维持治疗，持续3～6个月。

3. 脾切除 是治疗ITP的有效方法之一。手术适应证是：①正规肾上腺糖皮质激素治疗，病程迁延3～6个月无效者。②肾上腺糖皮质激素治疗虽然有效但停药或减量后复发，维持量需大于30mg/d者。③有肾上腺糖皮质激素使用禁忌证者。脾切除后如有复发可再用肾上腺糖皮质激素治疗。

4. 免疫抑制剂治疗 不作为首选治疗，适用于肾上腺糖皮质激素治疗和脾切除疗效不佳或有禁忌证者。常用药物如下。①长春新碱：1～2mg，持续静脉滴注6～8小时，1次/周。②环孢素：250～500mg/d，口服，维持量50～100mg/d，可持续半年以上。③硫唑嘌呤：100～200mg/d，口服。④环磷酰胺：50～100mg/d，口服。免疫抑制剂疗程一般为4～6周甚至数月，可与肾上腺糖皮质激素合用，使用中应注意观察药物的不良反应。

5. 其他 包括达那唑、氨肽素、重组人血小板生成素、白介素－11和中医药等，对提升血小板有一定疗效。

6. 急症的处理 适用于血小板低于$20 \times 10^9/L$者；出血严重、广泛者；疑有或已发生颅内出血者；近期将实施手术或分娩者。

（1）血小板输注 适用于血小板计数明显减低、严重出血及危及生命或紧急手术时。由于患者体内有抗血小板抗体，输入的血小板在体内被迅速破坏，疗效短暂，且反复输注不同抗原的血小板后，易产生同种抗体而影响疗效。

（2）大剂量甲泼尼龙 1g/d，静脉注射，3～5次为一疗程，可通过抑制单核－吞噬细胞系统对血小板的破坏而发挥治疗作用。

（3）大剂量免疫球蛋白 0.4g/(kg·d)，静脉滴注，4～5日为一疗程。1个月后可重复。作用机制与单核－巨噬细胞Fc受体封闭、抗体中和及免疫调节等有关。

（4）血浆置换 3～5日内，连续3次以上，每次置换3000ml血浆，也有一定的疗效。

（沈娇娇）

第五节 淋巴瘤

PPT

淋巴瘤（lymphoma）是原发于淋巴结或结外淋巴组织的恶性肿瘤。临床以进行性无痛性淋巴结肿大为主要表现，常伴发热及肝脾大，晚期有贫血和恶病质。病因尚不清楚，机体免疫缺陷和病毒感染与发病有关。20～40岁多见，男性多于女性。按组织病理学改变，淋巴瘤可分为霍奇金淋巴瘤（Hodgkin lymphomn，HL）和非霍奇金淋巴瘤（non Hodgkin lymphoma，NHL）两大类。

一、病理与分型

根据病理组织学分为HL和NHL两大类，国内NHL远较HL多见。

（一）HL

R－S细胞是HL的特点。R－S细胞来源于被激活的生发中心后期B细胞。HL通常从原发部位向邻近淋巴结依次转移，越过邻近淋巴结向远处淋巴结区的跳跃性播散较少见。目前采用2001年世界卫生组织（WHO）的淋巴造血系统肿瘤分类，分为结节性淋巴细胞为主型HL和经典HL两大类。

1. 结节性淋巴细胞为主型　是新划分出来的一种独特的类型。本型以结节形式生长，肿瘤细胞呈爆米花样，而典型的R－S细胞少见，背景主要是淋巴细胞，其他细胞罕见。肿瘤细 $CD45^+$ 表达B细胞相关抗原（CD19、CD20、CD22、CD79a），约一半病例上皮细胞膜抗原EMA阳性，免疫球蛋白轻链和重链常呈阳性，不表达CDI5和CD30。诊断时多为Ⅰ、Ⅱ期，治疗反应好，远期复发较多见。

2. 经典HL

（1）结节硬化型　20%～40%的R－S细胞通常表达CD20、CD15和CD30。交织的胶原纤维将浸润细胞分隔成明显结节，R－S细胞较大呈腔隙型；淋巴细胞、浆细胞、中性粒细胞及嗜酸性粒细胞多见。

（2）富于淋巴细胞型　大量成熟淋巴细胞，R－S细胞少见。

（3）混合细胞型　可见嗜酸性粒细胞、淋巴细胞、浆细胞、原纤维细胞等，在多种细胞成分中出现多个R－S细胞伴坏死。

（4）淋巴细胞消减型　淋巴细胞显著减少，大量R－S细胞，可有弥漫性纤维化及坏死灶。

（二）NHL

NHL大部分为B细胞性，病变的淋巴结切而外观呈鱼肉样。镜下正常淋巴结结构破坏淋巴滤泡和淋巴窦可消失。增生或浸润的淋巴瘤细胞成分单一、排列紧密。NHL易发生早期远处扩散。有的病例在临床确诊时已播散至全身。侵袭性NHL常原发累及结外淋巴组织，发展迅速，往往跳跃性播散，越过邻近淋巴结向远处淋巴结转移。

NHL是一组具有不同的组织学特点起源的淋巴瘤，易发生早期远处扩散。WHO新分类将每一种淋巴瘤类型确定为独立的疾病，2008年提出了淋巴组织肿瘤分型新方案，该方案包含了各种淋巴瘤和急性淋巴细胞白血病。

二、临床表现

HL和NHL由于病理类型和病变部位及范围的不同，临床表现也各不相同。

1. 霍奇金淋巴瘤　多见于青年，儿童少见。

（1）淋巴结肿大　首发症状常是无痛性颈部或锁骨上淋巴结进行性肿大占（60%～80%），其次为腋下淋巴结肿大。肿大的淋巴结可以活动，也可互相粘连，融合成块，触诊有软骨样感觉。

（2）淋巴结外器官受累　少数HL可浸润器官组织或因深部淋巴结肿大压迫，引起各种相症状（见NHL）。部分HL患者发生带状疱疹或饮酒后引起淋巴结疼痛。

（3）全身症状　发热、盗汗、瘙痒及消瘦等全身症状较多见。30%～40%的HL患者以原以不明的持续发热为起病症状。这类患者一般年龄稍大，男性较多，常有腹膜后淋巴结累及。周期性发热（Pel－Ebstein热）约见于1/6的患者。

2. 非霍奇金淋巴瘤　NHL的临床表现有如下两个特点：①随年龄增长而发病增多，男较女为多，除惰性淋巴瘤外，一般发展迅速。②NHL有远处扩散和结外侵犯倾向。无痛性进行性淋巴结肿大或局部肿块是淋巴瘤共同的临床表现。

（1）淋巴结肿大　以浅表淋巴结肿大为首发表现者较HL少见。

（2）淋巴结外器官受侵犯者较HL多见，常以高热或各器官、系统症状为主要临床表现。以咽淋巴环、胃肠、骨髓、皮肤及中枢神经系统受累为多。胃肠侵犯部位多见于小肠，可有腹痛、腹泻和腹块。皮肤表现较HL常见，多为特异性损害，如肿块、皮下结节、浸润性包块和溃疡等。骨髓受累可并发白血病。中枢神经系统病变多在疾病进展期，主要累及脊髓和脑膜，可引起截瘫、尿潴留等。此外，骨骼、肝、肾、肺、胸膜和心包等均可受侵而出现相应临床表现。

（3）发热、消瘦、盗汗等全身症状和皮肤瘙痒均较为少。

三、实验室及其他检查

1. 必要检查

（1）血常规。

（2）肝功能、肾功能。

（3）育龄期女性妊娠检查。

（4）诊断性胸部、腹部、盆腔 CT。

（5）PET－CT。

（6）IB1B 和 M、IV 期行骨髓活检。

（7）采用含阿霉素方案患者行射血分数检查。

2. 其他检查

（1）超声检查和放射性核素显像均可用于浅表淋巴结的检查，其敏感性高于触诊，以利于发现触诊时未发现的肿大淋巴结。

（2）近 70% 霍奇金淋巴瘤在初治时伴有胸腔内病变，纵隔淋巴结肿大常见，胸部 CT 可确定纵隔及支气管肺门淋巴结肿大，特别是结节硬化型的女性患者，其他包括肺间质累及、胸腔积液、心包积液、胸壁肿块等，均可在胸部 CT 中体现；胸片检查常常造成纵隔病变及肺部病变的遗漏，诊断时及疗效判断时行敏感度高 CT 检查。

（3）肝脾检查　CT、B 超、放射性核素显像及 MRI 只能查出单发或多发结节，对弥漫性浸润或粟粒样小病灶难以发现，一般认为有两种以上影像诊断同时显示实质性占位病变时才能确定肝脾受累。

（4）血沉加快提示疾病活动；乳酸脱氢酶开高提示预后不良；血清碱性磷酸酶或血钙增加提示骨骼受累；β 微球蛋白升高与肿瘤负荷相关。

（5）骨髓涂片发现 RS 细胞提示骨髓浸润，但骨髓穿刺涂片阳性率仅 3%，而骨赞活检可提高至 9%～22%。

（6）PET 检查已成为 HL 患者初始分期、疗效评估、随访的重要手段。PET 检查在淋巴瘤患者的分期和再分期中具有很高的敏感性和特异性，伴早期病变以及晚期病变患者在治疗末 PET 阳性被证明是一个重要的不良危险因素。建议行联合 PET 检查加诊断性 CT 检查。

四、治疗

根据美国国立综合癌症网络（NCCN）指南，治疗方法的选择需根据临床分期来进行。几十年来单独放疗是早期 HL 患者的一项标准治疗选择，然而，长期大剂量大范围放疗存在潜在毒性，使患者心脏疾病、肺功能障碍及继发性肿瘤的风险增加，目前联合治疗（化疗和受累野放疗）已取代单独放疗用于伴早期患者的治疗。对于晚期患者的治疗，MOPP（氮芥、长春新碱、丙卡巴肼、泼尼松）方案为第一个成功治疗 HL 的方案，治疗结束后随访 10 年以上的缓解率达 84%，无病生存率（DFS）达 66%。然而，除了其他长期毒性外，MOPP 常引起生育功能减退（大部分为男性）和骨髓增生异常。20 世纪 70 年代提出了 ABVD 方案，对比研究其缓解率，5 年无病生存率均优于 MOPP 方案，ABVD 对生育功能影响小，骨髓毒性低，故目前 ABVD（多柔比星、博来霉素、长春地辛、达卡巴嗪）方案已替代 MOPP 方案而成为 HL 化疗首选方案。最近研究表明，早期阶段的 HL（Ⅰ、Ⅰ期）5 年生存率达 90% 或更高。治疗相关副作用包括继发肿瘤、心脏事件发生等。放疗相关并发症：接受放疗 30 年后，继发肿瘤平均发生率为每年接近 1%，年龄小于 30 岁曾接受胸部放疗的女性继发肿瘤的发生率更高，这些患者治疗

25 年后乳腺癌发生率为 30% ~40%。放射相关的心脏疾病以冠状动脉疾病、心肌损伤、瓣膜病、心包纤维化常见。

化疗相关并发症：化疗药物的不同其所产生并发症亦不同，如患者接受含氮芥的方案化疗，则骨髓增生异常综合征、急性髓细胞白血病、肺癌的发生危险性明显增加；阿霉素可增加充血性心力衰竭的风险，而蒽环类药物联合放疗大大增加了心血管事件的发生；博来霉素可发生肺间质纤维化，博来霉素所致急性肺损伤是致命的。故对于早期的 HL（包括低危及高危），减少治疗强度，如单独应用标准的化疗方案及减少化疗 + 受累野放疗周期，以期避免晚期潜在的致命毒副作用。

（沈娇娇）

PPT

第六节　骨髓增生异常综合征

骨髓增生异常综合征（myelodyspla siesyndrome，MDS）是一组获得性造血干细胞水平的克隆性疾病，临床表现异质性，以难治性贫血伴白细胞减少和（或）血小板减少，骨髓增生正常或亢进伴病态造血，包括病态红系生成、病态粒系生成及病态血小板生成，在疾病过程中易发生急性白血病转变。此综合征可以是原发的，也可以继发于长期的化疗、放疗。

一、病因和发病机制

原发性 MDS 的确切病因尚不明确，继发性 MDS 见于烷化剂、拓扑异构酶抑制剂、放射线、有机毒物等密切接触者。MDS 是起源于造血干细胞的克隆性疾病，异常克隆细胞在骨髓中分化、成熟障碍，出现病态、无效造血，并呈现高风险向 AML 转化趋势。部分 MDS 患者可发现造血细胞中有基因突变或表观遗传学改变或染色体异常或骨髓造血微环境异常，这些异常改变可能参与 MDS 的多因素、多步骤、连续动态的发生发展过程。

二、分型及临床表现

法美英（FAB）协作组主要根据 MDS 患者外周血、骨髓中的原始细胞比例形态学改变及单核细胞数量，将 MDS 分为 5 型，如难治性贫血（RA）、环形铁粒幼细胞性难治性贫血（RAS/RARS）、难治性贫血伴原始细胞增多（RAEB）、难治性贫血伴原始细胞增多转变型（RAEB - t）、慢性粒 - 单核细胞性白血病（CMML）。

世界卫生组织（WHO）提出了新的 MDS 分型标准，认为骨髓原始细胞达 20% 即为急性白血病，将 RAEB - 归为 AML，并将 CMML 归为 MDS/MPN（骨髓增生异常综合征/骨髓增殖性肿瘤）。2016 年版 WHO 标准更加强调病态造血累及的细胞系和骨髓中原始细胞比例，删除了“难治性贫血”命名。将有 5 号染色体长臂缺失伴或不伴其他一种染色体异常（除外 7 号染色体异常）的 MDS 独立为伴有孤立 5q ~的 MDS；增加了 MDS 未能分类（MDS - U）。目前临床 MDS 分型中平行使用着 FAB 和 WHO 标准。几乎所有的 MDS 患者都有贫血症状，如乏力、疲倦。约 60% 的 MDS 患者有中性粒细胞减少，由于同时存在中性粒细胞功能低下，使得 MDS 患者容易发生感染，约有 20% 的 MDS 死于感染。40% ~60% 的 MDS 患者有血小板减少，随着疾病进展可出现进行性血小板减少。RA 和 RARS 患者多以贫血为主，临床进展缓慢，中位生存期 3 ~6 年，白血病转化率 5% ~15%。RAEB 和 RAEB - t 多以全血细胞减少为主，贫血出血及感染易见，可伴有脾大，病情进展快，中位生存时间分别为 12 个月和 5 个月，RAEB 的白血病转化率高达 40% 以上。CMML 以贫血为主，可有感染和（或）出血，脾大常见，中位生存期约 20 个月，约30%转变为AML。

三、实验室检查

1. 血象和骨髓象 持续一系或多系血细胞减少：血红蛋白<100g/L、中性粒细胞<1.8×10^9/L、血小板<100×10^9/L。骨髓增生度多在活跃以上，少部分呈增生减低。

2. 细胞遗传学检查 40%～70%的MDS有克隆性染色体核型异常，多为缺失性改变。利用荧光原位杂交技术（FISH），可提高细胞遗传学异常的检出率。

3. 病理检查 骨髓病理活检可提供患者骨髓内细胞增生程度、巨核细胞数量，原始细胞群体、骨髓纤维化及肿瘤骨髓转移等重要信息，有助于排除其他可能导致血细胞减少的因素或疾病。

4. 免疫学检查 流式细胞术可检测到MDS患者骨髓细胞表型存在异常，对于低危组MDS与非克隆性血细胞减少症的鉴别诊断有一定价值。

5. 分子生物学检查 使用高通量测序技术，多数MDS患者骨髓细胞中可检出体细胞性基因突变，对MDS的诊断及预后判断有潜在应用价值。

四、诊断与鉴别诊断

根据患者血细胞减少和相应的症状及病态造血、细胞遗传学异常、病理学改变，MDS的诊断不难确立。虽然病态造血是MDS的特征，但有病态造血不等于就是MDS。MDS的诊断尚无“金标准”，是一个排外性诊断，常应与以下疾病鉴别。

1. 慢性再生障碍性贫血（CAA） 常需与MDS伴多系病态造血（MDS－MLD）鉴别。MDS－MLD的网织红细胞可正常或升高，外周血可见到有核红细胞，骨髓病态造血明显，早期细胞比例不低或增加，染色体异常，而CAA一般无上述异常。

2. 阵发性睡眠性血红蛋白尿症（PNH） 也可出现全血细胞减少和病态造血，但PNH检测可发现外周血细胞表面锚链蛋白缺失，Ham试验阳性及血管内溶血的改变。

3. 巨幼细胞贫血MDS 患者细胞病态造血可见巨幼样变，易与巨幼细胞贫血混淆，但后者是由于叶酸、维生素B缺乏所致，补充后可纠正贫血，而MDS的叶酸、维生素B_{12}水平不低，用叶酸、维生素B_{12}治疗无效。

4. 慢性髓系白血病（CML） CML的Ph染色体、BCR－ABL融合基因检测为阳性，而CMML则无。

五、治疗

修订的MDS国际预后积分系统（IPSS－R）依据患者血细胞减少的数量、骨髓中原始细胞比例及染色体核型来评价预后，指导治疗。极低危（very low，VL）：≤1.5分，低危（low，L）：>1.5～≤3分，中危（intermediate，Imt）：>3～≤4.5分，高危组（high，H）：>4.5～≤6分，极高危（very high，VH）：>6分。对于低危MDS的治疗主要是改善造血、提高生活质量，采用支持治疗、促造血、去甲基化药和生物反应调节剂等治疗，而中高危MDS主要是改善自然病程，采用去甲基化药物治疗、化疗和造血干细胞移植。

1. 支持治疗 严重贫血和有出血症状者可输注红细胞和血小板，粒细胞减少和缺乏应注意防治感染。长期输血致铁超负荷者应祛铁治疗。

2. 促造血治疗 可考虑使用EPO、雄激素等，能使部分患者造血功能改善。

3. 生物反应调节剂 沙利度胺及来那度胺对伴单纯5q的MDS有较好疗效。ATG和（或）环孢素可用于少部分极低危组 MDS。

4. 去甲基化药物 阿扎胞苷和地西他滨能逆转 MDS 抑癌基因启动子 DNA 过甲基化，改变基因表达，减少输血量，并提高生活质量，延迟向 AML 转化。

5. 联合化疗 对体能状况较好，原幼细胞偏高的 MDS 患者可考虑联合化疗，如蒽环类抗生素联合阿糖胞苷预激化疗或联合去甲基化药物，部分患者能获一段缓解期。MDS 化疗后骨髓抑制期长，要注意加强支持治疗和隔离保护。

6. 异基因造血干细胞移植 是目前唯一可能治愈 MDS 的疗法。IPSS－R 中相对高危组患者首先应考虑是否适合移植，尤其是年轻、原始细胞增多和伴有预后不良染色体核型者。相对低危组患者伴输血依赖且去甲基化药物治疗无效者，也可考虑在铁负荷降低后行移植。

（沈娇娇）

第七节 多发性骨髓瘤

PPT

浆细胞病（plasma cell dyscrasia）系指克隆性浆细胞或产生免疫球蛋白的 B 淋巴细胞过度增殖所引起的一组疾病，血清或尿中出现过量的单克隆免疫球蛋白或其轻链或重链片段为其特征。本组疾病包括：多发性骨髓瘤、意义未明的单克隆免疫球蛋白血症、浆细胞瘤（包括孤立性浆细胞瘤和髓外浆细胞瘤）、浆细胞白血病、华氏巨球蛋白血症、重链病、轻链沉积病、原发性系统性轻链型淀粉样变性，POEMS 综合征。本章主要介绍多发性骨髓瘤。

多发性骨髓瘤（multiple myeloma，MM）是浆细胞恶性增殖性疾病。其特征为骨髓中克隆性浆细胞异常增生，绝大部分病例存在单克隆免疫球蛋白或其片段（M 蛋白）的分泌，导致相关器官或组织损伤。常见临床表现为骨痛、贫血，肾功能损害、血钙增高和感染等。随着我国老龄人口的逐年增加，其发病率也逐年升高，现已达到 2/10 万左右，低于西方国家（约 5/10 万）。此病多发于中、老年人，男性多于女性，目前仍无法治愈。

一、病因和发病机制

病因不明。遗传、电离辐射、化学物质、病毒感染、抗原刺激等可能与骨髓瘤的发病有关。尽管发病机制尚不清楚，但对 MM 分子机制的研究，显示 MM 是一种由复杂的基因组改变和表观遗传学异常所驱动的恶性肿瘤。遗传学的不稳定性是其主要特征，表现为明显多变的染色体异常核型，同时骨髓瘤细胞与骨髓微环境的相互作用进一步促进了骨髓瘤细胞增殖和耐药的发生。

二、临床表现

1. 骨骼损害 骨痛为主要症状，以腰骶部最多见，其次为胸部和下肢。活动或扭伤后剧痛者有病理性骨折的可能。MM 骨病的发生主要是由于破骨细胞和成骨细胞活性失衡所致。

2. 贫血 为本病的另一常见表现。因贫血发生缓慢，贫血症状多不明显，多为轻、中度贫血。贫血的发生主要为红细胞生成减少所致，与骨髓瘤细胞浸润抑制造血、肾功能不全等有关。

3. 肾功能损害 蛋白尿、血尿管型尿和急、慢性肾衰竭。急性肾衰竭多因脱水、感染、静脉肾盂造影等引起。慢性肾衰竭的原因是多方面的：①游离轻链（本周蛋白）被近曲小管吸收后沉积在上皮细胞胞质内，使肾小管细胞变性，功能受损，如蛋白管型阻塞，则导致肾小管扩张；②高血钙引起肾小管和集合管损害；③尿酸过多，沉积在肾小管，导致尿酸性肾病；④肾脏淀粉样变性，高黏滞综合征和骨髓瘤细胞浸润等。

4. 高钙血症 食欲缺乏，呕吐乏力，意识模糊、多尿或便秘等，主要由广泛的溶骨性改变和肾功能不全所致。

5. 感染 正常多克隆免疫球蛋白及中性粒细胞减少，免疫力下降，容易发生各种感染，如细菌性肺炎和尿路感染，甚至败血症。病毒感染以带状疱疹多见。

6. 高黏滞综合征 头晕眩晕、眼花、耳鸣、手指麻木、视力障碍、充血性心力衰竭、意识障碍甚至昏迷。血清中M蛋白增多，可使血液黏滞性过高，引起血流缓慢、组织淤血和缺氧。部分患者的M蛋白成分为冷球蛋白，可引起微循环障碍，出现雷诺现象。

7. 出血倾向 鼻出血、牙龈出血和皮肤紫癜多见。出血的机制：①血小板减少，且M蛋白包裹在血小板表面，影响血小板的功能；②凝血障碍：M蛋白与纤维蛋白单体结合，影响纤维蛋白多聚化，M蛋白尚可直接影响凝血因子的活性；③血管壁因素：高免疫球蛋白血症和淀粉样变性损伤血管壁。

8. 淀粉样变性 少数患者可发生淀粉样变性，常见舌体、腮腺肿大，心肌肥厚、心脏扩大，腹泻或便秘，皮肤苔藓样变，外周神经病变及肝肾功能损害等。心肌淀粉样变性严重时可猝死。

9. 神经系统 损害肌肉无力、肢体麻木和痛觉迟钝等。脊髓压迫是较为严重的神经受损表现。MM的神经损害的病因包括骨髓瘤细胞浸润、肿块压迫、高钙血症、高黏滞综合征，淀粉样变性、单克隆轻链和（或）其片段的沉积等。

10. 髓外浸润 以肝、脾、淋巴结和肾脏多见，因骨髓瘤细胞的局部浸润和淀粉样变性所致。肝脾大一般为轻度。淋巴结肿大者较为少见。其他组织，如甲状腺、肾上腺、卵巢、睾丸、肺、皮肤、胸膜、心包、消化道和中枢神经系统也可受累。瘤细胞也可以侵犯口腔及呼吸道等软组织。MM患者可以在诊断时即合并髓外浆细胞瘤，也可以在MM的治疗过程中，随着疾病的进展而出现。

三、实验室和其他检查

1. 血象 多为正常细胞正色素性贫血。血片中红细胞呈缗钱状排列。白细胞总数正常或减少。晚期可见大量浆细胞。血小板计数多数正常，有时可减少。

2. 骨髓 骨髓中浆细胞异常增生，并伴有质的改变。骨髓瘤细胞大小形态不一，成堆出现，核内可见核仁1~4个，并可见双核或多核浆细胞。

3. 血M蛋白鉴定 血清中出现M蛋白是本病的突出特点。血清蛋白电泳可见一染色浓而密集、单峰突起的M蛋白，正常免疫球蛋白减少。进行M蛋白免疫分型时常常做以下检测：①血清蛋白电泳；②免疫球蛋白定量；③血清总蛋白、白蛋白定量检测；④轻链定量，轻链k/λ值；⑤血清免疫固定电泳；⑥血清游离轻链定量及受累与非受累游离轻链的比值。

4. 尿液检查 尿常规可出现蛋白尿、血尿和管型尿。24小时尿轻链．尿免疫固定电泳的检测。约半数患者尿中出现本周蛋白（Bence Jones protein）。本周蛋白即从患者的肾脏排出的轻链，或为K链，或为λ链，分子量小，可在尿中大量排出。

5. 血液学检查

（1）血钙、磷、碱性磷酸酶测定 因骨质破坏，出现高钙血症。晚期肾功能不全时血磷可升高。本病主要为溶骨性改变，血清碱性磷酸酶正常或轻度增高。

（2）血清β微球蛋白 与全身骨髓瘤细胞总数有显著相关性。在肾功能不全时会使患者β微球蛋白增高得更加显著。

（3）血清总蛋白、白蛋白 约95%患者血清总蛋白超过正常，球蛋白增多，白蛋白减少与预后密切相关。

（4）C 反应蛋白（CRP）和血清乳酸脱氢酶（LDH） CRP 可反映疾病的严重程度。LDH 与肿瘤细胞活动有关，反映肿瘤负荷。

（5）肌酐（Cr）和尿素氮（BUN） 伴肾功能减退时可以升高。

6. 细胞遗传学 荧光原位杂交（FISH）可发现 90% 以上 MM 患者存在细胞遗传学异常。目前已明确一些与预后有关的染色体改变如 del（13）、亚二倍体、t（4；14）、del（17p）、t（14；16）、t1（14；20）等提示预后差。

7. 影像学检查 骨病变 X 线表现：①典型为圆形，边缘清楚如凿孔样的多个大小不等的溶骨性损害，常见于颅骨、盆骨、脊柱、股骨肱骨等处；②病理性骨折；③骨质疏松，多在脊柱、肋骨和盆骨。为避免急性肾衰竭，应禁止静脉肾盂造影。有骨痛但 X 线上未见异常的患者，可做 cT、MRI 或 PET/CT 检查。

四、诊断与鉴别诊断

1. 诊断本病诊断主要指标 ①骨髓中浆细胞 >30%；②活组织检查证实为骨髓瘤；③血清中有 M 蛋白：IgG >35g/L，IgA >20g/L 或尿本周蛋白 >1g/24h。次要指标：①骨髓中浆细胞 10% ~30%；②血清中有 M 蛋白，但未达到上述标准；③出现溶骨性病变；④其他免疫球蛋白低于正常值的 50%。诊断 MM 至少要有一个主要指标和一个次要指标，或者至少包括次要指标①和②在内的三条次要指标。有症状的 MM 最重要的标准是终末器官的损害，包括贫血、高钙血症、溶骨损害、肾功能不全、高黏滞血症、淀粉样变性或者反复感染。

2. 分型、分期和分组 临床以异常增高的单克隆免疫球蛋白的类型进行 MM 分型。常见类型依次为 IgG 型、IgA 型和轻链型，IgD 型少见，IgE 型罕见。单克隆 IgM 增高见于另一种浆细胞病 - Waldenstrom 巨球蛋白血症，诊断 IgM 型 MM 需格外慎重。疾病的分期标准是根据贫血的程度、血钙水平、溶骨性损害程度、M 蛋白产率及有无肾功能损害制定的。按国际分期系统（ISS）进行分期，可以为判断预后和指导治疗提供依据。分期的依据为血清微球蛋白和白蛋白的量多少，分为期：①Ⅰ期：血清 β_2 微球蛋白 <3.5mg/L，白蛋白≥35g/L；②Ⅱ期：介于Ⅰ期和Ⅲ期之间；③Ⅲ期：血清 β_2 微球蛋白≥5.5mg/L。肾功能正常者为 A 组，有肾功能损害者为 B 组。

3. 鉴别诊断 应注意排除骨转移癌。当患者无溶骨性病变时，特别是骨髓无原、幼浆细胞增多者，应排除由于慢性感染、结缔组织病等引起的反应性浆细胞增多症以及比较少见的意义未明单克隆免疫球蛋白血症和巨球蛋白血症。

五、治疗和预防

无症状或无进展的 MM 患者可以观察，每 3 个月复查 1 次。有症状的 MM 患者应积极治疗。

1. 化疗 目前多采用联合化疗，常用方案有 BD 方案：硼替佐米 1.3mg/m² 第 1、4、8、11 天静推，地塞米松 40mg/d 第 1 ~4、8 ~11、15 ~18 天静滴，21 天为 1 个疗程。VAD 方案：长春新碱 0.4mg/d 第 1 ~4 天静滴，阿霉素 10mg/d 第 1 ~4 天静滴，地塞米松 40mg/d 第 1 ~4、912、17 ~20 天口服，28 天为 1 个疗程。MP 方案：美法仑 4mg/m² 加泼尼松 40mg/m² 口服 1 ~7 天，28 天为 1 个疗程。也可用环磷酰胺代替美法仑，即 CP 方案。多种药物联合的化疗方案，包括卡莫司汀、环磷酰胺、美法仑、泼尼松和长春新碱，疗程 21 天，每 5 ~6 周重复一次。化疗一般应持续 1 ~2 年，以免复发。

2. 对症治疗 应鼓励患者尽可能适当活动，以降低骨质脱钙及溶骨损害，活动中需谨慎，避免外伤致骨折。化疗期间要注意补充液体、碱化尿液，尿酸增高者可服别嘌醇，应保证尿量不少于 100ml/h，特别是对肾功能不全者，要积极纠正高钙血症，可采用二磷酸盐等。有症状的氮质血症应予透析治疗。高黏滞血症可采用血浆置换疗法。

3. 造血干细胞移植 异基因造血干细胞移植是目前唯一可能根治 MM 的治疗方法，适用于 50 岁以下，预后不良者。自体外周血造血干细胞移植已被用于一线治疗，且65岁以下老年人也能耐受，只是移植后尚需维持治疗，以减少复发。

4. 干扰素 主要用于化疗有效者的维持治疗，可延长存活期。常用α干扰素300万U，皮下注射，3次/周。

5. 沙利度胺 本药曾在20世纪50年代作为催眠、止吐药引发致畸悲剧。后来研究发现其对多发性骨髓瘤具有很好的疗效，其作用机制是沙利度胺能抑制血管新生、免疫调节并具有直接抗肿瘤活性。与地塞米松等合用治疗进展期MM或化疗禁忌者，部分患者获得M蛋白下降的肯定效果。与MP方案联合应用，适用于初治病例，可提高疗效。来那度胺是一种有效的沙利度胺类似物，与地塞米松联合用于治疗复发/难治MM。

（沈娇娇）

目标检测

答案解析

一、选择题

1. 诊断急性白血病最主要的手段是
   A. 血涂片检测　B. 骨髓涂片检测　C. 脑脊液检测
   D. 染色体检查　E. 骨髓细胞培养
2. 急性白血病骨髓象最主要特征是
   A. 红细胞系统显著减少　B. 有核细胞增生极度活跃
   C. 未找到巨核细胞　D. 骨髓原始细胞>30%
   E. 白血病裂孔现象
3. 急性白血病出血的主要原因是
   A. DIC　B. 血小板减少　C. 纤维蛋白溶解
   D. AT－Ⅲ减少　E. 心血管被白血病细胞浸润破坏
4. 患者，男，30岁。全血细胞减少，外周血无幼稚细胞，为鉴别白血病与再生障碍性贫血，应做的检查是
   A. 淋巴结活检　B. 肝脾B超　C. 骨扫描
   D. 皮肤黏膜有无浸润　E. 骨髓细胞学检查
5. 患者，男，35岁。患慢粒已1年，近日发热，脾大平脐，血红蛋白45g/L，白细胞$25\times10^9/L$，原粒占0.35，血小板$45\times10^9/L$，应诊断为
   A. 慢性粒细胞白血病急粒变　B. 慢性粒细胞白血病急淋变
   C. 慢性粒细胞白血病合并感染　D. 慢性粒细胞白血病合伴类白血病反应
   E. 慢性粒细胞白血病加速期
6. 患者，男，35岁。多汗疲乏无力3个月，体检时发现脾左肋下4.5cm。查血象：白细胞$120\times10^9/L$，血红蛋白110g/L，血小板$350\times10^{11}/L$，血象中性粒细胞比例增多，可见晚幼粒、杆状、嗜酸、嗜碱粒细胞，NAP（－）。治疗首选的药物是
   A. 马利兰　B. 强的松　C. 羟基脲＋干扰素
   D. 马法兰　E. 阿糖胞苷

二、思考题

1. 简述急性白血病的 FAB 分型和诊断标准。
2. 简述慢性粒细胞性白血病各期的临床表现。

书网融合……

本章小结　　微课　　题库

第七章　内分泌和代谢疾病

学习目标

1. 通过本章学习，重点把握各个疾病的临床表现、诊断及治疗原则；熟悉各个疾病的检查方法；了解各个疾病的病因和发病机制。

2. 学会各个疾病典型病例的检查和诊断，具有对本章各个疾病进行正确诊断的能力。

情境导入

情境描述　患者，男性，69 岁。既往具有 2 型糖尿病病史 8 年，高血压病史 4 年，视物模糊 3 年。查体：BP 160/90mmHg，尿 RBC ±，尿蛋白 3.7g/d，血肌酐 201μmol/L，B 超示双肾大小正常。

讨论　1. 本病的初步诊断是什么？

2. 应进一步完善哪些检查？

第一节　腺垂体功能减退症

PPT

腺垂体功能减退症（hypopituitarism）是指各种原因导致的腺垂体激素分泌功能部分或全部丧失，使其调节的性腺、甲状腺、肾上腺皮质腺体的功能发生继发性减退。可为单一激素缺乏或多种垂体激素同时缺乏。临床症状变化较大，可长期延误诊断。补充所缺乏的靶腺激素治疗后症状可迅速缓解。临床上以各种垂体腺瘤（包括腺瘤的手术治疗和放射治疗继发的损伤）引起的最常见，尤以产后大出血引起的腺垂体坏死即 Sheehan 综合征最典型、最严重。

一、病因和发病机制

多由于下丘脑病变和垂体本身的异常引起。分为原发性或继发性，由于垂体本身病变引起的称为原发性，下丘脑以上神经病变或垂体门脉系统障碍引起的称为继发性。

垂体及其附近肿瘤压迫或转移，包括垂体瘤、鞍旁或鞍上肿瘤，恶性肿瘤转移至垂体。

1. 垂体缺血性坏死　如：①产后大出血（Sheehan 综合征）；②糖尿病；③其他血管性病变（颞动脉炎、动脉粥样硬化等）。

2. 垂体损伤　手术、放射线对垂体的损伤。

3. 中枢神经系统感染性疾病　如病毒性脑炎、化脓性脑膜炎、自身免疫性垂体炎等导致的垂体损伤。

4. 其他　空泡鞍蝶、结节病、心因性侏儒症等。

二、临床表现

1. 腺垂体功能减退表现　临床表现无特异性。起病隐匿，症状与病因及组织损伤程度有关。腺垂体损伤超过 50% 才会出现症状，超过 75% 就会有明显症状。性腺功能减退出现最早、最普遍，病情严重时才有甲状腺、肾上腺皮质功能减退的表现。有持续的甲状腺、肾上腺功能低减者，毁损已超过

95%，可见垂体的储备功能相当强大。Sheehan 综合征患者腺垂体毁损超过 75% 时方出现临床症状，最早减少的激素是生长激素，最早出现的临床表现是产后无乳汁分泌。

（1）性腺（卵巢、睾丸）功能减退　女性有产后大出血、休克、昏迷病史，产后无乳汁分泌或乳腺不胀（最早表现）、闭经、性欲减退、不育、阴道分泌物减少，外阴、子宫和阴道萎缩，阴道炎、性交痛、毛发脱落等表现，尤以阴毛、腋毛脱落为甚。成年男子表现为性欲减退、阳痿、睾丸松软缩小、缺乏弹性；胡须和阴毛、腋毛稀少；无男性气质、肌力减弱、皮脂分泌减少、骨质疏松。

（2）甲状腺功能减退　患者有畏寒、反应迟钝、表情淡漠、黏液性水肿面容等。一般无甲状腺肿大。

（3）肾上腺皮质功能减退　由于促肾上腺皮质激素（ACTH）缺乏，皮质醇分泌减少，患者常有明显的疲乏、软弱无力、体重减轻、食欲减退、恶心、呕吐、血压偏低等。对胰岛素敏感，可出现低血糖，伴生长激素缺乏时可加重低血糖发作。不同于原发性肾上腺皮质功能减退症，由于缺乏黑素细胞刺激素，患者有皮肤色素减退，面色苍白，乳晕色素浅淡等表现。

2. 腺垂体功能减退性危象（简称垂体危象）　是垂体功能减退症的严重表现，在腺垂体功能减退的基础上，常因各种应激如感染、过度疲劳、创伤、手术、麻醉及使用镇静安眠药、治疗中断等诱发垂体危象。突出表现为严重厌食、恶心、呕吐、高热、循环衰竭、休克、头痛、神志不清、谵妄、抽搐、昏迷等严重垂危状态。根据其主要症状可分为：①高热型（>40℃）；②低体温型（≤30℃）；③低血压、循环衰竭；④水中毒型；⑤低血糖型；⑥混合型。

3. 肿瘤压迫的表现　占位病变引起的腺垂体功能减退症患者可有肿瘤压迫症状，最常见的表现是头痛及视神经交叉受压引起视野缺损（见于垂体腺瘤）、眼外肌麻痹、视力减退、头痛、嗜睡、多饮、多尿、多食等下丘脑综合征表现。大腺瘤压迫引起脑脊液循环障碍或垂体卒中时，可发生急性颅内压增高、剧烈头痛、喷射性呕吐、视功能障碍、海绵窦综合征甚至昏迷等。一些垂体腺瘤或鞍旁病变压迫、浸润垂体柄或下丘脑时出现泌乳、月经紊乱、不育等，需与垂体泌乳素瘤鉴别。颅咽管瘤也是较常见病因，15% 以上伴有尿崩症，儿童腺垂体功能减退、生长发育障碍伴有中枢性尿崩症时，大多为颅咽管瘤或生殖细胞瘤或其他占位性病变。颅咽管瘤影像学检查半数以上见病变内有钙化。

三、实验室及其他检查

1. 血液检查　空腹血糖偏低，易出现低血糖症，血清钠、氯可偏低，血钾大多正常。

2. 内分泌功能检查

（1）腺垂体功能测定　如卵泡刺激素（FSH）、黄体生成素（LH）、促甲状腺激素（TSH）、ACTH、泌乳素（PRL）及生长激素（GH）均减少。如需了解腺垂体贮备功能，可做兴奋试验，如促甲状腺激素释放激素（TRH）兴奋试验、促性腺激素释放激素（GnRH）兴奋试验等。

（2）靶腺功能测定　首先测血中垂体靶腺激素水平，如 TT_3、TT_4 或 FT_3、FT_4，UFC（尿游离皮质醇）等激素。如果水平低下，同时垂体的相应促激素 FSH、LH、TSH、ACTH 不仅未升高且呈低下或正常，则为腺垂体功能低减。病情轻的可能只有垂体－性腺轴功能减低。进一步检查可分别或联合行 TRH、促黄体激素释放激素（LHRH）、生长激素释放激素（GRH）、促肾上腺皮质激素释放激素（CRH）、胰岛素低血糖试验，如血中垂体前叶激素水平反应差，病变在垂体。反之，病变在下丘脑水平。还可做有关兴奋试验，如 TRH 兴奋试验、GnRH 兴奋试验等进一步明确病变部位。

（3）影像学检查　X 线、CT、MRI 检查明确有无占位性及其他病变，并确定病变部位、大小、性质及其对邻近组织的侵犯程度。而非颅脑病变也可通过影像学检查查找病因。

四、诊断

根据典型的多靶腺功能减退的病史、症状、体征，结合实验室、影像学检查全面分析，排除其他影响因素和疾病后可明确诊断。

五、鉴别诊断

1. 内分泌腺功能减退症 其主要依据是有关靶腺激素水平低，而促激素水平升高，可同时伴有其他内分泌腺体功能异常，如1型糖尿病或甲状旁腺功能减退。

2. 慢性消耗性疾病 如肿瘤、肝病、结核、严重营养不良等，这些疾病可影响下丘脑释放激素的分泌，导致不同程度的内分泌功能减退，但一般较轻，阴毛、腋毛不脱落，且有各自原发病的表现，可根据相应病史、体征和实验室检查加以鉴别。

3. 神经性厌食 可出现一系列内分泌功能的紊乱，多见于青年女性，多有精神诱因，体重明显降低，血浆皮质醇水平升高，鉴别并不困难。

六、治疗

1. 一般治疗 患者应加强营养，进食高蛋白、高热量、富含维生素食物。注意休息，规律生活，预防感染，避免过度劳累及精神刺激。禁用或慎用吗啡等镇痛剂、巴比妥等安眠药、氯丙嗪等中枢神经抑制剂及各种降血糖药，以防诱发昏迷。

2. 病因治疗 对于病因明确的患者应及早对因治疗，如垂体及其邻近部位肿瘤者可做肿瘤切除、放射治疗和化学治疗。但席汉综合征重点在于预防。

3. 靶腺激素替代疗法 根据相应靶腺激素进行外源性激素替代治疗能取得满意疗效，改善患者代谢和性功能，增强体力，改善生活质量，但需因人而异。

（1）肾上腺皮质激素 肾上腺皮质激素的替代治疗是腺垂体前叶功能减退的首要措施，应早于甲状腺激素和性激素的治疗。首选泼尼松20～30mg/d，用法模拟肾上腺皮质生理分泌规律，上午8点服用2/3，下午2点服1/3。

（2）甲状腺激素 一般在糖皮质激素服用3～5天后开始，以免加重肾上腺负担而诱发危象。常用甲状腺素片（$L-T_4$）从50μg/d开始，逐渐加至100～200μg/d。

（3）性激素 生育期妇女建立人工月经周期，每晚睡前服己烯雌酚0.5～1mg，共20日，于服药第16日起，每日加服甲地孕酮5～10mg/d，共5日。停药后可有月经出现，并可维持第二性征与性功能。第二疗程可于月经停止后，再按上法重复治疗。中年以上妇女，可不用或小剂量应用。男性患者用雄激素替代，以维持性功能和第二性征。

4. 危象处理

（1）去除诱因 注意避免感染、过度疲劳、饥饿、外伤等，慎用麻醉镇静剂，如需手术应做好术前准备。

（2）纠正低血糖 首先静脉推注50%的葡萄糖液40～60ml，后以10%葡萄糖或5%葡萄糖盐水静滴。

（3）补充糖皮质激素 危象患者糖皮质激素的缺乏多数很严重，应积极补充。氢化可的松50～100mg加入500～1000ml糖盐水中静滴，首日用量200～300mg，以解除危象。

（4）对症处理 低体温型加强保暖，此型多有严重的甲状腺激素缺乏，可加用小剂量甲状腺素片。补充血容量抗休克、高热者降温等。

七、预后

腺垂体功能减退症患者采用激素替代治疗，病情可获得明显好转，配合中药治疗可改善病情，减少激素用量。在发生并发症甚至昏迷时，应积极抢救。重者可因产后大出血休克或重度感染而死亡。轻者可带病生存数十年，但常呈虚弱状态，经适当治疗后其生活质量可如正常人，甚至可在再度妊娠后完全恢复正常。

（刘　亚）

PPT

第二节　甲状腺疾病

一、甲状腺功能亢进症

甲状功能亢进症（hyper thyroidism）简称甲亢，指甲状腺腺体本身产生甲状腺激素过，引起以神经、循环、消化等系统兴奋性增高和代谢亢进为主要表现的一组临床综合征。

引起腺体本身分泌甲状腺素增多的原因有很多。甲亢的患病率约为1%。其中80%～85%是由弥漫性毒性甲状腺肿引起，是甲亢最常见的类型，该病最早是由Robert Graves报道，因此将该病称为Graves病，简称GD。临床主要表现为甲状腺毒症、弥漫性甲状腺肿、突眼征及胫前黏液性水肿。本节重点介绍该病。

（一）病因和发病机制

1. 免疫因素　GD与甲状腺自身免疫反应有关。患者血中存在与甲状腺细胞受体结合的抗体，称TSH受体抗体（TSH receptor antibodies，TRAb）。TRAb有两类，即甲状腺刺激性抗体（thyroid stimulating antibodies，TSAb）和甲状腺刺激阻断性抗体（TSH binding antibody，TSBAb）。TSAb与TSH受体结合后产生与TSH一样的生物学效应，并长时间刺激甲状腺，使得甲状腺激素分泌释放增多，TSAb是GD的致病性抗体。TSAb可以通过胎盘，影响胎儿或发生新生儿甲亢。TSBAb与TSAb的作用相反，是引起自身免疫性甲状腺炎致甲减的原因之一。GD与自身免疫甲状腺炎同属自身免疫性甲状腺病，50%～90%的GD患者同时存在针对甲状腺的其他自身抗体。Graves病患者常常合并其他自身免疫病，如白癜风、脱发、1型糖尿病等。

2. 环境因素　Graves病的发生与感染、睡眠不足、精神创伤、应激等因素有关，可诱发或加重病情，其中感染和精神创伤是最主要的因素。

3. 遗传因素　Graves的发病可能与遗传有关，部分患者有家族史。同卵双生者发生Graves病达30%～60%，而异卵双生者仅为3%～9%。

（二）病理特点

甲状腺呈不同程度的弥漫性对称性肿大，腺体内血管增生、充血；滤泡上皮细胞增生肥大，分泌功能呈亢进状态。间质中有弥漫性淋巴细胞浸润，甚至可有生发中心。突眼征与细胞免疫有关，早期眼球后组织中有炎性细胞浸润，以后出现纤维组织增生，脂肪组织、黏多糖和糖胺聚糖沉积，透明质酸增多。

（三）临床表现

该病患者以女性多见，男女之比为1∶4～1∶6，各年龄组均可发病，以20～40岁多见。一般起病缓慢，临床表现轻重不等，典型表现如下。

1. 甲状腺毒症

（1）高代谢综合征　常有疲乏无力、多食、易饥消瘦，怕热多汗、皮肤温暖而潮湿，可伴低热，危象时为高热。

（2）精神 - 神经系统　有神经过敏、多言多动、紧张焦虑、烦躁易怒、失眠、注意力集中、记忆力减退，甚至出现幻觉、亚躁狂症或精神分裂症。偶可表现为寡言抑郁、神情淡漠、伸手、伸舌、眼睑细微震颤等。

（3）心血管系统　可有①心动过速：心率可达 90 ~ 120 次/分，休息或睡眠时仍快，多为窦性，是本病特征之一，也是诊断和观察疗效的一个重要指标。②心律失常：以房性期前收缩常见，甚至可出现阵发性或持久性心房颤动和扑动，偶有房室传导阻滞等。③心音改变：心脏搏动增强，心尖区第一音亢进；常有收缩期杂音，偶可闻及舒张期杂音。④心脏增大甚至发生充血性心力衰竭：见于长年重症患者。⑤血压变化：收缩压增高，脉压增大，可出现水冲脉与毛细血管搏动征。

（4）消化系统　患者食欲亢进，但体重明显下降。胃肠蠕动增快，消化吸收不良而大便次数增多或呈慢性腹泻。老年甲状腺功能亢进症患者可有食欲减退、厌食。由于营养不良及代谢率增高等因素可发生肝大，甚至出现肝功能损害。

（5）运动系统　大多数患者有肌肉软弱无力甚至肌肉萎缩，重者可表现为特殊的甲亢性肌病，包括：①眼肌麻痹性突眼征。②急性甲亢性肌病或急性延髓麻痹。③慢性甲亢性病，主要是近端肌群无力和萎缩。④甲亢性周期性瘫痪，血钾常降低，发病率低，多见于中年男性。⑤甲亢性重症肌无力。

（6）生殖系统　女性常出现月经减少或闭经，男性出现阳痿，偶有男子乳房发育等。

2. 甲状腺肿大　甲状腺呈对称性、弥漫性肿大，质软，随吞咽动作上下移动。肿大程度与甲状腺功能亢进症轻重无明显关系，久病者质地较韧，也可不对称或有结节。随着甲状腺的肿大，甲状腺内血流增多、血流加速，颈部可触及血管震颤并闻及血管杂音，是甲亢的特征性体征。

3. 突眼征　可分为良性突眼和恶性突眼两种类型。

（1）良性突眼　又称非浸润性突眼，眼球向前轻度突出，眼征呈对称性改变，是由于交感神经兴奋致眼外肌和上睑肌张力增高所致，球后眶内软组织改变不大。眼征包括如下几种：①Stellwag 征瞬目减少。②Dalrymple 征眼裂增宽，目光炯炯有神。③VonGraefe 征上眼睑挛缩，向下看时眼睑不能随眼球向下转动。④Moebius 征两眼看近物时向内侧聚合不良。⑤Joffiroy 征眼向上看时，前额皮肤不能皱起。

（2）浸润性突眼　又称眼肌麻痹性突眼或恶性突眼，也称为 Graves 眼病，眼球明显突出，突眼度超过参考值上限的 3mm 以上（中国女性 16mm，男性 18.6mm）。除以上眼征外，患者还伴有畏光、流泪、眼球肿胀、结膜充血、眼睑闭合不良，有时出现角膜炎、角膜溃疡等，严重时会影响视神经导致失明。

4. 胫前黏液性水肿　约 5% GD 患者会出现。多见于小腿胫前下段，有时可延伸至足背、踝关节及膝部，偶可波及上身。早期皮肤增厚、粗糙变韧，有广泛大小不等的棕红色、红褐色或暗红色斑片状结节；结节表面皮肤薄而紧张，稍有发亮，毛粗而稀疏，有时有脱屑。后期皮肤呈橘皮状或树皮状，皮损常融合形成下肢粗大如象皮腿。

5. 特殊临床表现

（1）甲状腺危象（thyriodcrisis）　是甲亢最严重的表现。发生率低，老年患者多见。甲状腺危象确切的发病原因和病理生理机制未完全阐明，可能是 TH 大量释放入血和（或）TH 活性增强等多种因素所致。常有明显的诱因，主要是精神刺激、急性感染、各种应急刺激、甲状腺术前准备不充分、^{131}I 治疗等。典型临床表现为高热、大汗淋漓、心动过速（140 次/分以上）、烦躁、谵妄甚至昏迷。最后多因休克、呼吸及循环衰竭、电解质失衡而死亡。

（2）T_3型甲亢　以 TT_3与 FT_3增高为主，^{131}I 甲状腺摄率正常或偏高，T_3抑制试验呈不抑制反应，血清中 TT_4与 FT_4浓度不高，又称 T_3型甲状腺毒症（T_3 toxicosis）。临床上有甲亢表现，一般较轻。发生可能因甲状腺腺体内碘不足，导致代偿性地合成的甲状腺素以含碘少的 T_3 为主，或在甲亢病情发展中 T_3 上升得较多较快，而治疗过程中则 T_4 下降得较多较快所致。

（3）甲亢性心脏病（thyrotoxic heart disease） 主要表现为心律失常（主要是心房颤动）和心力衰竭，多见于老年患者。临床见快速性心律失常、心脏增大、心力衰竭、心绞痛或显著心电图改变，而无其他原因的心脏病变时，有其中一项或一项以上者可诊断为甲亢性心脏病。甲亢控制后，心脏病变有明显好转或消失是其特征。

（4）淡漠型甲亢（apatheticthyro toxicosis） 又称隐蔽型甲亢，多见于老年。本型可能由于甲亢长期未得到诊治，机体严重消耗所致；或与交感神经对甲状腺素不敏感以及儿茶酚胺耗竭有关，也有人认为与缺镁有关。

（5）妊娠期甲亢 妊娠时由于雌激素分泌增加，血中甲状腺激素结合球蛋白（TBG）增高，使血清 TT_3 和 TT_4 增高。同时妊娠时多种激素分泌水平增高，可有高代谢综合征的表现。因此，妊娠期有甲亢的临床表现者，要注意监测血清中 FT_3、FT_4 和 TSH 的变化。妊娠和甲亢往往相互影响，妊娠使甲亢加重，甲亢可导致流产、早产、死胎及妊娠期高血压疾病等。因此，甲亢未控制的患者不建议怀孕。

（四）实验室及其他检查

1. 基础代谢率的测定（BMR） 正常人基础代谢率为 -10% ～ +15%。甲亢患者代谢率常增高，且增高的程度与病情相符合。

2. 血清总甲状腺素（TT_4）、总三碘甲腺原氨酸（TT_3） TT_4、TT_3 是结合型与游离型 T_4、T_3 总和。患者在 TBG 稳定的情况下，TT_4、TT_3 的增高提示甲亢，是诊断甲亢的主要指标，T_3 型甲亢仅有 TT_3 增高。如疑有患者 TBG 异常，可同时测定游离型 T_4、T_3。

3. 血清游离甲状腺素（FT_4）和游离三碘甲腺原氨酸（FT_3） FT_4、FT_3 的测定结果不受 TBG 影响，是判断甲状腺功能的灵敏指标，可作为诊断临床甲亢的首选检查。

4. 促甲状腺激素（TSH） 甲亢时由于下丘脑、垂体功能受抑制，导致 TSH 降低。

5. ^{131}I 摄取率 正常值用盖革计数管测定法测定，摄取率是 3 小时 5% ~25%，24 小时 20% ~45%，高峰在 24 小时出现。甲亢患者 3 小时 >25%，24 小时 >45%，且高峰前移。阳性率达 95%。

6. 甲状腺刺激性抗体（TSAb） 80% ~100% 的患者血中可检查到 TSAb，是诊断 GD 的重要指标之一。TSAb 也被作为判断 Graves 病预后和抗甲状腺药物停药的指标。

7. 其他检查 血红细胞减少、白细胞正常或稍低，淋巴细胞相对增高。24 小时尿肌酐排出量增多，血清胆固醇可低于正常。甲状腺 B 超、核素扫描、CT 可根据需要选择。

（五）诊断

Graves 病的诊断标准：①临床甲亢症状和体征。②甲状腺弥漫性肿大（触诊和 B 超证实），少数病例可以无甲状腺肿大。③血清 TSH 浓度降低，甲状腺激素浓度升高。④眼球突出和其他浸润性眼征。⑤胫前黏液性水肿。⑥甲状腺 TSH 受体抗体阳性。以上标准中，①②③项为诊断必备条件，④⑤⑥项为诊断辅助条件。

（六）鉴别诊断

1. 单纯性甲状腺肿 只有甲状腺肿大而无甲亢症状和体征，血清 TT_4、TT_3、TSH 水平一般正常。

2. 亚急性甲状腺炎 亚急性甲状腺炎可引起一过性症状性甲亢。如果亚急性甲状腺炎病程较长，甲状腺局部症状不明显时易与 Graves 甲亢混淆。需进行 ^{131}I 摄取率检查或甲状腺穿刺活检鉴别。亚急性甲状腺炎患者 ^{131}I 摄取率显著降低，病理检查可发现肉芽肿改变。

3. 更年期综合征 更年期妇女会有情绪不稳、烦躁易怒、失眠、出汗等症状。但甲状腺不肿大，无突眼征，甲状腺功能检验正常。

（七）治疗

本病病因机制未完全清楚，治疗主要从以下几个方面进行，即抗甲状腺药物治疗、^{131}I 放射治疗、甲状腺次全切除术。

1. 一般治疗 多补充高热量、高蛋白、富含维生素食物，注意多饮水，减少粗纤维摄入。多休息，避免精神紧张、过度劳累、精神刺激等。失眠者可给予镇静剂，如地西泮、奋乃静或巴比妥类等药物。有心悸、心动过速者，可给予普萘洛尔以减慢心率，哮喘者禁用。

2. 抗甲状腺药物（antithyroid drug，ATD） 治疗抗甲状腺药物是治疗 Graves 病最安全的方法。ATD 有硫脲类和咪唑类两类，硫脲类包括甲硫氧嘧啶（methylthiouracil，MTU）和丙硫氧嘧啶（propylthiouracil，PTU），咪唑类包括他巴唑（methimazole，MMI）和甲亢平（carbimazole，CMZ）。通过抑制甲状腺激素的合成达到治疗作用，但对已合成的甲状腺激素无效，故用药后需经 4 周左右始能见效。此类药物还有免疫抑制作用，可使 TSAb 下降甚至转阴。此外，PTU 还能抑制 T_4转变为 T_3。

（1）适应证 ①病情轻，甲状腺肿较小者。②年龄小于 20 岁。③孕妇、高龄、年迈体弱或合并严重心、肝、肾等疾病而不宜手术者。④^{131}I 放射治疗前、后的辅助治疗。⑤手术前准备。⑥甲状腺次全切除后复发而不宜用^{131}I 放射治疗者。

（2）治疗 分三个阶段。①初始量阶段：每日 PTU 300～400mg 或 MMI 30～40mg，分 3 次口服。病情重者可加大剂量，对突眼明显或合并妊娠者剂量宜小。服用 1 个月后复查甲状腺功能，若甲状腺功能转为正常或接近正常，逐渐减量进入第二阶段。②减量阶段：继续用原剂量 1～2 周。以后每 2～4 周递减一次，如 MMI 每次减少剂量 5～10mg，逐步过渡到维持量，一般需要 3～4 个月。③维持量阶段：维持量有个体差异，常为治疗量的 1/3～1/6，如 MMI 每日 5～15mg。当甲状腺功能正常、甲状腺肿缩小、杂音消失后再减少维持量，如 MMI 每日 2.5～5.0mg，继续巩固治疗 3 个月左右，然后停药。总疗程至少 1 年以上，一般为 1.5 年，有的达 2 年或更长。疗程中要做到不间断服药，治疗期和停药后均不摄入含碘多的食物，以利于控制及减少复发。

（3）不良反应 抗甲状腺药物中最常见的副作用是白细胞或粒细胞减少，皮疹。故需定期观察血象，若外周血白细胞低于 $3\times10^9/L$ 或者中性粒细胞低于 $1.5\times10^9/L$ 应当停药。皮疹可加用抗组织胺药治疗，一般不需停药。但如皮疹进行性加重，需停药观察，以免发生剥脱性皮炎。其他还会出现中毒性肝病、关节痛、狼疮样综合征、凝血酶原缺乏、再生障碍性贫血、毛发脱落和精神症状等。

（4）疗效及停药指标 经抗甲状腺药物规律治疗后，约 50% 患者可获长期缓解。病情较轻、甲状腺较小者，缓解率较高。延长治疗时间也可提高治愈率。症状体征消失，TT_3、TT_4和 TSH 恢复正常，血 TSAb 滴度度明显下降可考虑停药。

3. ^{131}I 治疗 利用甲状腺高度浓集碘的能力，使用^{131}I 释放射线致甲状腺滤泡破坏而萎缩，使得甲状腺素合成和分泌减少，同时还减少腺内淋巴细胞以减少抗体产生，从而治疗甲亢。但妊娠期和哺乳期妇女绝对禁用。

（1）适应证 ①年龄大于 20 岁，甲状腺Ⅱ度以上肿大。②ATD 治疗无效或复发，或者 ATD 过敏者。③不愿进行手术、不能耐受手术或手术后复发。④甲亢合并白细胞减少、血小板减少或全血细胞减少。⑤浸润性突眼。对轻度和稳定期的中、重度突眼者，可单用^{131}I 治疗；对活动期患者，可以加用糖皮质激素。

（2）剂量与疗法 ^{131}I 治疗甲亢的剂量选择有两种方式。一种为放射性剂量个体化，即根据甲状腺大小、^{131}I 摄取率及有效半衰期、甲亢轻重等来计算^{131}I 的使用剂量。第二种方式，即固定放射剂量。一次给较大剂量的^{131}I，在短期内迅速控制甲亢，之后用 T_4替代治疗。这样也可以避免延误对^{131}I 治疗后甲减的诊治。对重度甲亢患者应先服用抗甲状腺药物治疗4～8周，待临床症状好转后再予以治疗。一般于治疗2～3周后，症状逐渐减轻，甲状腺缩小，3个月后约60%得到完全缓解。如半年后仍未缓解者，可考虑第二次^{131}I治疗。治疗前抗甲状腺药物要停药1周。

（3）并发症　①甲状腺功能减退是最常见的并发症。随着治疗时间延长，发生率逐年增多。②甲状腺危象，发生率低。③加重活动性突眼：对于活动性突眼在治疗前1个月给予泼尼松20～30mg/d，3～4个月逐渐减量。

4. 手术治疗　手术治疗、抗甲状腺药物和^{131}I治疗是甲亢的三大基本治疗方法，沿用至今。但近20年来，接受手术治疗的患者逐渐减少。手术治疗的治愈率在90%左右，复发率为8%。

（1）适应证　①甲状腺巨大有压迫症状。②胸骨后甲状腺肿伴甲亢。③结节性甲状腺肿伴甲亢者。④中、重度甲亢患者，长期服药无效，或停药后复发，或不能坚持长期服药者。⑤甲状腺内有冷结节，怀疑恶变。⑥自主性高功能性甲状腺结节或腺瘤。

（2）术前准备　术前均需应用抗甲状腺药物，缓解甲亢症状，控制心率达80次/分钟左右，血TT_3、TT_4基本正常。然后加用复方碘溶液，5～10滴，每日3次，7～14天。使甲状腺缩小以减少术中出血和术后危象。近年使用普萘洛尔或普萘洛尔与碘化物联合作术前准备，效果迅速，2～3天后心率下降至正常，1周后即可施行手术。普萘洛尔10～20mg口服，6～8小时一次，术后尚需巩固治疗1周。

（3）并发症　伤口出血、感染、甲状腺危象、喉上或喉返神经损伤，甲状旁腺功能及甲状腺功能减退、突眼征加重等。

5. 甲状腺危象的治疗　病情严重常危及生命，一旦发生，需立即抢救。

（1）针对诱因治疗。

（2）阻断甲状腺素的合成　首选大剂量抗PTU，因其还可抑制T_4向T_3转化。首剂600mg口服或经胃管灌入，以后每次200mg，每6小时一次；或MMI首剂60mg，以后20mg口服，一日3～4次。待症状缓解后减量治疗。

（3）抑制甲状腺素的释放　抗甲状腺药物后1～2小时，即加用复方碘溶液5～10滴口服，每6至8小时一次。或用碘化钠0.5～1g溶于10%葡萄糖溶液500ml中静脉滴注，每12～24小时一次。待症状缓解后，逐渐减量。一般在2周内停用碘剂。

（4）β受体阻断药　降低周围组织对甲状腺素的反应，普萘洛尔20～40mg口服，每6～8小时一次；或1mg静脉注射，可视病情需要间歇使用，注意心功能变化，哮喘禁用。

（5）糖皮质激素　氢化可的松100mg静脉滴注，每6～8小时一次，可提高机体的应激能力，减少甲状腺素的释放和抑制T_4转变为T_3。

（6）对症治疗　包括吸氧、物理降温、镇静、纠正水电解质紊乱和酸碱失衡。防治感染等。

6. 浸润性突眼治疗　一般来说，浸润性突眼特别是活动性浸润性突眼在治疗甲亢时，应尽量避免采用手术或^{131}I治疗，以选择抗甲状腺药物治疗较为稳妥。

（1）局部治疗　注意眼睛的休息和保护，外出时戴茶色眼镜避免刺激，睡眠时用抗生素眼膏或眼罩并抬高头部；可交替滴用抗生素眼药水及可的松眼药水，或采用0.5%甲基纤维素眼药水减轻眼部刺激。

（2）全身药物治疗　给予泼尼松10～20mg，每日3次。见效后逐渐减量。也可酌情使用环磷酰胺、甲氨蝶呤及环孢素等。免疫抑制剂在早期阶段应用效果较好。甲状腺素片20～40mg口服，一日2～3次，与抗甲状腺药物合用，以调整垂体-甲状腺轴功能预防因甲状腺功能低下加重突眼。

（3）球后放疗　可采用直线加速器等进行治疗。其他严重浸润性突眼可考虑采用眼眶减压治疗，以缓解视神经受压，防止失明。近年用血浆置换疗法，以去除免疫球蛋白与免疫复合物等因子，但单用此法疗效为一过性，因而需与抗甲状腺药物和放疗三者并用。

二、甲状腺功能减退症

甲状腺功能减退症（hypothyroidism）简称甲减，是由多种原因导致的低甲状腺激素血症或甲状腺激素抵抗引起的全身性低代谢综合征。据报告我国临床甲减的患病率是1%，发病率2.9‰。

（一）分类

1. 根据病变发生的部位分类

（1）原发性甲减（primary hypothyroidism） 即甲状腺本身病变者，而且由甲状腺病变引起的甲减占全部甲减的95%以上。

（2）中枢性甲减（central hypothyroidism） 由下丘脑和垂体病变引起的促甲状腺激素释放激素（TRH）或者促甲状腺激素（TSH）产生和分泌减少所致的甲减，其中由下丘脑病变引起的甲减称三发性甲减。

（3）TH抵抗综合征 即TH在外周组织发挥作用缺陷引起的综合征。

2. 根据发病年龄分类

（1）呆小病（克汀病，cretinism）起病于胎儿或新生儿期。

（2）幼年型甲减 起病于青春期前儿童。

（3）成年型甲减 起病于成年。

3. 根据病因分类 如药物性甲减、^{131}I治疗后甲减、手术后甲减、特发性甲减等。

4. 根据甲减程度分类 分为临床甲减和亚临床甲减。

（二）病因和发病机制

1. 原发性甲减 占90%～95%，为甲状腺本身病变所致。

（1）自身免疫 最常见的原因是自身免疫性甲状腺炎，包括桥本甲状腺炎、萎缩性甲状腺炎、产后甲状腺炎等。

（2）甲状腺破坏 如^{131}I治疗、颈部疾病放射线治疗、甲状腺手术、药物因素等所致破坏。

（3）甲状腺内广泛病变 如肿瘤、淀粉样变、血色病、硬皮病等。

（4）碘过多 碘过量可诱发或加重自身免疫性甲状腺炎，如含碘药物胺碘酮诱发甲减的发生率是5%～22%。

（5）先天性 ①甲状腺发育不全或缺如。②TH合成酶系异常。③TSH受体基因突变。

2. 中枢性甲减 下丘脑或垂体肿瘤、手术、炎症、放疗导致TRH或TSH分泌不足引起。产后大出血垂体坏死导致TSH分泌减少所致。

3. TH抵抗综合征 因TH减少或受体后缺陷所致，组织对TH抵抗，呈常染色体显性或隐性遗传。

（三）临床表现

临床表现取决于起病年龄。若起病始于胎儿和婴幼儿时，因影响大脑和骨髓的生长发育，导致身材矮小和智力低下，一般不可逆。若起病始于成年时，主要影响脏器功能，及时治疗一般可逆。

1. 成年型甲减 女性多见，以40～60岁为多，起病缓慢隐匿。初起病时，症状不一，患者可自觉软弱、疲乏、畏寒。症状明显者可有食欲减退、体重增加、便秘、皮肤干燥、指甲变薄而脆、智力减退、言语行动缓慢和表情淡漠等表现。典型患者有以下表现。

（1）一般表现 呈黏液性水肿面容，表情淡漠、呆板、面色苍白，面颊及眼睑水肿，鼻唇增厚，头发稀疏而无光泽，睫毛及眉毛脱落（以眉梢为甚）。舌大而发音不清，言语缓慢，音调低沉。皮肤粗糙、冷、干而厚、脱屑，特别是手、臂、眼明显，呈非凹陷性黏液性水肿。指甲生长缓慢、脆，表面常有裂纹。腋毛及阴毛脱落。

（2）心血管系统　脉搏、心率减慢，心音低弱。心脏扩大，常伴有心包积液。久病者易并发动脉粥样硬化，发生心绞痛和心律失常。

（3）消化系统　食欲减退、腹胀、便秘，严重者发生黏液水肿性巨结肠症及麻痹性肠梗阻，部分患者伴胃酸缺乏。

（4）血液系统　常见贫血，由于胃酸减少致铁吸收减少或月经量增多、缺乏维生素 B12 或叶酸吸收不良所致。

（5）精神－神经系统　嗜睡、反应迟钝、理解力及记忆力减退。各种感觉均迟钝，伴耳鸣、眩晕。严重者可出现痴呆、幻想、木僵、昏睡甚至惊厥。

（6）其他　肌肉松弛无力，重者进行性肌萎缩。肾上腺皮质功能偏低，性欲减退，女性月经失调，月经过多，受孕后易流产。男性易出现阳痿。

2. 呆小病　患儿表情呆滞、眼距增宽、鼻梁易蹋陷、唇厚舌大常外伸、发音低哑。智力低下、痴呆，常伴聋哑。骨龄延迟、身材矮小，四肢比躯干短小。

3. 幼年型甲减　幼儿多表现为呆小病。较大儿童则近似成年型甲减。

4. 黏液性水肿昏迷　甲减最严重的表现，多见于老年长期未接受治疗者。寒冷、感染是最常见的诱因，其他如替代治疗中断、创伤、手术、麻醉、使用镇静剂等均可促发。昏迷时四肢松弛、反射消失、体温低下（可在 33℃以下）、呼吸浅慢、心动过缓、心音低弱、血压降低、休克，并可伴发心、肾衰竭，常威胁生命。

（四）实验室及其他检查

1. 一般检查　血胆固醇、三酰甘油常升高；心肌酶如 CPK、CK、LDH、MB 均可升高；常有贫血。

2. TSH、T_3、T_4检查　原发性甲减 TSH 增高，T_3、T_4降低且 FT_3、FT_4降低。亚临床甲减者 TSH 增高，T_3、T_4正常。

3. 抗体测定　抗甲状腺球蛋白抗体（TGAb）和抗甲状腺过氧化物酶抗体（TPOAb），是确定原发性甲减病因的重要指标。一般认为 TPOAb 的意义较为肯定。

4. 心电图、X 线检查　心电图可呈窦性心动过缓、低电压、T 波低平甚至倒置表现，部分病例 X 线检查见心脏向两侧增大，或伴心包积液和胸腔积液。

（五）诊断

根据症状和体征，结合血清 T_3、T_4及 TSH 水平即可考虑本病。血清 TH 增高，T_3、T_4降低，FT_3、FT_4降低，可诊断为原发性甲减，需通过进一步寻找甲减病因。如 TPOAb 阳性可考虑甲减，病因为自身免疫性甲状腺炎。血清 TSH 减低，FT_3、FT_4降低，考虑为中枢性甲减。可通过 TRH 兴奋试验证实，并进一步寻找垂体和下丘脑的病变。

（六）鉴别诊断

1. 贫血　应与其他原因的贫血鉴别。

2. 蝶胺增大　应与垂体瘤鉴别。原发性甲减时 TRH 分泌增加可以导致高 PRL 血症、溢乳及蝶胺增大，酷似垂体催乳瘤。可行 MRI 鉴别。

3. 水肿　主要与特发性水肿鉴别。

（七）治疗

原发性甲减的治疗目标为甲减的症状和体征消失，血清 TSH 和 TT_4、FT_4水平维持在正常范围。中枢性甲减的治疗是把血清 TT_4、FT_4达到正常范围作为治疗的目标，而不能把 TSH 作为监测指标。用甲状腺制剂或人工合成制剂治疗，一般需要终生服药。

1. L－甲状腺素钠（L－T_4） 左甲状腺素（L－T_4）是甲减的主要替代治疗药物，剂量取决于患者的病情、年龄、体重，要个体化。成人替代量为50～200μg/d，平均125μg/d，按体重计算则需1.6～1.8μg/(kg·d)；儿童约需2.0μg/(kg·d)；老年人约需1.0μg/(kg·d)。一般从25～50μg/d 开始，每1～2周增加25μg，直到达到治疗目标。补充甲状腺素，重新建立下丘脑－垂体－甲状腺轴的平衡需4～6周，所以初期每4～6周测激素，根据检查结果调整治疗剂量，直至达到治疗目标。治疗达标后，需要每半年或一年复查1次激素。

2. 亚临床甲减的治疗 亚临床甲减要根据 TSH 水平考虑用药。如 TSH≥10mIU/L 的患者，主张给予 L－T_4替代治疗；TSH＜10mIU/L 患者有下述情况时需给予 L－T_4治疗：TPOAb 阳性、高脂血症、妊娠期妇女及动脉粥样硬化疾病等。

3. 黏液性水肿昏迷的治疗

（1）补充甲状腺激素 首选 T_3静脉注射，首次40～120μg，以后每6小时静注5～15μg，直到患者症状改善、清醒后改为口服。或用 L－T_4首次100～200μg，以后每天50μg，至患者清醒后改为口服。

（2）肾上腺皮质激素 氢化可的松200～300mg/d 持续静脉滴注，清醒后逐渐减量。

（3）去除诱因 感染引起者占35%。

（4）对症处理 给氧，保持气道通畅；保暖；根据需要补液、升血压等。

三、亚急性甲状腺炎

亚急性甲状腺炎（subacute thyroiditis）又称为肉芽肿性甲状腺炎（granulomatous thyroiditis）、巨细胞性甲状腺炎（giant cell thyroiditis），是一种与病毒感染有关的自限性甲状腺炎，一般不遗留甲状腺功能减退症。

（一）病因

本病约占甲状腺疾病的5%，男女发生比例1：(3～6)，以40～50岁女性最为多见，本病病因与病毒感染有关，如流感病毒、柯萨奇病毒、腺病毒和腮腺炎病毒等，可以在患者甲状腺组织发现这些病毒，或在患者血清发现这些病毒抗体、10%～20%的病例在疾病的亚急性期发现甲状腺自身抗体，疾病缓解后这些抗体消失，推测它们可能继发于甲状腺组织破坏。

（二）病理

甲状腺轻中度肿大。甲状腺滤泡结构破坏，组织内存在许多巨噬细胞，包括巨细胞（giant cell），所以又称巨细胞甲状腺炎。

（三）临床表现

起病前1～3周常有病毒性咽炎、腮腺炎、麻疹或其他病毒感染的症状。甲状腺区发生明显疼痛，可放射至耳部，吞咽时疼痛加重。可有全身不适、食欲减退、肌肉疼痛、发热、心动过速、多汗等。体格检查发现甲状腺轻至中度肿大，有时单侧肿大明显。甲状腺质地较硬，显著触痛，少数患者有颈部淋巴结肿大。

（四）实验室检查

根据实验室结果本病可以分为三期，即甲状腺毒症期、甲减期和恢复期。①甲状腺毒症期：血清 T_3、T_4升高，TSH 降低，^{131}I 摄取率减低（24小时＜2%）。这就是本病特征性的血清甲状腺激素水平和甲状腺摄碘能力的“分离现象”。出现的原因是甲状腺滤泡被炎症破坏，其内储存的甲状腺激素释放进入循环，形成“破坏性甲状腺毒症”；而炎症损伤引起甲状腺细胞摄碘功能减低。此期血沉加快，可 > 100mm/h。②甲减期：血清 T_3、T_4逐渐下降至正常水平以下，TSH 回升至高于正常值，^{131}I 摄取率逐渐恢复，这是因为储存的甲状腺激素释放殆尽，甲状腺细胞正在处于恢复之中。③恢复期：血清 T_3、T_4、TSH 和^{131}I 摄取率恢复至正常。

（五）诊断

诊断依据：①急性炎症的全身症状；②甲状腺轻、中度肿大，中等硬度，触痛明显；③典型患者实验室检查呈现上述三期表现，但是根据患者的就诊时间和病程的差异，实验室检查结果各异。

（六）治疗

本病为自限性病程，预后良好。轻型患者仅需应用非甾体抗炎药，如阿司匹林，布洛芬、吲哚美辛等；中、重型患者可给予泼尼松每日 20 ~ 40mg，可分 3 次口服，能明显缓解甲状腺疼痛，8 ~ 10 天后逐渐减量，维持 4 周。少数患者有复发，复发后泼尼松治疗仍然有效。针对甲状腺毒症表现可给予普萘洛尔；针对一过性甲减者，可适当给予左甲状激素替代。发生永久性甲减者罕见。

四、自身免疫性甲状腺炎

自身免疫性甲状腺炎（autoimmune thyroiditis，AIT）是患者血清中存在针对甲状腺的自抗体，甲状腺有淋巴细胞的浸润，有遗传倾向，但是甲状腺炎症的程度和破坏程度不同。GD 的甲状腺炎症较轻，以 TSAb 引起的甲亢为主要表现，AIT 的炎症破坏明显，严重者发生甲减。AIT 和 GD 有共同的遗传背景，两者可以相互转化，桥本甲状腺毒症就是一种转化的形式，临床表现为 GD 的甲亢和桥本甲状腺炎的甲减交替出现。

（一）AIT 的分型

1. 桥本甲状腺炎（Hashimoto thyroiditis，HT）　是 AIT 的经典类型，甲状腺显著肿大，50% 伴临床甲减。

2. 萎缩性甲状腺炎（atrophic thyroiditis，AT）　即过去称为特发性甲状腺功能减退症、原发性黏液水肿。甲状腺萎缩，大多伴临床甲减。

3. 甲状腺功能正常的甲状腺炎（euthyroid thyroid，ET）　仅表现为甲状腺淋巴细胞浸润，甲状腺自身抗体 TPOAb 或（和）TGAb 阳性，但甲状腺功能正常。国内发病率在 10% 左右。

4. 无痛性甲状腺炎（silent thyroiditis）　又称安静性甲状腺炎，既有不同程度的淋巴细胞浸润，也有甲状腺功能的改变，即甲亢和（或）甲减，部分患者发展为永久性甲减。产后甲状腺炎（postpartum hyroiditis，PPT）是无痛性甲状腺炎的一个亚型，特点是发生在妇女产后。近年出现的药物性甲状腺炎也属于此型。

5. 桥本甲亢（Hashitoxicosis ）　少数 Graves 病可以和桥本甲状腺炎并存，称为桥本甲亢，有典型甲亢的临床表现和实验室检查，血清 TGAb 和 TPOAb 滴度高，甲状腺穿刺活检可见两种病变同时存在。

（二）病因和发病机制

1. 遗传倾向　本病有家族聚集现象，有研究显示本病的遗传易感性与 HLA - DR3、HDL - DR5 有关。

2. 甲状腺的自身抗体损伤　从患者血清中可检出效价很高的抗甲状腺各种成分的自身抗体，如抗 TSH 受体抗体（TRAb）、抗甲状腺过氧化物酶抗体（TPOAb）、抗甲状腺球蛋白抗体（TGAb）等。

3. 碘摄入量增加　碘摄入是影响本病发生发展的重要环境因素，在碘摄入量高的区域 AIT 发病率显著增加，碘摄入量增加可使隐性的患者发展为临床甲减。动物实验也证实给予过量的碘化物时，可在遗传易感株系的动物个体中引起甲状腺炎。

HT 患者由于细胞凋亡而引起甲状腺滤泡破坏，机体产生的抗体 TPOAb 和 TGAb 有固定补体和细胞毒性作用，也参与甲状腺细胞的损伤。

（三）临床表现

本病是最常见的自身免疫性甲状腺疾病。国外报道患病率为 1% ~2%，国内有的报告患病率为 1.6%，发病率为 0.69%。女性发病率是男性的 3~4 倍，高发病率在 30~50 岁。临床发病缓慢，早期多无表现，常在无意中发现甲状腺肿大，无痛，两侧可不对称，表面光滑，质地坚韧有弹性如橡皮，也可呈结节状，随吞咽运动活动，少数可出现轻度局部压迫症状，易与甲状腺癌相混淆。病程晚期出现甲状腺功能减退症状。

（四）实验室及其他检查

1. 免疫学检查 几乎所有患者的血清 TPOAb 滴度均明显增高，TGAb 也常明显升高。是最有意义的诊断指标。

2. 血清 TT_3 与 TT_4 早期血清 TT_3 与 TT_4 正常，但血清 TSH 可升高，甲状腺 ^{131}I 摄取率正常或增高，但可被 T_3 所抑制；后期甲状腺 ^{131}I 摄取率降低，血清 TT_3 与 TT_4 依次降低，最后出现明显甲状腺功能减退的症状。

3. 核素扫描 甲状腺核素扫描分布不均或可见“冷结节”。

4. 穿刺活检 细针穿刺活检可见典型的大量淋巴细胞浸润和（或）纤维增生，可有淋巴生发中心形成。

（五）诊断

凡是弥漫性无痛性甲状腺肿大，特别是伴有峡部锥体叶肿大，不管甲状腺功能如何，都应怀疑本病；如 TGAb、TPOAb 测定呈明显增高，即可确诊。另外，核素扫描分布不均或见“冷结节”；甲状腺细针穿刺细胞涂片可见成堆淋巴细胞浸润等特征性改变，均可帮助诊断。

（六）鉴别诊断

1. 甲状腺腺癌 甲状腺有多个结节，质地较硬，要注意鉴别，必要时行甲状腺活检确诊。

2. 亚急性甲状腺炎 少数病例发病较急，有时可出现局部疼痛和结节，应注意鉴别；亚急性甲状腺炎多自行缓解，泼尼松治疗效果显著，鉴别不难。

（七）治疗

目前无针对病因治疗的措施。限制碘摄入量在安全范围（尿碘 100~200μg/L），可能有助于阻止甲状腺自身免疫破坏的进展。仅有甲状腺肿、无甲减者一般不需治疗。但若有血清 TSH 增高、有甲减表现或肿大明显有压迫症状者可选择 $L-T_4$ 治疗，但无证据表明有延缓病情进展作用，有时需终身服用。如果甲状腺短期内迅速肿大或伴疼痛、压迫症状者，可给予泼尼松每次 10~20mg 口服，1~3 次/天。症状缓解后逐渐递减，可用 1~2 个月，病情稳定后停药。甲状腺肿大用药后不缩小或有癌变者，可手术切除，术后继续补充甲状腺剂。

（刘　亚）

第三节　糖尿病

微课

PPT

一、糖尿病

糖尿病（dibetes mellitus，DM）是一组由多种病因引起的胰岛素绝对和（或）相对不足，以及靶细胞对胰岛素的敏感性降低，从而导致糖、蛋白质、脂肪等代谢紊乱而引起多系统损伤。最严重的是心、脑、肾、眼底、神经、血管等组织器官慢性进行性病变、功能减退及衰竭；病情严重时可并发糖尿病酮症酸中毒、高渗高血糖综合征等急性并发症。

糖尿病是严重威胁人类健康的世界性公共卫生问题。近30年来，我国糖尿病也呈快速增长趋势，并存在“三高三低”现象。三高指发病率逐年升高，并发症发病高，并发症治疗费用高；三低是指知晓率低，诊断治疗率低，控制达标率低。据最新资料显示中国成年人糖尿病患病率为10.9%，其中新诊断糖尿病患病率6.9%，40岁以下高达5.9%，有60%的糖尿病未被诊断，已经接受治疗的糖尿病控制情况也很不理想。基于国际糖尿病流行趋势，2006年年底联合国决定将每年的11月14日确定为世界糖尿病日，目的是让世界各国政府积极应对糖尿病。

（一）糖尿病分型

根据2010版美国糖尿病学会（ADA）《糖尿病诊疗标准指南》，将糖尿病分为4型。

1. 1型糖尿病（T_1DM） 由于β细胞的破坏，使得胰岛素绝对缺乏所致。

2. 2型糖尿病（T_2DM） 多由在胰岛素抵抗的基础上进行性的胰岛素缺乏所致。

3. 其他特殊类型糖尿病 包括胰岛β细胞功能的基因缺陷，胰岛素作用的基因缺陷，胰腺外分泌性疾病，药物或化学因素影响等所致。

4. 妊娠期糖尿病（GDM） 指妊娠期初次发现的糖耐量受损（IGT）或糖尿病，原来已有糖尿病而现在合并妊娠者不包括在内。

（二）病因和发病机制

糖尿病的病因和发病机制极为复杂，至今尚未完全阐明。

1. T_1DM 发病机制 大多是自身免疫所致，遗传因素和环境因素共同参与发病，多由病毒感染促发，其他如化学毒物和食物等也会导致。仅很少一部分1型糖尿病患者无自身免疫反应的证据，称特发性糖尿病。

（1）遗传因素 在同卵双生子中 T_1DM 同病率达30%～40%，提示遗传因素在发病中起重要作用。现已知位于6号染色体短臂的HLA基因为主效基因，其他为次效基因。

（2）自身免疫 免疫介导性糖尿病是由于在胰岛β细胞发生了细胞介导的自身免疫性损伤而引起，患者体内有胰岛细胞抗体（ICA）、胰岛素自身抗体（IAA）等多种免疫损伤性抗体存在。目前认为细胞免疫异常在 T_1DM 发病中起更重要的作用。

（3）病毒感染 已知与 T_1DM 发病有关的病毒有腮腺炎病毒、柯萨奇病毒、风疹病毒、巨细胞病毒及脑炎心肌炎病毒等。病毒可直接损伤胰岛β细胞，或损伤胰岛β细胞而暴露其抗原成分并启动自身免疫反应进而破坏胰岛β细胞，导致细胞数量减少。

（4）T_1DM 的自然分期 可分为6期。①第1期：个体具有遗传易感性。②第2期：某些环境因素如病毒感染启动自身免疫反应，期间伴β细胞的破坏再生。③第3期：免疫学异常，可检测出各种胰岛细胞抗体。④第4期：进行性胰岛β细胞数量减少、功能减退。⑤第5期：临床糖尿病。⑥第6期：胰岛β细胞消失、功能衰竭，常需依赖外源性胰岛素。

2. T_2DM 发病机制 是在遗传基础上伴环境因素的改变所导致的复杂性疾病。目前对其病因和机制仍然认识不足，是一组异质性疾病。

（1）遗传因素 T_2DM 在同卵双生子中同病率接近100%，但起病情况及病情发展情况受环境因素影响较大。资料显示遗传因素主要是影响胰岛β细胞的功能。

（2）环境因素 包括生活方式改变、年龄增长、营养过剩、体力劳动强度减低、应激、化学毒物等。在遗传和环境因素共同作用下引起的肥胖，特别是中心性肥胖，更容易导致胰岛素抵抗和 T_2DM。

（3）胰岛素抵抗和β细胞功能缺陷　胰岛素抵抗和β细胞功能缺陷导致不同程度的胰岛素缺乏是2型糖尿病的两个主要发病环节。

1）胰岛素抵抗　胰岛素抵抗是2型糖尿病的特性。是指胰岛素作用的器官（主要是肝脏、肌肉和脂肪组织）对胰岛素作用的敏感性降低导致肝脏葡萄糖产生增加和周围组织对葡萄糖利用减少，使血糖升高而高血糖又加重胰岛素抵抗和胰岛素分泌不足，进而使血糖持久升高。

2）β细胞功能缺陷　β细胞功能缺陷在 T_2DM 的发病中起关键作用。在遗传的基础上，各种环境因素导致胰岛素的敏感性降低，从而使血糖升高。胰岛β细胞代偿性改变进而使功能进行性减退，使患者从糖耐量正常到 IGT 到 T_2DM 的持续发展。

（4）胰岛α细胞功能缺陷和胰高血糖素样肽－1（GLP－1）分泌缺陷　胰岛中α细胞分泌胰高血糖素，在保持血糖稳定方面起重要作用。GLP－1 由肠道 L 细胞产生，主要作用是刺激β细胞葡萄糖介导的胰岛素合成和分泌，抑制胰高血糖素的分泌。已证实，T_2DM 患者负荷后 GLP－1 的释放曲线低于正常，提高 T_2DM 患者 GLP－1 水平后，可观察到葡萄糖依赖性的促胰岛素分泌和抑制胰高血糖素分泌，并可恢复α细胞对葡萄糖的敏感性。

（5）T_2DM 自然分期可分为5期　①第1期：个体具有遗传易感性。②第2期：胰岛素抵抗和（或）高胰岛素血症。③第3期：糖耐量减低（IGT），大多数 T_2DM 患者均经过 IGT 阶段。④第4期：临床糖尿病，每年有1%～5%的 IGT 发展成 T_2DM。

（三）病理

1. 糖尿病性微血管病变　微血管是指微小动脉和微小静脉之间、管腔直径在100μm以下的毛细血管及微血管网。约70%糖尿病患者在全身小血管和微血管出现病变，其基本病变是 PAS 阳性物质沉积于内皮下而引起毛细血管基底膜增厚，此病变具有较高特异性，称为糖尿病性微血管病变。常见于视网膜、肾、肌肉、神经、皮肤等组织。

2. 糖尿病性大血管病变　是动脉粥样硬化和继发于高血压的中、小动脉硬化，此种病变也可见于非糖尿病患者，故缺乏特异性。

3. 糖尿病性神经病变　多出现周围神经纤维呈轴突变性，继以节段性或弥漫性脱髓鞘改变，神经营养血管亦可出现微血管病变。病变有时累及神经根、椎旁交感神经节和脑神经，脊髓和脑实质病变罕见。

（四）临床表现

1. 代谢紊乱症状　由于胰岛素绝对和（或）相对不足，摄入的葡萄糖不能被机体充分利用，出现血糖升高，血糖升高后因渗透性利尿引起多尿，进而水分丢失过多，发生细胞内脱水，出现口渴、多饮；由于外周组织对糖的利用障碍，能量供给不足，使得脂肪分解，蛋白质代谢负平衡，逐渐出现乏力、消瘦，儿童生长发育缓慢，患者常出现多食、易饥表现。典型临床表现为多尿、多饮、多食、体重下降，称之为“三多一少”症状。部分患者无任何表现，常在健康体检或因其他疾病化验检查发现有血糖增高。

T_1DM：①多发生于青少年，体型偏瘦。②起病较急，“三多一少”症状较重。③易发生酮症酸中毒。④对胰岛素敏感。

T_2DM：①多发生于成年，40岁以后更多。②起病隐匿，“三多一少”症状相对轻或缺如。③不易发生酮症酸中毒。④对胰岛素不敏感。

2. 急性并发症　有酮症酸中毒，其次为高渗高血糖综合征，乳酸性酸中毒少见。

3. 慢性并发症

（1）微血管病变　微血管病变是糖尿病的特异性并发症。其典型改变是微循环障碍和微血管基底膜增厚。可累及全身各组织器官，主要表现在视网膜、肾、神经和心肌组织。其中以糖尿病性肾病和糖尿病视网膜病变尤为重要。

1）糖尿病性肾病　表现有肾小球硬化等，是 T_1DM 的主要死因。在 T_2DM 中严重性仅次于心、脑血管疾病。有三种病理类型：①结节性肾小球硬化型，有高度特异性。②弥漫性肾小球硬化型，最常见。③渗出性病变，特异性不高。

2）糖尿病视网膜病变　病程超过10年，常发生，是导致失明的主要原因。

3）其他　心脏微血管病变和心肌代谢紊乱可引起心肌广泛性坏死，称糖尿病心肌病。预后差。

（2）大血管病变　主要侵犯主动脉、冠状动脉、脑动脉、肾动脉和肢体外周动脉，引起冠心病、缺血性或出血性脑血管病、肾动脉硬化、肢体动脉硬化等。

（3）神经病变　包括多发性周围神经病变和动眼神经（Ⅲ）、展神经（Ⅳ）麻痹及自主神经病变等。表现为周围性肢端感觉功能异常、后期感觉丧失，自主神经病变主要表现为胃排空延迟、腹泻（饭后或午夜）、便秘、尿潴留、休息时心动过速等。

（4）糖尿病足　主要由于糖尿病下肢周围血管病变和远端神经病变导致感觉异常或缺失，易合并感染，形成溃疡、坏疽等。糖尿病足是糖尿病非外伤性截肢致残的主要原因。

（5）皮肤、肌肉、关节病变　包括皮肤小血管扩张、皮下出血和瘀斑、皮肤发绀或缺血性溃疡、皮肤水疱病、黄色瘤、糖尿病性肌萎缩和神经性营养不良性关节炎（亦称 Charcot 关节）等。

（6）感染　包括疖、痈、手（或足、体）癣、肺结核、胆囊炎、牙周炎、尿路感染、真菌性阴道炎等。

（五）实验室及其他检查

1. 尿糖测定　尿糖阳性是诊断糖尿病的重要线索。但尿糖阳性只能提示血糖值超过了肾糖阈值（10mmol/L），因此尿糖阴性不能排除糖尿病的可能。并发肾脏病变时，肾糖阈升高，尿糖可呈阴性；肾糖阈降低，尿糖可呈阳性。

2. 血糖测定　血糖升高是诊断糖尿病的主要依据。正常空腹血糖范围在9～60mmol/L。血糖测定是判断糖尿病病情和血糖控制情况的指标。但血糖反映的是瞬间血糖状况。

3. 口服葡萄糖耐量试验（OGTT）　当血糖高于正常范围而又未达到糖尿病诊断标准时，须进行OGTT。应在清晨空腹口服75g（成人）无水葡萄糖，溶于250～300ml水中，5～10分钟内饮完，分别于空腹和开始饮葡萄糖水后2小时各抽血1次，测定静脉血糖值。当餐后2小时血糖（2hPG）< 7.7mmol/L为糖耐量正常，2hPG 7.8～11.0mmol/L为IGT，2hPG≥11.1mmol/L考虑为糖尿病。

4. 糖化血红蛋白 A_1 和糖化血浆白蛋白测定　糖化血红蛋白A1（HbA1c）为葡萄糖与血红蛋白的氨基发生非酶催化反应的产物，正常成人占血红蛋白总量的3%～6%。因红细胞在血循环中的寿命为120天左右，因此HbA1c反映患者近8～12周内总的平均血糖水平。空腹血糖只反映瞬时血糖值，HbA1c可以补充空腹血糖的不足，成为监控糖尿病病情的指标之一，但不能反映瞬时血糖水平及血糖波动情况。

5. 血浆胰岛素和C肽测定　胰岛素和C肽从胰岛β细胞中生成和释放，故可用于胰岛β细胞功能的评价。由于C肽清除率慢，周围血中C肽/胰岛素比例常大于5，且不受外源性胰岛素的影响，故较胰岛素能更加准确地反映胰岛β细胞的功能。正常人空腹基础血浆胰岛素水平为35～145pmol/L，C肽水平不小于400pmol/L。正常人口服75g葡萄糖（或100g标准馒头餐）后，血浆胰岛素水平在30～60分钟上升至高峰，峰值为基础值的5～10倍，3～4小时恢复到基础水平；C肽则升高5～6倍。本试验反映基础和葡萄糖介导的胰岛素释放功能。检查结果 T_1DM 患者 C 肽测定值低于正常，胰岛素释放试验呈低平曲线；T_2DM 患者 C 肽测定值可正常、轻度降低或高于正常，胰岛素释放试验，胰岛素分泌量可稍低、正常或高于正常，分泌高峰可延迟。

6. 免疫标记物测定 1 型糖尿病患者胰岛细胞自身抗体（ICA）、谷氨酸脱羧酶抗体（MDA）、胰岛素自身抗体（IAA）常呈阳性。

（六）诊断

1. 糖尿病及其他类型高血糖的诊断标准 目前国际上通用 WHO 糖尿病专家委员会提出的诊断标准，见表 7-1。

表 7-1 糖尿病及其他类型高血糖的诊断标准
（WHO 糖尿病专家委员会报告，1999 年）

	静脉血浆血糖浓度（mmol/L）	
	空腹血糖	服糖后 2 小时后血糖
正常血糖（NGR）	3.9～6.1	<7.7
糖耐量减低（IGT）	<7.0	7.8～11.0
空腹血糖受损（IFG）	6.1～6.9	<7.8
糖尿病（DM）	≥7.0	≥11.1

2. 糖尿病的诊断标准 根据 2010 版美国糖尿病学会（ADA）《糖尿病诊疗标准指南》包括：①HbA1c≥6.5%，或②FPG≥7.0mmol/L（126mg/dl），或③口服糖耐量试验（OGTT）2h 血浆血糖≥11.1mmol/L（200mg/dl），或④在有经典的高血糖症状或高血糖危象的患者中随机血浆血糖≥11.1mmol/L（200mg/dl）。如无高血糖症状，标准 1～3 应该再次检测证实。

（七）治疗

由于糖尿病的病因和发病机制尚未完全阐明，目前缺乏病因治疗。糖尿病现代综合治疗措施包括糖尿病教育、医学营养治疗、运动、降糖药物和病情监测 5 个方面。通过合理治疗，近期内使患者达到控制血糖及代谢紊乱，消除症状防止出现急性并发症，远期通过长期血糖控制达到预防或控制糖尿病慢性并发症的发生发展，提高患者生活质量、降低病死率并延长其寿命。

素质提升

不做“糖人”，健康生活

健康是促进人的全面发展的必然要求，是国家富强、民族振兴的重要标志。中华人民共和国成立以来特别是改革开放以来，我国健康领域改革发展取得显著成就，但是以糖尿病为典型代表的慢性疾病发病率也呈上升趋势。据最新资料显示中国成年人糖尿病患病率为 10.9%，其中新诊断糖尿病患病率 6.9%，40 岁以下高达 5.9%，其中让人担忧的是糖尿病知晓率及诊断治疗率低，控制达标率也不高。

因此塑造自主自律的健康行为，倡导健康生活，远离糖尿病，提高全民健康意识非常关键。如引导合理膳食，制定实施全民营养计划；开展控烟限酒；促进心理健康；广泛开展全民健身运动等。

近年临床研究证实：早期长期坚持治疗能很好地改善高血糖对血管的危害，特别是 T_2DM。2010 年中国 2 型糖尿病防治指南提出糖尿病的控制目标。见表 7-2。

表 7-2　2 型糖尿病综合控制目标（2010 年中国 2 型糖尿病防治指南）

检测项目	目标值
空腹血浆葡萄糖（mmol/L）	3.9～7.2
餐后 2 小时血浆葡萄糖（mmol/L）	≤10.0
HbA1c（%）	<7.0
血压（mmHg）	<130/80
体质指数（kg/m^2）	<24
LDL-C 合并冠心病	<2.07
未合并冠心病	<2.6
HDL-C（mmol/L）	男性>1.0，女性>1.3
TG（mmol/L）	<1.7
尿白蛋白/肌酐比值（mg/mmol）	男性<2.5（22mg/g） 女性<3.5（31mg/g）
或尿白蛋白排泄率	<20μg/min（30mg/24h）
主动有氧活动（分钟/周）	≥150

1. 健康教育　健康教育是糖尿病现代综合治疗的重要措施。糖尿病一旦确诊，即应对患者进行糖尿病教育，包括糖尿病的一般知识、自我血糖和尿糖的监测；降糖药物的用法、不良反应的观察和处理等；以及各种并发症的表现及防治。开展糖尿病防治专业人员的培训，医务人员的继续医学教育，患者及家属和公众的卫生保健教育。

2. 饮食治疗　饮食治疗是综合治疗的重要组成部分，对饮食治疗的依从性是决定患者能否达到理想代谢控制的关键影响因素。应长期和严格执行。治疗的原则是：控制总热量和体重。

（1）计算总热量　先计算出患者理想体重，理想体重（kg）= 身高（cm）-105。然后根据工作性质和理想体重，计算每日所需的总热量。成人休息状态下每日每公斤理想体重所需热量为 25～30kcal、轻体力劳动或脑力劳动者 30～35kcal、中度体力劳动者 35～40kcal、重体力劳动者 40kcal 以上。儿童、妊娠及哺乳期妇女、营养不良及低体重者应酌情增加，而肥胖者酌减。

（2）营养成分的分配

1）碳水化合物占饮食总热量的 50%～60%，提倡杂粮，禁忌食用葡萄糖、蔗糖、蜜糖及其制品（如饼干、糖果及含糖饮料等）。

2）蛋白质占饮食总热量的 10%～15%。成人一般按体重 0.8～1.2g/(kg·d) 计算，有肾病且尿素氮升高者应限制在 0.6g 以下。妊娠及哺乳期妇女、营养不良及有消耗性疾病者可酌情增加至 1.5g 左右。有显性蛋白尿的患者蛋白摄入量<0.8g/(kg·d)；要保证必需氨基酸的供给，以保证人体营养中蛋白质代谢所需的原料。

3）脂肪占饮食总热量的 30%。饱和脂肪酸的摄入量不超过总能量的 10%。食物中胆固醇摄入量<300mg/d。平时还注意多进食粗纤维食物，可降低餐后血糖，推荐膳食纤维第 1 日至少达 14g/kcal。少盐饮食，每天 6g 以下。戒烟限酒。

（3）合理分配　确定每日营养物质的热量后，将热量换算为食物重量。根据营养素产热量计算每日所需各类食物为多少，制定食谱，根据生活习惯等按每日三餐分配为 1/5、2/5、2/5，或 1/3、1/3、1/3，或按每日四餐分配为 1/7、2/7、2/7、2/7。

3. 运动治疗　在糖尿病的治疗中占重要地位，特别是对肥胖的 T_2DM 患者，运动可增加胰岛素的敏感性，有助于控制血糖。根据年龄、性别、体力、病情、有无并发症以及既往运动情况等，在医师指导下开展有规律的合适运动，循序渐进，并长期坚持。

4. 口服降血糖药物

（1）磺脲类（sulfonylurea，SU）

1）作用机制　SU 作用于胰岛 β 细胞膜上的钾离子通道，促进钙离子内流及细胞内钙离子增加，促进内源性胰岛素分泌。属于胰岛素促泌剂。SU 降血糖作用的前提是机体尚保存相当数量（30% 以上）有功能的 β 细胞。磺脲类制剂及用法见表 7－3。

2）适应证　①新诊断的 T_2DM 非肥胖患者或经饮食运动治疗未能控制者。②可与胰岛素或双胍类等降血糖药联合应用。

3）禁忌证　①T_1DM。②胰岛 β 细胞功能很差，有严重并发症的 T_2DM。③儿童糖尿病、孕妇、哺乳期妇女、较大手术或创伤、妊娠、分娩等。④对 SU 类药物有过敏反应或重度不良反应者。

表 7－3　常用磺脲类制剂及用法

药名	每片剂量（mg）	剂量范围（mg）	服药次数	作用时间	24h 尿中排出率
甲苯磺丁脲	500	500～3000	2～3	6～8	100%
格列本脲	25	25～150	1～2	16～24	50%
格列吡嗪	5	25～30	1～3	8～12	89%
格列齐特	80	80～320	1～2	10～20	80%
格列喹酮	30	30～180	1～2	4～8	<5%
格列美脲	1，2	1～8	1	12～24	60%

4）应用原则　从小剂量开始，早餐前半小时一次服用，根据血糖逐渐增加剂量，剂量大时改为早、晚餐前两次服用，直到血糖达到良好控制。注意不宜同时服用两种 SU。

5）不良反应　①低血糖反应：最常见而重要。②体重增加。③皮肤过敏：皮肤瘙痒、皮疹和光敏性皮炎等。④胃肠道反应：恶心、呕吐、腹痛、腹泻等。⑤造血系统：白细胞减少较多见，其他有粒细胞缺乏、再生障碍性贫血、溶血性贫血、血小板减少等，这些不良反应虽少见，但一旦出现应立即停药，并给予相应治疗。

（2）格列奈类（非磺脲类胰岛素促泌剂）

1）作用机制　该类药物的降血糖机制与磺脲类相似，与磺脲类药物不同点为与受体的结合位点不同，具有吸收快、起效快和作用时间短的特点，可快速地降低餐后高血糖。在每次进餐前口服，因此又称为餐时血糖调节剂。

2）适应证与禁忌证　同磺脲类。因该类药物主要从胃肠道排泄，伴肾功能损害者也能使用。

3）制剂与用法　瑞格列奈：每次 0.5～4mg，3 次/天。那格列奈：每次 60～120mg，3 次/天。米格列奈，每次 10～20mg，3 次/天，每天餐前服用。

4）不良反应　常见低血糖和体重增加。

（3）双胍类（biguanides）

1）作用机制　主要是抑制肝葡萄糖的输出，提高周围组织对胰岛素的敏感性。对正常人无降血糖作用。

2）适应证　①作为 T_2DM 的治疗一线药，可单用或联合其他药物。②T_1DM 与胰岛素合用可减少胰岛素用量及血糖波动。③对糖耐量异常者，可防止其发展成显性糖尿病。

3）禁忌证　①T_2DM 不单独使用。②肝、肾功能不全、缺氧及高热者。③T_2DM 合并急性并发症者。④高龄患者慎用。

4）制剂与用法　①二甲双胍：500～1500mg/d 口服，2～3 次/天，最大剂量不超过 2g/d。②苯乙双胍：50～150g/d，2～3 次/天，此药少用。

5）不良反应　①消化道反应：为主要副作用，如口干苦、金属味、畏食、恶心、呕吐、腹泻等。饭后服药及从小剂量开始可减轻反应。②皮肤过敏反应如红斑、荨麻疹等。③乳酸性酸中毒：为最严重的副作用，因双胍类促进无氧糖酵解，产生乳酸，如有肝、肾功能不全，低血容量休克或心力衰竭等情况时，可诱发。

（4）α－葡萄糖苷酶抑制剂（AGI）

1）作用机制　竞争性抑制位于小肠上皮细胞刷状缘内的 α－糖苷酶，减缓葡萄糖生成的速度，减慢肠道葡萄糖的吸收，因而降低餐后高血糖。

2）适应证　①T_1DM：配合胰岛素治疗，可减少胰岛素用量和稳定血糖，并有助于减轻餐后早期高血糖和餐后晚期低血糖。②仅有餐后血糖升高者。③T_2DM 空腹血糖不高，而餐后血糖增高者，可配合饮食和运动疗法或单独应用此药。

3）禁忌证　①T_1DM 不宜单独应用。②严重胃肠功能紊乱及严重肝、肾功能不全者。③妊娠及哺乳期妇女。

4）制剂与用法　①阿卡波糖（ucarbose）主要抑制 α－淀粉酶，每次 50～100mg，口服，3 次/天。②伏格列波糖（voglibose）主要抑制麦芽糖酶和蔗糖酶，每次 0.2mg，3 次/天 。③米格列醇：每次 50～100mg，3 次/天。AGI 应在进食第一口食物后立即服用。

5）不良反应　多为消化反应如腹胀、腹泻、胃肠痉挛性疼痛等，偶有顽固性便秘。应从小剂量开始，逐渐增加可减少反应。

（5）噻唑烷二酮类（thiazolidinediones，TZDs）

1）作用机制　提高外周组织对胰岛素的敏感性，称为胰岛素增敏剂。

2）适应证　用于 T_2DM，尤其肥胖、伴高胰岛素血症或胰岛素抵抗明显者。可单独或与其他降糖药合用。

3）禁忌证　①T_1DM、妊娠或哺乳期妇女及 18 岁以下患者；②有严重肝病、心功能不全者；③严重骨质疏松和骨折病史者。

4）制剂与用法　①罗格列酮（rosiglitazone），4mg 口服，1～2 次/天；②吡格列酮（pioglitazone），15～30mg，早餐时 1 次顿服。

5）不良反应　体重增加和水肿。近年因发现罗格列酮可增加糖尿病患者心血管事件，现其使用在我国受到较严格限制。

5. 胰岛素

1）适应证　①T_1DM。②各种糖尿病急慢性并发症。③新诊断 T_2DM 有明显高血糖者。④糖尿病并发重要脏器功能损害者。⑤糖尿病发生感染、创伤或大手术、妊娠及分娩等。⑥某些特殊糖尿病。

2）各种胰岛素和胰岛素类似物的制剂特点见表 7－4。

表 7－4　各种胰岛素制剂和胰岛素类似物的特点（皮下注射）

胰岛素制剂		起效时间	峰值时间	持续时间
短效	胰岛素（RI）	15～60min	2～4h	6～8h
	半慢胰岛素锌混悬液	1～2h	4～6h	10～16h
中效	低精蛋白锌胰岛素混悬液	1～3h	6～12h	18～26h
	慢胰岛素锌混悬液			

续表

胰岛素制剂		起效时间	峰值时间	持续时间
长效	精蛋白锌胰岛素混悬液 特慢胰岛素锌混悬液	3～8h	14～24h	28～36h
	长效胰岛素类似物 （甘精胰岛素）	2～3h	无峰	长达30h
	长效胰岛素类似物 （地特胰岛素）	3～4h	3～14h	长达24h

注：因受胰岛素吸收、降解及个体差异等多种因素影响，作用时间仅供参考。

胰岛素根据来源及化学结构不同分为动物胰岛素、人胰岛素和胰岛素类似物。按作用时间又分为短效、中效、长效和预混胰岛素。短效胰岛素于餐前15分钟皮下注射，主要控制第1餐饭后高血糖，短效胰岛素必要时可供静脉注射；中效胰岛素主要控制第2餐饭后高血糖；长效胰岛素无明显作用高峰，主要提供基础胰岛素水平。

3）使用原则和方法　①胰岛素治疗应在综合治疗的基础上进行。②治疗方案力求模拟生理性胰岛素分泌模式。③从小剂量开始，根据血糖水平逐渐调整至合适剂量。④剂量稳定后可应用长效或中效胰岛素，每日注射1～2次。

T_1DM一经确诊就应立即开始胰岛素终身替代治疗。T_2DM有以下情况考虑胰岛素治疗：①经基础治疗和较大剂量口服多种降糖联合治疗，血糖仍未达标。②治疗过程中无明显诱因体重下降者。③新诊患者血糖明显升高，尤其HbA1c很高（≥9.0%）。

在胰岛素强化治疗时，出现早晨空腹血糖增高，要考虑如下几点。①夜间胰岛素用量不足。②索莫基现象（somogyi phenomenon）是过量胰岛素治疗出现低血糖后又迅速出现反跳性高血糖的现象，常可掩盖严重低血糖，而造成治疗错误。③黎明现象（dawn phenomenon）：夜间血糖控制良好，也无低血糖发生，仅于黎明短时间内出现高血糖，可能是因皮质醇、生长激素等拮抗胰岛素的激素分泌过多引起的高血糖现象，分别于夜间0、2、4、6、8时多次监测血糖可有效鉴别空腹高血糖发生的原因。

4）不良反应　①低血糖反应：最常见，如胰岛素用量过大、未按时进餐或活动量过大等引起，表现为强烈的饥饿感、面色苍白、冷汗等。服用糖水有效。严重者静推50%葡萄糖40～60ml。②胰岛素过敏反应：注射部位产生红、肿、热反应，甚至形成结节，全身荨麻疹、血管神经性水肿、过敏性休克等。处理包括更换制剂、脱敏、使用抗组胺药及糖皮质激素。③胰岛素抵抗：在无其他疾病的影响下，每日胰岛素需要量超过100U或200U，至少历时48小时以上者。规律用药常能自行恢复。④脂肪营养不良：在同一部位多次皮下注射，出现脂肪萎缩或肿块形成两种反应。注意经常更换注射部位可避免发生。

6. 人胰高血糖素样肽-1（GLP-1）类似物和DPP-Ⅳ抑制剂　刺激胰岛β细胞分泌胰岛素；延缓胃内容排空；抑制食欲；改善外周组织对胰岛素敏感性；并可促进胰岛β细胞增殖，增加其数量，减少其凋亡。长效作用GLP-1类似物有利拉鲁肽（liraglutide）和艾塞那肽（exenatide）等，均须皮下注射。适用于肥胖、胰岛素抵抗明显的T_2DM者。禁用于胰腺炎者。

7. 胰岛素泵　胰岛素泵由泵、小注射器和与之相连的输液管组成。将装有胰岛素的小注射器装入泵中后，将相连的输液管前端的引导针用注针器扎入患者的皮下（常规为腹壁），再由电池驱动胰岛素泵的螺旋马达推动小注射器的活塞，将胰岛素输注到体内。胰岛素泵是模拟人体胰腺的分泌功能，按照人体需要的剂量将胰岛素持续地推注到使用者的皮下，保持全天血糖稳定，以达到控制糖尿病的目的。

8. 糖尿病手术治疗　2010年中国T_2DM防治指南推荐通过腹腔镜操作减肥手术，手术方式主要有2种：①可调节胃束带术。②胃旁路术。手术适应证主要是肥胖症伴T_2DM并符合下列条件者：①BMI≥

35kg/m²，伴 2 型糖尿病。②BMI 32～34kg/m²，伴 2 型糖尿病，经过口服药物联合胰岛素治疗 6 个月以上 HbA1c≥7%。③年龄在 18～60 岁。④ 2 型糖尿病病程≤5 年。⑤胰岛自身免疫抗体测定阴性，C 肽水平不低于 0.3mg/L。⑥无其他腹部手术的禁忌证。

9. 胰腺移植和胰岛细胞移植　胰腺移植和胰岛细胞移植是糖尿病治疗学上的一个新领域。通过胰腺移植能恢复患者体内胰岛素的分泌功能，控制病情的发展，预防并发症的发生。对象为 1 型糖尿病患者，病程 2 年以上，长期用大剂量胰岛素治疗者。胰腺移植大多在髂窝部，胰岛移植在腹腔内、肝内、脾或肾包膜下、门静脉内等。

（八）预防

随着经济的发展人民生活水平的提高，糖尿病及其并发症已成为人类身体健康危害的重要问题。因此应发动全社会共同参与糖尿病的预防、治疗及健康教育。预防分为三级：一级预防是避免糖尿病发病；二级预防是及早诊断并有效治疗糖尿病；三级预防是延缓和（或）防治糖尿病并发症。

二、糖尿病酮症酸中毒

糖尿病酮症酸中毒（diabetic ketoacidosis，DKA）是糖尿病最常见的急性并发症。临床特征有高血糖、酮症酸中毒，是胰岛素不足、拮抗胰岛素的激素过多如胰高血糖素、生长激素、皮质醇、儿茶酚胺等共同作用导致的严重代谢紊乱综合征。多发生在 1 型和 2 型严重患者。

（一）发病机制

由于胰岛素严重不足引起糖代谢紊乱加重，脂肪分解加速，产生大量酮体，酮体包括乙酰乙酸、β-羟丁酸和丙酮。早期血酮增高称为高酮血症，酮体是酸性代谢产物，早期 pH 正常属代偿性改变，晚期 pH 下降，从而发生代谢性酸中毒，出现失代偿性改变，称糖尿病酮症酸中毒。病情加重出现神志障碍称糖尿病酮症酸中毒昏迷。

（二）诱因

T_1DM 有自发 DKA 倾向，T_2DM 病情控制不佳，在一定诱因作用下也发生 DKA。最常见的诱因是感染，其他如各种应激、胰岛素治疗中断或不适当减量、严格控制饮食等。有少部分患者病因不清。

（三）临床表现

早期酮症仅有糖尿病症状加重或首次出现。随着病情进展，酸中毒进一步加重，病情迅速恶化，酸中毒失代偿后症状明显，出现食欲减退、恶心、呕吐，极度口渴、尿量显著增多等症状，常伴有头痛、烦躁、嗜睡，呼吸深大、称酸中毒大呼吸，呼气中有烂苹果味（丙酮），面颊潮红，口唇樱红。后期严重失水、尿量减少，皮肤黏膜干燥、眼眶下陷、心率增快、血压下降、四肢厥冷、并发休克或心、肾功能不全，不同程度意识障碍甚至昏迷。少数患者出现急腹痛，类似急腹症容易误诊。

（四）实验室及其他检查

1. 尿液检查　尿糖强阳性、尿酮体阳性，可有蛋白尿和管型尿。

2. 血液检查　血糖升高，多在 16.7～33.3mmol/L，有时可达 55mmol/L 以上。血酮体增高，一般在 0.48mmol/L 以上，严重时可超过 4.8mmol/L。CO_2 结合力降低，轻者为 13.5～18.0mmol/L，重者在 9.0mmol/L 以下。血钾在早期可正常或偏低，尿量减少后可偏高，治疗后如补钾不足可严重降低。血钠、血氯降低，血尿素氮和肌酐常偏高。血浆渗透压可轻度升高。

（五）诊断

早期诊断是决定治疗成败的关键。对于不明原因的恶心、呕吐、酸中毒、休克、昏迷患者，特别是伴有呼吸烂苹果味、尿量增多而血压偏低者，均应想到该病的可能。立即查血糖、血酮、尿糖、尿酮，同时做电解质、血气分析以诊断或排除本病。

（六）鉴别诊断

1. 高渗高血糖综合征 多见于高龄糖尿病患者，发病率较低，但较严重。常有诱发因素。主要有显著高血糖（血糖一般在 33.3mmol/L 以上）、严重失水和高钠血症。因而引起血浆渗透压升高（ > 33.0mmol/L），导致神经细胞及各种组织的脱水，出现各种症状如反应迟钝、嗜睡、谵妄、反射亢进或消失，肢体瘫痪、抽搐，重者昏迷。化验检查尿糖强阳性，尿酮体阴性或轻度阳性，血糖甚高，而血 CO_2结合力正常或轻度降低。

2. 乳酸性酸中毒 多见于高龄糖尿病患者，常合并有较重的心、肝或肾脏病变。当血压降低或缺氧状态下，较易发生，或当感染、应激、酗酒、服用苯乙双胍等药物而诱发。临床上有酸中毒表现，如呼吸深快、恶心、呕吐、脱水、低血压、意识模糊、昏迷等或并发其他脏器功能不全。血清乳酸可大于 5mmol/L。

3. 低血糖昏迷 常见于应用胰岛素或口服降血糖药物治疗的糖尿病患者，临床表现有饥饿感、头晕、心悸、手颤、出汗、软弱、乏力、脸色苍白甚至抽搐、昏迷，但呼吸正常。尿糖、尿酮体均阴性。发作时血糖明显低于 2.8mmol/L 为确诊依据（糖尿病患者血糖未低至 2.8mmol/L 就可发生昏迷）。怀疑低血糖昏迷时，可试用 50% 葡萄糖 40ml 静脉注射，低血糖者会迅速好转。

（七）治疗

治疗原则为尽快补液纠正失水、酸中毒及电解质紊乱；应用短效胰岛素控制高血糖，积极寻找并消除诱因；防治并发症，降低死亡率。

1. 补液 补液是治疗的关键环节。轻度脱水不伴酸中毒时可以口服补液，中度以上 DKA 患者，须进行静脉补液。补液原则为“先快后慢、先盐后糖”。开始一般补给生理盐水或复方氯化钠溶液，如心、肾功能正常者可于前 1 ~ 2 小时内快速滴入 1000 ~ 2000ml，以迅速纠正失水和失钾，以后再视失水、血压及尿量等具体情况决定补液量。一般第一日补液总量 3000 ~ 5000ml，失水严重者可更多。当血糖下降至 13.9mmol/L 以下时，可用 5% 葡萄糖或葡萄糖生理盐水，并按每 2 ~ 4g 葡萄糖加 1U 短效胰岛素。鼓励患者多饮水，减少静脉补液量。对于心、肾功能不全者，应避免补液过度。

2. 胰岛素治疗 一般采用小剂量短效胰岛素治疗方案，即每小时 0.1U/kg 的胰岛素持续静脉滴注，可使血清胰岛素浓度恒定达到 100 ~ 200U/ml，这水平已有抑制脂肪分解及酮体生成的最大效应以及相当强的降低血糖的生物效应，而对钾离子转运的作用较弱。对病情重者可加用首次负荷量0.2U/kg，如 4 小时后已给足液体而血糖仍未下降，则可增加胰岛素用量 30% ~ 100%，血糖下降速度一般以每小时降低 3.9 ~ 6.1mmol/L 为宜，每 1 ~ 2 小时复查血糖。当血糖下降至 13.9mmol/L 时，应将胰岛素用量减至每小时 1.0 ~ 2.0U，此时仍需 4 ~ 6 小时复查血糖，维持 12 小时左右。当病情稳定，症状缓解，可改为胰岛素皮下常规治疗。

3. 纠正电解质及酸碱平衡失调

（1）补碱 在补充液体和胰岛素后，酮体水平下降，酸中毒可得以改善和纠正，一般不需补碱。但严重酸中毒影响呼吸及神经系统功能，应给以纠正。补碱指征为血 pH < 7.1，HCO_3^- < 低于 5mmol/L，应采用等渗碳酸氢钠（1.25% ~ 1.4%）溶液，或将 5% 的碳酸氢钠 84ml 加注射用水至 300ml 配成 1.4% 等渗溶液后，先快后慢。一般仅给 1 ~ 2 次。补充碳酸氢钠过快过多，可导致脑脊液 pH 反常降低、组织缺氧加重、诱发或加重脑水肿、血钾下降、反跳性碱中毒等。

（2）补钾 DKA 治疗前的血钾水平不能真实反映体内缺钾程度，纠酸补液后血钾会骤降，因此治疗过程中要定时监测血钾和尿量，注意适当补钾，一般第一日可补氯化钾 6～8g，部分稀释后静脉滴注，部分口服。充分补钾的同时要注意血镁、血磷的纠正。

4. 处理诱发病和防治并发症 积极寻找和处理诱发因素。加强病情观察及时发现并发症并给予处理，如休克、心及肾衰竭、脑水肿等，维持重要脏器功能。

5. 护理 良好护理是抢救 DKA 的重要环节。应及时清洁口腔、皮肤，预防压疮和继发性感染。密切观察病情变化，准确的记录神志、瞳孔大小和反应、生命体征、出入水量等。

三、高血糖高渗状态

高血糖高渗状态（hyperglycemic hyperosmolar statu，HHS）是糖尿病急性代谢紊乱的另一临床类型，以严重高血糖、高血浆渗透压、脱水为特点，无明显酮症酸中毒，患者常有不同程度的意识障碍或昏迷。“高血糖高渗状态”与以前所称“高渗性非酮症性糖尿病昏迷”略有不同，因为部分患者并无昏迷，部分患者可伴有酮症。多见于老年糖尿病患者，原来无糖尿病病史，或仅有轻度症状，用饮食控制或口服降糖药治疗。

（一）诱因

诱因为引起血糖增高和脱水的因素，如急性感染、外伤、手术、脑血管意外等应激状态，使用糖皮质激素、免疫抑制剂、利尿剂、甘露醇等药物，水摄入不足或失水，透析治疗，静脉高营养疗法等。有时在病程早期因误诊而输入大量葡萄糖液或因口渴而摄入大量含糖饮料可诱发本病或使病情恶化。

（二）临床表现

本病起病缓慢，最初表现为多尿、多饮，但多食不明显或反而食欲减退，以致常被忽视。渐出现严重脱水和神经精神症状，患者反应迟钝、烦躁或淡漠、嗜睡，逐渐陷入昏迷、抽搐，晚期尿少甚至无尿。就诊时呈严重脱水、休克，可有神经系统损害的定位体征，但无酸中毒样大呼吸。与 DKA 相比，失水更为严重，神经精神症状更为突出。

（三）实验室检查

实验室检查：血糖达到或超过 33.3mmol/L（一般为 33.3～66.8mmol/L），有效血浆渗透压达到或超过 320mOsm/L（一般为 320～430mOsm/L）可诊断本病。血钠正常或增高。尿酮体阴性或弱阳性，一般无明显酸中毒（CO^2结合力高于 15mmol/L），借此与 DKA 鉴别，但有时二者可同时存在。[有效血浆渗透压（mOsm/L）$=2\times(Na^{+}+K^{+})+$血糖（均以 mmol/L 计算）]

（四）诊断

本症病情危重、并发症多，病死率高于 DKA，强调早期诊断和治疗。临床上凡遇原因不明的脱水、休克、意识障碍及昏迷均应想到本病可能性，尤其是血压低而尿量多者，不论有无糖尿病史，均应进行有关检查以肯定或排除本病。

（五）治疗

治疗原则同 DKA。本症失水比 DKA 更为严重，可达体重 10%～15%，输液要更为积极小心，24 小时补液量可达 6000～10000ml。关于补液的种类和浓度，目前多主张治疗开始时用等渗溶液如 0.9% 氯化钠，因大量输入等渗液不会引起溶血，有利于恢复血容量，纠正休克，改善肾血流量，恢复肾脏调节功能。休克患者应另予血浆或全血。如无休克或休克已纠正，在输入生理盐水后血浆渗透压高于 350mOsm/L，血钠高于 155mol/L，可考虑输入适量低渗溶液如 0.45% 或 0.6% 氯化钠。视病情可考虑同时给予胃肠道补液。当血糖下降至 16.7mmol/L 时开始输入 5% 葡萄糖液并按每 2～4g 葡萄糖加入 1U 胰岛素。应注意高血糖是维护患者血容量的重要因素，如血糖迅速降低补液不足，将导致血容量和血压进一步下降。胰岛素治疗方法与 DKA 相似，静脉注射胰岛素首次负荷量后，继续以每小时每公斤体重 0.05～0.1U 的速率静脉滴注胰岛素，一般来说本症患者对胰岛素较敏感，因而胰岛素用量较小。补钾要更及时，一般不补碱。应密切观察从脑细胞脱水转为脑水肿的可能，患者可一直处于昏迷状态，或稍有好转后又陷入昏迷，应密切注意病情变化，及早发现和处理。

（刘　亚）

第四节　骨质疏松症

PPT

骨质疏松症（osteoporosis，OP）是由于多种原因引起的骨量降低和骨组织微结构破坏，导致骨脆性增加易于发生骨折的全身性代谢性骨病。按病因可分为原发性和继发性两类。继发性 OP 病因明确，常由内分泌代谢疾病（如性腺功能减退症、甲亢、甲状旁腺功能亢进、库欣综合征、1 型糖尿病等）或全身性疾病引起。原发性分为Ⅰ型和Ⅱ型，Ⅰ型即绝经后骨质疏松症（PMOP），发生于绝经后女性；Ⅱ型原发性 OP 即老年性 OP，见于老年人。本节重点介绍原发性 OP。

一、病因和危险因素

正常成熟骨的代谢主要以骨重建形式进行。更年期后女性的骨密度（bone mineral density，BMD）下降速率快于男性，因为女性除年龄增加外，还因雌激素缺乏因素。凡使骨吸收增加和（或）骨形成减少的因素都会导致骨丢失和骨质量下降，脆性增加，直至发生骨折。

1. 性激素缺乏　PMOP 的主要致病因素是雌激素缺乏使破骨细胞功能增强，骨丢失增加。雄激素缺乏也促进了老年性 OP 的发生。

2. 活性维生素 D 缺乏和 TH 增高　随着年龄增加，胃肠道和肾功能减退等原因导致钙吸收和 1,25-$(OH)_2$-D_3生成减少，甲状旁腺激素（PTH）呈代偿性分泌增多，致骨脱钙增加。

3. 细胞因子表达紊乱　骨组织中的骨吸收因子如 IL-1、IL-6 和 TNF 增高，护骨素减少，导致破骨细胞活性增强和骨吸收，骨丢失增加。

4. 骨重建功能衰退　成骨细胞的功能与活性缺陷导致骨形成不足和骨丢失。可能是老年性 OP 的重要发病原因。

5. 危险因素　OP 和 OP 性骨折的危险因素很多，如高龄、吸烟、活动过少、酗酒、长期卧床、长期应用糖皮质激素、光照减少、钙和维生素 D 摄入不足、妊娠和哺乳期妇女等。蛋白质摄入不足、高盐饮食、大量饮用咖啡、营养不良和肌肉功能减退是老年性 OP 的重要原因。危险因素越多，发生 OP 和 OP 性骨折的概率越大。

二、临床表现

1. 骨痛和肌无力　骨痛是最常见症状，70%～80%患者表现为腰背疼痛或全身骨痛。疼痛通常在翻身时、起坐时及长时间行走后出现，夜间或负重活动时疼痛加重，并可伴有肌肉痉挛，甚至活动受限。乏力常于劳累或活动后加重，负重能力下降或不能负重。

2. 身材缩短、驼背　多在疼痛后出现，严重骨质疏松症患者，因椎体压缩性骨折，可出现身高变矮或驼背等脊柱畸形，多发生在脊椎第 11、12 胸椎及第 3 腰椎，负荷量加大，容易压缩变形，使脊椎前倾，形成驼背，随着年龄增长，骨质疏松加重。

3. 骨折　骨折是退行性骨质疏松症最常见和最严重的并发症。常因轻微活动、弯腰、负重、挤压或摔倒后发生骨折。易发部位如脊柱、髋部和前臂，其他部位也可发生。PMOP患者易出现脊柱压缩性骨折。髋部骨折多在股骨颈部（股骨颈骨折），以老年性OP患者多见，通常在摔倒或挤压后发生。第一次骨折后，患者发生再次或反复骨折的概率明显增加。

4. 并发症　由于驼背、压缩性骨折限制呼吸功能常引起胸闷、气促、呼吸困难，甚至发绀等表现。股骨颈骨折易致股骨头坏死。严重的腰椎压缩性骨折可能会导致腹部脏器功能异常，引起便秘、腹胀等不适。身体畸形、骨折等导致生活自理能力下降或丧失，长期卧床加重骨丢失，使骨折极难愈合。

三、实验室及其他检查

1. 血液检查　在原发性骨质疏松症中，血清钙、磷以及碱性磷酸酶水平通常是正常的，骨折后数月碱性磷酸酶水平可增高，血甲状旁腺激素正常或升高。

2. 晨尿钙/肌酐比值　正常比值为0.03±0.01，尿钙排量过多则比值增高，提示有骨吸收率增加可能。

3. 骨密度（BMD）检测　骨密度检测是骨折最好的预测指标。测量一个部位的骨密度，可以用来评估总体的骨折发生危险度，测量特定部位的骨密度可以预测局部的骨折发生的危险性。WHO建议根据BMD值对骨质疏松症进行分级，规定正常健康成年人的BMD值加减1个标准差（SD）为正常值，较正常值降低（1~2.5）SD为骨质减少；降低2.5SD以上为骨质疏松症；降低2.5SD以上并伴有脆性骨折为严重的骨质疏松症。

4. 影像学检查　X线片、CT、MRI检查，帮助诊断骨折及骨质疏松。

四、诊断

骨质疏松症的诊断基于全面的病史采集、体格检查、骨密度测定、影像学检查及必要的生化测定，并进一步明确病因以确定是原发性还是继发性。诊断标准如下，见表7-5。

表表7-5　骨质疏松症的诊断标准

骨质疏松症的诊断标准（符合以下三条中之一者）
髋部或椎体脆性骨折
DXA测量的中轴骨骨密度或桡骨远端1/3骨密度的T值≤-2.5
骨密度测量符合低骨量（-2.5<T值<-1.0）+肱骨近端、骨盆或前臂远端脆性骨折

OP性骨折的诊断主要根据年龄、临床表现、外伤骨折史以及影像学检查。确诊有赖于X线片检查或BMD测定，并进一步明确病因以确定是原发性还是继发性。有以下情况者应高度重视：①绝经后或双侧卵巢切除后女性。②不明原因的慢性腰背疼痛。③身材缩短或脊椎畸形。④脆性骨折史或脆性骨折家族史。⑤存在多种OP危险因素，如高龄、吸烟、制动、低体重、长期卧床、服用糖皮质激素等。

五、鉴别诊断

原发性OP的诊断必须排除各种继发性OP。

1. 原发性甲状旁腺功能亢进症　骨骼改变主要为纤维囊性骨炎，早期可仅表现为低骨量或OP。测定血PTH增高、血钙持续增高。常伴精神症状。

2. 原发性或转移性骨肿瘤　转移性骨肿瘤（如肺癌、前列腺癌等）或原发性骨肿瘤（如多发性骨髓瘤、骨肉瘤和软骨肉瘤等）的早期表现可酷似OP。影像学检查可帮助诊断。

3. 骨软化症　临床上常有胃肠吸收不良、脂肪痢、胃大部切除病史或肾病病史。早期不易区别。但如出现假骨折线或骨骼变形，则多属骨软化症。生化改变比骨质疏松明显。维生素D缺乏性骨软化症则常有血钙、血磷低下，血碱性磷酸酶增高，尿钙、磷减少。肾性骨病变多见于肾小管病变，如同时有肾小球病变时，血磷可正常或偏高。由于血钙过低、血磷过高，患者均有继发性甲状旁腺功能亢进症。

六、治疗

按我国的 OP 诊疗指南骨质疏松症的主要防治目标包括改善骨骼生长发育，促进成年期达到理想的峰值骨量；维持骨量和骨质量，预防增龄性骨丢失；避免跌倒和骨折强调综合治疗、早期治疗和个体化治疗。

1. 调整生活方式

（1）加强营养，均衡膳食　建议摄入富含钙、低盐和适量蛋白质的均衡膳食。

（2）充足日照　建议上午 11：00 到下午 3：00 间，尽可能多地暴露皮肤于阳光下晒 15～30 分钟（取决于日照时间、纬度、季节等因素），每周两次，以促进体内维生素 D 的合成。

（3）合理运动　建议进行有助于骨健康的体育锻炼和康复治疗。如行走、慢跑、太极拳、瑜伽、舞蹈和乒乓球等。运动应循序渐进，持之以恒。

（4）其他　戒烟，限酒，避免过量饮用咖啡，避免过量饮用碳酸饮料，尽量避免或少用影响骨代谢的药物。

2. 骨健康基本补充剂

（1）钙剂　充足的钙摄入对获得理想骨峰值、减缓骨丢失、改善骨矿化和维护骨骼健康有益。我国成人每日钙推荐摄入量为 800mg（元素钙），50 岁及以上人群每日钙推荐摄入量为 1000～1200mg。尽可能通过饮食摄入充足的钙，饮食中钙摄入不足时，可给予钙剂补充。

（2）维生素 D　充足的维生素 D 可增加肠钙吸收、促进骨骼矿化、保持肌力、改善平衡能力和降低跌倒风险。成人推荐维生素 D 摄入量为 400IU（10μg）/d；65 岁及以上老年人因缺乏日照、以及摄入和吸收障碍常有维生素 D 缺乏，推荐摄入量为 600IU（15μg）/d。

3. 对症治疗

（1）镇痛　有疼痛者可给予适量非甾体抗炎药，如阿司匹林、吲哚美辛、桂美辛等。

（2）防止畸形　骨畸形者应局部固定或采用其他矫形措施防止畸形加剧。

（3）治疗骨折　发生骨折者应给予牵引、固定、复位或手术治疗，同时应辅以物理康复治疗，尽早恢复运动功能。必要时由医护人员给予被动运动，避免因制动或失用而加重病情。

4. 抗骨质疏松药物　有效的抗骨质疏松症药物可以增加骨密度，改善骨质量，显著降低骨折的发生风险。抗骨质疏松症药物治疗主要适应于包括经骨密度检查确诊为骨质疏松症的患者，已经发生过椎体和髋部等部位脆性骨折者，骨量减少但具有高骨折风险的患者。

（1）双膦酸盐　是焦磷酸盐的稳定类似物，是目前临床应用最为广泛的抗骨质疏松症药物。双膦酸盐抑制破骨细胞生成和骨吸收，主要用于骨吸收明显增强的代谢性骨病（如变形性骨炎、多发性骨髓瘤、甲状旁腺功能亢进等），对类固醇性 OP 也有良效；但老年性 OP 不宜长期使用该类药物，必要时应与 PTH 等促进骨形成类药物合用。常用的有依替膦酸二钠、帕米膦酸钠、阿仑膦酸钠等。

（2）降钙素　降钙素可以快速抑制破骨细胞的活性，缓慢作用可以减少破骨细胞的数量，具有镇痛、增加活动和改善钙平衡的功能，适用于二磷酸盐和雌激素有禁忌证或不能耐受的患者。国内常用的制剂有降钙素和依降钙素。孕妇和过敏反应者禁用。应用降钙素制剂前需补充数日钙剂和维生素 D。

（3）性激素补充治疗　①雌激素补充治疗：主要是抑制骨吸收，降低骨的再塑造率，原则是进行生理性补充。适应于 PMOP 患者。但有诱发子宫内膜癌、乳腺癌的危险，与孕激素合用可降低致癌危险性。不良反应主要有诱发月经、体液潴留、乳腺疼痛等。②雄激素补充治疗：用于男性 OP 的治疗。一般宜选用雄酮类似物苯丙酸诺龙或司坦唑醇，副作用有肝损害、水钠潴留和前列腺增生，因此长期治疗宜选用经皮制剂。

（4）选择性雌激素受体调节剂（SERM）　SERM 主要适应于 PMOP 的预防与治疗，增加脊柱和髋部的骨密度，抑制骨吸收，增加骨密度，降低骨折发生的风险；而不刺激乳腺和子宫。

（5）其他　包括活性维生素 D 及其类似物，四烯甲萘醌，中药等。

七、预防

应从儿童、青少年开始，注意合理膳食营养，坚持科学的生活方式，尽可能保存体内钙质，丰富钙库。人到中年，尤其妇女绝经后，定期骨密度检查，及早采取防治对策。对退行性骨质疏松症患者应积极进行以药物为主的综合治疗，尽量避免外伤以免造成骨折。对中老年骨折患者应积极手术，实行坚强内固定，早期活动，补充营养，提高免疫功能及整体素质等综合治疗。

八、预后

骨质疏松给患者生活带来极大影响和痛苦，治疗效果差，生活质量明显下降，其预后与患者具有骨质疏松症的危险因素是否能减到最小，是否能预防初次和再发骨折有关。

（刘　亚）

第五节　痛　风

PPT

痛风是一种由于嘌呤合成代谢增加，尿酸产生过多或因尿酸排泄不良而致血中尿酸升高，尿酸盐结晶沉积在关节滑膜、滑囊、软骨、肾及其他组织中引起的急慢性炎症和组织损伤。只有尿酸升高称高尿酸血症，出现关节肿痛时才称为痛风。

一、病因

病因和发病机制不清。由于受地域、民族、饮食习惯的影响，高尿酸血症与痛风发病率差异较大。临床上分为原发性和继发性两大类，前者多由先天性嘌呤代谢异常所致，常与肥胖、糖脂代谢紊乱、高血压、动脉硬化和冠心病等聚集发生，后者则由某些系统性疾病如肾脏病、血液病、某些药物或高嘌呤食物等引起。

1. 尿酸排泄障碍　是引起高尿酸血症的重要因素，80% ~90% 患者具有尿酸排泄障碍。包括肾小球滤过减少、肾小管重吸收增多及分泌减少、尿酸盐结晶沉积等。

2. 尿酸生成增多　10% ~20% 的高尿酸血症是因尿酸盐生成过多。人体中尿酸 80% 来源于内源性嘌呤代谢，来源于富含嘌呤或核酸蛋白食物仅占 20%，一般来说，尿酸随年龄的增加而增高，特别是女性绝经后更明显。

3. 痛风　临床上 5% ~15% 高尿酸血症患者发展为痛风，当血尿酸浓度过高和（或）在酸性环境下，尿酸可析出结晶，沉积在骨关节、肾脏和皮下等组织，引起痛风性关节炎、痛风肾、痛风石等。

二、临床表现

临床多见于 40 岁以上的男性，女性多在更年期后发病，近年发病有年轻化趋势。常有家族遗传史。

1. 无症状期　仅有波动性或持续性高尿酸血症，有些终身不出现症状，但随年龄增长痛风的患病率增加，并与高尿酸血症的水平和持续时间有关。

2. 急性关节炎期 急性关节炎的表现多为痛风的首发症状。常有以下特点：①多在午夜或清晨突然起病，多呈剧痛，数小时内受累关节出现红、肿、热、痛和功能障碍，单侧拇趾及第1跖趾关节最常见，其余依次为踝、膝、腕、指、肘关节。②初次发作常呈自限性，多于数日内自行缓解，此时受累关节局部皮肤出现脱屑和瘙痒，为本病特有的表现。③秋水仙碱可以迅速缓解关节炎症状。④可伴高尿酸血症，但部分患者急性发作时血尿酸水平正常。⑤关节腔滑囊液偏振光显微镜检查可见双折光的针形尿酸盐结晶是确诊本病的依据。⑥可有发热等。常见的发病诱因有受寒、劳累、饮酒、高蛋白、高嘌呤饮食以及外伤、手术、感染等。春秋季节容易发作。

3. 痛风石及慢性关节炎期 痛风石是痛风的特征性临床表现，典型部位在耳廓，也常见于反复发作的关节周围，以及鹰嘴、髌骨、跟腱滑囊等处，外观为隆起的大小不一的黄白色赘生物，表面菲薄，破溃则有豆渣样的白色物质排出，经久不愈。临床表现为持续性关节肿痛、压痛、僵硬、畸形及关节功能障碍。

4. 肾脏病变

（1）痛风性肾病 起病隐匿，早期仅有间歇性蛋白尿，随着病情的发展呈持续性，伴有肾浓缩功能受损时夜尿增多，晚期可发生肾功能不全，表现为水肿、高血压、血尿素氮和肌酐升高。少数患者表现为急性肾衰竭，出现少尿或无尿，尿可见大量尿酸盐结晶。

（2）尿酸性肾石病 10%~25%的痛风患者肾脏有尿酸结石，呈泥沙样，常无症状，结石较大者可发生肾绞痛、血尿。当结石引起梗阻时导致肾积水、肾盂肾炎、肾积脓或肾周围炎，感染可加速结石的增长和肾实质的损害。

三、实验室及其他检查

1. 血尿酸测定 男性正常值为150~380μmol/L，女性为100~300μmol/L，更年期后接近男性。血尿酸存在较大波动，应反复监测。

2. 尿尿酸测定 限制嘌呤饮食5天后，每日尿酸排出量超过3.57mmol，可认为尿酸生成增多。

3. 滑囊液或痛风石内容物检查 偏振光显微镜下可见双折光的针形尿酸盐结晶。

4. X线检查 急性关节炎期可见非特征性软组织肿胀；慢性期或反复发作后可见关节间隙狭窄、软骨缘破坏，关节面不规则，特征性改变为穿凿样、虫蚀样圆形或弧形的骨质透亮缺损，严重者出现脱位、骨折。大多数肾结石为纯尿酸结石，特点是X线不显影，部分与草酸钙、磷酸钙混合，X线可显影。

5. 超声、CT与MRI检查 有助于关节内痛风石和尿路结石的诊断。

四、诊断

男性和绝经前女性>350μmol/L、绝经后女性血尿酸>420μmol/L可诊断为高尿酸血症。中老年男性如出现特征性关节炎表现、尿路结石或肾绞痛发作，伴有高尿酸血症应考虑痛风。关节液穿刺或痛风石活检证实为尿酸盐结晶可做出诊断。X线检查、CT或MRI扫描对明确诊断具有一定的价值。急性关节炎期诊断有困难者，秋水仙碱试验性治疗有诊断意义。

2015年ACR/EULAR发布了痛风新的诊断标准，同时也适用于急性期和慢性期痛风的评估。另外，该新标准包括一个适用标准（即使用该标准的前提条件）、一个确诊标准（即金标准）和一个分类标准，共计23分，只需满足8分即可诊断（表7-6，表7-7）。

表 7-6　2015 年 ACR/EULAR 痛风诊断步骤

步骤	内容
步骤 1　适用标准（仅符合适用标准者才进入下列步骤）	曾经至少一次发作时出现外周关节或滑液囊肿胀、疼痛和压痛
步骤 2　确诊标准（如果符合，直接诊断痛风，无须进行步骤 3）	有症状的关节和关节囊中检查出尿酸盐结晶，或存在痛风石者
步骤 3　分类标准（如果不符合确诊标准，适用下述分类标准）	

表 7-7　2015 年 ACR/EULAR 痛风评分

临床特点	评分
症状发作时，累及曾经的关节或滑膜囊	
踝关节或足中部（单关节或寡关节的一部分发作而没有累及第一跖趾关节）	1 分
第一跖关节受累（单关节或寡关节发作的一部分）	2 分
受累关节红肿（患者报告或医生观察到）	
受累关节不能忍受触摸或按压	
受累关节导致行走困难或活动功能障碍	
符合上述 1 项特点	1 分
符合上述 2 项特点	2 分
符合上述 3 项特点	3 分
关节痛发作时间特点（符合下列 3 条中 2 条，且与抗炎治疗无关，称为 1 次典型发作）	
a. 疼痛达峰时间 <24 小时	
b. 关节痛 14 天内	
c. 2 次发作的间歇期，症状完全消退（基线水平）	
曾有 1 次典型发作	1 分
曾有 2 次及以上典型发作	2 分
痛风石的临床证据，皮下结节呈“粉笔灰”样或有浆液。常伴血管包绕。而且位置典型：关节、耳郭、鹰嘴囊、指腹、肌腱（如跟腱）	
无痛风石	0 分
有痛风石	4 分
血清尿酸尿酸（氧化酶法检测）：在患者未进行降尿酸治疗时和复发 4 周后检测：若条件允许，在这些条件下复测，取最高分值记分	
<4mg/dl（240μmol/L）	-4 分
4～6mg/dl（240～360μmol/L）	0 分
6～8mg/dl（360～480μmol/L）	2 分
8～10mg/dl（480～600μmol/L）	3 分
≥10mg/dl（≥600μmol/L）	4 分
关节液分析：由有经验的医生对有症状关节或滑囊进行穿刺及偏振光显微镜镜检	
未检查	0 分
尿酸钠晶体阴性	-2 分
影像学特征	
(曾)/有症状的关节或滑囊处尿酸钠晶体的影像学证据：	有　4 分
关节超声“双轨征”，或双能 CT 的尿酸钠晶体沉积	无　0 分
痛风相关关节破坏的影像学证据：	有　4 分
手/足 X 线存在至少 1 处骨侵蚀（皮质破坏，边缘硬化或边缘突出	无　0 分

五、鉴别诊断

1. 关节炎

（1）风湿性关节炎　多见于青少年女性，呈游走性多关节炎，以膝关节炎为主，常伴心肌炎或环形红斑等。

（2）类风湿关节炎　青中年女性多见，好发于四肢近端小关节，呈对称性梭形肿胀、晨僵明显、关节畸形等，类风湿因子阳性。

（3）假性痛风　多见于老年人，关节软骨钙化所致，膝关节易受累，关节滑囊液检查可见焦磷酸钙结晶或磷灰石，X线可见软骨线状钙化或关节旁钙化。

（4）化脓性关节炎和创伤性关节炎　血尿酸不高，化脓性关节炎滑囊液内含大量白细胞，培养可得致病菌；创伤性关节炎常有较严重的受伤史，可作鉴别。

2. 肾石病　高尿酸血症或不典型痛风以肾结石或尿路结石为最先表现。纯尿酸结石X线不显影，所以对尿路平片阴性而B超阳性的泌尿系统结石病例应常规检查血尿酸并分析结石的性质。

六、治疗

1. 一般治疗　控制饮食总热量及脂肪的摄入；限制饮酒和高嘌呤食物如动物内脏、海鲜、鱼虾类、肉类、豌豆等。选择含嘌呤少的食物如各种谷类、水果、蔬菜、牛奶、鸡蛋等。限制饮酒，多饮水每天饮水2000ml以上增加尿酸的排泄。慎用抑制尿酸排泄的药物如噻嗪类利尿药等；避免诱发因素和积极治疗相关疾病等。

2. 急性痛风性关节炎期的治疗　绝对卧床，抬高患肢，避免负重，尽快治疗，足量给药，适当疗程，达到有效抗炎镇痛，提高患者生活质量。

（1）非甾体抗炎药（NSAIDs）　痛风急性发作时，首先考虑缓解患者的临床症状。各种NSAIDs都可有效缓解痛风症状，为急性痛风关节炎的一线用药。常用药物如下。①吲哚美辛：每次50mg，每天3～4次；②双氯芬酸：每次50mg，每天2～3次；③依托考昔：120mg，每天1次。常见不良反应有消化性溃疡及消化道出血。禁止同时服用两种或多种NSAIDs，否则会加重不良反应。

（2）秋水仙碱　治疗急性痛风性关节炎的传统药物，因其药物毒性现已少用。一般首次剂量1mg，以后第1～2小时0.5mg，24小时总量不超过6mg。不良反应为恶心、呕吐、厌食、腹胀和水样腹泻，发生率高达40%～75%，如出现上述不良反应及时调整剂量或停药，若用到最大剂量症状无明显改善时应及时停药。该药还可以引起白细胞计数减少、血小板减少等骨髓抑制表现以及脱发等。

（3）糖皮质激素　治疗急性痛风有明显的疗效，通常用于不能耐受NSAIDs或秋水仙碱或肾功能不全者。可应用中小剂量的糖皮质激素如泼尼松20～30mg/d，3～7天后逐渐减量停用，疗程不超过2周。该类药物的特点是起效快、缓解率高，但停药后容易出现“反跳”现象。

3. 发作间歇期和慢性期的处理　治疗目的是控制高尿酸血症，治疗目标是患者血尿酸水平稳定控制在360μmol/L（6mg/dl）以下。降尿酸药物有以下两类。

（1）促尿酸排泄药　主要通过抑制肾小管对尿酸的重吸收，增加尿酸排泄。同时应注意补液和多饮水。常用药物有：①丙磺舒：初用每次0.25g口服，2次/日，渐增至0.5g，3次/日，一日最大量2g，主要副作用有胃肠道反应、皮疹等过敏反应、骨髓抑制等，过敏者禁用。②苯溴马隆：使用25～50mg，一日1次，渐增至100mg。可有发热、皮疹、胃肠道反应等。

（2）抑制尿酸生成药　别嘌醇通过抑制黄嘌呤氧化酶，阻断黄嘌呤转化为尿酸，减少尿酸生成，适用于尿酸生成过多型的高尿酸血症，或不宜使用促尿酸排泄药者，也可用于继发性痛风。与排尿酸药合用效果更好。不良反应有胃肠道刺激，皮疹、发热、肝损害、骨髓抑制等，肾功能不全者剂量减半。

4. 痛风性肾脏病治疗　建议先评估肾功能，再根据患者具体情况用药。积极控制高尿酸血症，碱化尿液，多饮水、多排尿十分重要。利尿剂可使用螺内酯或乙酰唑胺，兼有利尿和碱化尿液作用。对于尿酸性尿路结石，大部分可溶解，自行排出，体积大且固定者可体外碎石或手术治疗。对于慢性肾功能不全重者可行透析治疗，必要时可肾移植。

5. 其他　高尿酸血症和痛风常与代谢综合征伴发，应积极行降压、降脂、减重及改善胰岛素抵抗等综合治疗。

七、预防及预后

1. 预防调整生活方式　有助于痛风的预防和治疗，应遵循下述原则。①限酒；②减少高嘌呤食物的摄入；③防止剧烈运动或突然受凉；④减少富含果糖饮料的摄入；⑤大量饮水（每日2000ml以上）；⑥控制体重；⑦增加新鲜蔬菜的摄入；⑧规律饮食和作息；⑨规律运动；⑩禁烟。

2. 预后　如果及早诊断并进行规范治疗，预后相对良好。慢性期病变可损坏关节结构，影响其功能，降低生活质量。如伴发高血压、糖尿病或其他肾病者，增加肾功能不全发生的风险，甚至危及生命。

（刘　亚）

目标检测

答案解析

一、选择题

【A1/A2型题】

1. 腺垂体功能减退症最早出现的症状是

A. 皮肤色素沉着　　B. 畏寒、记忆力减退　　C. 继发性糖尿病
D. 产后无乳汁或少乳　　E. 体位性头晕，低血压

2. 腺垂体功能减退症最常见的病因是

A. 席汉综合征　　B. 垂体肿瘤　　C. 产后大出血
D. 糖尿病血管病变　　E. 颅内感染后遗症

3. 胰岛素最常见的不良反应是

A. 胰岛素抵抗　　B. 体重增加　　C. 低血糖反应
D. 注射局部皮下脂肪萎缩　E. 全身过敏反应

4. 以下为T_1DM的主要临床特点的是

A. 多见于40岁以上的成年人　　B. 早期常不需要胰岛素治疗
C. 易发生高渗性非酮症性昏迷　　D. 大部分有超重或肥胖
E. 自身免疫介导的胰岛β细胞破坏

5. 患者，女，21岁。多饮、多尿、食欲缺乏伴体重下降半年就诊。查体：身高161cm，体重55kg，

血糖 19.2mmol/L，尿酮（+）。在治疗 1 个月后空腹血糖为 14mmol/L，中晚餐前血糖控制较满意。根据目前情况，下列治疗是最佳选择的是

A. 双胍类降糖药　B. 长效胰岛素治疗　C. 短效胰岛素治疗

D. 磺脲类降糖药治疗　E. 混合胰岛素治疗

6. 急性痛风性关节炎的主要临床特点不包括

A. 秋水仙碱治疗可迅速缓解关节炎症状

B. 常伴高尿酸血症

C. 单侧第一掌指关节肿痛最为常见

D. 在偏振光显微镜下，关节液内发现呈双折光的针形尿酸结晶

E. 疼痛剧烈，初次发作常呈自限性

7. 以下各项中不是急性痛风性关节炎治疗原则的是

A. 绝对卧床休息，抬高患肢

B. 避免关节负重

C. NSAIDs 是急性痛风性关节炎的一线用药

D. 尽早使用糖皮质激素

E. 秋水仙碱的副作用较大，目前临床已少用

8. 骨质疏松症最典型的临床表现是

A. 疼痛、脊柱变形和发生脆性骨折　B. 畸形、疼痛、反常活动

C. 畸形、疼痛、弹性固定　D. 高热、寒战、腹痛

E. 红、肿、热、痛

9. 原发性骨质疏松可发生于不同性别和任何年龄，但多见于

A. 儿童和老年妇女　B. 青年和男性成人　C. 儿童及妇女

D. 绝经后妇女和老年男性　E. 青春期女性

【A3/A4 型题】

（1~2 题共用题干）

患者，女，40 岁。5 年前分娩时失血过多伴晕厥，产后无乳汁分泌，闭经 2~3 年，伴畏寒，乏力，体位性头晕，饭前经常手抖，心悸，有饥饿感。查体：消瘦，声音低哑，毛发稀疏，双乳房萎缩，BP 80/50mmHg，血糖 4.0mmol/L，血皮质醇、雌二醇均低，FSH、LH 基础值不低。B 超示子宫体积小。

1. 最可能的临床诊断是

A. 低血糖　B. 卵巢功能早衰症　C. 继发性性腺功能减退症

D. Sheen 综合征　E. 黏液性水肿

2. 该患者最为理想的治疗方法为

A. 靶腺激素替代　B. 用促激素刺激靶腺

C. 应用促激素释放激素　D. 抑制靶腺激素的拮抗激素

E. 补充靶腺激素所调节的物质

（3~4 题共用题干）

患者，女，35 岁。因多汗、乏力、消瘦 8 个月就诊。患者于 8 个月前，无明显诱因出现多汗、全身乏力，体重下降约 10kg，易饥饿，饭量增加。伴持续性心悸，无胸闷、气促、夜间阵发性呼吸困难等。自发病以来，患者大便次数增多，每日 3~5 次，为黄色软便，精神尚可，易激动，睡眠差，小便正常。

查体：T 37.5℃，P 117 次/分，R 20 次/分，BP 120/80mmHg。发育正常，体形消瘦，神志清，自动体位，皮肤湿润，双眼球略突出，辐辏反射欠佳，甲状腺Ⅱ度肿大，质软，无结节及触痛，两侧上极可触及震颤，可闻及血管杂音，双肺呼吸音清，律齐无杂音，腹平坦，双下肢无水肿，无病理征。

3. 本病的临床诊断及诊断依据是

A. 糖尿病　　B. 结核　　C. 单纯性甲状腺肿

D. 甲状腺功能亢进症　　E. 甲状腺炎

4. 应进一步完善的检查是

A. 血糖　　B. 痰找结核杆菌　　C. FT3、FT4

D. ^{131}I 摄取率　　E. 甲状腺刺激性抗体

二、思考题

1. 患者，女，38 岁。因“颜面部水肿、乏力 1 年”就诊。患者于 1 年前无明显诱因出现颜面部水肿、全身乏力，体重增加约 5kg，伴有畏寒、脱发、腹胀、便秘。查体：T 36℃，P 65 次/分，R 80 次/分，BP 115/80mmHg。发育正常，偏胖体型，神志清，皮肤苍黄而干燥，颜面部水肿，头发及眉毛稀疏，甲状腺Ⅱ度肿大，质韧，未触及结节，无触痛，双肺呼吸音清，律齐，无杂音，心音较低钝，腹平坦，双下肢轻度水肿，无病理征。

（1）本病的临床诊断及诊断依据是什么？

（2）应进一步完善哪些检查？

2. 患者，女，68 岁。糖尿病病史 7 年，近日因家务忙未规律注射胰岛素，今晨起出现恶心、呕吐、腹痛，尿量增加，急诊入院。查体：呼吸深大，脱水貌。实验室检查：血白细胞 15×10^{9}/L，血糖 21.5mmol/L，尿酮体阳性，血 pH 7.1。

（1）本病的临床诊断及诊断依据是什么？

（2）该患者治疗原则有哪些？

书网融合……

本章小结　　微课　　题库

第八章　风湿性疾病

学习目标

1. 通过学习本章，重点把握系统性红斑狼疮、类风湿关节、脊柱关节炎的临床表现特点、实验室检查中相关抗体的临床意义及治疗原则。

2. 学会灵活运用理论知识，具有对常见风湿免疫性疾病的诊断与治疗的能力。

情境导入

情境描述　患者，女，22 岁。低热、关节疼痛 2 个月，自行服用“感冒药”可部分缓解，时常有口腔溃疡，无痛感。10 天前，外出公干后，面部开始出现皮疹，遂来院。查体：T 37.9℃，颊部、眼睑部皮疹呈蝶形分布，心肺腹无异常，双手指间关节轻度压痛。

讨论　1. 该患者最可能的诊断和诊断依据是什么？

2. 该疾病的治疗措施有哪些？

风湿性疾病（rheumatic disease）是指累及关节及其周围组织（包括骨、肌肉、滑囊、肌腱、筋膜、神经等）的一大类疾病。其发病主要与感染、免疫、代谢、内分泌、退行性改变、环境、遗传和肿瘤等因素有关。其主要临床表现为关节疼痛肿胀，活动障碍等。风湿性疾病发病率高，有一定致残率，不仅给人类健康造成危害，同时也给社会和家庭带来了沉重的负担。

根据风湿性疾病发病机制、病理改变和临床表现特点的不同，美国风湿病学会将风湿性疾病分为十大类（表 8－1）。

表 8－1　风湿性疾病的分类及命名

分类	疾病命名
1. 弥漫性结缔组织疾病	类风湿关节炎、红斑狼疮、多肌炎、硬皮病等
2. 脊柱关节病	强直性脊柱炎、银屑病关节炎、Reiter 综合征等
3. 退行性变	骨关节炎（原发性、继发性）
4. 与代谢和内分泌相关的风湿病	痛风、假性痛风、马方综合征、免疫缺陷病等
5. 与感染相关的风湿病	风湿热、反应性关节炎等
6. 与肿瘤相关的风湿病	原发性（滑膜瘤、滑膜肉瘤等） 继发性（多发性骨髓瘤、转移瘤等）
7. 神经血管疾病	雷诺病、神经性关节病、压迫性神经病变等
8. 骨与软骨病变	骨质疏松、骨软化、肥大性骨关节病、弥漫性原发性骨肥厚、骨炎等
9. 非关节性风湿病	椎间盘病变、关节周围病变、特发性腰痛等
10. 其他有关节症状的疾病	周期性风湿病、间歇性关节积液、药物相关的风湿综合征等

第一节 系统性红斑狼疮

PPT

系统性红斑狼疮（systemic lupus erythematosus，SLE）是一种自身免疫介导的、以免疫性炎症为突出表现的慢性、弥漫性结缔组织疾病。患者的血清中可检测出多种自身抗体，以抗核抗体（ANA）为主。患者有多系统、多器官损害，表现复杂多变，病情以缓解和急性发作相交替为特点，有肾脏、神经系统等内脏损害者预后不佳。

SLE 的患病率与人群有关，我国患病率为 70/10 万左右，高于西方发达国家。本病以女性多见，起病高峰在 15 ~45 岁的育龄女性。女性患病率明显高于男性，女性发病为男性的 7 ~9 倍。在全球各种族中，汉族人 SLE 的发病率位居第二。通过早期诊断及综合性治疗，本病的预后较前明显改善。

一、病因与发病机制

SLE 的病因及发病机制尚未完全明确，目前的研究显示，其发病是遗传因素、性激素等内源性因素与外源性因素（如感染、紫外线、化学、药物等）相互作用的结果。

（一）病因

1. 遗传

（1）遗传易感性　SLE 同卵双胞胎的共患率约为 50%，5 ~10 倍于异卵双胞胎；5% ~13% 的 SLE 患者可在一、二级亲属中找到另一 SLE 患者，提示 SLE 存在遗传易感性。

（2）易感基因　目前研究显示，SLE 是多基因相关疾病，如 HLA - Ⅱ类的 DR2、DR3 频率异常，HLA - Ⅲ类的 C2 或 C4 的缺损与 SLE 的发病相关。

2. 环境因素

（1）阳光　日光照射可以使 SLE 皮疹加重，以及导致病情的复发或恶化，即光敏感现象。紫外线可以使上皮细胞的 DNA 解聚为胸腺嘧啶二聚体，后者具有较强的抗原性，可刺激机体产生自身抗体。

（2）药物和食物　含有芳香族胺基团或联胺基团的药物（如肼屈嗪、普鲁卡因胺等）可诱发药物性狼疮。虽药物狼疮不等同于 SLE，但其临床表现和部分血清学特征类似 SLE；因此，SLE 患者应慎用这类药物。进食芹菜、无花果等补骨脂素及蘑菇、烟熏食品等含联胺基团的食物也可产生狼疮症状。

（3）其他　化学试剂、微生物病原体感染等也可诱发或加重疾病。

3. 雌激素　SLE 好发于育龄妇女，女性患者明显高于男性，妊娠期和哺乳期常出现病情加重；在患者体内雌激素水平升高、雄激素降低；这些现象提示雌激素参与 SLE 的发病。

（二）发病机制

SLE 的发病机制极为复杂，尚不明确。包括免疫耐受性减弱、淋巴细胞凋亡障碍、T 细胞和 B 细胞以及 NK 细胞等功能调节障碍、补体缺陷、免疫复合物清除障碍、细胞因子分泌调节障碍等。

（1）外来抗原引起 B 细胞活化产生大量不同类型的自身抗体，造成大量组织损伤。

（2）自身抗体和相应自身抗原结合形成致病性免疫复合物，免疫复合物沉积在组织，造成组织损伤。

（3）T 细胞和 NK 细胞功能失调，不能产生抑制 $CD4^+$ T 细胞，使 B 细胞持续活化而产生自身抗体，使自身免疫持续存在。

二、病理

主要病理改变为血管炎，可出现在身体任何器官。中小血管因免疫复合物沉积或抗体直接侵袭而出现血管壁的炎症和坏死，继发的血栓使管腔狭窄，导致局部组织缺血和功能障碍。

受损器官的特征性改变如下。

（1）苏木紫小体，又称狼疮小体，是细胞核受抗体作用变性为嗜酸性团块。

（2）“洋葱皮样病变”，即小动脉周围有向心性的纤维增生，在脾中央动脉常见，心瓣膜的结缔组织反复发生纤维蛋白样变性而形成赘生物。心包、心肌、肺、神经系统等亦可出现上述病理变化。

三、临床表现

SLE 临床症状复杂多样，由轻度的关节炎、皮疹等逐步出现多系统损害，可累及几乎所有的器官、系统；部分患者起病即可累及多系统。自然病程多表现为病情的加重和缓解相互交替，病程迁延反复。早期症状往往不典型。

1. 全身症状 发热是 SLE 常见的全身表现，可从低热到高热，是该病处于活动期的表现。发热应除外感染因素，尤其是在激素和免疫抑制剂治疗中出现的发热。其他全身症状包括疲乏、体重下降等。

2. 皮肤与黏膜 80% 患者在病程中出现皮疹，包括颊部蝶形红斑、盘状红斑、面部及躯干皮疹、指掌部和甲周红斑。颊部蝶形红斑是 SLE 的特征性改变。其他皮肤损害还包括光敏感、脱发、结节性红斑、脂膜炎、网状青斑、雷诺现象等。SLE 皮疹多无明显瘙痒，明显瘙痒者提示过敏，免疫抑制剂治疗后的瘙痒性皮疹应注意真菌感染。口腔和鼻黏膜的无痛性溃疡较常见，提示疾病活动。

3. 肌肉关节 常出现对称性多关节疼痛、肿胀，一般不引起骨质破坏，以指、腕、膝、踝关节最易受累。部分患者因关节周围肌腱受损出现 Jacoud 关节病，表现为可复的非侵蚀性关节半脱位。肌肉酸痛、无力是 SLE 的常见症状，可有肌酶谱的增高。部分患者出现缺血性骨坏死，多见于股骨头，其发生可能与雷诺现象、血管炎、激素的应用、抗磷脂综合征等相关。

4. 肾 50% ~70% 患者病程中会出现临床肾脏受累，几乎所有患者的肾组织都有病理变化，本病肾损害称为狼疮性肾炎。临床表现可为无症状性蛋白尿和（或）血尿、管型尿、水肿、高血压、肾病综合征、急进性肾炎综合征等，晚期发生尿毒症。肾衰竭是 SLE 的主要死亡原因之一。

5. 神经系统 神经 - 精神狼疮（neuro - psyc hiatric lupus，NP - SLE），又称狼疮脑病。可累及中枢和（或）周围神经系统。轻者仅有偏头痛、性格改变、记忆力减退或轻度认知障碍；重者可表现为脑血管意外、昏迷、癫痫持续状态等。有 NP - SLE 表现的均为病情活动者。引起 NP - SLE 的病理基础为脑局部血管炎的微血栓，心瓣膜赘生物脱落的小栓子，或有针对神经细胞的自身抗体，或并存抗磷脂抗体综合征。脑脊液检查及影像学检查对 NP - SLE 诊断有帮助。

6. 心血管系统 SLE 心脏病变包括心包炎、心肌炎、心内膜及瓣膜病变，以心包炎最常见，可为纤维蛋白性心包炎或渗出性心包炎，心包填塞少见。心肌损害者可有气促、心前区不适、心律失常，严重者可发生心力衰竭。瓣膜病变可出现疣状心内膜炎，表现为瓣膜赘生物，常见于二尖瓣后叶的心室侧，不引起心脏杂音性质的改变；通常疣状心内膜炎不引起临床症状，但可以脱落引起栓塞，或并发感染性心内膜炎。有冠状动脉受累，表现为心绞痛和心电图 ST - T 改变，甚至出现急性心肌梗死。

7. 肺 胸膜炎和胸腔积液是 SLE 常见的表现，多为中少量、双侧均匀分布，临床表现为胸痛、呼吸困难和咳嗽。急性狼疮肺炎不常见，表现为发热、干咳、气促，肺 X 线可见片状浸润阴影，多见于双下肺。SLE 所引起的肺间质性病变主要是急性和亚急性期的磨玻璃样改变和慢性期的纤维化，表现为活动后气促、干咳、低氧血症，肺功能检查常显示弥散功能下降。肺动脉高压和弥漫性出血性肺泡炎是 SLE 重症表现。

8. 消化系统 非特异性表现为食欲减退、恶心、呕吐、腹痛、腹泻或腹水等，以腹泻较常见，其中部分患者以上述症状为首发。活动期 SLE 可出现肠系膜血管炎，表现类似急腹症。少数可并发急腹症，如急性胰腺炎、肠坏死、肠梗阻，与 SLE 活动性相关。消化系统症状与肠壁和肠系膜的血管炎有关。SLE 常见血清转氨酶升高，仅少数出现严重肝损害和黄疸。

9. 血液系统 活动期 SLE 常出现贫血和（或）白细胞减少和（或）血小板减少。贫血可能为慢性贫血或肾性贫血。短期内出现重度贫血，常为自身免疫性溶血所致，多有网织红细胞升高。约 10% 患者 Coombs 试验阳性。白细胞减少需与治疗 SLE 的药物所致相鉴别。血小板减少与血清中存在抗血小板抗体、抗磷脂抗体以及骨髓巨核细胞成熟障碍有关。部分患者有无痛性轻或中度淋巴结肿大，少数患者脾大。

10. 其他 SLE 可眼部受累出现结膜炎、葡萄膜炎、眼底改变、视神经病变等。还可出现抗磷脂抗体综合征，表现为动脉和（或）静脉血栓形成，习惯性自发性流产，血小板减少。约 30% 患者伴有继发性干燥综合征，表现为口干、眼干，常有血清抗 SSB、抗 SSA 抗体阳性。

四、实验室及其他辅助检查

（一）一般检查

活动期 SLE 的血细胞三系中可有一系或多系减少；蛋白尿、红细胞、白细胞、管型尿等提示有肾损害。血沉增高，C－反应蛋白通常不高。

（二）自身抗体

SLE 血清中可以查到多种自身抗体，是 SLE 诊断的标表、疾病活动性的指标及提示可能出现的临床亚型。

1. 抗核抗体谱 出现在 SLE 的有抗核抗体（ANA）、抗双链 DNA（dsDNA）抗体、抗可提取核抗原（ENA）抗体。

（1）ANA 见于几乎所有的 SLE 患者，特异性低，其他结缔组织病中也常呈阳性，一些慢性感染和健康人群也可出现低滴度的 ANA。

（2）抗 dsDNA 抗体 诊断 SLE 的标志抗体之一，特异性为95%、敏感性为70%，多出现在 SLE 的活动期，抗 dsDNA 抗体的滴度与疾病活动性相关。

（3）抗 ENA 抗体谱 ①抗 Sm 抗体：是诊断 SLE 的标记抗体之一，特异性 99%、敏感性约 25%，可作为早期诊断或不典型患者诊断的重要依据，但与疾病活动性无明显关系。②抗 RNP 抗体：阳性率 40%，对 SLE 诊断特异性不高，与 SLE 的雷诺现象、肌炎有关。③抗 SSA（Ro）抗体：与 SLE 出现光过敏、血管炎、皮损、白细胞减少、新生儿狼疮、平滑肌受累等相关。④抗 SSB（La）抗体：与继发性干燥综合征有关。⑤抗 rRNP 抗体：提示有 NP－SLE 或其他重要内脏的损害。

2. 抗磷脂抗体 包括抗心磷脂抗体、狼疮抗凝物、梅毒血清试验假阳性等对自身不同磷脂成分的自身抗体。结合其特异的临床表现可诊断是否合并有继发性抗磷脂综合征（APS）。

3. 其他 包括与溶血性贫血有关的抗红细胞膜抗体，与血小板减少有关的抗血小板抗体、与 NP－SLE 有关的抗神经元抗体等；少数的患者血清出现类风湿因子（RF）和抗中性粒细胞胞质抗体。

（三）补体

总补体（CH50）、C3、C4 水平与 SLE 活动度呈负相关，常可作为病情活动性和治疗反应的监测指标之一。

（四）肾活检病理

对狼疮肾炎的诊断、治疗和预后估计均有价值，尤其对指导狼疮肾炎治疗有重要意义。

（五）X线等影像学检查

有助于早期发现器官损害。如头颅MRI、CT对患者脑部梗死性或出血性病灶的发现和治疗提供帮助；胸部高分辨CT有助于发现早期肺间质性病变；超声心动图对心肌病变、心瓣膜病变、心包积液、肺动脉高压等有较高敏感性，有利于早期诊断。

五、诊断与鉴别诊断

目前指南推荐采用系统性红斑狼疮国际临床协助组（SLICC）2012年发布的或2019年EULAR/ACR制定的分类标准，本书采用前者（表8－2），该分类标准包括临床标准11项，免疫学标准6项。其诊断标准是：满足17项中的4项或以上（包括至少1项临床标准和1项免疫学标准）；或肾活检证实狼疮肾炎，同时ANA阳性或抗dsDNA抗体阳性。其敏感性和特异性分别为97%、84%。

表8－2　SLICC关于SLE的分类标准（2012）

临床标准	免疫学指标
1. 急性或亚急性皮肤型狼疮	1. ANA阳性
2. 慢性皮肤型狼疮	2. 抗dsDNA抗体阳性：（ELISA方法需2次阳性）
3. 口鼻部溃疡	3. 抗Sm抗体阳性
4. 脱发	4. 抗磷脂抗体阳性：狼疮抗凝物阳性，或梅毒血清试验假阳性，或中高水平的抗心磷脂抗体阳性，或 β_2 糖蛋白Ⅰ阳性
5. 关节炎	5. 补体降低：C3、C4或CH50
6. 浆膜炎：心包炎和胸膜炎	6. 直接抗人球蛋白（Coombs）试验阳性（无溶血性贫血）
7. 肾脏病变：尿蛋白肌酐比＞0.5mg/mg或尿蛋白定量（24h）大于0.5g或有红细胞管型	
8. 神经病变：癫痫、精神病、多发性单神经炎、脊髓炎、外周或脑神经病变、急性精神混乱状态	
9. 溶血性贫血	
10. 至少一次白细胞减少（$<4\times10^9/L$）或淋巴细胞减少（$<1\times10^9/L$）	
11. 至少一次血小板减少（$<10\times10^9/L$）	

SLE存在多系统累及，每种临床表现均需与相应的各系统疾病相鉴别。应与下述疾病如类风湿关节炎（RA）、各种皮炎、癫痫病、精神病、特发性血小板减少性紫癜和原发性肾小球肾炎，以及其他结缔组织病等疾病鉴别。

六、病情的判断

诊断明确后还应判定患者的病情以便采取相应的治疗，根据中华医学会风湿病学分会2010年发布的系统性红斑狼疮诊断及治疗指南，病情活动性及轻重程度评估如下。

1. 疾病的活动性　各种SLE的临床症状，尤其是新近出现的症状均可能提示疾病的活动。与SLE相关的多数实验室指标有关，也与疾病的活动有关。提示SLE活动的主要表现有：中枢神经系统受累（可表现为癫痫、精神病、器质性脑病、视觉异常、脑神经病变、狼疮性头痛、脑血管意外等，但需排除中枢神经系统感染），肾脏受累（包括管型尿、血尿、蛋白尿、白细胞尿），血管炎，关节炎，肌炎，发热，皮肤黏膜表现（如新发红斑、脱发、黏膜溃疡），胸膜炎，心包炎，低补体血症，抗dsDNA抗体滴度增高，血液三系减少（需除外药物所致的骨髓抑制），红细胞沉降率（ESR）增快等。国际上通用的几个SLE活动性判断标准包括：英国狼疮评估小组（BILAG）、SLE疾病活动指数（SLEDAI）、系统性狼疮活动程度检测（SLAM）等，其中以 BILAG 和 SLEDAI 最为常用。

2. 病情的严重性评估 轻型 SLE 指诊断明确或高度怀疑者，但临床稳定且无明显内脏损害，所有系统 BILAG 评分为 C 类或 D 类，SLEDAI 积分 <10 分。中度活动型狼疮是指有明显重要脏器累及且需要治疗的患者，BILAG 评分 B 类（≤2 系统）或 SLEDAI 积分 10~14 分，重型 SLE 是指狼疮累及重要脏器，任何系统 BILAG 评分至少 1 个系统为 A 类和(或) > 两个系统达到 B 类者，或 SLEDAI≥15 分。累及的脏器包括①心脏：冠状动脉、血管受累、Libman－sacks 内膜炎、心肌炎、心包填塞、恶性高血压；②肺脏：肺动脉高压、肺出血、肺炎、肺梗死、肺萎缩、肺间质纤维化；③消化系统：肠系膜血管炎、急性胰腺炎；④血液系统：溶血性贫血、粒细胞减少（白细胞 $<1\times10^9$/L）、血小板减少（$<50\times10^9$/L）、血栓性血小板减少性紫癜、动静脉血栓形成；⑤肾脏：肾小球肾炎持续不缓解、急进性肾小球肾炎、肾病综合征；⑥神经系统：抽搐、急性意识障碍、昏迷、脑卒中、横贯性脊髓炎、单神经炎/多神经炎、精神性发作、脱髓鞘综合征；⑦其他：包括皮肤血管炎、弥漫性严重的皮损、溃疡、大疱、肌炎、非感染性高热有衰竭表现等。

狼疮危象是指急性的危及生命的重症 SLE，如急进性狼疮性肾炎（LN）、严重的中枢神经系统损害、严重的溶血性贫血、血小板减少性紫癜、粒细胞缺乏症、严重心脏损害、严重狼疮性肺炎或肺出血、严重狼疮性肝炎、严重的血管炎等。

七、治疗

目前还没有根治 SLE 的方法，但恰当的治疗可以使大多数患者达到病情缓解，强调早期诊断、早期治疗，以避免或延缓不可逆的组织脏器的病理损害。治疗原则是急性期积极药物诱导缓解，病情缓解后维持治疗以保持缓解状态，保护重要脏器功能及减少并发症。

（一）一般治疗

做好心理疏导与宣教，使患者正确认识疾病，消除恐惧心理，树立乐观情绪，并能规律用药及长期随访；急性期要卧床休息，病情稳定的患者也应避免过度疲劳；避免使用可能诱发狼疮的药物；避免日光暴晒和紫外线暴露；缓解期才能接种疫苗，尽可能不用活疫苗等。

（二）药物治疗

1. 轻型 SLE 的治疗 轻型 SLE 虽有狼疮活动，但症状轻微，仅表现为光过敏、皮疹、关节炎或轻度浆膜炎，无明显内脏损害。

（1）非甾体抗炎药物 可用于控制关节炎，应注意消化性溃疡、出血及肝肾功能等方面的副作用。

（2）羟氯喹 可控制皮疹和减轻光敏感，有助于稳定 SLE 的病情和减少激素的副作用，是 SLE 的常用药物之一。常用剂量为 0.2~0.4g/d，副作用主要是眼底病变，在使用前及使用过程中至少每年检查眼底；心动过缓或有传导阻滞者禁用。

（3）沙利度胺 对抗疟药不敏感的顽固性皮损可选择，常用量为 50~100mg/d，1 年内有生育意向的患者忌用。

（4）小剂量的激素 泼尼松≤10 mg/d。有助于控制病情，需补钙预防骨质疏松等。

（5）根据病情评估，必要时可联用甲氨蝶呤、硫唑嘌呤、霉酚酸酯等免疫抑制剂。

应注意的是，轻型 SLE 可因过敏、感染、妊娠生育、环境变化等因素加重，甚至出现狼疮危象。

2. 中度活动型 SLE 的治疗 给予个体化糖皮质激素治疗是必要的，常用泼尼松剂量为 0.5~1mg/（kg·d）；同时需要联用其他免疫抑制剂，如甲氨蝶呤、硫唑嘌呤、霉酚酸酯等。

3. 重型 SLE 的治疗 治疗分两个阶段，即诱导缓解和巩固维持治疗。诱导缓解的目的是迅速控制病情，阻止或逆转内脏损害，力求疾病完全缓解，但应注意过度使用免疫抑制剂引起的如感染等并发症。多数患者的诱导缓解期需要超过半年或1年。

(1) 糖皮质激素　是治疗SLE的基础用药，应根据不同激素的药理、患者的病情和对激素的敏感性等个体化用药。重型SLE的标准剂量是泼尼松1mg/(kg·d)，每日分1~2次口服；病情稳定后缓慢减量，开始以每1~2周减10%的速度缓慢减量，减至泼尼松0.5mg/(kg·d)后，减药速度按病情适当调慢；如病情允许，泼尼松维持治疗的剂量每日尽量小于10mg。在治疗过程中应同时或适时加用免疫抑制剂。存在重要脏器急性进行性损伤时，可使用激素冲击治疗，即用甲泼尼龙50~100mg静脉滴注，每天1次，连用3~5天为1疗程；根据病情1~2周后可重复使用。间隔期和冲击治疗后需每日口服泼尼松0.5~1.0mg/kg，并加用免疫抑制剂配合治疗。长期使用激素会出现向心性肥胖、血糖升高、高血压、高血脂、诱发感染、股骨头坏死和骨质疏松等不良反应，应予以密切监测。

(2) 免疫抑制剂　活动程度较严重的SLE，给予大剂量激素治疗的同时，需加用免疫抑制剂。加用免疫抑制剂有利于更好地控制SLE活动，减少复发，减少激素的需要量和副作用。①环磷酰胺(CTX)：是治疗重症SLE的有效药物之一，尤其是有狼疮性肾炎和血管炎的患者。CTX联合激素治疗能有效地诱导疾病缓解，阻止和逆转病变的发展。目前常用的标准CTX冲击疗法是：按0.5~1.0g/m^2（体表面积），加入0.9%氯化钠溶液250ml内，静脉缓慢滴注，时间要超过1小时；每月1次，多数患者在6~12个月可以缓解病情进入巩固治疗阶段。在巩固治疗阶段，需继续CTX冲击治疗，延长用药间隔为每3个月冲击1次，维持1~2年。CTX主要不良反应有胃肠道反应、脱发、肝损害、血白细胞减少、性腺抑制、出血性膀胱炎等，应定期作检查，当血白细胞$<3\times10^9$/L时，应暂停使用。②环孢素（CsA）：是一种非细胞毒免疫抑制剂，对狼疮肾炎、血液系统累及治疗有效。常用剂量为每日5mg/kg，分2次口服，服用3个月后每月减少1mg/kg，至3mg/kg作维持治疗。主要不良反应为肝肾损害、高血压、高尿酸血症和高血钾等，使用期间应予以监测。③硫唑嘌呤（AZA）：控制肾脏和神经系统病变效果不及CTX冲击治疗，对浆膜炎、血液系统、皮疹等较好。常用剂量为50~100 mg/d。主要副作用为骨髓抑制、肝损害、胃肠道反应等。④羟氯喹（HCQ）：对皮疹、关节痛及轻型患者有效，每次0.1~0.2g，每日2次。其对血常规、肝肾功能影响很小，久服后可能出现眼底病变。⑤霉酚酸酯（MMF）：治疗LN有效能够有效的控制Ⅳ型LN活动，其不良反应总体低于环磷酰胺，但不能替代环磷酰胺。每日剂量为1~2g，分2次口服。⑥他克莫司(FK506)：对SLE诱导缓解和维持期治疗均有良好的疗效。常用剂量为3~6mg/d。主要不良反应为高血压、胃肠道反应、高血钾、肝肾功能损害等。⑦雷公藤总苷：每次20mg，每日3次。不良反应主要为对性腺的毒性、肝肾损害。

(3) 其他治疗　病情危重或治疗困难病例时，可选择静脉注射大剂量免疫球蛋白（IVIG）、血浆置换、造血干细胞或间充质干细胞移植等。近年来生物制剂也逐渐用于SLE的治疗，常用的生物制剂有抗CD20单抗（利妥昔单抗）和贝利单抗。

八、妊娠生育

大多数SLE患者在疾病控制后可以安全地妊娠生育。一般而言，在无重要脏器损害（中枢神经系统、肾脏等），病情处于缓解期达1年以上，细胞毒免疫制剂（环磷酰胺、甲氨蝶呤等）停药半年以上，激素口服泼尼松剂量低于10mg/d者，一般能安全地妊娠，并分娩出正常婴儿。非缓解期的SLE患者容易出现流产、早产和死胎，应注意避孕。妊娠前3个月至妊娠期应用大多数免疫抑制剂均可能影响胎儿的生长发育，故必须停用以上药物至少半年方能妊娠。妊娠可诱发SLE活动，特别在妊娠早期和产后6周。有习惯性流产病史或抗磷脂抗体阳性者，妊娠时应用低剂量阿司匹林和（或）小剂量低分子肝素抗凝防治流产或死胎。激素通过胎盘时被灭活（但是地塞米松和倍他米松例外，可以通过胎盘屏障）不会对胎儿有害，妊娠时及产后1个月可按病情需要给予激素治疗。产后避免哺乳。

九、预后

SLE 患者的预后与重要脏器是否受累及损伤程度、药物治疗的种类及时机、患者的依从性等有关。早期诊断和合理规范的治疗是改善预后的关键。随着早期诊断的方法增多和治疗水平的提高，SLE 预后已明显提高，5 年存活率达 90%，10 年存活率超过 80%。SLE 患者的死亡原因是多脏器严重损害和感染，尤其对于严重神经精神性狼疮和急进性 LN 者；慢性肾功能不全和药物（尤其是长期使用大剂量激素）的不良反应、冠状动脉粥样硬化性心脏病已成为 SLE 远期死亡的主要原因。

（周　卫）

第二节　类风湿关节炎

PPT

类风湿关节炎（rheumatoid arthritis，RA）是一种以侵蚀性关节炎为主要特征的全身性自身免疫性疾病；以对称性、破坏性、持续性多关节炎为主要临床表现，其中以双手、腕、膝、踝和足关节受累最为常见，并可有发热、贫血、皮下结节及淋巴结肿大等关节外表现。基本病理表现为滑膜炎、血管翳形成，并逐渐出现关节软骨和骨破坏，最终导致关节畸形和功能丧失，可并发肺部疾病、心血管疾病、恶性肿瘤及抑郁症等。血清中可检测到多种自身抗体。本病呈全球性分布，全球发病率为0.5%～1%，中国大陆地区发病率为为0.42%；各年龄段均可发病，以 30～50 岁为发病高峰；发病以女性多见，男女之比约为1∶3。

一、病因和发病机制

RA 的病因和发病机制尚不完全清楚。一般认为，类风湿关节炎的发病是具有遗传倾向的个体通过接触到特定的环境危险因素后产生，是遗传易感因素、环境因素及免疫系统失调等各种因素综合作用的结果。

1. 环境因素　未证实有导致本病的直接感染因子。目前认为一些细菌、支原体和病毒等感染，激活 T、B 等淋巴细胞，产生致炎因子和自身抗体，进而影响 RA 的发病和病情进展，感染因子的某些成分也可以通过分子模拟导致自身免疫性反应。

2. 遗传易感性　类风湿关节炎的危险因素 50% 归咎于遗传因素。对同卵双胞胎的调查发现，类风湿关节炎的遗传率高达 53%～65%，其同时患 RA 的概率为 12%～30%；而双卵双胞胎同患 RA 的概率只有 4%。此外，许多地区和国家进行研究发现 HLA－DR4 单倍型与 RA 的发病相关。

3. 免疫紊乱　免疫紊乱是 RA 主要的发病机制，以活化的 $CD4^+$T 细胞和 MHC－Ⅱ型阳性的抗原递呈细胞（APC）浸润关节滑膜为特点。滑膜关节组织的某些成分或体内产生的内源性物质也可能作为自身抗原被 APC 呈递活化 $CD4^+$T 细胞，启动特异性免疫应答，导致相应的关节炎症状。在病程中不同 T 细胞克隆受到体内外不同抗原的刺激而活化增殖，滑膜的巨噬细胞也因抗原而活化，使 TNF－α、IL－1、IL－6 等细胞因子产生增多，促使滑膜处于慢性炎症状态。TNF－α 进一步破坏关节软骨和骨，导致关节畸形。IL－1 则是引起 RA 低热、乏力、急性期蛋白合成增多等全身性症状的主要细胞因子，也是造成 C－反应蛋白和血沉升高的主要因素。同时，也使 B 细胞激活分化为浆细胞，分泌大量免疫球蛋白，免疫球蛋白和类风湿因子（RF）、抗环瓜氨酸肽（CCP）等多种自身抗体形成的免疫复合物，经补体激活后诱发炎症。患者过量的 Fas 分子或 Fas 分子和 Fas 配体比值失调会影响滑膜组织细胞的正常凋亡，使得滑膜炎免疫反应得以持续。

4. 内分泌因素　内分泌因素在 RA 病中起重要作用。RA 患者男女发病比为 1∶3，更年期女性的发病率明显高于同龄男性及老年女性，80 岁以后男女发病率基本相同；且在滑液中雌激素浓度是明显升高，说明性激素参与了 RA 的发病及发展过程。除性激素外，泌乳素、下丘脑 - 垂体 - 肾上腺轴和皮质醇、黄体酮及甲状腺素等多种内分泌激素均可能与 RA 的发病有关。

二、病理

RA 的基本病理改变是滑膜炎和血管炎，滑膜炎是关节表现的基础，血管炎是关节外表现的基础。滑膜早期病变为滑膜水肿、纤维蛋白沉积和淋巴细胞、单核细胞浸润，滑膜衬里细胞的增生和肥大；随着病变进展，淋巴细胞迁移至滑膜并形成以血管为中心的灶性浸润。滑膜炎的进一步变化是滑膜变得肥厚，形成许多绒毛样突起，突向关节腔内或进入到软骨和软骨下的骨质，绒毛即血管翳，有很强的破坏性，是造成关节破坏、畸形、功能障碍的病理基础。血管炎可发生在类风湿关节炎患者关节外的任何组织，累及中、小动脉和（或）静脉，病理表现为血管壁纤维素样坏死、炎症细胞浸润，纤维素沉着，内膜有增生，导致血管腔的狭窄或堵塞。

三、临床表现

RA 临床表现个体差异大，多以缓慢隐匿的方式起病，关节病变是 RA 关节炎最常见和最主要的临床表现，以对称性双手、腕、足等多关节肿痛为首发表现，可伴有低热、乏力、全身不适、体重下降等症状；少数则有较急剧的起病，在数天内出现典型的关节症状。

1. 关节表现 微课

（1）晨僵　晨僵是指关节部位的僵硬和胶着感。晨起明显，活动后减轻。日间长时间静止不动后也可出现，持续时间至少 1 小时者意义较大，可见于 95% 以上的 RA 患者。晨僵持续时间长短可作为观察本病活动程度的指标之一，但主观性很强。晨僵也可见于其他多种关节炎，但不如 RA 明显和持久。

（2）关节痛与压痛　关节疼痛及压痛多是本病最早的症状，关节疼痛最常见的部位是近端指间关节、掌指关节、腕关节，其次是足趾、膝、踝、肘、肩等关节，也可累及颈椎、髋、颞颌等关节，为对称性、持续性的关节疼痛和（或）压痛，时轻时重。受累关节皮肤可出现褐色色素沉着。

（3）关节肿胀　多由于关节腔积液或关节周围软组织炎症、滑膜慢性炎症后的肥厚而引起。凡受累的关节均可肿胀，常见部位与关节疼痛部位相同，亦多呈对称性。

（4）关节畸形　晚期由于滑膜炎、软骨破坏、关节周围肌肉萎缩及韧带牵拉的综合作用引起关节半脱位或脱位，导致出现关节破坏和畸形。关节畸形最常见是腕和肘关节强直、掌指关节的半脱位、手指向尺侧偏斜或呈“天鹅颈样”、“纽扣花”样表现。

（5）骨质疏松　骨质疏松在本病中十分常见，随病程迁延而发生率上升。可能与成骨细胞功能降低、溶骨作用增加及钙吸收减少有关。

（6）关节功能障碍　关节肿痛和结构破坏都引起关节的活动障碍。美国风湿病学会将因本病而影响生活的程度分为四级。Ⅰ级：能照常进行日常生活和各项工作；Ⅱ级：可进行一般的日常生活和某种职业工作，但参与其他项目活动受限；Ⅲ级：可进行一般的日常生活，但参与某种职业工作或其他项目活动受限；Ⅳ级：日常生活的自理和参与工作的能力均受限。

2. 关节外表现

（1）类风湿结节　是本病较为特异的关节外皮肤表现，可见于 20% ~30% 的患者，多位于关节伸面、关节隆突及受压部位的皮下，如前臂伸面、肘鹰嘴突附近、枕部和跟腱等处；也可发生在胸膜、肺组织、心包和心内膜等。其大小不一，结节直径可为数毫米至数厘米，质硬、不易活动、无压痛、对称性分布。其存在提示本病的活动。

（2）类风湿血管炎　RA 患者系统性血管炎少见，重症患者可出现血管炎，多见于 RF 阳性患者。

临床上可出现指（趾）坏疽、梗死、皮肤溃疡、紫癜、网状青斑、巩膜炎、视网膜血管炎、肝脾大等。

（3）肺和胸膜　10%～30%的患者可出现肺和胸膜的损害，以肺间质纤维化及胸膜炎最为常见。此外可见肺类风湿结节、肺血管炎及肺动脉高压。

（4）心脏心包炎　是最常见心脏受累表现，多见于RF阳性、有类风湿结节的患者。多数患者无相关临床症状，通过超声心动图检查约30%患者有少量心包积液。

5. 胃肠道　患者可出现上腹不适、胃痛、恶心、食欲缺乏、黑便等，多与服用抗风湿药物，尤其是非甾体抗炎药有关，很少由RA本身引起。

6. 肾　本病肾损害少见，应注意与药物引起的肾损害相鉴别。偶有轻微膜性肾病、肾小球肾炎、肾内小血管炎以及肾脏的淀粉样变等报道。

7. 神经系统　神经受压是RA患者出现神经系统病变的常见原因，其他原因包括血管炎、神经末梢变性等。患者可伴发感觉型周围神经病、混合型周围神经病、多发性单神经炎、颈脊髓神经病、嵌压性周围神经病及硬膜外结节引起的脊髓受压等。

8. 血液系统贫血　可因病变本身或因服用非甾体抗炎药而造成胃肠道长期少量出血所致，贫血程度通常和病情活动度相关，尤其是和关节的炎症程度相关。血小板增多常见，其增高的程度和滑膜炎活动的关节数正相关。Felty综合征是指RA患者伴有脾大、中性粒细胞减少，有的甚至有贫血和血小板减少。

9. 干燥综合征　30%～40% RA患者在疾病的各个时期均可出现此综合征，口干、眼干症状不明显，需结合自身抗体，经眼科、口腔科进一步检查以明确诊断。

四、实验室及其他检查

1. 血象　有轻至中度贫血，活动期血小板可增高，白细胞及分类多正常。

2. 炎性标志物

（1）血沉（ESR）　是反映病情活动的指标之一，病情缓解时可恢复至正常。约5%的RA患者在病情活动时并不增快；贫血、低蛋白血症及合并感染等情况均可影响血沉。

（2）C－反应蛋白（CRP）　常升高，与疾病活动度、晨僵时间、关节疼痛及肿胀等相关，病情缓解时可降至正常。

3. 自身抗体

（1）类风湿因子（RF）　是抗人或动物IgG Fc片段上抗原决定簇的特异性抗体，分为IgM、IgG和IgA型，临床工作中主要检测IgM型，约见于70%的RA患者血清，其滴度一般与本病的活动性和严重性呈比例；高滴度RF是预后不良指标之一。但RF并非RA的特异性抗体，也出现在系统性红斑狼疮、原发性干燥综合征、慢性肺结核等感染性和自身免疫性疾病中，5%的正常人群中也可以出现低滴度的RF。

（2）抗角蛋白抗体谱　包括抗核周因子（APF）抗体、抗角蛋白抗体（AKA）、抗聚角蛋白微丝蛋白抗体（AFA）和抗环瓜氨酸肽（CCP）抗体。抗CCP抗体在此抗体谱中对RA的诊断敏感性和特异性高。这些抗体有助于RA的早期诊断和鉴别诊断，尤其是血清RF阴性、临床症状不典型者，已在临床中普遍使用。

4. 免疫复合物和补体　70%患者血清中出现各种类型的免疫复合物，尤其是活动期和RF阳性患者。在急性期和活动期，患者血清补体均有升高，只有少数有血管炎者出现低补体血症。

5. 关节滑液　正常情况下，人关节腔内的滑液不超过3.5ml，RA患者滑液增多，呈淡黄色透明、黏度差，滑液中的白细胞明显增多，达$2000 \times 10^6/L \sim 75000 \times 10^6/L$，以中性粒细胞为主，含葡萄糖量低（低于血糖）。

6. 关节影像学检查

（1）X线片　可为RA的诊断、关节病变分期、病变演变提供依据，初诊至少应摄手指及腕关节的

X线片。早期可见关节周围软组织肿胀、关节端骨质疏松（Ⅰ期）；进而关节间隙变窄（Ⅱ期）；关节面出现虫蚀样改变（Ⅲ期）；晚期可见关节半脱位和关节破坏后的纤维性和骨性强直（Ⅳ期）。诊断应有骨侵蚀或肯定的局限性或受累关节近旁明显脱钙。

（2）其他　包括CT、MRI和B超等。CT可以显示在X线片上尚看不出的骨破坏，对软组织及滑膜效果不佳；MRI可以显示关节软组织早期病变，如滑膜水肿、骨髓水肿等。B超在确定和量化滑膜炎方面有确切价值。

7. 类风湿结节的活检　其典型的病理改变有助于本病的诊断。

五、诊断与鉴别诊断

1. 诊断标准　RA的诊断主要依靠病史、临床表现，结合实验室及影像学检查。目前采用美国风湿病学会（ACR）和欧洲抗风湿病联盟（EULAR）2009年提出的分类标准和评分系统（表8－3），该标准适用人群为至少1个关节明确表现为滑膜炎，滑膜炎无法用其他原因解释。诊断标准为：至少1个关节肿痛，并有滑膜炎的证据（临床或超声或MRI）；同时排除了其他疾病引起的关节炎，并有典型的常规放射学RA骨破坏的改变，可诊断为RA。另外，根据评分系统进行评分，总得分6分及以上也可诊断RA。

表8－3　ACR/EULAR 2009年RA分类标准和评分系统

临床表现和实验室检查	得分（0～5分）
关节受累	
1个大关节	0
2～10个大关节	1
1～3个小关节（伴有或不伴有大关节受累）	2
4～10个小关节（伴有或不伴有大关节受累）	3
>10个关节（至少1个小关节受累）	5
血清学（确诊至少需要1条）	
RF和抗CCP抗体均阴性	0
RF和（或）抗CCP抗体低滴度阳性	2
RF和（或）抗CCP抗体高滴度阳性（>正常值上限3倍以上）	3
急性时相反应物（确诊至少需要1条）	
CRP和ESR均正常	0
CRP和ESR异常	1
症状持续时间	
<6周	0
≥6周	1

注：（1）关节评估指压痛及肿胀的关节，不包括远端指间关节、第1跖趾关节、第1腕掌关节。
（2）小关节指腕关节、掌指关节、近端指间关节、第2～5跖趾关节、拇指关节。
（3）分类分值最高原则。

2. 病情的判断　判断RA活动性的指标包括疲劳的程度、晨僵持续的时间、关节疼痛和肿胀的数目和程度，以及炎性指标（如ESR、CRP）等。其评价标准有ACR2009、疾病活动指数（DAS28）、简化疾病活动指数（SDAI）及临床疾病活动指数（CDAI）等，临床上常采用DAS28来判断病情活动程度。DAS28评分<2.6病情缓解，DAS28>3.2疾病活动，DAS28>5.1疾病高度活动。此外，在患者就诊时还应对影响其预后的因素进行分析，影响因素包括病程、躯体功能障碍（如HAQ评分）、关节外表现、血清中自身抗体和HLA－DR1/DR4是否阳性、早期出现X线提示的骨破坏等。

3. 缓解标准　ACR提出RA关节炎的缓解标准为：①晨僵时间低于15分钟；②无疲劳感；③无关

节疼痛；④无关节压痛或活动时无关节痛；⑤无关节或腱鞘肿胀；⑥ESR（魏氏法）女性＜30mm/h，男性＜20mm/h。符合以上6项中5项或5项以上并至少连续2个月者考虑为临床缓解；有活动性血管炎、心包炎、胸膜炎、肌炎和近期因RA所致的体重下降或发热，则不能认为临床缓解。

4. 鉴别诊断 RA在诊断时应注意与以下疾病进行鉴别诊断。

（1）骨关节炎 该病在中老年人多发，主要累及膝、髋等负重关节，手、脊柱关节也易受累，但掌指关节、腕关节和其他关节较少受累。活动时关节痛加重，可有关节肿胀和积液，骨关节炎患者很少出现对称性近端指间关节，腕关节受累，无类风湿结节，晨僵时间短，或无晨僵。大多数患者血沉正常，RF阴性或低滴度阳性，抗CCP抗体、AKA阴性。X线示关节间隙狭窄、关节边缘呈唇样增生或骨赘形成。

（2）强直性脊柱炎 以青年男性多发，起病缓慢，主要侵犯骶髂关节及脊柱，极少累及手关节。部分患者可出现以膝、踝、髋关节为主的非对称性下肢大关节肿痛，可出现肌腱端炎。骶髂关节炎及脊柱的典型X线改变对诊断有意义。90%以上患者HLA－B27阳性，血清RF阴性。

（3）痛风性关节炎 该病多见于中年男性，常表现为关节炎反复急性发作，好发部位为第一跖趾关节或跗关节，也可侵膝、踝、肘、腕及手关节。本病患者血清自身抗体阴性，血尿酸水平大多增高，慢性重症患者可在关节周围和耳廓等部位出现痛风石。

（4）银屑病关节炎 以手指或足趾远端关节受累更常见，同时可有骶髂关节炎和脊柱炎，发病前或病程中出现银屑病的皮肤或指甲病变，可有关节畸形。X线表现可有标志性的笔帽征。血清RF多阴性，可有HLA－B27阳性。

（5）系统性红斑狼疮 少数患者以手指关节或腕关节肿痛为首发症状，且部分患者RF阳性。但其关节病变较RA为轻，往往伴有蝶形红斑、光过敏、脱发、反复口腔溃疡、蛋白尿等表现。血清ANA、抗dsDNA抗体等多种自身抗体阳性。

（6）其他病因的关节炎 风湿热的关节炎、肠道感染后或结核感染后反应性关节炎，均各有其原发病特点。

六、治疗

目前RA尚不能根治，治疗的主要目标是达到临床缓解或疾病低活动度，控制关节炎症。治疗的原则是早期运用改变病情抗风湿药、联合用药、个体化治疗及关节功能锻炼。治疗措施包括：一般治疗、药物治疗、血浆置换等及外科手术治疗，其中以药物治疗最为重要。

（一）一般治疗

强调患者教育及整体和规范治疗理念。适当的休息、关节制动（急性期）、关节功能锻炼（恢复期）、理疗等对缓解症状、改善关节功能具有重要作用。急性期、发热以及内脏受累的患者宜卧床休息。

（二）药物治疗

治疗RA的常用药物包括非甾体抗炎药（NSAIDs）、改变病情抗风湿药（DMARDs）、糖皮质激素（glucocorticoid，GC）和植物药制剂等。

1. 非甾体抗炎药（NSAIDs） 这类药物主要通过抑制环氧化酶（COX）活性，减少前列腺素合成而具有抗炎、止痛、退热、减轻关节肿胀的作用，是在类风湿关节炎中最常使用且可能最为有效的辅助治疗，但不能控制病情，必须与改变病情抗风湿药同服。常用药物有塞来昔布、美洛昔康、吲哚美辛、萘普生、布洛芬等。药物种类的选择和剂量应个体化，需注意其以胃肠道反应为主的副作用。应避免两种或两种以上NSAIDs同时服用，因其疗效不叠加，而不良反应增多。老年人宜选用半衰期短的NSAIDs药物，对有溃疡病史的老年人，宜服用选择性COX－2抑制剂以减少胃肠道的不良反应，可加用护胃药物。心血管高危人群应慎选 NSAIDs，如需使用建议选用对乙酰氨基酚或萘普生，肾功能不全者应慎用 NSAIDs，另外需注意血常规和肝肾功能的定期监测。

2. 非生物 DMARDs 该类药物较 NSAIDs 发挥作用慢，临床症状的明显改善需 1～6 个月，不具有抗炎和镇痛作用，但可缓解或阻止关节的侵蚀及破坏。RA 患者强调早期应用 DMARDs，受累关节超过 20 个，起病 2 年内就出现关节骨破坏，RF 滴度持续很高，有关节外症状等预后不良因素者应采用 DMARDs 联合治疗。

（1）甲氨蝶呤（MTX） 为治疗 RA 首选 DMARD 药物，也是作为联合治疗的基本药物。用法为每周 1 次，每次剂量为 7.5～20mg，以口服为主，可静脉注射或肌内注射。4～6 周起效，疗程至少半年。常见不良反应有肝损害、胃肠道反应、骨髓受抑制和口角糜烂等，停药后多能恢复。服药期间应适当补充叶酸，定期查血常规和肝功能。

（2）来氟米特（LEF） 作为单药治疗或是 MTX 的替代药物均非常有效，与 MTX 联合应用时也安全有效。用法为 10～20mg，每日 1 次。主要不良反应有腹泻、瘙痒、高血压、肝酶增高、皮疹、脱发、白细胞下降，因有致畸作用，故孕妇禁服。

（3）柳氮磺吡啶（SZ） 可单用于病程较短及轻症 RA 或与其他 DMARDs 联合治疗病程较长和中度及重症患者，一般服用 4～8 周后起效。本药一般从小剂量开始，可每次口服 250～500mg 开始，每日 3 次，之后渐增至 750mg，每日 3 次，如疗效不明显可增至每日 3g。对磺胺过敏者禁用。主要不良反应有胃肠道反应、皮疹、肝酶升高、白细胞减少等。

（4）羟氯喹（HCQ） 可单用于病程短、病情较轻的患者或与其他 DMARDs 联用于重症或有预后不良因素者。用法为 200mg，每日 2 次。长期服用可出现视物盲点，用药前和治疗期间应每年检查一次眼底。

（5）其他非生物 DMARDs ①环孢素：可用于病情较重或病程长及有预后不良因素的患者，常用剂量为 1～3mg/(kg·d)。主要不良反应有高血压、肝肾损害、胃肠道反应、牙龈增生及多毛等，少有骨髓抑制。②硫唑嘌呤：主要用于其他控制病情药物无效或有关节外表现者，特别是并发血管炎的患者。常用剂量为 1～2mg/(kg·d)，一般 100～150mg/d，病情稳定后可改为 50mg 维持。不良反应有胃肠道反应、脱发、皮疹、肝损害和骨髓抑制等。③金制剂：常用为金诺芬，初始剂量为 3mg/d，2 周后增至 6mg/d 维持治疗。常见不良反应有腹泻、瘙痒、口炎、肝肾损害和白细胞减少等。

3. 生物 DMARDs 为针对细胞因子及细胞因子等的靶分子免疫治疗，主要包括肿瘤坏死因子－α（TNF－α）拮抗剂、白介素－1（IL－1）拮抗剂、白介素－6（IL－6）拮抗剂、抗 CD20 单抗、T 细胞共刺激型抑制药物等。在最初的非生物 DMARDs 方案治疗未能达标，或者存在有预后不良因素时应考虑使用生物 DMARDs。为增加疗效和减少不良反应，本类生物制剂宜与 MTX 联合应用。

（1）TNF－α 拮抗剂 主要有依那西普、英夫利昔单抗、阿达木单抗和益赛普、强克等。TNF－α 拮抗的主要特点是较非生物 DMARDs 起效快、患者总体耐受性好，抑制骨破坏的作用显著。依那西普的推荐剂量为每次 25mg，皮下注射，每周 2 次；或每次 50mg，每周 1 次。英夫利昔单抗的推荐剂量为每次 3mg/kg，在 0、2、6 周各 1 次，之后每 4～8 周 1 次。阿达木单抗的剂量为每次 40mg，皮下注射，每两周 1 次。这类制剂的不良反应有注射部位反应或输液反应，可能增加感染和肿瘤的潜在风险；用药前应筛查结核，并排除活动性感染和肿瘤。

（2）抗 CD20 单抗利 妥昔单抗主要用于 TNF－α 拮抗药物疗效欠佳的活动性 RA 或不适合使用 TNF－α 拮抗药物的 RA。推荐用法为：第一疗程先给予 500～1000mg 静脉输注，两周后重复 1 次；根据病情可在 6～12 个月后接受第二疗程。最常见的不良反应是输液反应，在每次输注前半个小时内先静脉给予适量甲泼尼龙，可降低输液反应发生率和严重程度。此外还有高血压、皮疹、瘙痒、发热、关节痛和感染率增加等不良反应。

(3) IL-6拮抗剂　主要用于中重度RA，对TNF-α拮抗剂反应欠佳的患者，用法是4~10mg/kg，静脉输注，每4周给药1次，常见的不良反应是感染、胃肠道反应、皮疹、头痛等。

4. 糖皮质激素　能迅速改善关节肿痛和全身症状，在重症RA伴有心肺或神经系统等受累的患者，可给予短效激素，其剂量依病情严重程度而定。针对关节病变如需使用，治疗原则是小剂量（≤7.5mg/d）。使用激素必须同时应用DMARDs。在以下情况可选用激素：①伴有关节外表现的重症RA；②不能耐受NSAIDs的RA患者作为过渡治疗；③经正规DMARDs治疗无效的RA患者；④局部应用（如关节腔内注射）。在激素治疗过程中，应补充钙剂和维生素D以预防骨质疏松。

5. 植物药制剂　常有的植物药制剂有白芍总苷、雷公藤多苷等，部分药物对缓解关节肿痛、晨僵有较好作用。①白芍总苷：常用剂量为600mg，每日2~3次。其不良反应有大便次数增多、轻度腹痛、食欲缺乏等。②雷公藤多苷：30~60mg/d，分3次饭后服用，其不良反应为性腺抑制，出现月经减少、停经、精子活力及数目降低，皮肤色素沉着、指甲变薄软、肝损害、胃肠道反应等。

素质提升

科学合理使用雷公藤制剂

雷公藤是在农村很常见的一味中药，又叫断肠草，是卫矛科雷公藤属植物雷公藤的根，具有祛风除湿、活血通络、消肿止痛的功效。随着对雷公藤研究的深入，其药用价值不断被挖掘。2021年，中科院大连化学物理研究所联合国外一家研究机构的研究结果发现雷公藤的抗癌新机制。雷公藤制剂作为疗效确切的免疫抑制剂广泛用于临床，如类风湿关节炎、白塞病、肾病综合征等。已上市的雷公藤制剂包括雷公藤多苷片、雷公藤片、雷公藤双层片和雷公藤总萜片等。尽管雷公藤制剂药理作用显著，但使用不当或不应当使用会给患者的身体带来极大危害，如肝肾毒性、性腺抑制等。作为临床医生，一定要严格把控用药指针，帮助患者科学合理用药。

（三）血浆置换与免疫吸附

对于少数经规范用药治疗疗效欠佳，血清中有高滴度自身抗体、免疫球蛋白明显增高者可考虑使用血浆置换或免疫吸附治疗。

（四）外科手术治疗

经正规内科治疗无效及关节功能严重障碍者，为缓解疼痛、纠正畸形、改善生活质量可考虑手术治疗。包括关节置换术和滑膜切除手术。手术并不能根治RA，术后仍需药物治疗。

（五）其他治疗

自体干细胞移植、T细胞疫苗、间充质干细胞治疗对RA的环节可能有效，但仅适用于少数患者，仍需进一步的临床研究。

七、预后

RA的预后与病程长短、病情活动度及治疗有关。对具有多关节受累、关节外表现重、血清中有高滴度自身抗体和HLA-DR1/DR4阳性，以及早期出现骨破坏的患者应给予积极的治疗。若能早期诊断和规范治疗，大多数患者的病情可得到有效控制，达到临床缓解。

（周　卫）

第三节　脊柱关节炎

PPT

脊柱关节炎（spondyloarthritis，SpA）曾称血清阴性脊柱关节病（seronegative spondyloarthropathy）或脊柱关节病（spondyloarthropathies），是一组以累及脊柱和外周关节，或者关节及韧带和肌腱为主要临床表现的慢性炎症性风湿病的总称，主要影响脊柱和骶髂关节。临床主要分为两大类型，中轴型（axial spondyloarthritis，axSpA）和外周型 SpA。其中最为典型的是强直性脊柱炎（ankylosing spondylitis，AS）。本节主要介绍 AS。

强直性脊柱炎

强直性脊柱炎（AS）是一种慢性炎症性疾病，主要侵犯骶髂关节，脊柱骨突、脊柱旁软组织及外周关节，并可伴发关节外表现，严重者可以发生脊柱畸形和强直。我国患病率为 0.3% 左右。男女之比为（2～3）∶1，女性发病较为缓慢且病情较轻，发病年龄通常在 13～31 岁，高发为 20～30 岁，40 岁以后以及 8 岁以前发病者少见。

（一）病因和发病机制

本病的病因未明，从流行病学调查结果来看，遗传和环境因素在本病的发病中发挥重要作用。现已证实 AS 的发病和人类白细胞抗原 HLA－B27 密切相关，并且有明显的家族聚集倾向。我国健康人群 HLA－B27 阳性率为 2%～7%，而临床上约有 90% 的患者 HLA－B27 为阳性。目前已发现 89 种以上的 HLA－B27 亚型，较多研究提示 AS 与 HLA－B2702、B2704、B2705 呈正相关。一般认为 AS 可能和泌尿生殖道沙眼衣原体、志贺菌、结肠耶尔森菌、沙门菌等某些肠道病原菌感染有关，可能这些病原体激发了体内的炎症应答和免疫应答，造成组织损伤而导致发病。

（二）病理

本病的基本病变是附着点炎，是指肌腱、韧带、关节囊等附着于骨关节部位的非特异性炎症、纤维化以至骨化，骶髂关节是最早累及的部位。病理表现为滑膜炎，软骨变性、破坏，软骨下骨板破坏以及炎症细胞浸润等。典型者晚期表现为椎体方形变、韧带钙化、脊柱“竹节样”变等。

（三）临床表现

本病多数起病隐匿缓慢，男性多见，且一般病情较女性重。16 岁前发病者称幼年型 AS，40 岁以后发病者称晚发型 AS，后者临床表现常不典型。患者逐渐出现下腰背痛或骶髂部疼痛和（或）伴晨僵，常半夜痛醒，翻身困难，症状在休息时较重，活动后可减轻，部分患者有臀部钝痛或骶髂部剧痛，偶尔向周边放射，咳嗽、打喷嚏、突然扭动腰部等动作可使疼痛加重。早期臀部疼痛多为一侧间断性或交替性疼痛，数月后则可呈双侧持续性疼痛。多数患者随着病情进展，由腰椎向胸、颈部脊椎发展，出现相应部位疼痛、活动受限或脊柱畸形。部分患者首发症状为下肢大关节，如髋、膝、踝关节痛，常为非对称性，反复发作与缓解，较少有骨关节破坏，幼年起病者更为常见，伴或不伴下腰背痛。

患者可有关节外症状，约 1/3 的患者可出现反复的葡萄膜炎或虹膜炎，部分患者可出现升主动脉根和主动脉瓣病变以及心传导系统异常。少数患者有肾功能异常、下肢麻木、感觉异常、肌肉萎缩、间质性肺炎等。

本病全身表现较轻，少数重症患者有发热、消瘦、疲倦、贫血或其他脏器受累。

骶髂关节和椎旁肌肉压痛是本病早期的阳性体征，随着病情进展，可见腰椎前凸变平，脊柱前屈、后伸、侧弯、旋转受限，胸廓活动度减低，颈椎后突，枕墙距 >0 等。

（四）实验室及其他检查

1. 实验室检查　缺乏特异性指标。

（1）HLA－B27　与 AS 高度相关，约 90% 的患者呈阳性，对本病的诊断有参考价值。

（2）其他检验指标　活动期可见红细胞沉降率（ESR）增快，C－反应蛋白（CRP）增高，轻度贫血，免疫球蛋白轻度增高，RF 多为阴性，但 RF 阳性并不能排除 AS 的诊断。

2. 影像学检查

（1）X 线检查　具有确定诊断的意义。X 线片显示骶髂关节软骨下骨缘模糊，骨质糜烂，关节间隙模糊，骨密度增高及关节融合。通常按 X 线片骶髂关节炎的病变程度分为 5 级：0 级：正常；Ⅰ级：可疑；Ⅱ级：有轻度异常，可见局限性侵蚀、硬化，但关节间隙正常；Ⅲ级：明显异常，存在侵蚀、硬化、关节间隙增宽或狭窄、部分强直等 1 项或 1 项以上改变；Ⅳ级：严重异常，表现为完全性关节强直。

（2）CT/MRI 检查　对早期或可疑病例可选择 CT 或 MRI 检查，但由于 CT 辐射较普通 X 线大，应仅作为诊断使用，不应反复检查。

（五）诊断与鉴别诊断

1. 诊断标准　目前多采用 1984 年修订的纽约标准：①下腰背痛持续至少 3 个月，疼痛随活动改善，但休息不减轻；②腰椎在前方和侧屈方向活动受限；③胸廓扩展范围小于同年龄和性别的正常值；④双侧骶髂关节炎Ⅱ～Ⅳ级或单侧骶髂关节炎Ⅲ～Ⅳ级，如患者具备④并分别附加①～③条中的任何 1 条，可确诊为 AS。

对部分暂时不符合上述标准者，可参考有关脊柱关节病（SpA）的诊断标准，包括 Amor、欧洲脊柱关节病研究组（ESSG）和 2009 年 ASAS 推荐的中轴型 SpA 的分类标准。

ESSG 诊断标准：炎性脊柱痛或非对称性以下肢关节为主的滑膜炎，并附加以下任何 1 项：①阳性家族史；②银屑病；③炎性肠病；④关节炎前 1 个月内的尿道炎、宫颈炎或急性腹泻；⑤双侧臀部交替疼痛；⑥肌腱端病；⑦骶髂关节炎。符合者可列入此类进行诊断和治疗并随访观察

2009 年 ASAS 制定的中轴性脊柱关节炎的分类标准：起病年龄 <45 岁和腰背痛 ≥3 个月者，加上符合下述中 1 种标准：①影像学提示骶髂关节炎加上 ≥1 个下述的 SpA 特征；②HLA－B27 阳性加上 ≥2 个下述的其他 SpA 特征。其中，SpA 的特征是：①炎性背痛；②关节炎；③起止点炎（跟腱炎）；④眼葡萄膜炎；⑤指（趾）炎；⑥银屑病；⑦克罗恩病/溃疡性结肠炎；⑧对非甾体抗炎药反应良好；⑨SpA 家族史；⑩HLA－B27 阳性；⑪CRP 升高。

影像学提示骶髂关节炎指的是：①MRI 提示骶髂关节活动性（急性）炎症，高度提示为与 SpA 相关的骶髂关节炎；②明确的骶髂关节炎影像学改变。

2. 鉴别诊断

（1）椎间盘突出　是引起腰背痛的常见原因之一，该病仅限于脊柱，无全身表现，多急性发病，活动后加重休息时减轻，有触痛扳机点，可通过影像学确诊。

（2）弥漫性特发性骨肥厚综合征　多见于 50 岁以上男性，脊柱痛、僵硬感，逐渐加重的脊柱运动受限，可通过影像学、实验室检查 HLA－B27 阴性等进行鉴别。

（3）髂骨致密性骨炎　多见于中青年女性，常有多次怀孕分娩史，或从事长期站立职业的女性，主要表现为慢性腰底部疼痛，劳累后加重，有自限性，可根据影像学进行鉴别。

（4）其他　须与其他 SpA，如银屑病关节炎、肠病性关节炎、赖特综合征等相鉴别。

（六）治疗

目前尚无根治 AS 方法，主要的治疗目标是通过非药物、药物和手术等综合治疗来达到控制症状和

炎症，最大限度提高患者的生活质量，避免致残。

1. 非药物治疗 非药物治疗是以患者教育为基础的规律锻炼和物理治疗，长期计划还应包括社会心理和康复的需要。

2. 药物治疗

（1）NSAIDs 可迅速改善患者腰背部疼痛和僵硬，减轻关节肿胀疼痛及增加活动范围，对早期和晚期 AS 患者缓解症状都是首选。

（2）生物制剂 抗肿瘤坏死因子（TNF）-α 拮抗剂，如依那西普、英夫利西单抗等治疗 AS 总有效率达 50%～70%，应用方法参照 RA 的治疗，但通常英夫利西单抗的剂量比治疗 RA 用量大。

（3）柳氮磺吡啶 可改善 AS 的关节疼痛、肿胀、僵硬，并可降低血清 IgA 水平以及其他实验室活动性指标，特别是用于改善 AS 患者的外周关节炎。通常的推荐用量为每日 2.0g，分 2～3 次口服。

（4）糖皮质激素 因糖皮质激素不良反应大，且不能阻止 AS 的进展，一般不主张口服或静脉全身应用。

（5）其他药物 沙利度胺应用于部分男性难治性 AS，临床症状、ESR、CRP 均明显改善。用量不足则疗效不佳，停药后症状迅速复发。初始剂量每晚 50mg，每 10～14 天递增 50mg 至每晚 150～200mg 维持。本药的不良反应主要有嗜睡、口渴、血细胞下降、肝酶增高、镜下血尿及指端麻刺感等。

3. 外科治疗 髋关节受累引起关节间隙狭窄、强直、畸形是本病致残的主要原因，可通过人工全关节置换术进行治疗。

（七）预后

临床上本病轻重程度差异较大，诊断延迟、治疗不及时或不合理，不坚持长期功能锻炼者预后差。故应强调在专科医生指导下进行长期随访。

（周 卫）

目标检测

答案解析

1. 以下对系统性红斑狼疮有诊断价值的是
   A. RF　　B. 抗 SB 抗体　　C. 抗中性粒细胞胞质抗体
   D. 抗 SA 抗体　　E. 抗 Sm 抗体
2. 以下关于系统性红斑狼疮的治疗，以下描述不正确的是
   A. 应去除诱因
   B. 尚无根治方法，但通过正规治疗可以使病情得到有效控制
   C. 首选的治疗药物是免疫抑制剂
   D. 环磷酰胺是临床上最为常用的免疫抑制剂之一
   E. 重症患者可行激素冲击治疗
3. 以下指标与类风湿关节炎的活动无关的是
   A. 关节畸形　　B. 类风湿结节　　C. 晨僵
   D. RF 高滴度阳性　　E. C-反应蛋白增高
4. 关于慢作用药物治疗 RA 的说法，正确的是
   A. 减轻非甾体抗炎药的不良反应

B. 在一定疗程后达到治愈

C. 很快控制症状

D. 缓解该病病情，并有阻止关节结构破坏的作用

E. 促使关节骨破坏的愈合

5. 强直性脊柱炎的临床表现有

A. 早期臀部一侧间断性或交替性疼痛　　B. 90% 患者 HLA－B27 阳性

C. 逐渐出现下腰背痛或骶髂部疼痛　　D. 症状休息时较重，活动后可减轻

E. 骶髂关节和椎旁肌肉压痛是本病早期的阳性体征

6. 患者，男，20 岁。因“交替性臀部疼痛 8 个月、下腰部疼痛 2 个月”来诊。查体：双侧“4”字试验阳性，骶髂关节和椎旁肌肉压痛。该患者的确诊最重要的检查是

A. HLA－B27　　B. 骶髂关节 CT　　C. 血沉

D. C－反应蛋白　　E. RF

书网融合……

本章小结　　微课　　题库

第九章　神经系统疾病

学习目标

1. 通过本章学习，重点把握脑血管疾病、周围神经疾病、癫痫的临床表现、辅助检查、诊断要点和治疗原则；熟悉帕金森病、急性脊髓炎、感染中毒性脑病、重症肌无力、偏头痛的临床表现和诊治原则。

2. 学会对神经系统疾病患者进行初步诊断、正确选择辅助检查方法和救治措施，具有良好的医患沟通能力，能够对高危人群和患者进行健康教育、指导康复锻炼和预防。

情境导入

情境描述　患者，男，69 岁。因“右侧肢体麻木无力，言语不清 3 天”入院。患者 3 天前无明显诱因出现右侧肢体麻木无力，并伴有头晕、言语不清。症状逐渐加重，于第 2 天达高峰，入院时已不能行走。既往有高血压病史 10 年，未规则服药治疗。吸烟 30 余年，每日 40 支。查体：T 36.5℃，P 67 次/分，R 18 次/分，BP 160/110 mmHg，神志清，构音障碍，命名性失语，眼球活动充分。额纹对称，闭眼有力，右侧鼻唇沟浅，伸舌偏右。右侧肢体肌力 2 级，右侧偏身感觉减退，右侧肢体腱反射减弱，右 Babinski 征（+），脑膜刺激征阴性。颅脑 CT：左侧颞区片状低密度病灶。血生化：总胆固醇增高。

讨论　1. 根据现有临床资料，提出初步诊断，并写出诊断依据。

2. 写出初步治疗方案。

第一节　周围神经疾病

PPT

周围神经疾病（peripheral neuropathy）指由炎症、代谢、压迫、遗传、变性、中毒、肿瘤等各种病因引起的除嗅神经、视神经以外的脑神经和脊神经、自主神经及其神经节组成的周围神经系统发生结构和功能障碍的疾病。

一、面神经炎

面神经炎（facial neuritis）亦称特发性面神经麻痹（idiopathic facial palsy）或贝尔麻痹（Bell palsy），是原因不明的、一侧茎乳孔内面神经非特异性炎症所致的周围性面瘫。

（一）病因与发病机制

面神经炎病因未明，目前认为本病与嗜神经病毒感染有关，常在受凉或感染后发病。由于骨性面神经管只能容纳面神经通过，所以面神经一旦水肿必然导致神经受压、血液循环障碍，引起临床症状。

（二）病理

早期主要为神经水肿和髓鞘肿胀、脱失，以在茎乳孔和面神经管内部分尤为显著，严重者可出现轴索变性。

（三）临床表现

1. 一般特点 各种年龄均可发病，但以青壮年多见，男性多于女性。呈急性起病，2 天内病情达到高峰，常为单侧起病。病前可有患侧耳后或乳突区或同侧面部轻度疼痛，数日即消失。

2. 周围性面瘫 患侧面部表情肌出现周围性面瘫，表现为额纹消失，眼裂增大，鼻唇沟平坦，口角下垂，示齿时口角歪向健侧。患侧面部不能皱额、蹙眉、闭目、鼓腮和吹口哨等。闭目时，眼球转向外上方露出角膜下缘的巩膜，称为 Bell 征（Bell sign）。由于眼球外露，常伴有流泪、结膜炎或角膜炎等；鼓腮和吹口哨时，患侧口唇不能闭合而漏气；进食时，食物残渣常滞留于患侧的牙颊间隙内；饮水时，水可从患侧口角漏出。

3. 特殊表现 因面神经管中神经损害部位不同，还可有一些特殊表现。如损伤鼓索神经时，则有患侧舌前 2/3 味觉障碍；损伤镫骨肌神经时，有味觉损害和听觉过敏；损伤膝状神经节时，除有面神经麻痹、听觉过敏和舌前 2/3 的味觉障碍外，还有患侧乳突部疼痛，以及耳廓和外耳道感觉迟钝，外耳道、鼓膜出现疱疹，称为亨特（Hunt）综合征，多由带状疱疹病毒引起。

（四）辅助检查

电生理检查可有不同程度的变性反应和失神经征，周围血象、脑脊液、乳突及内听道摄片均无明显异常。怀疑临床颅内器质性病变时应行头部 MRI 或 CT 检查。

（五）诊断与鉴别诊断

1. 诊断要点 ①有面部经风受寒或病毒感染史。②突然出现单侧周围性面瘫，可以伴有舌前 2/3 味觉减退或消失、听觉过敏、耳内及耳后疼痛等表现。③多在 1 ~ 2 个月内恢复，极少数留有后遗症。

2. 鉴别诊断

（1）中枢性面瘫 由脑血管病引起。表现为面下部肌肉瘫痪，即颊肌、口轮匝肌等麻痹，表现为患侧鼻唇沟变浅，口角下垂，口角歪向健侧，面上部无肌肉瘫痪，通常伴有偏瘫、病理征阳性等。颅脑影像学检查可见相关病灶。

（2）吉兰 - 巴雷综合征 急性起病，多为双侧周围性面瘫，伴对称性四肢弛缓性瘫痪和感觉障碍，脑脊液检查有特征性的蛋白 - 细胞分离。

（3）耳源性面神经麻痹 中耳炎、迷路炎、乳突炎常并发耳源性面神经麻痹，有明确的原发病表现及特殊症状。

（4）后颅窝肿瘤或脑膜炎 周围性面瘫起病缓慢，常伴有其他脑神经受损症状及各种原发病的特殊表现，影像学检查有助于鉴别。

（5）莱姆（Lyme）病 由蜱传播的伯氏螺旋体感染致面神经麻痹，单侧或两侧面部均可出现，常伴发热、皮肤游走性红斑及关节炎、心肌炎等多系统损害。

（六）治疗

治疗原则为改善局部血液循环，减轻面神经水肿，缓解神经受压，促进神经功能恢复。

1. 急性期

（1）糖皮质激素 应尽早使用。常选用地塞米松 5 ~ 10mg/d 静脉注射，或泼尼松 30 ~ 60mg/d 口服，连用 5 天，之后于 7 天内逐渐减量至停用。

（2）B 族维生素 维生素 B_1 100mg，维生素 B_{12} 500μg，肌内注射，1 次/日，促进神经髓鞘恢复。

（3）抗病毒治疗 急性期可根据病情联合使用糖皮质激素和抗病毒药物，如阿昔洛韦每次 0.2 ~ 0.4g，口服，5 次/日，连服 7 ~ 10 日。

（4）护眼 由于长期不能闭眼瞬目使角膜和结膜暴露、干燥，易致感染，可戴眼罩防护，滴人工泪液保湿，或用左氧氟沙星眼药水等预防感染。

（5）理疗、针刺治疗　急性期可在茎乳孔附近行超短波透热疗法、红外线照射或局部热敷等，有利于改善局部血液循环，减轻神经水肿。针刺一般在发病1周后进行。

2. 恢复期　恢复期可采用低频脉冲电疗、针灸治疗及运动疗法，增进患侧面肌运动，限制健侧面肌牵拉，可采用增强肌力训练、自我模仿训练和按摩疗法等治疗。

3. 手术治疗　病后半年至1年内仍恢复较差者，可酌情施行面－副神经、面－舌下神经吻合术，有面肌痉挛后遗症者，可用肉毒素局部注射治疗。

（七）预后

不完全性面瘫患者1～2个月内可能恢复或痊愈，1周内味觉恢复提示预后良好。完全性面瘫患者一般需2～8个月甚至1年时间恢复，少数患者可遗留面肌无力、面肌联带运动、面肌痉挛或“鳄鱼泪”现象等症状。年轻患者预后好，老年患者伴乳突疼痛或合并糖尿病、高血压、动脉硬化、心肌梗死等预后较差。

二、急性炎症性脱髓鞘性多发性神经病

急性炎症性脱髓鞘性多发性神经病（acute inflammatory demyelinating polyradiculoneuritis，AIDP），又称吉兰－巴雷综合征（Guillain－Barré syndrome，GBS）或格林－巴利综合征，主要损害多数脊神经根和周围神经，也常累及脑神经。临床特点为急性起病，进行性、对称性、弛缓性肢体麻痹，脑脊液检查常有脑脊液蛋白－细胞分离现象。

（一）病因与发病机制

GBS确切病因未明。目前普遍认为本病为一种自身免疫性疾病，多数病例有前驱感染史与疫苗接种史，由于病原体的某种组分与周围神经髓鞘的某些组分相似，机体发生了错误的免疫识别，产生自身免疫T细胞和自身抗体，并对周围神经组分发生免疫应答，引起周围神经脱髓鞘。

临床及流行病学资料显示部分GBS患者发病可能与空肠弯曲菌（campylobacterjejuni，CJ）感染有关。CJ是革兰阴性微需氧弯曲菌，有内毒素能侵袭小肠和大肠黏膜引起急性肠炎，患者常在腹泻停止后发病。以腹泻为前驱症状的GBS患者CJ感染率高达85%，常引起急性运动轴索性神经病。

（二）病理

病变位于神经根（以前根为多见而明显）、神经节和周围神经。主要病理改变是周围神经组织中小血管周围淋巴细胞浸润，巨噬细胞浸润，以及神经纤维的脱髓鞘，严重病例可继发轴突变性。

（三）临床表现

1. 一般情况　可发生于任何年龄，我国以儿童及青壮年较多，四季均可发病，夏秋季居多。急性或亚急性起病，多数患者发病2～4周内病情达到高峰，病前1～3周常有感染史，如上呼吸道、胃肠道感染史、疫苗接种史等。

2. 神经系统表现

（1）运动障碍　为该病最突出的症状，常为首发表现。表现为四肢对称性、弛缓性瘫痪，自远端向近端发展，也可由近端开始向远端发展，严重病例可累及支配肋间肌及膈肌的神经，导致呼吸肌麻痹。神经系统体征为下运动神经元性瘫痪，表现为肌张力减低，腱反射减退或消失，病理反射阴性。晚期肢体远端有肌萎缩，早期不明显。

（2）感觉障碍　较运动障碍轻。发病时患者多有肢体远端感觉异常如烧灼感、麻木、刺痛等，呈手套－袜套样分布，也可无感觉障碍。少数患者可有明显肌肉压痛，尤其腓肠肌压痛。

（3）脑神经障碍　以双侧面神经麻痹最常见，其次为舌咽和迷走神经，表现为周围性面瘫、声音

嘶哑、吞咽困难。展神经、动眼神经、舌下神经、副神经及三叉神经受累较少见。部分患者以脑神经损害为首发表现。

（4）自主神经功能障碍　可有皮肤潮红、出汗、皮肤营养障碍、心动过速、血压改变等表现，括约肌一般不受影响。

3. 并发症　本病可发生肺部感染、急性呼吸衰竭、深静脉血栓、压疮、心力衰竭等并发症，累及呼吸肌的患者可导致呼吸麻痹，甚至需要人工辅助呼吸。

（四）辅助检查

1. 脑脊液检查　特征性表现为蛋白含量增高而细胞数目正常或几乎正常，称蛋白－细胞分离现象。起病第一周内脑脊液蛋白可正常，第二周开始升高，第三周最明显。部分患者脑脊液出现寡克隆区带。

2. 电生理检查　早期可出现 F 波或 H 反射延迟或消失，神经传导速度减慢，远端潜伏期延长。

3. 腓肠神经活检　为 GBS 辅助诊断方法，可见炎症细胞浸润及有髓神经纤维脱髓鞘。

（五）诊断与鉴别诊断

1. 诊断　根据患者急性或亚急性起病，有前驱感染史，对称性四肢弛缓性瘫痪，末梢型感觉障碍伴脑神经受损，脑脊液示蛋白－细胞分离现象，肌电图早期 F 波或 H 反射延迟等表现，本病诊断不难。

2. 鉴别诊断

（1）急性脊髓炎　表现为截瘫或四肢瘫，神经系统查体可定位脊髓损伤平面，伴尿便障碍。脑脊液细胞数、蛋白正常或轻度增高。脊髓磁共振检查有助鉴别。

（2）重症肌无力　一般起病较慢，双侧对称性四肢弛缓性瘫痪，症状有波动，晨轻暮重，疲劳试验及新斯的明试验阳性，脑脊液正常。肌电图重复电刺激波幅下降 15% 以上。

（3）低钾型周期性瘫痪　反复发作对称性四肢弛缓性瘫痪，病前常有饱食、劳累、饮酒史等诱因，无感觉障碍及脑神经损害，发作时有低钾血症及心电图改变，补钾后症状迅速缓解。

（4）急性脊髓灰质炎　起病时常有发热，表现为节段性、不对称性、无感觉障碍的肢体瘫痪。常未接种脊髓灰质炎疫苗。脑脊液蛋白及细胞数均增多，肌电图呈失神经支配现象。

（六）治疗

急性期治疗旨在挽救生命，针对呼吸肌麻痹程度采取不同措施，并进行相关免疫治疗和对症治疗、康复治疗。

1. 病因治疗

（1）血浆置换　可迅速降低血浆中抗体和其他炎症因子，推荐有条件者尽早应用。禁忌证包括严重感染、心律失常、心功能不全和凝血功能障碍等。GBS 发病后 7 天内使用疗效最佳，但在发病后 30 天内仍然有效。

（2）静脉注射免疫球蛋白　可与大量抗体竞争性阻止抗原与淋巴细胞表面抗原受体结合，达到治疗作用。成人剂量 0.4g/（kg·d），连用 5 天。禁忌证为免疫球蛋白过敏、高球蛋白血症或先天性 IgA 缺乏。血浆置换和免疫球蛋白不必联合应用，联合应用不增效。

（3）糖皮质激素　目前国内外指南均不推荐糖皮质激素用于 GBS 治疗。但在一些基层地区由于经济或医疗条件限制，无法开展免疫球蛋白和血浆置换治疗，可试用甲泼尼龙 500mg/d，静脉滴注，连用 5 天后逐渐减量，或地塞米松 10mg/d，静脉滴注，7～10 天为一个疗程。

2. 辅助呼吸　GBS 的主要死因是呼吸肌麻痹，呼吸肌麻痹的有效抢救是增加治愈率、减少病死率的关键。首要措施是保持呼吸道通畅，维持呼吸功能。当有呼吸肌麻痹和气道阻塞时，应尽早行气管切开和人工辅助呼吸。

3. 营养支持 可用 ATP、辅酶 Q_{10}、B 族维生素等药物营养神经。当患者出现吞咽困难和饮水呛咳而不能进食时，需给予鼻饲营养，以保证每日足够热量、维生素，防止电解质紊乱，同时避免误吸导致肺部感染。合并有消化道出血或胃肠麻痹者，则给予静脉营养支持。

4. 对症治疗 如出现肺部感染、泌尿系感染情况时，可应用抗生素治疗。考虑有胃肠道 CJ 感染者，可用大环内酯类抗生素治疗。尿潴留可加压按摩或热敷下腹部，无效时导尿；便秘可给予缓泻剂和润肠剂；早期行肢体被动活动以预防下肢深静脉血栓形成。

5. 康复治疗 卧床期加强护理，患肢摆放功能位，可采用理疗、针灸、按摩、康复锻炼等方式，早期进行康复治疗，防止患肢挛缩变形。

（七）预后

本病具有自限性，预后较好。瘫痪多在 3 周后开始恢复，多数患者 2 个月至 1 年内恢复正常，少数患者遗留较严重后遗症。病死率约 5%，主要死于呼吸肌麻痹、感染、低血压、严重心律失常等并发症。

（鲍　宇）

第二节　急性脊髓炎

微课

PPT

一、定义

急性脊髓炎（acute myelitis）又称急性横贯性脊髓炎，是由各种感染后引起自身免疫反应所致的急性横贯性脊髓炎性病变，是临床上最常见的一种脊髓炎，以病损平面以下肢体瘫痪、传导束性感觉障碍和尿便障碍为主要特征。

二、脊髓炎分类

1. 根据起病情况分类

（1）急性脊髓炎　发病数天内，临床症状快速进展到高峰。

（2）亚急性脊髓炎　病情在 2～6 周逐渐进展到高峰。

（3）慢性脊髓炎　病情进行性加重，且病程超过 6 周。

2. 根据病因分类

（1）感染性脊髓炎　包括病毒性、细菌性、真菌性和寄生虫等。

（2）免疫相关性脊髓炎　包括神经组织自身免疫性、急性播散性脑脊髓炎、系统性自身免疫疾病累及脊髓、副肿瘤性脊髓炎等。

（3）原因不明的脊髓炎。

三、病因与发病机制

目前病因尚不明确，包括感染后脊髓炎和疫苗接种后脊髓炎、脱髓鞘性脊髓炎（急性多发性硬化）、坏死性脊髓炎和副肿瘤性脊髓炎等不同的临床综合征。大多数患者在脊髓症状出现前 1～4 周有发热、上呼吸道感染、胃肠道感染等病毒感染症状，但其脑脊液未检测出病毒抗体，神经组织中也未能分离出病毒。因此，推测其可能与病毒感染后诱发的自身免疫反应有关，并非直接感染所致，为非感染性炎症性脊髓炎（myelitis of noninfectious inflammalory type）。

四、病理

病变可累及脊髓的任何节段，但以胸髓（T_3 ~ T_5）最为常见，其原因为该阶段脊髓的血液供应不如他处丰富，易于受累。除此之外，颈髓和腰髓也常被累及。急性横贯性脊髓炎通常局限于1个节段，多病灶融合或散在多个节段性病灶的情况比较少见；脊髓内若有2个以上散在病灶者称为播散性脊髓炎。

受累节段脊髓肉眼可见肿胀、质地变软，软脊膜充血或有炎性渗出物。切面可见病变脊髓软化、边缘不清、灰质与白质界限不清。脊髓严重损害时可发生软化形成空腔。镜下可见软脊膜和脊髓内血管扩张、充血，血管周围炎症细胞浸润，并以淋巴细胞和浆细胞为主。灰质内神经细胞肿胀、尼氏小体溶解，并可出现细胞破碎、溶解和消失；白质内可见髓鞘脱失和轴索变性，病灶中还可见胶质细胞增生。

五、临床表现

任何年龄均可发病，但多见于青壮年，无明显性别差异。发病前1 ~ 2周常有上呼吸道感染、胃肠道感染症状，或有预防接种史。外伤、劳累、受凉等为本病常见诱因。急性起病，起病时常有低热，病变部位可有神经根痛，肢体麻木无力和病变节段束带感；部分患者可无任何其他症状而突然发生瘫痪。大多数患者在起病后数小时或数日内出现受累平面以下运动、感觉和膀胱、直肠括约肌功能障碍。以胸段脊髓 T_3 ~ T_5 节段最为常见，其次为颈髓、腰髓。

1. 运动障碍　急性起病，迅速进展，早期常有脊髓休克，出现肢体瘫痪、肌张力减低、腱反射消失、病理反射阴性。通常持续2 ~ 4周后开始恢复，先是肌张力、腱反射逐渐增高，随后出现病理反射，而肢体肌力的恢复常由下肢远端开始，然后逐步上移。脊髓休克期长短取决于脊髓损害的严重程度和有无发生泌尿系统感染、呼吸系统感染、压疮等并发症。脊髓严重损伤时，常导致屈肌张力增高。若患者出现总体反射，常提示预后不良，表现为下肢任何部位的刺激或膀胱充盈，均可引起下肢屈曲反射和痉挛，伴有出汗、竖毛、尿便自动排出等症状。

2. 感觉障碍　病变节段以下所有感觉丧失，在感觉缺失平面的上缘可有感觉过敏区或束带感；轻症患者感觉缺失平面可不明显。随着病情恢复，感觉缺失平面逐步下降和恢复，但较运动功能的恢复慢且差。

3. 自主神经功能障碍　早期呈现无张力性神经源性膀胱，表现为尿潴留，脊髓休克期膀胱容量可达1000ml，因膀胱充盈过度，可出现充盈性尿失禁。随着脊髓功能的恢复，膀胱容量逐渐缩小，尿液充盈到300 ~ 400ml即自行排尿，出现充溢性尿失禁，称为反射性神经源性膀胱。病变平面以下皮肤干燥、少汗或无汗，皮肤营养障碍包括皮肤水肿和脱屑、指(趾)甲松脆和角化过度等。病变平面以上可有发作性出汗过度、皮肤潮红、反射性心动过缓等，称为自主神经反射异常。

4. 特殊类型脊髓炎

（1）上升性脊髓炎　起病急骤，脊髓受累节段呈快速上升性，常在1 ~ 2天上升至累及延髓。瘫痪常由下肢开始，迅速波及上肢和延髓肌群，出现吞咽困难、构音不清，严重者多因呼吸肌受累麻痹而死亡。

（2）脱髓鞘性脊髓炎　起病可急可缓，多见于儿童或青壮年，常为急性多发性硬化脊髓型。临床表现和感染后脊髓炎相似，但前期感染不明显，多为不完全横贯性脊髓损害。表现为一侧或双侧下肢无力或瘫痪，伴有麻木感，感觉障碍平面不明显或有两个平面，并出现尿、便障碍。诱发电位及MRI检查可能发现CNS其他部位病灶。

六、辅助检查

1. 脑脊液检查　脑脊髓压力正常，外观无色透明，细胞数和蛋白含量正常或轻度增高，以淋巴细胞为主，糖、氯化物正常。压颈试验通畅，少数病例脊髓水肿严重可有不完全梗阻。

2. 电生理检查 ①视觉诱发电位（VEP）：正常，可作为视神经脊髓炎及多发性硬化的鉴别依据；②下肢体感诱发电位（SEP）：波幅可明显减低；③运动诱发电位（MEP）：异常，可作为判断疗效和预后的指标；④肌电图：可正常或呈失神经改变。

3. 影像学检查 脊柱X线平片正常。脊髓CT一般正常，严重者可见病变部位髓内斑点状或片状低密度影，有出血者可见高密度影。若脊髓严重肿胀，MRI显示病变部脊髓增粗，病变节段髓内多发片状或较弥散的T_2高信号，强度不均，可有融合。部分病例可始终无异常。

七、诊断

1. 病史 急性起病，病前有呼吸道、消化道感染或预防接种史。

2. 典型表现 迅速出现的脊髓横贯性损伤的临床表现。

3. 辅助检查 脑脊液检查、影像学检查。

4. 除外其他急性脊髓横贯性损害病变。

八、鉴别诊断

1. 视神经脊髓炎 此病属于脱髓鞘疾病，除有横贯性脊髓炎的症状外，还有视神经炎或球后视神经炎的表现，如视力下降、眶周疼痛等；病程波动，常有缓解和复发；视觉诱发电位多异常。视神经病变可出现在脊髓症状出现之前、同时或之后。

2. 脊髓压迫症 多见于转移性肿瘤、脊柱结核性或化脓性脓肿，造成椎体破坏，突然塌陷而压迫脊髓，出现急性横贯性损害。常有原发疾病的相应临床特征，脊柱影像学检查可见椎体破坏、椎间隙变窄或椎体寒性脓肿等改变，转移癌除脊柱影像学检查外还可做全身骨扫描。

3. 脊髓血管病变

（1）脊髓出血 较少见，多由血管畸形或外伤所致，起病突然，常表现为剧烈背部疼痛、截瘫和括约肌功能障碍，脑脊液检查呈血性，脊髓CT或MRI检查可见出血，DSA可发现血管畸形。

（2）脊髓前动脉闭塞综合征 病变水平出现根痛，迅速出现截瘫、分离性感觉障碍（痛温觉缺失，但深感觉保留）和括约肌功能障碍。

4. 急性炎症性脱髓鞘性多发性神经病 肢体呈弛缓性瘫痪，感觉障碍呈末梢型，一般不伴有括约肌功能障碍。约半数以上患者可伴脑神经损害，以双侧面神经麻痹多见。病后2～4周，脑脊液检查呈典型的蛋白－细胞分离。

九、治疗

急性脊髓炎治疗原则是：①早诊断、早治疗，精心护理，早期进行康复训练；②防治继发感染和各种并发症；③抑制亢进的免疫反应。

1. 一般治疗 加强护理，防治各种并发症是保证功能恢复的前提。

（1）高颈段脊髓炎有呼吸困难者应及时吸氧，保持呼吸道通畅，必要时气管切开行机械辅助呼吸，同时选用有效抗生素来控制感染。

（2）排尿障碍者应保留导尿管，每4～6小时放开引流管1次。当膀胱功能恢复，残余尿量少于100ml时可不再导尿，以防膀胱挛缩，体积缩小。

（3）保持皮肤清洁，按时翻身、拍背、吸痰，易受压部位加用气垫或软垫以防发生压疮。皮肤发红部位可用10%酒精或温水轻揉，并予以3.5%安息香酊，有溃疡形成者应及时换药并应用压疮贴膜。

2. 药物治疗

（1）皮质类固醇激素　急性期可采用大剂量甲泼尼龙短程冲击疗法，用量为500～1000mg，静脉滴注，每日1次，连用3～5天，有可能控制病情进展。也可用地塞米松10～20mg，静脉滴注，每日1次，7～14天为一个疗程。使用上述药物满疗程后改用泼尼松口服，用量为1mg/kg或成人每日剂量40～60mg，维持4～6周后逐渐减量至停药。

（2）大剂量免疫球蛋白　用量0.4g/（kg·d），成人每次用量一般为20g左右，静脉滴注，每日1次，连用3～5天为一个疗程。

（3）抗生素　根据病原学检查和药敏试验结果选用敏感抗生素，及时治疗呼吸系统和泌尿系统感染，以免加重病情。抗病毒治疗可选用阿昔洛韦或更昔洛韦等。

（4）B族维生素　有助于神经功能的恢复。常用维生素B_1 100mg，肌内注射；维生素B_{12} 500～1000μg，肌内注射或静脉给药，每天1～2次。

（5）其他　在急性期可选用血管扩张药，如烟酸、尼莫地平。神经营养药，如三磷酸腺苷、胞磷胆碱，但疗效未确定。双下肢痉挛者可服用巴氯芬5～10mg，每天2～3次。

3. 康复治疗　早期应将瘫痪肢体保持功能位，防止肌肉萎缩、关节痉挛和关节挛缩，并进行被动、主动锻炼和局部肢体按摩，促进肌力恢复。

十、并发症

1. 呼吸系统　肺不张、肺炎、呼吸衰竭是最常见呼吸系统并发症，其中肺炎是急性脊髓炎患者早期死亡的主要原因，多发生于颈髓病变的患者。

2. 泌尿系统　常见泌尿系统并发症包括尿路感染、排尿困难、泌尿系统结石、膀胱－输尿管返流和急性肾衰竭等。其中，尿路感染最为常见，多由留置导尿管和尿潴留所致。

3. 直立性低血压　多见于高位脊髓损伤的患者，表现为从卧位到立位的运动过程中血压明显下降，可出现头晕、黑矇、心率增快甚至晕厥，也可无任何临床症状。

4. 自主神经反射亢进　是由于损伤平面的伤害性刺激引起自主神经活动亢进所致，多由膀胱充盈、感染等因素诱发，严重者可引起高血压脑病、意识丧失、癫痫发作、脑血管意外等。

5. 压疮　常发生于骨突明显且对皮肤及皮下组织压力过大的部位，约半数以上见于骶骨部位。压疮的发生与局部过度的压力和摩擦、皮肤潮湿、局部血循环障碍及营养不良等有关。压疮的预防重于治疗。

十一、预后

急性脊髓炎的预后取决于脊髓损害程度和病变范围及并发症等因素。由于医疗水平的提高及早期康复的介入，在无严重并发症的情况下，多数患者在3～6个月内可恢复生活自理。脊髓休克期长、完全性截瘫6个月后肌电图仍为失神经支配改变、病变弥散累及多节段等情况预后不良。高颈段病变和急性上升性脊髓炎患者预后差，多死于呼吸衰竭。

十二、预防

急性脊髓炎目前病因尚不明确，注意预防并积极治疗各种感染，做到早诊断、早治疗。确诊后注意避免瘫痪导致的各类并发症，患者应积极配合治疗方案，及早开展康复训练，促进肢体功能恢复，预防后遗症出现。

（张珂铭）

第三节 脑血管疾病

PPT

一、概述

脑血管疾病（cerebrovascular disease，CVD）是指由各种原因引起的脑血管病变导致脑功能障碍。急性脑血管疾病又称为脑卒中，是指由于急性脑循环障碍所致的局限或全面性脑功能缺损综合征。

CVD 作为神经系统的常见病及多发病，是目前导致人类死亡的三大主要疾病之一。2019 年我国卒中发病率为 276.7/10 万，患病率为 2022.0/10 万，死亡率为 153.9/10 万，存活者中 50% ~70% 患者遗留不同程度的残疾，给社会和家庭带来沉重负担。

（一）脑血管疾病的分类

脑血管疾病有多种分类方法。根据发病缓急可分为慢性和急性两类。慢性脑血管病起病隐袭，进展缓慢，如血管性痴呆等。临床上以急性脑血管疾病多见，根据脑的病理性质改变，急性脑血管病可分为缺血性脑血管病和出血性脑血管病。前者包括短暂性脑缺血发作和脑梗死（脑血栓形成、脑栓塞、腔隙性脑梗死等），后者包括脑出血和蛛网膜下腔出血等。

（二）脑血液循环调节及病理生理

正常成人的脑重为 1500g，占体重的 2% ~3%，流经脑组织的血液 750 ~1000ml/min，占心排血量的 20%。脑组织耗氧量占全身耗氧量的 20% ~30%，脑能量来源主要依赖于糖的有氧代谢，脑组织几乎无能量储备，因此脑组织对缺血、缺氧性损害十分敏感。

脑组织的血流量分布并不均匀一致，通常灰质的血流量高于白质，大脑皮质的血液供应最丰富，其次为基底核和小脑皮质。不同部位的脑组织对缺血、缺氧性损害的敏感性亦不相同，大脑皮质、海马神经元对缺血、缺氧性损害最敏感，纹状体和小脑 Purkinje 细胞、脑干运动神经核对缺血、缺氧耐受性较高。

（三）脑血管疾病的病因

各种原因如动脉硬化、血管炎、先天性血管病、外伤、药物、血液病及各种栓子和血流动力学改变都可引起急性或慢性的脑血管疾病。根据解剖结构和发病机制，可将脑血管疾病的病因归为以下几类。

1. 血管壁病变 以高血压性动脉硬化和动脉粥样硬化所致的血管损害最常见，其次为结核、梅毒、结缔组织疾病和钩端螺旋体等病因所致的动脉炎，另外还有先天性血管病（如动脉瘤、血管畸形和先天性狭窄）和各种原因（外伤、颅脑手术、穿刺操作等）所致的血管损伤，以及药物、毒物、恶性肿瘤等所致的血管病损等。

2. 心脏病和血流动力学改变 如高血压、低血压或血压的急骤波动，以及心功能障碍、传导阻滞、风湿性或非风湿性心瓣膜病、心肌病及心律失常，特别是心房颤动最常见。

3. 血液成分和血液流变学改变 包括各种原因所致的高黏血症，如脱水、红细胞增多症、高纤维蛋白原血症等，另外还有凝血机制异常，特别是应用抗凝剂、避孕药物，弥散性血管内凝血和各种血液性疾病等。

4. 其他 包括空气、脂肪、癌细胞和寄生虫等栓子，脑血管受压、外伤、痉挛等。

（四）脑血管疾病的危险因素

脑血管疾病的调查研究表明，脑卒中的危险因素分为不可干预性和可干预性两类，不可干预性危险因素包括年龄、性别、种族、遗传因素等。可干预性危险因素包括高血压、心脏病、糖尿病、血脂异常、高同型半胱氨酸血症、短暂性脑缺血发作、吸烟、酗酒、肥胖、无症状性颈动脉狭窄、口服避孕药物、抗凝治疗等。

（五）脑血管疾病的治疗原则

脑血管疾病的治疗原则为挽救生命、降低残疾、预防复发和提高生活质量。一般治疗措施包括：维持生命功能、防治并发症等。治疗和管理措施包括：卒中单元、溶栓治疗、抗血小板聚集治疗、细胞保护治疗、血管内治疗、外科手术治疗和康复治疗等。

（六）脑血管疾病的预防

对脑血管疾病危险因素的早期发现和早期干预是减少脑卒中复发的关键。脑血管疾病的预防包括一级预防和二级预防。

1. 脑血管疾病的一级预防（防发病） 指发病前的预防，即在社区人群中早期识别具有卒中危险因素尚无卒中发作的特定人群，如高血压、糖尿病、血脂异常、心脏病等开展综合预防措施，控制危险因素，改变饮酒、吸烟等不健康的生活方式，从而达到脑血管病不发生或推迟发病年龄的目的。

2. 脑血管病的二级预防（防复发） 是针对发生过一次或多次脑卒中的患者，寻找卒中事件发生的原因，了解患者的卒中类型及相关危险因素，针对所有可干预的危险因素进行治疗，以期达到预防和降低再次卒中的风险，减轻残疾程度。

二、短暂性脑缺血发作

短暂性脑缺血发作（transient ischemic attack，TIA）是指因脑血管病变引起的短暂性、局限性脑功能缺失或视网膜功能障碍，临床症状一般持续 10～20 分钟，多在 1 小时内缓解，最长不超过 24 小时，不遗留神经功能缺损症状和体征，影像学（CT、MRI）检查无责任病灶。

（一）病因与发病机制

1. 病因 本病的发病与动脉粥样硬化、动脉狭窄、心脏病、血液成分改变及血流动力学变化等多种病因及多种途径有关。

2. 发病机制

（1）微栓子形成 来源于颈部和颅内大动脉，尤其是动脉分叉处的动脉粥样硬化斑块、附壁血栓或心脏的微栓子脱落，随血液进入脑动脉系统，阻塞小动脉导致其供血区域脑组织缺血，产生临床症状。当栓子破碎或溶解移向远端时，血流恢复，症状缓解。

（2）血流动力学改变 由各种原因（如动脉硬化和动脉炎等）所致的颈内动脉系统或椎－基底动脉系统的动脉严重狭窄，在此基础上血压的急剧波动导致原来靠侧支循环维持的脑区发生一过性缺血。

（3）其他因素 脑血管痉挛或受压、颅内动脉炎、脑盗血综合征，某些血液系统疾病，如真性红细胞增多症、血小板增多、各种原因所致的严重贫血和高凝状态等，也可参与 TIA 的发病。

（二）临床表现

1. 一般特点 TIA 好发于中老年人（50～70 岁），男性多于女性，患者多伴有高血压、动脉粥样硬化、糖尿病或高血脂等脑血管病危险因素。发病突然，历时短暂，一般持续 10～20 分钟，多在 1 小时内恢复，最长时间不超过 24 小时，不遗留神经功能缺损体征，多有反复发作的病史，每次发作症状几乎相同。

2. 颈内动脉 TIA 临床表现与受累血管分布有关。大脑中动脉供血区的 TIA 可出现缺血对侧肢体的单瘫、轻偏瘫、面瘫和舌瘫，可伴有偏身感觉障碍和对侧同向偏盲，优势半球受损常出现失语和失用，非优势半球受损可出现体象障碍。颈内动脉主干 TIA 主要表现为眼动脉交叉瘫，即病侧单眼一过性黑矇、失明和（或）对侧偏瘫及感觉障碍，Horner 交叉瘫（病侧 Horner 征、对侧偏瘫）。

3. 椎－基底动脉系统 TIA 最常见表现是眩晕、恶心和呕吐，可有单侧或双侧面部、口周麻木，单独出现或伴有对侧肢体瘫痪、感觉障碍，还可能出现的症状包括眼外肌麻痹导致的复视、吞咽困难和构音障碍、共济失调及平衡障碍、意识障碍等。此外，椎－基底动脉系统 TIA 还可出现下列几种特殊表现的临床综合征。

（1）跌倒发作 表现为患者转头或仰头时，下肢突然失去张力而跌倒，无意识丧失，常可很快自行站起，系下部脑干网状结构缺血所致。

（2）短暂性全面遗忘症 发作时出现短时间记忆丧失，但谈话、书写和计算能力正常，持续数分钟至数十分钟，是大脑后动脉颞支缺血累及边缘系统的颞叶海马、海马旁回和穹隆所致。

（3）双眼视力障碍发作 双侧大脑后动脉距状支缺血导致枕叶视皮层受累，引起暂时性皮质盲。

（三）实验室与辅助检查

CT 或 MRI 检查大多正常，部分病例（发作时间 >60 分钟）于弥散加权 MRI 可见片状缺血灶。CTA、MRA 及 DSA 检查可见脑血管狭窄、动脉粥样硬化斑。TCD 检测可发现颅内动脉狭窄，并可进行血流状况评估和微栓子监测。

常规检查如血常规（包括血小板计数），凝血功能，血糖，血脂，同型半胱氨酸，肝肾功能，心电图，超声心动图，对查找病因、判断预后及预防脑卒中是十分必要的。

（四）诊断与鉴别诊断

1. 诊断 大多数 TIA 患者就诊时临床症状已消失，故诊断主要依靠病史。中老年患者突然出现局灶性脑功能损害症状，符合颈内动脉或椎－基底动脉系统及其分支缺血表现，并在短时间内症状完全恢复（多不超过 1 小时），应高度怀疑为 TIA。颅脑 CT 或 MRI 正常或未显示责任病灶，在排除其他疾病后，即可诊断 TIA。

2. 鉴别诊断

（1）癫痫部分性发作 单纯部分性发作表现持续仅数秒至数分钟的肢体抽搐或麻木，逐渐向周围扩展，脑电图多有痫性放电异常，抗癫痫治疗往往有效。

（2）梅尼埃病 多发于中年人，常表现为发作性眩晕、恶心和呕吐，伴耳鸣、耳内胀满感，多次发作后常有听力减退，发作时除眼震外并无神经系统定位体征，无意识障碍。

（3）阿－斯综合征 因严重的心律失常，引起阵发性全脑供血不足，出现头晕、晕倒和意识障碍，发作时血压偏低，神经体征不明显。动态心电图检测和超声心动图检查可鉴别。

（4）偏头痛 先兆性偏头痛可表现为视野暗点、偏盲、偏身轻瘫或感觉异常等，但常有剧烈的搏动性头痛，发作时间可超过 24 小时，多起病于青春期，常有家族史，神经系统无阳性体征，麦角胺制剂止痛有效。

（五）治疗

TIA 是卒中的高危因素，其治疗的目的是消除病因，减少及预防复发，保护脑功能。

1. 病因治疗 病因治疗是预防 TIA 复发的关键，尽可能明确病因并针对治疗，如控制血压、控制血糖、调节血脂、治疗心律失常、纠正血液系统疾病等。同时应建立健康的生活方式，戒除烟酒，合理运动，适度降低体重。

2. 药物治疗

（1）抗血小板聚集　①阿司匹林75～150mg/d，主要不良反应为胃肠道反应。②氯吡格雷，75mg/d，不良反应较阿司匹林明显减少，建议高危人群或对阿司匹林不能耐受者可以选用。对于未接受静脉溶栓治疗的轻型卒中患者，在发病24小时内应尽早启动双重抗血小板治疗（阿司匹林和氯吡格雷）并维持21天，有益于降低发病90天内的卒中复发风险，但应密切观察出血风险。

（2）抗凝药物　目前尚无有力临床试验证据支持抗凝治疗作为TIA的常规治疗，但临床伴有房颤、频繁发作的TIA患者可以考虑应用。主要包括肝素、低分子肝素和华法林及新型抗凝药物（如达比加群、利伐沙班等）。一般短期使用肝素后改为口服抗凝剂华法林治疗，华法林治疗目标为国际标准化比值（INR）达到2～3，用药量根据结果调整。

（3）其他　对有高纤维蛋白原血症的TIA患者，可选用降纤酶治疗如巴曲酶、降纤酶、蚓激酶等；活血化瘀的中药制剂也可酌情使用。

3. TIA的外科治疗　对有颈动脉或椎－基底动脉严重狭窄（>70%）的TIA患者，经抗血小板聚集治疗和（或）抗凝治疗效果不佳或病情有恶化趋势者，可选择血管内介入治疗、动脉内膜切除术或动脉搭桥术治疗。

（六）预后

TIA是脑卒中的高危因子，一次TIA发作后，脑卒中发生率一月内为4%～8%，一年内为12%～13%，5年内为24%～29%。TIA频繁发作者48小时内发生缺血性脑卒中的概率可达50%。

三、脑梗死

脑梗死（cerebral infarct）又称缺血性脑卒中，是指各种原因所致脑部血液循环障碍，导致脑组织缺血、缺氧性坏死，出现相应神经功能缺损。脑梗死是CVD的最常见类型，占全部CVD的70%～80%。依据脑梗死的发病机制和临床表现，通常将脑梗死分为脑血栓形成、脑栓塞、腔隙性脑梗死。

脑血栓形成，也称动脉粥样硬化性血栓性脑梗死，是脑梗死最常见的类型，约占全部脑梗死的60%。是在各种原因引起的血管壁病变基础上，脑动脉主干或分支动脉管腔狭窄、闭塞或血栓形成，引起脑局部血流减少或供血中断，使脑组织缺血、缺氧性坏死，出现局灶性神经系统症状和体征。

（一）病因与发病机制

1. 动脉硬化　动脉粥样硬化是本病基本病因，高血压病、糖尿病和高脂血症可加速动脉粥样硬化的进程。脑动脉粥样硬化性斑块破裂形成溃疡后，由于胶原暴露，血小板激活并在损伤的动脉壁上黏附和聚集，导致动脉血栓形成。

2. 动脉炎　如结缔组织病、抗磷脂抗体综合征及细菌、病毒、螺旋体感染均可导致动脉炎症，使管腔狭窄或闭塞。

3. 其他少见原因　包括红细胞增多症、血小板增多症、血栓栓塞性血小板减少性紫癜、弥散性血管内凝血、镰状细胞贫血、血高凝状态、脑淀粉样血管病、Moyamoya病、夹层动脉瘤等。

（二）病理

脑梗死最易累及颈内动脉系统，约占80%，累及椎－基底动脉系统约占20%。闭塞好发的血管依次为颈内动脉、大脑中动脉、大脑后动脉、大脑前动脉及椎－基底动脉等。闭塞血管内可见动脉粥样硬化或血管炎性改变、血栓形成或栓子。

脑缺血性病变病理分期如下。①超早期（1～6小时）：病变组织变化不明显，部分血管内皮细胞、神经细胞、星形胶质细胞肿胀，线粒体肿胀空化。②急性期（6～24 小时）：缺血脑组织苍白、轻度肿胀，神经细胞、胶质细胞、内皮细胞明显缺血改变。③坏死期（24～48 小时）：大量神经细胞消失，胶质细胞坏变，中性粒细胞、淋巴细胞和巨噬细胞浸润，脑组织水肿。④软化期(3 天～3 周)：病变区液化变软。⑤恢复期(3 周后)：坏死脑组织被格子细胞清除，脑组织萎缩，小病灶形成胶质瘢痕，大病灶形成中风囊，此期持续数月至两年。

（三）病理生理

局部脑缺血由中心坏死区及周围缺血半暗带组成。中心坏死区由于脑缺血非常严重，已达到致死性缺血缺氧程度，因而脑细胞很快出现死亡；缺血半暗带存在侧支循环，尚有存活的神经细胞。随着缺血时间的延长和严重程度的加重，中心坏死区越来越大，缺血半暗带越来越小。大部分缺血半暗带存活的时间仅有数小时，如果能在短时间内，迅速恢复缺血半暗带血供，则该区脑组织的损伤是可逆的，神经细胞有可能存活并恢复功能。因此急性脑梗死的治疗必须在发病早期进行。

有效挽救缺血半暗带脑组织的治疗时间，称为治疗时间窗。目前研究表明，在严格选择病例的条件下，急性缺血性脑卒中的治疗时间窗一般不超过 6 小时。如果血运重建的时间超过其时间窗，不仅不能有效挽救缺血脑组织，甚至可能因再灌注损伤和继发脑出血而加重脑损伤。

（四）临床表现

1. 一般特点 多见于 60～70 岁以上的老年人，常有高血压、糖尿病等危险因素，部分病例有 TIA 发作的前驱症状，如短暂性肢体麻木、无力等。常在安静或睡眠中发病，脑梗死神经功能缺失症状多在发病后 10 余小时或 1～2 日达到高峰，病情可进展和波动，临床表现取决于梗死灶的大小和部位。患者一般意识清楚，当发生基底动脉血栓或大面积脑梗死时，可出现意识障碍，甚至危及生命。

2. 不同脑血管闭塞的临床特点

（1）颈内动脉系统（前循环）脑梗死　以大脑中动脉病变最为常见。

1）大脑中动脉血栓形成　大脑中动脉主干闭塞，可出现病变对侧三偏征（偏瘫、偏身感觉障碍和同向性偏盲），可伴有双眼向病灶侧凝视，优势半球受累可出现失语，非优势半球病变可有体象障碍。由于主干闭塞引起大面积脑梗死，患者多有不同程度的意识障碍，脑水肿严重时可导致脑疝形成，甚至死亡。皮层支的上分支闭塞引起的偏瘫及偏身感觉障碍，以面部和上肢为重，下肢和足受累较轻，累及优势半球可出现失语，意识水平不受影响。深穿支闭塞更为常见，表现为对侧偏瘫，肢体、面和舌的受累程度均等，对侧偏身感觉障碍，可伴有偏盲、失语等。

2）大脑前动脉血栓形成　大脑前动脉近段阻塞时，由于前交通动脉的代偿，可全无症状。非近段闭塞时，可出现对侧偏瘫，下肢重于上肢，有轻度感觉障碍，优势半球病变可有表达性或运动性失语（Broca）失语，可伴有尿失禁（旁中央小叶受损）及对侧强握反射等。

3）颈内动脉血栓形成　颈内动脉闭塞的临床表现复杂多样，可出现单眼一过性黑朦，偶见永久性失明(视网膜动脉缺血)或 Horner 征(颈上交感神经节后纤维受损)。远端大脑中动脉血液供应不良，可以出现对侧偏瘫、偏身感觉障碍和（或)同向性偏盲等，优势半球受累可伴失语症，非优势半球受累可有体象障碍。

（2）椎－基底动脉系统（后循环）脑梗死　病变损害多组分支动脉。

1）大脑后动脉血栓形成　大脑后动脉主干闭塞，表现为病灶对侧同向性偏盲、偏瘫及偏身感觉障碍，丘脑综合征，优势半球受累可伴有失读（伴或不伴失写）、失认、命名性失语等。

2）椎动脉血栓形成　由于两侧椎动脉的粗细差别不大，当一侧闭塞时，可通过对侧椎动脉发挥代偿作用，可以无明显的症状。约 10% 的患者一侧椎动脉细小，脑干仅由另一侧椎动脉供血，若此时供血动脉闭塞引起的病变范围，等同于基底动脉或双侧椎动脉阻塞后的梗死区域，症状较为严重。

3）基底动脉血栓形成　基底动脉或双侧椎动脉闭塞是危及生命的严重脑血管事件，基底动脉血栓形成导致基底动脉主干闭塞，表现为眩晕、恶心、呕吐及眼球震颤、复视、构音障碍、吞咽困难及共济失调等，由于脑干广泛性梗死，患者病情进展迅速出现球麻痹、四肢瘫、昏迷、中枢性高热、应激性溃疡，常导致患者迅速死亡。

4）临床综合征　闭锁综合征（Locked - in syndrome）由脑桥基底部梗死所致，表现为四肢瘫痪，双侧面瘫，延髓麻痹，不能言语。因脑干网状结构未受累，患者意识清楚，能随意睁闭眼，可利用瞬目以及眼球的垂直运动表示“是”与“否”并以此与他人沟通交流。延髓背外侧综合征（Wallenberg syndrome）在小脑后下动脉或椎动脉供应延髓外侧的分支闭塞时发生，临床表现为眩晕、恶心、呕吐和眼球震颤；声音嘶哑、吞咽困难及饮水呛咳；病灶侧小脑性共济失调；交叉性感觉障碍，即病灶同侧面部痛、温觉减退或消失，病灶对侧躯干和肢体偏身痛、温觉减退或消失，病灶同侧 Horner 征。

（五）特殊类型的脑梗死

1. 大面积脑梗死　是脑梗死中较为严重的类型，通常由颈内动脉主干、大脑中动脉主干闭塞或皮质支完全闭塞所致，表现为病灶对侧完全性偏瘫、偏身感觉障碍及向病灶对侧凝视麻痹，严重时可因脑水肿引发脑疝，危及生命。

2. 出血性梗死　常见于大面积脑梗死后。是由于脑梗死灶内动脉血管壁损伤、坏死，当受损的血管血流得到恢复，血液会从破损的血管壁漏出，导致出血性脑梗死。

3. 分水岭脑梗死　分水岭脑梗死的类型有皮质前型、皮质后型和皮质下型。是指脑内相邻动脉供血区之间的边缘带发生的脑梗死，又称边缘带脑梗死。血流动力学变化造成的脑组织灌注不足是引起本病最常见的原因，如各种心脏疾病、降压药使用过量、严重呕吐、腹泻、脱水、心搏骤停等。

4. 多发性脑梗死　是指两个或两个以上不同供血系统脑血管闭塞引起的梗死，一般由反复多次发生脑梗死所致。

（六）实验室与辅助检查

1. 血液学检查　血液化验包括血常规、血流变、血生化（包括血脂、血糖、肝肾功能、电解质等），这些检查有利于发现脑梗死的危险因素，对鉴别病因也很重要。

2. 颅脑 CT 检查　对于急性脑血管疾病患者，颅脑 CT 平扫是最常用的检查，它对于发病早期脑梗死与脑出血的识别很重要。脑梗死发病后的24 小时内，一般无影像学改变，24 小时后逐渐显示低密度梗死灶，发病后 2～15 日可见均匀片状或楔形的明显低密度灶。大面积脑梗死有脑水肿和占位效应（图 9－1）。病后2～3 周可见“模糊效应”，即由于病灶水肿消失及吞噬细胞浸润可与周围正常脑组织等密度，CT 难以分辨。

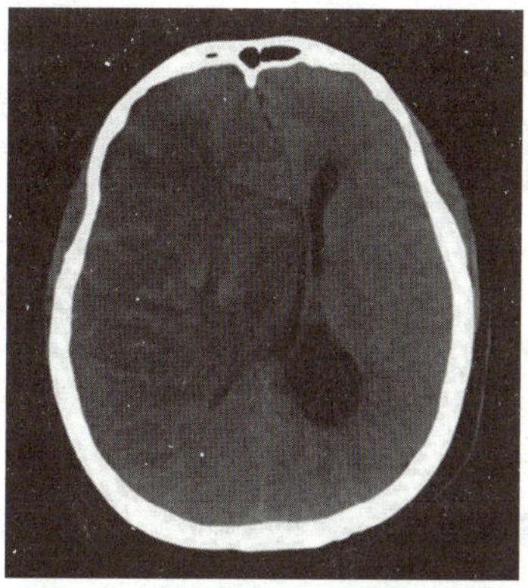

图 9－1　CT 扫描示大面积脑梗死及占位效应

3. 颅脑 MRI 检查　可早期清晰显示梗死灶。脑梗死发病数小时后，即可显示 T_1 低信号，T_2 高信号的病变区域（图 9－2）。与 CT 相比，MRI 可以发现脑干、小脑梗死及小灶梗死。MRI 弥散加权成像（DWI）和灌注加权成像（PWI），可以在发病后 2 小时内检测到缺血性改变，为超早期溶栓治疗提供了科学依据。意识不清的危重患者，戴起搏器、骨折手术后固定钢板及钢钉、动脉瘤安置金属夹、幽闭恐惧症等患者均不能作该检查。

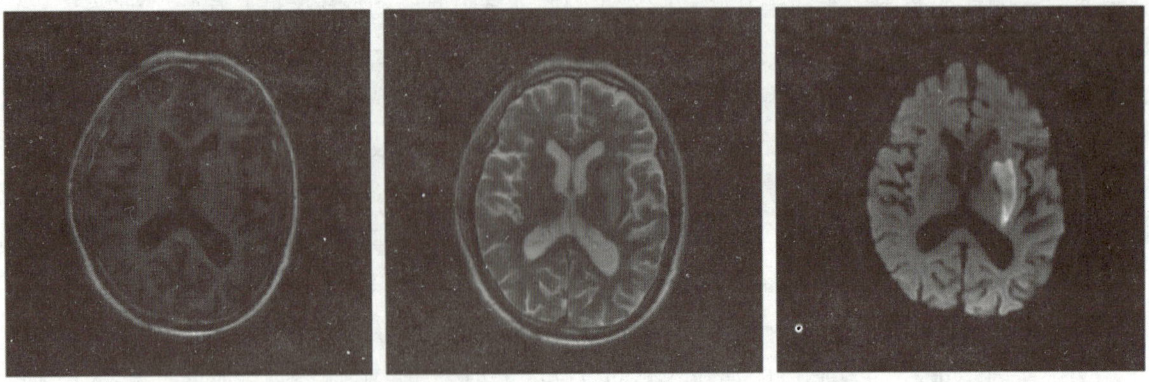

图 9-2　脑梗死 MRI（左起依次为 T_1 加权像、T_2 加权像、弥散加权成像 DWI）

4. 脑血管检查　血管造影 DSA、CTA 和 MRA 可以发现血管狭窄、闭塞及其他血管病变，如动脉炎、Moyamoya 病、动脉瘤和动静脉畸形等，可以为卒中的血管内治疗提供依据。其中 DSA 是脑血管病变检查的金标准（图 9-3），缺点为有创、费用高、技术条件要求高。

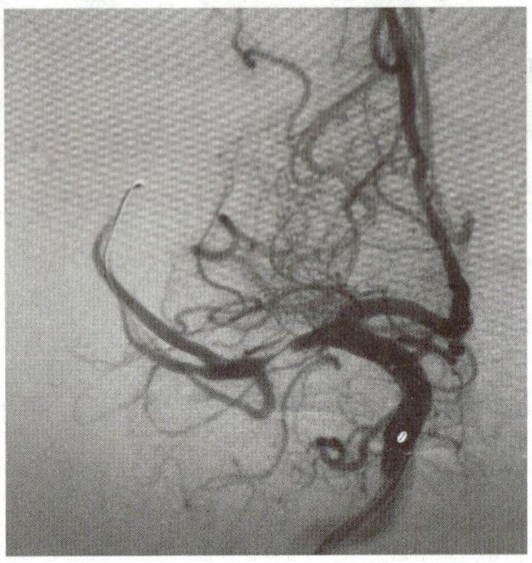

图 9-3　脑血管 DSA 显示右侧大脑中动脉狭窄

5. 腰椎穿刺检查　仅在无条件行 CT 检查时进行，但不能据此诊断为脑梗死。脑血栓形成患者 CSF 压力、常规检查及生化检查一般正常，仅少数出血性脑梗死患者脑脊液中可见红细胞。

6. TCD 检查　对评估颅内外血管狭窄、闭塞、痉挛或血管侧支循环建立情况有帮助，目前也用于溶栓治疗监测。

7. 超声心动图检查　可发现心脏附壁血栓、心房黏液瘤和二尖瓣脱垂，对脑梗死病因的鉴别有一定价值。

（七）诊断

1. 诊断　有高血压及动脉硬化的中老年患者，静息状态下或睡眠中急性起病，病前可有反复的 TIA 发作，症状常在数小时或数天内达高峰，出现局灶性的神经功能缺损，梗死的范围与某一脑动脉的供应区域相一致；CT 或 MRI 检查发现梗死灶可明确诊断。

2. 鉴别诊断

（1）脑出血　脑梗死有时与小量脑出血的临床表现相似，但脑出血多在活动中起病，病情进展快，发病时有血压明显升高等表现，CT 发现高密度影的出血灶可明确诊断。

（2）颅内占位病变　某些硬膜下血肿、颅内肿瘤、脑脓肿等，有时与脑梗死的临床表现相似，应注意有无颅内压增高的症状和体征，有无身体其他部位感染或全身性感染的病史。CT、MRI 可明确诊断。

（3）脑栓塞　常在活动中急骤起病，局灶性体征在数秒至数分钟达到高峰，常有栓子来源的基础疾病如心源性、非心源性，大脑中动脉栓塞最常见，可有颅内高压及癫痫发作。

（八）治疗

脑梗死的治疗应根据不同的病因、发病机制、临床类型、发病时间等确定治疗方案，在一般内科支持治疗的基础上，可酌情选用改善脑循环、挽救缺血半暗带、抗脑水肿降颅压、防治并发症等措施。在时间窗内有适应证者可行溶栓治疗。有条件的医院，应该建立卒中单元，由多学科医师、护士和治疗师参与，实施治疗、护理及康复一体化的原则，以最大程度地提高治疗效果和改善预后。

1. 一般治疗　主要为对症治疗，包括维持生命体征和处理并发症。主要针对以下情况进行处理。

（1）血压　缺血性脑卒中后24小时内血压升高的患者应谨慎处理。应先处理紧张焦虑、疼痛、恶心呕吐及颅内压增高等情况。血压持续升高至收缩压≥200mmHg或舒张压≥110mmHg，或伴有严重心功能不全、主动脉夹层、高血压脑病的患者，可予降压治疗，并严密观察血压变化。可选用拉贝洛尔、尼卡地平等静脉药物，建议使用微量输液泵给予降血压药，避免使用引起血压急剧下降的药物。准备溶栓及桥接血管内取栓者，血压应控制在收缩压＜180mmHg、舒张压＜100mmHg。如果收缩压低于90mmHg，应给予补充血容量，必要时考虑使用升压药。

（2）血糖　脑卒中急性期高血糖较常见，可以是原有糖尿病的表现或应激反应。应常规检查血糖，血糖超过10mmol/L时可给予胰岛素治疗；加强血糖监测，将高血糖患者血糖控制在7.8～10mmol/L。血糖低于3.3mmol/L时，可给予10%～20%葡萄糖口服或注射治疗，目标是达到正常血糖。

（3）吸氧和通气支持　轻症、无低氧血症的卒中患者无需常规吸氧，对脑干卒中和大面积梗死等病情危重患者或有气道受累者，需要气道支持和辅助通气。

（4）脑水肿　严重脑水肿和颅内压增高多见于大面积梗死，是急性重症脑梗死的常见并发症，脑水肿常于发病后3～5天达高峰。治疗目标是降低颅内压、维持足够脑灌注和预防脑疝发生。可应用20%甘露醇125～250ml静滴，3～4次/日；对心、肾功能不全患者可改用呋塞米20～40mg静脉注射，3～4次/日；可酌情同时应用甘油果糖250～500ml静滴，1～2次/日；还可用注射用七叶皂苷钠和白蛋白协同治疗。

（5）发热、感染　对中枢性发热患者，应以物理降温为主，如冰帽、冰毯或温水擦浴。脑卒中患者急性期容易发生呼吸道、泌尿系感染等，是导致病情加重的重要原因。肺炎的治疗主要包括呼吸支持（如氧疗）和抗生素治疗，注意经常翻身叩背及防止误吸；尿路感染主要继发于尿失禁和留置导尿，尽可能避免插管和留置导尿。

（6）吞咽困难和上消化道出血　吞咽困难治疗的目的是预防吸入性肺炎，避免营养不良以及重建吞咽功能。吞咽困难短期内不能恢复者，早期可通过鼻饲管进食。上消化道出血是由于胃、十二指肠黏膜出血性糜烂和急性溃疡所致，可使用抑酸止血药物进行治疗。

（7）其他　积极防治深静脉血栓形成、水与电解质平衡紊乱、癫痫、心脏损伤等并发症。

2. 特殊治疗　包括超早期溶栓治疗、抗血小板治疗、抗凝治疗、血管内治疗、细胞保护治疗和外科治疗等。

（1）静脉溶栓　超早期溶栓治疗可恢复梗死区血流灌注，但患者须经过严格的筛选，有明确的适应证，无禁忌证，以降低出血风险，并进行充分的沟通，使患者或其家属对静脉溶栓的收益、风险知情同意并签字。

1）适应证　年龄≥18岁；发病在4.5小时（重组组织型纤溶酶原激活物）或6小时（尿激酶）以内；有缺血性脑卒中导致的神经功能缺损症状；头颅CT已排除颅内出血，且无早期大面积脑梗死影像学改变；患者或其家属对静脉溶栓的收益和风险知情并签署知情同意书。

2）禁忌证　颅内出血（包括脑实质出血、脑室内出血、蛛网膜下腔出血、硬膜下/外血肿等）；既往颅内出血史；近3个月有严重头颅外伤史或卒中史；颅内肿瘤、巨大颅内动脉瘤；近3个月有颅内或椎管内手术；近2周内有大型外科手术；近3周内有胃肠或泌尿系统出血；活动性内脏出血；主动脉弓夹层；近1周内有在不易压迫止血部位的动脉穿刺；血压升高：收缩压≥180mmHg，或舒张压≥100mmHg；急性出血倾向，包括血小板计数低于100×10^9/L或其他情况；24小时内接受过低分子肝素治疗；口服抗凝剂且 INR > 1.7 或 PT > 15 秒；48 小时内使用凝血酶抑制剂或 Xa 因子抑制剂，或各种实验室检查异常；血糖 < 2.8mmol/L 或 > 22.22mmol/L；头 CT 或 MRI 提示大面积梗死（梗死面积 > 1/3 大脑中动脉供血区）。

3）常用溶栓药物　①尿激酶（urokinase，UK）：常用 100 万 ~ 150 万 IU 加入 0.9% 生理盐水 100 ~ 200ml，持续静滴 30 分钟，适用于发病 6 小时内的急性脑梗死患者；②重组组织型纤溶酶原激活物（rt - PA）：一次用量 0.9mg/kg，最大剂量 < 90mg，先予 10% 的剂量静脉推注，其余剂量在约 60 分钟内持续静脉滴注，适用于发病 4.5 小时内的急性脑梗死患者。

4）溶栓并发症　①梗死灶继发性出血或身体其他部位出血；②致命性再灌注损伤和脑水肿；③溶栓后再闭塞。

（2）抗血小板聚集　常用抗血小板聚集剂包括阿司匹林和氯吡格雷。未行溶栓的急性脑梗死患者应在 48 小时之内服用阿司匹林，100 ~ 325mg/d，但一般不在溶栓后 24 小时内应用阿司匹林，以免增加出血风险。氯吡格雷则口服 75mg/d，必要时可将氯吡格雷与阿司匹林联合应用。

（3）抗凝治疗　主要包括肝素、低分子肝素和华法林、新型抗凝药。一般不推荐急性缺血性卒中后急性期应用抗凝药来预防卒中复发、阻止病情恶化或改善预后。但对于长期卧床，特别是合并高凝状态有形成深静脉血栓和肺栓塞趋势者，可以使用低分子肝素预防治疗。对于房颤的患者可应用华法林或新型抗凝药治疗。

（4）脑保护治疗　脑保护剂包括自由基清除剂、钙通道阻断剂和镁离子等，可通过降低脑代谢、干预缺血引发细胞毒性机制减轻缺血性脑损伤。

（5）中医治疗　一般采用活血化瘀、通经活络的治疗原则。常用丹参、川芎、红花、地龙、黄芪、桂枝等在临床试用。

（6）康复治疗　注意患侧肢体肢位摆放，对患者进行针对性体能和技能训练。康复治疗提倡早期进行，有助于降低致残率，增进神经功能恢复，提高生活质量、早日重返社会。

（7）介入及手术治疗　血管内介入治疗包括血管成形术和支架置入术和机械取栓等。对于有或无症状、单侧重度颈动脉狭窄 > 70%，或经药物治疗无效者可以选择颈动脉内膜切除术。大面积脑梗死、脑疝形成征象者可施行开颅减压术和（或）部分脑组织切除术。小脑梗死压迫脑干，可行抽吸梗死组织和后颅窝减压术。

（九）预后

本病急性期的病死率为 5% ~ 15%，致残率达 50% 以上。存活者中 40% 以上可复发，且复发次数越多，病死率和致残率越高。影响预后的因素较多，最重要的是神经功能缺损的严重程度，其他还包括患者的年龄及卒中的病因等。

四、脑栓塞

脑栓塞是指心源性或身体其他部位来源的各种栓子随血液流经脑动脉，使血管急性闭塞，引起相应供血区脑组织缺血坏死及脑功能障碍，占脑卒中的 15% ~ 20%。

（一）病因与发病机制

脑栓塞栓子来源最常见的是心源性栓子，引起栓塞的疾病有心房颤动、心脏瓣膜病、感染性心内膜炎赘生物或附壁血栓脱落、心肌梗死、心肌病、心脏手术、先天性心脏病等也可引起。非心源性栓子多见颅外动脉（颈动脉和椎动脉）的动脉粥样硬化斑块脱落，进入血液，能形成栓子导致栓塞。其他少见的有脂肪滴、空气、肿瘤细胞、寄生虫和异物等。

（二）病理

80%心源性脑栓塞见于颈内动脉系统，大脑中动脉尤为多见；约20%心源性脑栓塞见于椎基底动脉系统，其中基底动脉尖部和大脑后动脉较多见。栓塞性脑梗死发展较快，没有时间建立侧支循环，较血栓性脑梗死局部脑缺血更严重。

（三）临床表现

任何年龄均可发病，但以青壮年居多。多在活动中突然发病，常无前驱症状。局限性神经缺损症状多在数秒至数分钟内发展至高峰，多属完全性卒中。半数患者起病时有短暂的程度不同的意识障碍，当大血管及椎－基底动脉栓塞时，昏迷发生快且重。发生癫痫大发作时，常提示梗死范围较大。与脑血栓形成相比，脑栓塞易发生多发性梗死，容易复发和出血，有些患者可同时并发肺栓塞、肾栓塞、肠系膜栓塞和皮肤栓塞等疾病表现。

血管闭塞的临床表现详见动脉粥样硬化性血栓性脑梗死。

（四）辅助检查

1. 神经影像学检查　CT检查可明确梗死的部位及范围，一般于24～48小时后可见低密度梗死区，如在低密度区中有高密度影提示为出血性梗死。

2. 心电图　为常规检查，明确是否患有心房颤动、心肌梗死和其他心律失常的依据，超声心动图可进一步确定心脏情况。

3. 脑血管检查　怀疑有主动脉弓大血管或颈部血管病变时，可行血管造影和颈动脉超声检查。

（五）诊断与鉴别诊断

本病任何年龄均可发病，以青壮年较多见，病前有风湿性心脏病、心房颤动及大动脉粥样硬化等病史。起病急，症状常在数秒或数分钟内达到高峰，表现为偏瘫、失语等局灶性神经功能缺损。CT、MRI检查可确定脑栓塞的部位、数量及是否伴发出血。

应注意与脑出血及血栓性脑梗死鉴别，抽搐发作者与其他原因所致的癫痫鉴别。

（六）治疗

1. 脑栓塞的治疗　急性期和恢复期的治疗原则与脑血栓形成的治疗基本相同。当发生出血性脑梗死时，要立即停用溶栓、抗凝和抗血小板聚集的药物，防止出血加重和血肿扩大。

对感染性栓塞应使用抗生素，并禁用溶栓和抗凝治疗，防止感染扩散。在脂肪栓塞时，可采用肝素、低分子右旋糖酐（不能用于对本药过敏者）、5%的碳酸氢钠及脂溶剂（如酒精溶液）等，有助于脂肪颗粒的溶解。

2. 脑栓塞的预防　早期查明栓子来源并去除，以有利于病情控制和防止复发。对于脑栓塞的预防，主要是进行抗凝和抗血小板治疗，同时要治疗原发病。

（七）预后

急性期病死率为5%～15%，多死于严重脑水肿、脑疝、肺部感染及心力衰竭等疾病。脑部病变如栓塞发生后很快即有神经功能恢复者，预后良好。半数患者可复发，复发者病死率更高、预后差。

五、脑出血

脑出血（intracerebral hemorrhage，ICH）是指原发性非外伤性脑实质内出血，发病率为每年（60～80)/10万，在我国占全部脑卒中的18.8%～47.6%，急性期病死率为35%～52%。

（一）病因与发病机制

1. 病因　ICH病例中约60%是因高血压合并小动脉硬化所致，约30%由动脉瘤或动－静脉血管畸形破裂所致，其他病因包括脑动脉粥样硬化、血液病（如白血病、再生障碍性贫血、血小板减少性紫癜、血友病等）、脑淀粉样血管病变、Moyamoya 病、抗凝或溶栓治疗等。

2. 发病机制 长期高血压使脑细、小动脉发生玻璃样变及纤维素性坏死，管壁弹性减弱。血压骤然升高时血管易破裂出血。在血流冲击下，血管壁病变也会导致微小动脉瘤形成，当血压剧烈波动时，微小动脉瘤破裂而导致脑出血。

（二）病理

豆纹动脉和旁正中动脉等深穿支动脉，自脑底部的动脉直角发出，承受压力较高的血流冲击，易导致血管破裂出血。绝大多数高血压性 ICH 发生在基底节的壳核，其次为脑叶、脑干及小脑齿状核出血。壳核出血常侵入内囊，如出血量大也可破入侧脑室，使血液充满脑室系统和蛛网膜下腔。脑出血后由于血肿的占位效应及血肿周围脑组织水肿，引起颅内压升高，使脑组织受压移位。血肿较大时易形成脑疝，脑疝是导致患者死亡的直接原因。

急性期后血块溶解，吞噬细胞清除含铁血黄素和坏死脑组织，胶质增生，小出血灶形成胶质瘢痕，大出血灶形成中风囊。

（三）临床表现

好发年龄为 50～70 岁，男性稍多于女性，冬春两季发病率较高，多有高血压病史。多在情绪激动或活动中突然发病，发病后病情常于数分钟至数小时内达到高峰，患者发病后多有血压明显升高。脑出血后脑水肿约在 48 小时达到高峰，维持 3～5 天后逐渐消退，可持续 2～3 周或更长。脑水肿可使颅内压增高，出现头痛、呕吐和不同程度的意识障碍，如嗜睡或昏迷等，颅压过高可致脑疝形成，约 10% 病例有抽搐发作。常见部位出血的表现如下。

1. 基底节区出血

（1）壳核出血　最常见，约占 ICH 的 60%，系豆纹动脉尤其是其外侧支破裂所致，常有病灶对侧偏瘫、偏身感觉缺失和同向性偏盲（三偏综合征），双眼凝视病灶侧，优势半球可有失语。出血量大者可出现意识障碍，生命体征变化，病情迅速恶化。

（2）丘脑出血　占 ICH 的 10%～15%，系丘脑膝状体动脉和丘脑穿通动脉破裂所致，常有对侧偏瘫、偏身感觉障碍，通常感觉障碍重于运动障碍。深浅感觉均受累，而深感觉障碍更明显。大量出血破入第三脑室，表现为意识障碍加深，瞳孔缩小，中枢性高热及去脑强直等症状。

2. 脑叶出血 占 ICH 的 5%～10%，常由脑动静脉畸形、血管淀粉样病变、血液病等所致。出血以顶叶最常见，其次为颞叶、枕叶、额叶。如顶叶出血可有偏身感觉障碍、轻偏瘫、对侧下象限盲，非优势半球受累可有体象障碍；额叶出血可有偏瘫、尿便障碍、Broca 失语、摸索和强握反射等；颞叶出血表现为对侧中枢性面舌瘫及以上肢为主的瘫痪，对侧上象限盲，优势半球出血时可出现 Wernicke 失语或混合性失语；枕叶出血表现为对侧同向性偏盲，可有视野缺损，多无肢体瘫痪。

3. 脑干出血 约占 ICH 的 10%，绝大多数为脑桥出血，多由基底动脉脑桥支破裂所致。小量出血可无意识障碍，表现为交叉性瘫痪和共济失调性偏瘫，两眼向病灶侧凝视麻痹或核间性眼肌麻痹。大量出血（血肿 >5ml）累及双侧被盖部和基底部，常破入第四脑室，患者迅即出现昏迷、双侧针尖样瞳孔、呕吐咖啡色胃内容物、中枢性高热、中枢性呼吸障碍、眼球浮动、四肢瘫痪和去大脑强直发作等。

4. 小脑出血 约占 ICH 的 10%。多由小脑上动脉分支破裂所致。常有头痛、眩晕、呕吐，共济失调较明显，起病突然。出血量较少者，主要表现为小脑受损症状，如患侧共济失调、眼震和小脑语言等，多无瘫痪；出血量多者病情十分危重，迅速进入昏迷，双侧瞳孔缩小呈针尖样，呼吸节律不规则，有去脑强直发作，最后致枕骨大孔疝而死亡。

5. 脑室出血 占 ICH 的 3%～5%，分为原发性和继发性脑室出血。原发性脑室出血多由脉络丛血管或室管膜下动脉破裂出血所致，继发性脑室出血是指脑实质出血破入脑室。出血量较少时，仅表现为头痛、呕吐、脑膜刺激征阳性、无局限性神经体征。临床上易误诊为蛛网膜下隙出血，需通过头颅 CT 扫描来确定诊断。脑室内大量出血时，很快进入昏迷或昏迷逐渐加深，双侧瞳孔缩小呈针尖样，四肢弛缓性瘫痪及去脑强直发作，脑膜刺激征阳性，高热、呼吸不规则、脉搏血压不稳定等，预后差，多迅速死亡。

6. 并发症　有消化道出血、肺部感染、心肌梗死、心律失常、泌尿系统感染、压疮等。

（四）实验室与辅助检查

1. 实验室检查　血常规、尿常规，便潜血、血糖、血脂、肝功能、肾功能、凝血功能、电解质及心电图等检查，有助于了解患者的全身状态。

2. 影像学检查

（1）CT 检查　CT 是临床诊断脑出血的首选检查。可清楚显示脑出血的部位、出血量和占位效应等相关情况。新鲜出血呈高密度影，边界清楚，血肿周围可见低密度水肿带和占位效应（图 9－4，图 9－5）。随着血肿逐渐液化吸收，密度逐渐减低至等密度或低密度灶。

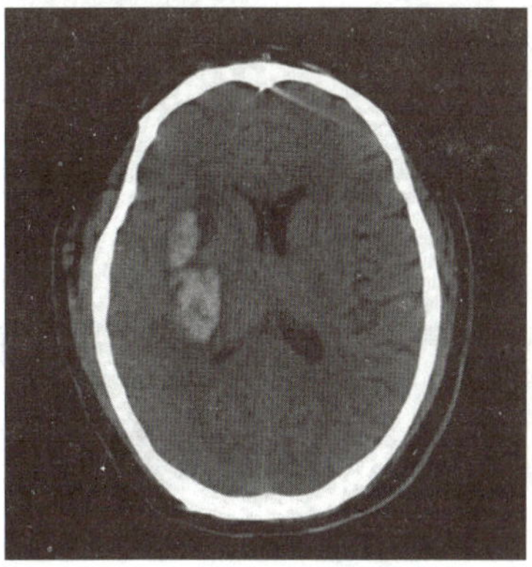

图 9－4　CT 示右侧基底节区脑出血

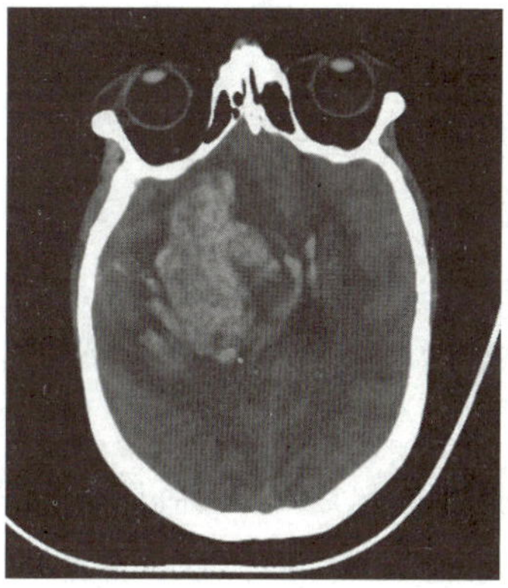

图 9－5　CT 示大量脑出血破入脑室并脑疝

（2）MRI 检查　MRI 对急性期脑出血的诊断价值不如 CT，但对检出脑干和小脑的出血灶及显示血肿的演变过程优于 CT。

（3）DSA 检查　怀疑脑血管畸形、Moyamoya 病、血管炎等疾病，而且又需要血管介入治疗或外科手术时可进行此项检查。

3. 脑脊液检查　脑出血患者一般无需进行此项检查，以免诱发脑疝形成，如需排除颅内感染和蛛网膜下腔出血，可谨慎进行。

（五）诊断与鉴别诊断

1. 诊断　50 岁以上中老年患者，多有高血压病史，活动中或情绪激动时突然起病，迅速出现头痛、恶心、呕吐等颅内压升高的表现，有偏瘫、失语等局灶性神经功能缺损症状和脑膜刺激征，常伴有意识障碍。头部 CT 检查发现高密度影血肿有助于明确诊断。

2. 鉴别诊断

（1）与引起昏迷的其他疾病鉴别　如肝性脑病、尿毒症、糖尿病酮症酸中毒昏迷、各类中毒等。此类疾病一般都有较明显的相关病史，多无局灶性神经体征，通过详细询问病史和体格检查，结合必要的实验室和影像学检查不难鉴别。

（2）脑血管病之间的鉴别　脑血管疾病的鉴别诊断见表 9－1。

表 9-1 脑血管疾病的鉴别诊断

	脑血栓形成	脑栓塞	脑出血	蛛网膜下腔出血
好发年龄	60 岁以上	青壮年	50~60 岁较多	青壮年
病因	动脉粥样硬化	各种心脏病	高血压及动脉硬化	脑动脉瘤、血管畸形
TIA 史	常有	可有	多无	无
起病时状态	安静睡眠时	不定	多在活动时	多在情绪激动、用力时
起病形式	较缓（以小时或天计）	最急（以秒或分计）	急（以分或小时计）	急骤（以分计）
起病时血压	低、正常或偏高	多正常	显著升高	正常或升高
意识障碍	无或轻	少有	较重	有
头痛、呕吐	无或轻	少有	多有	剧烈
局灶神经体征	有	有	有	多无
脑膜刺激征	一般无	一般无	可有	显著
脑脊液	多正常	多正常	血性，压力升高	均匀血性，压力升高
颅脑 CT	低密度影	低密度影	高密度影	蛛网膜下隙可见高密度影

（3）有头部外伤史者　应与外伤性颅内血肿鉴别。

（六）治疗

1. 急性期治疗

（1）内科治疗　治疗原则是安静卧床、脱水降颅压、调整血压、防治继续出血、加强护理防治并发症，以挽救生命，降低死亡率、残疾率和减少复发。

1）一般处理　①一般应卧床休息 2~4 周，保持安静，避免情绪激动和血压升高。严密观察体温、脉搏、呼吸和血压等生命体征，注意瞳孔变化和意识改变。②保持呼吸道通畅，清理呼吸道分泌物或吸入物，常规吸氧，必要时及时行气管插管或切开术。③保持水、电解质平衡和营养支持，如有高热、多汗、呕吐或腹泻者，可适当增加入液量。④调整血糖，血糖值可控制在 7.8~10.0mmol/L，应加强血糖监测并相应处理。⑤对症处理：明显头痛、过度烦躁不安者，可酌情适当给予镇静镇痛剂；便秘者可选用缓泻剂；昏迷或有吞咽困难者可给予鼻饲；尿潴留者应予导尿，留置导尿管时应做膀胱冲洗。

2）调整血压　应综合管理脑出血患者的血压，分析血压升高的原因，再根据血压情况决定是否进行降压治疗。对于收缩压 150~220mmHg 的住院患者，在没有急性降压禁忌证的情况下，数小时内可降压至 130~140mmHg；对于收缩压 >220mmHg 的脑出血患者，在密切监测血压的情况下，可持续静脉输注药物控制血压，收缩压目标值为 160mmHg。降压治疗期间应严密观察血压水平的变化，避免血压波动，每隔 5~15 分钟进行 1 次血压监测。

3）降低颅内压　积极控制脑水肿、降低颅内压是脑出血急性期治疗的重要环节。可选用如下药物。①甘露醇：125~250ml 静滴，3~4 次/日，疗程约 7 天；冠心病、心肌梗死、心力衰竭和肾功能不全者慎用。②利尿剂：呋塞米较常用，20~40mg 静脉注射，2~4 次/日，常与甘露醇交替使用可增强脱水效果，用药过程中应注意监测肾功能和水电解质平衡。③甘油果糖：500ml 静滴，1~2 次/日，3~6 小时滴完，脱水、降颅压作用较甘露醇缓和，用于轻症患者、重症患者的病情好转期和肾功能不全患者。④ 10% 人血白蛋白：50~100ml 静滴，1 次/日，对低蛋白血症患者更适用，可提高胶体渗透压，作用较持久。

4）止血治疗　止血药物如 6-氨基己酸、氨甲苯酸、立止血等对高血压动脉硬化性出血的疗效尚不确定。如果有凝血功能障碍，可针对性给予止血药物治疗。

5）并发症的防治　感染、应激性溃疡、中枢性高热、下肢深静脉血栓形成或肺栓塞和卒中后抑郁等并发症应注意预防，并积极处理。

（2）外科治疗　内科保守治疗效果不佳时，应及时进行外科手术治疗。目的是尽快清除血肿，降低颅内压，挽救生命，尽可能早期减少血肿对周围组织压迫，降低残疾率。常用的手术方法有去骨瓣减压术、小骨窗开颅血肿清除术、钻孔血肿抽吸术和脑室穿刺引流术等。通常下列情况需要考虑手术治疗：①基底节区中等以上出血（壳核出血 >30ml，丘脑出血 >15ml）。②小脑出血 >10ml 或直径 >3cm，或合并明显脑积水。③重症脑室出血（脑室铸型）。

2. 康复期治疗　病情稳定者宜尽早进行康复治疗，对患者进行良肢位的摆放、肢体的被动和主动运动、提高认知和言语水平等训练，最大限度地提高患者的自理能力。

（七）预后

脑出血死亡率约为40%左右，脑水肿、颅内压增高和脑疝形成是致死的主要原因。预后与出血量、出血部位及有无并发症有关。脑干、丘脑和大量脑室出血预后较差。仅有约20%的患者在6个月后能够恢复生活自理能力。

六、蛛网膜下腔出血

蛛网膜下腔出血（subarachnoid hemorrhage，SAH）通常为脑底部或脑表面的病变血管破裂，血液直接流入蛛网膜下腔引起的一种临床综合征，占急性脑卒中的10%左右。

（一）病因与发病机制

1. 病因

（1）颅内动脉瘤　是最常见的病因（占50%～80%）。其中先天性粟粒样动脉瘤约占75%。

（2）血管畸形　约占SAH病因的10%，动静脉畸形占血管畸形的80%，青少年多见。

（3）其他　如Moyamoya病、颅内肿瘤、垂体卒中、血液系统疾病、颅内静脉系统血栓和抗凝治疗并发症等。此外，约10%患者病因不明。

2. 发病机制　动脉瘤可能与遗传和先天性发育缺陷有关，动脉壁弹力层及中膜发育异常或受损，随年龄增长动脉壁弹性减弱，管壁薄弱处逐渐向外膨胀突出，形成囊状动脉瘤。脑动静脉畸形是发育异常形成的畸形血管团，血管壁薄弱处于破裂临界状态，诱因作用下可致破裂。肿瘤或转移癌直接侵蚀血管，引起血管壁病变，最终导致破裂出血。

（二）病理

先天性动脉瘤好发在脑底动脉分叉处，大多数集中在颈内动脉与后交通动脉、大脑前动脉与前交通动脉分叉处，少部分在椎-基底动脉分叉处，单发居多。动脉瘤体积大小与破裂密切关系，直径>10mm极易出血，随年龄增长，动脉瘤破裂概率增加。血管畸形常见于大脑中动脉和大脑前动脉分布区。

（三）临床表现

SAH临床表现差异较大，轻者可没有明显临床症状和体征，重者可突然昏迷甚至死亡。以中青年发病居多，起病突然（数秒或数分钟内发生），剧烈运动、过度疲劳、用力排便、情绪激动是常见的诱因。临床表现如下。

1. 症状　动脉瘤性SAH的典型表现是突发异常剧烈全头痛，呈胀痛或爆裂样疼痛。可为局限性或全头痛，有时上颈段也可出现疼痛，持续不能缓解或进行性加重；多伴发一过性意识障碍和恶心、呕吐。约25%的患者可出现精神症状，如欣快、谵妄和幻觉等。

2. 体征　脑膜刺激征是最主要体征，表现为颈强直、Kernig征和Brudzinski征阳性，以颈强直最多见。20%患者眼底可见玻璃体下片状出血，发病1小时内即可出现，是急性颅内压增高和眼静脉回流受阻所致，对诊断具有提示。部分患者眼底镜检查还可发现视乳头水肿或视网膜出血。

3. 其他表现 部分患者可以出现脑心综合征、消化道出血、急性肺水肿和局限性神经功能缺损症状、癫痫发作等。

4. 并发症

（1）再出血 其为一种严重的并发症。再出血的病死率约为50%。发病后24小时内再出血的风险最大，以后1～2周内再出血的风险均较高。

（2）脑血管痉挛 发生于蛛网膜下腔中血凝块环绕的血管，痉挛严重程度与出血量相关，可导致约1/3以上患者发生脑实质缺血，引起局灶性神经功能损害，甚至意识改变。

（3）脑积水 多发生于出血后1周内，因蛛网膜下隙和脑室内血凝块堵塞脑脊液循环通路所致。轻者表现为嗜睡、精神运动迟缓和近记忆损害，重者出现头痛、呕吐、意识障碍、痴呆、步态异常和尿失禁等。

（四）实验室与辅助检查

1. 影像学检查

（1）颅脑CT 临床疑诊SAH首选CT检查，可早期诊断，CT显示为蛛网膜下隙如大脑外侧裂池、前纵裂池、鞍上池、桥脑小脑角池、中脑环池以及后纵裂池高密度出血征象（图9－6）。

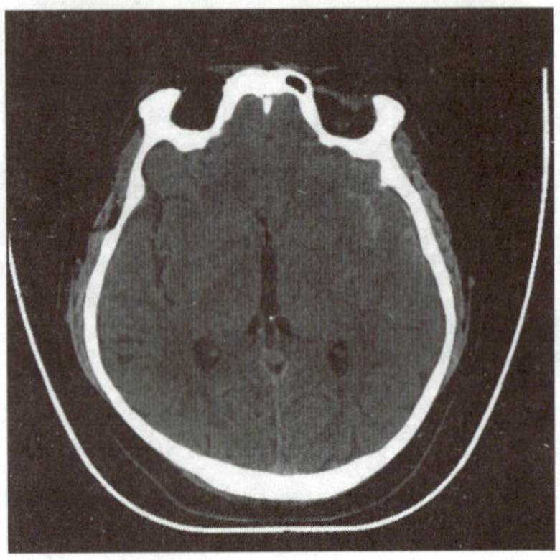

图9－6 CT平扫示左侧大脑外侧裂蛛网膜下腔出血

（2）颅脑磁共振（MR）和CT血管成像（CTA） MRI可检出脑干小动静脉畸形，MRA可初步筛查动脉瘤。CTA对于动脉瘤检查灵敏度更高，还可确定动脉壁有无钙化及血栓形成，有无出血，与骨性标志的关系等。

（3）DSA 是临床上明确有无动脉瘤的诊断金标准，可清楚显示动脉瘤的位置、大小及与载瘤动脉的关系、有无血管痉挛等。病情允许的情况下，建议尽早完成（图9－7）。

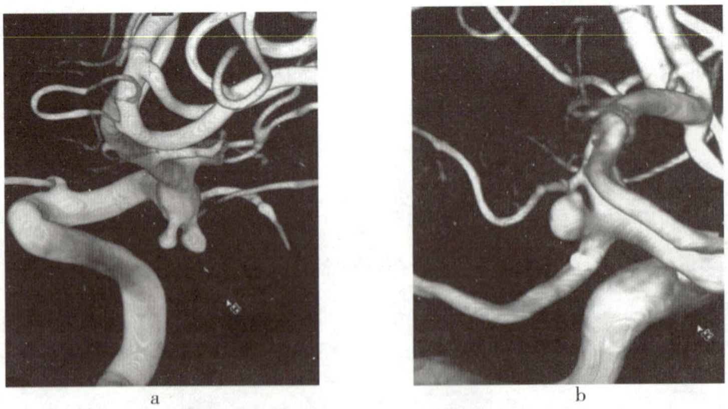

a　　b

图9－7 脑血管造影示动脉瘤

2. 腰椎穿刺 肉眼可见均匀一致血性脑脊液，压力增高，出血12小时后CSF出现黄变，送检的脑脊液离心后上清液呈黄色，可提供SAH诊断的重要证据。但须注意腰穿有诱发脑疝形成的风险。

3. 其他 血常规、凝血功能和肝功能等检查有助于寻找其他出血原因。

（五）诊断与鉴别诊断

1. 诊断　突发剧烈头痛、呕吐、脑膜刺激征阳性，伴或不伴意识障碍，检查无局灶性神经系统体征，应高度怀疑蛛网膜下腔出血。同时CT证实脑池和蛛网膜下腔高密度征象或腰穿检查示压力增高和血性脑脊液等可临床确诊。

2. 鉴别诊断

（1）颅内感染　各种脑膜炎如结核性、细菌性、病毒性、真菌性脑膜炎，除表现有头痛、呕吐和脑膜刺激征阳性外，常伴有发热，且发病较SAH缓慢，CSF检查提示感染而非出血，病原学检查可进一步确诊。

（2）偏头痛　可有剧烈头痛、呕吐，甚至少数伴有轻偏瘫，但病情可反复发作，很快恢复，脑膜刺激征阴性，颅脑CT检查正常。

（3）脑出血　常出现急性头痛、呕吐，伴有局灶神经体征，脑膜刺激征多阴性，CT检查可鉴别。

（六）治疗

急性期治疗目的是防止再出血，降低颅内压，防治继发性脑血管痉挛，减少并发症。

1. 一般治疗

（1）绝对卧床休息4~6周，避免搬动和过早离床活动，保证患者充分休息。避免情绪激动和用力（如咳嗽或用力大便），可用缓泻剂保持大便通畅；痫性发作应予短期抗癫痫药物治疗。

（2）加强营养支持和护理，保持生命体征稳定。保持气道通畅，维持水电解质平衡。如平均动脉压>120mmHg或收缩压>180mmHg，可使用钙离子通道阻滞剂、β受体阻滞剂或ACEI类药物，一般将收缩压控制在160mmHg以下。

2. 降低颅内压　临床上常用20%甘露醇、甘油果糖、呋塞米和白蛋白等脱水降颅内压治疗。适当限制液体入量、防止低钠血症也有利于降低颅内压。

3. 应用止血药物　可选用6－氨基己酸和氨甲苯酸，防止动脉瘤周围的血块溶解引起再出血，但应注意可能发生脑缺血性病变。

4. 防治脑血管痉挛　SAH后早期使用尼莫地平能有效预防迟发型脑血管痉挛，常口服尼莫地平60mg，4~6次/天，或静脉注射10~20mg/d，静脉滴注1mg/h，疗程10~14天。应注意其低血压的不良反应。

5. 脑脊液置换　每次放脑脊液10~20ml，再注入等量生理盐水，可减少脑脊液中血液及其分解产物，降低迟发性血管痉挛，降低颅内压，缓解头痛，促进恢复，但有诱发脑疝、颅内感染、再出血的风险。

6. 防治脑积水　病情轻者可给予口服乙酰唑胺0.25g，3次/天，严重者可酌情选用甘露醇、呋塞米等药物，必要时行脑室穿刺外引流或脑脊液分离术。

7. 血管内介入或手术治疗　属病因治疗，是有效防止再出血的最佳方法。根据患者情况可早期、超早期或恢复后择期进行。

（1）动脉瘤　常用动脉瘤夹闭术、动脉瘤切除术、血管内介入动脉瘤栓塞术。

（2）动静脉畸形　可择期进行AVM整块切除术、供血动脉结扎术、血管介入栓塞等。

（七）预后

SAH预后与病因、出血部位、出血量、有无并发症及是否得到适当治疗有关。动脉瘤性SAH死亡率高，约12%的患者到达医院前死亡，20%死于入院后，60%的患者可存活，但其中有一半患者会遗留永久性残疾，主要是认知功能障碍。未经外科治疗者约20%死于再出血，死亡多在出血后最初数日。90%的颅内AVM破裂患者可以恢复，再出血风险较小。

（鲍　宇）

第四节　感染中毒性脑病

PPT

一、概述

感染中毒性脑病是指由病原微生物（包括病毒、细菌、真菌、螺旋体、寄生虫、立克次体和朊蛋白等）侵犯中枢神经系统（central nervous system，CNS）的实质、被膜及血管等引起的急性或慢性炎症性疾病。

（一）临床分型

根据感染部位不同分为：①脑炎、脊髓炎或脑脊髓炎；②脑膜炎、脊膜炎或脑脊膜炎；③脑膜脑炎。根据起病情况又可分为急性、亚急性和慢性感染。

（二）感染途径

病原微生物可通过多种途径感染中枢神经。常见的有：①血行感染：病原体通过昆虫叮咬、动物咬伤、使用不洁注射器和输血等进入血流，面部感染时病原体也可经静脉逆行入颅，或孕妇感染的病原体经胎盘传给胎儿。②直接感染：开放性颅脑外伤或邻近组织感染后，病原体直接蔓延侵犯进入颅内。③神经干逆行感染：嗜神经病毒如单纯疱疹病毒、狂犬病毒等首先感染皮肤、呼吸道或胃肠道黏膜，随后经神经末梢进入神经干，最终逆行入颅。

二、单纯疱疹病毒性脑炎

（一）定义

单纯疱疹病毒性脑炎（herpes simplex virus encephalitis，HSE）是由于单纯疱疹病毒感染脑实质引起的，以发热、口唇疱疹、头痛、呕吐、意识障碍、偏瘫、抽搐、精神异常为主要表现的急性 CNS 感染性疾病，又称为急性坏死性脑炎，是中枢系统最常见的病毒感染性疾病。

HSE 为散发性，呈全球分布，没有明显季节和性别差异，任何年龄均可发病。最新的研究统计显示，HSE 国外发病率为（4～8）/10 万，患病率 10/10 万，未经治疗的病死率最高可达 70%。我国目前尚无准确的流行病学资料。

（二）病因与发病机制

单纯疱疹病毒（herpes simplex virus，HSV）是一种嗜神经 DNA 病毒，分为两个抗原亚型，即 HSV－1 和 HSV－2，近 90% 的人类 HSE 是由 HSV－1 型引起，10% 系由 HSV－2 引起，且 HSV－2 所引起的 HSE 主要发生在新生儿，多由于新生儿通过产道时被感染。患者或健康的病毒携带者为主要传染源，通过密切接触、性接触或飞沫传播。病毒侵入人体后，首先在口腔、呼吸道或生殖器引起原发感染，随后沿三叉神经各分支经轴索逆行至三叉神经节（HSV－2 主要潜伏在骶神经节），并在此潜伏。当各种原因导致机体免疫力低下时，非特异性刺激可使潜伏 HSV 再度激活，病毒即可大量复制、繁殖，侵入脑内引起颅内感染。

（三）病理

主要病理改变是颞叶、额叶、边缘系统等脑组织水肿、软化和出血坏死，以出血性坏死最为重要；双侧大脑弥漫性受累，多呈不对称性分布。镜下可见神经细胞广泛的变性和坏死，小胶质细胞增生，血管壁变性、坏死，脑膜和血管周围有大量淋巴细胞浸润并形成套袖状。病灶边缘部分的神经细胞和胶质细胞核内出现嗜酸性包涵体，包涵体内有 HSV 的 DNA 颗粒和抗原，是本病最具特征的病理改变。同时还可见软脑膜充血，并有淋巴细胞和浆细胞浸润。

（四）临床表现

1. 一般情况 任何年龄均可发病，多见于40岁以上成年人，无明显性别差异，四季均可发病。原发感染的潜伏期通常为2～21天，平均6～8天，潜伏期内可有发热、头痛、肌痛和腹痛、腹泻等不适。多数急性起病，约1/4患者可有口唇疱疹病史，起病后常有发热，体温可高达38.4～40.0℃。

2. 常见症状

（1）精神症状 早期可有失眠、精神和行为异常，发病率为69%～85%，部分患者可因精神行为异常为首发或唯一症状，而就诊于精神科。临床常表现为人格改变、注意力涣散、反应迟钝、言语减少、情感淡漠和表情呆滞；患者呆坐或卧床、行动懒散甚至不能自理生活；或表现为木僵、缄默，或有动作增多、行为奇特及冲动行为等；部分患者可有明显智能障碍。

（2）神经症状 可出现头痛、呕吐、轻微意识改变、偏盲、偏瘫、失语、眼肌麻痹、共济失调、多动（震颤、舞蹈样动作、肌阵挛）、脑膜刺激征等弥散性及局灶性脑损害表现。约1/3患者可出现部分性或全面性癫痫发作。

3. 病情进展的表现 患者可有不同程度的意识障碍，表现为意识模糊或谵妄，但常在数日内快速进展，可出现嗜睡、昏睡、昏迷或去皮质状态；部分患者在疾病早期即可出现严重意识障碍。重症患者可因广泛脑实质坏死和脑水肿而出现颅内压增高，甚至引发脑疝而死亡。

（五）辅助检查

1. 血液检查 血常规白细胞计数轻度增高，血沉加快。分别检测急性期和恢复期血清中的特异性抗体，若恢复期标本中 HSV－1 抗体（IgG）升高或降低4倍或以上者，对诊断重要意义。

2. 脑脊液检查

（1）常规检查 脑脊液压力一般正常或轻度增高，重症患者可显著升高。脑脊液细胞计数正常或轻、中度升高，一般在（50～100）$\times 10^6$/L，也可多达1000×10^6/L，以淋巴细胞为主，出血性坏死性脑炎时可有红细胞增多（5～500）$\times 10^6$/L。蛋白质含量正常或轻、中度升高，一般低于1.0g/L，糖和氯化物多为正常。

（2）病原学检查 ①检测 HSV 抗原；②检测 HSV 特异性 IgM、IgG 抗体，HSV 的 IgM 抗体阳性者有诊断意义；③检测脑脊液中 HSV－DNA，敏感性和特异性均较高，可作为早期快速诊断依据。

3. 脑电图检查 可见 a 波节律消失，早期可见弥漫性高幅慢波，多见单侧或双侧额、颞叶异常，部分可见颞区的尖波和棘波。以颞叶为中心的周期性同步放电（2～3Hz）最具诊断价值。

4. 影像学检查

（1）头颅 CT 检查 HSE 临床症状出现后的4～5天内，头颅 CT 可正常。约半数患者可见一侧或双侧颞叶、海马及边缘系统局灶性低密度区，若其中出现点状高密度提示有出血性坏死。严重者可有脑室受压、中线移位等占位效应。

（2）头颅 MRI 检查 典型表现为颞叶内侧、额叶眶面、岛回、扣带回出现炎症性异常信号，如伴有出血则可见混杂性高信号。90%患者在病后1周内可出现上述典型表现，但1周内 MRI 正常不能除外。

5. 脑组织活检 脑组织活检是诊断本病的金标准，发现神经细胞内有嗜酸性包涵体或电镜下发现细胞内 HSV 颗粒可以确诊。脑组织标本作 PCR、原位杂交等检查病毒核酸或进行病毒分离与培养可以帮助明确诊断。

（六）诊断

1. 临床诊断 ①有口唇或生殖道疱疹病史，或本次发病有皮肤、黏膜疱疹；②病情急重，有发热和咳嗽等前驱感染症状；③有明显精神行为异常、意识障碍和抽搐，早期出现局灶性神经系统损害体征；④脑脊液红细胞和白细胞数均增多，糖和氯化物正常；⑤脑电图以额叶和颞叶损害为主的脑弥漫性异常；⑥头颅 CT 或 MRI 发现颞叶局灶性、出血性脑软化灶；⑦特异抗病毒药物治疗有效可间接支持诊断。

2. 确诊检查 ①脑脊液和双份血清检查中发现 HSV 抗原或抗体，HSV 抗体有明显变化趋势；②脑组织活检或病理发现组织细胞核内包涵体，或原位杂交发现 HSV 病毒核酸；③脑脊液 PCR 检测发现该病毒 DNA；④脑组织或脑脊液标本 HSV 分离、培养和鉴定；⑤检查脑脊液中其他病原体，除外其他病原体感染。

（七）鉴别诊断

1. 带状疱疹病毒脑炎 带状疱疹病毒主要侵犯和长期潜伏在脊神经后根及脑、脊髓的感觉神经节。本病多见于老年人，当机体免疫力低下时，病毒被活化，沿感觉神经引起相应皮肤出现皮疹，随后上行进入中枢神经系统引起脑炎或脑膜炎。病变程度相对较轻，多数预后良好。患者临床表现与 HSE 相似，但多有胸腰部带状疱疹的病史，头颅 CT 无明显出血坏死的表现，血清及脑脊液检出该病毒抗原、抗体和核酸阳性，可予以鉴别。

2. 肠道病毒脑炎 病毒性脑炎的常见病因之一，多见于夏秋季节，可呈流行性发病或散发。临床表现为发热、意识障碍、平衡失调、反复癫痫发作以及肢体瘫痪等，多在病后 2～3 周可自行缓解。病程初期的胃肠道症状、脑脊液中分离出病毒或 PCR 检查病毒核酸阳性可帮助诊断。

3. 巨细胞病毒性脑炎 本病临床上较少见，常见于免疫缺陷疾病或长期使用免疫抑制剂的患者。临床呈亚急性或慢性病程，多表现为头痛、意识模糊、记忆力减退、情感障碍和局灶性脑损害的症状及体征。约 1/4 的患者 MRI 检查可有弥漫性或局灶性的脑白质异常。脑脊液检查可正常，或仅有单核细胞和蛋白增高。因患者有 AIDS 或免疫抑制的病史，体液检查找到典型的巨细胞，PCR 检查脑脊液该病毒核酸阳性可资鉴别。

4. 化脓性脑膜炎 全身感染中毒症状重，脑脊液外观不清澈，严重者可呈米汤样，白细胞计数显著增高；脑脊液细菌培养或涂片检查可发现致病菌；有时可发现原发化脓性病灶；抗生素治疗有效。

5. 急性播散性脑脊髓炎 急性起病，多有前驱感染或免疫接种史。临床症状和体征多样，以脑实质、脑干、小脑和脊髓等部位受伤为主要表现。影像学检查可见脑室周围白质分布不均、大小不一、新旧并存的多发病灶。病毒学检查和抗体检测均为阴性。免疫抑制剂治疗有效。

（八）治疗

HSE 病情凶险、进展迅速、死亡率较高，早诊断、早治疗是降低本病死亡率的关键。

1. 抗病毒治疗

（1）阿昔洛韦 是一种鸟嘌呤衍生物，可以有效抑制病毒 DNA 的合成。常用剂量为 15～30mg/(kg·d)，分 3 次静脉滴注，连用 14～21 天，根据病情严重程度，可适当延长治疗时间或重复一个治疗疗程。常见不良反应包括皮疹、暂时性血清转氨酶升高、谵妄、震颤及血尿等。使用过程中应注意监测肝肾功能和全血细胞分析。对阿昔洛韦耐药的患者，可以试用膦甲酸钠和西多福韦。

（2）更昔洛韦 具有更广谱的抗 HSV 作用，不良反应较阿昔洛韦轻。对阿昔洛韦耐药且 DNA 聚合酶改变的 HSV 突变株，推荐使用更敏感的更昔洛韦。常用剂量为 5～10mg/(kg·d)，每 12 小时一次静脉滴注，疗程为 14～21 天。常见不良反应包括肾功能损害和骨髓抑制，停药后可恢复。

（3）膦甲酸钠和西多福韦　膦甲酸钠的用量是0.16mg/(kg・d)，连用14天；西多福韦的用量为5mg/kg，静脉注射，1次/周，共2周。

2. 免疫治疗

（1）干扰素　具有广谱抗病毒活性，对宿主细胞损害极小。常用剂量为α－干扰素 60×10^6U/d，肌内注射，连用30天；也可使用β－干扰素全身用药和鞘内注射联合治疗。

（2）转移因子　可诱导正常淋巴细胞转化为免疫淋巴细胞，常用剂量为每次3mg，皮下注射，1～2次/周。

3. 激素治疗　肾上腺皮质激素能控制HSE的炎症反应并减轻水肿，对病情危重、头颅CT发现出血性坏死病灶以及脑脊液白细胞和红细胞明显增多者可酌情使用。注意在使用激素时，切忌突然停药，需逐渐减量。

4. 抗菌治疗　若合并细菌或真菌感染时，应根据药敏结果选用敏感的抗生素或抗真菌药物进行治疗。

5. 对症支持治疗　对高热的患者进行物理降温、抗惊厥和镇静；颅内高压的患者应及时予以脱水降颅压治疗。对于重症及昏迷的患者，注意维持营养及水、电解质的平衡，保持呼吸道通畅，并需加强护理，预防压疮及呼吸道感染等并发症。必要时给予静脉高营养或复方氨基酸，输注血浆，或给予大剂量免疫球蛋白静脉滴注。恢复期可进行康复治疗。

（九）预后

本病的预后取决于病情的严重程度和治疗是否及时恰当。若治疗不及时，或未予以抗病毒治疗，病情严重者，死亡率可高达60%～80%。早期诊断和规范化的抗病毒治疗可显著降低病死率和致残率，甚至完全恢复至病前状态。但约有10%患者可遗留不同程度瘫痪、认知功能障碍等后遗症。

（十）预防

平时应加强体育锻炼，增强体质，避免感冒和各种感染，如有不适及时就诊，做到早期诊断、早期治疗。发病后积极配合医生治疗、精心护理，防治并发症。病情稳定后及早开展康复训练，促进神经功能恢复。

三、病毒性脑膜炎

（一）定义

病毒性脑膜炎（viral meningitis）是一组由各种病毒感染引起的脑膜急性弥漫性炎症综合征，主要表现为头痛、呕吐、发热和脑膜刺激征，是临床上最常见的无菌性脑膜炎。本病属于自限性疾病，多数预后良好。

（二）病因与发病机制

1. 致病微生物　病毒性脑膜炎主要由肠道病毒感染所致，包括脊髓灰质炎病毒、柯萨奇病毒A和B、埃可病毒等，其次为流行性腮腺炎病毒、疱疹病毒和腺病毒感染。

2. 发病机制　肠道病毒主要经粪－口途径传播，少数通过呼吸道分泌物传播。大部分肠道病毒在下消化道发生最初的感染，随后病毒经肠道入血，产生病毒血症，再经过脉络丛侵犯脑膜，最终引起脑膜炎症性改变，导致病毒性脑膜炎。

（三）病理

脑膜可见广泛性增厚，境下可见脑膜、侧脑室和第四脑室的脉络丛有炎性细胞浸润，同时可伴有室管膜内层局灶性破坏的血管壁纤维化及基底软脑膜纤维化性炎性改变。

（四）临床表现

本病多见于夏秋季节，在热带和亚热带地区终年可发病。各年龄均可发病，以儿童多见，特别是1个月以内的新生儿和免疫力低下的人群更容易患病，无明显性别差异。通常急性起病，常有头痛、呕吐、发热、畏光、肌痛、腹泻、食欲减退和乏力等临床表现，并有典型的脑膜刺激征。部分患者可出现咽峡炎、视力模糊等症状。儿童患者病程常超过1周，成人患者病程持续2周或更长时间。

典型的临床表现与病毒类型、年龄及免疫状态等不同而所有差异。肠道病毒感染可出现皮疹，大多与发热同时出现，持续4～10天；幼儿肠道病毒71型感染，常可发生手－足－口综合征；柯萨奇A组病毒5、9、16和埃可病毒4、6、9、16、30感染，皮肤典型损害为斑丘疹，皮疹可局限于面部、躯干或涉及四肢，包括手掌和足底部；柯萨奇B组病毒感染可有流行性肌痛（胸壁痛）和心肌炎。

（五）辅助检查

1. 血常规检查 白细胞计数正常或轻度升高，有时也可降低，淋巴细胞或单核细胞比例上升，常有异型淋巴细胞。

2. 病毒学检查 部分患者脑脊液病毒核酸检测阳性，病毒培养及特异性抗体检测阳性。双份血清抗体检查呈动态变化趋势，恢复期血清特异性抗体滴度高于急性期4倍以上有诊断价值。此外，粪便和咽拭子检测引起脑膜炎的相应病毒阳性，有助于本病的诊断。

3. 脑脊液检查 脑脊液外观无色透明，压力正常或增高。白细胞计数正常或轻度增加，可达(10～1000)$\times 10^6$/L，早期以多形核细胞为主，8～48小时后以淋巴细胞为主；糖和氯化物含量正常，蛋白可轻度升高。脑脊液培养和涂片检查未发现细菌。

4. 影像学检查 头颅CT或MRI检查一般无异常，增强扫描可见脑膜强化。脑电图可见弥漫性或局限性异常慢波背景下，伴有少数棘波或棘慢波；少数患者脑电图可正常。脑电图只能提示脑功能异常，不能诊断病毒感染的性质。

（六）诊断

本病诊断主要根据急性起病的全身感染中毒症状、典型脑膜刺激征及脑脊液淋巴细胞轻、中度增高，除外其他疾病等，确诊需脑脊液病原学检查。

（七）鉴别诊断

本病的临床表现与细菌性脑膜炎有相似之处，两者脑脊液检查有所差异（表9－2），通过脑脊液病原学检查和特异性抗体检测可进行鉴别。

表9－2 病毒性和细菌性脑膜炎的脑脊液检查的鉴别

项目	病毒性脑膜炎	细菌性脑膜炎
临床症状及体征	轻	重
白细胞计数	（10～1000）$\times 10^6$/L	≥1000 $\times 10^6$/L
细胞分类	淋巴细胞为主	中性粒细胞为主
糖	多正常	明显降低

（八）治疗

病毒性脑膜炎属于自限性疾病，治疗上主要是对症治疗、支持治疗和防治并发症。对症治疗如头痛严重者可用止痛药，脑水肿可适当应用甘露醇，癫痫发作者可选用卡马西平或苯妥英钠。抗病毒治疗可明显缩短病程和缓解症状，针对肠道病毒可选用免疫血清球蛋白抗微小核糖核酸病毒药；针对单纯性疱疹病毒及EB病毒多用阿昔洛韦，一天三次；更昔洛韦是巨细胞病毒性脑膜炎的首选药物，一天两次。

（九）并发症

多数患者无明显并发症，1 岁以内的患者可能会出现神经发育障碍，部分成年患者可诱发病毒性脑炎甚至感染后急性播散性脑脊髓膜炎。

（十）预后

病毒性脑膜炎有自限性，大多数预后良好，病程较短，多在 2 周以内，一般不超过 3 周，多无并发症。

（十一）预防

平时增加锻炼，提高抵抗力，预防感冒与肠道感染。按时接种麻疹、风疹、腮腺炎等疫苗；灭蚊、防蚊、预防接种乙型脑炎疫苗。少去人口密集和环境密闭的场所，避免与患者密切接触，保持良好的卫生习惯。

四、化脓性脑膜炎

（一）定义

化脓性脑膜炎（purulent meningitis）是由化脓性细菌感染引起的一种急性脑脊膜炎症反应，脑及脊髓表面可轻度受累，病死率和病残率均较高，是常见的颅内严重感染。

（二）病因和发病机制

1. 致病菌 化脓性脑膜炎最常见的致病菌是脑膜炎双球菌、肺炎球菌和 B 型流感嗜血杆菌，其次为金黄色葡萄球菌、链球菌、大肠埃希杆菌、变形杆菌、厌氧杆菌、沙门菌、铜绿假单胞菌等。

2. 发病机制 致病菌可通过多种途径进入颅内引发感染。①血行感染：继发于菌血症或身体其他部位化脓性病灶，通常脑膜炎是由菌血症发展而来；②邻近病灶直接侵犯：如副鼻窦炎、中耳炎、乳突炎、开放性脑外伤、颅骨骨折等；③颅内病灶直接蔓延：脑脓肿破入蛛网膜下腔或脑室；④医源性感染：见于脑脊液引流、脑外科术后等。由于小儿防御免疫功能均较成人弱，病原菌容易通过血－脑屏障到达颅内引起感染。婴幼儿的皮肤、黏膜、肠胃道以及新生儿的脐部也常是感染侵入门户。所以，本病好发于婴幼儿及儿童。

（三）病理

基本病理改变是软脑膜炎性改变、脑膜血管充血和炎性细胞浸润。早期可见软脑膜及大脑浅表血管充血扩张，脓性渗出物多在大脑顶部表面的蛛网膜下腔渗出后逐渐蔓延至整个大脑表面、基底部和脊髓，脑桥前面、第四脑室底及脑桥与小脑之间尤为明显。后期蛛网膜纤维化、黏连，渗出物被局部包裹，引起脑脊液吸收及循环障碍，导致交通性或非交通性脑积水。镜下可见脑膜有大量炎性细胞浸润，早期以中性粒细胞为主，后期以淋巴细胞和浆细胞为主，成纤维细胞也明显增多。室管膜和脉络膜除有炎性细胞浸润外，还有明显血管充血，严重者可有静脉血栓形成。脑实质中偶有局灶性小脓肿形成。

（四）临床表现

1. 一般情况 多见于儿童，急性或爆发性起病，无明显季节性和性别差异。

2. 感染中毒症状 常有高热、畏寒、全身不适和上呼吸道感染，部分患者可有谵妄和精神行为异常。

3. 颅内压增高 早期即可有颅内压增高，表现为头痛、呕吐和不同程度意识障碍，严重者可形成脑疝，腰穿脑脊液检查时需谨慎。

4. 神经系统症状 常有典型脑膜刺激征，表现为颈项强直，Kernig 征和 Brudzinski 征阳性，但新生儿、老年人或昏迷患者可不明显。脓性渗出可导致多发性脑神经麻痹，如动眼、滑车及外展神经麻痹可引起眼球运动障碍和复视，位听神经受损可引起耳鸣、耳聋、头晕及平衡障碍，也可出面神经等其他脑神经瘫痪征象。脑底血管炎性血栓形成可导致脑梗死，引发偏瘫、偏身感觉障碍和失语等症状。

5. 其他症状 若为脑膜炎双球菌感染发生菌血症时可出现皮疹、皮肤黏膜瘀点、瘀斑或紫癜。其紫癜多为化脓性，主要见于躯干、下肢、黏膜以及结膜，偶可见于手掌和足底。

（五）辅助检查

1. 血常规检查 周围白细胞计数增加，以中性粒细胞为主，一般为（10～30）$\times 10^9$/L。

2. 脑脊液检查 脑脊液外观混浊或呈米汤样改变，压力明显增高。白细胞计数显著增加，可达（1000～10000）$\times 10^6$/L；蛋白质升高，糖多<2.2mmol/L，氯化物可降低；脑脊液培养和涂片检查可有阳性发现。

3. 影像学检查 首选头颅 MRI 检查，早期可正常，随病情进展 MRI 的 T_1WI 像显示蛛网膜下腔高信号，可不规则强化，T_2WI 像脑膜呈高信号。后期部分患者可见弥散性脑膜强化、脑水肿甚至脑积水表现。

（六）诊断

急性发病，出现发热、头痛、呕吐和典型脑膜刺激征等临床症状。脑脊液检查呈外观浑浊或米汤样改变，压力升高，白细胞计数明显增高，蛋白增高，糖及氯化物降低等，即应考虑本病。确诊需病原学检查，血、脑脊液涂片或培养发现致病菌。

（七）鉴别诊断

1. 病毒性脑膜炎 此病患者脑脊液清亮透明，白细胞计数一般<1000$\times 10^6$/L，且以淋巴细胞为主，糖和氯化物正常，细菌涂片或培养呈阴性。

2. 结核性脑膜炎 呈亚急性或慢性病程，病变易引起粘连，致脑神经损害多见。多有中低热、盗汗、食欲减退、全身倦怠无力等结核中毒症状。脑脊液白细胞计数中度增高，以淋巴细胞为主，病原学检查有助于诊断。

3. 新型隐球菌性脑膜炎 呈隐匿性起病，病程迁延，常见视神经损害的临床症状。脑脊液白细胞计数中度增高，通常<500$\times 10^6$/L，以淋巴细胞增高为主，墨汁染色可见新型隐球菌，乳胶凝集试验可检测出隐球菌抗原。

（八）治疗

1. 抗感染治疗 治疗原则是尽早使用抗生素进行抗菌治疗，在确定病原菌之前使用广谱抗生素；若明确病原菌，则根据药敏结果选用敏感抗生素。

（1）未确定病原菌　首选头孢曲松或头孢噻肟等三代头孢药物，对于脑膜炎双球菌、肺炎球菌、流感嗜血杆菌及 B 型链球菌引起的化脓性感染疗效肯定。

（2）已确定病原菌

1）肺炎球菌　对青霉素敏感者可用大剂量青霉素，成人每天 2000 万～2400 万 U，儿童 40 万 U/（kg·d），分次静脉滴注。青霉素耐药者可使用头孢曲松，必要时可联合万古霉素。通常 2 周为一个疗程，用药后 24～36 小时复查脑脊液以评价疗效。

2）脑膜炎双球菌　首选青霉素，耐药者使用头孢曲松或头孢噻肟，可与氨苄西林或氯霉素合用。青霉素或 β－内酰胺类药物过敏者，可考虑氯霉素。

3）革兰阴性杆菌　铜绿假单胞菌感染首选头孢他啶；其他革兰阴性杆菌感染可选头孢曲松、头孢噻肟和头孢他啶，通常 3 周为一个疗程。

2. 激素治疗 激素具有抗炎、抗休克和防治脑水肿的作用。急性期可抑制炎性细胞因子的释放，稳定血－脑屏障，恢复期可有抗蛛网膜粘连作用。病情严重且无禁忌证的患者，可使用地塞米松10mg/d静脉滴注，连用3~5天，激素治疗必须在强力有效抗生素应用的基础上才能使用。

3. 对症支持治疗 对颅内压增高者予以脱水降颅压；高热者可应用物理降温或退热剂治疗；反复癫痫发作者可予以抗癫痫药物。

（九）预后

本病的病死率及致残率均较高。预后与病原菌、机体情况和是否及早有效应用抗生素治疗密切相关。少数患者可遗留智力障碍、癫痫、脑积水等后遗症。

（十）预防

平时应注意增强体质，避免不洁饮食，养成良好的卫生习惯，身体其他部位有化脓感染性病灶应及时处理，避免细菌入脑引起此病。

五、结核性脑膜炎

（一）定义

结核性脑膜炎（tuberculous meningitis，TBM）简称结脑，是由结核分枝杆菌引起的一种脑膜和脊膜的弥漫性非化脓性炎性疾病，可侵犯累及脑实质和脑血管。常继发于肺、泌尿道、消化道或其他脏器结核病，也可为患者的唯一表现。结核性脑膜炎为神经系统结核中最常见类型，占70%左右。

（二）病因和发病机制

1. 致病菌 与机体内其他部位结核一样，结核性脑膜炎的致病病原菌为结核分枝杆菌。结核分枝杆菌在分类上属于放射菌目、分支杆菌科、分支杆菌属，具有多形性、抗酸性、生长缓慢、抵抗力强、菌体结构复杂的生物学特性。

2. 发病机制 结核分枝杆菌感染中枢神经系统后经血行播散在脑膜、软脑膜或室管膜定植，形成结核结节，结节破溃后，大量结核菌进入蛛网膜下腔，引起结核性脑膜炎发病。结核结节在成年期患者可以长期隐匿存在而不引起症状。

（三）病理

中枢神经系统结核感染最易侵犯软脑膜，也可累及脑动脉、脑实质、神经根、室管膜及脉络丛，引起广泛性炎症及干酪样小结节形成。脑膜病变表现为软脑膜弥漫性充血、水肿、混浊，并可见散在的粟粒样小结节或出现黄色胶状渗出物。大量渗出可使脑膜增厚粘连，脑脊液回流受阻。早期可因脑膜、脉络膜和室管膜炎性反应，脑脊液生成增多，蛛网膜颗粒吸收下降，形成急进性交通性脑积水，颅内压多为轻、中度增高；晚期蛛网膜、脉络丛粘连，呈完全或不完全性梗阻性脑积水，颅内压多明显增高。如渗出物侵犯小动脉和中动脉，以及毛细血管和静脉，可形成结核性血管炎，导致血管阻塞，引起脑梗死。

（四）临床表现

1. 一般情况 多隐匿性起病，病程迁延，也可急性或亚急性起病。患者可无结核接触史，症状轻重不一，多表现为发热、头痛、呕吐及脑膜刺激征等，通常持续1~2周。

2. 结核中毒症状 全身中毒症状多表现为低热、盗汗、食欲减退、全身倦怠无力、精神萎靡不振等。

3. 神经系统症状与体征

（1）颅内压增高和脑膜刺激征 早期即可出现颅内压增高，多为轻、中度，一般持续1~2周。晚期由于完全或不完全梗阻性脑积水，颅内压增高明显，表现为头痛、呕吐和视乳头水肿。查体可见颈强直或 Kernig 征阳性等典型脑膜刺激征表现，严重者可出现瞳孔不对称、呼吸衰竭的脑疝征象。

（2）脑实质损害　若未予以及时有效的治疗，病后 4～8 周可出现脑实质损害的症状，如萎靡、淡漠、谵妄或妄想；部分性、全面性痫性发作或持续状态；嗜睡、昏迷等不同程度意识障碍；肢体瘫痪，出现偏瘫或交叉瘫等，呈现卒中样发病。引起的脑梗死部位多见于尾状核、胼胝体膝部以及丘脑前外侧部，称作结核区（TB zone）。此外，若形成结核瘤或脑脊髓蛛网膜炎，可引发类肿瘤的慢性瘫痪。

（3）脑神经损害　颅底炎性渗出物容易导致脑神经的损害，以动眼、外展、面和视神经最易受累，常表现为眼球运动受限、复视、面神经麻痹和视力减退等。

4. 特殊人群 TBM 的症状　儿童和老年人的临床表现不典型，头痛、呕吐等症状较轻。约半数患者脑脊液改变不典型，颅内压可正常。此外，对于已有动脉硬化的老年人，多在动脉粥样硬化的基础上发生结核性动脉内膜炎而引起脑梗死。

（五）辅助检查

1. 血液检查　血常规一般多为正常，部分患者血沉可增快，伴抗利尿激素异常分泌的患者，可出现低钠血症和低氯血症。

2. 脑脊液检查　脑脊液外观清亮透明或微黄，或微混浊，呈毛玻璃样，静置后可有薄膜形成。压力明显增高，多为 200～400mmH_2O，部分患者可高达 400mmH_2O 以上。白细胞计数中度增高，以淋巴细胞增多为主，多为（50～500）$\times 10^6$/L。蛋白中度增高，通常为 1～2g/L，糖、氯化物降低。

3. 病原学检查　结核性脑膜炎的确诊依赖于病原学检查。脑脊液抗酸染色涂片检查阳性率较低，确诊的金标准是脑脊液培养出结核分枝杆菌，但所需时间较长。另外，脑脊液培养还可以用于结核分枝杆菌分型、药敏试验等。

4. 免疫学检查　结核菌素试验操作简单、出结果较快，常作为结核病初筛的主要方法之一，但由于其较高的假阳性率和假阴性率，临床诊断价值不大。临床上还可采用酶联免疫斑点技术，对结核病和结核潜伏感染者的早期诊断具有重要价值。

5. 影像学检查　约半数患者 X 线平片若发现肺和脊椎等机体内其他部位结核病灶，有助于本病的诊断。头颅 CT 和 MRI 检查，早期表现为脑室缩小等脑水肿征象，晚期可见脑裂、脑池增宽、脑室普遍性扩大等脑积水征象。强化后可见脑膜被强化；偶可见伴发的脑梗死灶。MRI 还可发现脑神经增粗、颅底结核渗出物增多，在渗出物覆盖下可见大范围的脑实质损害。

（六）诊断

符合以下表现者，应当考虑本病：①有结核病病史或结核接触史，或影像学发现肺和脊椎、泌尿系等结核病灶。②符合脑膜炎的临床症状，如发热、颅内高压和脑膜刺激征阳性，病程后期出现复视、肢体瘫痪、昏迷、癫痫发作等脑实质损害表现。③脑脊液呈非化脓性细菌性炎症改变，压力增高，淋巴细胞增多，蛋白增高，糖和氯化物降低。④脑脊液抗酸涂片、结核菌培养阳性，或培养未发现隐球菌、细菌、寄生虫和其他病原微生物。⑤头部 CT 或 MRI 显示脑水肿，或注射造影剂后脑膜被强化以及伴发的脑梗死和脑积水征象。

（七）鉴别诊断

1. 隐球菌性脑膜炎　呈隐匿性起病，病程迁延，常见视神经损害的临床症状。其临床表现、脑脊液常规及生化检查均与结核性脑膜炎类似，不易鉴别，但墨汁染色可见新型隐球菌，乳胶凝集试验可检测出隐球菌抗原。

2. 病毒性脑膜炎　病前多有呼吸道、消化道感染病史；脑脊液糖、氯含量正常，蛋白正常或稍增高，淋巴细胞升高。一般预后良好。

3. 化脓性脑膜炎 病情急重，高热、畏寒等感染中毒症状明显，在体内其他部位可查到化脓性感染病灶。脑脊液呈乳白色、混浊甚至脓性，白细胞技术显著增高，以嗜中性粒细胞为主，糖和氯含量降低，并常可查到致病菌可予以鉴别。

4. 脑脓肿或脑肿瘤 少数患者可合并发生脑结核瘤，表现为连续数周或数月的头痛，进行性加重，可伴有癫痫发作或急性局灶性脑损伤，头颅增强 CT 和 MRI 检查可见大脑半球单发孤立病灶，脑脊液检查多正常。

（八）治疗

1. 抗结核治疗 目前结核性脑膜炎的常规抗结核治疗与肺结核类似，异烟肼（INH）、利福平（RFP）、吡嗪酰胺（PZA）、乙胺丁醇（EMB）、链霉素（SM）是目前治疗 TBM 最有效的药物（表 9－3）。对常规抗结核药物治疗效果不佳的结核性脑膜炎患者可以考虑增加异烟肼、利福平的用量或者联合使用喹诺酮类药物（尤其是莫西沙星）。对于严重耐药或不能耐受常规治疗的患者，也可以考虑使用阿米卡星、卡那霉素、对乙酰氨基水杨酸和利奈唑胺等药物。

表 9－3 一线抗结核药物

药物	儿童日用量（mg/kg）	成人日用量（mg）	每日给药次数	用药途径	用药时间（月）
异烟肼	10～20	600	1	静脉或口服	12～24
利福平	10～20	450～600	1	口服	6～12
吡嗪酰胺	20～30	1500	3	口服	2～3
乙胺丁醇	15～20	750	1	口服	2～3
链霉素	20～30	750	1	肌注	3～6

WHO 建议应至少选择以上一线抗结核药物中的三种进行联用，常用异烟肼、利福平和吡嗪酰胺，轻症者 3 个月后可停用吡嗪酰胺，另两种继续服用 7 个月；耐药菌株可加用第四种药物，如链霉素或乙胺丁醇。不耐药株，利福平的治疗总疗程一般为 9 个月；耐药株，需延长利福平的治疗达到 18～24 个月。另外，在选择抗结核药物时，需注意不同药物的副作用，如儿童应避免使用具有视神经毒性作用的乙胺丁醇，孕妇应尽量不选用对听力有影响的链霉素等。

2. 激素治疗 激素具有减轻中毒症状、抑制炎症反应和减轻脑水肿的作用，可用于脑水肿引起的颅内压增高，有局灶性神经体征和蛛网膜下腔阻塞的重症患者。成人可使用地塞米松 0.4mg/(kg·d)，1 周后逐渐减量（每天减少 5mg/d），疗程 1～2 个月；或泼尼松 60mg/d，3～4 周后逐渐减量至停药，疗程 2～3 个月。

3. 鞘内注射 若患者脑脊液蛋白显著增高、早期有椎管梗阻或肝功能异常等，在全身药物治疗的同时，可以辅助鞘内注射，常用异烟肼 50mg、地塞米松 5～10mg、α－糜蛋白 4000U 及透明质酸 1500U，2～3 天 1 次，鞘内注射时注意缓慢进药。临床症状消失后，改为每周 2 次；临床体征消失后改为 1～2 周 1 次。颅内高压患者慎用鞘内注射，以防脑疝。

4. 降颅内压 若患者出现有颅内压增高，可选用渗透性利尿剂，如 20% 甘露醇、甘油果糖等，利尿脱水的同时注意维持水、电解质的平衡。

（九）预后

结核性脑膜炎患者的预后与年龄、病情轻重以及治疗是否及时合理有关。临床症状和体征消失，脑脊液细胞、蛋白质、糖和氯化物恢复正常，多提示预后良好。发病初期有严重意识障碍，往往提示预后不良。经过及时合理的治疗后，临床上仍有约 1/3 的 TBM 患者死亡。

（十）预防

保持健康的生活习惯，维持良好乐观的心态，注意加强体育锻炼，增强自身免疫力。避免前往人流过于密集和环境密闭的公共场所，避免交叉感染。一旦发现身体不适，及早就诊，争取早发现早治疗。若家中有结核病患者，应做好适当的隔离和痰液、体液的消毒工作。

六、新型隐球菌性脑膜炎

（一）定义

新型隐球菌性脑膜炎（cryptococcus neoformans meningitis），是指新型隐球菌侵入中枢神经系统引起脑膜和脑实质破坏的中枢神经系统真菌感染性疾病，临床表现类似于结核性脑膜炎。本病发病率较低，但起病急、病情重、死亡率较高。

（二）病因和发病机制

新型隐球菌又称溶组织酵母菌，广泛存在于自然界，是土壤、蔬菜、奶类、蜂巢、鸽粪等物质的腐生菌。为条件致病菌，当机体抵抗力或免疫力降低时，侵入的新型隐球菌随血行播散，使血－脑脊液屏障被破坏而引起脑膜炎症。新型隐球菌多由呼吸道吸入，在肺部引起轻度炎症或隐性感染；亦可经过破损的皮肤黏膜、消化道进行传播。新型隐球菌所致中枢神经系统感染可以单独发生，但更多见于全身免疫缺陷性疾病、慢性衰竭性疾病的患者。

（三）病理

新型隐球菌可沿血管鞘膜进入血管周围间隙进行增殖，在基底核和丘脑等部位形成多发性小囊肿或脓肿，也可沿着血管周围鞘膜侵入脑实质内形成肉芽肿。肉眼可见软脑膜广泛弥漫性浑浊、增厚和血管充血，脑组织水肿、脑回变平、脑沟变浅，尤以脑底部为重；在脑沟裂、脑池及扩张的蛛网膜下腔内可见黄色黏稠的胶样渗出物、小颗粒状结节或囊状物。镜下可见脑膜、脑池、脑室有大量隐球菌菌体，部分被巨细胞吞噬，伴随大量淋巴细胞和单核细胞浸润。

（四）临床表现

1. 一般情况 多为隐匿性起病，进展缓慢。各年龄段均可发病，尤以20～40岁最常见，无明显性别差异。早期可有不规则低热或间歇性头痛，并进行性加重，呈持续性。免疫功能低下患者可呈急性起病，多以发热、头痛、恶心和呕吐为首发症状。

2. 神经系统症状与体征 多数患者出现典型的脑膜刺激征如颈项强直和Kernig征。大多数患者出现颅内压增高的体征，如视乳头水肿及后期视神经萎缩，并有不同程度的意识障碍。由于脑底部蛛网膜下腔渗出明显，常有蛛网膜粘连而引起多数脑神经受损的症状，常累及听神经、面神经和动眼神经等。大脑、小脑或脑干的较大肉芽肿可引起局灶性神经功能缺损，出现肢体瘫痪、感觉障碍、失语和共济失调等。少数患者还可出现精神症状，多表现为烦躁不安、人格改变和记忆力减退等。

（五）辅助检查

1. 脑脊液检查 脑脊液外观透明或微混浊，可呈淡黄色，通常压力增高。白细胞计数轻、中度增高，一般为（10～500）$\times 10^6$/L，以淋巴细胞为主。蛋白质含量轻至中度增高，一般为0.4～1g/L。糖含量及氯化物正常或降低。脑脊液离心沉淀后涂片做墨汁染色是目前最常用的检测方法，如检测出隐球菌可以确诊本病。脑脊液真菌培养也是常用检查，亦有助于诊断。

2. 影像学检查 头颅CT或MRI等影像学检查缺乏特异性，部分患者可成阴性结果，但对于病程长、程度重的患者，可提示脑水肿、脑积水和局灶性脑损害的改变。多数患者肺部X线平片检查可发现类似结核病灶、肺炎样改变或肺部占位性病灶的影像学改变。

（六）诊断

病前有全身性免疫缺陷性疾病、慢性消耗性疾病、长期大量应用抗生素等病史，亚急性或慢性隐匿性起病，临床表现为发热、头痛、颅内压增高和脑膜刺激征等脑膜炎的症状和体征，脑脊液墨汁染色检测出隐球菌，可以作出诊断。

（七）鉴别诊断

1. 化脓性脑膜炎 病情急重，高热、畏寒等感染中毒症状严重，在体内其他部位可查到化脓性感染病灶。脑脊液呈乳白色、混浊甚至脓性，细胞计数显著增高，以嗜中性粒细胞为主，糖和氯含量降低，并常可查到致病菌可予以鉴别。

2. 结核性脑膜炎 本病临床上容易与结核性脑膜炎混淆，通过症状、体征及脑脊液变化无法进行鉴别，需依赖脑脊液墨汁染色涂片及培养结果进行鉴别诊断。

（八）治疗

1. 抗真菌治疗

（1）两性霉素 B 是目前药效最强的抗真菌药，但因其不良反应多且严重，先多主张与 5 - 氟胞嘧啶联合治疗，以减少其用量。推荐治疗方案是：成人使用两性霉素 B 首次剂量为 1 ~ 2mg/d，加入 5% 葡萄糖溶液 500ml 中静脉滴注，6 小时滴完；此后，每日增加 2 ~ 5mg，直至 1mg/(kg · d)，通常持续治疗 12 周。也可根据患者情况，经椎管内、侧脑室或小脑延髓池给药，以增加脑脊液和局部脑中的药物浓度。两性霉素 B 副作用较大，可引起寒战高热、血栓性静脉炎、头痛、恶心呕吐、血压降低、低钾血症和氮质血症等，偶可出现心律失常、癫痫发作、白细胞或血小板减少等情况。

（2）氟康唑 为广谱抗真菌药，易通过血 - 脑屏障，血及脑脊液中药物浓度高，耐受性好，口服易吸收，对隐球菌脑膜炎有特效。氟康唑用量为每日为 200 ~ 400mg，每日一次口服，5 ~ 10 天即可达到有效血药浓度，一般 6 ~ 12 个月为一个疗程。常见不良反应有恶心呕吐、腹胀、腹泻、肝肾功能损伤及皮疹等。

（3）5 - 氟胞嘧啶 可干扰真菌细胞中核酸合成，抑制真菌生长。单用疗效差，且易产生耐受性，与两性霉素 B 联合使用可增强疗效，同时能减少两性霉素 B 的用量。5 - 氟胞嘧啶用量为 50 ~ 150mg/(kg · d)，分 3 ~ 4 次，连用数周至数月为一个疗程。常见不良反应有恶心、厌食、白细胞及血小板减少、皮疹及肝肾功能损害。

2. 对症支持治疗 颅内压增高者可使用脱水剂，如甘露醇、呋塞米等，并注意防治脑疝的发生。有脑积水者可行侧脑室分流减压术，并注意维持水、电解质平衡。因本病病程较长，病情重，机体慢性消耗很大，应注意患者的全身营养、全面护理、防治肺感染及泌尿系统感染。

（九）预后

新型隐球菌性脑膜炎常进行性加重，预后多不良，死亡率较高。未经治疗者多于数月内死亡，平均病程为 6 个月。经过治疗者也常有并发症和神经系统后遗症，病情可在此后数年内反复缓解和复发加重。

（十）预防

新型隐球菌性脑膜炎主要见于免疫力低下或鸽子饲养者，预防的关键在于增强自身抵抗力，尽可能避免长期使用抗生素和免疫抑制剂。注意加强营养，避免接触鸽子以及其他禽畜的粪便，养成良好卫生习惯，预防感染。

七、神经梅毒

（一）定义

神经梅毒（neurosyphilis）是由梅毒螺旋体（也称为苍白密螺旋体）侵犯神经系统后出现脑膜、大脑、血管或脊髓等损害的一组临床综合征，可发生于梅毒病程的各个阶段，常为晚期（Ⅲ期）梅毒全身性损害的重要表现。随着青霉素的使用，梅毒的发生率一度下降。而自20世纪70年代后发病率呈上升趋势，目前在世界范围内由于艾滋病的流行，使神经梅毒患者有所增加。

（二）病因和发病机制

中枢神经系统感染苍白密螺旋体是导致神经梅毒的主要病因。感染途径主要有两种：①后天感染，主要由不正当性行为或血液传播所致；②先天感染，病原体由母体血液经胎盘和脐带进入胎儿体内。约10%未经治疗的早期神经梅毒患者最终发展为神经梅毒。

（三）病理

神经梅毒病理改变可分为间质型和主质型两类。早期病理改变以间质型为主，包括脑膜炎、增生性动脉内膜炎和梅毒样树胶肿。脑膜炎肉眼可见脑膜增厚，镜下表现为脑膜血管周围淋巴细胞和单核细胞浸润。颅底脑膜炎可侵犯脑神经，容易出现Ⅲ、Ⅵ及Ⅷ对脑神经麻痹症状。炎症波及脑膜小动脉可引起动脉炎性闭塞及脑或脊髓局灶性缺血坏死。在大脑硬脑膜和软脑膜处，镜下可见脑小血管周围组织增生、中央区坏死、外周有大量单核细胞及上皮样细胞围绕，称为梅毒样树胶。梅毒后期以主质型病理改变为主，表现为炎性细胞进一步向脑皮质及皮质小血管迁移，导致皮质神经元弥漫性变性、坏死和缺失，同时伴有神经胶质细胞增生和神经纤维斑块样脱髓鞘，此时可在患者脑皮质中检测到梅毒螺旋体。梅毒性脊髓痨可见脊膜及小血管的炎症伴后根和后索变性萎缩。视神经梅毒表现为视神经萎缩，视神经的营养血管炎性反应。

（四）临床表现

1. 无症状性神经梅毒 患者多无特异性症状，部分患者可出现瞳孔异常，是提示本病的唯一症状。诊断主要依据血清检查和脑脊液检查梅毒相关抗体阳性，脑脊液细胞数 $>5\times10^6/L$。头颅增强MRI检查可见脑膜强化。

2. 脑膜梅毒 可发生于梅毒感染的任何时期，多见于梅毒感染后1年内，青年男性多见，主要表现为发热、头痛、呕吐和脑膜刺激征阳性等类似急性病毒性脑膜炎的症状。亚急性或慢性起病时以颅底脑膜炎为主，易累及脑神经，表现为脑神经麻痹症状，如眼肌麻痹、面神经麻痹和听力障碍等。若脑脊液循环通路受阻可出现颅内压增高和脑积水。脑脊液检查可出现压力增高，细胞数和蛋白增高。

3. 脑膜和脊髓膜血管梅毒 梅毒感染后5～30年可累及脑血管，引起脑梗死，神经症状和体征取决于受累血管。以内囊和基底节区Heubner动脉、豆纹动脉等中小动脉最容易受累，表现为偏瘫、偏身感觉障碍、偏盲和失语。患者年龄通常比动脉粥样硬化所致梗死的患者更年轻。头颅MRI检查除显示脑梗死病灶外，还可见脑膜强化。脊髓膜血管梅毒可见横贯性脊髓炎，表现为运动、感觉和括约肌功能障碍等类似于急性脊髓炎的症状，常需要与脊髓痨进行鉴别。诊断主要依靠血液和脑脊液梅毒检查阳性。

4. 麻痹性神经梅毒 也称为麻痹性痴呆或梅毒性脑膜脑炎，一般发生于梅毒感染后10～30年，潜伏期很长，发病年龄以40～50岁多见，以进行性的记忆力减退等智能障碍为主要表现。隐匿性起病，早期常表现为性格改变、焦虑不安、易激动、情绪波动及人格改变等，逐渐出现记忆力、计算力、认识力减退等智能障碍，可伴有各种妄想和幻觉、异常的情感反应。晚期进展为严重的痴呆，若症状持续发展，最终演变为痴呆状态、痉挛性截瘫或去皮层状态。

5. 脊髓痨 多见于梅毒感染后15～20年，是梅毒螺旋体侵犯脊髓后索及后根引起神经细胞变性坏死的一组临床综合征。常表现为双下肢或全身疼痛，呈针刺样或闪电样，浅感觉障碍表现为肢体麻木、痛温觉减退，深感觉障碍表现为振动觉和关节位置觉减退，同时出现进行性感觉性共济失调。神经系统查体可见典型阿－罗瞳孔，还可出现膝、踝腱反射消失、小腿深浅感觉缺失和闭目难立征阳性。自主神经障碍表现为性功能和大小便障碍。部分严重患者可出现内脏危象，包括胃危象表现为突然胃部疼痛伴呕吐，钡餐检查见幽门痉挛；肠危象表现为肠绞痛、腹泻和里急后重；咽喉危象表现为吞咽困难和呼吸困难；排尿危象表现为排尿困难伴疼痛。

6. 先天性神经梅毒 梅毒螺旋体在妊娠期的4～7个月时由母体经胎盘或脐带传播给胎儿，除脊髓痨以外，其他所有类型梅毒的临床症状均可出现，多表现为脑积水和Hutchinson三联征（间质性角膜炎、牙齿畸形和听力障碍）。

（五）辅助检查

1. 脑脊液检查 脑脊液检查可见白细胞数增高，通常在$5\times10^6/L$以上，最高可达$(100\sim300)\times10^6/L$；蛋白含量增高至0.4～2.0g/L，葡萄糖含量减低或正常。

2. 病原学检查 血清学检查是快速、便捷诊断梅毒的方法。临床检测常包括非特异性螺旋体检测如性病检查试验（venereal disease research laboratory，VDRL）、快速血浆反应素试验（rapid plasma regain test，RPR）和梅毒螺旋体凝集试验（TPHA）；特异性螺旋体检测如密螺旋体荧光抗体吸附试验（FTA－ABS）和螺旋体固定术实验（TPI）。血清学实验阳性只是表明以前接触过梅毒螺旋体，诊断神经梅毒需要进行脑脊液梅毒检测。胎传梅毒可通过羊膜腔穿刺羊水进行产前诊断。

（六）诊断

主要根据先天或后天梅毒感染病史；有神经梅毒的临床症状和体征，特别是阿－罗瞳孔；脑脊液淋巴细胞和蛋白质含量增多；血清和脑脊液梅毒实验阳性。

（七）鉴别诊断

神经梅毒需与其他中枢神经系统感染性疾病、脑血管疾病、脊髓疾病和周围神经病进行鉴别。先天或后天梅毒感染病史，血清和脑脊液梅毒特异性抗体阳性具有重要鉴别价值。

（八）治疗

1. 病因治疗 本病应从疾病早期就开始积极治疗。

（1）青霉素G 首选药物，对各种类型梅毒均有效且安全，可预防晚期梅毒的发生，用量为（1200万～2400万）U/d，每4小时1次，静脉滴注，10～14天为一个疗程。

（2）头孢曲松钠 青霉素过敏者可选用头孢曲松钠，用量为1g肌内注射，每日1次，连用14天。

（3）多西环素 对β－内酰胺类抗生素过敏者，可选用多西环素，用量为200mg，每日2次，连用30天。

需要注意的是，在驱梅治疗后第3、6、12个月及第2、3年进行血清和脑脊液梅毒检测。若第6个月脑脊液白细胞仍较高、血清VDRL实验呈四倍增加者，可重复静脉注射大剂量青霉素。

2. 对症治疗 闪电样疼痛可选用卡马西平，内脏危象可选用阿托品和吩噻嗪类药物。

（九）预后

神经梅毒经及时积极的治疗后，多数预后良好。但是，35%～40%的麻痹性神经梅毒患者不能独立生活；未进行治疗者可于发病3～4年死亡；脊髓梅毒预后不定，大多数患者可停止进展或改善，但部分病例治疗开始后病情仍在进展。

（十）预防

对可疑梅毒患者应进行预防性筛查，以便早期发现和及时治疗，治疗期应避免性生活。采取保护性的安全性行为，避免与感染者发生性关系。注意经血液传播的危险因素，严禁共用注射器等。孕妇最好在怀孕3个月内首次孕检时进行梅毒血清学检测，积极防止胎传梅毒。

（张珂铭）

第五节　重症肌无力

PPT

一、定义

重症肌无力（myasthenia gravis，MG）是一种乙酰胆碱受体抗体（AChR－Ab）介导的、细胞免疫依赖的、补体参与的神经－肌肉接头传递功能障碍的获得性自身免疫性疾病。病变主要累及神经－肌肉接头突触后膜上的乙酰胆碱受体（AChR）。临床主要特征是部分或全身横纹肌无力和极易疲劳，活动后症状明显加重，经休息或使用胆碱酯酶抑制剂后可以缓解。

二、病因与发病机制

MG的发病主要与自身抗体介导的突触后膜AChR损害有关。80%～90%的患者血清中可以检测到AChR抗体，且10%～20%的患者血清中还可发现抗骨骼肌抗体。80%的患者有胸腺肥大和淋巴滤泡增生，约20%左右的患者有胸腺瘤。

目前，对于诱发MG免疫应答的始动环节尚不清楚，一种可能为神经－肌肉接头处AchR的免疫原性改变，另一种可能与“分子模拟”机制有关。由于绝大多数患者存在胸腺异常，且胸腺中的B细胞可产生AChR抗体，T细胞可与AChR产生反应，故推测胸腺可能为诱发MG免疫应答的起始部位。胸腺中的肌样上皮细胞与肌细胞存在共同抗原AChR，这种受体在一些特定的遗传素质个体中，由于病毒或其他非特异性因子感染后，导致胸腺内肌样上皮细胞的烟碱型AChR发生构型改变，产生循环抗体。经过体循环，并在补体激活和参与下，破坏突触后膜，导致突触后膜溶解破坏等一系列形态学改变，从而发生肌无力症状。近年来，研究发现重症肌无力特别是家族性重症肌无力，可能与遗传因素有关。

三、病理

1. 胸腺　80%的患者胸腺重量会不同程度增加，淋巴滤泡增生，且生发中心增多，约20%患者可合并胸腺瘤。

2. 神经－肌肉接头　神经－肌肉接头病变明显，突触间隙增宽，突触后膜数量减少，免疫电镜可见突触后膜崩解，其上的AChR明显减少，还可见IgG－C3－AChR免疫复合物沉积等。

3. 肌纤维　受累骨骼肌的肌纤维间小血管周围可见淋巴细胞浸润，称为淋巴溢。急性和严重病例中，肌纤维有散在灶性坏死，并有多形核和巨噬细胞渗出与浸润。晚期病例可见骨骼肌萎缩，细胞内脂肪性变。

四、临床表现

本病可见于任何年龄，发病年龄有两个高峰。20～40岁发病者以女性多见，女男比约为3∶2；40～60岁发病者以男性多见，且多合并胸腺瘤。多数患者隐匿起病，进展缓慢，病程中可有波动，少数患者发病后 2 ~ 3 年内自然缓解，大多数迁延不愈，晚期运动障碍严重。少数呈暴发起病，病情较重，预后不佳。

（一）临床特征

1. 受累骨骼肌易疲劳 肌肉连续收缩后出现严重肌无力甚至瘫痪，经过短暂的休息后症状缓解减轻。肌无力症状易波动，多于下午或傍晚劳累后加重，晨起和休息后减轻，此波动现象称为“晨轻暮重”。

2. 受累肌肉分布和临床表现 虽然全身骨骼肌均可累及，但脑神经支配的肌肉较脊神经支配的肌肉更容易受累。常从一组肌群无力开始，逐渐扩大累及其他肌群。复视和上睑下垂为最常见的首发症状。多为一侧或双侧眼外肌麻痹，表现为上眼睑下垂、斜视和复视，重者眼球运动明显受限，甚至眼球固定，但瞳孔括约肌一般不受累，双侧眼症状多不对称，10 岁以下儿童以眼肌受损为常见。面部肌肉受累，可出现苦笑面容或表情淡漠。口咽肌受累，可出现咀嚼无力、饮水呛咳和呼吸困难。胸锁乳突肌和斜方肌受累，可出现抬头困难、转颈和耸肩无力。四肢肌肉受累以近端为重，腱反射不受累，感觉多正常。

3. 重症肌无力危象 当病情突然加重或治疗不当，引起呼吸肌无力或麻痹而致严重呼吸困难时，需要呼吸机辅助通气，称为重症肌无力危象，是本病致死的主要原因。常见诱发因素包括呼吸道感染、手术（包括胸腺切除）、精神紧张和全身性疾病等。重症肌无力危象主要有三种类型。①肌无力危象：即新斯的明不足危象，由各种诱因和药物减量诱发。主要表现为呼吸微弱、发绀、烦燥、吞咽和咳痰困难、语言低微直至不能出声，最后呼吸完全停止。可反复发作或慢性迁延。②胆碱能危象：即新斯的明过量危象，多在一次用药过量后发生，除上述呼吸困难等症状外，尚有乙酰胆碱蓄积过多症状，包括毒蕈碱样中毒症状，如呕吐、腹痛、腹泻、瞳孔缩小、多汗、流涎、气管分泌物增多、心率变慢等；烟碱样中毒症状，如肌肉震颤、痉挛和紧缩感等；以及中枢神经系统症状，如焦虑、失眠、精神错乱、意识不清、抽搐、昏迷等。③反拗性危象：多在长期大剂量用药后发生，难以区别危象性质。由于对胆碱酯酶抑制剂不敏感而出现严重的呼吸闲难，腾喜龙试验无反应，此时应停用胆碱酯酶抑制剂。对已行气管插管或切开的患者可采用大剂量类固醇激素辅助治疗，待运动终板功能恢复后再重新调整胆碱酯酶抑制剂用量。

4. 胆碱酯酶抑制剂治疗有效 使用胆碱酯酶抑制剂可以有效改善患者症状，这是重症肌无力一个重要的临床特征。

（二）临床分型

Osserman 根据发病年龄、受累部位和程度可分为成年型和儿童型。

1. 成年型 Ⅰ眼肌型：15% ~20%，病变仅局限于眼外肌，一侧或双侧，或左右交替，出现上眼睑下垂和复视。约 1/4 患者可自行缓解，有的在 1 年至数年内进展为全身型，长期局限于眼肌型者预后良好，对肾上腺皮质激素反应较好。

ⅡA 轻度全身型：30%，从眼外肌开始逐渐波及四肢，出现四肢肌肉轻度病态疲劳，进展缓慢，一般不累及咽喉肌，无危象，生活可自理，对药物敏感。

ⅡB 中度全身型：25%，四肢肌群受累明显，除伴有眼外肌麻痹外，还有延髓肌麻痹症状，出现咀嚼无力、说话含糊、吞咽困难、饮水呛咳等，但呼吸肌受累不明显。无危象，药物敏感性欠佳。

Ⅲ急性重症型：15%，急性起病，进展迅速，在数周内达到症状高峰，有重症肌无力危象，表现为严重的全身和呼吸肌无力，药效差，胸腺瘤高发，常需作气管切开或借助呼吸机进行辅助呼吸，死亡率高。

Ⅳ迟发重症型：10%，常由Ⅰ、Ⅱa、Ⅱb 型经 2 年以上进展期逐渐发展而来。症状同Ⅲ型，常合并胸腺瘤，预后较差。

Ⅴ肌萎缩型：较少见，表现为肌无力伴有明显肌肉萎缩。

2. 儿童型 约占我国 MG 患者的 10%，大多数病例仅局限于眼外肌麻痹，双眼睑下垂可交替出现呈拉锯状。约 1/4 病例可自然缓解，仅少数病例累及全身骨骼肌。

（1）新生儿型　母亲患 MG，约有 10% 可将 AChR 抗体 IgG 经胎盘传给新生婴儿而使其发生肌无力。患儿出生后即哭声低、吸吮无力、肌张力低、动作减少。经治疗后多在 1 周至 3 个月缓解。

（2）先天性肌无力综合征　出生后短期内出现持续的眼外肌麻痹，常有阳性家族史，但其母亲未患 MG。

（3）少年型　多在 10 岁后发病，多为单纯眼外肌麻痹，部分病例可伴有吞咽困难及四肢无力。

五、辅助检查

1. 重复神经电刺激检查　MG 常用检查方法，具有诊断价值。为避免出现假阴性，应在停用新斯的明 17 小时后进行。MG 的典型改变是动作电位波幅第五波比第一波在低频刺激时递减 10% 以上或高频刺激时递减 30% 以上。90% 以上患者低频刺激时为阳性表现，且与病情严重程度相关。

2. AChR 抗体滴度检测　85% 以上全身型 MG 患者血清中 AChR 抗体浓度明显升高，且抗体滴度的高低与临床症状的严重程度并不完全一致。对重症肌无力的诊断具有特征性意义。

3. 影像学检查　胸腺 CT 或 MRI 检查，可见胸腺增生和肥大。

4. 其他检查　约 5% MG 患者伴有甲状腺功能亢进，表现为 T_3、T_4 均升高。部分患者抗核抗体和甲状腺抗体呈阳性。

六、诊断

重症肌无力根据临床特征不难诊断。根据病变主要侵犯骨骼肌、症状波动性及晨轻暮重的特点，休息及服用胆碱酯酶抑制剂有效，结合药物试验、肌电图和免疫学等检查的典型表现可作出诊断。此外，还应行胸腺 CT 或 MRI 检查确定是否合并存在胸腺增生或胸腺瘤。以下试验有助于 MG 的诊断。

1. 疲劳实验（Jolly 实验）　嘱患者用力眨眼 30 次后，眼裂变小，或持续上视后出现上睑下垂，或两臂持续平举后出现上臂下垂，休息后均可恢复则为阳性。

2. 抗胆碱酯酶药物试验

（1）新斯的明试验　新斯的明 0.5 ~ 1mg 肌注或皮下注射，如肌力在 20 分钟后明显改善即为阳性。为防止新期的明的毒蕈碱样反应，需同时肌注阿托品 0.5mg。

（2）腾喜龙试验　也称依酚氯铵试验，适用于病情危重、有球麻痹或肌无力危象者。腾喜龙 10mg 稀释至 1ml，先静脉注射 2mg，观察 20 秒后若无出汗、唾液增多等不良反应，再给予 8mg，1 分钟内症状迅速缓解为阳性，持续 10 分钟又恢复到用药前症状。

七、鉴别诊断

1. Lambert - Eaton 肌无力综合征　为自身免疫疾病，靶器官为周围神经末梢突触前膜的钙通道和 AChR 囊泡释放区。多见于男性，2/3 伴发有癌症，尤其是燕麦细胞型支气管肺癌。主要表现为四肢近端肌无力，活动后即疲劳，但短暂用力收缩后肌力反而增强，而持续收缩又呈疲劳状态。脑神经很少受累，约半数患者伴有自主神经功能障碍，表现为口干、少汗、便秘和阳痿等。新斯的明试验可阳性，但不如 MG 敏感。神经重复电刺激低频时波幅变化不大，高频时波幅高达 200% 以上。血清 AChR 抗体阴性；盐酸胍治疗可使 ACh 释放增加而使症状改善。

2. 肉毒杆菌中毒　由于肉毒杆菌作用在突触前膜阻碍了神经 - 肌肉接头的传递功能，表现为对称性脑神经和骨骼肌损害。患者多有肉毒杆菌中毒病史，新斯的明试验和腾喜龙试验阴性，可与重症肌无力鉴别。

3. 肌营养不良　隐匿起病，症状无波动，逐渐加重，肌肉萎缩明显，血清肌酶明显升高。新斯的明试验阴性，抗胆碱酯酶药物治疗无效。

4. 延髓麻痹 以后组脑神经损害为主要表现，如吞咽困难等，症状无波动，呈进行性加重，新斯的明试验阴性，抗胆碱酯酶药物治疗无效。

5. 多发性肌炎 以四肢近端无力，伴肌肉压痛为主要表现，但无晨轻暮重的症状波动，进行性加重，血清肌酶明显升高。新斯的明试验阴性，抗胆碱酯酶药物治疗无效。

八、治疗

（一）药物治疗

1. 抗胆碱脂酶类药物 抑制胆碱酯酶，使 ACh 分解减少，增加其和受体结合的概率，改善神经－肌肉接头间的传递功能，适用于轻度全身型和眼肌型。患者通常可获得部分缓解，几乎没有患者可获得完全缓解。

（1）溴新斯的明　成人每次 15～30mg 口服，3～4 次/日。餐前 15～30 分钟服药，30～60 分钟疗效达高峰，疗效持续 3～4 小时，对四肢无力的效果较好。主要不良反应为毒蕈碱样作用，如腹部痉挛性疼痛、腹泻、心动过缓和血压下降等，可用特效药阿托品进行治疗。

（2）溴吡斯的明　成人每次 60～120mg 口服，3～4 次/日。餐前 30～40 分钟服药，2 小时疗效达高峰，疗效持续 6～8 小时，对延髓支配的肌肉无力效果较好。作用温和、平稳，不良反应较少。

2. 肾上腺皮质激素 可抑制自身免疫炎性反应，减少 AChR 抗体的生成，80% 患者症状可明显改善，治疗早期可使症状加重，甚至出现危象，因此常在住院期间使用。

（1）大剂量冲击疗法　适用于反复发生危象或器械辅助呼吸的严重住院病例。甲强龙 1000mg 静脉滴注，每日 1 次，连用 3～5 日，随后使用地塞米松 10～20mg 静脉滴注，每日 1 次，连用 7～10 日。症状稳定后，改为波尼松 60～100mg 隔日顿服。症状基本消失后，逐渐减量至 5～15mg 维持至少 1 年以上。注意皮质类固醇副作用。

（2）小剂量递增法　隔日晨起顿服泼尼松 20mg，每日递增 10mg，直至隔日晨起顿服 60～80mg，症状稳定改善后持续 4～5 日，逐渐减量至隔日 5～15mg 维持数年。

3. 免疫抑制剂 对肾上腺皮质脊髓效果不佳或不耐受者，或因其他疾病禁忌使用激素者，可以考虑使用免疫抑制剂，但应注意药物不良反应。

（1）环磷酰胺　成人每次 50mg 口服，2～3 次/天，儿童 3～5mg/(kg·d) 口服。

（2）硫唑嘌呤　每次 25～100mg 口服，2 次/天，用于类固醇激素治疗效果不佳者，联合使用可增加治疗效果。

（3）环孢素 A　对细胞和体液免疫均有抑制作用，可减少 AChR 抗体的生成。用量为 6mg/(kg·d) 口服，持续 12 个月。

（二）免疫球蛋白

可用于治疗重症肌无力危象，或在胸腺切除术之前改善患者的病情。70% 患者在 4～5 天治疗期可获得迅速缓解，效果可维持数周至数月。用法：IgG 0.4g/(kg·d) 静脉滴注，连用 5 日为一个疗程。

（三）血浆置换

可用于治疗重症肌无力危象，或在胸腺切除术前改善患者症状。通过血浆置换可降低 MG 患者乙酰胆碱抗体水平，大多数患者可获得快速、短期的临床缓解。

（四）胸腺治疗

1. 胸腺切除术 适用于全身型重症肌无力；伴有胸腺肥大和 AChR 抗体高效价者；伴有胸腺瘤的各型患者；年轻女性全身型患者；对抗胆碱酯酶药物不满意者。约 70% 患者术后症状得到明显缓解或治愈。

2. 胸腺放射治疗 无法进行胸腺切除的患者，可采取胸腺深部^{60}Co 放射治疗。

（五）危象的治疗

1. 肌无力危象 最常见，往往由于抗胆碱酯酶药量不足导致。若注射滕喜龙或新斯的明后症状减轻，则应该加大抗胆碱酯酶药物的剂量。

2. 胆碱能危象 少见，由于抗胆碱酯酶药过量所致，立即停用抗胆碱酯酶，使用阿托品对抗毒蕈碱样症状。待抗胆碱酯酶药排出后，可重新调整药物剂量。

3. 反拗性危象 由于对抗胆碱酯酶药不敏感而出现严重呼吸困难，应立即停用一切抗胆碱酯酶类药物，至少3天。对气管插管或切开患者可试用大剂量皮质类固醇激素治疗。待危象解除后，可重新调整抗胆碱酯酶药用量，从原药量的半量开始给药，并配合其它治疗。

九、预后

重症肌无力患者一般预后良好，但发生严重肌无力危象的患者，死亡率较高。

十、预防

尽可能避免使重症肌无力加重或复发的因素，如感染、手术、精神创伤、全身性疾病、过度疲劳、妊娠、吸烟、饮酒、胸腺瘤复发等。禁用和慎用某些药物，如氨基糖苷类抗生素、新霉素、多黏菌素、奎宁、奎尼丁、吗啡、地西泮、苯巴比妥、苯妥英钠和普洛萘尔等。

（张珂铭）

第六节 癫 痫

PPT

癫痫（epilepsy）是由脑部神经元高度同步化异常放电所致的，以短暂中枢神经系统功能失常为特征的临床综合征，具有发作性、短暂性、重复性和刻板性的特点。临床上每次发作或每种发作的过程称为痫性发作，一个患者可有一种或数种形式的痫性发作。

癫痫是神经系统常见疾病，是发作意识丧失的常见原因，可发生于任何年龄，儿童和老人高发。我国目前约有900万以上癫痫患者，每年新发病例65万~70万。

一、病因与发病机制

1. 病因 癫痫不是独立的疾病，而是一组疾病或综合征，引起癫痫的病因非常复杂，根据病因不同，癫痫可分为三大类。

（1）特发性癫痫 病因不明，未发现脑部有足以引起癫痫发作的结构性损伤或功能异常，可能与遗传因素密切相关，常在某一特定年龄段起病，一般预后良好。

（2）症状性癫痫 由各种明确的中枢神经系统结构损伤或功能异常所致，包括先天性畸形、代谢障碍、感染、颅脑外伤、颅内占位病变等。

（3）隐源性癫痫 临床表现提示为症状性癫痫，但现有的检查手段不能发现明确病因。其占全部癫痫的60%~70%。

2. 癫痫发作的影响因素

（1）年龄 婴儿痉挛症在1岁内起病，儿童失神发作高峰在6~7岁。病因方面，婴幼儿癫痫多与产伤有关；20岁以前初次发作的患者多为原发性；颅脑外伤是成年人癫痫发作的主要原因；老年人发病则多以脑血管疾病、脑肿瘤等为主。

（2）遗传因素　可影响癫痫易患性：如儿童失神发作患者的兄弟姐妹在 5～16 岁有 40% 以上出现 3Hz 棘－慢波的异常脑电图，但仅 1/4 出现失神发作。症状性癫痫患者的近亲患病率为 15‰，高于普通人群。

（3）睡眠与觉醒周期　其与癫痫发作关系密切，如全面强直－阵挛发作常于清晨发生，婴儿痉挛症多在醒后和睡前发作等。最新发现，睡眠呼吸暂停既可加剧癫痫发作，又可引起患者原因不明的死亡，为研究癫痫与睡眠的关系提供了新方向。

（4）内分泌改变　内分泌失调、电解质紊乱和代谢异常等均可影响神经元放电阈值，导致癫痫发作。很多女性在月经期癫痫发作加剧，部分患者仅在月经期或月经前后发作，称为月经期癫痫。妊娠期女性发作次数增加称为妊娠癫痫。

（5）其他因素　疲劳、睡眠缺乏、饥饿、饮酒、闪光刺激、便秘、情绪激动、发热等都可导致癫痫发作。

3. 发病机制　癫痫的发病机制十分复杂，目前尚未完全阐明。神经元异常放电是癫痫发病的电生理基础。正常神经元的一个锥体细胞放电频率在 1～10 次/秒，脑部损伤后会引起结构、生化和正常膜电位的改变，放电频率可高达每秒数百乃至上千次，且呈明显同步化，形成痫性放电。痫性放电传播的范围不同，就会引起不同类型的痫性发作。异常放电局限于大脑皮质的某一区域时，表现为部分性发作；若异常放电在局部反馈回路中长期传导，表现为部分性发作持续状态；若异常放电通过电场效应和传导通路，向同侧其他区域甚至一侧半球扩散，表现为 Jackson 发作；若异常放电不仅波及同侧半球，还可同时扩散到对侧大脑半球，表现为继发性全面性发作；若异常放电的起始部分在丘脑和上脑干，并仅扩及脑干网状结构上行激活系统时，表现为失神发作；若异常放电广泛投射至两侧大脑皮质并使网状脊髓束受到抑制时，则表现为全身强直－阵挛性发作。

二、临床表现

癫痫分类十分复杂，目前临床应用最广泛的是国际抗癫痫联盟（ILAE）1981 年和 2001 年的癫痫发作分类（表 9－4，表 9－5）。

表 9－4　国际抗癫痫联盟癫痫发作分类（1981 年）

1. 部分性发作	1.1 单纯部分性发作（无意识障碍）	①运动性发作：局灶性运动性、旋转性、Jackson、姿势性、发音性 ②感觉性发作：特殊感觉（嗅觉、视觉、味觉、听觉）；躯体感觉（痛、温、触、运动、位置觉）；眩晕 ③自主神经性发作：心悸、烦渴、排尿感等 ④精神症状性发作：言语障碍、记忆障碍、认知障碍、情感变化、错觉、结构性幻觉
	1.2 复杂部分性发作（有意识障碍）	单纯部分性发作后出现意识障碍自动症
	1.3 部分性发作继发全身发作	单纯部分性发作继发全面发作 复杂部分性发作继发全面发作 单纯部分性继发复杂部分性发作，再继发全面性发作
2. 全面性发作	2.1 失神发作 典型失神发作 不典型失神发作　有短暂强直、阵挛或自主神经症状等一种或数种成分 2.2 强直性发作 2.3 阵挛性发作 2.4 强直－阵挛性发作 2.5 肌阵挛发作 2.6 失张力发作	
3. 不能分类的癫痫发作		

表9-5 国际抗癫痫联盟癫痫发作分类（2001年）

1. 自限性发作	1.1 全面性发作	强直-阵挛性发作 强直性发作 阵挛性发作 典型失神发作 不典型失神发作 肌阵挛性失神发作 肌阵挛性发作 眼睑肌阵挛发作 肌阵挛失张力发作 负性肌阵挛发作 失张力发作 痉挛（指婴儿痉挛） 全面性癫痫综合征中的反射性发作
	1.2 部分性发作	伴有初级感觉症状的发作 伴有经验性感觉症状的发作 局灶阵挛性发作 伴有非对称性强直性发作（辅助运动区发作） 伴典型自动症的发作 伴有运动过多自动症的发作 伴有局灶负性肌阵挛 伴抑制性运动发作 发笑性发作 偏侧肌阵挛发作 部分继发全身性发作 局灶性癫痫反射性发作综合征
2. 持续性癫痫发作	2.1 全面性癫痫持续状态	全面性强直-阵挛性持续状态 全面性强直发作持续状态 全面性阵挛发作持续状态 全面性肌阵挛发作持续状态 失神性癫痫持续状态
	2.2 部分性癫痫持续状态	Kojewnikow 部分性持续性癫痫状态 持续性先兆 边缘系统性癫痫持续状态 伴有轻偏瘫的偏侧抽搐状态
3. 反射性癫痫	3.1 视觉刺激诱发的反射性癫痫痉挛 闪光刺激诱发的反射性癫痫 其他视觉刺激诱发的反射性癫痫 3.2 思考诱发的反射性癫痫部分性感觉发作 3.3 音乐诱发的反射性癫痫部分性运动发作 3.4 进食诱发的反射性癫痫部分性癫痫综合征中的反射动作 3.5 躯体感觉诱发的反射性癫痫痴笑发作 3.6 本体感觉诱发的反射性癫痫偏侧阵挛发作 3.7 阅读诱发的反射性癫痫部分性继发全面性发作 3.8 热水刺激诱发的反射性癫痫 3.9 惊吓诱发的反射性癫痫	

不同类型的癫痫具有不同的临床发作特征，但都有如下共性。①发作性：症状突然发生，持续一段时间后迅速恢复，间歇期正常；②短暂性：发作持续时间非常短，通常为数秒钟或数分钟，除癫痫持续状态外，很少超过半小时；③重复性：首次发作后，经过不同间隔时间会有第二次或更多次的发作；

④刻板性：每次发作的临床表现几乎一致。

（一）部分性发作

是指源于大脑半球局部神经元的异常放电。

1. 部分运动性发作 表现为某一局部或一侧肢体的强直、阵挛发作。如发作沿大脑皮质运动区有序扩散，如抽搐自一侧拇指开始沿腕部、前臂、肘、肩、口角、面部扩展，称 Jackson 癫痫。发作后的肢体可遗留短暂的无力，称为 Todd 瘫痪。

2. 部分感觉性发作 有体觉性、特殊感觉性、自主神经性、精神性发作等。表现为躯体某部位发作性感觉异常，如麻木感、针刺感、蚁走感等；特殊感觉以视、听、味、嗅幻觉等。感觉性发作可作为先兆症状出现。

3. 伴典型自动症的发作 自动症可表现为反复咂嘴、咀嚼、舔舌、吞咽，或反复搓手、拂面，不断地穿衣、脱衣、解衣扣，或无目的的开门、关门、自言自语、叫喊、唱歌等动作。其主要特征是有意识障碍，发作时患者对外界有一定的适应性和协调性，少数患者发作时间较长，发作后不能回忆发作过程。

4. 部分性发作继发全面性发作 单纯部分性发作可发展为复杂部分性发作，单纯或复杂部分性发作均可泛化为全面性强直阵挛发作。

（二）全面性发作

最初的症状和脑电图提示发作起源于双侧大脑皮质，多在发作初期就有意识丧失。

1. 全面性强直－阵挛发作（GTCS） 以意识丧失、双侧强直发作后出现阵挛为主要特征。发作分为 3 期。

（1）强直期 患者意识丧失后跌倒，随后出现全身骨骼肌持续性收缩，眼球上翻或凝视，喉部痉挛、尖叫一声后呼吸停止；口先张开，而后突然闭合、可咬破舌尖；头后仰，躯干先屈曲、后反张，上肢上举后内收旋前，下肢屈曲后猛然伸直。持续 10～20 秒后进入阵挛期。

（2）阵挛期 肌肉有节律地抽动，阵挛频率随时间的延长逐渐减慢，最后一次强烈阵挛后抽搐突然停止，历时数分钟，进入发作后期。以上两期均伴有呼吸停止、发绀，血压升高，瞳孔扩大，对光反射消失，唾液及其他分泌物增多等，Babinski 征可为阳性。

（3）发作后期 此期可有短暂阵挛，可引起牙关紧闭和舌咬伤。随后全身肌肉松弛，可出现大小便失禁。呼吸首先恢复，随后瞳孔、血压、心率逐渐恢复正常，意识逐渐清醒，历时 5～10 分钟。醒后常感头痛、全身酸痛和疲乏、嗜睡，对发作情况不能回忆。

2. 失神发作 突然发生和迅速终止的意识丧失是失神发作的特征。

（1）典型失神发作 表现为活动突然停止，呆立不动，两眼凝视，呼之不应，状似“愣神”，手持物体掉落，但无肌肉抽动，一般不会跌倒，每次发作持续数秒，一日可发作数次至数百次，发作后继续原来的活动，无痛苦感受，不能回忆发作过程。儿童期起病，青春期前停止发作。

（2）不典型失神发作 发作和恢复均较典型失神发作缓慢，发作起始和结束界线不清晰，常伴随肌张力改变，偶伴轻微阵挛动作或突然全身肌张力丧失或跌倒。

3. 强直性发作 睡眠时多见，表现为全身或局部骨骼肌持续强烈收缩，伴短暂意识丧失。常伴自主神经症状，如面色苍白等。多见于弥漫性脑损伤的儿童。

4. 阵挛性发作 全身骨骼肌阵挛伴意识丧失，无强直期，主要见于新生儿和婴儿。

5. 肌阵挛性发作 突发的、快速的、短暂的触电样肌肉收缩。可全身发作，也可限于某个肢体或肌群。

6. 失张力发作 全身性或局限性的肌张力突然丧失，前者可致患者跌倒，后者常引起患者垂颈、张口或肢体下垂等。

（三）癫痫持续状态

1. 全面性强直阵挛性癫痫持续状态 是临床最常见、最危险的癫痫状态。指全面性强直－阵挛发作持续时间超过30分钟或癫痫发作频繁而在发作间期意识未完全恢复者，常伴有高热、循环衰竭、脱水、酸中毒，如不及时治疗，可发生多脏器衰竭和永久性脑损坏。

常见的病因是不恰当地停用抗癫痫药或因急性脑病、脑卒中、脑炎、外伤、肿瘤和药物中毒等引起，不规范服药、感染、精神刺激、过度疲劳、孕产、饮酒也可诱发。

2. 部分性癫痫持续状态 单纯部分性持续性癫痫状态临床表现以反复的局部颜面或躯体持续抽搐为特征，或持续的躯体局部感觉异常为特点，发作时意识清楚，EEG上有相应脑区局限性放电。边缘叶性癫痫持续状态常表现为意识障碍和精神症状，又称精神运动性癫痫状态，常见于颞叶癫痫。

三、辅助检查

1. 脑电图（EEG） 是诊断癫痫最重要的辅助检查方法。典型表现为棘波、尖波、棘－慢或尖－慢复合波，不同类型的癫痫脑电图可表现不同。常规脑电图的检出率约为50%，采用过度换气、闪光刺激、睡眠或剥夺睡眠等诱发方法能提高异常波的检出率。部分正常人中偶尔也可记录到痫样放电，不能单纯依据脑电活动的异常或正常来确定是否为癫痫。长程脑电图监测和视频脑电图使发现痫样放电的可能性明显提高，有助于明确癫痫的诊断、分型和确定特殊综合征，并可作为手术前致痫灶的定位依据。

2. 神经影像学检查 包括颅脑CT和MRI，可判断是否存在脑结构异常或病变，对于排除继发性癫痫非常重要。

3. 实验室检查 包括血常规、血生化、寄生虫卵检查、药物浓度检测和脑脊液检查等，对诊断和治疗有重要意义。

四、诊断与鉴别诊断

1. 诊断 首先确定是否为癫痫，然后判定癫痫的类型，最后确定癫痫的病因。详尽的病史，发作时典型的临床表现及脑电图显示有痫性放电都是诊断的重要依据。

详尽和完整的病史对明确癫痫发作的类型至关重要。①全面询问患者及亲属或目击者，以了解起病年龄、发作的详细过程、病情发展过程、发作诱因、是否有先兆、发作频率和治疗经过。②详细询问既往史，包括过去所患重要疾病（如颅脑外伤、脑炎、脑膜炎、心脏疾病或肝肾疾病）、母亲妊娠是否异常、围生期是否异常等。

2. 鉴别诊断

（1）假性癫痫发作 又称癔症样发作，是由心理障碍而非脑电紊乱引起的脑部功能异常。发作前多有明显的情绪因素，通常有人在场发作，可有运动、感觉和意识模糊等类似癫痫发作症状，难以区分。可依据患者脑电图无痫性放电及抗癫痫药物治疗无效进行鉴别。

（2）晕厥 由于脑血流灌注短暂全面下降，缺血缺氧引起一过性意识丧失和跌倒。常存在明显诱因（如情绪激动、久站、疼痛、见血等），发作前有眼前发黑、胸闷、心悸、大汗、面色苍白、头晕、恶心等表现，查体可见肢体无力、肌张力下降等体征。此外，晕厥的意识障碍一般不超过15秒，发作后意识完全清醒，意识模糊则高度怀疑为癫痫发作。脑电图检查多无痫样放电。

（3）短暂性脑缺血发作（TIA） 临床症状多为神经系统局部功能障碍，肢体抽动不规则，症状常持续15分钟到数小时，脑电图无明显痫性放电。多见于老年人，常有动脉硬化冠心病、高血压、糖尿病等病史。

五、治疗

癫痫治疗以积极治疗原发病、尽快控制癫痫发作、预防复发和提高生活质量为原则。

（一）一般治疗

（1）避免疲劳、饥饿、过饱、睡眠不足、情绪激动、便秘、过度换气、闪光刺激等诱发因素，戒除烟酒。

（2）日常生活及工作中时刻注意安全，避免意外伤害发生。

（3）癫痫发作时，可于头下垫软物，松解领扣和裤带，头偏向一侧，去除口腔和鼻腔分泌物，保持呼吸道通畅。注意不强行按压肢体，不强行喂水喂药，可垫牙垫或厚纱布，但不可强行塞入。

（二）病因治疗

有明确病因者，应尽早针对病因展开治疗。

（三）药物治疗

目前控制癫痫发作仍以药物治疗为主，抗癫痫药物（AEDs）治疗的主要目标是控制发作次数，减少不良反应，回归正常生活。

1. 基本原则

（1）确定是否用药　一般说来，半年内发作两次以上者，一经诊断就应用药；首次发作或间隔半年以上发作一次者，可在告之抗癫痫药可能的不良反应和治疗的可能后果的情况下，根据患者及家属的意愿，选择是否使用抗癫痫药。

（2）正确选择药物　根据癫痫发作类型、癫痫及癫痫综合征类型选择用药，选用得当，可以增加治疗成功的可能性；如选药不当，不仅治疗无效，而且还会导致癫痫发作加重。常用抗癫痫药物的选用见表9－6。

表9－6　常用抗癫痫药物的选用

发作类型	传统抗癫痫药物	新型抗癫痫药物
部分性发作	卡马西平、丙戊酸钠、苯妥英钠、苯巴比妥	左乙拉西坦、拉莫三嗪、奥卡西平、托吡酯
全身强直－阵挛发作	卡马西平、丙戊酸钠、苯妥英钠	左乙拉西坦、加巴喷丁、拉莫三嗪、奥卡西平、托吡酯
失神发作	丙戊酸钠、氯硝西泮、乙琥胺	拉莫三嗪

（3）合理联合治疗　尽可能单药治疗，如治疗无效，可换用另一种单药。单药治疗不能控制发作者，可考虑联合治疗。大多数抗癫痫药都有不同程度的副作用，因而除常规体检外，用药前、后均需查肝肾功能、血尿常规等。

（4）规范药物用法　①起始：用药从小剂量开始，逐渐增加，以达到既能有效控制发作，又没有明显副作用为止，有条件者可定期检测血药浓度来指导用药。②长期服药：控制发作后必须坚持长期服用，除不良反应，不宜随意减量或停药，以免诱发癫痫持续状态。③增减药物：增药可适当的快，减药一定要慢，以利于确切评估疗效和毒副作用。④换药：如果一种药物已达耐受剂量仍然不能控制发作，可加用另一种药物，至发作控制剂量后逐渐减掉原有的药物，换药期间应有5～7天的过渡和逐渐减量的原则。⑤停药：需缓慢进行，GTCS、强直性发作、阵挛性发作完全控制4～5年后，失神发作停止半年后可考虑停药，但停药前应有缓慢减量的过程，一般不少于1年。

2. 常用抗癫痫药物 常用抗癫痫药物分为传统抗癫痫药和新型抗癫痫药。新型抗癫痫药与传统抗癫痫药相比有许多优点：广谱性高，安全性好，不良反应少，线性药代动力学，不或很少与血浆蛋白结合，不诱导肝代谢酶，无活性代谢产物，与其他抗癫痫药无或很少相互间作用等。传统和新型抗癫痫药物的剂量、适用类型及不良反应见表9-7。

表9-7 常用抗癫痫药剂量、适用类型及不良反应

药物	初始剂量(mg/d)	维持剂量(mg/d)	适用类型	不良反应
传统抗癫痫药物				
苯妥英钠	200	300~500	对GTCS和部分性发作有效，可加重失神和肌阵挛发作	可能产生眼球震颤、共济失调、厌食、恶心、呕吐、巨幼红细胞性贫血等副作用，长期使用可能导致痤疮、齿龈增生、面部粗糙、多毛、骨质疏松等
卡马西平	200	600~1200	部分性发作的首选药物，对继发性GTCS亦有较好的疗效，但可加重失神和肌阵挛发作	头晕、视物模糊、恶心、困倦、中性粒细胞减少、低钠血症、皮疹、stevens-Johnson、骨髓和肝损害等
丙戊酸钠	200	600~1800	广谱抗癫痫药，是全面性发作，尤其是GTCS合并典型失神发作的首选药	震颤、厌食、恶心、呕吐、困倦，长期使用可能导致体重增加、脱发、月经失调或闭经、多囊卵巢综合征、肝损害等
苯巴比妥	30	60~90	常作为小儿癫痫的首选药物，较广谱，起效快，对GTCS效果好，也用于单纯及复杂部分性发作，对发热惊厥有预防作用	疲劳、抑郁、嗜睡、注意力涣散、多动、易激惹（儿童多见）、攻击行为、记忆力下降等
新型抗癫痫药物				
托吡酯	25	75~200	为难治性部分性发作及继发性GTCS的附加或单药治疗药物	厌食、注意力障碍、语言障碍、记忆障碍、感觉异常、无汗等副作用，长期服用可能出现肾结石、体重下降
左乙拉西坦	1000	1000~3000	对部分性发作伴或不伴继发GTCS、肌阵挛发作等都有效	嗜睡，乏力和头晕
拉莫三嗪	25	100~300	部分性发作及GTCS，也用于Lennox-Gastaut综合征	嗜睡、头晕、疲劳、复视、感觉异常、健忘，长期服用可能引起攻击行为、易激惹
奥卡西平	300	600~1200	主要用于部分性发作及继发全面性发作的附加或单药治疗	疲劳、困倦、复视、头晕、共济失调、恶心，长期服用可能出现低钠血症
加巴喷丁	300	900~1800	主要用于耐药性癫痫的添加治疗，对自动症及部分继发全面性发作特别有效	震颤、厌食、恶心、呕吐、困倦等副作用，远期不良反应较少

3. 癫痫持续状态的治疗

（1）积极有效的控制抽搐 必须在最短的时间内终止癫痫发作，首选地西泮10~20mg静脉注射，

半小时无效可重复给药1次；有效后给予地西泮60～100mg加入500ml溶液中持续缓慢静滴。还可单用或联合苯妥英钠静脉滴注控制发作。10%水合氯醛保留灌肠必要时也可使用。

（2）巩固和维持疗效 发作控制后，可给与苯巴比妥0.1～0.2g肌注，每日2次。同时给予足量适宜的抗癫痫药物，达血药浓度后停用苯巴比妥。

（3）难治性癫痫持续状态 对地西泮、苯妥英钠、苯巴比妥等一线治疗药物无效，连续发作1小时以上者，可选用异戊巴比妥、咪达唑仑、丙泊酚等迅速终止发作。

（4）处理并发症 保持呼吸通畅，利尿脱水减轻脑水肿，防止酸中毒。

六、预后

不同的癫痫发作及癫痫综合征具有不同的临床特点及预后，即使是相同癫痫类型的患者，预后也有差别。整体来说，1/3左右的癫痫患者经过一段时间的单药治疗，甚至少数患者不治疗也可以获得长期的缓解。约1/3的患者采用单药或者多药联合治疗后可有效控制发作，获得满意疗效。另有约1/3的患者尽管予以合理的药物治疗，癫痫发作仍然迁延不愈，即难治性癫痫，使患者身体健康造成严重损害，其病死率显著高于正常人群水平。

（鲍 宇）

第七节 偏头痛

PPT

一、定义

偏头痛（migraine）是一种常见的原发性头痛，特征为发作性、多为偏侧、中重度、搏动样头痛，一般持续4～72小时，可伴有恶心、呕吐，声音、强光刺激或日常运动可加重头痛，在安静、黑暗环境或休息后头痛可缓解。偏头痛属于慢性神经血管性疾病，患病率为5%～10%，多于青春期起病，中青年期为发病高峰，女性多见，男女比例约1∶3，常有遗传背景。

二、病因和发病机制

偏头痛的病因目前尚不明确，可能与以下因素有关。

（一）内因

1. 遗传因素 偏头痛具有遗传易感性，约半数以上患者有偏头痛家族史，其亲属出现偏头痛的风险是一般人群的3～6倍，多数是多基因遗传，极少数特殊亚型为染色体显性遗传。

2. 内分泌和代谢因素 发病女性多于男性，多在青春期发病，月经期容易发作，女性偏头痛患者常在月经来潮前发作，多数人在妊娠或绝经后发作频率减少或发作消失，这提示内分泌和代谢因素参与偏头痛的发病。

（二）外因

1. 环境因素 环境因素也参与偏头痛的发作，尤其在环境变化、外界刺激、躯体及精神疲劳和睡眠不足等情况下更易诱发偏头痛。

2. 食物 如含酪胺的奶酪、柑橘，含苯乙胺的巧克力，含谷氨酸钠的味精，含亚硝酸盐的肉类、腌制品以及葡萄酒等。

3. 药物 包括口服避孕药、血管扩张剂如硝酸甘油等。

（三）发病机制

发病机制尚不明确，主要有血管源性、神经源性及三叉神经血管系统激活等学说。

1. 血管学说 认为偏头痛是原发性血管性疾病，与血管的舒缩功能障碍有关。偏头痛先兆症状是由于颅内血管收缩使脑局部缺血所引起的一过性脑功能障碍，表现为视觉改变、闪光样暗点、视野缺损。随后颅内外血管扩张，导致搏动样疼痛产生，颈动脉压迫、血管收缩剂如麦角胺可缓解头痛，扩血管剂可加重头痛支持这一理论。目前多认为，血管扩张是偏头痛的伴随症状，并非发病的必要条件。

2. 神经学说 认为偏头痛是原发性神经功能紊乱性疾病。各种诱发因素只要导致脑部阈值下降就能引起头痛发作。大脑皮质出现的局部脑电活动异常，并缓慢自枕叶向顶叶扩散，称之为皮质扩散性抑制（CSD）。偏头痛的先兆症状就是由CSD所引起，CSD扩散的速度和先兆症状特点相同。先兆症状中视幻觉为刺激症状，与皮质去极化有关；而随后出现的视野内的暗点、偏盲、黑矇为抑制症状，与皮质抑制有关，这提示神经功能紊乱参与偏头痛的发作过程。5－羟色胺（5－HT）广泛分布于脑中，多种治疗偏头痛的药物可以作为5－HT受体激动剂从而发挥抗偏头痛作用，也进一步支持这一理论。

3. 三叉神经血管学说 认为三叉神经结构性损害可能是偏头痛产生的神经基础。偏头痛时，受累的脑内大动脉和脑膜中动脉不断发生兴奋，激活三叉神经，促使局部释放活性致痛物质如P物质、降钙素基因相关肽等。这些物质可作用于邻近脑血管壁，可使脑膜血管扩张，血流增加，产生搏动样头痛，还可使血管周围水肿，产生无菌性炎症，使受累动脉更加扩张，并进一步刺激痛觉纤维传入中枢，形成恶性循环。

三、临床表现

根据2018年国际头痛协会（IHS）制定的偏头痛分型，将偏头痛分为六型，具体分型见表9－8。

表9－8 国际头痛协会偏头痛分型第3版（ICHD－3）

1.1 无先兆偏头痛
1.2 有先兆偏头痛
1.2.1 典型有先兆偏头痛
1.2.1.1 典型先兆伴头痛
1.2.1.2 典型先兆不伴头痛
1.2.2 伴有脑干先兆偏头痛
1.2.3 偏瘫型偏头痛
1.2.3.1 家族性偏瘫型偏头痛
1.2.3.1.1 家族性偏瘫型偏头痛1型
1.2.3.1.2 家族性偏瘫型偏头痛2型
1.2.3.1.3 家族性偏瘫型偏头痛3型
1.2.3.1.4 其他基因位点的家族性偏瘫型偏头痛
1.2.3.2 散发性偏瘫型偏头痛
1.2.4 视网膜型偏头痛
1.3 慢性偏头痛
1.4 偏头痛并发症
1.4.1 偏头痛持续状态
1.4.2 不伴脑梗死的持续先兆
1.4.3 偏头痛性脑梗死
1.4.4 偏头痛先兆诱发的痫性发作
1.5 很可能的偏头痛
1.5.1 很可能的无先兆偏头痛
1.5.2 很可能的有先兆偏头痛
1.6 可能与偏头痛相关的周期综合征
1.6.1 反复胃肠功能障碍
1.6.1.1 周期性呕吐综合征
1.6.1.2 腹型偏头痛
1.6.2 良性阵发性眩晕
1.6.3 良性阵发性斜颈

本节主要介绍以下四种类型，即无先兆偏头痛、有先兆偏头痛、慢性偏头痛和偏头痛的并发症。

（一）无先兆偏头痛

是偏头痛中最常见的类型，约占80%，常与月经周期有关。临床上可先有疲倦、注意力不集中等前驱症状，随后头痛发作，多表现为一侧或双侧搏动样疼痛，常伴有恶心、呕吐、畏光、畏声、出汗、全身不适和头皮触痛等症状，强光、噪音、上下楼梯等可加重头痛。本型发病率高，严重影响患者的日常工作、生活及情绪。

（二）有先兆偏头痛

约占偏头痛的20%，为典型偏头痛。临床表现可分为四期，即前驱期、先兆期、头痛期和恢复期，但并非所有患者或所有发作均具有上述四期。

1. 前驱期 约60%患者在头痛发作前数小时至数天，表现为抑郁、乏力、疲倦嗜睡、易激惹、面色苍白、厌食、心慌等症状。不同患者前驱症状有很大的差异，同一患者前驱症状相对固定。

2. 先兆期 在头痛发生之前或头痛发生时，出现反复发作的、可逆的、局灶神经系统症状为先兆，多在5～20分钟内逐渐形成，持续时间不超过1小时。

（1）典型有先兆偏头痛 最常见的有先兆偏头痛类型，最常表现为视觉性先兆，如闪光、暗点、视物模糊、视物变形、视野缺损。其次表现为躯体感觉性先兆，如肢体感觉异常或面部麻木等。运动和言语先兆较少见。

（2）伴有脑干先兆偏头痛 可出现脑干症状，如构音障碍、眩晕、耳鸣、听力减退、复视、共济失调、意识障碍等。

（3）偏瘫型偏头痛 较少见，可出现肢体轻偏瘫及言语障碍。

（4）视网膜性偏头痛 偏头痛伴有同侧反复发生的完全可逆性视觉障碍，表现为单眼畏光、黑矇、暗点甚至失明，但发作间期眼科检查无异常。

3. 头痛期 在先兆同时或先兆后1小时内发生，疼痛多从一侧或双侧眼眶部或额颞部起始，逐渐扩展至半侧头部或整个头部，呈搏动样痛，可伴有恶心、呕吐、畏光、畏声、自主神经功能障碍等症状。日常活动如上下楼梯可加重头痛，患者于安静黑暗处休息后可缓解。头痛发作一般持续4～72小时。

4. 缓解期 服用止痛药或休息后头痛明显缓解。头痛缓解后数日之内，仍可表现疲倦乏力、昏昏欲睡、肌肉酸痛、情绪低落、烦躁、易怒、注意力不集中等后续症状。

（三）慢性偏头痛

偏头痛每月头痛发作15天或以上，持续3个月及以上，且每月至少有8天的头痛具有偏头痛性的头痛特点。需除外药物过量所致头痛。

（四）偏头痛并发症

（1）偏头痛持续状态 偏头痛发作持续时间≥72小时，且疼痛程度严重，但其间可有因药物或睡眠获得短暂的缓解。

（2）不伴脑梗死的持续先兆 局部神经功能缺损的先兆症状持续≥1周，多为双侧，但影像学检查无责任病灶。

（3）偏头痛性脑梗死 局灶性神经功能缺损的先兆症状持续时间超过60分钟，神经影像学检查可见责任区域出现梗死灶。

（4）偏头痛先兆诱发的痫性发作 极少数情况下，在偏头痛先兆症状发生中或发生后1小时内，触发了痫性发作。

四、诊断

根据患者年龄、家族史、头痛发作性质以及神经系统查体，作出临床诊断通常不难。但是，对出现严重的先兆或先兆时间延长者，以及近期出现严重的头痛者应进行颅脑 CT、MRI、MRA 或 DSA 等影像学检查，以排出脑血管疾病、颅内动脉瘤和颅内占位性病变等脑器质性疾病。下面介绍 HIS（2018 年）偏头痛诊断标准。

（一）无先兆偏头痛诊断标准

1. 符合 2 ~4 标准的头痛至少发作 5 次。

2. 头痛发作持续 4 ~72 小时（未治疗或治疗效果不佳）。

3. 至少符合下列 4 项中的 2 项：①单侧；②搏动性；③中重度头痛；④日常体力活动加重头痛或因头痛而避免日常活动（如：行走或上楼梯）。

4. 发作过程中，至少符合下列 2 项中的 1 项：①恶心和（或）呕吐；②畏光和畏声。

5. 不能用 ICHD –3 中的其他诊断更好地解释。

（二）有先兆偏头痛诊断标准

1. 至少有 2 次发作符合 2 和 3。

2. 至少有 1 个可完全恢复的先兆症状　①视觉（闪光、亮点、视野缺损等）；②感觉（麻木、针刺感等）；③言语和（或）语言；④运动；⑤脑干（构音障碍、眩晕、听力下降、共济失调等）；⑥视网膜。

3. 至少符合下列 6 项中的 3 项　①至少有 1 个先兆持续超过 5 分钟；②2 个或更多的症状连续发生；③每个独立先兆症状持续 5 ~60 分钟；④至少有一个先兆是单侧的；⑤至少有一个先兆是阳性的；⑥与先兆伴发或在先兆出现 60 分钟内出现头痛。

4. 不能用 ICHD –3 中的其他诊断更好地解释。

（三）慢性偏头痛诊断标准

1. 符合 2 和 3 的头痛（偏头痛样头痛或紧张型样头痛）每月发作至少 15 天，至少持续 3 个月。

2. 符合无先兆偏头痛诊断 2 ~4 标准和（或）有先兆偏头痛 2 ~3 标准的头痛至少发生 5 次。

3. 头痛符合以下任何 1 项，且每月发作大于 8 天，持续时间大于 3 个月：①无先兆偏头痛的 3 和 4；②有先兆偏头痛的 2 和 3；③患者所认为的偏头痛发作可通过服用曲普坦类或麦角类药物缓解。

4. 不能用 ICHD –3 中的其他诊断更好地解释。

（四）偏头痛并发症的诊断标准

1. 偏头痛持续状态　①符合②和③的头痛；②符合无先兆偏头痛和有先兆偏头痛的诊断，除了持续时间和疼痛程度外，既往发作典型；③同时符合下列 2 个特点：持续超过 72 小时，疼痛或相关症状使其体力减弱；④不能用 ICHD –3 中的其他诊断更好地解释。

2. 不伴脑梗死的持续先兆　①先兆符合标准②；②发生在有先兆偏头痛患者，除了 1 个或多个先兆持续时间大于或等于 1 周，先兆呈典型表现；③神经影像学无脑梗死的证据；④不能用 ICHD –3 中的其他诊断更好地解释。

3. 偏头痛性脑梗死　①偏头痛发作符合标准②和③；②符合有先兆偏头痛诊断标准，先兆症状典型，除了 1 个或多个先兆时程大于 60 分钟；③神经影像学证实先兆相关脑区的梗死灶；④不能用 ICHD –3 中的其他诊断更好地解释。

4. 偏头痛先兆诱发的痫性发作　①痫性发作符合癫痫发作诊断标准中的 1 种类型，并符合标准②；②有先兆偏头痛患者在有先兆偏头痛发生过程中或发作后 1 小时内出现痫样发作；③不能用 ICHD –3 中的其他诊断更好地解释。

五、鉴别诊断

1. 丛集性头痛　一种原发性神经血管性头痛，男性多见，多为一侧眶部周围，呈钻痛或爆裂样剧痛，每日发作1至数次，每次持续15分钟~3小时，晚上发作较多，常使患者从睡眠中痛醒。本病常反复密集发作，但始终为单侧，发作时伴有头痛侧球结膜充血、流泪、流涕、前额部和面部出汗、Horner征等，吸纯氧有助于头痛缓解。

2. 紧张型头痛　女性稍多见，多为双侧枕部或全头部紧缩性或压迫性头痛，常为持续性钝痛，很少伴有恶心、呕吐，部分患者也可表现为阵发性、搏动性头痛。情绪障碍或心理因素可加重头痛症状。

3. 痛性眼肌麻痹　也称Tolosa－Hunt综合征，阵发性眼球后及眶周的顽固性胀痛、刺痛或撕裂样疼痛，同时出现或两周后出现动眼、滑车和（或）展神经麻痹，引起眼肌麻痹，持续数周后自行缓解，但易复发，适量的糖皮质激素治疗可使疼痛和眼肌麻痹在72小时内缓解。MRI或活检可发现海绵窦、眶上裂或眼眶内有肉芽肿病变。

4. 药物过量使用性头痛　药物过量的概念是规则服用治疗偏头痛药物≥10天或单纯止痛药≥15天，连续3个月。头痛发生与药物过度使用有关，可呈类偏头痛样或同时具有偏头痛和紧张性头痛性质的混合样头痛，药物停止使用后2个月缓解或回到原来头痛模式，对预防性治疗措施无效。

六、治疗

偏头痛的治疗目的是减轻或终止头痛发作，缓解伴发症状，预防头痛复发。治疗包括非药物治疗和药物治疗两个方面。

（一）非药物治疗

首先应加强宣教，解除不必要的忧虑，提高治疗的顺应性。鼓励患者做头痛日记。基本原则是：①帮助患者确立科学的正确防治观念和目标；②保持健康的生活方式；③寻找并避免各种诱因；④充分利用非药物干预手段，包括按摩、理疗、生物反馈、认知行为治疗和针灸等。

（二）药物治疗

1. 发作期的治疗　目的是快速缓解疼痛，消除伴随症状，恢复患者的日常生活功能。

（1）对轻－中度头痛患者　单用非甾体抗炎药物（NSAIDs）可有效。常用药物如阿司匹林、布洛芬、萘普生、双氯芬酸钠等。若无效可增加偏头痛特异性治疗药物，如麦角类制剂和曲普坦类药物（表9－9）。对麦角类制剂或曲普坦类药物有禁忌证的患者，可以使用阿片类制剂如哌替啶终止头痛急性发作，但因其有成瘾性，不作为常规推荐。

表9－9　偏头痛特异性治疗药物

药物	用量（mg）	日最大用量（mg）	用药途径	半衰期（h）
麦角胺	1~2	6	口服	2.0
双氢麦角胺	1~2	4	肌内注射	2.5
	1~3	9	口服	2.5
舒马曲普坦	6	12	皮内注射	2.0
	25~100	300	口服	2.0
那拉曲普坦	2.5	5	口服	5~6.3
利扎曲普坦	5~10	30	口服	2.0
佐米曲普坦	2.5~5	10	口服	3.0
阿莫曲普坦	6.25~12.5	25	口服	3.5

（2）对中－重度头痛患者　严重头痛发作的患者，可直接选用偏头痛特异性治疗药物，若患者以往

对 NSAIDs 反应良好，则 NSAIDs 仍可继续使用。麦角类制剂的不良反应较大，现多选用作用迅速、副作用小的曲普坦类药物。但二者均有强力收缩血管的作用，因此，有心脏病、高血压和孕妇等均为禁忌。注意避免药物使用过度，引起药物过量使用性头痛，建议每周用药不超过 2～3 天。

(3) 对症治疗　对于恶心、呕吐患者可使用甲氧氯普胺对症止吐，严重者可用小剂量奋乃静和氯丙嗪。烦躁者可使用苯二氮䓬类药物促进患者镇静和入睡。

2. 预防性治疗　对于头痛发作频繁、头痛难以控制、特殊类型的偏头痛等情况的患者，启动预防性治疗。目的是减少发作次数、减轻头痛程度，增强急性期止痛药物效果。适应证是：①频繁发作，每周发作 1 次以上，影响日常生活和工作；②急性期治疗无效，或因禁忌无法进行急性期治疗；③可能导致永久性神经功能缺损的特殊变异型偏头痛，如偏瘫型偏头痛、基底型偏头痛和偏头痛性脑梗死。

预防性治疗的基本原则是：①首选单药治疗，必要时联合用药；小量开始，缓慢逐渐增加至有效剂量，注意观察药效和副反应；②若早期药效不佳，不要轻易放弃，至少应足量尝试 2～3 个月；③若用药早期有轻微副反应，应鼓励患者坚持用药；④应教育患者对疗效有合理预期；⑤注意患者的伴发疾病及用药禁忌证；⑥获得满意疗效后，需维持治疗 6～12 个月，然后逐渐减量。常用的预防性药物见表 9－10。

表 9－10　常用偏头痛预防性药物

药物	用法用量	不良反应	注意事项
β 肾上腺素能受体阻滞剂			
普萘洛尔	每次 10～60mg，2 次/日	抑郁，低血压，不能耐受活动，阳痿等	应从小剂量开始，缓慢增加剂量，以心率不低于 60 次/分为限；哮喘、房室传导阻滞、心力衰竭患者禁忌
美托洛尔	每次 100～200mg，1 次/日		
钙离子拮抗剂			
氟桂利嗪	每次 5～10mg，1 次/睡前	疲劳感，体重增加，抑郁，锥体外系症状	
维拉帕米	160～320mg/d	便秘，下肢水肿，房室传导阻滞	从小剂量开始用药
抗癫痫药			
丙戊酸	每次 400～600mg，2 次/日	嗜睡，体重增加，脱发，震颤，肝功能损害	
托吡酯	25～200mg/d	意识模糊，感觉异常，认知障碍，体重减轻，肾结石	
加巴喷丁	900～1800mg/d	疲劳感，头昏	
抗抑郁药			
阿米替林	25～75mg/d，睡前	嗜睡	
5－HT 受体拮抗剂			
苯噻啶	0.5～3mg/d	嗜睡，体重增加	

七、预后

偏头痛患者大多数预后良好。临床症状可随年龄增长逐渐缓解；部分患者 60～70 岁时可停止发作；仅少数演变为慢性偏头痛。

八、预防

平素应注意维持健康的生活习惯，避免食用引发头痛的食物、饮料和药物。学会记录和总结头痛规律，头痛发作前可服用预防性药物，从而降低头痛发生率。如果头痛程度和规律明显发生改变，需尽早到医院就诊。

（张珂铭）

第八节 帕金森病

PPT

帕金森病（Parkinson disease，PD），又名震颤麻痹，是一种常见于中老年的神经系统变性疾病，临床上以静止性震颤、运动迟缓、肌强直和姿势平衡障碍为主要特征。由英国医师詹姆士·帕金森（James Parkinson）于1817年首先报道并系统描述。

一、病因与发病机制

病因迄今未明，普遍认为，PD并非单一因素所致。

1. 年龄因素 帕金森病主要发生于中老年人，提示神经系统老化与发病有关。有资料显示30岁以后，随年龄增长，黑质多巴胺能神经元始呈退行性变，多巴胺能神经元逐渐减少。事实上，只有当黑质多巴胺能神经元数目减少至50%以上，纹状体多巴胺含量减少达80%以上时，临床上才会出现帕金森病的运动障碍症状，正常神经系统老化不会达到这一水平，所以年龄增高只是帕金森病的促发因素。

2. 环境因素 经研究发现一种嗜神经毒1－甲基4－苯基1，2，3，6－四氢吡啶（MPTP），在人和灵长类均可诱发典型的帕金森综合征，MPTP在化学结构上与某些杀虫剂和除草剂相似，有学者认为环境中与该神经毒结构类似的化学物质可能是帕金森病的病因之一。

3. 遗传因素 迄今已经发现许多基因易感性可能是帕金森病发病的易感因素。目前认为约10%的患者有家族史，绝大多数患者为散发性。

二、病理

1. 基本病变 主要有两大特征：①黑质致密区多巴胺能神经元及其他含色素的神经元大量变性丢失，出现临床症状时丢失至少达50%以上。②在残留的神经元胞质内出现嗜酸性包涵体，即路易小体，由细胞质蛋白质所组成的玻璃样团块，其中央有致密的核心，周围有细丝状晕圈。

2. 生化改变 纹状体中多巴胺（DA）与乙酰胆碱（ACh）两大递质系统的功能相互拮抗，两者之间的平衡对基底核运动功能起着重要调节作用。黑质多巴胺能神经元通过黑质－纹状体通路将多巴胺输送到纹状体，由于帕金森病患者的黑质多巴胺能神经元显著变性丢失，纹状体多巴胺递质水平显著降低，多巴胺递质降低的程度与患者的症状严重度呈正相关。

纹状体多巴胺水平显著降低，造成乙酰胆碱系统功能相对亢进，这种递质失衡与肌张力增高、动作减少等运动症状的产生密切有关。中脑－边缘系统和中脑－皮质系统的多巴胺水平的显著降低，是智能减退、情感障碍等高级神经活动异常的生化基础。多巴胺替代药物和抗胆碱能药物对帕金森病的治疗原理正是基于纠正这种递质失衡。

三、临床表现

发病年龄平均约55岁，多见于60岁以后，男性略多于女性。隐匿起病，缓慢进展。

（一）运动症状

1. 静止性震颤 常为首发症状，多始于一侧上肢远端，静止状态时出现或明显，随意运动时减轻或停止，紧张或激动时加剧，入睡后消失。典型表现是拇指与示指呈“搓丸样”动作，频率为4～6Hz。常始于一侧上肢，逐渐累及同侧下肢，再波及对侧上肢及下肢，呈“N”型进展。令患者一侧肢体运动如握拳或松拳，可使另一侧肢体震颤更明显，该试验有助于发现早期轻微震颤。

2. 肌强直 被动运动关节时阻力增高，呈均匀一致性，类似弯曲软铅管的感觉，故称“铅管样强直”；弯曲震颤患者的手臂时，可感到在均匀的阻力中出现断续停顿，如同转动齿轮，称为“齿轮样强直”。将患者肘置于桌面上，前臂竖起，嘱患者尽量放松时，正常腕关节与前臂会有大约90°的屈曲，而患者可因肌张力增高，腕关节依然保持伸直状态，俨如路边竖立的路标，称为“路标手”。

3. 运动迟缓 早期主要表现为手指精细动作受影响，如解系纽扣、系鞋带等动作缓慢，逐渐发展成全面性随意运动减少，动作缓慢、笨拙，晚期因合并肌张力增高，导致起床、翻身均有困难。表情单一，双眼凝视，瞬目减少，酷似“面具脸”；书写字体越写越小，呈现“小字征”；做快速轮替精细动作时，速度缓慢和幅度减小；言语表达语速变慢，语音低调。

素质提升

文学巨匠巴金先生

“……我有病，写字困难，提着笔的手不听指挥……有时候一支笔在我手里有千斤重……”

这句话，摘自1991年5月15日一封《给家乡孩子的信》，写这封信的人就是我国文学巨匠巴金先生。当时，他已是87岁高龄，距离他确诊帕金森病也已经8个年头。正是这种疾病，让提笔写字这样的小事对他来说都困难无比，每写一个字有时都要花费好几分钟时间，有时候笔都拿不住，或者手指就不能动了，最困难的时候，每天只能写三四行，手稿上的字无力，歪斜。然而顽强的巴金，依然没有停下手中的笔。患病时期，他不仅出齐了26卷本的《巴金全集》，还校完了10卷本的《巴金译文集》，并为每卷写了激情洋溢的《代跋》。他曾经充满激情地说：“士兵常常死在战场上，我为什么不可以拿着笔死去?”

即使帕金森病让巴金先生的动作变得迟钝，握笔的手开始颤抖，但痛苦和磨难没有让他屈服，他依然保持着创作热情，坚持自己钟爱的事业，焕发出了更耀眼的光彩。生活中，我们也要勇于面对不幸与苦难，不轻易低头，不轻言放弃，保持乐观的生活态度，为了心中的理想努力奋斗。

4. 姿势步态障碍 患者呈特殊的屈曲体姿，表现为头部前倾，躯干俯屈，肘关节屈曲，腕关节伸直，前臂内收，髋及膝关节弯曲。在疾病早期，表现为走路时患侧上肢摆臂幅度减小或消失；行走时步幅缩小，一旦迈步会越走越快，不能及时止步，称为“慌张步态”。启动、转弯时步态障碍尤为明显，自坐位、卧位起立时困难，有时行走中全身僵住，不能动弹，称为“冻结”现象。

（二）非运动症状

是十分常见和重要的临床症状，可以早于或伴随运动症状而发生。

1. 感觉障碍和睡眠障碍 疾病早期即可出现嗅觉减退，中、晚期常有肢体麻木、疼痛，有些患者可伴有不安腿综合征。可伴有不同程度的睡眠障碍，尤其是快速眼动期睡眠行为异常。

2. 自主神经功能障碍 较常见，如便秘、多汗、溢脂性皮炎等，吞咽活动减少可导致流涎。疾病后期也可出现性功能减退、排尿障碍或直立性低血压。

3. 精神和认知障碍 近半数患者伴有抑郁，并常伴有焦虑。15%～30%的患者在疾病晚期发生认知障碍乃至痴呆，以及幻觉，其中视幻觉多见。

四、辅助检查

1. 血、唾液、脑脊液常规　常规检查均无异常，可检测到脑脊液中高香草酸和5－羟吲哚醋酸含量降低，但无特异性。

2. 影像学检查　CT、MRI检查无特征性改变；分子影像PET或SPECT检查在疾病早期甚至亚临床期即能显示异常，可检测到多巴胺转运体功能降低，多巴胺合成减少等，有较高的诊断价值。

五、诊断与鉴别诊断

1. 诊断　常见于50岁以上老年人，起病隐袭，进展缓慢；运动迟缓为诊断的必备条件，至少存在肌强直和静止性震颤的其中一项；左旋多巴治疗有效；结合相关的辅助检查。

2. 鉴别诊断

（1）特发性震颤　发病年龄早，常有家族史，多为姿势性或运动性震颤，饮酒或服用普萘洛尔后症状减轻，无肌强直和运动迟缓。

（2）继发性帕金森综合征　有明确的病因，如感染、外伤、中毒、药物、动脉硬化、卒中及其他脑部疾病等，有相关病因所致的原发性脑损害的临床表现及影像学证据。

（3）伴发于其他神经系统变性疾病的帕金森综合征　指伴发帕金森病样表现的其他遗传病和变性疾病，如肝豆状核变性、亨廷顿舞蹈病和进行性核上性麻痹、多系统萎缩、皮质基底节变性等，这些疾病各有其脑损害的临床表现及影像学特点。

六、治疗

应对PD的运动症状和非运动症状采取综合治疗，包括药物治疗、手术治疗、运动疗法、心理疏导及照料护理。目前应用的治疗手段只能改善症状，不能阻止病情的发展，更无法治愈。药物治疗作为首选，用药原则以达到有效改善症状，提高工作能力和生活质量为目标，提倡早期诊断、早期治疗，坚持“剂量滴定”以避免产生药物急性副作用。

（一）药物治疗

1. 复方左旋多巴　是目前治疗帕金森病最基本、最有效的药物，目的是提高多巴胺水平，对少动、强直、震颤均有较好疗效。由于多巴胺前体左旋多巴经肠道吸收后95%在外周脱羧成为多巴胺，而不能通过血－脑屏障，因此目前广泛应用左旋多巴胺复方制剂，即左旋多巴与外周脱羧抑制剂，如左旋多巴和苄丝肼，左旋多巴和卡比多巴。常用的复方制剂如下。

（1）标准剂　美多芭（左旋多巴苄丝肼）和帕金宁（卡比多巴左旋多巴），应根据临床表现不同选用不同剂量，并从小剂量开始逐渐增量，标准片开始剂量为62.5～125mg口服，3～4次/天，以后每周的日服量增加125mg，直至达到适合该患者的治疗量。

（2）控释剂　如息宁控释片（卡比多巴左旋多巴），优点是有效血药浓度稳定，作用时间长，服药次数少，但生物利用度较低，起效缓慢，适用于症状波动或早期轻症患者。

（3）水溶剂　如弥散型美多芭，优点是吸收迅速、起效快，适用于吞咽障碍鼻饲患者及终末剂量效应造成肌张力障碍的患者。

药物常见不良反应如下。①外周不良反应：表现恶心、呕吐、便秘等消化道症状。②中枢不良反应：运动障碍又称异动症，与纹状体受体的超敏感有关，可表现类似舞蹈症及手足徐动症。症状波动包括剂末现象（指每次用药的有效作用时间缩短，症状随血液药物浓度发生波动）和“开－关”现象（指症状在突然缓解与加重之间波动，与血药浓度无关）；精神症状表现为欣快、躁狂、抑郁、焦虑、错觉、幻觉等，故精神病患者禁用。

2. 抗胆碱能药物 通过对Ach的抑制使多巴胺的效应相对增高而达到缓解症状的目的，常用苯海索1～2mg，每天3次。适用于震颤明显且年轻患者，老年患者慎用，闭角型青光眼及前列腺肥大患者禁用。不良反应有口干、便秘、尿潴留、幻觉、妄想等。

3. 金刚烷胺 促进突触前多巴胺在神经末梢的释放，还有一定的抗Ach作用，对少动、强直、震颤均有改善作用，对改善异动症有帮助。常用量为50～100mg，每天2～3次，每日最大量为400mg，末次应在下午4时前服用。不良反应有心神不宁、失眠、意识模糊、踝部水肿等。

4. 多巴胺能受体激动剂 目前大多推荐非麦角类多巴胺受体激动剂为首选药物，尤其用于早发型患者，可以减少或推迟运动并发症的发生，副作用与复方左旋多巴相似。不同之处是症状波动和异动症发生率低，而直立性低血压和精神症状发生率较高。常用的药物有：①吡贝地尔缓释片：初始剂量25mg，每日2次，第二周增至50mg，每日2次，有效剂量150mg/d。②普拉克索：初始剂量0.125mg，每日3次，每5～7天增加一次剂量，个体维持治疗剂量应该在每天0.375～4.5mg之间。③溴隐亭：0.625mg，每日1次，每隔5天增加0.625mg，有效剂量为（3.75～15）mg/d。

5. 单胺氧化酶B抑制剂 能阻止多巴胺的降解，增加脑内多巴胺的含量。常用司来吉兰2.5～5mg，每日2次，应早上或中午服用，以免引起失眠。不良反应有口干、纳差、兴奋、失眠等。

6. COMT抑制剂 恩他卡朋和托卡朋通过抑制左旋多巴在外周的代谢，使血浆左旋多巴浓度保持稳定，并能增加其进脑量。

（二）外科治疗

凡药物治疗无效、不能耐受药物治疗或在治疗中出现运动障碍者可考虑外科治疗。目前常用的手术方法有苍白球、丘脑毁损术和深部脑刺激术（DBS）。

（三）中医、康复及心理治疗

中药或针灸和康复治疗作为辅助手段对改善症状也可起到一定作用。对患者进行语言、进食、走路及各种日常生活训练和指导，日常生活帮助如设在房间和卫生间的扶手、防滑脚垫和桌垫、大把手餐具等，注意穿着宽松舒适的衣鞋，尽量改善生活质量。对于自理困难的患者要加强护理，同时教育与心理疏导也是不容忽视的辅助措施。

七、预后

本病是一种慢性进展性疾病，无法治愈。多数患者在疾病的前几年可继续工作，但数年后逐渐丧失工作能力。疾病晚期，由于全身僵硬、活动困难，终至不能起床，最后常死于肺炎等各种并发症。

（鲍　宇）

答案解析

目标检测

单项选择题

1. 急性炎症性脱髓鞘性多发性神经病最具特征性的临床表现是
   A. 病前1～3周有上呼吸道感染病史
   B. 四肢对称性弛缓性瘫痪
   C. 腱反射减弱或消失
   D. 伴有脑神经损害
   E. 脑脊液蛋白－细胞分离
2. 急性脊髓炎最常累及的脊髓节段是

A. 颈 1～4 节段　　B. 颈 5～8 节段　　C. 胸 3～5 节段
D. 胸 8～10 节段　　E. 腰 1～2 节段

3. 高血压性脑出血最好发的部位是
A. 大脑半球　　B. 中脑　　C. 脑桥
D. 基底节区　　E. 延髓

4. 诊断单纯疱疹病毒性脑炎的金标准是
A. 血液检查　　B. 脑脊液检查　　C. 脑电图检查
D. 影像学检查　　E. 脑组织活检

5. 以下属于重症肌无力反拗性危象正确处理的是
A. 静脉滴注依氯酚铵　　B. 注射新斯的明　　C. 暂时停用抗胆碱酯酶药物
D. 鼻饲予以溴比斯的明　　E. 永久停用抗胆碱酯酶药物

6. 以下关于癫痫药物治疗原则不正确的是
A. 根据发作类型选择合适的药物
B. 从小剂量开始，逐渐加量
C. 若发作频繁，可选用两种强力抗癫痫药联合使用
D. 根据选药浓度来调整抗癫痫药的剂量
E. 用药应注意药物副作用

7. 有先兆偏头痛最常见的先兆是
A. 听觉先兆　　B. 视觉先兆　　C. 感觉先兆
D. 运动先兆　　E. 言语先兆

8. 帕金森病患者最常见的步态是
A. 偏瘫步态　　B. 跨阈步态　　C. 蹒跚步态
D. 慌张步态　　E. 剪刀步态

书网融合……

本章小结　　微课　　题库

第十章　精神障碍

学习目标

1. 通过本章学习，重点把握精神障碍、精神病与精神病学的概念及其之间的关系与区别；常见精神症状的概念和特点；常见精神障碍的临床特点及诊疗原则。

2. 学会脑与精神活动关系的相关知识，能够理解精神障碍产生的物质基础；学会精神障碍病因学知识，具有对精神障碍的防治方法进行初步思考和探究的能力；能够利用所学知识，将正常表现与精神症状区分开来；学会识别常见的精神障碍，具有提出初步诊疗方案及预防保健策略的能力。

情境导入

情境描述　一位65岁的老年男性患者，因颅脑外伤入院。近4天来每天在夜间出现行为异常，不肯进自己的病房，说房间的地板上有老鼠，天花板上有蜘蛛，表情恐惧，言语令人费解；白天则较安静，对夜间行为难以回忆。颅脑CT示：顶叶片状出血灶。

讨论　1. 该患者目前处于何种精神状态？

2. 请根据患者当前情况，提出初步诊疗方案。

第一节　总　论

PPT

一、精神障碍

精神障碍（mental disorders）是指精神方面（认知、情绪、意志和行为）的问题，可伴有痛苦体验和（或）功能损害。

精神障碍除了包括精神分裂症等精神病性障碍，还包括焦虑与恐惧相关障碍、强迫障碍及人格障碍等轻症精神障碍。

在某些西方国家，约有10%的人在其一生某个时段里住进精神病院，1/3～1/4的人群会因精神方面问题寻求专业人员的帮助。在我国，当前精神病性障碍患者约1600万，抑郁症患者约3000万，其识别率、治疗率均较低，成为我国当代精神卫生事业所面临的巨大挑战之一。

精神障碍患者对家庭的影响不仅仅是治疗、照顾的负担，还包括诸如家庭成员的精神付出、重新适应、忍受社会歧视等。1993年，哈佛大学公共卫生学院与世界银行、世界卫生组织合作，对全球疾病负担（global burden of disease，GBD）进行了评估，引入了残伤调整生命年（disability - adjusted life year，DALY）来量化疾病负担。DALY指因死亡或残疾而丧失的健康生命年数。通过权重来表示不同疾病所致残疾的严重性。例如重症抑郁所致的疾病负担与失明或截瘫所致的疾病负担相当，而重性精神病（如精神分裂症）发病期所导致的疾病负担等于全瘫所致的疾病负担。

二、精神病

精神病（psychosis）是一组由不同病因导致的大脑功能紊乱，临床表现在认知、情感和行为等方面出现严重的、显著的障碍，常表现为精神活动的完整性、统一性的明显破坏，以至于患者在学习、工作及生活方面适应能力严重受损，甚至出现危害自身、家庭或社会的行为。常伴有自知力的缺乏，往往表现为患者对自己的精神障碍缺乏认识，否认有病，不愿就医。临床上主要包括精神分裂症、偏执性精神障碍及精神病性抑郁等。

三、精神病学

精神病学（psychiatry）属于临床医学的一个二级学科，主要研究精神障碍的病因、发病机制、临床表现、诊断、鉴别诊断、治疗及预防等内容的一门学科。

精神病学在长期发展过程中又划分出多个亚专科，如依据研究内容的性质不同，分为社会司法精神病学、生物精神病学、成瘾精神病学等。根据服务对象年龄的不同，可以划分为儿童精神病学、成人精神病学、老年精神病学等。

四、脑与精神活动

脑是一切精神活动的生理基础，没有脑，便不会出现精神活动，比如我们对环境中冷、热的感知，我们的喜怒哀乐、言谈举止，都与脑有着密切的联系。正常的大脑功能产生正常的精神活动，异常的大脑可能导致异常的精神活动与行为表现。因而大脑与精神是不可分割的，如果大脑本身不完整，就不可能有十分完整的精神活动。

大脑中的神经细胞种类繁多，约包含1000亿个神经细胞（神经胶质细胞的数量更多），形成了大约几万亿至10万亿个突触联系，组建成了各式各样、大大小小的环路，构成精神活动和行为的结构基础。神经细胞之间交流信息的重要物质基础是脑的神经化学成分。化学信号起着承上启下的作用，将来自神经元的电信号转化为化学信号，然后又转化为电信号。脑内的神经递质有100多种，大致分为两大类：一类是小分子，如单胺类；另一类是大分子，如内源性阿片肽、P物质等。神经递质只有与相应受体结合，方能产生生物学效应。受体主要有两大类，即配体门控通道（ligand－gated channel）和G蛋白偶联受体（G protein－linked receptor）。

不同的递质和受体发挥着不同的生理或病理作用，使得脑结构与化学活动处于不断变化之中，即脑的可塑性。可塑性是神经系统的重要特征，不论在发育阶段、成年时期还是老年时期，都存在可塑性变化。神经系统的可塑性是行为适应性的生物学基础。神经系统的可塑性变化具体表现在很多方面：在宏观上可以表现为脑功能，如感知觉、情感、行为等方面的改变；在微观水平有神经元突触、神经环路的微细结构与功能的变化，如神经化学物质（递质、受体等）可以在某些因素的作用下发生改变，与精神障碍发生有密切关系。

因此，脑的结构与功能可以在各种因素作用下发生异常，使得精神障碍发病，也可以在躯体治疗、心理治疗的干预治疗下出现改善，成为精神障碍能够被治疗的原理基础。

五、精神障碍的病因学

对于大多数所谓功能性精神障碍，目前我们还未找到明确的病因与发病机制，也无明显的体征和实验室异常指标。但我们知道，精神障碍与其他躯体疾病一样，均是生物、心理、社会因素相互作用的结果。

1. 精神障碍的生物学因素 影响精神健康或精神疾病的主要生物学因素大致可以分为遗传、感染、创伤、营养不良等。

(1) 遗传 有研究者对所谓“功能性精神障碍”(如精神分裂症、情感障碍等)进行了家族聚集性研究，包括了解这些障碍的遗传方式、遗传度到基因扫描等，共同的结论是：这些疾病具有遗传性，是基因将疾病的易感性一代传一代。

目前认为，绝大多数的精神障碍是由多个基因相互作用使危险性增加，加上环境因素参与而致病。由于涉及基因较多，难以找到确切致病基因，因此，发现并改变导致疾病的环境因素将会是当前预防精神障碍的重点。

(2) 感染 感染因素能影响中枢神经系统，产生精神障碍。例如，有些儿童在链球菌性咽炎后突然出现强迫症的表现。引起精神障碍的感染还包括梅毒、脑炎、脑脊髓炎、HIV 感染等。

2. 精神障碍的心理、社会因素 影响疾病的心理、社会因素包括文化宗教背景、社会经济状况、种族、父母的养育方式、性别、人格特征、人际关系、应激性生活事件等。

心理、社会因素既可以是精神障碍发病的重要原因，如创伤后应激障碍、适应障碍等；也可以作为相关因素影响精神障碍的发生、发展，如神经症、心理生理障碍等；还可以引起或加重某些躯体疾病，如心身疾病等。

从生物、心理、社会文化的角度来看，我们对精神健康及精神障碍领域的认识和理解还远不够完善。这包括最基础领域，如基因表达，分子、细胞间的相互作用，及它们与认知、情绪及行为之间的关系。我们所面临的挑战是如何将这些来自不同领域的知识有机地整合，形成一个较为完整的系统体系，以正确理解正常、异常的精神现象。

六、诊断原则

1. 症状学诊断 由于大多数精神障碍病因不明，国际疾病分类和诊断系统中的精神和行为障碍(ICD-10)基本采用症状学分类原则，主要依靠症状进行诊断。

2. 等级诊断 按照疾病症状的严重性，精神障碍的诊断等级从高到低依次排列为：神经认知障碍和(或)物质依赖、精神分裂症、情感障碍、神经症、人格障碍。一个患者若出现了不同层次的症状，诊断时就高不就低。如精神科诊断“功能性”精神障碍之前首先要排除神经认知障碍和物质依赖。一些“病因不明”的精神障碍如精神分裂症、抑郁发作等，在其诊断标准中都规定了排除标准，要求排除“更高级别的诊断”之后才能作出该类疾病的诊断。

3. 共病诊断 共病(co-morbidity)是由 Feinstein 教授在 20 世纪 70 年代提出的概念，指同一患者患有两种及以上疾病。

作出共病诊断时需要注意：①主要诊断能否解释患者所有的症状，如果不能，再考虑添加一种诊断。②作出共病诊断有何益处，能否提醒精神科医师“患者还存在另外断是否符合共病障碍的诊断标准”。③另一种诊断是否符合共病障碍的诊断标准。

七、精神障碍的治疗

精神障碍的治疗包括躯体治疗和心理治疗，前者包括药物治疗和物理治疗。

(一) 药物治疗

药物治疗是指通过应用精神药物来改变患者病态认知、情绪及行为的一种治疗手段。治疗精神障碍的药物根据其作用机制不同分为：①抗精神病药物；②抗抑郁药物；③心境稳定剂或抗躁狂药物；④抗焦虑药物。

1. 抗精神病药物　抗精神病药物（antipsychotic drug）主要用于治疗精神分裂症、躁狂发作和其他具有精神病性症状的精神障碍。精神分裂症的发生考虑与脑内多巴胺、5－HT 浓度改变有关。所以精神分裂症的治疗通过阻断多巴胺受体和阻断 5－HT 受体，使脑内多巴胺、5－HT 浓度降低，达到治疗精神分裂症的目的。其中只阻断多巴胺受体的称为第一代抗精神病药物，既阻断多巴胺受体又阻断 5－HT 受体的称为第二代抗精神病药物。

（1）第一代抗精神病药物　又称传统抗精神病药、典型抗精神病药。包括氯丙嗪、奋乃静、氟哌啶醇、五氟利多、舒必利等。此类药物可阻断中枢多巴胺 D_2 受体，阻断中脑边缘通路，起到抗精神病作用（抗幻觉妄想等），同时也因为阻断了脑中的其他多巴胺通路，引起相应副作用，如阻断中脑皮质通路与药源性阴性症状和抑郁出现有关；阻断黑质纹状体通路与锥体外系副作用有关；阻断下丘脑至垂体的结节漏斗通路与催乳素水平升高导致的副作用有关。

（2）第二代抗精神病药物　其治疗作用与阻断多巴胺受体和 5－HT 受体有关，阻断多巴胺受体可治疗其阳性症状，阻断 5－HT 受体可治疗其阴性症状。所以第二代抗精神病药物对精神分裂症阳性症状和阴性症状都有治疗作用，包括氯氮平、利培酮、奥氮平、喹硫平、齐拉西酮、阿立哌唑、氨磺必利等。

抗精神病药物的不良反应较多，包括锥体外系反应（为传统抗精神病药物中最常见的神经系统副作用），主要有急性肌张力障碍、静坐不能、类帕金森症、迟发性运动障碍；恶性综合征及癫痫发作等其他神经系统不良反应；自主神经的不良反应；内分泌的不良反应；心脏相关不良反应；过量中毒；其他不良反应包括：谷丙转氨酶（ALT）升高、胆汁阻塞性黄疸及粒细胞缺乏等，其中氯氮平发生率较高 。

2. 抗抑郁药物　抗抑郁药物是一类治疗各种抑郁状态，但不会提高正常人情绪的药物。这类药物对焦虑、惊恐、恐惧、强迫、疑病及慢性疼痛等症状都有一定疗效。抗抑郁药根据药物作用机制不同分为以下几类：①选择性 5－羟色胺再摄取抑制剂（SSRIs）；②5－羟色胺和去甲肾上腺素再摄取抑制剂（SNRIs）；③去甲肾上腺素和多巴胺再摄取抑制剂（NDRIs）；④选择性去甲肾上腺素再摄取抑制剂（NRIs）；⑤5－羟色胺阻滞和再摄取抑制剂（SARIs）；⑥α_2 肾上腺素受体阻滞剂或去甲肾上腺素能及特异性 5－羟色胺能抗抑郁药（NaSSA）；⑦褪黑素能抗抑郁药；⑧三环类抗抑郁药（三环类抗抑郁药），包括在此基础上开发出来的杂环或四环类抗抑郁药；⑨单胺氧化酶抑制剂（MAOIs）；⑩治疗抑郁的植物药或中成药。其中，三环类抗抑郁药和单胺氧化酶抑制剂属于传统抗抑郁药物，其他均归为新型抗抑郁药物。

3. 心境稳定剂　心境稳定剂，又称抗躁狂药物，是治疗躁狂以及预防双相障碍的躁狂或抑郁发作，且不会诱发躁狂或抑郁发作的一类药物。主要包括锂盐（碳酸锂）和抗癫痫药物（如丙戊酸盐、卡马西平等），其中以碳酸锂最常用。因碳酸酸锂的治疗浓度与中毒浓度接近，需要密切检测血锂浓度，中毒早期表现为恶心、呕吐等消化道症状。另外，非典型抗精神病药（如喹硫平、奥氮平等）也有一定的心境稳定作用。

4. 抗焦虑药物　抗焦虑药物主要包括苯二氮䓬类和 5－HT1A 受体部分激动剂。

（1）苯二氮䓬类药物　抗焦虑作用确切，具有起效快、效果显著的特点，主要用于短期抗焦虑。代表药物有地西泮和氯硝西泮等。常见不良反应为嗜睡、过度镇静、记忆力受损、运动的协调性减低等。此外，苯二氮䓬类药物可产生耐受性，应用数周后需调整剂量才能取得更好疗效。长期应用可产生依赖性，因此，苯二氮䓬类药物在临床应用中要避免长期应用，最好持续使用时间不超过一个月，停药宜缓慢进行。

（2）5－羟色胺 IA 受体部分激动剂　是非苯二氮䓬类抗焦虑药物，代表药为丁螺环酮（buspirone）和坦度螺酮（tandospirone）。通常剂量下没有明显的镇静、催眠、肌肉松弛作用，也无依赖性报道，但其起效较慢。主要用于各种神经症所致的焦虑状态以及躯体疾病伴发的焦虑状态，还可用于抑郁症的增效治疗。

（二）物理治疗

1. 电痉挛治疗 又称电休克治疗，是以一定量的电流通过大脑，引起意识丧失和痉挛发作，从而达到治疗目的的一种方法。目前，主要采用改良电抽搐治疗（MECT），该方法是通电前给予麻醉剂和肌肉松弛剂，使得通电后不发生抽搐，避免骨折、关节脱位等并发症的发生，更为安全，也易被患者和家属接受。

MECT适应证为：①严重抑郁，有强烈自伤、自杀企图及行为者，以及明显自责自罪者；②极度兴奋躁动冲动伤人者；③拒食、违拗和紧张性木僵者；④精神药物治疗无效或对药物治疗不能耐受者。

2. 经颅磁刺激（TMS） 是一种非侵入性的脑刺激，由磁场产生诱发电流，引起脑皮质靶点神经元去极化，是无创并且无须引起抽搐的治疗措施。每次治疗通常持续30分钟，每周治疗5天，每个疗程2～4周。

3. 其他 深部脑刺激治疗是利用立体定向技术准确定位，在大脑特定部位植入电极，连续不断地传送刺激脉冲到达深部脑组织特定区域的治疗方法。国际上还有迷走神经刺激、经颅直流电刺激等其他临床应用研究。

（三）心理治疗

心理治疗（psychotherapy）是一种由专业人员（接受过心理治疗培训的医生或心理治疗师）实施的以助人、治病为目的的人际互动过程。

心理治疗师（psychotherapist）是指接受过医学或心理学系统学习，通过培训、考试取得国家特定资质，从事心理治疗的专业人员。

心理治疗种类繁多，有多种分类方法。

1. 按治疗对象分类

（1）个别治疗（individual therapy）

（2）夫妻治疗（couple therapy）或婚姻治疗（marital therapy）

（3）家庭治疗（family therapy）

（4）团体治疗（group therapy）

2. 按理论流派分类 心理治疗流派主要包括：精神分析、行为主义、人本主义、系统论这四大主干体系。

（1）经典精神分析（psychoanalysis） 是在19世纪90年代由弗洛伊德创立的，其特征是对于人的潜意识和人格发展，提出了心理动力学（psychodynamics）学说。弗洛伊德精神分析理论中最基础的理论之一是关于潜意识和人格结构的学说。

（2）行为治疗与认知行为治疗 行为治疗（behavioral therapy）以条件反射学说为理论基础，主要包括巴甫洛夫的经典条件反射学说、斯金纳的操作性条件作用学说及班杜拉的社会学习学说。新近的行为治疗增加了对内在心理过程的干预，故称认知行为治疗（cognitive behavioral therapy，CBT）。迄今为止，CBT是在科学文献中有最多循证依据的心理治疗技术。

（3）人本主义治疗 人本主义治疗（humanistic therapy）是于20世纪60年代出现的一类体现人本心理学思想的心理疗法的总称，主要包括咨客中心治疗（client－centered therapy）、存在主义疗法、完形疗法等，其中咨客中心治疗的影响最大。这类疗法提倡治疗师应该具有高度同理心（empathy），以平等、温暖、关切、真诚和开放的态度对待咨客或患者。代表性先驱人物是罗杰斯（C. Rogers）。

（4）系统式治疗 系统式治疗的特点是从部分与整体关系角度看待病理现象，从纵向历史和横向社会文化背景理解家庭生活周期不同阶段，从促进心理健康和预防精神障碍目的出发，从处理临床精神病理现象的需要出发去采取办法，解决问题，可用于个别治疗、家庭治疗和团体治疗。

第二节 精神障碍症状学

PPT

精神障碍症状学，又称为精神现象学或精神病理学，是研究精神症状及其产生机制的科学。精神症状是异常精神活动的表现，涉及人们精神活动的各个方面，可通过人的仪表、言谈举止以及书写内容等表现出来。由于许多精神障碍的生物学病因不明，精神障碍的诊断主要通过病史采集和精神检查，发现精神症状，进行综合分析判断得出。因此，精神障碍的症状学是学习精神病学的基础，熟练掌握精神障碍症状学是精神科医生必备的基本功。

在临床工作中，要判断一个人的精神活动是否存在精神症状，主要从以下三方面分析：①纵向比较（与其过去一贯的精神表现比较，是否具有明显改变）；②横向比较（与大多数正常人的精神活动比较，某种精神状态的严重程度或持续时间是否超出了一般限度）；③是否与现实环境相符（即应注意结合当事人的当时处境及心理背景，对其精神活动进行具体分析判断）。

判断一种精神症状的严重程度，往往从以下三个方面分析：①症状出现时持续的时间；②症状出现的频率大小；③症状给患者带来痛苦（和）或社会功能损害的严重程度。

一、常见精神症状

（一）感知觉障碍

感知觉包括感觉和知觉两个心理过程。感觉（sensation）是大脑对客观刺激作用于感觉器官所产生的对事物个别属性的反映，如亮度、响度、气味等。知觉（perception）是在多种感觉的基础上，大脑对事物的各种不同属性进行整合，并结合以往经验，形成的整体印象。正常情况下，人们的感觉和知觉是与外界客观事物相一致的。

1. 感觉障碍 感觉障碍（disorders of sensation）主要指患者对某些感觉方面（如亮度、响度、温度等）的感觉阈值发生改变的情况。包括以下方面。

（1）感觉减退（hypoesthesia） 是对刺激的感受性降低，即感觉阈值增高。表现为对外界的刺激产生相对较低的感觉体验或完全不能感知（后者称为感觉缺失，anesthesia），多因神经系统疾病所致，在精神科多见于抑郁发作、木僵状态和分离障碍、意识障碍等。

（2）感觉过敏（hyperesthesia） 是对刺激的感受性增高，即感觉阈值的降低。表现为对外界一般强度的刺激产生了较为强烈的感觉体验，如对轻柔的音乐感到异常刺耳等，多见于神经系统疾病，在精神科多见于分离障碍、躯体忧虑障碍等。

（3）内感性不适（体感异常，senestopathia） 是躯体内部产生的敏感不适、难以忍受的异样感觉，如咽喉部的堵塞感、腹部的气流上涌感等往往有具体位置不明确，形象不鲜明的特点可继发疑病观念。多见于躯体忧虑障碍、抑郁发作等。

2. 知觉障碍 知觉障碍（disorders of perception）包括以下方面。

（1）错觉（illusion） 是对客观事物产生的错误知觉。错觉可出现于正常人，但正常人的错觉在经过验证后可以认识到错误存在并加以纠正。病理性错觉常在意识障碍时出现，多表现为错视、错听，常带有恐怖色彩。

（2）幻觉（hallucination） 是没有现实刺激作用于感觉器官时出现的知觉体验，是一种无中生有的知觉。幻觉在精神科临床上很常见，对于精神障碍的诊断、鉴别诊断都有重要意义。幻觉可以根据其所涉及的感觉器官、来源及产生条件不同进行分类。

1）根据所涉及的感觉器官，幻觉可分为幻听、幻视、幻味、幻嗅、幻触和内脏幻觉等。

①幻听（auditory hallucination）：是精神科临床最常见的幻觉，是患者听到了不存在的声音。患者听到的声音可以是言语性的（如评论、赞扬、辱骂、斥责或命令等），也可以是非言语性的（如机器轰鸣声、流水声、鸟叫声等）。其中，言语性幻听最常见。幻听的内容通常与患者有直接关系，且多对患者不利，因此，患者常为之不安，甚至恐惧，可继发出现自言自语、对空谩骂、拒饮拒食或自杀自伤、伤人毁物等行为。

幻听可见于多种精神障碍，其中评论性幻听（听到有声音在跟自己对话，并且评论自己）、议论性幻听（患者作为第三者听到他人的对话，对话内容可以跟自己有关，也可以无关）和命令性幻听（如听到有声音在命令患者做一些危险的事情，但患者却无法违背命令不去执行）是精神分裂症的典型症状。

②幻视（visual hallucination）：即患者看到了并不存在的事物，幻视的内容可以是单调的光、色或者片段的形象，也可以是复杂的人物、景象、场面等。意识清晰状态下出现的幻视多见于精神分裂症，意识障碍时的幻视多见于谵妄状态。谵妄状态时的幻视形象常常生动鲜明，且多呈恐怖性质，如看到墙上有蛇在爬等。

③幻味（gustatory hallucination）：患者尝到了并不存在的某种特殊的味道，多数是患者之前接触过的令人不愉快的味道，经常与被害妄想同时存在，因而常常拒食拒饮，或只吃自己做的饭等，多见于精神分裂症。

④幻嗅（olfactory hallucination）：患者闻到了不存在的难闻的气味，如腐败的尸体气味、橡胶制品的烧焦味等。幻嗅和幻味往往同时出现，并经常与被害妄想结合在一起，多见于精神分裂症。如果幻嗅或幻味单独出现，即不伴有其他精神症状，多提示患者存在颞叶病变。

⑤幻触（tactile hallucination）：在没有任何刺激时，患者感到皮肤上有某种异常的感觉，如虫爬感、针刺感等。如果患者感到自己的体表性器官被刺激，则称为性幻觉（sexual hallucination），可见于精神分裂症等。

⑥内脏幻觉（visceral hallucination）：是患者身体内部某一部位或某一脏器虚幻的知觉体验。如感到骨头里的虫爬感、肝脏的被烤焦感等，具有位置清楚（自己确信，不一定正确），形象鲜明的特点。内脏幻觉与疑病障碍常伴随出现，多见于精神分裂症和抑郁发作等。

2）根据体验的来源，幻觉可分为真性幻觉和假性幻觉。

①真性幻觉（genuine hallucination）来自于外部客观空间，同时是通过感觉器官而获得的幻觉，患者常常述说是亲耳听到或亲眼看见的。

②假性幻觉（pseudo－hallucination）存在于自己的主观空间内，或者不通过相应感觉器官而获得的幻觉。其特点为幻觉内容往往比较模糊、不清晰和不完整，但患者仍然比较肯定的相信幻觉内容。

3）根据产生的条件，幻觉可分为功能性幻觉、反射性幻觉、入睡前幻觉和心因性幻觉。

①功能性幻觉（functional hallucination）：是一种伴随现实刺激出现的幻觉，即当某种感觉器官处于功能活动状态同时出现涉及该器官的幻觉，正常知觉与幻觉并存。多见于精神分裂症。

②反射性幻觉（reflex hallucination）：也是一种伴随现实刺激出现的幻觉。但涉及两个不同的感觉器官，即当某一感官处于功能活动状态时，出现涉及另一感官的幻觉。如听到广播声音的同时清晰看到播音员的人像站在面前。多见于精神分裂症。

③入睡前幻觉（hypnagogic hallucination）：是出现在入睡前的幻觉，多为幻视。表现为患者闭上眼睛就能看见许多幻觉形象，如各种动物、风景等，与睡梦时的体验相似。

④心因性幻觉（psychogenic hallucination）：是在强烈心理因素影响下出现的幻觉，幻觉内容与心理

因素有密切联系，如看到已故亲人的影子在房间里走动等。多见于应激相关障碍、分离障碍等。

（3）感知综合障碍（psychosensory disturbance） 指患者对客观事物的整体属性能够正确感知，但对某些属性如大小、形状、颜色、距离、空间位置等产生歪曲的感知。常见感知综合障碍包括如下。

1）视物变形（metamorphopsia） 指患者看到自身以外的人或物体的形状、大小、体积等方面发生了变化。如视物显大症（macropsia）、视物显小症（micropsia）等。多见于癫痫。

2）自身感知综合障碍 指患者感到自己身体的某一部分在大小、形状等方面发生了变化。如感到自己的手臂变得特别长，伸手可以抓到空中的飞鸟；感到自己的面部发生了扭曲，眼睛大小很不一致，故反复照镜子。可见于精神分裂症、癫痫等。

3）时间感知综合障碍 指患者对时间的快慢出现不正确的感知体验。如感到时间凝固了、时间在飞逝等。可见于抑郁发作、躁狂发作、精神分裂症等。

4）空间感知综合障碍 指患者对周围事物的距离、空间位置等感知错误。可见于精神分裂症、癫痫等。

5）非真实感（derealization） 指患者感到周围事物和环境变得模糊、不真实，犹如有一层窗纱在中间隔着。可见于抑郁发作、精神分裂症等。

（二）思维障碍

思维是人脑对客观事物间接、概括的反映，是人类认识活动的最高形式，可以揭露事物内在、本质的特征。思维在感知觉的基础上产生，通过分析、综合、比较、抽象、概括、判断和推理等基本过程，借助语言、文字、行为等表现出来。正常人的思维具有目的性、连贯性、逻辑性及实践性 4 个特征。

思维障碍（thinking disorder）是精神科常见症状，临床表现多种多样，可大体分为思维形式障碍和思维内容障碍。

1. 思维形式障碍 思维形式障碍（disorders of the thinking form）主要为思维过程的联想和逻辑障碍。常见的症状如下。

（1）思维奔逸（flight of thought） 思维联想速度加快、数量增多和转换加速。患者说话的语速快，语量多，主题极易随环境改变而改变（随境转移），也可有音韵联想（音联），或字意联想（意联）。写信或写作文时往往文思敏捷，一挥而就。多见于躁狂发作。

（2）思维迟缓（inhibition of thought） 指思维联想速度变慢、数量减少和转换困难。表现为语量少、语速慢、语音低和反应迟缓。患者感到脑子就像机器生了锈样，转不动。多见于抑郁发作。

（3）思维贫乏（poverty of thought） 指患者感到脑子空空荡荡，什么思想也没有。表现为寡言少语，谈话时言语内容空洞单调或词穷句短，严重者对什么问题都回答“不知道、没有、没打算、没要求”。多见于精神分裂症、痴呆及智力发育障碍等。

（4）思维散漫（looseness of thought）、思维破裂（splitting of thought）、语词杂拌（word salad） 是思维的连贯性障碍，即联想概念之间缺乏必要的联系。思维散漫表现为在交谈时，患者联想松弛，言语不紧扣主题，上下句之间虽有联系，但不紧密，以致别人抓不住患者言语的主题思想。多见于精神分裂症及智力发育障碍。思维破裂表现为患者的言语或书写内容里有结构完整的句子，但上言不搭下语，变成了语句的堆积，整段内容令人无法理解。再严重时，言语支离破碎，句子结构不完整，成了一些不相干的字、词堆积，称为语词杂拌，如当医生问患者姓名时，患者回答“张华机，填空、鸟在水中飞跑飞……”多见于精神分裂症。

（5）思维不连贯（incoherence of thought） 表现与语词杂拌类似，但产生背景不同，它是在意识障碍背景下产生。多见于谵妄状态。

（6）思维中断（blocking of thought） 指思维联想过程突然发生中断。表现为患者在无意识障碍，又无外界干扰时，进行中的言语突然停顿，片刻之后又重新开始，但所谈主题已经转换。多见于精神分裂症。

（7）思维被夺（thought deprivation）、思维插入（thought insertion） 前者感到自己的思想被某种外力突然抽走，有种思维被外力剥夺的感觉。而后者则表现为患者感到有某种不属于自己的思维被强行插入自己的脑中。两者均不受个人意志的支配，多见于精神分裂症。

（8）强制性思维（forced thinking） 又称思维云集。表现为患者感到自己的脑中涌现出大量的不属于自己的、无现实意义的联想，是被外力强制的。特点是内容数量大，变化大，常常突然出现，突然消失。多见于精神分裂症。

（9）病理性赘述（circumstantiality） 表现为患者在描述事物时不能做到简明扼要，而是异常啰唆，过分详尽，但最终能够回答出有关问题。见于癫痫、智能障碍等。

（10）思维化声（thought hearing） 也称思维鸣响，是同时包含思维障碍和感知觉障碍两种成分的一种症状。患者在思考时，同时感到自己的思想在脑子里变成了言语声，自己和他人都能听到。多见于精神分裂症。

（11）语词新作（neologism） 是患者自创一些奇特的文字、符号、图形或语言并赋予特殊的意义，他人无法理解。是概念的融合、浓缩和无关概念的拼凑。如"Ⅱ"代表"夫妻"二字。多见于精神分裂症。

（12）病理性象征性思维（symbolic thinking） 属于病理性概念转换，患者以无关的具体概念代替某一抽象概念，不经患者本人解释，他人无法理解。如患者经常翘着脚走路，表示站得高看得远。多见于精神分裂症。

（13）逻辑倒错性思维（paralogic thinking） 以推理缺乏逻辑性为特点，表现为患者的推理缺乏依据，或将因果倒置，令人感到不可理解，离奇古怪。多见于精神分裂症。

（14）强迫思维（obsessive thinking） 指在患者脑中反复出现的某一概念或相同内容的思维，明知不合理和没有必要，但又无法摆脱，常伴有痛苦体验。强迫思维常伴有强迫动作。多见于强迫障碍，也可见于精神分裂症。

2. 思维内容障碍 思维内容障碍主要表现为妄想（delusion），它是在病态推理和判断基础上形成的一种病理性歪曲的信念。其特征包括：①妄想内容与事实不符，缺乏客观现实基础，但患者坚信不移；②妄想内容与个人有利害关系；③妄想内容具有个体独特性，是个体的心理现象，并非集体信念；④妄想内容与患者的文化背景和经历有关，且通常有浓厚的时代色彩。

妄想是精神科临床上常见且重要的精神病性症状之一，可以根据其起源和内容进行分类。

（1）根据妄想的起源，可分为 原发性妄想和继发性妄想。

1）原发性妄想（primary delusion） 是没有发生基础的妄想，其内容不可理解，不能用既往经历、当前处境及其他正常或异常心理活动等加以解释。原发性妄想对精神分裂症有重要诊断价值。

2）继发性妄想（secondary delusion） 是发生在其他病理心理基础上的妄想，或与某种经历、情境等有关的妄想。如在抑郁基础上产生的自罪妄想等。见于多种精神障碍。

（2）临床上通常按妄想的主要内容归类，常见有：

1）关系妄想（delusion of reference）：认为外界在带有敌意的针对自己，坚信周围环境中所发生的一些事情与自己有关，实际上没有关联。如认为别人的清嗓子一定是针对自己等。往往没有达到威胁患者生命的程度。多见于精神分裂症和其他妄想性障碍。

2）被害妄想（delusion of persecution）：患者坚信自己被某些人或某组织迫害，往往达到了威胁自己生命安全的程度。如投毒、跟踪、监视等。可继发出现拒食、逃跑、报警、自伤、伤人等防御行为。主要见于精神分裂症和其他妄想性障碍。

3）夸大妄想（grandiose delusion）：患者坚信自己已经拥有非凡的才能、智慧、财富、权力、地位等（与自己的实际情况不符合），如一位因躁狂发作而住院的普通青年，称自己已经是著名的科学家、发明家或国家领导人等。可见于躁狂发作，精神分裂症和痴呆等。

4）罪恶妄想（delusion of guilt）：又称自罪妄想。患者毫无根据地坚信自己犯了严重的错误或罪恶，甚至认为自己罪大恶极、死有余辜，应受严厉惩罚。患者可在此妄想的影响下出现拒食、自杀等行为。多见于抑郁发作，也可见于精神分裂症。

5）疑病妄想（hypochondriacal delusion）：患者毫无根据地坚信自己患了某种严重的躯体疾病或不治之症，因而到处求医，各种详细的检查和反复的医学验证也不能纠正。严重时，患者认为“内脏都腐烂了”“大脑成了一个空壳”“血液干枯了”，称为虚无妄想（delusion of negation）。多见于抑郁发作、精神分裂症及躯体忧虑障碍等。

6）钟情妄想（delusion of love）：患者坚信自己被某异性或许多异性钟情，对方的一言一行都是对自己爱的表达，即使遭到对方的严词拒绝，仍毫不置疑，认为对方是在考验自己对爱情的忠诚。多见于精神分裂症。

7）嫉妒妄想（delusion of jealousy）：患者无中生有地坚信自己的配偶对自己不忠诚，另有外遇。为此，患者常常翻看配偶的手机短信和通话记录，跟踪和监视配偶的日常活动，以寻觅其“婚外情”的证据。多见于精神分裂症、老年痴呆等。

8）非血统妄想（delusion of non－biological parents）：患者毫无依据地坚信自己的父母不是亲生的，虽经反复解释和证实，仍坚信不移。多见于精神分裂症。

9）物理影响妄想（delusion of physical influence）：又称被控制感，患者感到自己的思想、情感和意志行为受到某种外界力量的控制而身不由己。如患者经常描述被无线电、超声波或某种特殊的先进仪器控制。多见于精神分裂症。

10）内心被揭露感（experience of being revealed）：又称被洞悉感、读心症。患者感到内心所想的事情，虽然没有经口说出，也没有用文字书写出来，却被别人知道了。多见于精神分裂症。

3. 超价观念（overvalued idea）　超价观念是一种具有强烈情感色彩的错误观念。其发生一般均有一定事实依据，不十分荒谬离奇，也没有明显的逻辑推理错误，但此种观念片面而偏激，可明显地影响患者的行为及其他心理活动，多见于人格障碍。

（三）注意障碍

注意（attention）是指个体精神活动集中指向一定对象的心理过程。注意可分为主动注意和被动注意两类。主动注意又称为有意注意，是自觉的、有目的的注意；被动注意又称为无意注意，是没有目的的注意、由外界的刺激所激发。正常人的注意具有集中性、稳定性及转移性的特征。常见注意障碍包括以下几种。

1. 注意增强（hyperprosexia）　为主动注意的兴奋性增高，表现为过分关注某些事物，不易将注意力转移。

2. 注意减退（hypoprosexia）　为主动及被动注意的兴奋性减低，注意力难以唤起和维持，处于松懈和缺乏必要紧张度的状态之中。多见于抑郁发作、精神分裂症等。

3. 注意涣散（aprosexia）　是注意力集中性降低的表现，表现为注意力不集中，容易受到外界的干扰而分心；即使没有外界干扰，注意力也会不由自主的分散。多见于注意缺陷多动障碍、焦虑障碍、精神分裂症等。

4. 注意狭窄（narrowing of attention）　主动、被动注意的广度和范围的都显著缩小，表现为当注意集中于某一事物时，不能再注意周围的其他事物。多见于意识障碍、智力发育障碍。

5. 注意转移（transference of attention） 主动注意可无明显改变，但被动注意异常增强，导致主动注意的对象不断转换。多见于躁狂发作等。

（四）记忆障碍

记忆（memory）是在感知觉和思维基础上建立起来的精神活动，包括识记、保持、再认和回忆三个基本过程。记忆障碍通常涉及记忆过程的各个部分，常见记忆障碍包括以下几种。

1. 记忆增强（hypermnesia） 是病理性的记忆力增强，表现为患者对病前已经遗忘且不重要的事都能重新回忆起来，连细枝末节也历历在目。多见于躁狂发作和精神分裂症等。

2. 记忆减退（hypomnesia） 是记忆中各个过程的功能普遍减退。轻者表现为近记忆力的减弱，如记不住刚见过谁、刚吃过啥等。严重时远记忆力也减退，如难以回忆个人的经历等。多见于痴呆，也可见于正常老年人。

3. 遗忘（amnesia） 是记忆痕迹在大脑中的丧失，表现为对既往识记过的内容不能再认、回忆。临床上通常根据遗忘与疾病的时间关系分类。

（1）顺行性遗忘（anterograde amnesia） 指不能回忆疾病发生的当时及以后一段时间所经历的事件，但疾病发生前的经历仍保持着良好的记忆。多见于脑震荡或脑外伤及由各种原因引起的急性意识障碍。

（2）逆行性遗忘（retrograde amnesia） 指对疾病发生之前一段时间的经历不能回忆。多见于脑外伤、脑卒中，也见于老年性精神障碍、严重精神创伤或一氧化碳中毒时，具体遗忘时段的长短与外伤的严重程度及意识障碍的持续时间长短有关。

（3）界限性遗忘（circumscribed amnesia） 指对某一特定时间段的经历不能回忆，通常与该时间段内的不愉快事件有关。多见于分离障碍，又称为分离性遗忘或心因性遗忘。

（4）进行性遗忘（progressive amnesia） 指随着疾病的发展，遗忘逐渐加重。主要见于老年痴呆。

4. 虚构（confabulation） 指在遗忘的基础上，患者以想象的、未曾亲身经历的事件来填补记忆的缺损。患者虚构的内容连自己也记不住，所以其叙述的内容常常变化，且容易受暗示的影响。多见于各种原因引起的痴呆及慢性酒精中毒所致精神障碍。

5. 错构（paramnesia） 指在遗忘的基础上，患者对过去所经历过的事件，在发生的地点、情节、特别是在时间上出现错误的回忆。患者对所述内容坚信不移，前后一致。多见于各种原因引起的痴呆和酒精中毒所致精神障碍。

（五）智能障碍

智能（intelligence）是人们获得和运用知识解决实际问题的能力，包括在经验中学习或理解的能力，获得和保持知识的能力，迅速而又成功地对新情境做出反应的能力，运用推理有效地解决问题的能力等。临床上常常通过检查患者的一般常识、理解力、判断力、计算力、记忆力等对智能水平进行初步判断。当然，也可以通过智力测验方法获得患者的智商（intelligence quotient，IQ），对其智能水平进行定量评价。

临床上，智能障碍可分为智力发育障碍和痴呆两大类。

1. 智力发育障碍（disorders of intellectual development） 旧称精神发育迟滞，是指先天或发育成熟以前（18 岁以前），由于各种原因影响智能发育所造成的智能低下和社会适应困难状态。随着年龄增长，患者的智力水平可能有所提高，但仍明显低于正常同龄人。影响智能发育的原因包括遗传、感染、中毒、缺氧、脑外伤、内分泌异常等。

2. 痴呆（dementia） 指智力发育成熟以后，由于各种原因损害已有智能所造成的智能低下状态。痴呆的发生往往具有脑器质性病变基础，如脑外伤、颅脑感染、脑缺氧、脑血管病变等。临床主要表现为记忆力、计算力、理解力、判断力下降，工作和学习能力下降，后天获得的知识与技能丧失等，严重时甚至生活不能自理。

根据大脑病理变化的性质、所涉及的范围以及智能损害的广度，可分为全面性痴呆、部分性痴呆和假性痴呆。

（1）全面性痴呆　指智能活动的各个方面均受累及，影响患者的全部精神活动。多见于老年痴呆和梅毒性痴呆等导致的大脑弥散性损害。

（2）部分性痴呆　患者可只产生记忆力减退，理解力削弱或分析综合困难等，其人格仍保持良好，定向力完整，有一定的自知力，可见于血管性痴呆和脑外伤后痴呆的早期（局部大脑受损所致）。

（3）假性痴呆　在强烈的精神创伤后，部分患者可产生一种类似痴呆的表现，而大脑组织结构无任何器质性损害。经治疗后，痴呆样表现很容易消失。可见于分离障碍及应激障碍等。有以下特殊类型。

①刚塞综合征（Ganser syndrome）：又称心因性假性痴呆，表现为对简单问题给予近似而错误的回答，往往给人以故意或开玩笑的感觉，但对某些复杂问题，患者却往往能应付，一般生活也能自理。

②童样痴呆（puerilism）：以行为幼稚、模仿幼儿的言行为特征。表现为成人患者的言行类似儿童一样，如一位 32 岁女性患者以幼童讲话的声调称自己才 5 岁等。

（六）定向力障碍

定向力（orientation）指一个人对时间、地点、人物以及自身状态的认识和判断能力。前者称为对周围环境的定向力，后者称为自我定向力。

定向力障碍（disorientation）是指对环境或自身状况认识能力的丧失或认识错误。定向障碍多见在意识障碍基础上出现，是意识障碍的重要标志。但有定向力障碍者并不一定存在意识障碍，例如老年痴呆患者可出现定向力障碍，但意识清晰。同样，有意识障碍也不一定有定向力障碍，例如嗜睡是一种较轻的意识障碍，但定向力基本完整。

还有一种特别的定向力障碍，即双重定向，表现为对时间、地点、人物出现双重体验，其中一种体验是正确的，而另外一种体验则与妄想有关，是妄想性的判断或解释。多见于精神分裂症。

（七）情感障碍

情感（affection）和情绪（emotion）是指个体对客观事物的态度和因之而产生的相应内心体验。心境（mood）是指一种较微弱而持续的情绪状态，是一段时间内精神活动的基本背景。三者既有区别又有联系，在精神病学中，情感、情绪和心境往往作为同义词使用。

情感障碍（affective disorder）主要包括以下情况。

1. 情感高涨（elation）　是正性情感活动的明显增强。表现为不同程度的、与周围环境不相称的病态喜悦，患者自我感觉良好，整日喜笑颜开，谈话时语音高昂，表情丰富。多见于躁狂发作。

2. 欣快（euphoria）　是在智能障碍基础上出现的与周围环境不协调的愉快体验。表现为患者自得其乐，似乎十分幸福。但由于智能障碍的影响，表情比较单调刻板，往往给人以呆傻、愚蠢的感觉。多见于痴呆、智力发育障碍。

3. 情感低落（depression）　是负性情感活动的明显增强。表现为忧愁、苦闷、压抑、暗自落泪等，有时感到前途灰暗，没有希望，严重时可因悲观绝望而出现自杀企图及行为。多见于抑郁发作。

4. 情感淡漠（apathy）　是指对外界刺激缺乏相应的情感反应，缺乏内心体验。表现为面部表情呆板，对周围发生的事物或对自己有密切关系的事情均漠不关心。多见于晚期精神分裂症。

5. 焦虑（anxiety）　这里指病态的焦虑，是指在缺乏相应客观刺激因素的情况下出现的内心不安状态，或与客观刺激因素不匹配的的过度担心。多见于焦虑障碍。

6. 恐惧（phobia） 这里是指病态的恐惧，指面临某种事物或处境时出现的与现实威胁不相符的恐惧反应，表现为过分害怕，提心吊胆，常伴有明显的自主神经功能紊乱症状。恐惧往往伴有回避行为。多见于恐惧障碍。

7. 易激惹（irritability） 是情感活动的激惹性增高，表现为极易因一般小事而引起强烈的不愉快的情感反应，如暴怒发作。多见于人格障碍、躁狂发作等。

8. 情感不稳（emotional instability） 是情感活动的稳定性障碍，表现为患者的情感反应极易发生变化，从一个极端波动至另一极端，显得喜怒无常，变化莫测。多见于脑器质性损害所致的精神障碍。

9. 情感倒错（parathymia） 指情感表现与其内心体验或处境明显不相协调，甚至截然相反。多见于精神分裂症。

10. 情感矛盾（affective ambivalence） 指患者在同一时间对同一人或事物产生两种截然不同的情感反应，但患者并不感到这两种情感的矛盾和对立，特点是没有痛苦和不安。多见于精神分裂症。

（八）意志障碍

意志（volition）是人自觉地确定目标，并根据目标调节支配自身的行动，克服困难，实现预定目标的心理过程，是人类特有的心理现象。

意志障碍（disorder of volition）主要表现如下。

1. 意志增强（hyperbulia） 指意志活动增多。表现为在病态情感或妄想的支配下，患者异常持续坚持某些行为，具有极大的顽固性。多见于精神分裂症、躁狂发作等。

2. 意志减退（hypobulia） 指意志活动的减少。表现为动机不足，没有十分想要达成的目标，缺乏积极主动性及进取心，不愿坚持着、克服困难去达成目标。多见于抑郁发作和精神分裂症。

3. 意志缺乏（abulia） 指意志活动缺乏。表现为对任何活动都缺乏动机、要求，生活处于全面被动状态，处处需要别人督促和管理。严重时对饮水、进食等本能的要求也没有，且常伴有情感淡漠和思维贫乏。多见于精神分裂症、智力发育障碍和痴呆。

4. 矛盾意向（volitional ambivalence） 表现为对同一事物，同时出现两种完全相反的意向，但患者并不感到这两种意向的矛盾和对立，特点是没有痛苦和不安。多见于精神分裂症。

（九）动作行为障碍

动作（movement）是指简单的随意和不随意运动，如挥手、点头等。行为（behavior）是一系列动作的有机组合，是为达到一定目的而进行的复杂随意运动。两者既有区别，又有联系，故往往被同时联合使用，称为动作行为。人们的动作行为受到动机的目的制约，并与认知、情感和意志活动协调一致。

1. 精神运动性兴奋（psychomotor excitemart） 指患者的动作行为与言语活动明显增多，包括协调性和不协调性。

协调性精神运动性兴奋：表现为患者的整个精神活动比较协调，行为具有目的，可以被周围人理解，多见于躁狂发作。

不协调性精神运动性兴奋：表现为患者整个精神活动不协调，行为杂乱无章，缺乏动机，难以被周围人理解，多见于精神分裂症、谵妄状态。

2. 精神运动性抑制（psychomotor inhibition） 指动作行为和言语活动明显减少。

（1）木僵　指动作行为和言语活动被完全抑制。表现为不言语、不动、不食，甚至不大小便。亚木僵状态指的是少言语、少动、少食，可自行大小便。可见于精神分裂症和严重抑郁发作等。

（2）蜡样屈曲　在木僵的基础上，患者肢体可以任人摆布，即使是极不舒服的姿势，也能较长时间维持不动，形似蜡塑一般，故称为蜡样屈曲。典型表现为“空气枕头”，可见于精神分裂症。

（3）缄默症　是言语活动的明显抑制。表现为患者缄默不语，不用口语表达，但有时可用手示意或用笔书写交流。多见于分离障碍和精神分裂症。

（4）主动违拗和被动违拗　前者表现为不但拒绝执行他人要求，而且还做出与要求截然相反的行为，如让患者睁眼时，患者把眼睛闭得更紧；后者则表现为对他人的各种要求一概拒绝执行，没有进一步的相反行为。可见于精神分裂症。

3. 模仿动作（echopraxia）　指患者无目的地模仿别人的动作，如医生动一下头发，患者也跟着动一下自己的头发。常与模仿言语（echolalia）同时存在。多见于精神分裂症。

4. 刻板动作（stereotyped act）　指患者机械刻板地反复重复某一单调的动作，常与刻板言语（stereotyped speech）同时出现。多见于精神分裂症、孤独症谱系障碍等。

5. 作态（mannerism）　指患者做出古怪的、愚蠢的、幼稚做作的动作、姿势、步态与表情，如做怪相、扮鬼脸等。多见于精神分裂症。

6. 强迫动作（compulsion）　指患者明知没有必要，却难以克制的去重复某种动作行为，如果不重复，患者往往焦虑不安，如强迫性洗涤、强迫性检查等。强迫动作多与强迫思维有关。常见于强迫障碍。

（十）意识障碍

在临床医学上，意识（consciousness）是指个体对周围环境、自身状态感知的清晰程度及认识反应能力。大脑皮质及网状上行激活系统的兴奋性对维持意识起着重要作用。

意识障碍（disorder of consciousness）可表现为意识清晰度的降低、意识范围缩小及意识内容的变化。意识障碍主要见于脑器质性损害所致精神障碍、躯体疾病所致精神障碍及中毒所致精神障碍等。常见的意识障碍如下。

1. 以意识清晰度降低为主的意识障碍

（1）嗜睡（drowsiness）　意识清晰度降低较轻微。表现为患者在安静环境中经常昏昏入睡，但给予刺激后可以立即转醒，并能进行简单及稍复杂的应答，定向力基本完整，停止刺激后患者又进入睡眠状态。

（2）混浊（confusion）　意识清晰度轻度受损。表现为似醒非醒，反应迟钝，能回答简单问题，但对复杂问题则表现茫然不知所措。存在时间、地点、人物等周围环境定向障碍。

（3）昏睡（sopor）　意识清晰度较混浊更低，对一般刺激没有反应，只能被强刺激唤醒。表现为患者的周围环境定向力和自我定向力均丧失，没有有效的言语功能。此时角膜、睫毛等反射减弱，对光反射、吞咽反射迟钝，深反射亢进，病理反射阳性。可出现不自主运动及震颤。

（4）昏迷（coma）　意识完全丧失，对任何刺激均不能引起有意识的反应。吞咽、防御甚至对光反射均消失，并可出现病理反射。

2. 意识清晰度降低伴明显范围缩小或内容变化的意识障碍

（1）朦胧状态（twilight state）　指在意识清晰度降低的同时伴有明显意识范围缩小。患者在狭窄的意识范围内，可有相对正常的感知觉及协调连贯的复杂行为，但除此以外的事物却不能正确感知。常突然发作与中止，持续数分钟至数小时不等，事后遗忘或部分遗忘。

（2）谵妄状态（delirium）　指患者在意识清晰度降低的基础上出现大量的幻觉、错觉，以形象鲜明的恐怖性幻视和错视为主，如猛兽、毒蛇等，可继发出现紧张和恐惧的情绪反应，出现喊叫、逃跑等不协调性精神运动性兴奋。

（3）梦样状态（oneiroid state）　指在意识清晰程度降低的同时出现梦样的体验。患者完全沉湎于幻觉幻想中，就像做梦一样，行为与外界无关，但外表好像清醒。一般持续数日或数月，恢复后对梦样内容能够部分回忆。

（十一）自知力障碍

自知力（insight）又称领悟力或内省力，是指患者对自己精神状态的认识和判断能力。

自知力完整的患者能够认识到自己的异常精神活动，并为此感到痛苦而积极寻求医疗帮助；自知力缺乏的患者不能认识到自己的病态表现，认为自己的幻觉、妄想等精神病理症状都是客观现实，不是凭空感觉，故往往拒绝就医、治疗。

临床上往往将有无自知力及自知力恢复的程度作为判定病情轻重和疾病好转程度的重要指标。自知力缺乏是重度精神障碍的重要标志，自知力完全恢复是精神障碍康复的重要指标之一。

二、常见精神障碍综合征

虽然精神症状的表现复杂多样，但许多精神症状之间往往具有一定联系。在临床上，通常将具有一定内在联系且往往同时出现的一组精神症状称为精神障碍综合征。

常见的精神障碍综合征如下。

1. 幻觉妄想综合征（hallucinatory - paranoid syndrome） 以幻觉为主，并在幻觉的基础上产生相应的妄想，幻觉和妄想联系紧密，且相互影响。多见于精神分裂症，也可见于脑器质性精神障碍等。

2. 躁狂综合征（manic syndrome） 以情感高涨、思维奔逸和行动增多为特征。主要见于躁狂发作，也可见于脑器质性损害所致精神障碍。另外，某些药物如糖皮质激素、抗抑郁药物等也可引起类似发作。

3. 抑郁综合征（depressive syndrome） 以情感低落、思维迟缓和活动减少为特征。主要见于抑郁发作，也可见于脑器质性损害所致精神障碍。另外，某些药物如利血平等也可引起类似发作。

4. 紧张综合征（catatonic syndrome） 最突出的症状是患者全身肌紧张力增高，包括紧张性木僵和紧张性兴奋两种状态。前者常有违拗症、刻板言语及刻板动作等症状，后者表现为突然爆发的兴奋激动和暴烈行为。多见于精神分裂症、抑郁发作、急性应激障碍、脑器质性损害所致精神障碍等。

5. 遗忘综合征（amnestic syndrome） 又称为柯萨可夫综合征（Korsakoff's syndrome），患者无意识障碍，智能相对完好，主要表现为近事记忆障碍、定向力障碍和虚构。多见于慢性酒精中毒所致精神障碍，颅脑损伤所致精神障碍、脑肿瘤及其他脑器质性精神障碍。

第三节　神经认知障碍

PPT

神经认知障碍是一组获得性的，具有相对明确的病理与生理机制，涉及多种脑部和躯体疾病，以谵妄、遗忘、痴呆等认知缺陷为主要临床表现的综合征。

一、谵妄

谵妄，也称为急性脑综合征，通常急性起病，以注意力障碍和意识紊乱为特征，症状在短时间内产生并常在一天内波动变化的一组综合征，通常伴随其他认知损伤，如记忆障碍、言语紊乱、感知觉障碍以及睡眠觉醒周期的改变等。

1. 病因 谵妄的易感因素包括基础因素和诱因，基础因素包括高龄、痴呆、抑郁症状、轻度认知损害等。诱因包括物质滥用、外科手术、麻醉、严重的疼痛、感染等。

2. 临床表现 谵妄的临床表现以注意障碍（指向、集中、维持以及转移注意力的能力下降）和意识紊乱为特征。意识障碍表现为意识水平下降，有定向力障碍。还可伴有近期记忆障碍、知觉障碍（如错觉或者幻觉，特别是视幻觉）、情绪障碍（如焦虑、抑郁、恐惧等）、睡眠 - 觉醒障碍（包括日间困顿、夜间激越），谵妄常进展较快，其严重程度一天中会有波动，多在傍晚和夜晚加重。

3. 评估、诊断及鉴别诊断谵妄 可根据典型的临床症状做出诊断，即急性起病、意识障碍、定向障碍、伴波动性认知功能损害等，认知评估可提示认知功能的全面紊乱。

明确谵妄的诊断后还需要根据病史、体格检查及实验室检查来查找谵妄的病因。谵妄需要与痴呆、抑郁及急性精神科综合征进行鉴别。这些综合征常同时发生，患者可同时存在其中多组表现。

4. 治疗与预后及预防

（1）一般治疗 营造良好的治疗环境（如医院病房应“昼夜分明”），监测与预防并发症。

（2）原发病治疗 谵妄治疗首先应纠正谵妄的病因，即针对原发脑器质性疾病或躯体疾病进行积极治疗。

（3）对症治疗 若患者存在认知、行为症状，且语言安抚无效或可能对自身或他人造成危险，则需要药物治疗。一般推荐抗精神病治疗，常用药物是氟哌啶醇、齐拉西酮等。如有可能，应尽早停用抗精神病药物。与酒精或镇静催眠类药物戒断相关的谵妄推荐使用苯二氮䓬类药物。

二、遗忘综合征

遗忘综合征（amnestic syndrome）又称柯萨可夫综合征（korsakoff's syndrome），是脑部器质性病变导致的选择性或局灶性认知功能障碍，是以近事记忆障碍为主要特征或唯一表现的综合征。患者可有定向力障碍，错构或虚构现象。患者意识清晰，其他认知功能保持完好。

典型的 korsakoff 综合征诊断并不困难，如果患者意识清晰，有明显记忆障碍，但其余认知功能基本保持完好便可诊断 korsakoff 综合征。患者由于大脑已经发生了局灶性的器质性病理改变，预后往往欠佳，治疗方法主要是对因治疗，如酒精依赖者戒酒并补充维生素 B_1（或称硫铵）。大剂量的维生素 B_1 可以改善许多患者的定向障碍和虚构，但是记忆障碍改善不明显。

三、痴呆

痴呆（dementia）是一种获得性的不属于正常衰老的大脑综合症，特征是认知功能的损害，如患者在记忆、执行、注意、语言、社会认知和判断、精神运动速度、视觉感知或视觉空间能力有不同程度受损。

1. 病因 引起痴呆的原因有很多，常见的有中枢神经系统变性疾病、创伤、营养缺乏、接触重金属或其他毒素等。

2. 临床表现 最早最核心的临床表现往往是近记忆受损，另一个早期症状是学习能力下降。随着病情的进展，远记忆、理解力、判断力、注意力、计算力及定向力日渐受损。患者人格也会变化，出现多疑、固执、斤斤计较，甚至会有违反道德准则的行为。当智能全面衰退、痴呆严重时，患者自理能力丧失甚至失去言语对答能力，出现大小便失禁的现象。

3. 诊断 对于既往智能正常，之后出现获得性认知功能下降或精神行为异常，影响工作能力或日常生活，且无法用谵妄或其他精神疾病来解释的患者，可拟诊为痴呆。认知功能或精神行为损害可通过病史采集或神经心理评估客观证实，且至少具备以下 5 项中的 2 项：①记忆及学习能力受损；②推理、判断及处理复杂任务等执行功能受损；③视空间能力受损；④语言功能受损（听、说、读、写）；⑤人格、行为或举止改变。

4. 治疗 首先应及早治疗病因；其次，需评估患者认知功能和社会功能损害的程度，以及精神症状、行为问题和患者照料环境，进行对症支持治疗。

四、阿尔茨海默病（AD）

阿尔茨海默病是一种起病隐袭、呈进行性发展的神经退行性疾病，临床特征主要为认知障碍、精神行为异常和社会生活功能减退。一般在 65 岁以前发病为早发型，65 岁以后发病为晚发型。阿尔茨海默病可能的危险因素包括高龄、女性、低教育水平、吸烟、中年高血压与肥胖、听力损害、脑外伤、缺乏锻炼、社交孤独、糖尿病及抑郁障碍等。

（一）病因与发病机制

AD 的病因及发病机制尚未明确，但目前已发现遗传因素、β－淀粉样蛋白（β－amyloid，Aβ）代谢异常（Aβ 的生成和清除失衡被认为是神经元变性和痴呆发生的始动因素，可诱导 tau 蛋白过度磷酸化、神经元死亡）及神经递质障碍（乙酰胆碱的缺乏与认知功能障碍密切相关，是目前阿尔茨海默病治疗获得有限疗效的重要基础）。

（二）病理改变

阿尔茨海默病患者大脑的病理改变呈弥漫性脑萎缩，镜下病理改变以老年斑（主要由 β 淀粉样蛋白沉积形成）、神经原纤维缠结和神经元减少为主要特征。

（三）临床表现

一般将阿尔茨海默病患者的症状分为“ABC”三大类。

A（activity）是指生活、工作功能改变：发病早期主要表现为近记忆力下降。随着疾病进展，工作能力、生活能力受损的表现也越发明显。在疾病晚期，患者在包括个人卫生、吃饭、穿衣和洗漱等各个方面都完全需要他人照顾。

B（behavior）是指精神和行为症状：即使在疾病早期，患者也会出现精神和行为的改变，如患者变得意志行为减退、人格改变（孤独、自私、对周围人较为冷淡）及情绪变化（情绪不稳、易激惹）。随着疾病的加重，患者可出现无目的漫游或外走（容易导致患者走失）、捡拾收藏废品、本能活动亢进（如性脱抑制、过度进食），有时可出现激越甚至攻击行为。到病程晚期，患者逐渐出现锥体系和锥体外系体征，可表现为肌张力增高、运动迟缓、拖曳步态等，最后可有四肢瘫痪（呈强直性或屈曲性）。

C（cognition）是指认知损害：阿尔茨海默病的神经认知损害以遗忘为先导，随后会累及几乎所有的认知领域，包括感知觉、思维、计算、定向、执行功能等，也可出现失语、失认、失用。

（四）诊断与鉴别诊断

诊断首先应根据临床表现做出重度或轻度神经认知障碍的判断，排除其他原因引起的神经认知障碍，才能诊断为 AD。

需要与以下疾病进行鉴别。

（1）血管性神经认知障碍　急性起病，偶可亚急性或慢性起病，症状波动性进展或阶梯性恶化，有神经系定位体征，既往有高血压或动脉粥样硬化或糖尿病病史，可能有多次脑卒中史，影像学可发现多发的脑血管性病灶。Hachinski 缺血评分量表大于等于 7 分提示血管性痴呆（VaD），小于等于 4 分提示 AD，5～6 分提示为混合性痴呆。

（2）额颞叶神经认知障碍　早期出现人格和行为改变，精神异常突出，遗忘出现较晚，影像学显示额叶和额叶萎缩，与阿尔茨海默病的弥漫性脑萎缩不同。

（3）神经认知障碍伴路易体痴呆　表现为波动性认知功能障碍、反复发生的视幻觉和自发性锥体外系功能障碍。患者一般对镇静药异常敏感。

（4）克－雅病　急性或亚急性起病，迅速进行性智力丧失伴肌阵挛，脑电图在慢波背景上出现广泛双侧同步双相或三相周期性尖－慢复合波。

（5）抑郁症　有明显的抑郁倾向，表现为心境恶劣，对各种事物缺乏兴趣，易疲劳无力，注意力难以集中而导致近记忆力减退，但抑郁症所致的“假性痴呆”通常不是进行性的。患者抗抑郁治疗有效。

（五）治疗

目前尚无法逆转或阻止阿尔茨海默病的病情进展，但早期的支持病因干预治疗，可延缓患者日常生活质量减退。

1. 改善认知的药物　有胆碱酯酶抑制剂（如多奈哌齐）、氨基甲酸类（如卡巴拉汀）、谷氨酸受体拮抗剂（如美金刚）及甘露特钠胶囊等。

2. 针对精神行为症状的非药物干预　采用非药物干预措施可促进和改善功能，促进社会活动和体力活动。具体方法有环境治疗、感官刺激治疗、行为干预、认知刺激治疗等多种形式。

3. 针对精神行为症状的药物治疗

（1）抗精神病药　主要用于控制严重的幻觉、妄想和兴奋冲动症状。抗精神病药使用应遵循“小剂量起始，缓慢增量，症状控制后缓慢减量至停药”的原则使用。常用的药物包括利培酮、奥氮平、喹硫平等。

（2）抗抑郁药　主要用于治疗抑郁、轻度激越和焦虑。

4. 心理社会治疗　鼓励患者尽可能地参加各种社会活动，处理自己的日常生活；提供职业训练、音乐治疗和群体治疗等，以延缓衰退速度。调整环境，防止摔伤、自伤、外出不归等意外发生；有效的护理能延长患者的生命及改善生活质量。

第四节　精神活性物质所致精神障碍

PPT

一、概述

（一）基本概念

1. 精神活性物质（psychoactive substances）　又称物质（substances）、成瘾物质或药物（drug）。指来自体外，能够影响人类情绪、行为、改变意识状态，让人快乐增加或痛苦减少并有致依赖作用的一类化学物质。需要注意，精神活性物质不等同于毒品，毒品是指具有很强成瘾性并在社会上禁止使用的化学物质，如大麻、鸦片、海洛因、冰毒等。

2. 依赖（dependence）　是指使用者尽管明白滥用成瘾物质会带来问题，但仍然无法停止使用，以耐受性增加、戒断症状和强制性觅药行为为特点的心理生理症状群。

3. 滥用（abuse）　也称为有害使用（harmful use），是一种适应不良方式，由于反复使用药物导致了明显的不良后果，没有明显的耐受性增加或戒断症状，反之就是依赖状态。

4. 成瘾（addiction）　被广泛使用在日常生活中，与依赖基本同义。主要表现为失控的欲望和行为。

5. 耐受性（tolerance）　是一种状态，指药物使用者必须增加使用剂量方能获得所需的效果，或使用原来剂量已达不到原来的效果。

6. 戒断状态（withdrawal state）　指所依赖药物的药理作用降低或缺乏后所出现的特殊的心理生理症状群，其机制是由于长期用药后，突然停药引起的适应性的反跳（rebound），一般表现为与药理作用相反的症状。

7. 强制性觅药行为　是指使用者设法获得所依赖的物质，并不顾及一切后果，冲动性使用，是自我失去控制的表现，不一定是人们常常认为的意志薄弱、道德败坏等问题。

（二）精神活性物质的分类

主要根据精神活性物质的药理特性进行种类。

1. 中枢神经系统抑制剂（depressants） 能抑制中枢神经系统，如镇静催眠药、酒精等。

2. 中枢神经系统兴奋剂（stimulants） 能兴奋中枢神经系统，如咖啡因、茶碱、苯丙胺类、可卡因等。

3. 大麻（cannabis，marijuana） 主要成分为 δ9 - 四氢大麻酚，是世界上最古老、有名的致幻剂。

4. 致幻剂（hallucinogen） 能改变意识状态或感知觉，如麦角酸二乙酰胺（LSD）、仙人掌毒素（mescaline）、苯环利定（PCP）、氯胺酮（ketamine）等。

5. 阿片类（opioids） 包括天然、人工合成或半合成的阿片类物质，如海洛因、吗啡、鸦片、美沙酮、二氢埃托啡、哌替啶、丁丙诺啡等。

6. 挥发性溶剂（solvents） 如丙酮、汽油、稀料、甲苯等。

7. 烟草（tobacco）

（三）精神活性物质滥用的相关因素

主要有社会因素（如家庭因素、同伴影响等）、心理因素（如人格问题、强化作用等）及生物学因素（如研究发现，奖赏环路是依赖的神经解剖学基础，多巴胺神经元在此起到重要作用）。

二、阿片类物质所致精神障碍

（一）概述

阿片类物质（opiates）是指任何天然的、合成的对机体产生类似吗啡效应的一类药物。

从 1840 至 1842 年的鸦片战争是中国近代屈辱史的开端，我国在这一个多世纪里饱受阿片之苦。1949 年中华人民共和国成立后，阿片滥用得到了很好地控制。目前，阿片类滥用有逐年下降的趋势，但不可麻痹大意，仍是目前危害我国民众身心健康的主要成瘾物质之一。

（二）阿片类药物的药理作用

研究发现脑内和脊髓内存在阿片受体，已知有 μ、K 等多型，其中 μ 以受体与阿片类的镇痛与欣快作用关系最密切。阿片类药物给药途径有多种，如口服、吸入或注射等。

阿片类药物可分布到机体的所有组织，包括胎儿。主要由肝脏代谢，经肾脏排泄。平均代谢时间是 4～5 小时，故依赖者必须定期给药，否则会发生戒断症状。

（三）戒断反应

短效药物，如吗啡、海洛因的戒断症状极期在 48～72 小时出现，持续 7～10 天。长效药物，如美沙酮戒断症状相似，极期在 3～8 天出现，症状持续数周。

典型的戒断症状可分为两大类。主观症状，如肌肉痛、关节痛、骨痛、疲乏、发冷、发热、渴求药物等；客观体征：如鸡皮疙瘩、瞳孔扩大、喷嚏、流涕、腹泻、呕吐、失眠、血压升高、脉率增加、体温升高、震颤等。

（四）诊断及鉴别诊断

面对疑似患者，应详细询问病史（特别是既往史、药瘾史等）和心理社会史等。在躯体检查中要注意一般情况、注射痕迹、瘢痕、皮肤的各种感染等。在实验室检查方面，除完成常规检查外，应注意性病检查、HIV 试验、肝炎病毒检测等。

（五）治疗

治疗一般分两步走，即急性期的脱毒治疗和脱毒后防止复吸干预及社会心理康复治疗。

1. 脱毒治疗 脱毒（detoxification）指通过躯体治疗减轻戒断症状，防治突然停药后可能引起的躯体健康的问题。由于吸毒者的特殊性，脱毒治疗一般在封闭环境中进行。

（1）替代治疗替代治疗的理论基础 是利用与毒品有相似作用但半衰期较长的药物（常用药物有美沙酮、丁丙诺啡）来替代原来的毒品，以减轻戒断治疗过程中可能出现的戒断症状。替代治疗药物的使用原则是只减不加，先快后慢、限时减完。

（2）非替代治疗 ①对症治疗：主要用于脱毒治疗的辅助治疗，如呕吐患者可用胃复安。②中草药：可以促进机体的康复、促进食欲，没有撤药困难的问题。

2. 防止复吸、社会心理干预

（1）阿片类阻滞剂 通过阻滞阿片类物质，特别是阻断 μ 受体致欣快作用，使患者对此类物质的渴求度降低，代表药物为纳洛酮和纳屈酮。

（2）社会心理治疗 多数研究表明，心理社会干预能针对某些问题如复发等起到良好的治疗效果。

1）认知行为治疗 改变患者的与吸毒有关的不良认知或行为方式，锻炼患者的延迟等待能力。

2）团体治疗 团体治疗使患者有机会发现他们之间共有问题、制订出切实可行的治疗方案；能促进他们相互理解，使他们相互支持和鼓励，增加戒毒成功的信心和勇气。

3）家庭治疗 俗话说“家是一个人心灵停靠的港湾”，因此有效的家庭治疗技术能改善家庭成员间不和谐的交流习惯或模式，促进家庭成员间的正面沟通。

3. 美沙酮维持治疗 如果经过上述治疗，患者仍未戒毒成功，可用美沙酮维持治疗，以改善患者社会功能，且可以降低吸毒者因吸毒问题扰乱社会、家庭，引起各种传染病（如 HIV）的传播。

三、酒精所致精神障碍

酒精是世界上应用最为广泛的成瘾物质之一，有数据显示，中国目前饮酒人数已超过 5 亿人。一次大量饮酒便可出现精神异常，如果长期大量饮酒，则会引起脑功能减退及各种精神障碍（如戒断反应、记忆及智力障碍等），患者在躯体、心理方面都会受到不同程度的损害。

（一）酒精的吸收与代谢

经口摄入的酒精，多数在小肠的上部吸收，经血液循环进入全身的脏器，大部分在体内先后代谢为乙醛、乙酸、水和二氧化碳。

酒精主要在肝脏代谢，由两大系统完成，即乙醇脱氢酶系统和微粒体乙醇氧化系统。大部分的酒精是通过乙醇脱氢酶系统代谢的，乙醛脱氢酶是其中的限速酶。

（二）酒精的药理作用

人对酒精的敏感性不一样，具体反应差异很大。酒精对人体的作用主要是抑制，首先抑制人的大脑皮层，皮层下得以释放，情绪放开；随着饮酒量增加，抑制进一步加深，皮层下也受到抑制，便出现醉酒状态，表现为对周围事物的反应降低，伴随感觉迟钝，判断力、记忆力受损、自控力下降，动作不稳、构音含糊等表现；再严重时，大脑处于高度抑制状态，使人醉倒不起，可有呕吐、便溺，自己全然不知。当血液浓度超过 0.40% 时，则可能出现昏迷、呼吸心跳抑制，引起死亡的可能性很大。

酒精对身体的作用可分为急性及慢性影响。其急性作用主要表现为急性胃、食道黏膜损伤及出血等，慢性作用指长年累月大量饮酒后，各种脏器均可受到影响。

（三）酒精所致精神障碍

1. 急性酒中毒

（1）普通醉酒 又称单纯醉酒状态，是由一次大量饮酒引起的急性中毒，临床症状的严重程度与患者血液中酒精含量及酒精代谢速度有关。醉酒初期主要表现为自我控制能力减退，情绪兴奋，言语增多和易激惹的特点。若醉酒进一步加重，可出现嗜睡、昏睡等意识障碍。一般可以自然恢复，没有后遗症。

（2）病理性醉酒　指因过度疲劳、使用药物或长期严重失眠促发的一种由小量饮酒引起的精神病性发作。患者饮酒后，急剧出现定向力障碍，常伴恐怖性幻视和被害妄想，常突然产生攻击性，如伤人、毁物等。可持续数分钟、几小时甚至一整天，随着患者进入酣睡状态而停止发作。在清醒后，患者对发作过程不能回忆。

2. 慢性酒中毒

（1）依赖综合征　俗称“酒瘾”，是由长期饮酒导致的一种特殊的心理状态。患者间断或持续出现对酒渴求，若停止饮酒或饮酒量减少，会出现心身方面的戒断表现。常见的戒断反应有：

1）单纯性戒断反应　长期大量饮酒后停止或减少饮酒量，在数小时后出现手、舌或眼睑震颤，并有恶心或呕吐、失眠、头痛、焦虑和自主神经功能亢进，如心跳加快、出汗、血压增高等，少数患者可有短暂性幻觉或错觉。

2）酒精性幻觉症　患者因长期饮酒引起的一种幻觉状态，患者在突然减少或停止饮酒后1～2天内出现的大量丰富鲜明的幻觉，以幻视多见，也可有幻听，持续时间不定，可以几小时，也可以几个月。发病过程中意识清晰。

3）震颤谵妄　是在慢性酒精中毒或长期酒精依赖的基础上，突然停酒或减少饮酒量48小时后出现，表现为短暂的、伴有躯体症状的急性短暂意识模糊状态。发作时患者意识不清，存在时间和地点定向障碍，以及生动而鲜明的幻觉或错觉、全身粗大肌肉震颤和行为紊乱三联征，严重时可危及生命。

4）癫痫样发作 多在停饮后12～48小时后出现，多为大发作。

（2）酒中毒性脑病

1）柯萨可夫综合征（Korsakoff's syndrome）　见本章第三节。大多数患者为急性脑病的后遗症，也可能是慢性酒精中毒的结果。

2）韦尼克脑病（Wernicke encephalopathy）　是最严重的酒精中毒性脑病，起病急骤，临床表现以精神错乱、眼球运动异常、共济失调三联征为特征，常常与维生素 B_1（即硫胺素）缺乏有关。

3）酒精性痴呆（alcohol dementia）　指在长期、大量饮酒后出现的持续性智力减退，表现为短期、长期记忆障碍，抽象思维及理解判断障碍，人格改变，部分患者有皮层功能受损表现，如失语、失认、失用等。酒精性痴呆一般不可逆。

4）酒精性妄想症　患者在意识清晰的情况下出现妄想，以嫉妒妄想最常见，也可出现被害妄想等。患者无端怀疑配偶不忠，为此常有家暴行为。

5）人格改变（personality change）　患者只对饮酒有兴趣，变得以自我为中心，不关心他人，责任心下降，说谎等。

（四）治疗

1. 急性酒中毒的治疗

（1）轻度的急性酒中毒　一般不需要特殊治疗。只需要卧床休息，注意保暖可自行恢复。

（2）中重度急性酒中毒　可根据情况选择药物，可使用促醒药物（如纳洛酮）、促酒精代谢药物（如美他多辛）、镇静剂（如氟哌啶醇、奥氮平、地西泮等）

（3）中重度急性酒中毒　根据情况可采取药物结合洗胃甚至血液净化的治疗方式。

2. 慢性酒中毒的治疗　戒酒是能否成功治疗的关键。轻者可一次性戒酒，重者可采用递减法逐渐戒酒，以避免出现严重的戒断症状危及生命。

（1）单纯戒断症状　在临床上常用苯二氮䓬类药物缓解戒断症状。首次即给较足的量，可以较好的防治震颤谵妄、戒断性癫痫发作。应特别注意苯二氮䓬的用药时间不宜太长，以免发生药物依赖。

（2）震颤谵妄　为患者构建安静、光线不宜较弱的环境。如有明显的意识障碍、恐怖性幻觉、错觉、行为紊乱，需要有人看护，以免发生意外。注意预防各种感染，特别是肺部感染。

镇静：苯二氮䓬类应为首选，如果口服困难应选择注射途径。

控制精神症状：可选用氟哌啶醇，肌内注射。

其他：包括纠正水、电解质紊乱和酸碱平衡失调，补充大剂量维生素等。

（3）幻觉、妄想　用抗精神病药物治疗有效。剂量不宜太大，在幻觉、妄想控制后可考虑逐渐减药。

（4）酒精性癫痫　不常见，可选用丙戊酸类或苯巴比妥类药物。

3. 辅助治疗

（1）酒增敏药　戒酒硫能抑制肝细胞乙醛脱氢酶，使酒精代谢停留在乙醛阶段，出现面部发热、潮红，甚至精神错乱、休克等显著的体征或症状。因此，应特别警告患者不要在服药期间饮酒。

（2）抗酒渴求药　研究发现阿片受体阻滞剂纳屈酮能减少实验动物饮酒量，能减少酒依赖患者饮酒量和戒酒后的复发率。研究表明 GABA 受体激动剂乙酰高牛磺酸钙也有一定的抗渴求作用，能减少戒酒后复发。

（3）治疗精神障碍共病　许多酒依赖患者同时也患有其他精神障碍，常见的有抑郁症、焦虑症、强迫症等，可能是导致酒依赖的原因，也可能是其结果，都应给予相应治疗。

（4）康复治疗与预防　当患者戒酒、回归社会后，应该采取综合干预措施防止复发，如鼓励患者积极参与各种文体活动，促进职业康复等。

第五节　精神分裂症

微课

PPT

一、概述

精神分裂症是一组本质特征尚未明了，在病因、临床表现、治疗效果差异很大的一组疾病。其临床表现涉及知、情、意方面的异常，具体表现在不同患者甚至同一患者的不同时期会有不同。多从青壮年期起病，对患者的影响往往较严重，是最常见的重性精神病之一。

精神分裂症的发病率与患病率在世界各国大致相等，终生患病率约 1%，均与家庭经济水平呈负相关。

二、病因与发病机制

（一）遗传

家系调查、双生子及寄养子研究均发现遗传因素在精神分裂症的发生中起重要主导作用，但具体遗传模式尚不清楚。

（二）神经生化

1. 多巴胺假说　中脑边缘通路多巴胺（dopamine，DA）功能活动亢进与此病的阳性症状有关，中脑皮质通路 DA 功能低下可能与此病的阴性症状和认知缺陷有关。

2. 其他假说　如谷氨酸假说、5－羟色胺假说及 γ－氨基丁酸（GABA）假说等，目前也已经有了较多的研究，取得了一些成果。

（三）心理社会因素

常见的心理社会因素包括文化、职业、社会阶层、应激事件及不健全的人格等。

三、临床表现

临床症状与体征复杂多样，不同个体，即使是同一个体，在疾病不同阶段的临床表现可有很大差异。因此，仅仅依据横断面的精神状况检查难以确立诊断。

（一）前驱期症状

前驱期症状是指在明显的精神病性症状出现前，患者所表现出的一些非特异性症状。多数患者的前驱期症状持续数月至数年，期初难以与此病联系，常在诊断确定后才去回顾性的诊断。最常见的前驱期症状包括情绪改变、思维改变（如一些古怪或异常的观念）、感知改变（如片刻的幻觉等）、行为改变（如社交退缩或工作能力下降等）、躯体改变（如睡眠或食欲的改变、躯体疼痛感等。）

（二）显症期症状

大量研究提示，精神分裂症患者的症状主要包括5个症状群：幻觉、妄想症状群；瓦解症状群；阴性症状群；焦虑抑郁症状群及激越症状群。其中，前二类又称为阳性症状群。阳性与阴性症状群对诊断精神分裂症特异性较高。

1. 阳性症状 阳性症状是异常心理过程的出现，主要包括幻觉、妄想症状群和瓦解症状群（言语及行为的紊乱）。

（1）幻觉 所有幻觉均可出现，但以幻听最常见。一般在意识清晰状态下出现言语性幻听，如评论性、争论性或命令性幻听常常指向精神分裂症的诊断。幻视亦较常见，而幻嗅、幻味和幻触并不常见。

（2）妄想 是此类患者出现频率最高的症状之一。同一患者可存在一种或几种妄想，以被害、关系、钟情、嫉妒、非血统、宗教和躯体妄想多见。

（3）瓦解症状群 瓦解症状群包括思维形式障碍、行为障碍（怪异行为和紧张症行为）及一部分情感障碍。

思维形式障碍指思维的速度、数量、连贯性、自主性、逻辑性等方面的紊乱，可以通过患者的言语或书写内容客观地观察到，包括思维贫乏、持续言语、思维散漫、思维破裂、语词杂拌、语词新作、思维被夺走、思维被广播、逻辑倒错性思维等。

行为障碍主要表现为单调、重复或缺乏目的之行为，可以是单个肢体或涉及躯体和四肢的细微运动或粗大动作，可以表现为作态、模仿动作、刻板动作、精神运动性抑制等。

不适当的情感指患者的情感表达与外界环境甚至与自己的内心体验都很不协调的临床表现，如情感倒错、持续独自发笑，或表现为幻想性质的狂喜狂悲、宗教性的极乐状态，对灵魂出窍、宇宙毁灭的恐惧等。

2. 阴性症状 阴性症状是指正常心理功能的缺失，包括知、情、意方面的缺陷。意志减退和愉快感缺乏是最常见的阴性症状。

（1）言语贫乏（alogia） 属于阴性的思维障碍，指言语减少甚至缺乏。如果患者的语量不少而内容空洞、单调，缺乏意义则属于瓦解症状。

（2）快感缺乏（anhedonia） 表现为患者不能从日常活动中发现和获得愉快感，尤其是对即将参与的活动缺乏期待感。

（3）情感迟钝（affective blunting）　表现为不能理解和识别别人的情感表露和（或）不能正确的表露自己的情感。此症状是社会功能不良、治疗效果差的重要预测因子。

（4）意志减退（avolition）　指患者从事有目的性的活动的意愿、动机的减退或丧失。

（5）社交退缩（social withdrawal）　表现为对社会关系的冷淡及社交兴趣的减退或缺乏，患者难以体会到亲情与友爱，少与家人、亲友交往，不主动参与社交活动。

3. 焦虑、抑郁症状　约80%的精神分裂症患者在其疾病过程中会体验到明显的抑郁、焦虑情绪，尤以疾病的早期和缓解后期多见，可能是疾病的一部分，也可能是药物的不良反应或患者对自己精神病态的担忧所引起。抑郁情绪明显的患者常具有较少的阴性症状，预后也较好，但发生自杀和物质滥用的风险相对更高。

4. 激越症状　主要表现为以下两种情况。

（1）攻击暴力（violence）　有些患者可出现激越、冲动控制力和社交敏感性的降低，比如不顾及后果的随意将东西摔在地上，严重者可出现冲动攻击与暴力行为。暴力攻击行为的最佳因子为既往的攻击、暴力行为史，其他高危因素包括男性患者、反社会型人格、品行障碍及受幻觉妄想的支配等。

（2）自杀　20%～50%的精神分裂症患者在其疾病过程中可以出现自杀企图最终死于自杀者约为5%。自杀行为多发生在疾病的早期，或在入院、出院不久时发生。引起自杀最可能的原因是抑郁症状，常见的促发因素有虚无妄想、命令性幻听及逃避精神痛苦和物质滥用等。在抗精神病药物中，氯氮平对降低精神分裂症患者的自杀意念更有效。

5. 定向、记忆和智能精神分裂症　患者对时间、空间和人物定向一般正确，意识也通常清晰，一般的记忆和智能没有明显障碍，但作为一个群体，精神分裂症患者表现出一系列较高级的认知功能缺陷。

6. 自知力　在疾病发作期，精神分裂症患者常缺乏自知力，致使患者不配合治疗。而自知力的恢复情况，是患者病情减轻的一个指标。

四、诊断与鉴别诊断

（一）诊断要点

1. 症状特点　到目前为止，尚未发现对诊断精神分裂症绝对特异性的症状，临床上常选择一些相对特异性的症状和（或）症状群。一般来说，在意识清晰的基础上，患者出现下述症状，并持续较长时间，就提示有精神分裂症的可能，出现的症状条目越多，诊断精神分裂症的信度和效度就越高。

（1）思维鸣响，思维插入，思维被撤走以及思维被广播。

（2）被影响、被控制或被动妄想；妄想性知觉。

（3）言语性幻听、假性幻听。

（4）与文化不相称且根本不可能的其他类型的持续性妄想，如具有某种宗教或政治身份，或超人的力量和能力（例如能控制天气，或与另一世界的外来者进行交流）。

（5）伴有转瞬即逝的或未充分形成的无明显情感内容的妄想、或伴有持久的超价观念、或连续数周或数月每日均出现的任何感官的幻觉。

（6）思维中断或若干无关的插入语，导致言语不连贯，或不中肯或词语。

（7）紧张性行为，如兴奋、摆姿势，或蜡样屈曲、违拗、缄默及木僵。

（8）阴性症状，如显著的情感淡漠、言语贫乏、情感反应退钝或不协调，常导致社会退缩及社会功能的下降。

2. 病程特点　精神分裂症大多为持续性病程，仅少数患者在发作间歇期可基本恢复到病前水平。

按照 ICD－10 的诊断标准，首次发作者通常要求在 1 个月及以上时期的大部分时间内确实存在上述症状条目 1～4 中至少一个或 5～8 中来自至少两组症状群中的十分明确的症状。

（二）鉴别诊断

只有排除与本病类似的其他疾病，本诊断才可确立，这一点在精神分裂症的诊断方面至关重要。

本病需要与神经认知障碍与精神活性物质所致继发性精神病性症状、伴有精神病性症状的心境障碍及分裂样精神障碍等其他有精神病性症状的疾病鉴别。

五、病程与预后

（一）病程

精神分裂症的典型病程特征是：多在青少年期起病，绝大多数患者会有数天至数年不等的前驱期。一旦发病，大多数会呈现恶化、缓解交替的病程，每复发一次，导致功能进一步退化。总体上讲，随着病程的进展，阳性症状会变得缓和，而阴性症状会愈发严重。

（二）预后

一般认为，女性，已婚，初发年龄较大，急性或亚急性起病，病前性格开朗、人际关系好、职业功能水平高，以阳性症状为主，情感症状成分较多，家庭社会支持多，家庭情感表达适度，治疗及时、系统，维持服药依从性好等指标常是提示结局良好的因素。反之，是为结局不良的指征。

六、治疗与康复

抗精神病药物治疗是精神分裂症患者首选的治疗措施，而心理社会干预等措施在患者病情的控制、康复中都占用重要位置，均应该贯穿整个治疗过程。住院治疗的指征包括有潜在危险者（自杀、攻击暴力或共患严重躯体疾病及生活自理困难等）治疗不合作者、诊断不明确者、需要调整治疗药物方案者。

（一）药物治疗

1. 药物治疗原则　建议早期、适量、全疗程、单一、个体化用药的原则。一般首选口服治疗，对某些兴奋、激越患者可选择短期内非口服给药方式治疗。抗精神病药物治疗一般避免突然停药，除非出现某些紧急情况。

2. 药物选择原则　主要应用抗精神病药。根据患者的具体病情，对药物治疗的依从性、耐受力及效果，既往治疗的体验、年龄方面综合考虑选择药物。对两种不同作用机制的抗精神病药物经适当治疗反应不佳者，建议选用氯氮平治疗；对口服药物治疗依从性不佳的患者，可选用长效注射针剂（尤其是第二代抗精神病药物）。如患者持续出现焦虑、抑郁或敌意等症状，可合用相应的药物或电抽搐治疗（electroconvulsive therapy，ECT）等方法对症处理。

3. 药物治疗程序　急性期治疗至少 4～6 周；巩固期治疗至少 6 个月；维持期治疗视患者个体情况而定，对于首发、缓慢起病患者维持治疗时间至少 5 年，5 年内有 2 次及以上发作者应长期维持治疗。

（二）非药物治疗

1. 物理治疗　常用的有改良电痉挛治疗和经颅磁刺激治疗。

2. 心理与社会干预　主要包括行为治疗（主要为社会技能训练）、家庭干预及社区服务。

第六节　心境障碍

PPT

心境障碍是指一组以显著而持久的心境高涨或心境低落为基本表现，并伴随相应思维及行为改变，具有高发病率、高复发率、高自杀率等特点的精神障碍。

一、抑郁障碍

（一）概述

抑郁障碍也称抑郁症，是指由多种原因引起的以显著、持久的抑郁症状群（与环境不相称的心境低落、愉快感缺失）为主要临床特征的一类心境障碍。

据 WHO 统计，平均每 20 人就有 1 人曾患或目前患有抑郁障碍。抑郁障碍发病的高峰年龄是 20－60 岁，女性患病率是男性患病率的 2 倍。

抑郁障碍在所有精神障碍造成的疾病负担中贡献最大。自杀是抑郁障碍患者最为严重的后果之一，在所有自杀者中约 50% 可能符合抑郁障碍的诊断。

（二）病因与发病机制

抑郁障碍的病因及发病机制复杂，目前尚未完全阐明，其可能是生物因素、心理因素及社会环境因素等共同作用的结果。生物因素主要与遗传、神经生化［去甲肾上腺素（noradrenaline，NE）能、多巴胺（dopamine，DA）能和 5－羟色胺能神经递质系统的功能低下］和神经内分泌（皮质醇分泌节律紊乱）有关；心理社会因素主要与亲人丧失、婚姻关系不良、失业、严重躯体疾病等生活中的应激事件及患者自己的个性有关。

（三）临床表现

抑郁障碍的临床表现可分为核心症状、心理症状群与躯体症状群，有些症状常常是相互重叠的，很难简单划一。

（四）临床分型

ICD－11 精神与行为障碍（草案）与 DSM－5 对抑郁障碍的临床分型略有差异，此处介绍的临床分型以 ICD－11 分类为据。

1. 单次复发抑郁障碍 单期抑郁症的特征是在没有既往抑郁发作史的情况下，出现或有过一次抑郁发作。

2. 复发性抑郁障碍 复发性抑郁症的特征是病史或至少两次抑郁症发作间隔至少几个月，且无明显情绪障碍。以前从未有过躁狂、轻度躁狂或混合发作。

3. 恶劣心境 过去称为抑郁性神经症，特征是持续的抑郁情绪（即持续 2 年或更长时间），一天中的大部分时间，持续的时间多于不持续的时间。在疾病的前 2 年，从未有 2 周的症状数量和持续时间足以满足抑郁发作的诊断要求。没有躁狂，混合，或轻度躁狂发作的历史。

4. 混合性抑郁和焦虑障碍 出现焦虑和抑郁症状的天数多于两周或两周以上。单独考虑，这两组症状都不够严重、太多或持久，不足以证明诊断是另一种抑郁症或焦虑相关的障碍。这些症状导致个人、家庭、社会、教育、职业或其他重要功能领域的严重痛苦或严重损害。没有躁狂或混合发作的历史。

（五）评估、诊断与鉴别诊断

1. 评估和诊断 为了明确抑郁障碍的诊断，必须对存在抑郁症状的患者进行全面的心理、社会和生物学评估，了解患者是否存在其他精神症状和躯体问题，最终明确诊断。

诊断标准包括三条核心症状：①心境低落；②兴趣和愉快感丧失；③精力降低（表现为劳累增加和活动减少）。七条附加症状：①注意力降低；②自我评价和自信降低；③自罪观念和无价值感；④认为前途暗淡悲观；⑤自伤或自杀的观念或行为；⑥睡眠障碍；⑦食欲改变。

（1）轻度抑郁　具有至少2条核心症状和至少2条附加症状，且患者的日常工作和社交活动有一定困难，对患者的社会功能轻度影响。

（2）中度抑郁　具有至少2条核心症状和至少3条（最好4条）附加症状，且患者的工作、社交或生活存在相当困难。

（3）重度抑郁　3条核心症状都存在和具备至少4条附加症状，且患者的社会、工作和生活功能严重受损。

（4）伴有精神病性症状　符合中、重度抑郁发作的诊断标准，并存在妄想、幻觉或抑郁性木僵等症状。

诊断抑郁发作时，一般要求病程持续至少2周，并且存在具有临床意义的痛苦或社会功能的受损。

2. 鉴别诊断

（1）精神分裂症　患者可以出现抑郁症状，具体有三种情况：①伴发抑郁症状：抑郁症状是精神分裂症症状一部分，多在精神分裂症发病前3个月出现。②继发抑郁症状：出现在有一定自知力的患者，对本病的病耻感，加上工作变动、亲人的异样态度、婚姻变故等，有较高的自杀风险，需要引起足够重视，有效的评估和干预。③药源性抑郁：一些抗精神病药可引起抑郁，如氟哌啶醇、氯丙嗪等。

（2）躯体疾病　躯体疾病可使人出现抑郁症状，抑郁障碍也可以出现躯体症状，但其发病顺序不同，具体表现也有差异，例如前者的心情低落常与其对疾病的负性认知有关，而后者的抑郁症状无一定指向。

（六）治疗

1. 全病程治疗　全病程治疗是目前倡导的本病治疗的基本原则，可以改善抑郁障碍患者的预后，降低复燃、复发风险，分为急性期治疗、巩固期治疗和维持期治疗。

（1）急性期治疗（8～12周）　以控制症状为主，尽量达到临床痊愈。

（2）巩固期治疗（4～9个月）　以防止病情复燃为主，须保持与急性期治疗一致的方案，维持原药物种类、剂量和服用方法不变。

（3）维持期治疗　目前认为并非所有的抑郁症患者都需要维持治疗。对于有复发倾向的患者（例如第三次及以上复发的患者、有残留症状的患者、有明显的社会心理应激因素的患者），维持治疗期至少2～3年。维持期治疗结束后，若患者病情稳定且无其他诱发因素可缓慢减药直至停止，一旦发现有复发的早期征象，应迅速恢复治疗。

2. 个体化合理用药　选择抗抑郁药物时应遵循个体化原则，需结合患者的性别、年龄、躯体情况、是否同时使用其他药物、首发或复发等多方面因素，决定选择的药物和剂量。

3. 单一、足量、足疗程用药　抗抑郁治疗一般尽可能单一用药。一般药物治疗2～4周开始起效，如果足量药物治疗4～6周无效，换用同种类的其他药物或不同种类药物可能有效。对难治性患者（经过2种或以上不同种类抗抑郁药足量足疗程治疗后无明显疗效），可以联用药物以增加疗效。

4. 联合心理治疗　心理治疗可以对抑郁障碍起到辅助治疗的作用，巩固药物治疗效果，减少复发。包括支持性心理治疗、认知行为治疗、精神动力学治疗等。

5. 联合物理治疗　治疗抑郁症时，可根据具体情况适时联合电抽搐治疗、重复经颅磁刺激、深部脑刺激等物理治疗方法。

（七）预后

经过抗抑郁治疗，大部分患者的抑郁症状可得到缓解，其中约半数患者不再复发，但对于3次发作及以上或是未接受维持治疗的患者，复发风险可高达90%以上。

二、双相障碍

双相及相关障碍是以躁狂、混合或轻躁狂发作为主要表现的心境障碍。这些发作通常在病程中与抑郁发作交替出现，或与抑郁症状期交替出现。

双相情感障碍患病率男女比例为1∶1.2，可能与激素水平的差异，妊娠、分娩和哺乳，心理社会应激事件及应对方式等有关。

本病病因和发病机制尚不清楚，大量研究提示遗传因素、神经生化因素（5-HT、NE和DA的降低与抑郁发作有关，其升高与躁狂发作有关）和心理社会因素等对本病的发生有明显影响。

（一）临床表现

双相障碍典型临床表现可有抑郁发作、躁狂发作和混合发作。

1. 抑郁发作 抑郁发作的临床表现同抑郁障碍的临床表现。

2. 躁狂发作 躁狂发作的典型临床表现是“三高”症状，包括情感高涨、思维奔逸、活动增多。可伴有夸大观念或妄想、睡眠需求减少、冲动行为等。发作应至少持续一周，并有不同程度的社会功能损害，可给自己或他人造成危险或不良后果。

3. 混合发作 躁狂症状和抑郁症状可在一次发作中同时出现，如抑郁心境伴以连续数日至数周的活动过度和言语迫促，躁狂心境伴有激越、精力和本能活动降低等。如果在目前的疾病发作中，两类症状在大部分时间里都很突出，则应归为混合性发作。

（二）诊断与鉴别诊断

1. 诊断要点 双相障碍的诊断主要应根据病史、临床症状、病程及体格检查和实验室检查。

（1）症状特征 躁狂发作以显著而持久的情感高涨为主要表现，特征有欣快、易怒或扩张性，以及活动增加或能量增加的主观体验，同时伴其他特征性症状，如快速或有压力的说话、思想飞扬、自尊心或自大感增加、睡眠需求减少、注意力分散、冲动或鲁莽行为，以及不同情绪状态之间的快速变化（即情绪不稳定）。混合发作的特点是出现几个突出的狂躁症状和几个突出的抑郁症状，与狂躁发作和抑郁发作中观察到的症状一致，这些症状或同时出现，或非常迅速地交替出现（从一天到另一天或在同一天内）。轻躁狂发作一次或多次低躁狂发作和至少一次抑郁发作，其特征是情绪持续高涨或易怒、活动增加或主观体验到精力增加，并伴有其他特征性症状，如话语增多、思绪奔涌，自尊心增强、睡眠需求减少、注意力分散，以及冲动或鲁莽行为。症状代表了个体典型情绪、能量水平和行为的变化，但不足以造成明显的功能损害。

（2）病程特征 多数为发作性病程，发作间歇期精神状态可正常。躁狂发作是持续至少1周的极端情绪状态，轻躁狂发作是持续至少4天的较高情绪状态，混合发作是至少2周的出现显著的躁狂和抑郁症状之间的混合或非常快速的交替的情绪障碍。

（3）躯体和神经系统检查以及实验室检查 一般无阳性发现，脑影像学检查结果可供参考。家族中特别是一级亲属有较高的同类疾病的阳性家族史。

2. 诊断分型

（1）双相障碍 ICD-11将双相障碍分为两个亚型。双相Ⅰ型（BP-Ⅰ）：是临床上最常见的情感障碍，有一次或多次躁狂发作或混合发作，又有抑郁发作。双相Ⅱ型（BP-Ⅱ）：指有明显的抑郁发作，同时有一次或多次轻躁狂发作，但无躁狂发作。

（2）环性心境障碍 环性心境障碍的特点是在至少两年内情绪持续不稳定，涉及许多低躁狂（如欣快、易怒等）和抑郁的时期（如情绪低落、对活动兴趣减退、疲劳）。低躁狂症状可能不很严重，也可能持续时间不长，不符合躁狂发作诊断标准。抑郁症状从未严重到足以满足抑郁症发作的诊断要求。

症状导致患者严重痛苦和（或）导致个人、家庭、社会、教育、职业或其他重要功能的严重损害。

3. 鉴别诊断 需要鉴别的疾病有继发性心境障碍（神经认知障碍、精神活性物质所致精神障碍）、精神分裂症、抑郁障碍及人格障碍等。

4. 治疗

（1）治疗原则　双相障碍的治疗原则同抑郁障碍。

（2）治疗药物

1）心境稳定剂　双相障碍治疗的基础药物与抑郁障碍有区别。双相障碍（包括躁狂发作期、抑郁发作期及间歇期）的药物治疗以心境稳定剂为主，主要包括锂盐（碳酸锂）和抗癫痫药（如卡马西平、丙戊酸盐及拉莫三嗪等）。第二代抗精神病药物（如喹硫平、奥氮平及利培酮等），也有一定的心境稳定作用，可作为候选的心境稳定剂使用。

2）抗抑郁药物　研究显示，抗抑郁药物有使双相障碍的抑郁期转为躁狂期的可能，因此目前主张轻至中度的双相抑郁不选用抗抑郁药物，仅单用心境稳定剂。重度或持续的双相抑郁，可以在心境稳定剂的基础上加用抗抑郁药物，但应在抑郁症状缓解后尽快撤用抗抑郁药物。

3）物理治疗　双相障碍也可使用电抽搐或改良电抽搐、经颅磁刺激等物理治疗方法。

第七节　焦虑与恐惧相关障碍

PPT

焦虑和恐惧相关障碍的特点是过度的恐惧和焦虑以及相关的行为障碍，其症状严重到足以导致个人、家庭、社会、教育、职业或其他重要功能领域的严重痛苦或严重损害。恐惧和焦虑是密切相关的现象；恐惧代表了对当前感知到的迫在眉睫的威胁的反应，而焦虑则更加面向未来，指的是感知到的预期威胁。

一、广泛性焦虑障碍（GAD）

广泛性焦虑症又称慢性焦虑障碍，特点是有明显的焦虑症状，这种症状至少持续数月，表现为普遍忧虑或过度担心，集中在多个日常事件上，最常涉及家庭、健康、财务、学校或工作，同时还有其他症状，如肌肉紧张或不自主动作、交感自主神经过度活动、主观紧张体验、易怒或睡眠障碍等。这些症状在个人、家庭、社会、教育、职业或其他重要的功能领域造成了严重困扰或伤害。这些症状不是其他健康状况的表现，也不是由于某种物质或药物对中枢神经系统的影响所致。

（一）临床表现

呈慢性或亚急性起病，病初常有诱发因素存在，多反复发作。主要表现包括精神性焦虑、躯体性焦虑、自主神经功能紊乱等。

1. 精神性焦虑 焦虑症状的核心是过度担心，表现为对未来的或不确定事件的过度担心或不安，常伴有惊跳反应、难以集中注意力、睡眠障碍、易激惹等。

2. 躯体性焦虑 表现为运动性不安与肌肉紧张。前者如搓手顿足、坐立不安、无目的动作增多等。后者为主观上的一组或多组肌肉不自然的紧张感，可有肌肉酸痛，多见于颈、肩部位疼痛，紧张性头痛也很常见，严重时可出现肢体、语音发颤。

3. 自主神经功能紊乱 表现为头晕头痛、胸闷气短、心慌、口干、消化道症状，泌尿系统症状、性功能紊乱等。

4. 其他症状 广泛性焦虑障碍患者常合并疲劳、抑郁、强迫、恐惧、惊恐发作及人格解体等症状，但这些症状常不是疾病的主要临床相。

关于焦虑严重程度，目前常用评估工具是医师用汉密尔顿焦虑量表（HAMA）。

（二）诊断与鉴别诊断

1. 诊断要点 必须在至少6个月内的大多数时间存在原发焦虑症状，这些症状通常应包含以下要素。

（1）过度的焦虑和担忧（为将来的事情烦恼）。

（2）运动性不安或肌肉紧张。

（3）自主神经紊乱。

2. 鉴别诊断

（1）躯体疾病或物质应用相关焦虑 当焦虑症状可能由躯体疾病引起时，通过询问病史、临床和实验室检查可以明确诊断。

（2）精神障碍相关焦虑 其他焦虑障碍、心境障碍及精神分裂症等也可导致焦虑，但最主要的还是相关疾病的特征表现。

（三）治疗

药物治疗和心理治疗的综合应用是获得最佳治疗效果的方法。

1. 药物治疗

（1）苯二氮䓬类 对GAD有确切疗效，但副作用较多，如可致嗜睡、肌肉松弛、依赖等。

（2）抗抑郁药或新型抗焦虑药 SSRIS和SNRIS等抗抑郁药物（如帕罗西汀、文拉法辛）、5-HT1A受体的部分激动剂（如丁螺环酮、坦度螺酮）是对GAD有效，且药物不良反应少，患者接受性好，适合长期应用的药物。

根据抗抑郁药、新型抗焦虑药起效较慢、无成瘾性，而BZDs药物起效快，但长期使用有成瘾性的特点，临床上多在早期将BZDs与SSRIs/SNRIs或新型抗抑郁药物合用，维持2～4周，然后逐渐停用BZDs药物，剩余药物可根据情况较长期应用。

（3）其他药物 肾上腺素能受体阻滞剂对心慌、血压升高等躯体焦虑的缓解有一定作用。氟哌噻吨、美利曲辛也可缓解焦虑，但有较多副作用，不宜长期使用。

2. 心理治疗

（1）支持心理治疗 给予患者无条件的积极关注，对患者进行疾病的健康教育，给以必要的解释和保证，让其认识自己的焦虑症状，可以起到一定的稳定情绪的作用。

（2）认知行为治疗 患者常有2种错误认知：一是过高估计负性事件发生的概率；二是将结果想的太严重。治疗者要针对患者的认知误区进行认知重建。同时可用松弛训练、呼吸控制训练等躯体措施帮助缓解焦虑。

二、惊恐障碍

惊恐障碍（panic disorder，PD）又称急性焦虑障碍，主要特点是突然发作的、不可预测的（不限于特定的刺激或情况）、反复出现的、强烈的惊恐体验（伴濒死感或失控感），一般历时5～20分钟，并伴有自主神经功能失调的症状。

（一）临床表现

惊恐障碍的特点是不可预测的突发惊恐（典型症状如头晕、心悸、胸闷、出汗、震颤、恶心等不同组合，常伴有濒死感、失控感），随即缓解（通常持续20～30分钟，很少超过1小时），间歇期有预期焦虑（担心再发、担心发作的后果），部分患者有回避行为如回避那些自以为能引起发作的场所或因素）。

（二）诊断与鉴别诊断

1. 诊断要点

（1）患者以惊恐发作为主要临床症状。

（2）发作后存在不同程度的继发表现：持续担心再次发作，担心发作的不良后果及影响，有回避行为。

（3）只有排除其他临床问题，才能诊断为惊恐障碍。

2. 鉴别诊断 本病需要与躯体疾病、药物使用或精神活性物质滥用或戒断及其他精神障碍所致惊恐发作鉴别。

（三）治疗

1. 药物治疗 治疗原则同 GAD，急性期常用 SSRIs 等新型抗抑郁药与 BZDs 搭配使用，一段时间后，缓慢撤去 BZDs，转入巩固和维持期治疗，时间至少 1 年。

2. 认知行为治疗 认知行为治疗通常分三步：首先让患者了解惊恐障碍的性质和表现。然后是内感受性暴露脱敏，将患者暴露于自己以为的可能引起惊恐发作的场景里，使患者注意这些感受，从而耐受并控制这些感受，以减少或不再出现惊恐发作。最后是认知重构，将患者原来的“我将晕倒”“我将死去”这些失控和濒死的错误进行重构，让其发现惊恐发作导致的结果与既往的认识有很大差距，只是当时的错觉而已，其严重程度并不会真的致人死亡或留下其他严重的后遗症。

三、分离性焦虑障碍

分离性焦虑障碍（separation anxiety disorder）一般起病于童年早期阶段，患者与所依恋的人（通常是父母或其他照料者）分别而产生的过度焦虑，其持续时间和严重程度大大超出同龄儿童在分离场合的常见水平，出现痛苦的躯体症状或做噩梦，并且明显影响到其社会功能。

（一）临床表现

多起病于 6 岁以前，表现为与依恋对象离别前过分担心依恋对象可能遇到伤害，或者一去不复返。过分担心依恋对象不在身边时将发生自己走失、被绑架、被杀害或住院等不良情况，以至可能自己再也见不到亲人。每次离别时出现头痛、恶心、呕吐等躯体症状，或因害怕离别而不想上学。有的患者在没有依恋对象陪同情况下绝不外出活动，晚上没有依恋对象在身边时不愿意上床就寝，或反复出现与离别有关的噩梦，夜间多次惊醒。

（二）诊断

18 岁以下患者有上述临床表现之一，病程持续 1 个月以上，达到严重干扰患者的正常生活、学习和社交活动的程度，排除广泛性发育障碍、精神分裂症、心境障碍、广泛焦虑和恐惧情绪等，则可做出相应诊断。

（三）治疗原则

以心理治疗为主，一般无需药物治疗（严重的患者，可酌情短时间使用 BZDs 药物或具有抗焦虑作用的抗抑郁药物）。主要心理治疗方法有支持性心理治疗、家庭治疗和行为治疗。

四、场所恐怖症

广场恐怖症又称为场所恐惧障碍，特点是对可能难以逃脱或无法得到帮助的多种场所产生明显和过度恐惧或焦虑，患者主动回避这些场所，严重到足以导致个人、家庭、社会、教育、职业或其他重要功能领域的严重痛苦或损害。

（一）临床表现

广场恐怖症主要表现为患者害怕处于被困、窘迫或无助的环境。患者在这些自认为难以逃离、无法获助的环境中恐惧不安。这些环境包括乘坐公共交通工具（公交汽车、火车、地铁、飞机），在拥挤的人群或排队，剧院、商场、车站、电梯等公共场所，在广场、山谷等空旷的地方，患者因而回避这些环境，甚至可能完全不能离家。患者常常有期待性焦虑，持续地恐惧下一次发作的可能场合和后果；患者恐惧的程度可以是焦虑不安，此时称为场所恐惧不伴惊恐发作，而恐惧达到惊恐发作时称为场所恐惧伴惊恐发作。长期患病可共病抑郁障碍、酒精等物质滥用等。

（二）诊断与鉴别诊断

1. 诊断 当患者处于一个以上场景时诱发惊恐发作，排除其他疾病后，可诊断为广场恐怖症。

如果患者没有惊恐发作，只要在以下两个或两个以上情景时（使用公共交通工具；处于开放空间；处于密闭空间；站队或在人群中；独自离家外出）产生焦虑都可以诊断为广场恐怖症。

2. 鉴别诊断

（1）正常恐惧　正常人的恐惧具有合理性，与周围大多数人表现一致，而广场恐怖症的恐惧对象、程度及对功能的影响超过了周围一般人。

（2）其他焦虑障碍　广泛性焦虑障碍、惊恐发作及社交恐怖症等焦虑障碍都以焦虑为核心症状，但各有自己的临床特点和诱发因素，当诱发因素是场所时，即应考虑广场恐怖症的可能。

（3）特定恐惧症　特定恐惧症的特点是，在接触或预期接触一个或多个特定的物体或情境（如接近某些动物、飞行、高空、封闭空间、看到血或受伤）时，会持续出现明显和过度的恐惧或焦虑，这种恐惧或焦虑与实际危险不相称。与广场恐怖症的区别为特定恐怖症的恐怖情境是特定的，没有泛化，当处于这种处境时也没有引起惊恐发作。

3. 治疗

（1）心理治疗

1）行为疗法　是治疗广场恐怖症的首选方法，对恐惧环境的系统脱敏疗法或暴露疗法对恐惧症效果良好。

2）支持性心理治疗　支持性心理疗法包括使用心理动力学概念和治疗联盟来促进适应性应对。

（2）药物治疗　治疗原则可参照 GAD。

五、社交焦虑障碍

社交焦虑障碍（social anxiety disorder，SAD）又称社交恐惧症（social phobia），是以在社交场合持续紧张或恐惧，回避社交行为为主要临床表现的一类焦虑恐惧障碍。

（一）临床表现

社交焦虑症的特点是在一个或多个社交场合持续出现明显和过度的恐惧或焦虑，如交谈等社交互动、在感觉被观察的情况下做事（如在他人面前吃喝），或在他人面前表演。个人担心他或她的行为或表现出的焦虑症状会受到他人的负面评价。始终避免相关的社交场合，否则就会带着强烈的恐惧或焦虑去忍受。这些症状持续至少数月，而且严重到足以导致个人、家庭、社会、教育、职业或其他重要功能领域的严重困扰或损害。

（二）诊断与鉴别诊断

1. 诊断 依据典型的临床表现，持续不少于 6 个月，排除其他疾病即可诊断。

2. 鉴别诊断

（1）正常羞怯　有些人在人多时也可表现为羞怯和不安，但不会明显影响到其生活、学习或工作功能。

（2）其他　本病还需与躯体变形障碍、精神分裂症或广场恐怖症等疾病鉴别。

（三）治疗

治疗原则可参考场所恐怖症。

PPT

第八节　强迫症

强迫症（obsessive－compulsive disorder，OCD）是一种以反复出现的强迫观念、强迫冲动或强迫行为等为主要临床表现的精神障碍。多数患者认为这些观念和行为没有必要或不正常，违反了自己的意愿，但无法摆脱，为此感到焦虑和痛苦。其症状复杂多样，病程迁延，易慢性化，致残率较高，对婚姻、职业、情感、社会功能都有严重影响。尽管如此，很多患者早期并不主动寻求医治。

一、临床表现

强迫症的基本症状包括强迫观念和强迫行为。一些患者每天实施重复行为的会有 1～3 小时，严重时表现为持续的、顽固的侵入性思维或难以控制的强迫行为，导致社会功能丧失。

（一）强迫观念

1. 强迫思维　强迫思维是以刻板形式反复闯入患者头脑中的观念、表象或冲动思维，内容常涉及暴力、猥亵或根本毫无意义。患者虽然知道这些思维是属于自己的，往往试图控制自己，不让这些思维出现，但不成功。

2. 强迫穷思竭虑　患者对一些常见的事情、概念或现象反复思索，刨根究底，自知毫无现实意义，但不能自控。如反复思考“先有鸡还是先有蛋?”“天空到底是什么形状的?”

3. 强迫怀疑　患者反复对自己言行的正确性产生怀疑，容易导致反复检查、核对等强迫行为的表现。如怀疑门窗未关好、煤气没关等。

4. 强迫对立观念　患者听到、看到或者脑中出现一个观念或一句话，便不由自主地联想起与之对立的观念或词句。如听到“勤劳”，马上就联想到“懒惰”。

5. 强迫联想　当强迫症患者看到、听到或想到某事物时，就不由自主地联想到一些令人不愉快或不祥的情境。如，看见菜刀就会联想到有人拿着菜刀砍人等。

6. 强迫回忆　患者不由自主地反复在脑中呈现出经历过的事情，不能控制，无法摆脱，感到苦恼。

7. 强迫意向　患者反复体会到一种强烈的要去做某种违背自己意愿的事情的冲动，因患者知道这种冲动是非理性的、荒谬的，故努力控制自己不使其再产生，但内心冲动依然反复出现。如站在高处就想往下跳，看着热水就想往头上浇等。

（二）强迫行为

1. 强迫检查　患者往往先有强迫怀疑，为减轻这种强迫观念而采取的行为措施。常表现为反复检查门窗、煤气是否关好等，几次强迫检查后，患者的强迫怀疑可以有所减轻，严重者检查数十遍仍不放心。

2. 强迫洗涤　患者为了消除对脏物、毒物或病原体污染的担心而反复不断地洗手、洗澡或洗衣服、刷餐具等，多源于“别被污染或感染”这一强迫观念，可见双手皮肤角质层受损。有时候强迫洗涤也是一种强迫性仪式动作，如多洗几遍手，就能够欧逢凶化吉等。

3. 强迫询问　强迫症患者常常不相信自己的所见所闻，为消除此疑虑所带来的焦虑，常不厌其烦地询问他人（尤其是家人），以获得解释和保证，如反复询问自己是否说错话、做错事等。

4. 强迫计数　患者对数字发生了强迫观念，整日沉浸于无意义的计数动作中，即使对偶然碰到的电话号码、汽车牌号等都要反复默记，或反复不断地数路灯、楼梯、楼层等，浪费了大量时间而不能自控。

5. 强迫性仪式动作　是一些反复出现的、刻板的、过分的程序或仪式动作，通常是为了对抗某种强迫观念所致焦虑而逐渐发展起来的。如患者放鞋子时，一定要右脚的鞋子更靠前一点。这些仪式程序对他们来说往往意味着着吉凶祸福或逢凶化吉等。强迫性仪式动作可使患者做事情犹豫不决和做事情迟缓。

（三）回避行为

患者通常采用回避行为或者中和、随意的形式以减轻焦虑，故患者通常回避会诱发强迫思维和强迫行为的人、地点或事物。因为治疗使患者更多地暴露在诱发强迫症状的环境中，治疗过程中随着回避行为的减少，强迫行为可能一过性增加。

（四）其他

当面对诱发强迫思维和强迫行为的情境时，强迫症患者会经历很大的情绪波动。这些情绪反应包括明显的焦虑和（或）惊恐发作，强烈的厌恶感，和（或）对“不完美”感到痛苦或不安，直到事情看上去、感觉上或者听上去“恰到好处”。一般来说，焦虑或抑郁症状的加重或减轻一般会伴有强迫症状严重程度的平行变化。

二、诊断与鉴别诊断

1. 诊断

（1）症状表现须有强迫思维，伴或不伴有强迫行为。

（2）强迫症状须占据一定时间（如：每天出现 1 小时或以上）。

（3）强迫症状引起患者明显的痛苦，或导致患者生活、学习或社会功能等方面的损害。

2. 鉴别诊断　本病需要与精神分裂症、抑郁障碍、躯体畸形恐惧及嗅觉牵涉障碍等疾病鉴别。

三、治疗

对于多数 OCD 患者，药物与心理治疗同时或相继进行均比单独使用任一种治疗的效果要好。

1. 药物治疗

（1）急性期治疗　一般建议急性期治疗 10～12 周，药物选择应从推荐的一线药物中进行，足量（处方推荐的较高或最高剂量）足疗程开始。也可根据情况联合抗精神病药等其他药物。

（2）巩固期与维持期治疗　急性期治疗效果显著者，可进入为期 1～2 年的巩固期和维持期治疗。完成维持期治疗的患者，经系统评估后可考虑逐渐减药，每 1～2 个月减掉药物治疗剂量的 10%～25%，如症状波动，则加回到原来的治疗剂量，延长维持治疗时间。

2. 心理治疗　目前强迫症的主要心理治疗方法有行为疗法、精神分析疗法、认知疗法、认知行为疗法、森田疗法和支持性心理治疗等，其中，支持性心理治疗是最重要的支点。暴露和反应预防是治疗强迫障碍有效的行为治疗方法。

3. 物理治疗　目前可供选择的物理治疗方法有经颅磁刺激、改良电抽搐治疗、深部脑刺激、迷走神经刺激等。

第九节 分离障碍

PPT

分离障碍又称分离（转换）障碍，曾称癔症、歇斯底里。分离障碍是一类由精神因素作用于易感个体引起的精神障碍。一部分患者表现为分离性症状，另一部分患者表现为各种形式的躯体症状，其症状和体征不符合神经系统生理解剖特点，缺乏相应的器质性损害的病理证据。这些症状不能用其他精神障碍或躯体疾病解释，并导致个人、家庭、社会、教育、职业或其他重要领域中的功能受到严重损害。这些症状被认为是患者无法解决的内心冲突和愿望的象征性转换。

一、临床分类

在 ICD－11 中，分离障碍主要包括：

1. 分离性神经症状障碍　DSM－5 将其称之为转换障碍。分离性神经症状障碍（dissociative neurological symptom disorder）既往称为分离性运动和感觉障碍，是“转换”障碍的主要症状群，其最重要的临床特征是临床症状类似神经系统损伤，但查无实据。

2. 分离性遗忘症　分离性遗忘的主要特征是患者不能回忆重要的个人信息，通常是创伤性的或应激性的事件，遗忘内容广泛，甚至包括个体身份。分离性遗忘无法用正常的遗忘来解释，且不是由精神活性物质或神经系统及其他疾病的作用导致的。

3. 出神障碍　出神障碍的特点是出现意识改变，进入恍惚状态下，可丧失个人惯有的身份认同感（但没有被其他身份所取代），对周围环境的意识缩小，或异常狭窄。恍惚发作是反复出现的，如果诊断是基于单次发作，则发作至少持续数天。

4. 附体出神障碍　附体出神障碍的特点是恍惚状态，在这种状态下，个体的意识状态发生了明显改变，个体惯有的个人身份感被外部的“占有”身份所取代，个体的行为或动作被体验为被占有者所控制。占有性恍惚发作是反复发作的，如果诊断是基于单次发作，则发作至少持续数天。

5. 分离性身份障碍　分离性身份障碍（dissociative identity disorder）既往被称为多重人格障碍，患者身上存在两种或两种以上不同的身份或人格，每一种都表现出一种独特的自我体验，有独特的与自身、他人和世界的关系模式。在患者日常生活中，至少有两种分离的身份能够反复发挥作用，并反复对个人的意识和心理进行控制，所有其他的分离性症状都可出现在患者身上，如遗忘、神游、人格解体、现实解体等。

6. 部分分离性身份障碍　部分分离性身份识别障碍的特点是身份中断，其中有两个或两个以上的人格状态（分离性身份），与自我的意识明显不连续。一种人格状态是主导的，在日常生活中正常运作，但被一种或多种非主导性人格状态所侵扰（分离性侵扰）。非支配性人格状态不会反复地控制个人的意识和功能，但可能会有偶尔的、有限的和短暂的发作。

7. 人格解体－现实解体障碍　人格解体－现实解体障碍的特点是持续或反复出现去人格化、去现实化的体验，或两者兼而有之。去人格化的特点是体验到自我是陌生的或不真实的，或感觉与自己的思想、身体或行为分离，或仿佛自己是一个外部观察者。现实感丧失的特点是把其他人、物体或世界看成是奇怪的或不真实的（如像梦一样、遥远的、朦胧的、无生命的、无色的或视觉上扭曲的），或感觉与周围环境分离。在去人格化或去现实化的经历中，现实测试仍然保持完整。

二、临床特征

1. 多起病于青少年期，常常急性起病。

2. 初次起病与明显心理社会因素相关，可由直接的冲突、压力、刺激、他人暗示或自我暗示诱发，反复发作者可通过回忆、联想、面临相似处境等方式所诱发。

3. 症状复杂多样；但就同一患者而言，症状相对单一，每次发作的临床表现基本一致。

4. 可类似多种神经系统的疾病表现，但查体及相关辅助检查均未发现阳性证据。

5. 患者对疾病常常缺乏自知力，无求治意愿，不在乎症状本身问题，更关注他人对其疾病的态度，有“继发获益”的可能。

6. 共病现象突出，常常与边缘型人格障碍、表演型人格障碍、抑郁症、焦虑障碍、双相情感障碍、酒依赖等共病。

三、治疗原则

1. 心理治疗

（1）对患者的症状要积极关注，在整个治疗过程中给予支持性心理治疗。

（2）暗示治疗　是对本病有效的经典治疗方法。

（3）催眠疗法　寻找诱发、维持、强化患者症状的心理社会因素，并在催眠状态下，将其症状与其心理因素进行“分离”，达到治疗目的。

2. 药物治疗　针对患者的抑郁、焦虑等精神症状选择相应药物对症治疗。

第十节　躯体忧虑障碍与疑病障碍

PPT

躯体形式障碍（ICD－10 中的一个类别，包括躯体化障碍、疑病障碍等），在 ICD－11 被归于一个新类别，如躯体忧虑障碍，但躯体形式障碍中的疑病障碍被归为强迫性障碍。由于躯体忧虑障碍和疑病障碍有一些相似点，为了更好地对比讲述，将两者一起放于本节。

一、躯体忧虑障碍

躯体忧虑障碍是以患者持续存在躯体症状，但查体和辅助检查未发现与其对应的躯体疾患为特征的精神障碍。

（一）临床表现

1. 躯体忧虑障碍患者的共同临床特点

（1）所述症状复杂、多样，但未能找到明确的器质性依据。

（2）反复检查和治疗、疗效不好，医患关系不佳。

（3）获得的诊断名称含糊、多样，强化患者的疾病感。

（4）患者病前常有应激相关问题，病后的应激又加重了疾病感。

2. 躯体忧虑障碍的各系统常见临床表现

（1）呼吸循环系统的躯体症状　主要表现为多种多样、经常变化、反复出现的躯体症状，常见的症状有心悸、胸闷、心跳加速，心前区不适，非劳力性呼吸困难等。

（2）消化系统的躯体症状　常见的有神经性腹泻、腹痛，频繁稀便，胀气、腹胀、反胃、肠胃胀气、胃部痉挛等。

（3）肌肉骨骼系统的躯体症状　常见的有上下肢疼痛，肌肉疼痛，关节疼痛，麻痹感或无力、背痛、转移性疼痛，令人不愉快的麻木或刺痛感。

（4）衰弱症状　常见的症状有注意力不集中、记忆力下降、过度疲劳、头痛、眩晕、慢性疲劳等。

（5）其他症状　如出汗、震颤、尿频、排尿困难、呃逆等。

上述躯体症状如果涉及2个系统的3个症状，或者一个系统的4个及以上的症状称为单器官躯体忧虑障碍，如果患者的躯体症状涉及3个或4个系统3个以上的躯体症状称多器官躯体痛苦障碍。

（二）诊断与鉴别诊断

1. 诊断要点

（1）主诉痛苦的躯体症状。

（2）对症状的过分关注或者不成比例的过分关注：患者坚信症状会带来健康影响，或将带来严重后果，到处反复就医。

（3）恰当的医学检查及医生的保证均不能缓解对躯体症状的过分关注。

（4）躯体症状持续存在，即症状（不一定是相同症状）在一段时间（如至少3个月）的大部分时间均存在。

（5）症状导致个人、家庭、社会、教育、职业或其他重要功能方面的损害。

2. 鉴别诊断　本病需要与躯体疾病、疑病障碍等疾病鉴别。

（三）治疗

治疗时需重视同患者的医患关系，要以耐心、共情和接纳的态度为患者诊疗，不否定患者的体验是建立良好治疗关系的重要开始。要控制患者的要求和处理措施，避免承诺安排过多的检查，以免强化患者的疾病感。作为医护人员，同时要重视患者的主诉，注意科学连续的医学评估，以防漏掉真正的躯体疾病。

1. 治疗原则　治疗过程中对躯体疾病和精神障碍的诊断和治疗保持谨慎的判断和处置。对共病给予适当的治疗。

2. 治疗方法

（1）心理治疗　支持性心理治疗可以帮助患者重新树立信心并得到鼓舞，提高诊疗依从性。认知行为治疗是治疗躯体忧虑障碍有效的治疗手段，可以减少躯体症状。

（2）药物治疗　应用精神药物进行对症治疗十分重要。主要是针对患者的抑郁、焦虑等情绪症状，选择抗抑郁或抗焦虑治疗。对有偏执倾向、确实难以治疗的患者可以慎重使用小剂量非典型抗精神病药物。

（3）其他治疗　频谱治疗、按摩治疗等，有一定辅助治疗效果。中医中药治疗也有一定疗效。

二、疑病障碍

疑病障碍是一种以担心或相信患有一种或多种严重躯体疾病的持久的先占观念为特征的精神障碍。各种医学检查阴性结果和医生的解释或保证均不能打消其疑虑，仍坚持己见。

（一）临床表现

疑病观念者确信自己患有某种严重或可怕的疾病，通常夸大躯体不适主诉及症状，可能变得对其身体状态更加警觉，以至于出现焦虑、抑郁情绪。患者反复就医，过分细致地陈述自己的病史而难以打断。患者要求反复检查，力图用客观检查证实其信念，因此花费了大量而不必要的金钱。各种医学检查阴性和医生的解释，均不能打消其疑虑，甚至怀疑检查医生的临床技术和耐心。患者反复试图通过强迫性地检查和寻求保证来减轻焦虑，如此反复。

患者的疑病症状可涉及躯体的各个系统和器官。其中，以胸、腹、头、颈等部位的症状常见。

疾病可以造成生活不便，妨碍工作、学习或社会交往，甚至其他更为严重的后果。

（二）诊断与鉴别诊断

1. 诊断要点

（1）主要为患有一种或多种疾病的先占观念或担心，认为这些疾病是严重的、预后不良或威胁生命的，该观念持续存在（如每天至少 1 小时）。

（2）先占观念建立在对躯体症状或体征（包括正常或普通的躯体感受，如担心头痛就预示着脑部肿瘤）的灾难性解释之上。

（3）反复或过度地进行与身体健康有关的行为，如反复就医或检查以确认疾病，花费大量时间查阅疾病资料。

（4）患者总是拒绝接受多位不同医生关于其症状并无躯体疾病的忠告和保证，并频繁更换医生寻求保证；害怕药物治疗。

（5）症状引起患者明显痛苦，或导致个人、家庭、社交、教育、职业等方面的损害。

2. 鉴别诊断　本病需要与躯体疾病、广泛焦虑障碍、抑郁障碍及躯体忧虑障碍等疾病鉴别。

（三）治疗

以心理治疗为主，药物治疗为辅。心理治疗的目的是让患者了解所患疾病的性质、祛除或减轻心理因素的影响，有效措施包括纠正疑病的错误观念、控制检查行为、鼓励患者以建设性的方式应对症状。药物治疗主要根据情况选择抗焦虑药、抗抑郁药或非典型抗精神病药物等。

第十一节　创伤后应激障碍

PPT

创伤后应激障碍（posttraumatic stress disorder，PTSD），是由于遭受极度危险或恐怖性的事件，造成灾难性心理创伤，导致延迟出现和长期持续的精神障碍。这类事件包括战争、地震、火灾、严重事故、被强暴、被绑架、目睹他人惨死等。几乎所有经历这类事件的人都会感到巨大的痛苦、极度的恐惧、无助之感。

一、病因

异乎寻常的创伤性事件是本病发生的直接原因，是其发生的必要不充分条件，因为许多因素影响到 PTSD 的发生，包括：存在精神障碍的既往史与家族史、儿童期创伤（如遭受忽略、性虐待、父母离异等）、性格内向、创伤事件前后有其他负性生活事件、家境贫寒、躯体健康状态欠佳、社会支持缺乏等。

二、临床表现

PTSD 临床上主要有以下四大核心症状群。

1. 侵入性症状群　是 PTSD 最常见、最具特征性的表现。患者常以非常清晰的、极端痛苦的方式对当时的创伤情景进行“重复体验”，记忆中反复地、不由自主的出现当时的场景：可在清醒的时候，以错觉、幻觉方式出现，称为闪回（flashback）；当睡觉时以与创伤性事件明确关联的梦境方式（梦魇）出现。促发侵入性症状产生的因素有：接触与创伤事件相关联或类似的事件，情景或其他线索，事件发生的周年纪念日、相近的天气等。

2. 持续性回避　患者持续极力回避那些与创伤有关的事物，如不愿提及与之前创伤有关的情景。

3. 警觉性增高　表现为过度警觉，注意力难集中、易惊跳，自我毁灭行为，部分患者会出现睡眠不实、睡眠浅、易惊醒等睡眠障碍。

4. 认知和心境的负性改变 患者可能会泛化那些由创伤性事件引起的的认知歪曲，过多的责备自己或他人，甚至觉得“世界上没人可以信任”“没人对自己真正友好”等。在此基础上，患者还可能有持续负性的情绪状态，可表现为体验不到快乐存在，容易伤心哭泣等。

多数患者在创伤性事件后的数天至半年内发病，病程持续 1 个月以上。

三、诊断与鉴别诊断

（一）诊断要点

1. 遭受异乎寻常的创伤性事件。

2. 反复重现创伤性体验，如不由自主地回想创伤的过程，反复出现有创伤性情景的噩梦，反复发生与创伤情景有关的错觉、幻觉，反复出现触景生情的强烈的心理痛苦和生理反应。

3. 对与创伤经历相关的人和事选择性遗忘，对未来失去希望和信心，内疚和自责，疏远他人，兴趣爱好范围变窄，持续地不能体验到正性情绪。

4. 持续的警觉性增高，可出现入睡困难或睡眠不深、易激惹、注意集中困难、过分地担惊受怕。

5. 对与刺激相似或有关的情景的回避，表现为极力不想有关创伤性经历的人与事，避免参加能引起痛苦回忆的活动，或避免到会引起痛苦回忆的地方等。

6. 在遭受创伤后数日至数月后，罕见延迟半年以上才发生。

（二）鉴别诊断

1. 抑郁症 抑郁症也可由重大事件引起，出现情绪低落，兴趣减退，对未来失去信心等负性变化，但随着病情的发展，其表现往往不再局限于生活事件本身，往往有反复发作与缓解的倾向，但 PTSD 的对与相关事件情景的回避，往往是持续的，没有明显间歇期。且 PTSD 特征性的侵入性症状是抑郁症所不存在的。

2. 延长哀伤障碍 主要是与延长哀伤障碍和适应障碍鉴别。延长哀伤障碍的核心表现是哀伤，而 PTSD 患者的侵入症状一般是恐惧的。

四、治疗

首先对患者的躯体、心理情况，特别是对自杀风险进行综合评估，治疗方法主要包括药物治疗和心理治疗，如果自杀风险较高，应转诊至精神卫生中心住院诊疗。

（一）药物治疗

目前主要使用抗抑郁药和抗焦虑药对 PDSD 进行对症治疗。剂量与疗程与抑郁症治疗相同，治疗时间和剂量都应充分。建议缓解后还应给予 1 年维持治疗，直到痊愈。

（二）心理治疗

1. 认知行为治疗 CBT 对改善 PTSD 患者核心症状的疗效确切，包括正常的应激反应教育，焦虑处理训练，对病理信念的认知纠正及暴露疗法等，而暴露疗法是核心。

2. 眼动脱敏再处理 让患者想象一个创伤场景，同时眼睛追踪治疗师快速移动的手指，然后集中调节其认知和警觉反应。反复多次，直至当移动眼球时，患者在治疗师指导下产生的正性想法能与场景联系起来，警觉反应减轻。

3. 团体心理治疗 和别人一起分享自己的经历有助于更容易地谈论创伤并应对存在的症状。在团体心理治疗中，患者可以在相互理解的基础上建立人际关系，可以在小组中学习处理羞耻、罪恶感、愤怒、害怕等情绪的方法。

五、预后

PTSD 是临床症状最严重、预后最差的应激相关障碍，至少 1/3 的患者因为疾病的慢性化而终身不愈，丧失劳动能力；一半以上的患者常伴有物质滥用、抑郁等各种焦虑相关障碍以及其他精神障碍。PTSD 患者的自杀率是普通人群的 6 倍。

第十二节　摄食与排泄障碍

PPT

摄食障碍（feeding and eating disorders）是指由心理、社会因素为主要病因，以进食障碍为主要临床表现的一类疾病总称。主要包括神经性厌食症、神经性贪食症、暴食障碍和异食癖。

一、神经厌食障碍

神经性厌食（anorexia nervosa）是指有意节制饮食，导致体重明显低于正常标准的一种进食障碍。常见于青少年女性，男性少见。多起病于 13～20 岁之间，有两个高发年龄段，分别是 13～14 岁和 17～18 岁，30 岁以后少见。

神经性厌食的病因至今仍不十分清楚，可能与遗传、自己的人格特质、认知习惯及社会文化因素有关。患者具有内向、敏感、缺乏自信、自我评价低、低自尊，完美、刻板，强迫、易焦虑、易冲动等个性特征。神经性厌食的家庭有以下特征：纠纷多、关系紧张、过分溺爱、孩子缺乏独立性、家长专制等。

（一）诊断要点

1. 体重指数小于或等于 17.5，或体重保持在至少低于正常体重的 15% 的水平。

2. 有意造成体重下降，包括拒食和下列一种或多种手段，如自我引吐、导泻、运动过度、服用食欲抑制剂、服用利尿剂。

3. 有特异的精神病理形式的体像扭曲，表现为持续存在一种害怕发胖的无法抗拒的超价观念，患者强加给她/他自己一个较低的体重限度。

4. 包括下丘脑－垂体－性腺轴的广泛的内分泌障碍：在女性表现为闭经（至少持续 3 个月）；在男性表现为性欲减退及阳痿。

5. 可有间歇发作的暴饮暴食。

6. 病程 3 个月以上。

满足以上条件，排除其他疾病后即可诊断。

（二）治疗

神经性厌食的治疗原则：一般分两个阶段，第一个阶段的目标是恢复体重，挽救生命。第二阶段的目标是改善心理功能，预防复发。

治疗方法包括营养治疗、心理治疗和药物治疗（常用抗抑郁药、抗焦虑药和抗精神病药等）。

二、神经性贪食

神经性贪食（bulimia nervosa）是指具有反复发作的不可抗拒的摄食欲望及多食或暴食行为，进食后又因担心发胖而采用各种方法减轻体重的一种进食障碍。此病可与神经性厌食交替出现，两者可能具有相似的病理心理机制。多数患者的贪食症状是神经性厌食症状的延续，发病年龄较神经性厌食晚。

（一）诊断

1. 对食物有种不可抗拒的欲望；难以克制的发作性暴食。

2. 暴食后，患者试图抵消食物的“发胖”作用，常采用自我引吐、滥用泻药、间断禁食、使用某些药物如食欲抑制剂，甲状腺素制剂或利尿剂等方式。

3. 患者对肥胖的病态恐惧，患者多有神经性厌食发作的既往史。

满足以上条件，排除其他疾病即可诊断。

（二）治疗

治疗的基本过程是纠正营养状况，然后综合利用心理治疗和药物治疗方法控制暴食行为，打破恶性循环，建立正常进食行为。

三、暴食障碍

暴食障碍（binge - eating disorder）是一种以周期性出现的暴食行为为特征的进食障碍。患者在短时间进食大量食物，一般在 2 小时以内进食明显超出常人的量，发作时感到无法控制进食，进食后心里感到痛苦，但通常不会出现代偿行为，如没有引吐、导泻、过度运动等。

（一）诊断

对暴食障碍的诊断标准要满足如下条件。

1. 在一段固定的时间（任意 2 小时内）进食，进食量超出常人，发作时感觉无法控制进食。

2. 患者在没有饥饿感的前提下进食大量食物，经常单独进食，进食速度快，直到饱胀感，进食后感到内疚、自责，对暴食感到痛苦。

3. 不会出现下列一种或多种手段的代偿行为如自我引吐、滥用泻药、间断禁食、过度锻炼。

4. 在 3 个月内平均每周至少出现 1 次暴食。

5. 排除躯体疾病和其他精神障碍所致的暴食行为。

（二）治疗

暴食障碍治疗的基本原则是应用心理和药物治疗，来改善认知，降低暴食行为和减轻体重。

四、异食癖

异食癖（pica）为一种进食障碍，指儿童持续性地超过 1 个月时间的进食非营养性、非食用性物质如泥土、颜料、头发、肥皂、树叶等。这些异食行为与患儿的发育水平不相称，不符合其所处的文化背景，且并非其他精神障碍所致。一般随着年龄的增长可自发缓解，偶尔可持续到青春期，甚至成年。

异食癖多发生于婴幼儿，随着年龄增长发病率逐渐降低，年龄大的儿童和少年少见。关于异食癖的流行病学研究较少，有调查显示 2～3 岁的婴幼儿中有 15% 出现异食行为。

（一）诊断

主要诊断要点为：

1. 患者经常吃一些非营养物质，如泥土、颜料碎屑、毛发等。

2. 反复多次异食，至少一周两次，持续 1 个月。

3. 异食行为不被患者所处社会接受。

4. 排除其他精神障碍所致的异食。

5. 可伴有贫血、寄生虫感染、铅中毒、营养缺乏、肠梗阻等并发症。

排除其他疾病即可诊断。

（二）治疗

治疗以心理治疗为主，同时要积极治疗贫血、寄生虫感染、铅中毒等并发症。心理治疗主要包括心理健康教育和行为治疗。行为治疗能有效改善患者的异食症状，能快速起效的方法为轻微电刺激、不愉快的声音或催吐药物法等厌恶疗法。

随着年龄的增长异食癖会逐渐缓解，多数持续数月，少数患者持续到少年，甚至到成年。有的患者会出现心理发育延迟，约有半数少年会出现抑郁、人格障碍和物质滥用。

第十三节　失眠障碍

PPT

失眠障碍是以频繁而持续的入睡困难或睡眠维持困难并导致睡眠满意度不足为特征的睡眠障碍，常影响日间社会功能，为临床最常见的睡眠障碍。

失眠症状或失眠障碍的现患率在4%～50%之间。长期严重失眠常给患者的躯体、心理、生活、工作等带来负面影响，甚至会导致恶性意外事故的发生。

一、病因

引起或促发失眠障碍的因素众多。常见因素包括：心理因素、环境因素、生理因素、疾病因素、药物与食物因素、睡眠节律变化等。

二、临床表现

（一）失眠症状

1. 入睡困难　是最常见的失眠症状。在适当的睡眠机会和环境条件下，不能较快理想入睡（儿童和青少年入睡时间大于20分钟，中老年人入睡时间大于30分钟）。

2. 睡眠维持困难　包括睡眠不实（觉醒过多过久）、睡眠表浅（缺少深睡）、醒后难在入睡、早醒（指比预期的起床时间至少提早30分钟并引起总睡眠时间减少）。

（二）觉醒期症状

失眠往往引起非特异性觉醒期症状，即次日日间功能损害，常表现为疲劳或全身不适感，日间思睡，焦虑不安，注意力不集中或记忆障碍，社交、家务、职业或学习能力损害等。

对失眠的恐惧和对失眠所致后果的过分担心常常引起焦虑不安，使患者常常陷入一种恶性循环，失眠→担心→焦虑→失眠，久治不愈。

（三）临床类型

在ICD－11中，失眠障碍可分为慢性失眠症、短期失眠症和未特指的失眠。慢性失眠障碍指睡眠障碍和相关的白天症状每周至少出现3次，至少持续3个月。短期失眠障碍指失眠和日间功能损害少于3个月并且没有症状出现频率的要求。

三、诊断与鉴别诊断

1. 诊断　诊断应依据失眠的病史、临床表现、睡眠的主观及客观评估，并结合失眠障碍的诊断要点或标准。

诊断“非器质性失眠症”的诊断要点包括：①主诉是入睡困难、难以维持睡眠或睡眠质量差；②这种睡眠紊乱每周至少发生3次并持续1个月以上；③日夜专注于失眠，过分担心失眠的后果；④睡眠量和（或）质的不满意引起了明显的苦恼或影响了社会及职业功能。

2. 鉴别诊断　本病需要与睡眠相关呼吸障碍、睡眠相关运动障碍等疾病鉴别。

四、治疗

失眠障碍的治疗方法包括非药物治疗与药物治疗两大类。综合治疗通常是最常用的治疗方案。

（刘永胜）

目标检测

答案解析

单项选择题

1. 关于精神病学的学科地位，以下说法正确的是
   A. 精神病学是生物医学的分支学科
   B. 精神病学是行为医学的分支学科
   C. 精神病学是社会科学的分支学科
   D. 精神病学是临床医学的分支学科
   E. 精神病学是心理学的分支学科
2. 引起错觉的常见因素为
   A. 感觉条件差
   B. 焦虑、紧张等情绪因素
   C. 疲劳
   D. 谵妄状态
   E. 以上都对
3. 谵妄时最多见的幻觉是
   A. 听幻觉
   B. 视幻觉
   C. 味幻觉
   D. 触幻觉
   E. 嗅幻觉
4. 物质依赖的耐受性是指
   A. 机体产生的一种心理上的适应性改变
   B. 反复使用精神活性物质导致的一组症状
   C. 长期使用精神活性物质造成的生理改变
   D. 明知有害仍持续使用精神活性物质
   E. 物质使用者必须增加剂量方能达到原先的效果
5. 精神分裂症患者最常见的幻觉是
   A. 味幻觉
   B. 触幻觉
   C. 视幻觉
   D. 听幻觉
   E. 嗅幻觉
6. 患者，女。2个月前无明显诱因开始出现失眠、早醒、兴趣下降、情绪低落、活动明显减少，并反复出现自杀观念等表现，该患者最可能诊断为
   A. 躁狂发作
   B. 抑郁发作
   C. 双相情感障碍
   D. 精神分裂症
   E. 广泛性焦虑障碍

书网融合……

本章小结　　微课　　题库

参考文献

［1］葛均波，徐永健，王辰，内科学［M］.9 版．北京：人民卫生出版社，2018.

［2］韩清华，孙建勋．内科学［M］.8 版．北京：人民卫生出版社，2019.

［3］阮长耿．沈志祥．黄晓军，血液病学高级教程［M］.1 版．中华医学电子音像出版社，2017.

［4］薛慧．临床血液系统疾病综合诊疗［M］．内蒙古科技科学出版社，2021.

［5］黄晓军．吴德沛，内科学 血液内科分册［M］.2 版．人民卫生出版社.2022.

［6］王吉耀．葛均波．邹和建，实用内科学［M］.16 版．人民卫生出版社.2022.

［7］中华医学会风湿病学分会.2020 中国系统性红斑狼疮诊疗指南．中华内科杂志［J］，2020，59（05）：172－185.

［8］中华医学会风湿病学分会.2018 中国类风湿关节炎诊疗指南．中华内科杂志［J］，2018，57（04）：242－251.

［9］刘柏炎，岳淑英．内科学［M］．北京：中国医药科技出版社，2018.

［10］闫金辉，李祖祥．内科学［M］．北京：人民卫生出版社，2019.

［11］胡忠亚，凌斌．消化系统疾病［M］．北京：人民卫生出版社，2019.

［12］毕满华．泌尿生殖系统疾病［M］．北京：中国医药科技出版社，2019.

［13］中华医学会糖尿病学分会，中国 2 型糖尿病防治指南（2020 年版），中华糖尿病杂志［J］，2021，13（04）.

［14］陈家伦，宁光．临床内分泌学［M］.2 版．上海：上海科学技术出版社，2022.

［15］贾建平，陈生弟．神经病学.［M］.8 版．北京：人民卫生出版社，2018.

［16］郭艳芹，郭晓玲．神经病学［M］.1 版．北京：中国医药科技出版社，2016.

［17］侯枭，崔伟．神经系统疾病与精神疾病［M］.1 版．北京：中国医药科技出版社，2019.

［18］霍勇．内科学学习指导与习题集［M］.3 版．北京：人民卫生出版社，2019.